U0212337

# 中华影像医学

## 分子影像学卷

**主　编**　王培军

**副主编**　王　滨　徐海波　王　悍

人民卫生出版社
·北京·

**图书在版编目（CIP）数据**

中华影像医学. 分子影像学卷/王培军主编. —北京：人民卫生出版社，2020.9

ISBN 978-7-117-30441-2

Ⅰ．①中… Ⅱ．①王… Ⅲ．①影象诊断②分子－成象－影象诊断 Ⅳ．①R445

中国版本图书馆 CIP 数据核字（2020）第 171449 号

| 人卫智网 | www.ipmph.com | 医学教育、学术、考试、健康，<br>购书智慧智能综合服务平台 |
| 人卫官网 | www.pmph.com | 人卫官方资讯发布平台 |

**中华影像医学·分子影像学卷**

Zhonghua Yingxiang Yixue • Fenzi Yingxiangxue Juan

主　　编：王培军

出版发行：人民卫生出版社（中继线 010-59780011）

地　　址：北京市朝阳区潘家园南里 19 号

邮　　编：100021

E - mail：pmph @ pmph.com

购书热线：010-59787592　010-59787584　010-65264830

印　　刷：人卫印务（北京）有限公司

经　　销：新华书店

开　　本：889×1194　1/16　印张：45

字　　数：1394 千字

版　　次：2020 年 9 月第 1 版

印　　次：2020 年 11 月第 1 次印刷

标准书号：ISBN 978-7-117-30441-2

定　　价：409.00 元

打击盗版举报电话：010-59787491　E-mail：WQ @ pmph.com

质量问题联系电话：010-59787234　E-mail：zhiliang @ pmph.com

**编　者**　（以姓氏笔画为序）

马占龙　南京医科大学第一附属医院
王　文　空军军医大学唐都医院
王　良　华中科技大学同济医学院附属同济医院
王　悍　上海交通大学附属第一人民医院
王　滨　滨州医学院
王培军　同济大学附属同济医院
王静雯　同济大学附属同济医院
左长京　海军军医大学附属长海医院
史向阳　东华大学化学化工与生物工程学院
吕　琦　同济大学附属同济医院
吕中伟　同济大学附属第十人民医院
任　静　空军军医大学西京医院
刘　静　中山大学附属第五医院
孙继红　浙江大学医学院附属邵逸夫医院
李　丹　中山大学附属第五医院
李　聪　复旦大学药学院
李铭华　同济大学附属同济医院
杨晓明　华盛顿大学（西雅图）医学中心
吴　瑕　浙江大学医学院附属邵逸夫医院
邱本胜　中国科学技术大学医学影像中心
沈爱军　同济大学附属同济医院
张国君　厦门大学附属翔安医院

张振峰　广州医科大学附属第二医院
张家文　复旦大学附属华山医院
张盛箭　复旦大学附属肿瘤医院
张瑞平　山西医科大学第三医院
陈　峰　浙江大学医学院附属第一医院
陈　键　复旦大学药学院
陈旺生　海南医学院附属海南医院
陈航榕　中国科学院上海硅酸盐研究所
郑林丰　上海交通大学附属第一人民医院
单秀红　江苏大学附属人民医院
赵小虎　复旦大学附属上海市第五人民医院
姚秀忠　复旦大学附属中山医院
夏　伟　上海中医药大学附属第七人民医院
钱　隽　复旦大学药学院
倪　炯　同济大学附属同济医院
徐海波　武汉大学中南医院
徐辉雄　同济大学附属第十人民医院
唐作华　复旦大学附属眼耳鼻喉科医院
容鹏飞　中南大学湘雅三医院
黄　涛　哈尔滨医科大学附属第四医院
蒋　涛　海军军医大学附属长海医院

**编写秘书**　倪　炯　王静雯　张家文　唐作华　沈爱军　黄　涛

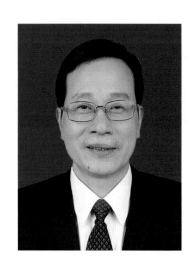

**王培军**

　　教授,博士生导师,同济大学附属同济医院副院长、影像科主任、影像教研室主任。中华医学会放射学分会常务委员兼质量控制与安全工作委员会主任委员,中国医学影像 AI 产学研用创新联盟副理事长,中国研究型医院学会放射学分会和人工智能分会副主任委员,上海市医学会放射学分会主任委员。*Journal of Interventional Medicine* 杂志主编,《中国医学影像技术》杂志副主编,《中华医学杂志》《中华放射学杂志》等 11 个专业杂志编委。

　　专业主攻研究方向:神经系统影像学新技术的临床应用和基础研究、肿瘤的功能分子影像学临床应用和相关基础研究,在肿瘤影像诊断和非血管介入治疗方面具有深厚的学术造诣。以项目负责人获国家科学技术部重点研发计划"数字诊疗装备研发"重点专项 1 项,国家自然科学基金重点项目 1 项、面上项目 7 项,国家"863 计划"项目 2 项,上海市重点研发项目等省部级及以上研究项目共 30 余项;以第一完成人获中华医学科技奖、教育部科技进步奖一等奖、上海市科技进步奖一等奖等省部级科技进步奖项共计 13 项。以第一作者或通讯作者发表科技论文 427 篇,其中 SCI 论文 72 篇。从事教学工作 35 年,所教"医学影像学"课程获上海市"精品课程""重点课程"、同济大学"精品课程""卓越课程"、同济大学医学院"全英临床课程建设项目"。获同济大学"教学名师"、"教学成果奖"、"苏邦俊教学奖励金"一等奖、同济大学医学院"泰禾卓越医学教育奖"。主编著作及教材 4 部、副主编著作 25 部。培养国内外硕士生、博士生 95 名。先后获全国"健康卫士"、上海市"劳动模范"、上海市"五一劳动奖章"、"上海市劳模创新工作室"、上海市"十佳医技工作者"、上海市"优秀学科带头人"、上海市"医务职工科技创新标兵"、上海市卫生系统"先进个人"等荣誉称号。享受国务院特殊津贴。

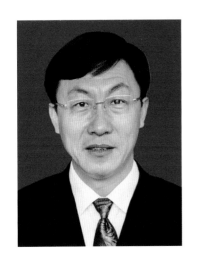

**王　滨**

　　教授，医学博士，博士生导师，滨州医学院院长。山东省高等学校首席专家，山东省卫生系统杰出学科带头人，第十五届中华医学会放射学分会委员、分子成像学组组长，中国研究型医院学会放射学专业委员会副主任委员。国内外 15 种学术期刊的主编、副主编或编委。

　　从事影像医学临床、教学和科研工作 36 年，主编、参编专著、译著和教材 17 部，其中国家"十二五""十三五"规划教材 6 部。获山东省级教学成果一等奖、二等奖各 1 项，获山东省优秀教材一等奖 1 项。1998 年获"全国模范教师"荣誉称号，并获"全国教育系统劳动模范"称号。是我国分子影像学主要开拓者之一。先后承担和完成国家自然科学基金、卫生部优秀青年科技人才专项科研基金、教育部留学回国人员科研启动基金、山东省科技攻关和山东省自然科学基金等课题 30 余项，获卫生部、上海市和山东省科技进步奖二等奖、三等奖 10 项。期刊发表论文 390 余篇，其中 SCI 收录 50 余篇。

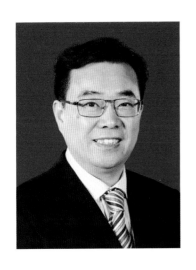

**徐海波**

　　二级教授，博士生导师，武汉大学中南医院医学影像科主任。中华医学会放射学分会神经放射学学组副主任委员，湖北省医师协会放射医师分会主任委员。

　　培养全日制研究生 64 名，在神经肿瘤、脑血管病、意识障碍及脑功能成像方面有深入研究，擅长中枢神经系统疑难疾病影像诊断。主持科学技术部国家重点研发计划 1 项和国家自然科学基金项目 5 项，获湖北省科技进步奖二等奖 2 项，在国内外杂志上共发表 160 余篇论文，其中 SCI 论文 50 余篇。担任教材《人体影像解剖学》《分子影像学》主编，《人体断层影像解剖学》副主编，《医学影像学》编委。

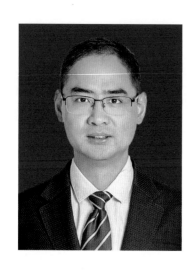

**王　悍**

　　教授，主任医师，研究员，博士生导师。上海交通大学附属第一人民医院副院长、放射科主任、影像医学与核医学教研室主任。中华医学会放射学分会分子成像学组副组长，中华医学会放射学分会青年委员会委员，中国医师协会放射医师分会青年委员会委员，中国民族卫生协会放射医学分会常务委员，上海市医学会放射科专科分会副秘书长。

　　主要从事肿瘤分子影像学、神经影像学的临床与科研工作。作为项目负责人承担国家自然科学基金4项、科学技术部国家重点研发计划课题1项等18项科研项目。在国内外核心期刊发表学术论文75篇，授权发明专利3项。入选上海市优秀学术/技术带头人计划、上海市卫生计生系统优秀学科带头人计划等。以第一完成人获得2017年上海市科技进步奖一等奖和2016年华夏医学科技奖二等奖。2019年荣获中华医学会放射学分会"杰出青年奖"。

# 第3版修订说明

中华影像医学丛书是人民卫生出版社萃集国内影像医学一流专家和学科领袖倾心打造的学术经典代表作,其第1版和第2版分别代表了我国影像学界当时最高的学术水平,为国内医学影像学的学科发展、人才培养和临床诊疗水平的提升发挥了巨大的推动作用。作为医学的"眼睛",影像学的发展除了需要专家经验的积累外,还有赖于科学技术的不断进步和影像设备的不断更新。该套丛书第2版出版以来,医学影像学又取得了更多的进展,人工智能也越来越多地应用于医学影像学,书中的有些内容已经落后于时代需要。此外,近几年来,书籍的出版形式也在从传统的纸质出版向纸数融合的融媒体图书出版转变。

正是基于上述分析,本次修订在第2版的基础上与时俱进、吐陈纳新,并以"互联网+"为指引,充分发挥创新融合的出版优势,努力突出如下特色:

第一,权威性。本次修订的总主编由中华医学会放射学分会主任委员金征宇教授担任,各分卷主编由中华医学会放射学分会和中国医师协会放射医师分会的主要专家担任,充分保障内容的权威性。

第二,科学性。本次修订将在前一版的基础上,充分借鉴国内外疾病诊疗的最新指南,全面吸纳相应学科领域的最新进展,最大限度地体现内容的科学性。

第三,系统性。修订后的第3版以人体系统为基础,设立12个分卷,详细介绍各系统的临床实践和最新研究成果,在学科体系上做到了纵向贯通、横向交叉。

第四,全面性。修订后的第3版进一步发挥我国患者基数大、临床可见病种多的优势,全面覆盖与医学影像学诊疗相关的病种,更加突出其医学影像学"大百科全书"的特色。

第五,创新性。在常规纸质图书图文结合的基础上,本轮修订过程中将不宜放入纸质图书的图片、视频等素材通过二维码关联的形式呈现,实现创新融合的出版形式。同时,为了充分发挥网络平台的载体作用,本次修订将在出版纸数融合图书的基础上,同步构建中华临床影像库。

第六,实用性。相对于国外的大型丛书,该套丛书的内容以国内的临床资料为主,跟踪国际上本专业的新发展,突出中国专家的临床思路和丰富经验,关注专科医师和住院医师培养的核心需求,具有更强的临床实用性。

## 公众号登录 >>

扫描二维码
关注"临床影像库"公众号

点击"影像库"菜单
进入中华临床影像库首页

**临床影像库**
中华临床影像库内容涵盖国内近百家大型三甲医院临床影像诊断中所能见...

7位朋友关注

关注公众号

影像库

## 网站登录 >>

输入网址 medbooks.ipmph.com/yx
进入中华临床影像库首页

---

## 进入中华临床影像库首页

· · · · · · · · · · · · · · · · · · · · · · · · · · · ·

## 注册或登录

PC 端点击首页"兑换"按钮
移动端在首页菜单中选择"兑换"按钮

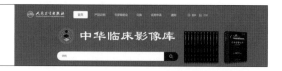

输入兑换码,点击"激活"按钮
开通中华临床影像库的使用权限

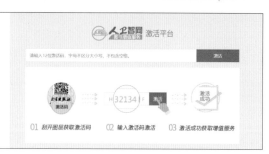

# 中华影像医学丛书(第3版)
## 编写委员会

顾　　问

刘玉清　戴建平　郭启勇　冯晓源　徐　克

**主任委员**（总主编）

金征宇

**副主任委员**（按姓氏笔画排序）

王振常　卢光明　刘士远　龚启勇

委　　员（按姓氏笔画排序）

王振常　王培军　王霄英　卢光明　吕　滨　刘士远

严福华　李　欣　宋　彬　陈　敏　邵剑波　金征宇

周纯武　郑传胜　胡道予　袁慧书　徐文坚　郭佑民

龚启勇　梁长虹　程英升　程敬亮　鲜军舫

| 分卷 | 主编 | 副主编 |
|---|---|---|
| 头颈部卷 | 王振常　鲜军舫 | 陶晓峰　李松柏　胡春洪 |
| 乳腺卷 | 周纯武 | 罗娅红　彭卫军　刘佩芳　汪登斌 |
| 中枢神经系统卷 | 龚启勇　卢光明　程敬亮 | 马　林　洪　楠　张　辉 |
| 心血管系统卷 | 金征宇　吕　滨 | 王锡明　王怡宁　于　薇　夏黎明 |
| 呼吸系统卷 | 刘士远　郭佑民 | 伍建林　宋　伟　陈起航　萧　毅　王秋萍 |
| 消化道卷 | 梁长虹　胡道予 | 张惠茅　李子平　孙应实 |
| 肝胆胰脾卷 | 宋　彬　严福华 | 赵心明　龙莉玲 |
| 骨肌系统卷 | 徐文坚　袁慧书 | 程晓光　王绍武 |
| 泌尿生殖系统卷 | 陈　敏　王霄英 | 薛华丹　沈　文　刘爱连　李　震 |
| 儿科卷 | 李　欣　邵剑波 | 彭　芸　宁　刚　袁新宇 |
| 介入放射学卷 | 郑传胜　程英升 | 孙　钢　李天晓　李晓光　肖恩华 |
| 分子影像学卷 | 王培军 | 王　滨　徐海波　王　悍 |

# 前　言

　　分子影像学是近年来迅速发展的一门新兴学科。随着现代医学技术的不断发展，以及分子生物学、基因组学、蛋白质组学、材料化学和影像学的不断进步和多学科的交叉，分子影像学也呈现出了蓬勃发展的趋势。

　　分子影像学（molecular imaging）这一概念最早是由美国哈佛大学的著名教授 Ralph Weissleder 在 1999 年提出的，该技术实现了对于生理病理变化的实时无创、动态在体的成像，起到了连接临床医学与分子生物学的作用。目前，分子影像学及其相关技术已成为多学科交叉的研究热点，在成像理论、成像技术、分子探针、系统装备以及医学应用等方面均取得了显著的进展。

　　2012 年，中华医学会放射学分会第一届全国分子成像学组正式成立，有力地推动了我国分子影像学的进步和发展。目前，全国已成立了 20 余家分子影像研究中心，在分子影像学光学成像技术、磁性纳米粒子的干细胞标记和活体示踪等方面开展了大量卓有成效的研究。

　　千淘万漉虽辛苦，吹尽狂沙始到金。编者们在充分查阅分子影像领域海量文献的基础上，站在学科发展前沿，萃取学科发展精华，凝练最新研究成果，编写了《中华影像医学•分子影像学卷》。

　　本书由基础篇和应用篇两部分构成，基础篇共九章，主要介绍了分子影像学概述、工作原理、应用范畴，纳入了光学分子、超声分子、影像基因组学的研究现状与展望；应用篇共八章，展现了分子影像的最新研究进展及其应用前景展望，详细介绍了分子成像在肿瘤、神经系统、心血管系统疾病诊断中的应用研究，重点阐述了分子影像学在基因治疗、外科手术导航、新药研发中的应用和分子影像学的应用前景与展望。

　　本书在总主编金征宇教授的关心支持下，凝聚了中华医学会放射学分会专家编者们的心血，内容系统翔实、文字深入浅出、图片精选细琢，具有很好的权威性、科学性、创新性、很强的实用性、系统性和全面性，非常适合临床医学专业和医学影像专业各层次学生、临床医师及从事分子影像研究的人员使用。

　　浩瀚无垠，挂一漏万。编者们虽倾其全力，但不足疏漏，在所难免，恳请各位同道不吝赐教，予以斧正，以求再版时完善。

王培军

2020 年 5 月

# 目　录

## 第二篇　应　用　篇

# 第一篇

# 基　础　篇

# 第一章　分子影像学概述

## 第一节　分子影像学基本概念

### 一、概念

分子影像学是指在活体状态下,应用影像学方法对人或动物体内的细胞和分子水平生物学过程进行成像、定性和定量研究的一门学科。目前应用于分子影像研究的成像手段包括:放射性核素成像(radionuclide imaging)、磁共振成像(magnetic resonance imaging,MRI)、磁共振波谱成像(MR spectroscopy,MRS)、光学成像(optical imaging,OI)、超声成像(ultrasound,US)及多模态融合成像等。这些成像技术可以提供解剖、功能、代谢或分子信息,使基因表达、蛋白质之间相互作用、信号传导、细胞的代谢以及细胞示踪等生命系统内部某些特定的生理或病理过程,通过直观的图像呈现出来。

生命科学的发展为分子影像学的产生奠定了基础,分子生物学和现代医学影像学的进步又使分子影像学的快速发展成为必然。与生命科学领域内的其他学科比较,分子影像学具有如下特征:①将复杂的生物学过程(如基因表达、生物信号传递等)变成直观的图像,使我们能够更好地在分子水平理解生理、病理的机制及其特征;②可同时监测多个分子生物学过程;③评估生理、病理分子水平上的进程;④发现疾病(如肿瘤)早期的分子变异及病理改变;⑤在活体上早期、连续性地观察药物治疗及基因治疗的机制和效果。

分子影像学集医学影像学、分子生物学、生物工程学、化学、纳米技术、物理学、免疫学、遗传学及计算机科学等多学科于一身,是分子医学的重要研究方法和组成部分。与传统医学影像学对比,分子影像学着眼于生物体病理生理过程中细胞和分子水平的基础变化,并进行直观定性及定量显示,而不是显示这些变化的最终结果。分子影像学捕捉的是疾病发生、发展的早期变化,而不是等到疾病发展到后期所表现出来的组织器官形态学上的变化,因此其对病变具有早发现的特点;另外,它是基于生命体内病理生理的特异性标志物成像,能够根据标志物的特性准确地对疾病作出判断,具有无创、活体、特异、精细显像等特点;分子影像学还能够对同一个体进行实时、连续的观察,监测疾病发展及治疗过程中基因、分子及蛋白质水平的细微变化,精确评估治疗效果。

因为分子影像学具备上述特有的优势和发展前景,相信其将会在以下三个方面发挥关键作用:①研究疾病的发生、发展和转归,指导临床及时采取有效手段进行预防和治疗;②在药物研制、开发和评价中发挥作用,指导临床对患者分层治疗和个体化治疗;③在诊断和治疗新技术、新方法,如基因治疗、干细胞移植等的转化和应用中发挥作用。分子影像学作为医学影像学未来的发展方向,通过多学科的支持与合作,必会尽显其魅力,取得令人瞩目的成就。

### 二、工作原理

分子成像是指通过引入分子探针(molecular probe)与成像靶点(如受体、酶和核酸)特异性结合,应用高精度的成像设备获得分子信息,示踪体内特殊分子,尤其是对那些决定疾病进程的关键靶点进行成像的技术。分子影像技术有三个关键因素,第一是高特异性分子探针,第二是合适的信号放大技术,第三是能灵敏地获得高分辨率图像的探测系统。它将遗传基因信息、生物化学与新的成像探针综合输入到人体内,用它标记所研究的"靶子"(另一分子),通过分子影像技术,把"靶子"放大,由精密的成像技术来监测,再通过一系列的图像后处理技术,达到显示活体组织分子和细胞水平上的生物学过程的目的,从而对疾病进行亚临床诊断和治疗。分子探针行使的是自身特有作用，因此要满足：①分子量足够小，容易穿透细胞膜达到靶目标，并且与靶目标具有高度特异性和亲和力，与非靶目标有较低的亲和力；②能反映活体内靶生物分子含量，对细胞表面和细胞内相同靶生物分子的结合不存在倾向性差异；③具有一定通透性，能顺利到达目的地，且不会引起机体明显免疫反应；④能在活体内保持相对稳定，在血液循环中有适当的清除期，以满足既能与靶生物分子充分结合又避免"高本底"对显像的影响；⑤以微量分子为标记物载体，无细胞毒性；⑥具有生物兼容性，能参与人体正常生理代谢过程。合适的信号放大技术，也就是化学的或生物的信号扩增方法，分子探针探测到的信号需要放大才能真正达到目的。传统的影像学技术是依靠其物理学和组织生物学的改变来发现疾病，对疾病进行定性的，分子影像学建立在传统的影像学技术的基础上，旨在发现分子水平或细胞水平的异常。目前较常用的分子影像学技术包括：①放射学核素成像技术；② MR 技术；③光学成像技术；④超声成像技术；⑤多模态融合成像。

分子影像学研究需要以下几个关键性的步骤：①确定一个感兴趣的生物学过程，并通过分子成像技术来评估非侵入性地显示这一生理生化过程的意义。②确定一个靶分子，可直接或间接显示感兴趣的生理生化过程。③选择合适的成像技术和成像剂。合成成像剂需要一定的化学标记（其包含目标和信号组件），一些体外（基于分子/细胞生物学）、体内（基于动物模型）实验需要评估成像方法的特异性和可选择性。④如果临床研究是最终目标，则需开发数学模型或算法，从图像中获得有意义的数据。

分子影像学作为一门综合性学科，具有巨大的潜力和未来，它是探索生命体在正常状态和疾病状态下内部运作的一个重要手段。

## 三、应用范围

随着分子影像学的不断发展，目前其应用主要集中在生命科学研究、医学研究与药学研究等几个方面。

### （一）生命科学研究

生命科学是研究生命现象、生命活动的本质、特征和发生、发展规律，以及各种生物之间和生物与环境之间相互关系的科学。用于有效地控制生命活动，能动地改造生物界、造福人类，与人类生存、人民健康、经济建设和社会发展有着密切关系，是目前在全球范围内最受关注的基础自然科学。当前分子影像学在生命科学研究中的应用主要集中在细胞生物学和分子生物学方面，尤其在干细胞生物学、表观遗传学、分子免疫学、肿瘤生物学以及小分子核酸核糖、蛋白质修饰和讲解，甚至基因组学等研究中发挥重要作用。

近几年，随着高质量研究技术的发展和人类基因组计划的完成，生命科学已经进入了一个以"组生物学"（omics）推动发展的新时代。蛋白质、酶、核酸等生物大分子的结构、功能和相互关系逐渐被揭示，但所使用的研究方法更多地局限于有创的离体研究手段，例如：聚合酶链反应（polymerase chain reaction，PCR）、原位杂交和免疫组织化学等。然而机体功能环境复杂，离体实验不能完全模拟活体状态下的分子运行机制，不能正确反映活体状态下分子间的相互作用关系，所得的结果也可能与体内真实情况不符。

分子影像学的出现有望弥补这些不足。例如：在基因功能研究方面，分子影像研究可以直接记录启动子的活动并且直观成像，而通过 PCR 检测的内源性目的基因表达方法不能活体捕捉目的基因表达的部位、幅度以及时间。此外，小动物成像技术，尤其是转基因动物的活体分子成像技术，是生命科学研究不可多得的工具。转基因动物技术是用一定方法将人们需要的目的基因导入受体动物的基因组中或是把受体动物基因组中的一段脱氧核糖核酸（deoxyribonucleic acid，DNA）切除，使受体动物的遗传信息发生改变，并且这种改变能稳定地遗传给后代，是常规分子生物学的延伸和拓展。由于其打破了自然繁殖中的种间隔离，使基因能在种类关系很远的机体间流动，因此为人们研究生命科学提供一个更有效的工具。借助于日益发展成熟的小动物成像设备和技术，我们可以通过分子成像直接在活体内、在分子水平上观察活体动物内的相关生物学过程、特异性基因的功能和相互作用等。例如，有些学者探究了使用新型可转移的血管内皮生长因子受体靶向微泡（vascular endothelial growth factor receptor targeted microbubbles，VEGFR-2-MB）的超声分子成像评估转基因小鼠早期乳腺癌、胰腺癌组织发展的潜能，研究发现早期乳腺癌、胰腺癌肿瘤血管的超声分子成像可能有助于提高早期肿瘤超声检测诊断的准确性。

现代生命科学研究的真正起点是"人类基因组计划"。在此基础上，成像基因组学发现 MRI 表现型和基因表达相关,使得放射基因图谱作为基于诊断成像和基因组学的一种新方法横空出世。对胶质母细胞瘤(glioblastoma,GBM)患者的神经影像资料进行形态学和功能分析、同时对其进行基因和非编码单链 RNA(micro ribonucleic acid,miRNA)的生物学分析显示在高脑血流速率(cerebral blood velocity,CBV)的肿瘤患者中决定灌注形式的基因、miRNA 和相应的分子网络与癌症、血管生成和侵犯程度高度相关,从而确认关键基因和 miRNA,建立一个影像基因图谱,以找到 GBM 基因治疗的新靶点。

**(二)医学研究**

到目前为止,分子影像学主要应用在基础医学研究领域,由于受到学科本身发展水平和法律法规的限制,临床前实验和临床实验的开展还较少。即便如此,分子影像学仍显示了很好的临床应用前景。

**1. 疾病早期诊断、鉴别诊断** 疾病的产生一般经历如下过程:基因突变—生物大分子改变—代谢异常—功能改变/结构改变—出现症状。目前传统的影像学诊断是以大体病理学改变为基础的,只有当疾病发展到"功能改变/结构改变"这一阶段才能被发现,远远晚于分子、细胞、组织水平阶段,因此,不能达到"早期诊断"的目的。

分子影像学可使疾病的诊断水平提前至分子异常阶段,通过检测体内基因、分子水平的异常变化,观察疾病的起因、发生、发展等一系列过程,而不仅仅是疾病后期解剖形态和生理功能的改变。对于恶性肿瘤来说,早期发现、早期诊断和早期治疗是提高患者预后的必经之路。在肿瘤发生、发展的过程中,其细胞内的一些分子发生不同程度的改变,这种能反映细胞恶变的分子统称为肿瘤标志物。分子影像学通过对各种肿瘤标志物的检测,可以对相应肿瘤作出早期特异性诊断,指导临床医生根据患者疾病的分子特征选择更有效的靶向治疗手段,从而达到延缓、阻止、甚至逆转肿瘤发生发展的目的。例如:常规显示形态结构改变的超声检查对早期乳腺癌、胰腺癌检测缺乏敏感性和特异性。有些学者使用 VEGFR-2-MB 超声分子成像评估转基因小鼠早期乳腺癌、胰腺癌组织的发展潜能,结果显示使用 VEGFR-2-MB 肿瘤病灶的超声成像信号明显升高,并且此成像信号经抗体阻断后明显降低。早期乳腺癌、胰腺癌的肿瘤血管的超声分子成像可能有助于提高早期肿瘤超声诊断的准确性。

精准诊断极为关键,及时精准地诊断肿瘤复发可使肿瘤患者出现完全不同的预后。临床常规采用

增强 MRI 诊断脑肿瘤复发,但增强 MRI 对鉴别肿瘤复发与非特异性治疗后改变常常价值有限。正电子发射断层成像(positron emission tomography,PET)能够提供更多关于肿瘤的代谢信息,辅助医生作出更加准确的鉴别诊断。葡萄糖为脑组织唯一的能量来源,其在正常脑组织中含量明显高于胶质瘤中含量。有研究证实,用放射性核素标记氨基酸,如 $^{11}$C- 蛋氨酸(MET)、$^{18}$F- 酪氨酸(FET)或 $^{18}$F- 苯丙氨酸等,能够更加敏感地监测放疗、化疗、靶向治疗及 $^{125}$I 粒子治疗等的疗效反应,有助于早期诊断肿瘤复发。

**2. 治疗前疗效预测与预后评估,指导个体化医疗** 个体化医疗是指根据个体携带的遗传信息制定针对某些疾病的预防、治疗策略。主要有两层含义:一是针对患者个体进行快速、准确的诊断;二是围绕诊断进行最有效,同时也是最经济的治疗。分子影像学,能够无创/微创、可重复提供在体、定量、实时、可视化的分子或基因信息,甚至多分子相互作用信息。这些独特、真实的个体信息,正是个体化医疗的前提。医疗方案的疗效很大程度上取决于适应证与禁忌证的把握,通过分子影像学的方法及时地筛选出可能的受益患者群体,有助于节约医疗成本,造福更多的适宜患者。

乳腺癌是女性最常见的肿瘤,靶向治疗已取得良好临床疗效,其中原癌基因人类表皮生长因子受体 2(human epidermal growth factor receptor-2,HER2)是乳腺癌靶向治疗的重要靶点。研究证明 PET HER2 表达显像能够精准定量转移性乳腺癌患者全身 HER2 表达状况,筛选出具有潜在治疗价值的患者,为 HER2 靶向治疗提供可靠依据,从而提高治疗针对性,减少医疗资源浪费。心肌梗死是临床最为常见的一种疾病,新型分子影像能够有效地预测患者预后,从而制订出有效的个体化治疗方案。有学者以靶向整合素 αvβ3 的分子探针 $^{99}$Tcnl-IDA-D-[C(RGDfK)]2 进行单光子发射计算机断层成像(single photon emission computed tomography,SPECT)显像鉴别出缺血但存活的心肌,显像结果也获得了免疫组化结果的支持,从而证实该方法可以敏锐地筛选出能够从血管重建中获益的患者。

**3. 监测生物治疗** 生物治疗是指通过生物反应修饰剂(biological response modifiers,BRM)对肿瘤进行治疗的一种方法。肿瘤生物治疗又称为免疫治疗,可以通过诱导机体主动免疫或过继性免疫法来重新调整被破坏的机体与肿瘤之间的平衡,使患

者的免疫功能得到恢复，延长患者生存期。肿瘤生物治疗是一种新兴的、具有显著疗效的肿瘤治疗模式，是一种自身免疫抗癌的新型治疗方法，是继手术、放疗和化疗之后的第四大肿瘤治疗技术。肿瘤生物治疗主要包括四大类，即基因治疗法、细胞治疗法、细胞毒素治疗法和抗体治疗法。目前大多数技术还处于基础实验研究和临床前实验研究阶段，少数较为成熟的疗法已经进入到临床应用领域。分子成像为生物治疗过程提供了有效的监测手段，目前在该领域的应用主要在以下几个方面：

（1）基因治疗：基因治疗是指利用载体向体内输入治疗基因，使其在体内表达，最终达到治疗疾病的目的。p53 是我国第一个基因治疗药物，也是世界首个获得批准的治疗药物。p53 的上市，引起了全世界的广泛关注，被誉为"基因研究和生物高技术领域新的里程碑，将对整个世界的医疗卫生系统产生影响，为人类的健康事业做出重要贡献。"

但如何在活体示踪基因治疗载体的传输、分布，监测基因表达的时空特性，表达的量和治疗的疗效，一直是基因治疗的难点。分子影像学对其提供了有效的帮助。

在恶性肿瘤的各种基因治疗中，自杀基因（suicide gene）/ 前药（prodrug）系统备受关注。自杀基因，是指将某些病毒或细菌的基因导入靶细胞中，其表达的酶可催化无毒的药物前体转变为细胞毒物质，从而导致携带该基因的受体细胞被杀死；在缺乏前药的条件下，该种基因的表达对机体无害。这类自杀基因包括 I 型和 II 型单纯疱疹病毒胸苷激酶基因（HSK1-tk，HSK2-tk）、水痘带状疱疹病毒胸苷激酶基因（VZV-tk）、大肠埃希菌嘧啶脱氧酶基因（EC-cd）等。最常用的是单纯疱疹病毒 1 型胸腺嘧啶激酶 / 戊环鸟苷（HSV-tk/GCV）系统。HSK-tk 首先由 Mcoiten 等于 1986 年报道，肿瘤细胞基因修饰后表达 HSV-tk。1990 年有学者研究报道应用逆转录病毒载体转导 HSK-tk 基因治疗肿瘤，并对随后应用 GCV 敏感。病毒、细菌、真核细胞中都存在胸苷激酶（HSV-tk），无毒的 GCV 在胸苷激酶的作用下生成三磷酸产物 GCV-TP，该产物具有强烈细胞毒性，能抑制 DNA 聚合酶，渗入 DNA 合成链中，作为链的终止剂，干扰细胞分裂时 DNA 的合成，最终导致细胞阻抑或死亡，从而达到杀死肿瘤细胞的目的。

探索 HSV-tk 基因在细胞内的行为机制对提高 HSV-tk/GCV 治疗系统的安全和效率至关重要。分子影像学通过影像学方法（例如放射学核素 $^{14}$C、$^{124}$I、$^{131}$I、$^{18}$F）标记底物合成报告探针，用放射自显影、γ 照相、SPECT 和 PET 等影像学检查进行示踪。由于 HSV-tk 基因编码的 HSV-tk 能将报告探针作为底物进行特异性催化，将报告探针"捕获"在转导的细胞内，这样就实现了用影像学方法直接监测基因治疗的过程。由于酶 - 底物反应系统特有的生物学放大效应，该方法可对低水平基因转染的细胞进行有效的检测，是目前研究最为广泛和有效的一种基因成像手段。有学者利用量子点技术在 TK 基因和远红外荧光量子点之间构建共价键对 TK 基因进行标记，这个标记既不会影响量子点的远红外荧光效应，又不会影响 TK 基因的生物功能，实现了对 HSV-tk/GCV 系统在体内、体外的作用过程的实时动态的可视化追踪，并发现这种量子点不仅可以实时追踪，还能控制管理 HSV-tk/GCV 的效率，这为提高肝癌 HSV-tk/GCV 基因治疗的效率及个体化治疗提供了可视化的依据。

（2）细胞治疗：细胞疗法是利用生物工程的方法获取人体某一特定类型细胞进行制备，再回注入体内，利用其具有的特殊功能来治愈人类某些疾病的方法，例如细胞免疫治疗、干细胞移植治疗等。

分子影像学技术的发展可以直观判断移植细胞在宿主体内的存活、增殖、迁移和分布。一种理想的成像模式一般要满足以下几方面的需求，空间分辨率高（< 1nm）、时间分辨率高（< 1ms）、视野广阔（100nm～1m）、无电离辐射、内源性对比度高、不受体外因素干扰、能够看到体内任何部位、同时显示结构和功能、花费低且操作简便。但目前还没有一种成像模式能够满足全部的观察需求，因此，选择何种成像模式依赖于想要解决的问题。如需要较高的空间和时间分辨率，MRI 为首选，需要较高的灵敏度则可以选择核素成像。目前利用 MRI 方法进行细胞示踪仍是研究细胞治疗的首选方法。基于 T 细胞的免疫治疗法为胶质母细胞瘤的治疗提供了一种极有前景的方法，但肿瘤的治疗效果难以进行实时监测。利用嵌合抗原受体（chimeric antigen receptor，CAR）技术将健康志愿者外周血内分离出来的 T 细胞经 EGFRVIII-CAR 特异性人类嵌合抗原受体进行转导，并用超顺磁性氧化铁（USPIO）标记 EGFRvIII-CAR T 细胞来构建 USPIO-CAR T 细胞，将该细胞移植到 U87-EGFRvIII 胶质瘤裸鼠上，进行 MRI 和免疫组化检测。7.0T MRI 和免疫组化结果显示，USPIO-CART 细胞聚集到胶质瘤中，并对荷瘤裸鼠具有显著的治疗作用。这项研究表明，MRI

可活体示踪 CAR-T 细胞分布、并监控其治疗效果,对实体瘤的 CAR-T 免疫治疗的发展具有重要意义。

(3)疗效监测:任何一种疾病的医学研究,都是以有效控制疾病、治疗甚至治愈为最终目的,因此及时有效的监测疗效非常必要:①疗效评价是临床医生判断患者是否继续治疗和研究项目是否继续进行的依据;②在早期临床试验中,客观评价疗效是试验药物或方案的预期目的,其结果是决定该药物或方案是否值得进一步研究的依据,体现在Ⅱ期临床研究中。

传统影像学对于疾病治疗疗效的判定往往根据病变形态改变和功能的改善,一般是通过监测病变的大小、密度、形态、血液供应程度的变化来实现的。例如对于恶性肿瘤的保守治疗,传统影像学方法通常是通过观察治疗一段时间后肿瘤体积的缩小或者血液供应的减少来判断疗效,这种方法评价疗效很片面,又相对滞后,不能及时准确反映疗效。有些治疗即使有效,在短时间之内病变大小没有明显变化,但决定肿瘤发展关键步骤的分子已经得到有效控制;而有些治疗效果不佳,已经出现远处转移,但肿瘤大小却没有明显变化。

分子影像学技术在治疗过程中可实时监测治疗效果。大量资料表明,葡萄糖代谢 PET 显像能够在肿瘤化疗和放疗过程中早期监测治疗反应,甚至在实施治疗后 24 小时就有代谢活性的变化,其病灶代谢活性随着治疗实施而减低。因此,对于治疗无反应者及时调整治疗方案,不必在治疗多个疗程后才通过复查肿瘤的大小变化来评价治疗效果,避免了化疗所产生的不必要的损害和无效治疗。动物实验及人体研究都表明,核素或磁共振凋亡显像、乏氧显像也是早期评价放化疗治疗反应与疗效的准确方法。随着治疗后肿瘤细胞活性的降低,肿瘤细胞出现凋亡,核素显像表现为显像剂摄取异常浓聚;而乏氧显像则正好相反,随着有效的治疗,肿瘤病灶乏氧得到改善,病灶对乏氧显像剂的摄取也随之减少,这种改变一般都在形态学改变之前。

另外,随着分子医学研究的逐渐深入,分子靶向治疗已经成为研究热点,这对于从分子水平监测疾病疗效提出了更高的要求。分子影像学可针对靶向治疗的分子靶点甚至治疗分子本身进行直接的疗效监测。Bs-F(ab)2 是由西妥昔单抗 Cetuximab 和 TRC105 两个单克隆片段合成一种异质二聚体,同时靶向表皮生长因子受体 EGFR 和 CD105,将其同 NOTA 进行偶联,标记 $^{64}Cu$ 形成 $^{64}Cu$-NOTA-Bs-F(ab)2 对携带

U87MG(EGFR/CD105+/+)的小鼠进行 PET 检查,结果表明肿瘤对 $^{64}Cu$-NOTA-Bs-F(ab)2 具有显著的吞噬作用。对小鼠注射一个阻断剂量的 Cetuximab 或 TRC105 后,能显著减少肿瘤对 $^{64}Cu$-NOTA-Bs-F(ab)2 的摄取。因此该双特异性抗体能够同时靶向 EGFR 和 CD105,其对肿瘤细胞的靶向作用具有协同作用,对肿瘤的诊断及疗效评估具有重要意义。

(4)诊疗一体化分子成像研究:诊疗一体化是指疾病在诊断的同时进行治疗,治疗时同步监测疗效的一种方法。目前疾病的诊治模式,大多在诊断后进行治疗,治疗后对疗效进行判断。诊、治时间选择均有一定的滞后性,往往错过了最佳治疗时机。尤其是对于分子靶向治疗,分子靶点会瞬息发生变化。纳米医学的发展,多功能复合纳米材料的出现,为实现诊疗一体化提供了契机。

有学者构建了集超声、肿瘤光热治疗于一体的纳米金壳微胶囊,具有穿透力强、特异性高、可生物降解的特性。在超声造影成像监控下,通过近红外光照射金壳微胶囊,可对乳腺癌进行无创热性消融,避免了对正常组织的损伤,为临床肿瘤诊疗一体化研究提供借鉴。有研究者开发了 1 种四面体自组装的多功能纳米粒子,利用小分子肽标记使其具有肿瘤靶向性,应用凝集素 Cy5.5 标记使其具有荧光特性,并携带小转运 RNA。在活体内多功能纳米粒子与肿瘤特异性结合后,利用光学分子成像对肿瘤进行诊断的同时发挥干扰 RNA 的治疗作用,在治疗过程中,通过荧光信号的强度判断治疗效果。

目前,基于纳米技术的发展,疾病的诊疗一体化有了很大的进步,但其进一步应用仍充满挑战。如何合成高灵敏度、高靶向性诊疗一体化探针,优化探针在靶区蓄积的浓度、控制探针停留的时间、药物的释放等,都是今后研究工作的重点。

### (三)药学研究

分子影像学可以在体外直接定量测定所标记的药物或化合物在活体内的分布,从细胞、分子的层面观测生理或病理变化,具有无创、实时、活体、高特异性以及高分辨率等优点,有利于候选药物的早期筛选,及时中止不必要的实验过程,从而有效地降低开发成本,缩短开发周期,提高开发效率,有望为药物研发模式带来重要的变革。

新药研发包括药物靶点的确立、先导化合物的获取与优化、临床前及临床研究等。而临床研究中活体药代动力学检测技术难度大,目前人体的药代动力学参数多由动物药代动力学根据体积质量差异

进行换算。但实验动物与人体药物的代谢途径、代谢酶种类以及药物在活体内的吸收和分布等存在巨大差异。如果应用分子成像技术，可以解决药物开发过程中人体药代动力学检测问题，准确预测药物在人体内的吸收、分布、代谢特性及治疗效果。

利用 PET 分子成像技术结合微剂量方法（低于试验制剂在人体产生药理效应剂量的 1%），以极低剂量在人体内敏感、安全地进行早期评估候选化合物的药代动力学特征，可以获得人活体药代动力学参数。有研究者在抗血管生成药物开发过程中，合成了 αvβ3 的新配体 AH111585。为了评价这种小分子在活体内针对药物靶点 αvβ3 的药代动力学特征、定位靶向性等，利用 $^{18}$F 对 AH111585 进行标记，通过 PET 成像评价治疗效果，结果显示 $^{18}$F-PET 成像可明确小分子在人体内的分布及代谢情况，为临床药物剂量的应用提供了依据。Licartin 是一种用于导向放射治疗肝癌的 $^{131}$I 标记的新型单抗[HAb18F（ab'）2]，可与分布在肝癌细胞膜蛋白中的 HAb18G（CD147）抗原结合，发挥治疗作用。但 CD147 也广泛分布于上皮、内皮等正常细胞，在治疗过程中的安全性和有效性值得关注。利用分子成像技术在人体内监测 Licartin 与靶点的结合情况及对肝癌的治疗效果，可以有效地评价药物的安全性及有效性。

尽管分子影像学发展迅速，取得了巨大的进步，但分子成像技术的发展仍面临着重大的挑战和瓶颈问题。第一，在探针构建方面，不仅要解决探针的高亲和性、高靶向性问题，而且由于单一成像模态提供的信息有限，为满足多元信息采集的需要，需要引入纳米技术，以进一步推动多模态及诊疗一体化分子探针技术平台的构建。第二，在靶点识别方面，目前的分子靶向探针所能识别的分子靶点不足已知肿瘤分子靶点总数的 5%。这就要求我们在准确全面认识疾病发生发展过程中重要生物靶点的基础上，筛选出更多的能特异性结合这些靶点的多肽或多肽类似物，改善分子探针识别关键生物靶点的能力。第三，在靶点成像策略方面，从单一的靶点成像到多靶点成像，再到疾病信号传导通路的系统性分子成像，需要实现在体、定性、定量、网络化监测疾病的进程。第四，在转化医学研究方面，要针对分子靶向性药物研发有效及特异的检测方法，实时监测治疗效果。如何推动基础研究、临床前或早期临床试验成果向更深层次转化，从而改善临床实践仍然是分子影像学研究面临的最主要问题。

总而言之，分子成像可在分子水平上活体直观监测疾病的发生、发展以及治疗过程中关键靶点的变化情况，解决临床医学中亟待解决的问题，从而实现高危人群的早期预警、筛查，疾病的分子水平定性诊断，治疗方案的合理选择、优化，疗效的实时判定，推动医学模式进入分子水平精准诊疗的个体化医疗新时代。

（王培军　倪　炯　成水华　王静雯）

## 第二节　分子影像学发展历程

### 一、产生背景

分子影像学作为医学影像学与现代分子生物学等学科相结合而诞生的新兴学科，可以在真实、完整的人或动物体内通过图像直接显示细胞或分子水平的生理和病理过程，代表了医学影像学的发展方向。一方面，医学影像学在成像设备、成像技术等各方面的长足进步（CT、MRI 等解剖成像手段日益精准，并进入到功能成像阶段；各种成像技术的分辨率不断提高，一些成像系统已具备了显微分辨能力，使研究范围从宏观进入了微观，并已深入到细胞、分子水平），为分子影像学的发展提供了坚实的基础。另一方面，细胞生物学、基因组学、蛋白质组学及其相关技术的进展，筛选出越来越多的用于疾病特异性诊断和靶向治疗的分子靶点。将这些靶点引入分子成像过程中，针对这些靶点合成探针，再通过成像技术和设备对其进行可视化和量化的研究，推动了分子影像学快速的发展。

近几年来，随着分子生物学、基因组学、蛋白质组学、材料化学以及影像学的不断进步和多学科的交叉，分子影像学正在从概念走向实践，从单纯的基础研究走向临床前及临床转化研究。分子影像学为蛋白质组学、基因组学等基础医学成果过渡到临床应用搭建了桥梁，使复杂抽象的分子事件直观、可视化，使静止孤立的研究动态、系统化，并期待可以实现在分子水平诊断和治疗重大疾病（如肿瘤和心血管、神经、内分泌等系统疾病）。分子影像学从生理、生化水平显像从而达到认识疾病，阐明病变组织生物过程变化、病变细胞基因表达、代谢活性高低、病变细胞是否存活以及细胞内生物活动状态等目的，为临床早期诊断、治疗疾病提供分子水平信息。从目前看，分子影像的优势在于其时效性，这是传统分子生物学及病理学检测手段所无法比拟的；而从长远看，其对传统医疗行为所带来的变革将是巨大的。

分子成像的历史可追溯到核医学的发展之初。在核医学研究领域，早在 20 世纪 70 年代初就开始针对特异性生物靶点进行成像——分子成像技术的雏形。1974 年，Goldenberg 等在荷 GW-39 肿瘤的仓鼠体内，利用放射性核素标记的 IgG 对肿瘤进行扫描。但其研究范围的拓展开始于 20 世纪 90 年代中期。1995 年，Tjuvajev 等第一次在 Cancer research 上报道了应用 SPECT 监测 *HSVl-tk* 基因在大鼠体内的表达，将磷酸盐加到胸腺嘧啶核苷类似物（FIAU）中并将其标记上放射性物质，对合成 SPECT 分子成像探针进行了初步研究，使分子成像除诊断外兼备治疗的作用。20 世纪末，随着物理学、电子学、计算机科学的飞速发展，分子成像在成像设备和图像处理技术等方面也有了长足的进步。1997 年，Bogdanov 等成功实现了用 oxo-[$^{99m}$Tc] 标记的转移螯合剂，检测活体内带有 GGC 模序的多肽，并认为该成像方法可用于活体内非侵袭性监测基因的表达；同年 Garlick 等利用加州大学洛杉矶分校 Simon Cherry 等设计的高分辨 micro PET，在小鼠身上实现了活体报告基因表达监测，并评估基因治疗的疗效。但是，由于放射性核素成像空间分辨率差，对组织结构显示不清楚，且特异性差，容易出现假阳性，所以并未受到足够的重视。PET/CT 的出现在一定程度上弥补了这一不足。1998 年第一台 PET/CT 原型机在匹兹堡大学医学中心成功装机，PET/CT 的诞生完成了真正意义上的功能与解剖影像的统一，使分子影像的发展向前迈出了极具历史意义的一步。而其他成像设备和技术的快速发展，使分子成像不再专属于单一的成像模态，而是迅速从放射性核素成像拓展到 MR、光学、超声等其他影像学模态。

在 MR 分子成像领域，1986 年 Le Bihan 发表论文首次阐述了弥散加权成像（diffusion weighted imaging，DWI）概念，1990 年哈佛大学的 Weissleder 等研究发现 USPIO 可穿过毛细血管内皮，他们应用阿拉伯半乳聚糖（arabinogalactan，AG）包裹的 USPIO 作为探针，靶向，从而实现活体肝脏受体特异性 MR 分子成像。而微小 MR 的出现进一步促进了 MR 分子成像的快速发展，形成了包括传统的 MRI 技术、MRS 技术及功能性磁共振成像（functional magnetic resonance imaging，fMRI）技术在内的多种 MR 分子成像系统。光学分子成像方面，1994 年斯坦福大学的 Contag 等制成了基于原型电荷耦合器件（charge-coupled device，CCD）的照相机系统，用来活体观察

萤火虫萤光素酶报告基因在小鼠体内的表达，证实了萤火虫萤光素酶基因可作为报告基因用于内源性基因表达活体监测。Weissleder 等开发出另一种光学成像技术，即近红外线荧光成像（near infrared fluorescence imaging，NIRF），由于近红外线具有更长的波长，从而可以穿过更深的组织，在一定程度上克服了光学分子成像穿透力低的缺点，成为分子成像的理想手段。超声分子成像方面，华盛顿大学的 Lanza 等研制成由生物素标记的氟化碳纳米胶体作为靶向的超声对比剂，针对猪的纤维血栓进行了活体超声分子成像。

1999 年 9 月，Weissleder 教授等影像学界的权威在美国密西西比州首府 Jackson 召开了国际影像学会议，与会专家达成共识，认为一门新的学科——分子影像学已经出现，并于 2002 年在波士顿召开了第一届世界分子影像学大会。Weissleder 教授正式提出分子影像学的概念：分子影像学是指在活体状态下，在细胞和分子水平上，应用影像学方法对生物过程进行定性和定量的一门学科。同时指出成功的分子成像必须满足的 4 个基本条件：①有高度特异性和亲和力的分子探针；②探针必须能克服生物传递屏障有效地进入靶向器官和细胞内；③适度（化学或生物的）扩增的方法；④要有敏感快速高清晰度的成像技术。以上四点被称为"分子成像四要素"。

2007 年第 54 届美国核医学年会在美国华盛顿国际会议中心举行，会上对分子影像学概念做了进一步的修正：分子影像学是在细胞和分子水平上对人或者其他生命系统体内的生物学过程进行的成像、表征和测量，是在二维／三维成像同时进行实时定量研究。成像技术主要包括放射性核素成像、磁共振成像（MRI）、磁共振波谱成像（MRS）、光学成像、超声成像和其他成像技术。这里主要增加了对分子成像的表征，并强调了实时成像。

2015 年召开的世界分子影像学大会提出了"精准医学-可视化（Precision Medicine-Visualized）"的会议主题，预示分子影像学向实现所有生物标记和事件"可视化"的目标宣战。2015 年北美放射学会（Radiological Society of North America，RSNA）年会正是以"创新是我们的未来（innovation is the key to our future）"为主题，RSNA 主席 Ronald L.Arenson 教授和美国医学会会长 Darrell G.Kirch 教授一再强调了创新在未来医学影像事业中的决定性地位。2015 年 1 月，美国宣布开始启动精准医学的国家计划，并投入 2.15 亿美元用于个体化医疗的发展应用。

随着分子影像技术的发展以及对疾病发病机制研究的进一步深入，分子影像学将会有更多的研究成果应用于临床，通过分子生物学、分子影像学以及临床医学的多学科交叉与合作，将会进一步推动分子医学的健康发展，为未来的精准医学时代做好准备。

## 二、发展现状

### （一）国际发展概况

分子影像学及其相关技术已成为多学科交叉的热点。各国政府和跨国公司也纷纷投入巨资推动分子影像学的研究发展。美国国立卫生院（National Institutes of Health，NIH）是世界上从事生命科学研究最重要的研究机构之一，其中癌症研究所（National Cancer Institute，NCI）是NIH所属的27个研究所中历史最为悠久的研究所，每年支配数十亿美元的科研基金，其中约2亿~3亿美元用于支持分子影像学方面的研究，并在某些方面取得了突破性研究成果。NCI于2001年开始设立"活体细胞分子成像中心（ICMIC）"的资助基金，目前已经连续资助了包括哈佛大学、约翰霍普金斯大学、华盛顿大学、斯坦福大学等10多个美国顶尖大学建立了由多学科合作的分子成像中心。欧洲的德国和英国，亚洲的日本、韩国都大力推动分子影像学的研究，世界各地很多著名大学以及一些研究机构，如牛津大学分子影像研究中心（Nikon Oxford Molecular Imaging Centre）、曼彻斯特大学（University of Manchester）分子影像研究中心（Wolfson Molecular Imaging Centre），日本国立放射研究所（National Institute of Radiological Sciences）分子影像研究中心等都纷纷成立，这些中心的成立进一步推动了分子影像事业的蓬勃开展。2002—2006年，美国的国际分子影像学会、欧洲分子影像学会、韩国分子影像学会、日本分子影像学会纷纷成立，在推动全球分子影像研究、交流中做出了巨大的贡献。

虽然分子影像学的历史较短，但其发展迅速，目前在成像理论、成像技术、分子探针、系统装备以及医学应用等方面均取得了突破性进展。2001年以来，在Nature、Science等国际著名杂志上连续有分子影像相关的综述或论文发表，包括分子探针、肿瘤检测与治疗、心血管领域、干细胞与组织再生、基因表达以及在光学分子影像、PET分子影像、MRI分子影像等方面的研究工作。目前分子影像学研究的临床前及临床转化的研究热点主要集中在：①肿瘤检测与治疗：包括肿瘤检测与疗效评估，肿瘤治疗方式与肿瘤放射生物学，肿瘤放射性示踪剂方面的成像以及抗体与免疫细胞治疗；②神经与心血管系统成像：用于神经科学、神经退行性疾病、心脑血管系统疾病以及动脉粥样硬化斑块、血栓形成等方面的成像；③基因修复与细胞成像、干细胞与组织再生：包括DNA损伤修复与基因表达，信号转导与蛋白相互作用，细胞凋亡、自我吞噬及坏死，观察干细胞迁移、分化以及组织损伤的修复与再生；④药物研发等方面；⑤多模式分子成像技术的融合、多模式靶向探针合成、应用无创方法进行疾病早期疗效评估等方面。

目前应用于分子影像研究的成像设备包括核医学、放射学、光学、超声设备等。不同成像设备有其不同的优势及缺陷，这就需要多学科合作，以临床需求为导向，优化并研发出目的性和适用性更高的成像系统。另一方面，单一报告基团的分子探针存在不可避免的局限性，如MR成像基团的灵敏度较低、光学材料的穿透性较差、核素显像的空间分辨率不高等，多模态成像系统应运而生。首先，多模态成像探针不断被开发，使在体疾病诊断的可视性更高。其次，积极开发完善多种成像融合系统及研发一体化成像设备，将能进一步克服图像融合产生的信息误差或信息丢失。目前已用于临床的最具代表性的多模态成像设备为PET/CT，美国Time杂志给予其"患者一次成像，医师获得其全身信息"的高度评价。2008年世界上第1幅同时采集人脑PET/MR图像的诞生，使分子影像领域展开了新的篇章。PET/MR一体机是当代最前沿的用于临床的分子影像设备。MR独特的极高软组织分辨率、多参数多序列带来的丰富生物信息及生物安全性佳的特征，使其在实际应用中较PET/CT更胜一筹，尤其是在神经系统、软组织病灶检出方面。但PET/MR的一些问题也不容忽视，如患者前期准备时间及检查时间长、成本昂贵、操作技术人员被动辐射剂量增加、MR本身扫描禁忌证及图像易产生伪影等。因此，推广PET/MR配置及临床应用前，需做好相关法律法规的制定、上岗人员的配置及操作流程的规范化。

### （二）国内发展概况

**1. 学术会议方面** 2002年10月于杭州举行了主题为"分子影像学"的第194次香山科学会议，这是中国分子影像学研究和兴起的一个重要标志，这次会议首次就分子影像学的研究现状、未来发展方向及其重大意义等方面进行了广泛而深入的交流和讨论，也引起了国家层面有关部门的重视，并逐步认识到分子影像的重要性以及我们与国际的差距。2004 年 4 月，在哈尔滨举办了以国内著名放射学家为主的国内首届国际分子影像学研讨会，并在 2008 年 1 月、2009 年 2 月、2010 年 4 月和 2012 年 7 月、2013 年 8 月在哈尔滨连续召开了第二至六届"国际分子影像学研讨会"，并以此为平台，同国际多所著名的研究机构建立了长期稳定的合作关系。2013 年中华医学会放射学分会第一届全国分子影像学学术会议正式启动，迄今为止已召开多届会议，对我国分子影像学的发展起到了积极推动作用，对国内分子影像学研究有着重要的影响。

2. **研究机构方面** 目前，全国先后成立了 20 余家分子影像研究中心，如清华大学、北京大学、中国科学院、哈尔滨医科大学、华中科技大学等单位都在进行分子影像学光学成像技术的应用；东南大学、东部战区总医院、四川大学华西医学中心、同济大学等单位正在进行磁性纳米粒子的干细胞标记和活体示踪研究；清华大学、北京大学、上海交通大学、中国科学院高能物理研究所以及自动化研究所等单位在成像理论与图像信息处理方面开展了大量卓有成效的研究；清华大学、北京大学、华中科技大学、华南师范大学、中国科学院自动化研究所、中国科学院高能物理研究所等单位已经分别成功研制出具有自主知识产权的光学分子影像设备以及用于小动物成像的分子影像设备。在分子影像的临床前研究及临床转化领域中，以医学影像学专家率领的团队居多，通过国内外的合作，在分子成像探针的研究及生产上获得了突破性进展，大大地推动了我国分子影像学在基础和临床研究工作的进展。

3. **学术著作方面** 2005 年浙江大学出版社出版了唐孝威院士的《分子影像学导论》，2006 年科学出版社出版了李林法教授的《肿瘤靶向分子影像》，2007 年人民卫生出版社出版了由申宝忠教授主编的国内第一部分子影像学专著《分子影像学》，2010 年人民卫生出版社出版了第 2 版《分子影像学》，同年科学出版社出版了田捷教授主编的《光学分子影像技术及其应用》，2011 年上海科学技术出版社出版了黄钢教授的《分子影像与核医学：临床病例解析》，2013 年广东高等教育出版社出版了陈智毅、罗良平教授的《分子影像学：基础与应用》，2019 年人民卫生出版社出版了卢光明、徐海波教授主编的《分子影像学》，这些著作都为分子影像学知识的普及推广起到重要的作用。

4. **专业学会方面** 2010 年成立"中国生物物理学会分子影像专业委员会"，主要侧重于应用物理学和化学的理论、技术和方法来研究生物体各层次的结构和功能，阐述生命过程的机制。2012 年 7 月，中华医学会放射学分会分子影像学组成立，分子影像学研究队伍日益壮大成熟，其涵盖的范围已经大大地超出了放射学的覆盖范围。

## 三、前景展望

近年来，医学科学已从 20 世纪以细胞学、病理学为基础的传统医学模式正在向分子医学模式转变。分子影像学、基因治疗和干细胞移植等研究不断取得突破性进展，疾病发生、发展过程中关键的生物靶点不断发现，是疾病预防、早期诊断和个体化治疗的重要基础。分子成像技术不仅是基础研究中重要的技术手段，也是基础研究成果转化到临床应用的重要桥梁。分子影像学面临的主要挑战就是如何将研究领域的新知识和新方法应用于患者，使患者受益。未来分子影像学将推进个体化治疗的开展。许多肿瘤的关键靶点既可以作为肿瘤诊断的靶点，同时也可作为治疗的靶点，利用分子成像技术对患者进行筛选，选择适合患者的个体化治疗方案，并在治疗过程中提高肿瘤治疗的靶向性，降低副作用。

同样，分子影像学的发展离不开新型成像设备的研发和分子探针的合成，特别是多模式融合技术的开展。光学分子成像技术已经成功应用于外科手术的导航，通过光学分子成像的引导，医师能更清晰地分辨肿瘤的边界、淋巴结转移，肿瘤和周围组织、血管和神经等重要结构的关系等。核医学分子成像敏感度高，特别是 PET/CT 和 PET/MR 极大促进了分子影像学在临床的应用。目前，已经成功用于细胞示踪、血管新生、炎症、细胞凋亡、细胞增殖等成像中。此外，很多有着很好应用前景的核医学分子探针已经进入了临床前期研究阶段，将为临床提供更多、更好的选择。分子影像学必须要融合分子生物学、生物化学、数据处理、纳米技术、图像处理等技术，而这些都离不开与设备制造商和试剂、药物生产商的密切合作。

虽然分子影像学目前仍处于发展阶段，还有很多不完善和亟待解决的问题，但是其在临床研究与应用中发挥的作用越来越显著。随着分子影像学的发展以及对疾病发病机制研究的进一步深入，分子影像学将会有更多的研究成果应用于临床，包括疾病的基因诊断和干预治疗、疗效监测，也将会进一步促进更多新药的研发。有理由相信，通过分子生物学、分子影像学以及临床医学的多学科交叉与合作，将会进一步推动分子医学的健康发展。

（王培军　倪　炯　成水华　王静雯）

## 第三节　分子成像基本原理

分子影像学的成像研究主要包括两个部分：分子探针和成像手段。分子探针是实现分子成像的关键环节。经典的分子探针设计应满足以下两个条件：①具有与成像靶点（如受体、酶、核酸等）高度亲和力或能够发生特异性反应的功能区（如单克隆抗体、类抗体、核酸适配体、活性多肽等）；②具有能够产生可被相应成像手段（如 PET、MRI、CT 等）检测到信号的报告物质。分子成像的实现过程一般可以简单地概括为：分子探针通过功能区与成像靶点发生特异性结合或反应，然后借助于分子探针组成中的报告物质，在靶区域产生可以被对应的高精度成像设备检测到的信号，实现对反映疾病进程或特征的靶点的高效成像。

按照分子探针结合或作用的成像靶点与所反映对象的关系，以及各自在疾病诊治应用中的作用不同，基于分子探针的分子成像基本原理大体上可分为直接成像、间接成像和替代物成像三类。

### 一、直接成像

直接成像是指分子成像探针直接与组织、细胞中的靶目标结合或作用，因此所检测到的探针位置及所产生的信号强度是对疾病特征及进程的直接反映。直接成像的分子探针根据与靶点作用的方式不同，又可分为单纯靶向性分子成像探针（简称靶向性探针）和可激活分子成像探针两类。

靶向性探针本身具有对成像靶点高亲和力的功能区，同时连接有可直接产生信号的报告物质，如放射性核素、高原子序数 CT 对比剂、磁性 MRI 对比剂、微泡类超声对比剂等，通过分子成像探针功能区与靶点的特异性结合，借助于报告物质，实现对疾病的定性、定量诊断。但是，由于分子成像探针中的报告物质产生信号的持续存在，因此具有背景噪声高的缺点，且分子探针本身的信号强度只是探针报告物质单纯量的积累，在 MRI、CT 及 US 这几类检测敏感性相对有限的成像模态中具有一定的局限性。

可激活探针的功能区除了可以含有与靶向性探针类似的具有成像靶点高亲和力的物质外，同时具有能够与疾病过程中特异的分子或分子事件发生作用的活性物质或分子结构（如活性多肽，特殊的化学键等），并与探针中报告物质信号的产生与抑制密切相关。由于可激活探针信号的产生只有在与靶目标发生作用以后才产生，因此成像具有极高的信噪比，且部分报告物质在激活后能够产生 $1+1>2$ 的信号强度，因此具有信号放大的效应，这有效地提升了诸如 MRI、CT 等成像手段用于分子影像学直接成像的应用价值。

### 二、间接成像

间接成像技术是分子影像学中应用最广的成像策略，其主要的实现方式为报告基因成像，包括报告基因和报告探针两个必备因素。报告基因是指能够间接反映基因转录水平的编码某种酶或蛋白质的基因。报告探针是只有与报告基因表达产物发生特异性结合或作用后才能够被成像设备检测到的成像物质。间接成像的作用过程一般为：报告探针与报告基因表达产物发生特异性的相互结合或作用后，或其本身就是报告基因表达产物，通过探针的聚集显像报告基因产物的活性水平，进而间接提供报告基因表达水平及驱动报告基因表达的内源性信号或转录因子水平的信息。

间接成像的首要前提是必须将报告基因导入生物体内靶组织，而实现的关键是作为载体的中介物质以及基因在载体内整合的合适方法。目前用于协助报告基因导入靶细胞的载体主要有病毒（如腺病毒）载体、质粒等。而报告基因整合的方法主要有基因融合法、双顺反子法、双启动子法、共载体法和双向转录法等。基因融合法是通过基因/蛋白质融合技术，将两个或更多的不同基因（其中一个为报告基因）相互连接，并将这些基因的编码序列放在同一个阅读框内，通过融合基因表达产物中报告基因部分的检测，间接反映相连其他基因（多为治疗基因）表达产物的水平。例如将前药活化基因单纯疱疹病毒胸腺嘧啶核苷激酶（herpes simplex virus 1 thymidine kinase，HSV1-tk）或兔细胞色素 P450（cyp4b1）与增强绿色荧光蛋白（enhanced green fluorescent protein，EGFP）的基因建立融合基因 *tk-egfp* 或 *4b1-egfp*，在人和鼠的神经胶质瘤内有效地诱导融合蛋白 TK-EGFP 或 4B1-EGFP 的表达，借助于光学成像技术对融合蛋白中 EGFP 荧光强度的检测，间接地实现对前药活化基因表达水平的有效监测。双顺反子法是将报告基因和目的基因通过内部核蛋白体进入位点（internal ribosomal entry site，IRES）序列相连，两个基因整合到靶细胞核内染色体 DNA 后，被同一个启动子转录成一个单一的 mRNA 进入胞质，在 IRES 序列的作用下翻译成各自不同的蛋白质（报告基因和目的基因的表达产物），其中报告基因表达的蛋白质即被用来成像。例如将多巴胺 2 型受体（dopamine 2 receptor，D2R）和 HSV1-sr39TK（HSV1-TK 基因突变型）的基因构建载体，在 IRES 诱导下，由共同的启动子共表达，分别翻译成 D2R 蛋白（用于受体成像）和 HSV1-sr39TK 蛋白（治疗）。双启动子法是将同一载体内偶联的不同基因通过不同的启动子分别表达。该方法能够避免前述两种方法中可能存在的基因表达衰减及细胞类型特异性等问题。共载体法是将报告基因和目的基因分别克隆到两个不同的载体内，但由相同的启动子驱动。例如将 *HSV1-sr39TK* 和 *D2R* 两个基因克隆到分离的腺病毒载体中，用同一巨细胞病毒的启动子驱动，结果发现两个基因的表达具有很好的相关性。与以上方法中启动子导致基因连续性转录不同，双向转录法中的启动子对基因的驱动是诱导性的，即基因的表达是可控的、定量的，且具有对目的基因和报告基因驱动的双向性，因此，两种基因之间的表达在定量可控的基础之上具有很好的相关性，这对基因治疗和转基因动物的间接成像中具有很好的应用价值。

报告基因成像的一般原则为，报告基因与报告探针之间具有严格的相关性，即报告基因在体内不转录，就不会引起报告探针的聚集；反之，如果启动子导致报告基因转录，报告基因表达产物将与报告探针发生作用，并产生有效的可被检测的影像信号。理想报告基因应满足的条件：①在靶细胞以外的宿主细胞内不表达；②报告探针的聚集仅在报告基因表达的部位聚集；③报告基因产物不引起免疫反应；④报告基因产物不能干扰正常细胞的功能；⑤报告基因蛋白总数应与报告基因可转录的 mRNA 的总数相一致；⑥报告探针或其代谢产物应无细胞毒性，并能迅速从血液循环中清除，不干扰特殊信号的检出；⑦除了转基因外，报告基因及其启动子足够小以适合载体的构建；⑧报告探针能够穿越生理屏障有效到达靶部位；⑨报告探针与报告基因底物作用后产生的影像信号应与体内报告基因 mRNA 和蛋白的水平有很好的相关性。

根据对报告基因表达产物分析方法的不同，报

告基因主要分为体内报告基因和体外报告基因两类，分子成像应用的是体内报告基因。目前，间接分子成像的报告基因产物主要分为：①细胞内的酶。例如胸苷激酶（thymidine kinase，TK）、胞嘧啶脱氨酶、肌酸酐激酶、酪氨酸激酶、β- 半乳糖苷酶、绿荧光蛋白（green fluorescent protein，GFP）、虫萤光素酶等。HSV1-TK 及其突变型 HSV1-sr39TK、GFP，分别是核医学成像及光学成像最常用的报告基因产物，酪氨酸激酶、β- 半乳糖苷酶则是 MRI 较为常见的报告基因产物；②细胞表面的受体或转运体。例如多巴胺 2 型受体（D2R）、转铁蛋白受体、生长抑素受体、胃泌素释放肽受体及钠 / 碘同向转运体（sodium iodide symporter，NIS）等。例如 D2R、生长抑素受体、NIS 是核素成像常用的报告基因产物，而转铁蛋白受体是 MRI 常用的报告基因产物。由于一个酶分子可代谢并捕获多个报告探针分子，因而具有信号放大效应，而一个受体与一种或几种配体或一个转运体与对应的转运物质作用相对固定，因而信号放大效应不如酶为基础的报告基因，但比前者相对简单。

## 三、替代物成像

替代物成像是利用替代标志物探针去反映一个或多个内源性分子或基因过程的下游结果。替代物成像由于使用的是已经或即将在临床应用的探针或成像方法，具有短时间内向临床应用转化的潜在价值，因此吸引了研究者越来越多的重视。与直接成像和间接成像利用的是分子探针和靶点的特异性相互作用不同，替代物成像示踪的是特异的内源性 - 遗传学过程，对诸如癌症等疾病发生的特异性内源性分子 - 基因过程变化所产生的下游生理生化效应进行监测，因此主要用于疾病治疗效果的监测，特别是用于新的通道特异性药物的研发和检测，例如对于非细胞毒性、抑制细胞生长的抗血管生成类药物疗效的评估。

替代物成像的分子探针实际上早已开发，且已经在临床上广泛使用。因此，分子影像替代物成像技术的临床转化相比较于直接或间接成像技术而言要容易得多。目前替代物成像主要涉及的是核素分子成像领域。例如 $^{18}$F-fluorodeoxyglucose（$^{18}$F-FDG）是一种临床上广泛使用的针对糖代谢酶活性进行直接成像的核医学成像剂，主要用于肿瘤、心血管疾病及中枢神经系统相关疾病的鉴别诊断。在早期评价胃肠道间质瘤（gastrointestinal stromal tumors，

GISTs）对靶向性药物格列卫（Gleevec）的治疗敏感性方面，[18]F-FDG 作为一种替代物成像探针表现出了很好的应用优势。机体内葡萄糖的摄取和分解除了受自身平衡机制的调节，部分细胞外的信号分子亦通过细胞膜表面的受体参与调节葡萄糖的代谢。GISTs 本身对葡萄糖的摄取利用异常增高，在 [18]F-FDG PET 扫描中表现为明显高信号，当使用 Gleevec 后，Gleevec 通过 GISTs 肿瘤细胞表面特异性表达的 CD117 受体信号通路，能够有效下调 GISTs 对葡萄糖的摄取和代谢。GISTs 对 Gleevec 的治疗反应最早在应用后 24 小时就被 [18]F-FDG PET 所反映，表现为肿瘤对 [18]F-FDG 摄取的明显减少，信号显著降低。

虽然替代物成像技术，在疾病如肿瘤治疗效果的检测方面表现出了较好的应用优势，但是可用于替代物成像的分子 - 基因过程的数量相对较少，探针本身的特异性有限，且替代标志物成像的结果与反映感兴趣分子 - 基因通路活性的直接分子评估之间是否存在足够高的相关性尚有待证实。因此，替代物成像作为分子成像技术之一，对其进一步研究和开发的道路还任重而道远。

（王培军　沈爱军　吕　琦）

## 第四节　分子成像常见技术方法

### 一、磁共振成像

磁共振成像（magnetic resonance imaging，MRI）是利用原子核在强磁场内发生共振所产生的信号经过图像重建的一种成像技术。MRI 的基本原理是基于生物磁自旋成像技术，通过对处于外加磁场中的人体组织中的氢原子施加射频脉冲激发，产生磁共振现象，经过空间编码技术，用感应线圈采集以电磁形式放出的磁共振信号，经计算机的数据处理转换，建立反映人体各组织信息的数字图像。由于 MRI 所获得的图像具有极好的软组织和空间分辨率，丰富的信息量，MRI 技术灵活多变（如任意角度成像，多种成像序列和成像方法），且成像技术本身具有无创性，使得 MRI 不仅成为临床疾病诊断必不可少的检查手段，也为分子影像学的研究和应用提供了无限可能。

磁共振（magnetic resonance，MR）分子成像是在传统 MRI 基础之上，借助于分子成像探针的特异性及信号放大作用来提升磁共振检测的灵敏度，进而在活体条件下，无创性地、实时地检测生物细胞内正常或病理状态下分子功能状态的技术。MR 分子成像与传统 MRI 的最大区别在于，它是在传统 MR 技术的基础之上，以特殊分子或细胞作为成像对象，把非特异性的器官和组织水平的物理成像转向特异性的基因、分子水平的分子成像。MR 分子成像除了具有传统 MRI 的所有优点以外，还具有可以在活体完整的生理、病理状态下研究疾病的发病机制、进展过程及疾病的决定因素，以及干预疗效，甚至可以在基因治疗后、表型改变前，评价基因治疗的早期效果，并提供三维信息等的独特优势。但是 MR 分子成像的检测敏感性较核医学及光学成像技术要低数个数量级，达到微摩尔（μmol）水平，因此需要大量的对比剂在靶组织内聚集及强大的信号扩增系统，这在一定程度上限制了其研究和应用。

MR 分子成像技术的特点决定了其核心主要为分子成像探针、成像技术和设备、报告基因三个因素。对 MR 分子成像技术的三个核心因素的研究不是互为独立、相互分割的，而是在特定条件的有机统一和相互促进。目前，MR 分子成像研究常用的技术绝大部分是基于直接成像或报告基因成像方法的常规 MR 结构成像，其使用的主要为 $T_1$ 或 $T_2$ 加权成像技术（$T_1$ weighted imaging，$T_1$WI；$T_2$ weighted imaging，$T_2$WI），因此检测的灵敏度还有很大的提升空间。近年来各种新型的 MRI 技术和超高场强（7.0T 及以上）成像设备相继被开发和应用，同时分子生物学、材料学、物理学等科学技术飞速发展，这对 MR 分子成像技术的发展，特别是检测灵敏度的提升方面具有很好的促进作用。例如基于化学交换饱和转移（chemical exchange saturation transfer，CEST）技术的分子探针的研发，特别是将 CEST 与原子超极化技术的有效结合，借助于超高场 MRI 设备，极大地提升了 MR 分子成像的检测灵敏度。而将磁敏感加权成像（susceptibility weighted imaging，SWI）技术与可激活分子成像探针的设计相结合，则能够有效地提升分子探针对疾病靶点（如酶、分子等）的特异性反映能力。

### 二、CT 成像

1972 年 X 线计算机体层成像（computed tomography，CT）的诞生，为临床疾病的诊断提供了强有力的手段，其具有极高的空间和密度分辨率，特别是极好的时间分辨率等应用优势。CT 的成像的工作原理虽然与普通 X 线成像有所不同，但它们成像的基础一样,利用的是 X 线在被检测物质中的衰减,与物质的厚度及物质固有的衰减系数密切相关。以碘剂和钡剂为主的对比剂的使用极大地拓展了CT 在疾病诊断中的敏感度和应用范围。但是,在分子影像学成像上,相比于其他成像技术,以显示解剖结构改变为基础的 CT 技术,无论在诊断的灵敏度,还是在诊断的特异性方面,均具有一定的局限性,因此,临床上较少用其作为分子成像设备去检测病变的功能以及分子水平的变化。但是随着 CT 技术、材料科学以及分子生物学的发展,新型的 CT 设备如微小 CT(micro CT)、能谱 CT(spectral CT)相继成功研发,各种基于特殊材料与分子生物学技术相结合的新型 CT 成像探针不断产生,这为 CT 技术应用于分子成像提供了更多的可能。

micro CT 由于采用了与临床常规 CT 不同的微焦点 X 线球管,分辨率明显提高,可达微米级,如对小鼠成像的图像分辨率达到 50μm,而对骨小梁样本的成像上分辨率可达 $14μm × 14μm × 14μm$ 像素。因此,micro CT 的出现,为 CT 技术在分子影像学临床前动物活体研究、新药开发及疾病机制等方面的研究提供了有效手段。

新型 CT 对比剂的研究,为 CT 技术在分子成像上发挥作用提供了另一条有效途径,特别是其与诸如 micro CT、spectral CT 等新型 CT 成像设备的有机结合。由于 CT 本身的成像特点,CT 分子成像探针的成像核心仍是基于对 X 线吸收能力的提升,因此高原子序数的金(Au)、碘(I)是研究中应用的最多的成像物质,而其他一些物质如钬(Ho)、镱(Yb)等也见研究报道。直接成像中的靶向性成像仍是 CT 分子成像最常用的成像策略,包括主动靶向和被动靶向两个部分。分子探针主动靶向靶点的方式,主要有:①抗原 - 抗体途径,例如利用抗三磷酸鸟苷(guanosine triphosphate,GTP)结合蛋白的抗体与 Au 和 I 的复合物构建的分子探针,可以实现 CT 对恶性肿瘤的特异性显像;②蛋白 - 蛋白途径,将胶原结合黏附蛋白 35(collagen-binding adhesion protein35,CNA35)与金纳米颗粒连接构建分子成像探针,能够有效靶向心肌瘢痕组织中的胶原蛋白,实现 CT 对心肌瘢痕符合的有效评价;③蛋白(肽)、小分子 - 受体途径,例如叶酸修饰的金纳米颗粒,能够被叶酸受体过表达的恶性肿瘤细胞有效摄取,在肿瘤组织中形成明显的 CT 增强效果,而构建的碘纳米多聚物除了本身比普通碘对比剂具有更高的 CT 成像能力外,借助于靶向基团含精氨酸 - 甘

氨酸 - 天冬氨酸序列的肽(arg-gly-asp,RGD),更可实现对恶性肿瘤微血管生成情况的评价。分子成像探针被动靶向靶点的方式主要有,肿瘤的"EPR(enhanced permeability and retention)"效应,细胞的特殊识别和摄取。例如以 Au 和高密度脂蛋白(high density lipoprotein,HDL)构建的分子探针可以被小鼠主动脉壁动脉粥样硬化易损斑块中的巨噬细胞所吞噬,进而通过 CT 实现对动脉粥样硬化斑块的风险评估。除了靶向性成像外,近几年来,基于CT 成像的可激活分子探针的研究也逐渐报道,这为CT 分子成像用于检测疾病的功能和分子水平的变化提供了借鉴价值。例如通过 Au 与牛血清白蛋白(bovine serum albumin,BSA)以及硝基咪唑构建的分子成像探针,其硝基咪唑成分可被在肿瘤乏氧区明显增多的硝基还原酶还原成氨基,进而引起探针在肿瘤内大量聚集,并被 CT 成像所反映,且 CT 增强的效果与肿瘤乏氧的程度呈正相关。而构建的基于金纳米颗粒,且具有组织蛋白酶响应性的分子探针,可以实现 CT 分子成像探针对肿瘤内组织蛋白酶活性的有效评价,而后者的活性与肿瘤的转移以及预后密切相关。

## 三、放射性核素成像

放射性核素成像(radionuclide imaging)是利用放射性药物能选择性分布于特定的器官或病变组织的特点,将放射性药物引入患者体内,以脏器内、外或正常组织与病变之间对放射性药物摄取的差别为基础,利用显像仪器从体外获得脏器和组织功能结构影像的一种核医学技术。

用于脏器、组织或病变显像的放射性核素或其标记化合物称为显像剂(imaging agent)。核素显像的基本原理是放射性核素的示踪作用,不同的核素显像剂在体内有其特殊的靶向分布和代谢规律,常选择性聚集在特定的脏器、靶组织,与邻近组织之间的放射性分布形成一定的浓度差异,从而被测量仪器探测并显示出脏器、组织的形态、位置、大小和脏器功能以及某些分子变化。还可以在一定时间内多次显像,获得脏器、组织的系列图像,在此基础上计算出特定区域的时间 - 放射活性曲线及相应的参数,从而进行定量分析。不同脏器的显像需要使用不同的显像剂,同一个脏器的不同功能测定也需要不同的显像剂。不同显像剂在特定脏器、组织中的分布聚集的机制各不相同。

显像剂释放的射线类型不同,其探测和显像设备

也不同,可以分为单光子显像(single photon imaging)和正电子显像(positron imaging)。使用 γ 照相机、SPECT 对显像剂中放射性核素发射的单光子进行显像的称为单光子显像;使用 PET、符合线路 SPECT 对显像剂中放射性核素发射的正电子进行显像的称为正电子显像。

放射性核素成像的分类方法,根据不同的视角可以分成多种类型:①根据影像获取的状态可以分为静态显像和动态显像;②根据显像部位可以分为局部显像和全身显像;③根据获取影像的维度可以分为平面显像和断层显像;④根据影像获取的时间可以分为早期显像和延迟显像;⑤根据病变组织对显像剂的摄取与否可分为阳性显像与阴性显像;⑥根据成像时机体的状态可以分为静息显像和负荷显像;⑦根据显像剂释放的射线类型可以分为单光子显像和正电子显像。在临床实践中,核素成像方法很难用一种单一的分类方法概括,比如甲状腺功能亢进症的核素显像,既是一种静态显像,也是平面显像、阳性显像或局部显像。

放射性核素成像反应器官组织的血流、代谢和功能变化,与 X 线、CT、MRI 等主要建立在解剖结构信息基础上的影像技术比较,在临床应用方面有以下特点:①核素成像借助新型显像剂可以观测到分子水平代谢和化学信息变化,在疾病早期尚未出现形态结构改变时就可以诊断疾病,有助于疾病的早期诊断;②核素成像的多种动态成像方法可计算出多种功能参数,可用于病变的定量分析,如疗效观察和对比、预后分析;③核素成像的本质是建立在放射性药物与靶器官、靶组织特异性结合的基础上,具有较高的特异性;④通常使用生理剂量或更微小剂量的显像剂,灵敏度高,不会扰乱机体的内环境,过敏和其他毒副作用极少,辐射剂量小,安全、无创。当然,核素成像的对空间分辨率不高,对组织结构的解剖细节显示不及常规影像学方法。以 PET/CT、SPECT/CT、PET/MR 为代表的多模态(multiple modality)成像技术实现了功能影像和结构影像的融合,将核素成像的高灵敏性与结构影像的高空间分辨率等技术优势有机结合,是分子影像和医学成像的发展方向。

## 四、超声分子成像

超声分子影像学是分子影像学的一个分支,是将分子生物学、物理、化学及材料学等与超声医学相结合的一门新兴学科。超声分子成像是指携带配体或抗体的超声成像靶向对比剂与靶组织结合,应用超声造影技术表现靶组织在组织、细胞及亚细胞水平的变化,从而反映病变区组织在分子基础方面的变化,因而其与超声对比剂的发展密不可分。靶向超声对比剂即超声分子探针,携带靶向配体,可与活体细胞结合,用作分子成像和治疗。超声分子成像可以与靶向给药相结合,实现在分子成像的同时进行治疗。靶向给药是通过靶向超声微泡携带或包裹药物分子,并与肿瘤或炎症血管内皮的靶向位点结合,通过气泡破裂将药物分子释放,从而达到定点给药的目的。常见的超声分子成像应用有炎症组织成像、血栓成像,以及肿瘤和新生血管的靶向成像等。

近年来,随着材料、化学、分子生物学和现代超声医学的发展,超声分子成像技术取得了极大发展。超声对比剂的种类也越来越多,功能也越来越丰富,如从微米级对比剂到纳米级对比剂,从单一靶点对比剂到多靶点对比剂,从单一模式的超声对比剂到多模式对比剂以及集诊断、治疗功能于一体的诊疗剂,从有机超声对比剂到无机超声对比剂再到有机 / 无机杂化的超声对比剂,从常规血池显影对比剂到外源、内源或是肿瘤微环境刺激响应超声对比剂;这些发展、进步扩大了超声成像的应用范围和提高了超声诊断的准确性和效率。随着人们将其他一些功能纳米粒子、药物或基因引入超声对比剂中,超声分子成像已不再是一项单纯的成像诊断技术,它正向"多模态成像"和"诊疗一体化"方向发展,将在疾病的诊断和治疗中发挥重要作用。

超声分子成像具有分辨率较高、非放射性、操作简单和实时成像等优点,已成为医学成像领域新的研究热点。然而目前超声分子成像还处于实验研究阶段,真正应用到临床上还存在一些亟待解决的问题:如何设计兼具良好生物相容性和靶向作用的超声对比剂;如何定量化评价超声造影效果;如何延长对比剂在血液中的停留时间。相信随着医学影像技术和现代分子生物学的进一步结合和发展,这些问题必将得到解决。

## 五、光学成像

光学成像技术具有无电离辐射、操作简单、成本低等优点,广泛用于分子、细胞和小动物成像研究,有些光学成像技术已经应用于临床。根据发光原理,光学成像技术可分为生物发光成像、荧光成像、光学相干断层扫描、拉曼成像、光声成像以及其他类型的成像技术（契伦科夫荧光成像、契伦科夫激发荧光成像、X射线激发荧光成像、放射性核素荧光成像）等。

### （一）生物发光成像

生物发光成像（bioluminescence imaging，BLI）是将萤光素酶（luciferase）报告基因标记细胞，当萤光素酶蛋白表达时给予外源底物，无需激发光，萤光素酶催化底物氧化反应即产生可被电荷耦合器件（CCD）镜头检测到的发射光，具有灵敏度高、特异性强、背景极低的优点。萤光素酶是来源于细菌、海洋甲壳类动物、鱼和昆虫的一类发光蛋白家族。最常用的真核表达萤光素酶包括：萤火虫萤光素酶和海肾萤光素酶。生物发光成像的缺点是需要底物，发射光子的穿透性低，与荧光成像相比需要更长的采集时间，不易向临床转化（图1-1-4-1）。

### （二）荧光成像

荧光成像（fluorescence imaging，FI）是荧光物质被激发光照射后，产生可被CCD镜头检测到的发射光。

根据激发波长和发射波长的不同，可以将荧光成像分为下转换和上转换荧光成像。下转换荧光成像也称为斯托克斯发光，由高能量、短波长的光作为激发光，发射出低能量、长波长的发射光；上转换荧光成像即反-斯托克斯发光，由低能量、长波长的光作为激发光，发射出高能量、短波长的发射光。活体荧光成像通常使用以下三种标记方法：荧光蛋白报告基因、有机小分子荧光染料和纳米材料。

荧光成像所用物质按其发射光波长分为可见光（400～700nm）、近红外Ⅰ区（700～1 000nm）、近红外Ⅱ区（1 000～1 700nm）。荧光成像不需要底物，由于常用的荧光成像具有组织穿透力低、背景高等缺点，仅限于浅表组织、腔镜可到达组织或术中的组织成像。近红外Ⅱ区荧光成像与传统的荧光成像相比，具有更强的组织穿透能力和更低的背景，是目前光学成像的研究热点（图1-1-4-2）。

### （三）光学相干断层扫描

光学相干断层扫描（optical coherence tomogra-

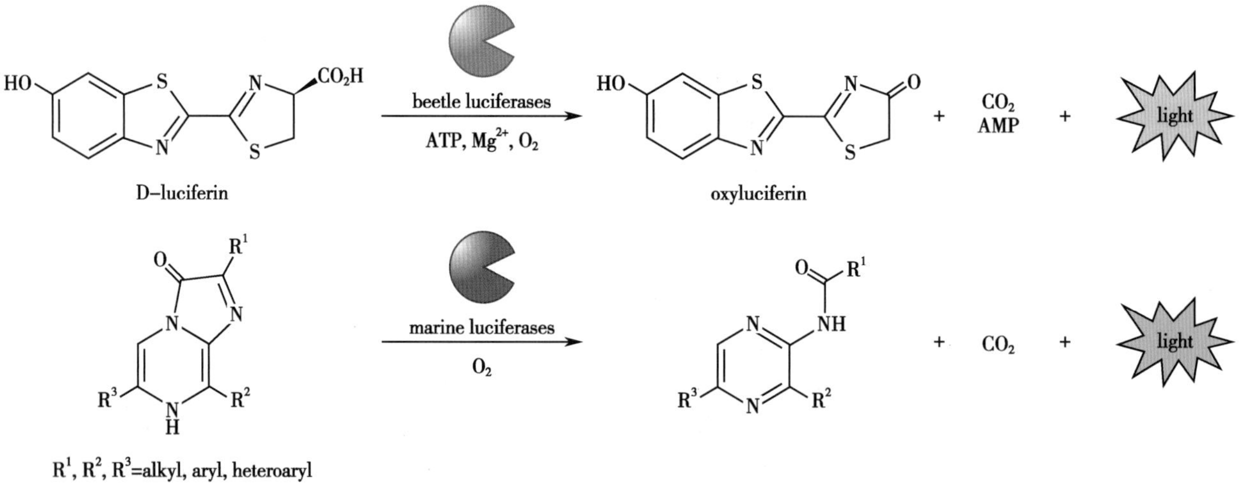

**图 1-1-4-1 生物发光成像原理示意图**

甲虫萤光素酶在ATP和$O_2$条件下氧化D-萤光素，产生黄绿色光子；海洋萤光素酶氧化咪唑并哒嗪酮类似物，产生蓝色光子。D-luciferin：D-萤光素；beetle luciferases：甲虫萤光素酶；marine luciferases：海洋萤光素酶；oxyluciferin：氧化萤光素；alkyl：烷基；aryl：芳基；heteroaryl：异芳基

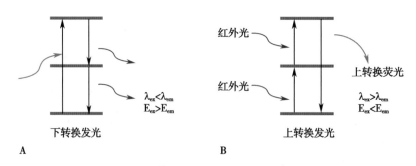

**图 1-1-4-2 下转换发光与上转换发光示意图**

A. 下转换发光的激发光波长（$\lambda_{ex}$）小于发射光波长（$\lambda_{em}$），激发光能量（$E_{ex}$）大于发射光能量（$E_{em}$）；B. 上转换发光的$\lambda_{ex}$大于$\lambda_{em}$，$E_{ex}$小于$E_{em}$

phy，OCT）是利用光学干涉成像的原理，将发射光源分为两束，分别照射到检测样品（信号臂）和反光镜上（参考臂）；然后信号臂和参考臂反射的信号叠加，一旦信号臂与参考臂的长度一致，就能发生干涉；通过不同物质反射回来的光信号，分辨组织类型；样品反射能力较强的区域会产生较强的干涉，而超出干涉长度的反射光将不会产生干涉。OCT分为时域 OCT（TD-OCT）和频域 OCT（FD-OCT）。TD-OCT 是在同一时间内将样本反射光进行叠加、干涉并成像，这种方法扫描速度有限。FD-OCT 是通过改变光源光波的频率产生干涉信号，从而提供了成像速度并改善了图像信噪比。OCT 技术的主要优点是具有显微级的空间分辨率、提供直接的组织形态图像，在眼科和冠脉成像等方面，已广泛用于临床。OCT 血管成像（OCTA）技术是研究活体组织血管网络和微循环的重要工具，有研究显示某些对比剂能够增加微血管显像的敏感性（图1-1-4-3）。

### （四）拉曼成像

拉曼成像（Raman imaging）原理基于拉曼效应。当光与介质相互作用时，大部分光被弹性散射，即散射光与入射光具有相同的能量、频率和波长；一小部分光是非弹性散射的，散射光具有较低的光学频率或能量，以及比入射光更长的波长。这种非弹性散射的现象称为拉曼效应，而各种不同分子组成的物质产生不同的非弹性散射光。拉曼成像分为自发拉曼成像、非线性拉曼成像和新型拉曼成像。拉曼成像用于疾病诊断的策略有两种，一种是基于病变组织与正常组织内在拉曼光谱特征的不同，另一种是使用具有拉曼活性的纳米粒子作为对比剂进行成像（图1-1-4-4）。

### （五）光声成像

光声成像（photoacoustic imaging，PAI）以光为媒介、以光声效应为物理基础、集成了光学成像及超声成像的混合式成像技术。它是通过光照射组织，组织内源分子或外源对比剂吸收光子后产生热膨胀，发射出超声波，被超声信号探测器检测到并形成图像。光声成像具有高空间分辨率和良好的组织穿透性等优点。光声对比剂可分为内源性和外源性两种。内源性光声对比剂包括血红素、脱氧血红素、黑色素、荧光蛋白报告基因等；外源性光声对比剂包括小分子近红外荧光染料和纳米材料（如纳米金、碳基材料）（图1-1-4-5）。

### （六）其他类型的光学成像

契伦科夫荧光成像（ČerenkovLuminescence imaging）：指放射性核素衰变时，发出伽马射线的同时也

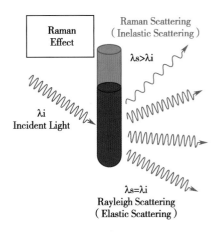

**图 1-1-4-4　拉曼效应示意图**

散射光波长大于入射光波长（λs＞λi）。Raman Effect：拉曼效应；Raman Scattering：拉曼散射；Inelastic Scattering：非弹性散射；Incident Light：入射光；Rayleigh Scattering：瑞利散射；Elastic Scattering：弹性散射

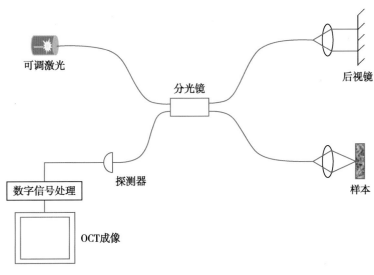

**图 1-1-4-3　光学相干断层扫描示意图**

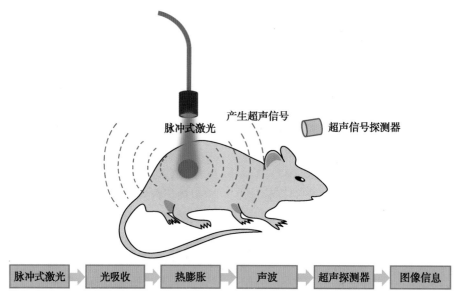

脉冲式激光 → 光吸收 → 热膨胀 → 声波 → 超声探测器 → 图像信息

**图 1-1-4-5　光声成像示意图**

会发出可见光和近红外光,可用光学成像设备采集这种光进行成像。

契伦科夫激发荧光成像(Čerenkov excited fluorescence imaging):指用放射性核素衰变时发出的契伦科夫荧光去激发其他的荧光染料所进行的成像。

X 射线激发荧光成像(X-ray excited fluminescence imaging):是指用 X 射线激发一些材料发出荧光进行成像,主要是镧系稀土纳米材料。

放射性核素荧光成像(radiopharmaceutical excited fluorescence imaging):指用伽马射线和契伦科夫荧光同时激发其他的荧光染料所进行的成像(表 1-1-4-1)。

**表 1-1-4-1　不同光学成像技术特征比较**

| 光学成像模态 | 能量来源 | 能量转换 |
| --- | --- | --- |
| 生物发光成像 | 化学反应 | 化学能 - 光能 |
| 荧光成像 | 光激发 | 光能 - 光能 |
| 光学相干断层扫描 | 光激发 | 光能 - 光能 |
| 拉曼成像 | 光激发 | 光能 - 光能 |
| 光声成像 | 光激发 | 光能 - 热能 - 声能 |
| 契伦科夫荧光成像 | 核辐射 | 核能 - 光能 |
| 契伦科夫激发荧光成像 | 核辐射 | 核能 - 光能 |
| X 射线激发荧光成像 | X 线辐射 | 伽马能量 - 光能 |
| 放射性核素激发荧光成像 | 核辐射 | 核能 - 光能 |

## 六、多模态成像

多模态成像是指利用两种或两种以上的医学影像模式或成像技术对同一检测对象进行成像以获得补充信息,实现对疾病解剖、功能、代谢及分子信息的全面反映。近年来,虽然各种单模态的成像技术取得了飞速的发展,但是从单一模态成像方式中所获取的信息尚不足以完全满足对疾病精准诊断的要求。例如光学成像在疾病信息检测方面具有极高的灵敏度,但是组织穿透深度及空间分辨率方面具有很大的局限性;CT 具有极高的空间分辨率和时间分辨率,但软组织分辨率有待提高;MRI 具有极好的软组织和空间分辨率,丰富的成像参数,但时间分辨率和成像敏感性欠佳;PET 成像具有与光学成像相媲美的检测灵敏度,且无组织穿透深度限制,但空间分辨率低等。为了弥补各种单一成像模式的不足,通过合适的方法,将多种成像技术有机整合,实现对疾病结构和功能诊断的同机融合,已成为分子影像学成像发展的重要趋势,并将为分子成像开辟更广阔的研究和应用空间。

目前多模态成像技术已部分进入临床应用,主要为成像设备和软件的融合。PET 与 CT 成像技术的成功融合,实现了在同一台设备上对同一检测对象解剖图像和功能图像的近乎同时获取,为临床疾病精准诊断提供了新的有效途径。随之,PET 与 MRI 的融合也成功完成,并投入临床使用。而 MRI 与超声图像的技术整合,更极大地提高了经直肠超声(transrectal ultrasound,TRUS)引导下前列腺穿刺的准确性。

纳米医学技术的飞速发展,各种集多种特性(如光、电、磁、热等)于一身的纳米复合材料相继被合成,这为分子影像学多模态成像技术的研究提供了可能。例如在上转化发光纳米颗粒(upconversion nanoparticles,UCNPs)中掺杂稀土材料构建的分子成像探针,可同时实现光学成像、MRI、CT 等多模态分子成像；用金纳米棒与铁金属有机框架材料（metal-organic framework，MOF）构建的核壳结构分子成像探针，能够将光声成像（photoacoustic imaging，PAI）、CT 与 MRI 在一个纳米体系中实现。虽然，目前基于纳米分子成像探针的多模态分子成像技术还局限于临床前的实验研究中，但相信在不远的将来，多模态分子成像技术一定会在临床疾病精准诊疗中发挥巨大的作用。

**（王培军　徐辉雄　左长京　沈爱军　李　丹）**

# 第五节　常见成像类型

分子影像学的主要研究方向包括蛋白质分子成像和基因表达成像，其中蛋白质分子成像主要包括受体成像、免疫成像和其他蛋白质成像。

## 一、受体成像

### （一）概述

受体（receptor）是存在于细胞膜或细胞内的能与生物活性分子（药物、激素、抗原、神经递质、细胞黏附分子等）特异性结合并诱发细胞生理效应的生物大分子。绝大多数受体由蛋白质分子构成，细胞膜受体是镶嵌在细胞膜上的结构蛋白。有的受体蛋白只由一条肽链构成，称为单体；有的是由若干条肽链组成的蛋白多聚体。一些受体蛋白的多肽骨架可与寡糖链以共价键连接，称为糖蛋白受体（glycoprotein receptor），通常情况下糖蛋白中糖的含量小于蛋白的量，典型的如去唾液酸糖蛋白受体（asialoglycoprotein receptor，ASGPR）、血小板膜糖蛋白受体等，具有分子识别、细胞黏附、保护与润滑的功能。比如作为细胞膜上的"保安"受体，能够识别多种外来药物或毒素分子，并泵出细胞外，起到

保护细胞使其免受外来物质入侵的作用。与受体特异性结合的底物分子称为配体（ligand），大多数配体在极低浓度下（$10^{-12} \sim 10^{-9}$ mol/L）即能 p 糖蛋白（p-gp），引起细胞明显的生物效应。受体的功能在于接受细胞外的特定信号的同时，能够通过激活一系列信号通路，最终表现为电信号的传递、肌肉收缩、腺体分泌、细胞黏附、维持细胞离子强度和渗透压等。受体根据细胞内分布情况可分为细胞膜受体，如乙酰胆碱受体、去甲肾上腺素受体；细胞质受体，如肾上腺皮质激素受体等；细胞核受体，如甲状腺素受体等。根据与配体结合后所触发的信号转导与产生效应不同可分为离子通道型受体、G 蛋白偶联受体、基因表达调控型受体、具有酪氨酸激酶活性型受体等（图 1-1-5-1）。

### （二）受体的生物学特性

1. **特异性（specificity）**　受体的特异性主要包括结合和分布两方面。配体与受体的结合具有特异性，保证了信号传导的准确性。受体与配体的结合位点称为配体结合域（ligand binding domain），它是由氨基酸残基以特定结构和顺序构成的，对互补的配体分子能高专一性、高亲和力地识别及产生相应生理效应，受体 - 配体间相互作用主要包括范德华力、离子键和氢键等。受体的分布特异性是指一种受体只能在某种或几种特定细胞类型中表达，这种在细胞或组织中表达的差异是受体成像能够显示受体的空间分布和数量的基础。比如 AMPA 受体主要在大脑纹状体中分布，且各亚型的分布水平与神经系统相关疾病，如帕金森症（PD）及异动症密切相关。

2. **高亲和性（affinity）**　受体与其相应的配体结合力很强，即具有高度的亲和性。亲和力大小一般用解离常数（Kd）表示，Kd 表示占据一半数量受体所需的配体浓度，Kd 越小说明亲和力越高。如一般

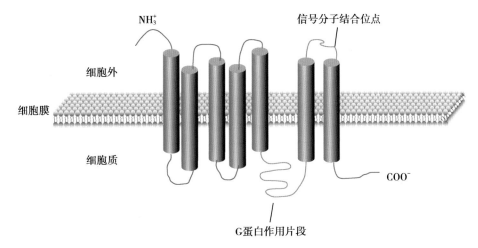

图 1-1-5-1　G 蛋白偶联受体（GPCR）结构示意图

情况下血液中激素的浓度很低，约 $10^{-10} \sim 10^{-8}$ mol/L，但仍足以同其受体结合，发挥显著的生理作用。

3. **饱和性（saturability）** 受体是细胞组分之一，不同受体甚至同一受体在不同细胞中的数量有很大差异，从几百（每个甲状腺滤泡上的促甲状腺激素受体约为 500 个）到几万（人肝细胞上生成素受体约为 1 万～5 万个）不等。但在特定细胞中特定受体的数量是一定的，因此一定数量的受体结合的配体是有限的，即可以被配体饱和。如在一个细胞胞浆中的雌激素受体含量只有 1 千～5 万个，数量较少，少量激素就可以达到饱和结合。当配体数量达到一定值时，与受体特异性结合的配体不再继续增多，达到饱和，而非特异性结合则不能被饱和。

4. **可逆性（reversibility）** 绝大多数受体与配体通过非共价键结合，包括范德华力、氢键、离子键等，作用力强度小于化学键，因此结合是可逆的。其结合与解离受各种因素的制约。如在放射性配体结合实验中，当放射性配体与受体的结合达到平衡时，加入高浓度的非放射性配体，可取代标记配体，使抗体-标记配体结合物的放射性减弱，表现出受体配体结合的可逆性。

5. **具有生物活性** 受体与其他蛋白质最根本的区别是在于其与对应的配体结合后会发挥一定的生理效应。例如多巴胺 D1 受体激活后，会使腺苷酸环化酶活性增强，环磷酸腺苷（cAMP）水平升高，使 G 蛋白偶联受体（GPCR）去敏感化，从而释放神经递质。配体又可分为激动剂和拮抗剂，与受体结合后产生效应者为激动剂，不产生效应或阻碍激动剂与受体结合者为拮抗剂（图 1-1-5-2）。

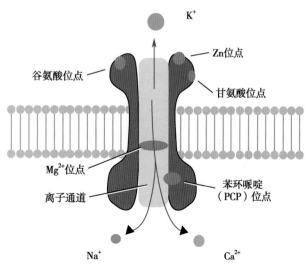

图 1-1-5-2 NMDA 受体结构

（K+、Zn 位点、谷氨酸位点、甘氨酸位点、Mg²⁺位点、离子通道、苯环哌啶（PCP）位点、Na+、Ca²⁺）

**（三）受体成像的基本原理**

受体成像是指经对比剂修饰后的配体能够与某种受体特异性结合，并可通过体内或体外影像学手段检测受体数量、空间分布、密度等特性。受体成像结合了配体-受体的高度特异性和影像学技术高灵敏度的特性，能无创、实时、全面地对关键受体的表达水平及表达状态进行定性、定量研究，对疾病早期诊断、个性化治疗和判断预后具有重大意义。其中小分子和多肽配体由于分子量较小、构象相对简单，不易产生免疫原性，生物相容性较好，近年来引起科学家的广泛关注。在临床研究中，医生和科学家发现某些受体在病变组织或细胞中表达量特异性升高或降低，区别与普通正常组织。据此，科学家广泛研究了多种配体-受体特异性结合系统，用于疾病的诊断，并用体内外相关实验进行了验证。例如，在非小细胞肺癌，乳腺癌，肝癌等癌细胞中，整合素 $\alpha_v\beta_3$ 受体过表达；叶酸受体在卵巢癌、脑癌、肾癌、白血病等癌细胞中过表达，而在正常细胞中表达很少。晚期和去势抵抗性前列腺癌（CRPC）致死率较高，是临床肿瘤治疗中一大难题。有研究表明，在进展为 CRPC 的过程中，很多前列腺癌细胞可能丢失前列腺特异性抗原（PSA），但前列腺特异性膜抗原（PSMA）仍然得以保留，故 PSMA 是一种很有潜力的前列腺癌分子影像靶标。科学家 Pomper 通过将小分子配体 DCFBC 用 $^{18}$F 标记，制备了 PSMA 探针 $^{18}$F-DCFBC，并通过 PET/CT 与 MR 双模式成像检测了患者早期前列腺癌，并获得较好的成像效果，有助于前列腺癌早期和转移灶的确定，以及对前列腺癌患者的预后进行有效评估。

**（四）活体受体成像的条件**

受体活体成像检测需要满足一定的条件：①配体-受体间应具有较强的并且适宜的特异性结合解离常数（Kd），一般认为在 0.1～50nmol/L 范围内能满足要求。当 Kd 值＜0.1nmol/L 时，表明配体-受体之间的结合力远大于二者之间的解离力，表明亲和力过高，靶受体的影像信号强度与显影剂标记的配体或受体浓度无关，使受体表达定量示踪准确度大大降低；当 Kd 值＞50nmol/L 时，表明配体-受体间解离程度远大于结合程度，即需要大剂量、高浓度探针才能检测到靶器官或细胞的信号，这会导致非靶部位的背景信号大幅上升，信噪比大大降低，降低成像的对比度和准确性。②探针在靶细胞内聚集的量应与靶受体表达量成正相关，当细胞不表达靶受体时，细胞内不应残留成像探针，即靶细胞对探针具有靶向摄取的特性。③对细胞表面或细胞内的靶受体的结合不应该存在倾向性差异。④需要考虑成像配体的手性、空间构象等因素对 Kd 值的影响，以筛选出配体最优的构型或构象。⑤成像分子标记的配体在血液、组织液等体液中应具有较好的稳定性，即在一段时间内能保持化学结构和空间构象不变，避免在到达靶细胞前即被降解或代谢。⑥探针在成像剂量或浓度内对机体无毒性和免疫原性，以期对正常组织或细胞的不良影响降到最低。⑦探针在到达靶部位前没有明显受到血管通透性、组织间隙流体静压等生理因素的影响。⑧应具有适宜的药物动力学特性，比如较好的组织分布特性和较快的代谢、排泄。最理想的受体成像探针在满足以上要求的同时，还能实时反映靶受体的功能，但目前还没有一种受体探针能同时满足上述要求。

### （五）受体成像的不足与展望

在放射化学、分子生物学等相关学科，以及成像设备和技术越发先进的今天，受体成像得到了长足的发展，即便如此，受体成像目前依然面临一些挑战，例如目前受体-配体的结合解离常数的测定主要在体外，相对于体内介质更单一、靶点更明确，然而在体内成像中，会面临更加复杂的环境，如多生物力场的耦合，包括血流剪切力、离子强度、内源性配体的竞争效应、配体与结构相似受体的结合效应（多靶点结合）等，其中内源性配体的竞争会导致靶受体对探针的结合程度减弱，降低成像灵敏度；多靶点结合效应会引起假阳性成像等。上述原因是受体成像从体外到体内研究的关键所在，同时由于动物（常用的模式动物如小鼠，大鼠等）与人类基因、生理构造具有显著差异，如何将动物实验中探针的药物动力学数据和成像数据科学、有效地转化为可供临床研究参考并应用于患者的数据，既是研究的热点和难点，也是分子成像研究学者持续努力的方向。

## 二、免疫成像

### （一）概述

抗原（antigen，Ag）是指能刺激机体免疫系统，产生免疫应答并能与相应的免疫应答产物（抗体或效应淋巴细胞）在体内和体外发生特异性相互作用的物质。抗原的特性包括免疫原性和免疫反应性，免疫原性是指抗原能刺激和活化免疫细胞（T 细胞和 B 细胞），使其产生免疫效应物质或效应淋巴细胞的能力；免疫反应性指抗原与其诱导产生的抗体或效应淋巴细胞能够特异性结合，产生免疫反应。

抗体（antibody，Ab）是指 B 细胞经抗原刺激活化浆细胞后分泌的一种免疫球蛋白，能与抗原特异性结合，具有免疫功能。抗体在动物体内主要存在与血清中，是介导体液免疫重要的效应分子。抗体是由两条重链和两条轻链构成的，具有"Y"型结构的免疫球蛋白，按照氨基酸种类和排列的不同，可分为 IgG、IgM、IgA、IgD 和 IgE（图 1-1-5-3）。

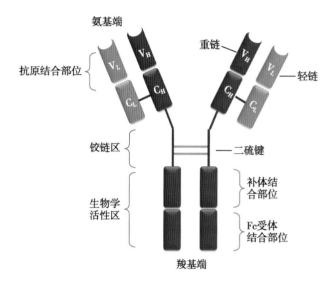

图 1-1-5-3　典型的免疫球蛋白（IgG）结构

### （二）免疫成像的基本原理

免疫成像的原理是将示踪剂（如核磁成像对比剂、放射性核素、荧光分子等）标记到单克隆抗体（monoclonal antibody，mAb）、多克隆抗体（polyclonal antibody，pAb）或抗体片段上，利用 mAb 与抗原（如肿瘤表面抗原）的特异性结合，使示踪剂选择性浓聚于靶部位，并使其信号定向特异性增强的一种新的成像方法，是一种能实现疾病的早期定性和定量诊断的新的无创伤成像技术。由于异源抗体分子引入人体会引起超敏反应，且分子量大的抗体容易在血液循环中与生物大分子作用（如多糖、核酸和血浆蛋白）与结合，容易识别为外来物质，导致被巨噬细胞吞噬，因此到达靶部位的抗体较少。目前的免疫成像研究正朝制备小型化和人源化的方向发展。抗体片段化（antibody fragmentation）通过去除某些功能结构域，在保留免疫功能的同时具有与全长抗体不同的特性，比如：①由于无 Fc 片段，免疫原性较低，不容易受到巨噬细胞的攻击；②分子量较小，易于穿透生理屏障到达靶器官或靶细胞；③能减弱全长抗体的空间位阻效应，提高免疫成像灵敏度；④体内实验时相对全长抗体具有更低的免疫原性；⑤容易修饰放射性核素、荧光分子等。

近20年来，随着生命科学和生物技术的蓬勃发展，以及新成像手段的出现，免疫成像实现了从体外到体内、静态到动态、细胞级别到亚细胞级别、分辨率和灵敏度巨大提升的质的飞跃。这些新技术和新手段包括共聚焦显微镜、双光子显微镜、光活化绿色荧光蛋白、"Brainbow"技术、荧光共振能量转移(fluorescence resonance energy transfer, FRET)等。比如双光子显微镜是一种利用近红外光的激光扫描成像技术，通过同时吸收两个低能量光子而产生荧光。由于荧光的激发和发射主要在焦平面内，因此与普通荧光显微镜相比能实现这光学切片，并具有光毒性较小和不易引起光漂白的优势。此外，双光子显微镜的一个主要优势在于能使用波长更长的激光，因而可以更好地穿透组织。根据不同的成像组织，成像深度可达200～1 000μm，克服了普通共聚焦显微镜有效检测深度低(约50μm)的缺点。有学者通过双光子显微镜观察到植入淋巴结中的T细胞在抗原刺激下，在稳定状态下随机迁移形成稳定的集群和动态群的全过程，并录制了延时视频，实现了对在体免疫细胞的实时、无创、动态的成像。未来新一代免疫成像方法的出现，能够在研究活体细胞动力学的同时评估其功能，同时达到前所未有的分辨率，能够实时监测单个细胞在体内的生物学反应，以期以新的方式来研究和解决威胁人类健康的重大疾病，如肿瘤、心脑血管疾病、免疫相关疾病等。因此，功能性免疫成像或许能在未来十年掀起另一场革命。

## 三、其他蛋白质分子成像

某些功能性蛋白在细胞增殖、代谢、凋亡等生理过程中起着十分重要的作用，通过对比剂标记的，能与其特异性结合的分子(如蛋白质、多肽或小分子物质)标记靶蛋白，能实现目标蛋白的体内外影像学检测。蛋白质分子成像近年来受到许多研究学者的广泛关注，并在成像分辨率、成像方法和探针设计等各方面取得了丰硕的研究成果。随着对蛋白质标记技术不断发展与成熟，蛋白质成像取得了很大的进展，典型的应用包括细胞的增殖、周期和凋亡成像、代谢成像、血管生成成像等。下面就以细胞凋亡和血管生成成像为例，阐述相关蛋白质分子成像原理。

### (一)细胞凋亡成像

细胞凋亡(apoptosis)是程序性细胞死亡的生理形式，对器官发育，组织稳态和体内缺陷细胞的去除至关重要，而不会引起相关炎症反应。细胞凋亡取决于对多种细胞内外信号的识别、整合和扩增，其中最重要的凋亡通路包括：①细胞膜表面死亡受体(如Fas、TNF、DR3等)的信号通路的活化，半胱天冬蛋白酶家族(caspases，如caspase8)的激活；②生长因子(如白介素-3)的突然减少，导致线粒体细胞色素C释放进入细胞质，此过程受BCL-2蛋白家族的调控，最终引起caspase9的激活；③caspase8、caspase9激活后引起下游级联反应，如关键蛋白酶caspase3的激活，结果是直接诱导自发产生的细胞凋亡。在细胞凋亡信号末期，磷脂酰丝氨酸(PS)从朝向细胞质的一侧翻转至细胞膜表面，PS在细胞膜外侧的出现是招募巨噬细胞并将其吞噬的重要信号之一，由于膜联蛋白V(annexin V)对其具有高亲和力，可通过显像剂标记的Annexin V对其进行成像。凋亡途径的缺陷可能导致多种疾病，如细胞凋亡减少能导致癌症、自身免疫性疾病等；凋亡增加会导致艾滋病、神经退行性疾病、脑卒中等。因此，通过对胱天蛋白酶caspase3的直接成像或通过膜联蛋白V与磷脂酰丝氨酸特异性结合间接成像，能够在分子水平诊断早期疾病和评估药物疗效。目前已有学者运用放射性核素$^{18}$F和$^{99m}$Tc标记Annexin V，或通过放射性核素、近红外荧光分子标记含有DEVD氨基酸序列的多肽，能与caspase3特异性结合，通过核素或光学成像技术在动物和人体无创性检测细胞凋亡(图1-1-5-4)。

### (二)血管生成成像

血管生成(angiogenesis)是指已有的毛细血管生长和重塑构成新的、复杂的毛细血管和血管网的过程，是一个涉及多种细胞的多种分子的复杂过程，主要包括：血管部位细胞外基质的改变、基底膜降解、内皮细胞芽生、增殖和迁移、新生内皮细胞形成管腔等。生理上的血管生成主要发生在胚胎发育期间、雌性生殖周期、伤口愈合和毛发生长等。在正常情况下(月经周期除外)，血管生成通常处于静息状态，并受促血管形成因子(如VEGF、bFGF血管生成素、整合素等)和抑制因子(如血小板反应蛋白、内皮抑素等)的调节和控制。正常情况下两者处于平衡状态，一旦该平衡打破就会使血管生成系统紊乱。血管生成过程的上调或下调会导致多种疾病如癌症、心血管疾病、免疫性疾病和糖尿病等。

近年来肿瘤血管的生成研究备受关注，血管生成是实体肿瘤发展、侵袭及转移的关键步骤，受肿瘤微环境和遗传因素等多种因素调节及影响。由

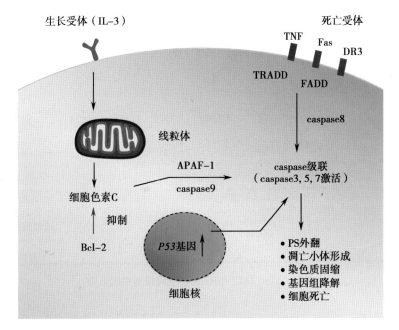

图 1-1-5-4　细胞凋亡信号通路

于实体瘤生长和转移过程均需通过血管获得氧和营养，抗血管生成为肿瘤靶向治疗开辟了新的研究思路，使肿瘤学者们意识到全方位立体肿瘤治疗的重要性。血管生成是基本的生理或病理学变化，对血管生成状态的有效评估能够反映肿瘤微环境状况及生物学性质，从而监测肿瘤组织对治疗的反应。但目前在临床实际应用中抗血管生成治疗的效果尚不尽如人意，可能与肿瘤的异质性，肿瘤不同大小、不同阶段的血管生成状态有关。因此，实时监测及个体化治疗是抗血管生成治疗的关键所在。目前对血管生成检测的标准是微血管密度（microvessel density，MVD），但因其有创性、非实时性等缺点而未能成为理想的评价血管生成手段。通过分子影像学方法，利用显像剂，如放射性核素、磁共振对比剂等标记肿瘤血管或促血管形成因子，通过新型成像技术，包括 SPECT/CT、PET/CT、光声成像（photoacoustic imaging，PAI）、US 等对病变部位进行实时、在体、无创的成像，有助于评估抗癌治疗药效和肿瘤对于药物的反应等。

## 四、基因表达成像

基因表达是指基因所携带的遗传信息，通过中心法则（基因的转录和翻译），在一系列酶的作用下，将遗传信息转化为具有生物学功能产物的过程。基因表达产物包括核酸（mRNA、tRNA、rRNA）和蛋白质。多细胞真核生物在个体发育中基因表达具有空间和时间特异性，表现为组织细胞的特异性表达和特定时空的基因表达，在每个阶段都受到多层次的精细调控。

基因表达成像是在基因转录和翻译的过程中，利用对比剂标记的探针，能与相关 DNA、RNA 或蛋白质特异性结合，或被相关酶催化后产生影像学信号，通过非侵入性手段，实时、在体检测特异性蛋白质或基因表达的部位、时间和分布情况，从而实现疾病在分子水平的精准诊断和疗效监测。目前基因表达成像主要由反义成像和报告基因表达成像两部分构成。

1. 反义成像（antisense imaging）的基本原理是根据核酸的碱基互补配对，与目的基因的 mRNA 互补结合、通过一系列分子机制达到抑制或沉默目标基因，下调转录和翻译的过程，或使目标基因显像的目的。目前用于反义技术的小片段核苷酸包括反义寡核苷酸（antisense oligonucleotide，ASON）、反义寡脱氧核苷酸（antisense oligodeoxynucleotide，ASDON）和反义 RNA 等。反义成像通过人工合成对比剂 - 小片段核苷酸偶联物，经体内核酸分子杂交而显示靶基因或靶基因过度表达的组织。例如 Didiot 等学者通过人工合成 ASON 和小干扰 RNA（small interfering RNA，siRNA），利用荧光原位杂交技术（fluorescence in situ hybridization，FISH）实现了对神经元亚细胞级别的基因表达成像，研究证实 HTT 基因的激活与亨廷顿病密切相关，同时作者也将 siRNA 导入细胞，体外细胞和体内动物实验表明 siRNA 将 HTT 基因沉默后，显著降低了 HTT mRNA 的转录水平。但由于反义核苷酸易于被核酸酶降解、在体内需达到比较高的浓度才（图 1-1-5-5）。

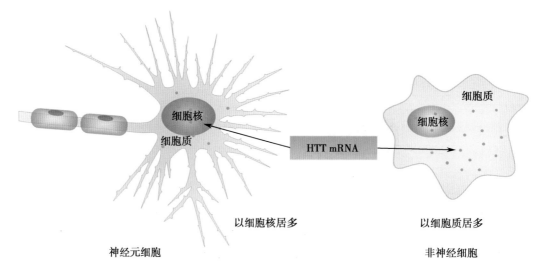

以细胞核居多　　　　　　　　　　　　　以细胞质居多

神经元细胞　　　　　　　　　　　　　　非神经细胞

图 1-1-5-5　HTT mRNA 在不同细胞中的分布

### 2. 报告基因表达成像

（1）概念：报告基因（reporter gene）表达成像是将基因通过载体运送到细胞内，在细胞内进行基因表达，通过标记的特异性配体或酶反应的底物和基因表达生成的受体和酶进行特异性结合达到间接反映基因表达过程的目的。报告基因是指一类在特定细胞、组织器官或个体处于特定时空条件下会表达并使其产生易于检测、且不会影响宿主正常生理活动进行的基因。报告探针（reporter probe）是能与报告基因特异性结合，并能在靶器官或组织聚集显像的分子。报告基因的表达成像通过将报告基因表达产物和报告探针结合，从而提供报告基因表达的内源性转录因子、关键信号分子、表达产物活性水平等一系列信息，属于间接显像策略（图 1-1-5-6）。

（2）报告基因的分类：根据报告基因表达产物的不同可分为两类：①以酶为基础的报告基因 / 报告探针成像体系：包括 β- 半乳糖苷酶、萤光素酶（luciferase）、分泌性碱性磷酸酶、胞苷脱胺酶、荧光蛋白家族（如 GFP 和 DsRed）等。报告基因编码的酶，能通过受体 - 配体特异性结合发生相互作用（如内吞进入靶细胞）以及酶促反应催化报告探针，激发探针产生可被检测到的影像信号。以 β- 半乳糖苷酶为例，其由大肠埃希菌 LacZ 基因编码生成，能催化乳糖 β-1,4 糖苷键水解生成一分子葡萄糖和乳糖。以半乳糖邻硝基苯衍生物（ONPG）为底物，在酶催化下生成的棕色物质，能由标准比色法检测酶活性，如果以萤光素修饰的半乳糖苷为底物则可由荧光法测定其活性，并可用流式细胞术（FACS）定

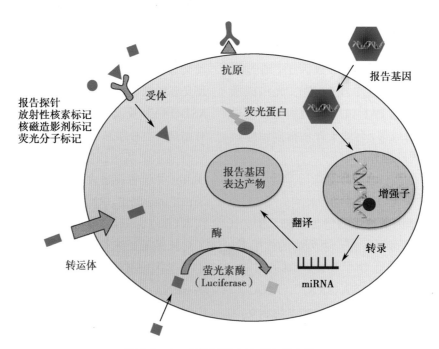

图 1-1-5-6　报告基因表达成像示意图

量检测单细胞水平报告基因的表达。由于酶促反应具有速度快、能催化多个底物分子、在检测低水平基因的表达方面具有良好的优势和应用前景。②受体和转运体（transporter）为基础的报告基因/报告探针成像体系：报告基因编码的产物是一种受体或转运体，对比剂标记的报告探针能作为配体与受体特异性结合，触发受体-配体介导的内吞作用使对比剂选择性浓集于靶细胞，或作为被转运的底物，被靶转运体识别和内化，使靶细胞中影像信号特异性增高。典型的例子如 Arnab 等人创新地通过弥散加权磁共振技术（DWI）非侵入地、在体实时检测了人类水通道蛋白（aquaporin-1，AQP1）报告基因的表达，并通过动物移植肿瘤中的基因表达成像证明其在体内的效用（图 1-1-5-7）。

Liang 等人利用腺病毒作为基因载体，将多巴胺 D2 受体报告基因转染入肿瘤细胞，并以此肿瘤细胞建立了动物癌症模型，通过放射性核素 $^{18}$F 标记 D2 受体的配体制备了特异性探针 $^{18}$F-FESP，实验证明能通过正电子发射断层成像（PET）对肿瘤细胞中 D2R 报告基因进行非侵入性的、可重复和定量的成像。

（3）报告基因成像应具备的条件：①报告基因不应在宿主中表达；②报告基因表达产物，如酶、蛋白质等对宿主无害；③报告基因表达产物在宿主中应具有生物活性，如酶的催化活性，受体的特异性识别活性等；④报告探针易于被放射性核素、核磁成像对比剂等标记，且在靶细胞内能保留适宜的时间以用于 PET、SPECT、MR 成像；⑤报告探针具有较好化学稳定性，以确保在到达靶目标前不被代谢；⑥报告探针分子量不应太大，能穿过生理屏障和细胞膜并在靶细胞中选择性浓集；⑦报告探针不在非转染细胞或器官中聚集，在血液中消除较快，以提高影像学对比度；⑧报告探针本身应无细胞毒性和免疫原性；⑨报告探针的影像信号应与报告基因产物的活性或靶基因表达程度有很好的相关性。

总的来说，分子生物学和纳米科技在近十几年来得到了长足的发展。从蛋白质芯片、蛋白质组学的迅速崛起、人类和老鼠全基因测序基本完成、基因编辑技术的出现，到智能型纳米探针、分子机器人等每一项成果，都能为分子影像学和分子识别开辟新的研究方向以及提供更广阔的应用平台。

（范 阳 李 聪）

# 参 考 文 献

1. 李少林，王荣福. 核医学. 第 8 版. 北京：人民卫生出版社，2013.

2. 安锐，黄钢. 核医学. 第 3 版. 北京：人民卫生出版社，2015.

3. 王志刚. 超声分子影像学研究进展. 中国医学影像技术，2009，25（6）：921-924.

4. 钱梦骙，程茜，周红生. 超声分子成像进展. 应用声学，2013，32（3）：182-189.

5. 王培军，沈爱军. 分子影像学探针的研究现状与展望. 中国医学影像技术，2017，33（10）：1445-1446.

6. 张龙江，祁吉. 分子影像学报告基因显像的研究进展. 中国医学影像技术，2005，21（11）：1772-1775.

7. James M L，Gambhir S S. A molecular imaging primer：modalities，imaging agents，and applications. Physiological Reviews，2012，92（2）：897-965.

8. Weissleder R，Mahmood U. Molecular imaging. Radiology，2001，219：316-333.

9. Pysz MA，Machtaler SB，Seeley ES，et al. Vascular Endothelial Growth Factor Receptor Type 2-targeted Contrast-enhanced US of Pancreatic Cancer. Radiology，2015，274（3）：790-799.

10. Kim J Y，Lee S H，Kim S，et al. Tumour 18F-FDG Uptake on preoperative PET/CT may predict axillary lymph node metastasis in ER-positive/HER2-negative and HER2-positive breast cancer subtypes. European Radiology，2015，25（4）：1172-1181.

11. Sampson JH，Choi BD，Sanchez-Perez L，et al. EGFRvIII mCAR -modified T-cell therapy cures mice with established intracerebral glioma and generates host immunity

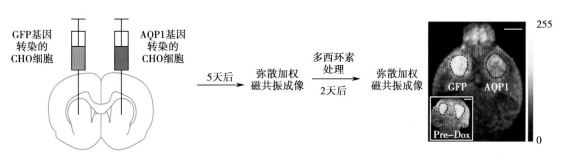

图 1-1-5-7　水通道蛋白弥散加权磁共振成像示意图

against tumor-antigen loss. Clin Cancer Res, 2014, 20（4）: 972-984.

12. Luo H, Hernandez R, Hong H, et al. Noninvasive brain cancer imaging with a bispecific antibody fragment, generated via click chemistry. Proc Natl Acad Sci U S A, 2015, 112（41）: 12806-12811.

13. Dai D, Xu W, Liu J, et al. Safety and efficacy of a peripheral intravenous bolus of Licartin for the treatment of advanced hepatocellular carcinoma. Experimental & Therapeutic Medicine, 2013, 6（6）: 1417-1422.

14. Zha Z, Yue X, Ren Q, et al. Uniform polypyrrole nanoparticles with high photothermal conversion efficiency for photothermal ablation of cancer cells. Advanced Materials, 2013, 25（5）: 777-782.

15. Lee H, Lyttonjean A K, Chen Y, et al. Molecularly self-assembled nucleic acid nanoparticles for targeted in vivo siRNA delivery. Nature Nanotechnology, 2013, 7（6）: 389-393.

16. Jokerst J V, Gambhir S S. Molecular Imaging with Theranostic Nanoparticles. Acc Chem Res, 2011, 44（10）: 1050-1060.

17. Badr CE. Bioluminescence imaging: basics and practical limitations. Methods Mol Biol, 2014, 1098: 1-18.

18. Yao Z, Zhang BS, Prescher JA. Advances in bioluminescence imaging: new probes from old recipes. Current Opinion in Chemical Biology, 2018, 45: 148-156.

19. Zhao J, Zhong D, Zhou S. NIR-I-to-NIR-II fluorescent nanomaterials for biomedical imaging and cancer therapy. Journal of Materials Chemistry B, 2018, 6（3）: 349-365.

20. Ding F, Zhan Y, Lu X, et al. Recent advances in near-infrared II fluorophores for multifunctional biomedical imaging. Chem Sci, 2018, 9（19）: 4370-4380.

21. Boccara AC, Dubois A. Optical Coherence Tomography. Optics in Instruments, 2013.

22. de Carlo TE, Romano A, Waheed NK, et al. A review of optical coherence tomography angiography（OCTA）. Int J Retina Vitreous, 2015, 1: 5.

23. Si P, Yuan E, Liba O, et al. Gold nanoprisms as optical coherence tomography contrast agents in the second near-infrared window for enhanced angiography in live animals. ACS Nano, 2018.

24. Zavaleta CL, Kircher MF, Gambhir SS. Raman's "effect" on molecular imaging. J Nucl Med, 2011, 52（12）: 1839-1844.

25. Stewart S, Priore RJ, Nelson MP, et al. Raman imaging. Annu Rev Anal Chem, 2012, 5: 337-360.

26. Wang LV, Yao J. A practical guide to photoacoustic tomography in the life sciences. Nature Methods, 2016, 13（8）: 627-638.

27. Weber J, Beard PC, Bohndiek S E. Contrast agents for molecular photoacoustic imaging. Nature Methods, 2016, 13（8）: 639-650.

28. Xu Y, Liu H, Cheng Z. Harnessing the Power of Radionuclides for Optical Imaging: Cerenkov Luminescence Imaging. Journal of Nuclear Medicine, 2011, 52（12）: 2009-2018.

29. Demers JL, Davis SC, Zhang R, et al. Čerenkov excited fluorescence tomography using external beam radiation. Optics Letters, 2013, 38（8）: 1364-1366.

30. Zhang W, Shen Y, Liu M, et al. Sub-10 nm Water-Dispersible β-NaGdF4: X% Eu3 + Nanoparticles with Enhanced Biocompatibility for in Vivo X-ray Luminescence Computed Tomography. ACS Applied Materials & Interfaces, 2017, 9（46）: 39985-39993.

31. Hu Z, Qu Y, Wang K, et al. In vivo nanoparticle-mediated radiopharmaceuticalexcited fluorescence molecular imaging. Nature Communications, 2015, 6: 7560.

32. Zhang PC, Cui YG, Anderson CF, et al. Peptide-based nanoprobes for molecular imaging and disease diagnostics. Chem Soc Rev, 2018, 47: 3490-3529.

33. Blasberg RG, Tjuvajev JG. Molecular-genetic imaging: current and future perspectives. J Clin Invest, 2003, 111: 1620-1629.

34. Demetri GD, Mehren MV, Blanke CD, et al. Efficacy and safety of imatinib mesylate in advanced gastrointestinal stromal tumors. N Engl J Med, 2002, 347: 472-480.

35. Naumova AV, Velde G V. Genetically encoded iron-associated proteins as MRI reporters for molecular and cellular imaging. WIRES NanomedNanobiotechnol, 2018, 10（2）: e1482.

36. Kunth M, Lu GJ, Witte C, et al. Protein nanostructures produce self-adjusting hyperpolarized magnetic resonance imaging contrast through physical gas partitioning. ACS Nano, 2018, DOI: 10.1021/acsnano.8b04222.

37. Tsvirkun D, Ben-Nun Y, Merquiol E, et al. CT imaging of enzymatic activity in cancer using covalent probes reveal a size-dependent pattern. J Am Chem Soc, 2018, DOI: 10.1021/jacs.8b05817.

38. Shi HY, Wang ZM, Huang CS, et al. A functional CT

contrast agent for in vivo imaging of tumor hypoxia. Small，2016，12（29）：3995-4006.

39. Xue ZL，Yi ZG，Li XL，et al. Upconversion optical/magnetic resonance imaging-guided small tumor detection and in vivo tri-modal bioimaging based on high-performance luminescent nanorods. Biomaterials，2017，115：90-103.

40. Xiao QF，Bu WB，Ren QG，et al. Radiopaque fluorescence-transparent TaOx decorated upconversion nanophosphors for in vivo CT/MR/UL trimodal imaging. Biomaterials，2012，33（30）：7530-7539.

41. Shang WT，Zeng CT，Du Y，et al. Core-Shell gold nano-rod@metal-organic framework nanoprobes for multimodality diagnosis of glioma. Advan Mater，2017，29（3）：1604381.

42. Rowe SP，Gage KL，Faraj SF，et al. $^{18}$F-DCFBC PET/CT for PSMA-based detection and characterization of primary prostate cancer. J Nucl Med，2015，56（7）：1003.

43. Blanco E，Shen H，Ferrari M. Principles of nanoparticle design for overcoming biological barriers to drug delivery. Nat Biotechnol，2015，33（9）：941.

44. Bousso P，Moreau HD. Functional immunoimaging：the revolution continues. Nat Rev Immunol，2012，12（12）：858-864.

45. Ashkenazi A. Targeting the extrinsic apoptosis pathway in cancer. Cytokine Growth Factor Rev，2008，19（3-4）：325-331.

46. Murakami Y，Takamatsu H，Taki J，et al. $^{18}$F-labelled annexin V：a PET tracer for apoptosis imaging. Eur J Nucl Med Mol Imaging，2004，31（4）：469-474.

47. Didiot MC，Ferguson CM，Ly S，et al. Nuclear Localization of Huntingtin mRNA Is Specific to Cells of Neuronal Origin. Cell Rep，2018，24（10）：2553-2560.

48. Mukherjee A，Wu D，Davis HC，et al. Non-invasive imaging using reporter genes altering cellular water permeability. Nat Commun，2016，7：13891.

# 第二章　分子成像靶点

## 第一节　成像靶点的选择

### 一、成像靶点所需具备的条件

分子影像技术有三个关键因素，即高特异性分子探针、合适的信号放大技术以及能够灵敏地获取高分辨率图像的探测系统。分子影像技术将遗传基因信息、生物化学特征与成像探针综合输入到人体内，该探针的"靶点"经分子影像技术被放大后，通过精密的成像技术检测以及一系列的图像后处理技术，以显示活体组织分子和细胞水平上的生物学过程，从而对疾病进行亚临床期诊断和治疗。由于不同疾病在机体内呈现出不同的特点，因此在分子影像技术中成像靶点（molecular imaging target）的选择至关重要。成像靶点，即分子影像生物标记物，为涉及生理学、解剖学、生物化学等方面的生物分子，可作为分子影像的在体分子靶点进行成像，使疾病分子水平的早期发现、精确诊断、靶向治疗及疗效监测成为可能。成像靶点的存在和应用为人们进行低成本、高效率的临床研究与临床应用提供了可能性。理想的成像靶点，需要满足 3 个基本条件，即：①靶点与目标疾病的发生、发展或转移过程密切相关，它的变化过程，例如靶点数量、靶点结构、靶点在细胞中位置以及靶点与其他分子的结合等变化，能够准确反映疾病进展或治疗效果；②靶点与探针有高度专一性和高度亲和力；③生物标记物的检测随着时间的推移依然能保持准确性、可重复性和可行性。

分子影像学中应用生物标记物进行疾病诊断的潜在优势早已受到科学界、政府管理层和企业的一致认可。1999 年，中国卫生研究院和美国食品药品监督管理局联合举办了题为"生物标记物，替代终点效应"的研讨会，推进了生物标记物的临床研究和应用。大会议题中有一条为"生物标记物替代终点效应的评估"，鼓励临床试验企业开展创新性合作、在科学界和医学界强化评估新疗法有效性和安全性时使用生物标记物替代终点效应的意识。至此，合理应用成像靶点便在通往人类健康路上迈出了一大步。时至今日，分子影像利用成像靶点进行疾病的诊疗，已成为新医学诊疗的临床前和临床评估的主要手段，尤其对于肿瘤的早期诊断和及时治疗具有重要意义。

### 二、成像靶点的选择

生物体的代谢、生长、发育受遗传信息和环境变化信息的调控。细胞与细胞之间以及细胞内外环境之间存在着相互沟通、相互作用和相互依赖关系。细胞之间通过不断地接受和处理来自细胞内外环境的刺激信号，在细胞内发生各种分子活性的变化，并将这种变化依次传递至效应分子，以改变细胞功能，这个过程称为细胞信号传导。在高等动物机体内，神经、内分泌和免疫系统的运行都离不开细胞与细胞间的信号传导，如果机体细胞间（内）不能有效地进行细胞通讯和信号传导，就可能出现代谢紊乱而引起疾病或导致细胞癌变甚至死亡。阐明信号转导机制，掌握不同信号转导途径中的配体、受体、细胞内的信号传递体和该途径最终引起的生物效应，了解靶分子在信号转导途径中的位置，才能准确地选择成像的靶点。

#### （一）G 蛋白偶联受体信号转导途径

G 蛋白偶联受体信号转导途径主要分为 AC-cAMP-PKA 信号转导途径和 PLCβ-IP$_3$/DG 信号转导途径两类。

**1. AC-cAMP-PKA 信号转导途径**　cAMP 信号途径有刺激型（stimulatory）信号途径和抑制型（inhibitory）信号途径。刺激型信号分子作用于刺激型受体（R$_s$）和刺激型 G 蛋白（G$_s$）；抑制型信号分子作用于抑制型受体（R$_i$）和抑制型 G 蛋白（G$_i$）。二者作用于同一效应器——腺苷酸环化酶（adenylate cyclase，AC），前者刺激 AC 的活性，催化 ATP 生成 cAMP，使细胞内 cAMP 水平升高；后者则抑制 AC 的活性，使细胞内 cAMP 的水平下降。两者相互制约，使胞内 cAMP 水平保持动态平衡。

腺苷酸环化酶是位于细胞膜上的 G 蛋白的效应蛋白之一，是 cAMP 信号转导途径的关键酶。在绝大多数真核细胞，cAMP 的作用都是通过活化 cAMP 依赖性蛋白激酶 A（protein kinase A，PKA），从而使其底物蛋白发生磷酸化来调节细胞的新陈代谢（图 1-2-1-1）。在不同的组织中，PKA 的底物大不相同，cAMP 通过活化或抑制不同的下游信号分子，使细胞对外界不同的信号产生不同的反应，包括糖原的合成或分解、蛋白质的合成或分解及细胞的分泌反应等。

不同功能的 G 蛋白偶联受体抑或底物蛋白作为分子成像靶点，通过 AC-cAMP-PKA 信号转导途径的配体多为各类激素，包括属于多肽类的胰高血糖素、生长抑素、催产素、促黑素、促肾上腺皮质激素、促甲状腺素释放素、促黄体素释放素、降钙素；属于蛋白质类的促卵泡激素、促黄体素、胎盘促性腺激素、生长激素、促甲状腺素、甲状腺旁素；属于儿茶酚胺的肾上腺素等。

值得一提的是，cGMP 信号途径与 cAMP 信号途径的作用过程相似，不同之处在于 cGMP 信号途径的第二信使为 cGMP，是由鸟苷酸环化酶（guanylate cyclase，GC）分解 GTP 产生。cGMP 在不同的细胞中的作用底物各不相同。在视网膜光感受器上的 cGMP 能够直接作用于离子通道；血管平滑肌细胞 cGMP 增高通过 cGMP 依赖性蛋白激酶的活化，进而激活肌动 - 肌球蛋白复合物的信号途径，导致血管平滑肌的收缩。那么将该途径中的作用底物作为分子成像靶点，例如离子通道、蛋白激酶等，可选择的相应配体也是多样的，如乙酰胆碱、5- 羟色胺、缓激肽、组胺、P 物质、心房肽、脑钠肽以及精子活化肽等。

**2. PLCβ-IP$_3$-DG 信号转导途径**　G 蛋白偶联受体与相应的信号分子结合之后，G 蛋白活化磷脂酶 C-β（PLCβ），催化质膜上的磷脂酰肌醇 -4,5- 二磷酸（phosphatidylinositol-4,5-biphosphate，PIP$_2$）水解生成水溶性的二酰甘油（diacylglycerol，DG/DAG）和 1,4,5- 三磷酸肌醇（inositol 1,4,5-triphosphate，IP$_3$）两个重要的第二信使，然后分别激发两个信号转导途径，即 DG-PKC 和 IP$_3$-Ca$^{2+}$ 信号途径，因此又把

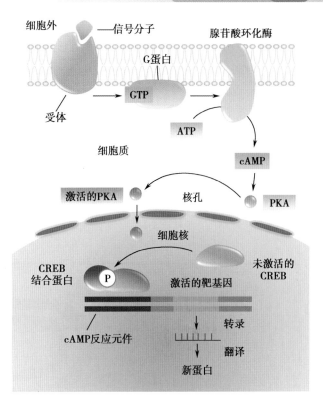

图 1-2-1-1　AC-cAMP-PKA 信号转导途径

这一信号系统称为"双信使系统"（图 1-2-1-2）。刺激 PIP$_2$ 分解代谢的胞外信号分子，包括神经递质（如毒蕈碱型乙酰胆碱）、多肽激素（如促甲状腺素释放激素）和生长因子（如血小板生长因子）等，与之可特异的、高亲和结合的相应受体均可作为成像靶点。

DG-PKC 信号途径中，DG 可活化蛋白激酶 C（protein kinase C，PKC），使其对 Ca$^{2+}$ 的亲和力增加，实现其对底物蛋白酶的丝氨酸和苏氨酸残基磷酸化功能。PKC 是 Ca$^{2+}$ 和磷脂酰丝氨酸依赖性酶，具有广泛的作用底物（如膜受体、膜蛋白和各种酶），参与众多生理过程，在调节细胞增殖与分化过程中起着不可或缺的作用。

IP$_3$-Ca$^{2+}$ 信号途径中，IP$_3$ 通过与其受体结合调控 Ca$^{2+}$ 通道，使细胞质内 Ca$^{2+}$ 浓度升高。Ca$^{2+}$ 浓度升高后，除了可与 DG 协同激活 PKC 外，还可以促使与钙调素（calmodulin，CaM）结合形成不同构象的 Ca$^{2+}$/CaM 复合物，经 CaM 激酶激活各种效应蛋白，调节物质代谢、神经递质合成、细胞分泌和细胞分裂等生理活动。

DG-PKC 和 IP$_3$-Ca$^{2+}$ 信号途径中，各种膜受体、膜蛋白和酶可作为成像靶点，其配体包括乙酰胆碱、组胺、5- 羟色胺、肾上腺素、加压素、缓激肽、P 物质、内皮素、神经肽 Y 等。

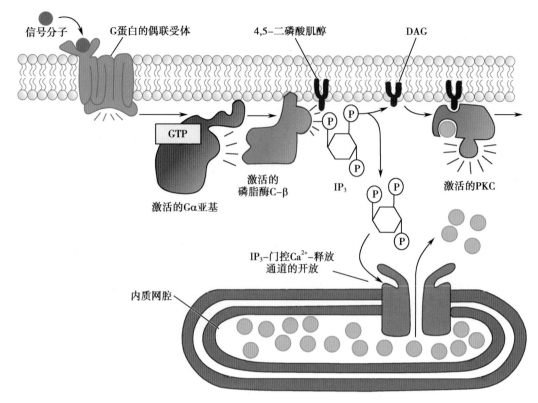

信号分子　G蛋白的偶联受体　　4,5-二磷酸肌醇　　DAG

GTP

激活的Gα亚基

激活的磷脂酶C-β

IP₃

激活的PKC

IP₃-门控Ca²⁺-释放通道的开放

内质网腔

图 1-2-1-2　DG-IP₃ 信号转导途径

### （二）酶偶联受体信号转导途径

与 G 蛋白偶联受体信号转导途径不同，酶偶联受体胞内信号转导的主要特征是级联磷酸化（phosphorylation cascade）反应，通过蛋白质分子的相互作用激活细胞内蛋白激酶，蛋白激酶通过磷酸化修饰激活代谢途径中的关键酶和反式作用因子等，最终影响代谢途径、细胞运动，调节基因表达、细胞增殖和分化等。

**1. 受体酪氨酸激酶介导的信号转导**　在酶偶联受体信号转导途径中，研究得最为清楚的是本身具有酪氨酸激酶活性的受体[受体酪氨酸激酶（RTK）]。与 RTK 结合的信号蛋白有些是作为 RTK 的底物被激活，有些只是连接上下游信号蛋白的衔接蛋白。不同信号转导蛋白可启动不同的信号途径，若以 RTK 作为成像靶点，可以了解细胞代谢、细胞增殖以及细胞存活等效应。常见的下游信号转导途径，简介如下：

（1）Ras-MAPK 级联反应信号转导途径：以丝裂原激活的蛋白激酶（mitogen-activation protein kinase，MAPK 或 MAP kinase）为代表的信号转导途径称为 MAPK 途径。在不同的细胞中，该途径的成员组成及诱导的细胞应答有所不同。其中了解最清楚的是 Ras/MAPK 途径（图 1-2-1-3）。Ras/MAPK 途径转导多种生长因子（包括表皮生长因子 EGF、血小板衍生生长因子 PDGF、血管内皮细胞生长因子 VEGF

和胰岛素生长因子）、细胞因子、淋巴细胞抗原受体和整合素等信号。

Ras GTP 酶在细胞增殖过程中有着重要的作用，约 30% 人类肿瘤细胞中含有突变的 Ras 癌基因。受体与配体结合后形成二聚体，激活受体的蛋白激酶活性；受体自身酪氨酸残基磷酸化后结合衔接蛋白 Grb2（growth factor receptor-bound protein 2）；鸟嘌呤交换因子（guanine exchange factor，GEF）经 Grb2 活化后，与 Ras 蛋白结合，促进 Ras 释放 GDP、结合 GTP，导致 Ras 活化（图 1-2-1-3）。

（2）PLC-IP₃/DG 信号转导途径：许多 RTKs 还能够通过其 SH 结构域上的酪氨酸磷酸化位点与 PLCγ 结合并激活 PLCγ，类似于 G 蛋白偶联受体激活 PLCβ/DG 信号转导途径，PLCγ 也能激活 IP₃-Ca²⁺和 DG-PKC 两个信号转导途径，引起与 PLCβ/DG 相似的细胞反应。

（3）PI₃K/PKB 信号转导途径：磷脂酰肌醇 -3-激酶（phosphoinositide 3-kinase，PI₃K）和蛋白激酶 B（PKB）共同构成一条重要的信号转导途径。配体与受体结合可活化 PI₃K。PI₃K 催化产生的 PIP₃ 可活化 PKB。PKB 可磷酸化多种蛋白，介导代谢调节和细胞存活等效应。

**2. 酪氨酸激酶偶联受体介导的信号转导**　酪氨酸激酶偶联受体（tyrosine kinase-linked receptor）的特

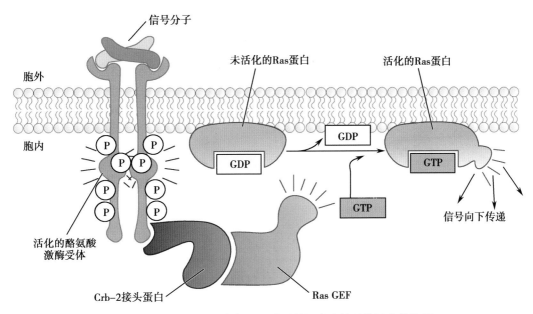

胞外

胞内

信号分子

未活化的Ras蛋白

活化的Ras蛋白

P P
P P
P P
P P

GDP

GDP

GTP

GTP

信号向下传递

活化的酪氨酸
激酶受体

Crb-2接头蛋白

Ras GEF

图 1-2-1-3　Ras GTP 酶在 RTK 激活的细胞内信号转导中的作用

点是受体本身无酶活性，而是与胞质内的酪氨酸激酶，如 janus 激酶（janus kinase，Jak）相偶联。该类受体的对应配体多为细胞因子（包括白介素、干扰素、细胞聚落刺激因子等），所以又称为细胞因子受体。不同细胞因子家族受体的亚基和多聚体的结构都有极大的差异，因此，不同的细胞因子受体亚家族可以募集大量的胞内信号转导蛋白，其中最重要的信号转导蛋白是非受体酪氨酸激酶（nonreceptor tyrosine kinase），如各种 src 家族激酶和 Jak。

当细胞因子结合于受体后，受体二聚化导致其胞内段富含脯氨酸的蛋白质 - 蛋白质相互作用基序与 Jak 结合，Jak 结合到配体 - 受体复合物上，相邻受体偶联的 Jak 互为底物而引发对方的酪氨酸残基磷酸化，Jak 因此被活化，进而引起受体自身离细胞膜较远区域的酪氨酸残基磷酸化。这些磷酸化的位点可作为与其他含有 SH2 结构域的下游信号转导蛋白的识别和锚定位点，其中最重要的一类下游信号转导蛋白是信号转导子和转录活化子（signal transducer and activator of transcription，STAT），二者所构成的 Jak-STAT 途径是细胞因子信息内传最重要的一条途径。

**3. 受体丝氨酸 / 苏氨酸激酶介导的信号转导**　转化生长因子 β（transform growth factor β，TGF-β）、激活素（activin）和骨形态发生蛋白（bone morphogenetic protein，BMP）等，称为 TGF-β 家族，为拥有具有丝氨酸 / 苏氨酸激酶活性的受体。该家族除在发育过程中起重要作用外，还可以调节细胞的增殖、分化、黏附、移行及细胞凋亡，此类受体的突变会促使某

些肿瘤的发生，若作为成像靶点可用于这些肿瘤的诊断。

TGF-β 家族的受体介导的信号转导途径中最重要的信号转导分子是 Smad，因而此途径称为 Smad 途径。TGF-β 同时结合 2 个 I 型受体和 2 个 II 型受体，形成异源四联复合物，激活 II 型受体，其激酶活性将 I 型受体磷酸化并活化；磷酸化 I 型受体激活 Smad2 和 Smad3；磷酸化的 Smad2 和 Smad3 与 Smad4 形成三聚体并转移至细胞核内，与相应的基因调节蛋白结合，调控有关器官发育和组织分化的基因转录（图 1-2-1-4）。

**（三）依赖于受调蛋白水解信号转导途径**

细胞上还存在一类既不偶联 G 蛋白或酶，本身也无酶活性，其信号转导的特点是在外来信号分子作用下，会引起某个潜在基因调控蛋白（latent gene regulatory protein）的受调蛋白水解（regulated proteolysis），受调蛋白水解过程能够调节相应靶基因的表达。这类信号转导途径包括 Wnt 信号途径、NF-κB 信号途径和 Hedgehog 信号途径等，它们在胚胎发育中扮演着极为重要的角色。这类转导途径的配体，如肿瘤坏死因子 -α（TNT-α）、IL-1、细菌脂多糖等。

**（四）胞内受体信号转导途径**

胞内受体位于细胞质或核基质中，其相应配体主要是疏水的小信号分子，如类固醇激素、甲状腺素和维 A 酸等。此类受体实际上是一类转录因子（基因表达的调控蛋白），当这些受体与进入细胞的信号分子结合后，可以直接传递信号，即直接调控基因表达。另有一些细胞内受体可以结合细胞内产

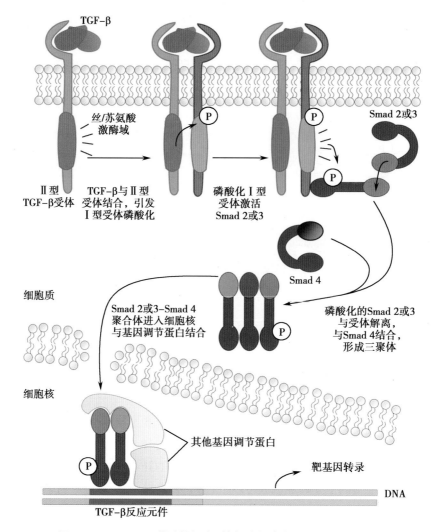

**图 1-2-1-4 TGF-β 激活丝氨酸 / 苏氨酸激酶介导的信号转导途径**

生的信号分子（如细胞应激反应中产生的细胞内信号分子），直接激活效应分子或通过一定的信号转导途径激活效应分子。

还有一类特别的胞内受体是由一种小分子气体一氧化氮（NO）激活的，NO 作为细胞内信号转导的信使是近 20 多年来生物医学领域的一个重要发现。血管内皮细胞和神经细胞里的精氨酸在 NO 合酶（NO synthase, NOS）的催化下能转化形成 NO 和瓜氨酸。NOS 是一种 $Ca^{2+}$/CaM 敏感酶，任何使细胞内 $Ca^{2+}$ 浓度升高的因素都可能增强 NOS 的活性，并通过 NO 调节细胞内代谢。除了 NO 以外，CO 和 $H_2S$ 的第二信使作用近年来也得到证实。

除上述信号转导途径外，人体内还有一些特殊的信号转导途径，如以整合素为受体的信号转导途径、诱导细胞凋亡的死亡受体信号转导途径等，与疾病的发生、发展过程十分密切，也是开发新成像靶点的新领域。

（钱 隽 李 聪）

# 第二节 分子成像靶点

## 一、细胞外靶点

### （一）神经递质

神经递质（neurotransmitter）是由突触前神经元合成并在末梢处释放，经突触间隙扩散，特异性地作用于突触后神经元或效应器细胞（如肌细胞或腺体细胞）上的受体，使信号从突触前膜传递到突触后膜的一类化学物质。在中枢神经系统中，突触传递最重要的方式是神经化学传递。当信息在突触间传递时，神经递质通过突触间隙作用于突触后膜，产生突触后去极化或超极化电位，引起突触后神经兴奋或抑制，神经递质的作用可通过再回收抑制和酶解终止。神经递质多来自于饮食中简单且丰富的前体（如氨基酸等），由简单生物合成即可转化。至今发现的神经递质已超过 200 种，其大致可以分为以下 5 类：

**1. 单胺类递质（monoamines）** 包括去甲肾上腺素（noradrenaline，NA）、肾上腺素（adrenaline）、多巴胺（dopamine，DA）以及 5- 羟色胺，是一类重要的神经递质，可以提高神经系统反应速度，增强机体适应环境的能力，在人体的心血管系统、神经系统以及内分泌腺、肾脏、平滑肌等部位的生理活动中也起着广泛的调节作用。它们有共同的结构特征，即结构内的氨基与芳香环中间通过两个碳原子相连接。所有的单胺类递质都来源于芳香族氨基酸，如苯丙氨酸、酪氨酸和色氨酸等。单胺类递质代谢则是在体内单胺氧化酶的作用下，丢失氨基导致失活而完成，见图 1-2-2-1。单胺类递质的受体均为 G 蛋白偶联受体。

在中枢神经系统中，合成去甲肾上腺素的神经元主要位于低脑干；合成肾上腺素的神经元主要在延髓；合成多巴胺的神经元主要分布于黑质 - 纹状体、中脑 - 边缘、结节 - 漏斗三条通路。

在周围神经系统中，去甲肾上腺素是主要的儿茶酚胺类递质，也是绝大多数交感神经节后纤维释放的神经递质。交感神经兴奋表现为心脏兴奋、支气管扩张、抑制胃肠道蠕动、汗腺分泌等。

**2. 多肽类递质** 多肽类递质种类众多，包括 P 物质（substance P，SP）、内阿片肽类的脑啡肽、强啡肽和 β- 内啡肽，脑肠肽类的血管活性肠肽（vasoactive intestinal peptide，VIP）、胆囊收缩素以及甲状腺激素释放激素等。外周的肽能神经纤维主要分布于消化道肠神经纤维中。

P 物质是世界上发现最早的神经肽，是速激肽（tachykinin，TK）家族的成员，由十一个氨基酸构成。在中枢神经系统中主要分布于下丘脑、松果体、脊髓后角。在外周神经系统分布较少，主要集中于脊神经节和颈交感神经干中，与炎症过程及疼痛相关。最近研究表明，脑胶质瘤中 TK 受体高表达，以 SP 类似物为底物构造探针对胶质瘤的诊断及治疗有一定价值。阿片肽类、脑肠肽类、甲状腺激素释放激素等通过作用于 G 蛋白偶联受体而抑制腺苷酸活化酶活性，来传递神经信号。阿片肽类递质最早在中枢神经系统中被发现，后来在外周炎性细胞中

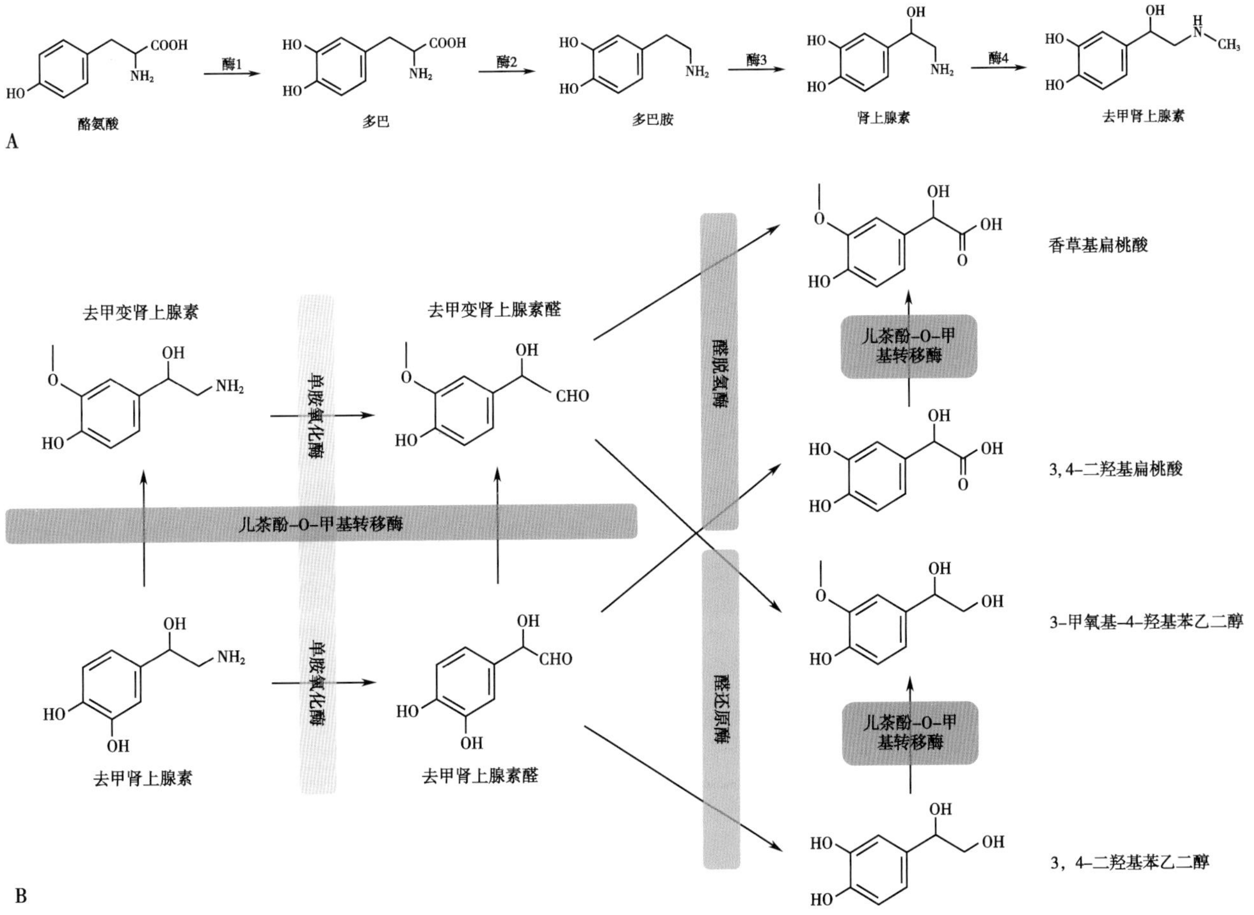

图 1-2-2-1 单胺递质的转化及代谢

A. 单胺递质的生物合成及转化。酶 1: 酪氨酸羟化酶; 酶 2: 芳香族氨基酸脱羧酶; 酶 3: 多巴胺羟化酶; 酶 4: 苯乙醇胺 -N- 甲基转移。B. 去甲肾上腺素的生物代谢途径

也相继被发现，以 β- 内啡肽含量最高。脑肠肽类递质中的血管活性肠肽在生物体内具有双重作用，既是胃肠道激素，又是神经肽。

**3. 氨基酸类递质** 氨基酸类递质包括谷氨酸、天冬氨酸、γ- 氨基丁酸和甘氨酸。其中谷氨酸与天冬氨酸是兴奋性神经递质。谷氨酸在脑内含量最多，为最主要的兴奋性递质。谷氨酸的代谢途径是通过谷氨酸转运体完成的，其分布于神经元突触前膜及神经胶质细胞膜上，形成神经元和胶质细胞之间的"谷氨酸 - 谷氨酰胺"循环通路。神经冲动引发突触前膜谷氨酸的释放，作用于谷氨酸受体，在大脑的记忆及认知活动中起重要作用。大脑的可塑性（长时程增强）多集中于海马、大脑皮层和其他谷氨酸能突触聚集的部位。当突触间隙及胞外的谷氨酸大量蓄积时，谷氨酸转运体通过浓度梯度选择转运机制，终止兴奋性信号及兴奋性氨基酸的再循环，防止神经毒性的发生。

γ- 氨基丁酸和甘氨酸是抑制性神经递质。γ- 氨基丁酸是一种非蛋白质组成的天然氨基酸，由谷氨酸在体内谷氨酸脱羧酶的作用下转化而来，是哺乳动物中枢神经系统中最重要的抑制性神经递质。γ- 氨基丁酸结构较为特殊，氨基连在 γ 碳上。其与突触后膜的受体结合，导致氯离子内流和钾离子外流，从而产生超极化，抑制突突触后动作电位的产生和传导。甘氨酸大脑中的抑制效应较弱，主要在延脑以下的结构中发挥作用。

**4. 胆碱类递质** 是中枢神经系统主要的兴奋性递质，以乙酰胆碱（acetylcholine，ACh）为主，主要通过胆碱受体发挥作用。胆碱能受体包括配体门控离子通道（如烟碱样受体）及 G 蛋白偶联受体（如毒蕈碱样受体）。乙酰胆碱受体与常见的各类精神疾病疼痛及成瘾活动密切相关，同时参与运动控制、体温调节、心血管调节和记忆等过程。胆碱相关神经元主要分布于脊髓前角运动神经元、脑干网状结构上行激动系统、丘脑、纹状体等脑区。在边缘系统中，胆碱能神经元分布于梨状区、杏仁核、海马区。近年研究表明乙酰胆碱还参与了抑郁症的相关神经机制。

**5. 气体类递质** 包括一氧化氮（nitricoxide，NO）、一氧化碳（carbon monoxide，CO）及硫化氢（hydrogen sulfide，$H_2S$）。NO 化学性质活泼，半衰期约为 3～5 秒。生物体内 NO 主要由 L- 精氨酸在还原型辅酶Ⅱ和氧气存在的条件下，由一氧化氮合成酶催化生成 L- 瓜氨酸时释放。一氧化氮在分子

轨道上有一个未成对电子位于 $\pi^*$ 轨道，因此它极其不稳定，极易与氧气反应而生成二氧化氮 $NO_2$。NO 是一种普遍存在于哺乳动物细胞间的信号分子，广泛地参与调节各种生理及病理过程，如血管扩张、神经信号传导、免疫炎症的调节以及肿瘤的发生与转移等。

CO 无色无味。内源性 CO 来源于血红素的酶解，单体血红素被血红素氧合酶降解为铁、胆绿素和一分子 CO。其体内作用类似 NO，也能激活腺苷酸环化酶。

$H_2S$ 是一种具有臭鸡蛋气味的气体，具有腐蚀性和易燃性。L- 半胱氨酸是硫化氢合成的主要底物，大多数硫化氢主要是靠胱硫醚 -β- 合成酶以及胱硫醚 -γ- 裂解酶合成得到的。硫化氢可以对转录后的蛋白进行修饰如巯基化来增加蛋白的活性。此外，硫化氢还可以清除体内自由基而产生抗炎的效果。

**（二）激素**

激素（hormones）是一类由内分泌腺、分散的分泌细胞和某些神经细胞分泌的能够传递信息的高效能生物活性物质，它可通过循环系统运输作用靶组织发挥功能，也可以调节邻近的细胞（旁分泌）或分泌细胞本身（自分泌）。根据激素的化学结构可分为氨类激素、多肽蛋白类激素和脂类激素三大类。

**1. 氨类激素** 多为氨基酸衍生物，其中肾上腺素、去甲肾上腺素及甲状腺素（thyroid hormones）均由酪氨酸衍生而来，松果体激素由色氨酸衍生而来。肾上腺素及去甲肾上腺素作为神经递质，在上述已做介绍，这里我们重点介绍下甲状腺素。

甲状腺激素是含碘的酪氨酸衍生物，由甲状腺腺泡合成和分泌，包括三碘甲状腺原氨酸（triiodothyronine，$T_3$）和甲状腺素（thyroxine，$T_4$）。甲状腺球蛋白为一个 660kDa 的二聚体蛋白质，每个含有 100～120 个氨基酸残基，在甲状腺过氧化物酶催化下发生碘化作用，见图 1-2-2-2。甲状腺素进入血液后与结合蛋白结合输送至全身。甲状腺素的作用是能加快物质代谢与能量代谢，促进身体和智力的发育，对骨骼、神经系统和生殖系统的发育有显著影响，能提高神经系统尤其是交感神经系统的兴奋性。甲状腺素受体为核受体，甲状腺素与受体在细胞核内结合后再与 DNA 结合，通过影响基因转录实现上述功能。

**2. 多肽蛋白类生长激素（growth hormone，GH）** 由腺垂体分泌，广泛分布于人体内，为一条单链、非糖化、191 个氨基酸组成的亲水性球蛋白。生

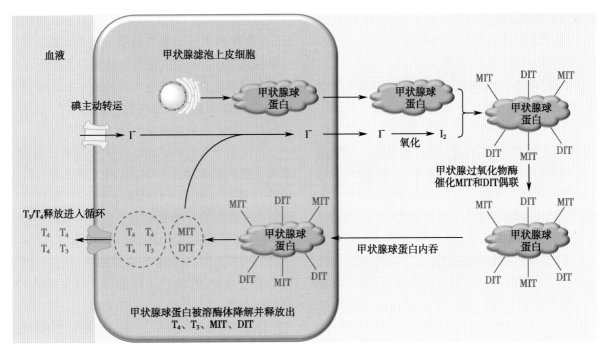

图 1-2-2-2 甲状腺激素的生物合成

长激素是一种应激性激素，其主要作用是促进蛋白质合成、加速脂肪分解成游离脂肪酸、提高血糖的浓度发挥应激功能。GH 发挥生理作用主要有两种途径，一是先作用于肝脏等器官产生胰岛素样生长因子，再通过内分泌、旁分泌或自分泌途径作用于靶器官发挥作用。二是直接作用于靶器官来调节生理代谢。以上两种途径的共同机制是 GH 先与靶细胞膜表面的生长激素受体结合，生成的聚合体再通过与细胞质区酪氨酸激酶 JAK2 以及其他信号分子相互作用传导信号。

胰岛素（insulin），由胰腺 B 细胞分泌，是由 51 个氨基酸组成的小分子蛋白质，分子量大约 6 000。它由 A 链和 B 链组成，二者通过二硫键相连，见图 1-2-2-3。胰岛素结构较为保守，人胰岛素与牛胰岛素有三个氨基酸的差异，与猪胰岛素仅为 1 个。胰岛素是人体内唯一能够降血糖的激素。经胰岛细胞分泌后进入血液循环，作用于全身靶器官。通过促进组织对葡萄糖的摄取利用，使葡萄糖转化为糖原、脂肪或蛋白质，抑制肝糖原异生及分解等途径降低血糖。胰岛素受体是由两条 α 链和两条 β 链通过二硫键相连组成的酪氨酸蛋白激酶受体。由胰岛素所激发的信号传递途径主要有 Ras-MAP 激酶途径和磷脂酰肌醇 3- 激酶（PI3-K）两条途径。

此外，多肽类激素还包括促肾上腺皮质激素、胰高血糖素、甲状旁腺素、降钙素、促甲状腺激素及抑制素等。

3. **脂类激素** 主要分为类固醇激素及二十烷酸，其中类固醇激素主要由肾上腺皮质与性腺分泌，

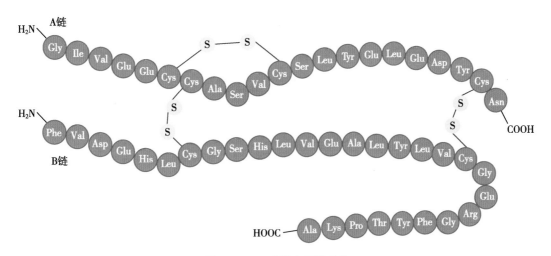

图 1-2-2-3 人胰岛素的结构

包括盐皮质激素、糖皮质激素以及性激素；前列腺素类、血栓素类以及白细胞三烯类等属于二十烷酸。这里我们仅重点介绍一下性激素。

性激素（sex hormone）是一类甾体激素，包括雄激素、雌激素和孕激素，主要由性腺分泌，少量由肾上腺分泌。天然存在的雄激素是睾酮，以雄甾烷为母核，化学结构是 $\Delta^4$-3-酮-17α-羟雄烷。睾酮在 5α-还原酶作用下还原成双氢睾酮，二者都可以与受体结合而发挥生理效应。主要作用有促进男性生殖器官的形成和第二性征的发育，促进蛋白质合成代谢以及促进生长和骨骼、肌肉的发育。天然雌激素主要是雌二醇、雌酮、雌三醇，其中以雌二醇生理作用最强。三种激素在体内可相互转化，其他两者可看作雌二醇的代谢产物。雌激素以雌甾烷为母核，其化学结构是雌甾-1,3,5（10）-三烯-3,17β-二醇，作用靶组织为子宫、输卵管、阴道、垂体等，主要功能是促进雌性动物第二性征发育及性器官成熟。孕激素是雄激素和雌激素合成的中间体，化学结构是孕甾-4-烯-3,20-二酮。主要作用是促进泌乳和抑制排卵。性激素的受体是核受体，但后来研究发现雌激素的非经典核受体信号传导通路有多种，其中比较重要的是 G 蛋白偶联的雌激素受体 GPER。三种性激素的结构见图 1-2-2-4。

### （三）细胞因子

细胞因子（cytokine）是由机体活化的免疫细胞（淋巴细胞、单核巨噬细胞等）和相关细胞（纤维细胞、内皮细胞等）合成、分泌的低分子量多肽类或水溶性蛋白质因子。与激素类似，它们可以通过自分泌、旁分泌和内分泌调节机体的生理功能，参与多种细胞的增殖和分化，充当免疫调节剂。由于细胞因子在调节先天免疫和适应性免疫中发挥着关键作用，近年来细胞因子在免疫佐剂中的研究十分热门。我们对几种比较重要的细胞因子作简要介绍。

白细胞介素（interleukin，IL），又称白介素，是非常重要的细胞因子家族，多为低分子量多肽。在 1979 年第二届淋巴因子的国际会议上，将介导白细胞间相互作用的一些细胞因子命名为 IL，并以阿拉伯数字排列，如 IL-1，IL-2，IL-3 等。IL 具有非常广泛的生物学活性，包括介导免疫细胞间的信息传递，调节淋巴 B 细胞、淋巴 T 细胞等的活化增殖，促进炎症反应等。

干扰素（interferon，IFN），一种可溶性的糖蛋白，最初发现某一种病毒感染的细胞能产生一种物质，可提高附近细胞对病毒的抵抗及防御能力。根据干扰素氨基酸序列和结合膜受体的不同，将干扰素分为Ⅰ型干扰素、Ⅱ型干扰素和Ⅲ型干扰素。所有的Ⅰ型干扰素都能结合一个特定受体 IFN-α/β，通常在机体受到既往接触过的病毒时产生。Ⅱ型干扰素主要是由活化的 T 细胞和 NK 细胞产生，在白细胞介素-12 共刺激下激活。Ⅲ型干扰素目前研究的相对较少。1985 年，IFN-α 就成为 FDA 批准上市的应用于临床治疗的第一个细胞因子，IFN-α 现已被广泛用于临床上治疗乙型病毒性肝炎或丙型病毒性肝炎。

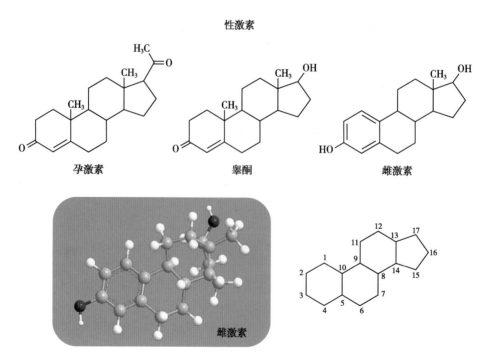

图 1-2-2-4 性激素的化学结构式

肿瘤坏死因子（tumor necrosis factor，TNF），一般指的是 TNF-α，由巨噬细胞产生。而由 T 淋巴细胞产生的淋巴毒素（lymphotoxin，LT）称为 TNF-β。TNF-α 含有 157 个氨基酸，分子量约 17kDa，成熟后以三聚体的形式发挥作用，主要功能是抗肿瘤、调节免疫细胞增殖分化、参与免疫性疾病。TNF-β 含有 205 个氨基酸，分子量约 25kDa，与 TNF-α 在氨基酸水平上有约 36% 的同源性，且作用于相同的受体，但活性较低，抗肿瘤等作用较弱。

细胞因子种类繁多，还有一些其他细胞因子如集落刺激因子（colony stimulating factor，CSF）、生长因子如表皮生长因子、血小板衍生的生长因子等。此外还有趋化因子家族（chemokine family）等。

### （四）糖类

又称碳水化合物，是由碳、氢和氧原子组成的生物分子，结构为多羟基醛（酮）或其缩聚物、衍生物，主要分为单糖、二糖、低聚糖以及多糖。糖类是生物体维持生命活动的主要来源，也是生物体重要的结构物质。此外，糖类还能与蛋白或脂质结合形成各种糖的复合物，在生命活动中发挥重要作用。

单糖作为最小的糖单元分子，是具有两个或者更多羟基的醛或酮类，无法水解成为更小的碳水化合物。按含有的碳原子数可分为丙糖、丁糖、戊糖、己糖等，最小的单糖仅含有三个碳原子。其中较为重要的有戊糖及己糖。戊糖如核糖，脱氧核糖，是 DNA、RNA 和辅酶 NAD、FAD 的组成部分；己糖包括葡萄糖、果糖，是体内的氧化能量来源。

二糖是由两个单糖单元通过脱水反应，之间通过糖苷键共价连接而成，包括麦芽糖（2 分子葡萄糖）、蔗糖（1 分子葡萄糖和 1 分子果糖）、乳糖（1 分子葡萄糖和 1 分子半乳糖）。二糖可分为还原型和非还原型两类，当一个糖的官能团与另一个糖单元结合，则称为还原二糖。二糖即是各种生物体的能量来源，也是生物体组成的物质原料。

低聚糖和多糖为单糖通过糖苷键而成的聚合物。低聚糖通常含有 3～10 个同种或不同种单糖分子，由于其单糖分子间结合位置特殊，在人或动物体内找不到相应的代谢酶系，不能作为能量供体，但具有降血脂、降胆固醇以及可增殖体内双歧杆菌等功能。构成多糖的糖单元可达数百至上千，是机体重要的组成部分，与维持生命的多种功能相关。比如，肝素在体内有着抗凝血、改善微循环的作用。透明质酸是构成人体细胞间质、眼玻璃体、关节滑液等结缔组织的主要成分。糖复合物将在细胞膜靶点章节中进行详细介绍。

糖类的代谢显像在核医学中具有重要地位，其中 $^{18}$F- 氟代脱氧葡萄糖（$^{18}$F-FDG）可准确反映体内器官 / 组织的葡萄糖代谢水平，被誉为"世纪分子"。其成像原理大致如下：$^{18}$F-FDG 中 2 位羟基被 $^{18}$F 取代，跟葡萄糖一样，能通过葡萄糖转运体被细胞摄取，在己糖激酶的作用下形成 $^{18}$F-FDG-6- 磷酸，但是由于缺少 2 位羟基，不能进一步像葡萄糖一样被代谢，见图 1-2-2-5。因此，$^{18}$F-FDG 蓄积在细胞内，可作为己糖激酶或是细胞代谢的评价指标。恶性肿瘤细胞由于代谢旺盛，对葡萄糖的需求增加。大多数肿瘤病灶会表现为对 $^{18}$F-FDG 的高摄取，因此应用 $^{18}$F-FDG PET/CT 显像可早期发现全身肿瘤原发灶及转移灶，有助于肿瘤良、恶性的判断，从而正确指导临床的治疗决策。

### （五）微环境

微环境是细胞外间质成分，是细胞维持形态以及赖以生存的必要场所，为细胞正常增殖、分化、代谢和功能活动提供重要保证。微环境成分的异常变化可提示细胞或疾病的发生，近年来此方面的研究较多。

**1. 酸碱度** 酸碱度在维持人体内环境稳态方面有重要作用。正常人血浆近中性，pH 为 7.4 左右，与 $HCO_3^-$、$HPO_4^{2-}$ 等一些离子有关。

不同的体液有着不同的微环境 pH，如唾液 pH 6.0～7.0；胃液 pH 1.0～3.5；小肠液 pH 7.5～8.0。此外，在细胞层面上也同样存在着 pH 差异，如早期内涵体 pH 6.0～6.5；晚期内涵体 pH 5.0～6.0；溶酶体 pH 4.5～5.0；高尔基复合体 pH 6.0～6.7。

然而在疾病状态下，pH 会发生一定的改变。其中最具有代表性的就是肿瘤，细胞外的 pH 可低至 5.7（通常在 6.8～7.0）。这是由于肿瘤特殊的糖酵解代谢方式（Warburg effect），生成大量乳酸等酸性代谢产物；同时肿瘤细胞表面 $Na^+/H^+$ 交换蛋白过度表达，以主动转运方式将 $H^+$ 转运至细胞外，使得酸性代谢产物在肿瘤细胞外大量堆积，见图 1-2-2-6。同时肿瘤内部脉管系统相对不发达，同时间质压较高，造成瘤内低灌注、乳酸低排出，导致质子积累，进一步加重了肿瘤微环境的酸性程度。

除肿瘤外，其他一些病理情况也伴随 pH 的改变。类似的，在组织出现炎症的情况下，也会出现酸性微环境。原因为周围组织代谢增强，耗氧量增加，导致炎区中心缺氧，无氧糖酵解增加，酸性代谢产物乳酸等大量堆积。如炎症组织 pH 约为 5.4；骨折相关血肿 pH 约为 4.7；心肌缺血 pH 约为 5.7。

许多具有可质子化的官能团（如叔胺基团）或可断裂化学键（如腙键、2,3- 二甲基顺丁烯二酰胺等）被用作 pH 响应的开关，用于药物的递送、疾病的诊断成像等。近年也出现了 pH 响应的无机材料，其中酸可降解材料如磷酸钙和液态金属具有生物降解性和无毒性，有良好的发展前景。

2. **活性氧** 活性氧（reactive oxygen species，ROS）主要包括过氧化氢（$H_2O_2$）、过氧自由基（ROO•）、一氧化氮自由基（NO•）、超氧负离子（$O_2^-$）及羟基自由基（$OH^-$）等，是生物体内广泛存在的重要的生理活性小分子化合物之一，具有较强氧化活性。

过去，活性氧被认为是细胞产生的有害物质，与疾病及衰老相关。研究表明活性氧确实和癌症、帕金森综合征、阿尔茨海默病、癫痫等疾病的发生有着密切联系。然而近些年的研究表明，活性氧还是体内一些正常生理活动的信号分子，参与了许多正常的生理过程。

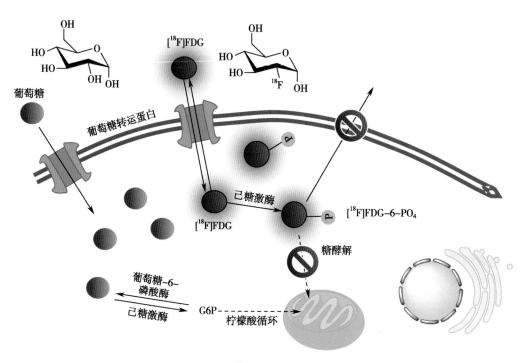

图 1-2-2-5 $^{18}$F-FDG 信号放大机制

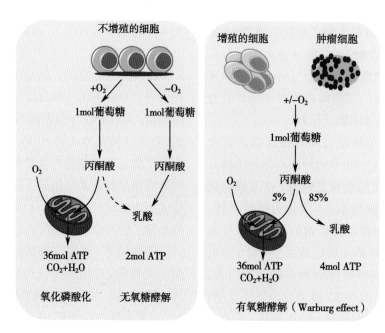

图 1-2-2-6 氧化磷酸化，厌氧糖酵解以及有氧糖酵解（Warburg effect）

线粒体中 ROS 的主要来源是通过电子传递链对分子氧进行单电子还原，进而形成超氧阴离子自由基（$O_2 \cdot^-$），$O_2 \cdot^-$ 在超氧化物歧化酶（superoxide dismutase，SOD）作用下生成 $H_2O_2$。同时过氧化氢也可由氧气在单胺氧化酶（monoamine oxidase，MAO）的作用下生成，生成的过氧化氢在髓过氧化物酶（myeloperoxidase，MPO）的催化下与 $Cl^-$ 反应可生成 $ClO^-$，在铁或铜离子的催化下发生 Fenton 反应生成 $OH\cdot$，超氧阴离子遇氮氧化物反应生成 $ONOO^-$，见图 1-2-2-7。

正常生理情况下，机体存在天然的促氧化和抗氧化系统来维持细胞内正常的氧化还原反应及 ROS 的代谢平衡。细胞主要通过控制 ROS 生成和降解维持 ROS 稳态。促氧化水平的升高或者抗氧化能力的减弱都会导致细胞内 ROS 含量的升高。常用于活性氧响应的官能团有硼酸酯、酮缩硫醇、含硒化合物等。

**3. 乏氧** 乏氧（hypoxia）的概念最早可追溯到 Thomlinson 和 Gray 的研究，该研究发现无论肿瘤大小，有活力的肿瘤组织最大半径为 180～200μm，超过这个大小便会出现细胞乏氧。乏氧与多种疾病相关，如癌症、心肌病、局部缺血、类风湿性关节炎和血管疾病等。乏氧可分为以下三类：

（1）急性 / 灌注性乏氧（acute/perfusion-related hypoxia）：指血流灌注不足导致的氧输送障碍。由于肿瘤血管网结构和功能异常或肿瘤组织间液压升高，血管内血流暂时减少或阻滞，导致血管周围邻近的细胞乏氧。这种由于血管原因所致的短暂血流中断、血管周围细胞乏氧称为急性乏氧，周期较短（数秒至数分钟）。

（2）慢性 / 弥散性乏氧（chronic/diffusion-related hypoxia）：为远离血管的肿瘤细胞因超过了氧气的有效弥散距离（> 70μm）而处于的乏氧状态。这种超过了血管功能性有效供氧范围而引起的乏氧称为慢性乏氧，通常较为固定或长期存在。

（3）贫血性乏氧（anemic hypoxia）：指治疗相关的氧输送能力减弱。研究表明，当血红蛋白保持在 8g/L 以上时，正常组织能得到足够的氧供给；在 4～8g/L 时，正常组织可通过增加血流代偿，而肿瘤组织无法增加血流而乏氧。可能的原因是肿瘤组织畸形血管不能因氧含量减少而及时调节血管阻力和增加血管血流。肿瘤组织对贫血造成的乏氧较肌肉组织更敏感，通过治疗贫血可增加氧供，提高疗效，同样结论在乳腺癌中得到印证。

硝基咪唑类化合物是主要的乏氧敏感基团。这主要是由于硝基咪唑在不同氧浓度下具有不同的还原敏感性。正常氧含量的细胞中，该类化合物的硝基在黄嘌呤氧化酶作用下生成自由基阴离子，并迅速再氧化成硝基扩散出细胞；而在乏氧条件下，自由基阴离子可被硝基还原酶进一步还原，还原产物与细胞内组分结合，滞留于细胞内。

## 二、细胞膜靶点

### （一）受体

细胞膜受体是镶嵌在膜脂质双分子层中的膜蛋白质。受体蛋白质一般由两个亚单位组成，包括调

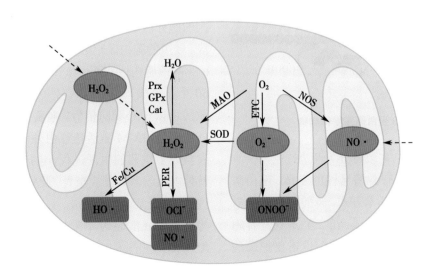

**图 1-2-2-7 线粒体 ROS 代谢示意图**

MAO：单胺氧化酶；ETC：电子传递链；NOS：一氧化氮合成酶；SOD：超氧化物歧化酶；PER：髓过氧化物酶；Prx：过氧化还原酶；GPx：谷胱甘肽氧化酶；Cat：过氧化氢酶

节亚单位和催化亚单位。调节亚单位位于细胞膜外，即一般所说的受体，它能与环境中的化学物质（如激素、神经递质、抗原、药物等）特异性结合；催化亚单位位于细胞膜内，常见的是无活性的腺苷酸环化酶（adenylate cyclase，AC）。

1. **G 蛋白偶联受体**（G protein coupled receptors，GPCRs） 是人体内最大的膜受体蛋白家族。GPCRs 具有七个跨膜 α 螺旋，这些结构将受体分割为膜外 N 端、膜内 C 端、3 个膜外环和 3 个膜内环。且其肽链的 C 端和连接第 5 和第 6 个跨膜螺旋的胞内环上都有 G 蛋白（鸟苷酸结合蛋白）的结合位点。已知的与 G 蛋白偶联受体结合的配体包括激素、神经递质、趋化因子等。这些配体可以是小分子的糖类、脂质、多肽，也可以是蛋白质等生物大分子。G 蛋白偶联受体的结构见图 1-2-2-8。

GPCRs 能够对胞外的信号产生应答，并将其转化为胞内信号，广泛参与人体内多种生理功能，如心血管系统、神经系统、免疫系统与内分泌系统等，是重要的成像靶点。近年的研究表明 GPRS 存在二聚体及多聚体形式，其中二聚体的研究得到广泛关注。

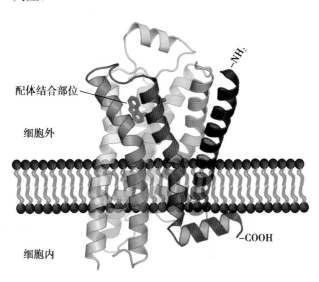

图 1-2-2-8　G 蛋白偶联受体结构

2. **酶偶联型受体** 大致可分为两类：

（1）一类是本身具有激酶活性的受体，蛋白磷酸化是细胞信号转导的基本方式，磷酸化过程通常在蛋白激酶的催化作用下完成；第二类本身没有酶活性，这一类受体在信号传导过程中也需要把磷酸基团转移到蛋白质的酪氨酸残基上，不过受体胞内段本身不具有使酪氨酸磷酸化的催化活性，而是通过与酪氨酸蛋白激酶（tyrosine protein kinases，TPK）结合，再磷酸化靶蛋白的酪氨酸残基。这类受体的

配体都是细胞因子如 IL、IFN、TNF，因此又称为细胞因子受体超家族。下面我们简单介绍一下这两类受体。

TPK 磷酸化作用位点为蛋白质的酪氨酸残基。TPK 作为一个大的结构多样的酶家族，对细胞的增殖、分化及功能具有重要的调节作用，TPK 分为受体依赖型 TPK（receptor tyrosine kinases，RTK）和非受体依赖型 TPK。

酪氨酸蛋白激酶受体是细胞内段具有酪氨酸激酶活性的跨膜结构的酶蛋白受体，其结构可分为具有可识别结构域的胞外区、跨膜区以及具有 TPK 活性的胞内区。其胞外区与生长因子配体结合，然后激活胞内段的酶活性区启动信号转导，大多数生长因子如表皮生长因子、血小板衍生生长因子、胰岛素样生长因子等的受体均有 RTK 活性。RTK 在没有与信号分子结合时是以单体存在的，且没有活性。一旦有信号分子同细胞外结构域结合，2 个单体受体分子即在膜上形成二聚体，然后 2 个受体的细胞内结构域的尾部相互接触，激活它们的蛋白激酶功能，结果使尾部的酪氨酸残基磷酸化。其下游信号通路有经 Ras 蛋白激活丝裂原活化蛋白激酶，经磷脂酶 Cγ 激活蛋白激酶 C、磷脂酰肌醇 3- 激酶、细胞内非受体型 TPK，最后激活细胞内一系列的生化反应。

（2）第二类如整合素（integrin），这是一种介导细胞和其外环境（如细胞外基质）之间的连接的跨膜受体，是细胞黏附分子家族成员之一。整合素是由 α（120～185kDa）和 β（90～110kDa）两个亚单位形成的异二聚体跨膜糖蛋白，在结构上都由一个较大的胞外区（大约 700～900 个氨基酸）、短的跨膜片段、较短的胞内区（大约 20～60 个氨基酸）组成。其 α 亚基的胞内区（20～40 个氨基酸）较 β 亚基（45～60 个氨基酸）短，二者胞外段结构差异大。整合素激活可以传导双向信号，胞质蛋白激活传导由内向外的信号，ECM 激活传导由外向内的信号。整合素参与许多重要的生理过程，包括胚胎形成、凝血、维持体内组织器官的完整性，此外，也参与许多的病理过程，如炎症、血栓形成、恶性肿瘤生长浸润和转移等。其中 $\alpha_v\beta_3$ 是近年来热门的成像靶点，以其多肽配体 RGD 开发的成像剂也在开展相关的临床试验。

**（二）酶和蛋白质**

1. **G 蛋白** G 蛋白偶联信号传导系统是一类重要的细胞跨膜信号传导途径之一。作为 GPCR 下游效应器蛋白，G 蛋白（G-protein/GTP binding protein）

是鸟苷三磷酸结合蛋白的简称，可水解 GTP 生成 GDP，具有 GTP 酶（GTPase）的活性。它是由 α、β 和 γ 偶联组成的异源三聚体，总分子质量为 100kDa 左右。G 蛋白有两种构象，一种是以 αβγ 三聚体存在并与 GDP 结合，为非活化型；另一种构象是 α 亚基与 GTP 结合并致 β 及 γ 亚基脱落，此为活化型。

G 蛋白偶联的信号传导系统由 GPCR、G 蛋白和效应器分子组成。在信号传导过程中，由 GPCR 接收信号，再以 G 蛋白解离亚基作为传导物，活化相应酶和离子通道，产生重要的第二信使，从而引起胞内相应的生物反应。不同种类 G 蛋白的 α 亚基都有鸟苷酸结合区，既可与 GTP 结合，又可与 GDP 结合。与 GTP、GDP 的可逆结合使 G 蛋白在信号转导过程中起着分子开关的作用，其跨膜传递信息一般分为以下几步：①当外部没有信号时，受体与配体分开，G 蛋白以异源三聚体形式存在，为关闭状态，即 α 亚基与 GDP 紧密结合，β、γ 亚基与 α 亚基、GDP 的结合较为疏松。②当外部有信号时，G 蛋白受体与其相应的配体结合，随之诱导 G 蛋白的 α 亚基构象变化，并使 αβγ 三个亚基形成紧密结合的复合物，进而使 GDP 与 GTP 交换，激活 α 亚基，产生开启状态，随后作用于效应器，产生细胞内信号，从而引起细胞的各种反应。③G 蛋白回到关闭状态。

**2. 腺苷酸环化酶** 腺苷酸环化酶是膜整合蛋白，是 G 蛋白偶联系统中的效应物，能够将 ATP 转变成 cAMP。不同激素与其相应的受体结合后，可引起 AC 激活或抑制，通过改变细胞内 cAMP 水平，引起细胞的信号应答，产生生理效应。AC 广泛分布于哺乳动物的细胞质膜、核膜和内质网膜上。AC 有些亚型广泛表达（如 AC2、AC4 及 AC6），而有些亚型的表达具有组织特异性，如 AC5 表达于心脏和纹状体，ACs 主要表达于睾丸组织，AC1 和 AC3 主要表达于大脑。同一组织的 AC 亚型其分布及相关水平也不尽相同。

膜结合 AC 系分子质量为 100～150kDa 的糖蛋白，目前已克隆的 AC 亚型有 9 种，它们都是初级结构相似的对称蛋白质，包含 2 个跨膜区和 2 个胞质区。跨膜区一般由 6 个 α 跨膜螺旋组成，决定着 AC 的膜定位，一般认为跨膜区具有调节蛋白质组装和协助跨膜运输的作用。胞质区可以分为 C1 和 C2，其中 C1 分为 C1a 与 C1b，C1a 和 C2a 两者之间高度保守且同源，共同组成 AC 的催化区。

此外，还有磷脂酶 C 和 Ras 蛋白也起着信号传导的重要作用。

## （三）离子通道

离子通道（ion channels of biomembrane）是一类对离子具有选择通透性的跨膜生物大分子，存在于所有可兴奋细胞的细胞膜上。离子通道由细胞产生的糖蛋白质构成，它们聚集起来并镶嵌在细胞膜上，中间形成水分子占据的孔隙，这些孔隙就是离子等水溶性物质快速进出细胞的通道。离子通道的开放和关闭，称为门控。根据门控机制的不同，将离子通道分为四大类：

（1）电压门控离子通道：又称电压依赖性或电压敏感性离子通道，其开、关取决于膜电位及电位变化的时间，以最容易通过的离子命名，如钾、钠、钙、氯通道四种主要类型。这类通道在维持可兴奋细胞的动作电位方面起着相当重要的作用。

（2）配体门控离子通道：又称受体控性离子通道，由递质与通道蛋白质受体分子上的结合位点结合而开启。以递质受体命名，如乙酰胆碱受体通道、谷氨酸受体通道、门冬氨酸受体通道等。非选择性阳离子通道由配体作用于相应受体而开放，允许钠、钙或钾离子通过。

（3）环核苷酸门控离子通道：其开、关由细胞内 cGMP、cAMP 等环核苷酸的离子浓度来控制，这类通道主要见于视觉细胞和嗅觉细胞中。

（4）机械门控性：又称机械敏感性离子通道，是一类感受细胞膜表面应力变化，实现胞外机械信号向胞内转导的通道，根据通透性分为离子选择性和非离子选择性通道，根据功能作用分为张力激活型和张力失活型离子通道。

乙酰胆碱受体是目前研究较为清楚的离子通道。它由 2 个 α 亚基，1 个 β 亚基，1 个 γ 亚基，1 个 δ 亚基组成圆筒状五聚体，具有两个乙酰胆碱结合位点（α- 和 γ- 亚基之间，α- 和 δ- 亚基之间），中间为离子传导通道，见图 1-2-2-9。

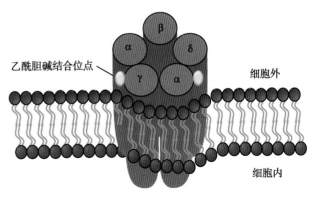

乙酰胆碱结合位点　　　　　细胞外
细胞内

**图 1-2-2-9　乙酰胆碱受体结构示意图**

离子通道功能包括建立细胞的静息膜电位、动作电位，传导电信号等。离子通道的结构或功能异常会累及神经、肌肉、心脏等多个系统和器官。与钾离子通道异常有关的疾病有癫痫、1-型发作性共济失调等；与钠离子通道异常有关的病有先天性副肌强直、先天性肌无力等。

### （四）糖复合物

糖复合物，又称糖缀合物，由单糖、二糖、低聚糖和多糖以共价键与蛋白质或脂类结合而成，包括糖蛋白、蛋白聚糖和糖脂。

糖蛋白中以蛋白成分为主，主要生物学功能是作为细胞或分子的生物识别。按蛋白质和糖的连接方式可分为 N-糖苷键型（N-连接）和 O-糖苷键型（O-连接）。N-糖苷键型主要有三类寡糖链：①高甘露糖型：由 GlcNAc 和甘露糖组成；②复合型：除了 GlcNAc 和甘露糖还有果糖、半乳糖、唾液酸；③杂合型：包含①和②的特征。O-糖苷键型没有五糖核心。如：人血纤维蛋白溶酶原、人免疫球蛋白 IgA。

蛋白聚糖以糖为主，由一条或多条糖胺聚糖和一个核心蛋白共价链接而成。透明质酸、肝素和硫酸软骨素等都是糖胺聚糖。蛋白聚糖除含糖胺聚糖链外，尚有一些 N-或/和 O-链接的寡糖链。蛋白聚糖一般由结缔组织特化细胞、纤维细胞和软骨细胞产生，是动物结缔组织的重要成分。在软骨、动脉等结缔组织的细胞外基质中，起到结构约束作用，被形象地称为"分子弹簧"。蛋白聚糖具有维持或抑制细胞生长的作用，在正常发育和病理情况下，蛋白聚糖可结合、储存和向靶细胞释放生长因子。蛋白聚糖具有调节细胞与细胞以及细胞与基质黏附的作用。

糖脂以脂质为主，大多和细胞膜联系在一起。依脂质部分的不同，糖脂可分为 4 类：①含鞘氨醇（sphingosine）的鞘糖脂；②含油脂的甘油糖脂；③磷酸多萜醇衍生的糖脂；④类固醇衍生的糖脂。在自然界分布最广的是鞘糖脂，鞘糖脂分子母体结构是神经酰胺。脂肪酸连接在长链鞘氨醇的 C-2 氨基上，构成的神经酰胺糖类是鞘糖脂的亲水极性头。含有一个或多个中性糖残基作为极性头的鞘糖脂类称为中性鞘糖脂或糖基神经酰胺，其极性头带电荷。由甘油衍生的称为甘油糖脂，存在于动物的神经组织中，具有抗氧化、抗病毒、抗菌、抗肿瘤、抗炎、抗动脉粥样硬化等多种生物活性。

### （五）膜微环境

**1. 机械力** 机械力是细胞传导信号的一种重要方式。人体产生的机械力在牛顿（N）到皮牛顿（pN）

之间。如举重运动员（>1 000kN），血液流动时动脉承受的剪切应力（10mN）。细胞所对抗的重力（10nN），细胞内肌动蛋白运输物质的力（5pN），图 1-2-2-10。这些力在维持细胞形态中起着重要的作用。病理条件下细胞的硬度也会发生改变，比如侵袭性高的肿瘤，其机械强度较低，并且这些细胞会通过调节他们对细胞外基质的黏附来增强他们逃逸和转移的能力。因此，通过评价肿瘤细胞的硬度，可以评价他们的恶性程度。

**2. 电场** 作为细胞传到信号的另外一种重要方式，大脑神经元通常以动作电位的形式传递信息。动作电位与细胞膜的去极化有关，主要是 $Na^+$、$K^+$、$Ca^{2+}$ 在细胞内外移动所造成。神经元的信号传播数米也不会衰减。细胞膜的厚度只有 3nm 左右，当神经细胞兴奋而产生动作电位时，虽然电压只有 0.1V 左右，相应的电场强度却可以达到 $3 \times 10^7 V/m$，见图 1-2-2-10。

## 三、细胞内靶点

### （一）核酸

作为人体的"遗传物质基础"，核酸是现代遗传学的核心内容。其本质是由许多核苷酸聚合而成的生物大分子化合物。细胞内核酸分为脱氧核糖核酸（DNA）和核糖核酸（RNA）两类。RNA 包括：信使 RNA（mRNA）、核糖体 RNA（rRNA）、转运 RNA（tRNA）、核小 RNA（snRNA）、引导 RNA（gRNA）、小干扰 RNA（siRNA）、微小 RNA（microRNA）和端粒酶 RNA 等。我们简单介绍其中几种。

**1. DNA** 作为储存、复制和传递遗传信息的主要物质基础，DNA 通常与蛋白质结合构成染色体，储存于细胞核内。DNA 分子典型的双螺旋结构是 1953 年由 Watson 和 Crick 提出：为两条反向平行的多核苷酸链围绕同一中心轴互相缠绕的结构，其中嘌呤和嘧啶碱位于双螺旋内侧，磷酸与核糖位于外侧，通过 3',5'-磷酸二酯键相连接，形成 DNA 分子的骨架。

DNA 在结构上分为编码区和非编码区两个部分。编码区是结构基因，分为内含子与外显子，是非连续的，外显子被内含子隔开。非编码区对基因的表达主要起调控作用，这些序列中的碱基突变可能会影响到蛋白质与 DNA 的结合，通过影响结构基因的表达而引起疾病的产生。真核生物基因表达过程中，转录的信使 RNA 需要修剪掉内含子后才能去指导翻译。

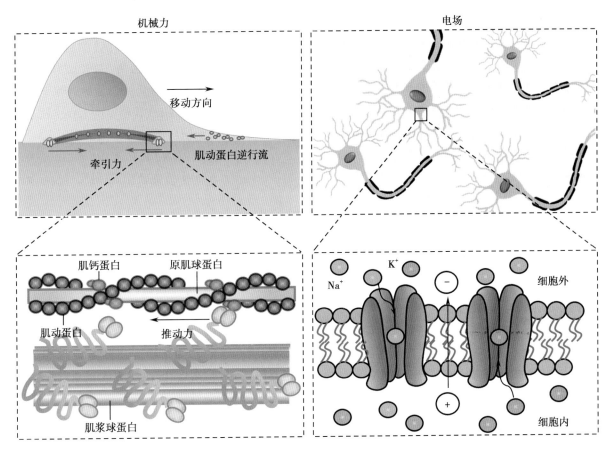

图 1-2-2-10　生物体内的机械力与电场

许多荧光染料与 DNA 结合后，分子扭曲受到限制，刚性增加，荧光增强，可被用于荧光标记及共定位。如 Hoechst 作为一种 DNA 荧光染料，与 DNA 双链中的小沟发生结合而对细胞核进行染色，是核酸特异性染料。与 DNA 结合力强，$K_d$ 在 1～3nM。此外，DNA 通常在细胞内部，但是当细胞发生坏死时，胞质膜破裂后，细胞内容物包括 DNA 会大量释放到胞外，可作为心肌梗死或脑卒中等疾病的靶点之一。

2. RNA　mRNA：细胞内种类最多的 RNA，携带遗传信息，在蛋白质合成时充当直接模板。它在核糖体上作为蛋白质合成的模板，决定肽链的氨基酸排列顺序。完整的 mRNA 包括 5′ 非编码区、编码区、3′ 非编码区。编码区是 mRNA 主要结构部分，非编码区参与翻译的调控。真核生物 mRNA 5′ 都有 7- 甲基鸟嘌呤的帽子结构，有助于与核糖体结合，启动蛋白质的翻译，同时该结构还能保护 mRNA 免受核酸酶的进攻。编码区中每 3 个相邻的碱基组成一个三联体，决定一个氨基酸。3′ 端含有多聚赖氨酸尾巴，具有稳定 mRNA 的作用。

rRNA：核糖体是蛋白质合成的动力工厂，细胞中约有 50% 的 RNA 是 rRNA，这些 RNA 直接或间接地参与形成核糖体。细胞生长和繁殖的快慢取决于细胞内蛋白质合成的速率，而蛋白质合成的速率又取决于核糖体的生成和核糖体 RNA 基因的转录速率，可见，核糖体 RNA 基因的转录对细胞的生长有着决定性的作用。核糖体 RNA 基因通常以多拷贝的形式存在于染色体上形成串联重复单位序列，这些序列上还包含了一些重要的顺式调控元件，配合着一些反式调控因子在转录复合体组装、转录、起始、延伸、终止等阶段一起调控核糖体 RNA 基因的转录。在基因修饰水平上，染色质结构的变化，包括乙酰化 / 去乙酰化修饰、甲基化修饰、磷酸化修饰等对核糖体 RNA 基因的转录也有重要的调控作用。

tRNA：细胞中分子量最小的一类 RNA，长度为 74～93 个核苷酸，占细胞核内总 RNA 的 4%～10%，通常在蛋白质翻译过程中负责氨基酸的转运。在真核细胞中 RNA 聚合酶Ⅲ在核内通过识别 tRNA 基因区上特定序列进行转录形成前体 tRNA，然后经过复杂的剪切、加工、碱基修饰及构型改变形成具有"三叶草"特殊二级结构的 tRNA。核内成熟的 tRNA 进入细胞质，在同源氨基酰 -tRNA 合成酶的催化下，结合相对应的氨基酸，并在延伸因子 eEF1

的作用下进入核糖体，识别特定 mRNA 上的密码子，然后将携带的氨基酸转移到肽链上，完成其在蛋白质合成过程中"适配器"的重要功能。每一种氨基酸都有一种或几种与之对应的 tRNA。

siRNA：通常是一段长 21～23 个核苷酸的双股 RNA，由长的 dsRNA 前体被核酸酶 Dicer 切割而来。能够特异性结合 RNA 诱导沉默复合物，之后在与 RNA 诱导沉默复合物结合的 siRNA 链引导下解旋，选择性降解互补的 mRNA 从而实现特异的基因沉默发挥 RNAi 作用。近年来由 siRNA 所介导的 RNA 干扰技术发展迅速，被广泛用于肿瘤及病毒性疾病的基因治疗。

**（二）酶和蛋白质**

细胞内的酶常与颗粒体结合，分布于不同部位。如线粒体上分布着三羧酸循环酶系和氧化磷酸化酶系，而蛋白质合成的酶系则分布在内质网的核糖体上。细胞核内的酶还有 RNA 聚合酶、DNA 聚合酶、解旋酶、拓扑异构酶等。与信号传导密切相关且常用于成像靶点的是蛋白激酶（protein kinases，PK），这类酶遍及核、线粒体、微粒体和胞液，可以催化 ATP 或 GTP 转移出磷酸，并共价结合到特定蛋白质分子中丝氨酸（Ser）、苏氨酸（Thr）或酪氨酸（Tyr）残基的羟基上，从而改变蛋白质、酶的构象和活性。相反的，蛋白质的脱磷酸化由蛋白磷酸酶催化完成。由于种类繁多，本节只介绍一些重要的激酶。

**1. 蛋白激酶** 目前为止，已发现的蛋白激酶约有 400 多种，结构中都存在一个同源的由约 270 个氨基酸残基构成的催化结构区。蛋白激酶按照催化功能主要分为两类：一类是催化酸稳定的磷酸化即催化蛋白质丝氨酸、苏氨酸或酪氨酸酚经基磷酸化，形成 P-O 键的蛋白激酶（P-O 激酶）如丝氨酸蛋白激酶（Ser-PK）和酪氨酸蛋白激酶（TPK）；另一类是催化碱稳定的磷酸化，即催化蛋白质碱性氨基酸如赖氨酸（Lys）、组氨酸（His）和精氨酸（Arg）残基磷酸化，形成 P-N 键的蛋白激酶（P-N 激酶）。

蛋白激酶 A（PKA）是一类被研究最多的丝氨酸蛋白激酶，发挥作用依赖于 cAMP。PKA 全酶分子是由四个亚基组成的四聚体，其中两个是调节亚基（regulatory subunit，简称 R 亚基），另两个是催化亚基（catalytic subunit，简称 C 亚基）。R 亚基的相对分子质量为 49～55kDa，C 亚基的相对分子质量为 40kDa，总相对分子质量约为 180kDa。其中 C 亚基包含能够结合并水解 ATP 的活性位点，也能结合 R 亚基的结构域。R 亚基包含能够结合 cAMP 的结构域，结合 C 亚基的结构域和自我抑制区域（auto inhibitory domain）。蛋白激酶 A 的催化结构域见图 1-2-2-11。

在不同细胞中，由于磷酸化的底物蛋白不同，PKA 产生不同的生物效应。如在脂肪细胞和肝细胞中，PKA 磷酸化乙酰 CoA 羧化酶和丙酮酸脱氢酶，抑制这些酶的活性，从而抑制脂肪合成，促进糖异生。在骨骼肌细胞中，PKA 增加 Ryanodine 受体的磷酸化，促进 $Ca^{2+}$ 离子流出。此外，正常记忆的形成对 PKA 水平高度敏感。

**2. 蛋白激酶 C** 蛋白激酶 C（PKC）是一组磷脂依赖性 $Ca^{2+}$ 激活的蛋白丝氨酸/苏氨酸激酶。它由单一多肽链组成，相对分子质量为 77～83kDa，包括两个功能区，与磷脂、二酰甘油（DGA）及 TPA 结合

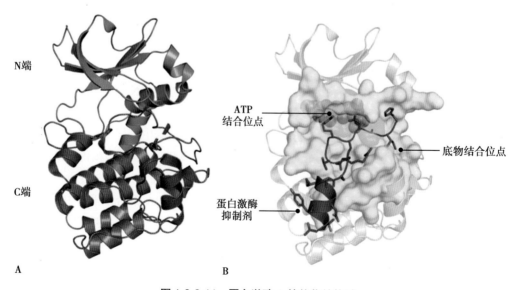

**图 1-2-2-11 蛋白激酶 A 的催化结构域**

A. 蓝色代表 N 端，红色代表 C 端；B. 绿色：ATP 结合位点，紫色：作用底物，黄色：底物结合位点

的疏水性调节区和与 ATP 及底物结合的亲水性催化区。据蛋白激酶 C 调控能力的差异，将目前已知的 13 个蛋白激酶 C 家族成员分为三类：包括经典蛋白激酶 C（PKC-α、PKC-β1、PKC-β2、PKC-γ），新型蛋白激酶 C（PKC-δ、PKC-ε、PKC-η、PKC-θ），非典型蛋白激酶 C（PKC-ζ、PKC-ι/λ）。使用 Northern 免疫印迹技术分析，结果显示许多蛋白激酶 C 同工酶在各种组织中广泛表达，但一般认为 PKC-γ 仅存在于脑中。

**3. 信号转导及转录激活子** 信号转导及转录激活子（signal transducer and activator of transcription, STATs）是具有信号转导和转录调节功能的蛋白质家族，主要存在于细胞质。STATs 家族由 7 种成员组成，其每个 STATs 成员结合的 DNA 位点是特异的，STATs 包括几个高度保守的功能区：① SRC 同源区 2（SH2）结构域，H2 结构域与酪氨酸磷酸化受体结合，并与受体上的磷酸化酪氨酸下游序列作用共同决定了 STATs 的受体结合特异性，是细胞因子刺激后 STAT 酪氨酸发生磷酸化所必需的。②转录活性区：转录活性区与转录激活有关。③ N 末端区：N 末端区是 STAT 与其他转录因子作用部位，也是两个 STATs 二聚体形成四聚体的部位。④ DNA 结合区：DNA 结合区决定 STATs 与 DNA 结合的部位。STATs 通路一旦被激活可以介导很多基因的表达，同时也可以抑制转录，并能在激活后转入核内与 DNA 结合，广泛参与多种细胞因子和生长因子的信号转录与调控。

**（三）受体**

这里主要是核受体（nuclear receptors, NRs），作为转录中的支架蛋白，NRs 在转录中起到枢纽作用。

结构上，可分为 5 个功能结构域：①高度可变的 N 端，具有转录激活作用，其在疾病中的高度可变性可作为药物的重要靶点。②处于中间的 DNA 结合域（DNA-binding domain, DBD），包含 2 个高度保守特异性的锌指结构，靶向特定的 DNA 序列，称为激素应答元件（hormone response elements, HRE）。HRE 由两个半位体组成，他们具有共同序列 AGGTCA，中间由几个核苷酸相连接。结合的特异性通常由核苷酸的个数（3/4/5）以及 2 个半位体的取向决定，称作 3-4-5 规则。如维生素 D 被证明是具有 3 个重复核苷酸序列的响应元件，对于甲状腺激素，间隔是四个重复序列，对于维甲酸来说，则是五个。③铰链区，赋予整个受体以柔性。④配体结合区（ligand-binding domain, LBD）可引导受体二聚

物、配体识别等功能。⑤ C 末端 AF-2 螺旋。当配体与配体结合区域相结合时，AF-2 构象发生转变，激活 NRs。无配体结合作用时，NRs 在细胞质中与热休克蛋白或免疫亲和素伴侣形成复合物，或是在核中，与 HRE 作用形成复合物。核受体结构示意图见图 1-2-2-12。

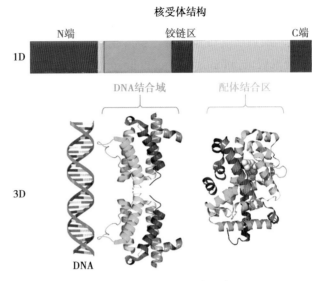

图 1-2-2-12 核受体结构示意图

NRs 超家族有 48 个成员，可根据他们的配体和功能广义的分为 3 类：①由内分泌受体构成，可与脂溶性高的激素和维生素相结合。这类受体包括甾体激素受体、甲状腺激素受体、维甲酸受体和维生素 D 受体，它们都是维持内分泌系统稳态所必需的。②第二类是"脱孤"孤儿受体，所谓孤儿受体是指尚未发现与之结合的天然配体。当发现其天然配体时，就可"脱孤"。例如，维生素 A 衍生物 9- 顺式维甲酸作为维甲酸 X 受体的内源性高亲和配体的鉴定，代表了第一个孤儿受体的"脱孤"。③第三类是真正的孤儿受体，其配体尚未被鉴定，如小分子异源二聚体伴侣等。

NRs 对生物体的生殖、发育、免疫、糖脂代谢均起到重要的调节作用，同时也是代谢疾病及肿瘤的重要靶点，临床上约 10% 的药物是以 NRs 作为靶点的。

**（四）第二信使**

细胞外的信号称为第一信使，能将细胞表面受体接受的细胞外信号转换为细胞内信号的物质称为第二信使。第二信使为第一信使作用于靶细胞后，在细胞膜内侧或胞质内产生的非蛋白类小分子，属于信息分子。第二信使通过其浓度变化（增加或者减少）来应答胞外信号与细胞表面受体的结合，调

节胞内酶的活性和非酶蛋白的活性，从而将获得的信息增强、分化、整合并传递给效应器，发挥特定的生理功能或药理效应。因此，第二信使在细胞信号转导途径中行使携带和放大信号的功能。

第二信使的作用方式一般有两种：①直接作用。如钙离子能直接与骨骼肌的肌钙蛋白结合引起肌肉收缩。②间接作用。是第二信使主要的作用方式，第二信使通过活化蛋白激酶，诱导一系列蛋白质磷酸化，最后引起细胞效应。第二信使包括：环磷酸腺苷（cyclic adenosine monophosphate，cAMP）、环磷酸鸟苷（cyclic guanosine monophosphate，cGMP）、三磷酸肌醇（Inositol 1，4，5-triphosphate，IP3）、钙离子（calcium，$Ca^{2+}$）、锌离子（Zinc，$Zn^{2+}$）、二酰甘油（diacylglycerol，DG/DAG）、花生四烯酸（aarachidonic acid）、一氧化氮（NO）等。其中以 cAMP 最为重要。

**1. 环磷酸腺苷** cAMP 是一种环状核苷酸，全称为"腺苷 -3'，5'- 环化 - 磷酸"，亦称"环磷酸腺苷"。是由三磷酸腺苷（ATP）脱掉两个磷酸缩合而成的。cAMP 在体内分布很广，在全身各系统的组织中均有存在。激素与靶细胞膜受体结合激活细胞膜上的腺苷酸环化酶（adenylate cyclase，AC）系统，在镁离子存在下，ATP 转变为 cAMP。cAMP 使无活性的蛋白激酶（protein kinases，PK）获得活性，从而激活磷酸化酶，引起靶细胞的内在反应。cAMP-PK 系统可影响体内许多酶的活性和细胞内的生理生化过程。

cAMP 能够促进细胞的新陈代谢、促进心肌细胞生长、改善心肌功能。也可以抑制血小板聚集、抑制癌基因表达、诱导肿瘤细胞分化并抑制肿瘤细胞恶性表型。研究表明发热与脑内 cAMP 浓度升高有关，通过抑制下丘脑 cAMP 的生成可以取得明显降热作用。

**2. 钙离子** 钙离子是细胞内重要的第二信使。细胞质内游离钙离子浓度一般在 $10^{-8} \sim 10^{-7}$mol/L，比细胞外钙离子浓度低 $10^4 \sim 10^5$ 倍。细胞内主要的钙离子通道包括：瞬时感受器电位通道（transient receptor potential receptor，TRP）、电压门控钙通道、Ryanodine 受体（RyR）、三磷酸肌醇受体（inositol-1，4，5-triphosphate receptor，IP3R）、库控钙内流（store-operated $Ca^{2+}$ entry，SOCE）、线粒体钙离子单向转运体（mitochondrial calcium transporter，MCU）等，他们结构不同，功能各异，主要介导细胞外或细胞器内的钙离子流入细胞质或线粒体基质。此外，细胞还有细胞膜钙泵、钠钙交换体、内质网钙泵等转运

蛋白负责将钙离子移出细胞或移入细胞器。另有钙感受蛋白感受细胞外和细胞器内的钙离子浓度，它们共同构成钙信号调控系统，见图 1-2-2-13。

当第一信使作用于靶细胞后，细胞内质网、肌浆网的钙通道或质膜上的钙通道开放，使细胞内钙离子浓度快速升高，从而使细胞内某些酶的活性和蛋白质功能发生改变，产生细胞效应。钙离子也可通过激活或抑制依赖它的一系列蛋白激酶系统而对细胞内的反应过程进行调节。钙离子是细胞内最古老作用最广泛的信号物质，参与调控机体几乎所有的生物学功能，如激发生命、控制细胞的生长分化、参与心脏和肌肉收缩、神经信息传递、学习和记忆、调控细胞增殖和凋亡等等，钙离子信号的传递是细胞对许多外界环境和激素刺激做出反应的基础。

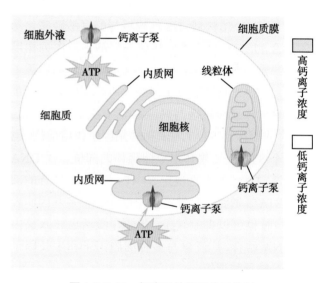

**图 1-2-2-13 钙离子的信号传导机制**

**3. 锌离子** 锌离子是人体内最重要的微量元素之一，锌在成人体内的平均含量为 1.4～2.3g，在人体所有组织及分泌物中具有较高浓度。在细胞中，锌的分布如下：细胞质（50%）、细胞核（30%～40%）和细胞膜（10%）。最新研究表明锌离子是一种新型的细胞内第二信使。锌是许多蛋白质的结构组成部分，如酶和转录因子，可与含有锌指结构模序的蛋白质紧密结合。在神经元中，细胞外刺激诱导锌释放到周围环境中，然后通过封闭的锌通道进入邻近细胞的细胞质中。在这种情况下，锌的作用与神经递质非常相似。当细胞受到外界刺激时，细胞内游离锌水平将升高，称之为锌波。锌波依赖于钙离子流、丝裂原活化蛋白激酶或细胞外信号调节激酶激活。锌波的作用是抑制磷酸酶的活性，调节丝裂原活化蛋白激酶活性，并可使白细胞介素 6 基

因及肿瘤坏死因子 α 基因在肥大细胞中进行表达等，从而调节细胞受到外界刺激后的反应。

锌在生物体内的功能主要有：催化功能，参与酶的催化和协同催化。结构功能，作为许多蛋白质的组成成分，维持蛋白质的结构稳定。调节功能，调节酶活性和蛋白质稳定性。人体缺锌将导致厌食症、味觉及嗅觉功能减退、影响免疫系统及生殖系统功能等，近年来研究表明锌稳态在维持神经兴奋和癫痫中占有重要作用。

**（五）细胞内微环境**

**1. 谷胱甘肽** 氧化还原电位的差异存在于组织和细胞水平。谷胱甘肽（glutathiose，GSH）是一种由谷氨酸、半胱氨酸及甘氨酸缩合而成的含有 γ-酰胺键和巯基的三肽，其体内存在形式有两种，分别为氧化型（GSSG）和还原型（GSH），在生理条件下主要以还原型谷胱甘肽 GSH 为主，GSH 几乎存在于身体的每一个细胞。GSH/GSSG 是动物细胞中最丰富的氧化还原对，其中发现谷胱甘肽的细胞质水平比细胞外液高出两到三个数量级。谷胱甘肽是细胞内一种重要的调节代谢物质，它不仅能够清除

体内的过氧化物及其他自由基，促进肝脏酶活性、解毒和维持红细胞膜完整性，还具有维持 DNA 的生物合成和细胞免疫等多种生理功能。

多种官能团被开发用于 GSH 的检测。二硫化物在还原剂（包括谷胱甘肽）存在下可以转化为硫醇，硫醇基团在氧化剂存在下又可以可逆地重新形成二硫键。硫醇 - 二硫化物转换的条件也比较温和，因此硫醇 - 二硫化物对是理想的氧化还原响应材料。近年研究发现，由含二硒化物的嵌段共聚物自组装的胶束聚集体对氧化剂和还原剂都表现出高度敏感性。

**2. 吡啶核苷酸和黄素蛋白** 吡啶核苷酸，包括烟酰胺腺嘌呤二核苷酸（NAD$^+$）和烟酰胺腺嘌呤二核苷磷酸（NADP$^+$）以及它们的还原型（NADH、NADPH），见图 1-2-2-14。NAD$^+$/NADH 在细胞内的比例约为 10/1～700/1，总浓度为 0.3～1.0mmol/L。吡啶核苷酸广泛存在于生物体内所有组织中，是体内最早知道的辅酶。其与脱辅基酶蛋白结合，形成脱氢酶，参与糖、脂肪、蛋白质及其他物质的代谢。吡啶核苷酸在生物过程中最重要的作用是电子传

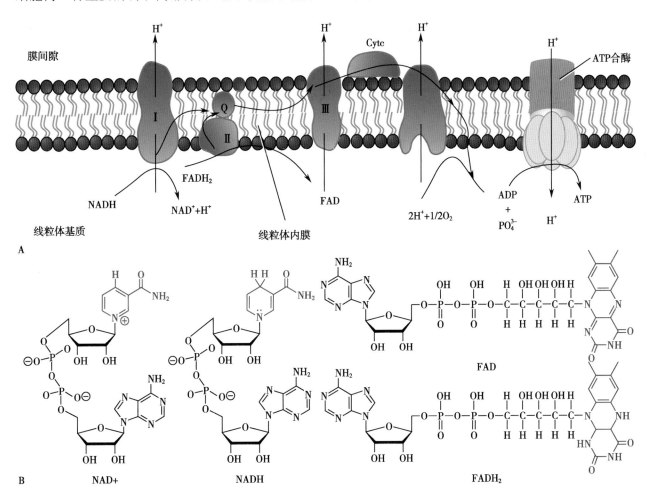

图 1-2-2-14　线粒体电子传递链

A. 线粒体电子传递链；B. 主要辅酶的化学结构式

递。能量反应中的电子，一般都先被转移至 NAD$^+$，再被还原成 NADH，经过传递链传递电子至氧，并释放能量。

黄素蛋白是以黄素核苷酸为辅基的结合蛋白质，有些还含有金属离子或血红素成分。黄素核苷酸有黄素单核苷酸(FMN)和黄素腺嘌呤二核苷酸(FAD)两种，它们是维生素 B$_2$ 的衍生物，均含核黄素(维生素 B$_2$)。FMN 通过非共价键与蛋白质结合，FAD 以共价键或非共价键和蛋白质结合，见图 1-2-2-14。黄素蛋白分为脱氢酶和氧化酶类，参与呼吸链组成，在代谢过程中起氧化还原酶的作用，催化氧化还原反应，在电子传递链中作为电子载体传递氢和电子。

细胞呼吸作用氧化磷酸化过程中，电子在不同的酶复合体之间传递，这个过程包括 NADH 和 FAD 间的电子转移。在各种细胞辅助因子中，吡啶核苷酸和黄素蛋白被认为是评价细胞代谢情况的可靠指标。因此监测 NAD(P)H 和 FAD 的水平可用于评价缺氧和癌症的发展，此外在神经科学方面也有重要作用。

（王 聪 金子义 李 聪）

# 第三节 靶点的筛选技术

分子影像学将分子生物学技术和现代医学影像学相结合，探索疾病过程中细胞和分子水平的异常，从而有助于疾病的早期诊断和治疗。运用高特异性的成像探针，是分子影像学显示分子信息即内源性分子靶点表达成像的关键所在，而新探针的研制和开发，常涉及以下分子生物学技术。

## 一、cDNA 文库构建

cDNA 文库是从某真核生物 mRNA 反转录形成的 cDNA 片段与载体(常用噬菌体或质粒载体)连接形成的克隆集合，代表特定发育阶段表达的全部mRNA。特点是其中不含内含子和其他调控序列。cDNA 文库的构建和筛选是基因克隆的重要方法之一，也是目前发现新基因和研究基因功能的基本工具之一。从 cDNA 文库中可以筛选到目的基因，并进一步用于探针作用的靶点。下面介绍几种常用的文库构建方法，这些方法各有优缺点，应用时须结合具体情况进行选择，以达到预期的目的。

### （一）经典 cDNA 文库

经典 cDNA 文库构建的基本原理是获得高质量的 mRNA，然后用 Oligo(dT)或随机引物，反转录合成 cDNA，两端添加适当的连接接头，酶切后连接到适当的载体中获得文库。

经典 cDNA 文库的构建高效、简便，但存在以下几方面不足：①文库克隆的片段一般较短，单个克隆上的 DNA 片段太短，所能提供的基因信息很少，大多需要几个克隆才能覆盖一个完整的全基因 cDNA；②细胞中不同 mRNA 的丰度不同，低丰度的 mRNA 要求很高的克隆数；③所需 mRNA 量大，不可能以少数细胞或组织为材料构建所需的 cDNA 文库；④筛选经典 cDNA 文库操作复杂，限制了基因克隆的速度。

### （二）全长 cDNA 文库

全长 cDNA 文库是指从生物体内一套完整的 mRNA 分子经反转录而得到的 DNA 分子群体，是 mRNA 分子群的一个完整的拷贝，代表真正的 cDNA 文库全长，不仅能提供完整的 mRNA 信息，而且可以通过基因序列对比得到 mRNA 剪接信息，利于后期蛋白质表达及功能分析。此外，全长 cDNA 文库是高效、大规模获得基因序列信息的一条有效途径，尤其是对基因组庞大，近期内尚不能进行全基因组测序的生物来说更是进行功能基因组研究的一条重要途径。目前，全长 cDNA 文库的构建方法主要有 CAPture 法、Oligo-capping 法、SMART 法、Cap-select 法、Cap-jumping 法以及 Cap-trapper 法等。所有这些方法都着眼于真核生物 mRNA 5' 端的帽子结构，但又各具独到之处。总的来说，每种方法都存在一定的缺陷。综合比较而言，这六种方法中，SMART 法和 Cap-trapper 法比较有实际应用价值。Cap-trapper 法虽然所建文库全长率高，冗余性低，建库效率高，是目前构建高质量文库最好的方法，但对实验技术要求较高，实验过程复杂，操作烦琐。SMART 法适于简单、快速地构建一般质量的 cDNA 文库。

利用 SMART(switching mechanism at 5' end of the RNA transcript)技术建库，可以得到全长 cDNA 文库。该方法只需要少至 25ng 的 mRNA 或者 50ng 的总 RNA，就可以得到能够代表原有样品中 mRNA 丰度的 cDNA。构建的关键在于合成 cDNA 的反应物中事先加入了 3' 末端带 Oligo(dG)的 SMART 引物。

反转录酶以 mRNA 为模板合成 cDNA，当达到 mRNA 的 5' 末端碰到真核特有的帽子结构，即甲基化的 G 时，在合成的 cDNA 末端连续加上几个 dC。SMART 的引物 Oligo(dG)与 cDNA 末端的连续 dC

配对，反转录酶自动转换模板，以 SMART 引物作为延伸模板，继续延伸 cDNA 直到引物的末端。这样得到的所有 cDNA 单链的一端含有 Oligo(dT) 的起始引物序列，另一端有已知的 SMART 引物序列。合成第二链后利用通用引物进行扩增。只有 5′ 帽子结构完整的 mRNA 才能利用这个反应进行扩增，因此扩增得到的 cDNA 就是全长 cDNA。

### （三）均一化 cDNA 文库

均一化 cDNA 文库包含某一特定组织或细胞的所有表达基因，且在 cDNA 文库中表达基因对应的 cDNA 的拷贝数相等或接近，从而克服基因转录差异给文库筛选及分析带来的障碍，便于研究基因的表达和序列分析。均一化 cDNA 文库有以下几个优点：①经济实用，能节约大量试验成本；②原始丰度 mRNA 拷贝相对应的 cDNA 探针与均一化 cDNA 文库作杂交，可以估算出大部分基因的表达水平及发现一些组织特异性基因；③克隆低丰度 mRNA 的机会增加，可应用与各发育阶段或各组织的基因表达分析及突变检测；④可用于遗传图谱的制作和大规模原位杂交，还可以用于大量测序与芯片制作等研究。

基因的转录水平和表达能力存在巨大差异，绝大多数基因处于中等或低等表达丰度。构建均一化 cDNA 文库有以下两种观点：①基于复性动力学原理，高丰度的 cDNA 在退火的条件下复性速度快，而低丰度的 cDNA 需要很长时间，从而可以通过控制复性时间来降低丰度；②基于基因组 DNA 在拷贝数上具有相对均一化的性质，通过 cDNA 与基因组 DNA 饱和杂交而降低在文库中高拷贝存在的 cDNA 的丰度。目前，均一化 cDNA 文库构建的常用方法包括饱和杂交均一化法、寡核苷酸序列指纹均一化法、复性式均一化法和双链特异性核酸酶（Duplex-Specific Nuclease，DSN）均一化法。最为常用的均一化方法为 DSN 均一化法。DSN 是最近发现的一种热稳定核酸酶，该酶能够选择性降解双链 DNA 和 DNA-RNA 杂交体中的 DNA，对单链核酸分子几乎没有作用。热稳定核酸酶 DSN 的应用，避免了测序过程中大量相同基因序列的干扰，提高了低丰度基因的筛选概率。由于 DSN 均一化法操作步骤简单，所需要的起始材料少，具有良好的应用前景。

DSN 与 SMART 技术相结合法构建全长均一化 cDNA 文库是最为常见的方法。操作步骤如下：将特定时期的特定组织研磨提取总 RNA，利用 SMART 技术反转录得到第一链 cDNA，然后采用 LD-PCR（Long-Distance PCR）对其扩增、纯化产物，使用 DSN 处理全长 cDNA 文库，二次扩增均一化后的 cDNA，经消化、酶切、分离，去除小于 400bp 的片段，最终得到的 dscDNA 与载体连接并转入感受态细胞，培养所得即为原始的全长均一化 cDNA 文库。

### （四）全长均一化 / 差减 cDNA 文库

全长均一化 / 差减 cDNA 文库最早由 Carninci 等人提出，整个文库的构建过程可分为 3 个部分：全长 cDNA 的获得；均一化 / 差减处理；双链 cDNA 的合成及文库的获得。这 3 个部分中，除均一化 / 差减处理外，其他两部分的方法和步骤与 Cap-trapper 法都相同。在进行均一化 / 差减处理时，需要将全长 ss-cDNA 作为 tester 与用生物素标记的过量的 driver mRNA 杂交，用磁珠分离法将高表达的 cDNA 除去，最终得到稀有表达的单链 cDNA（single stranded cDNA，ss-cDNA）。

该方法不仅综合了构建全长和均一化 / 差减文库的技巧，而且又有许多独特的创新，克服了 DNA 杂交过程中的一些困难，文库质量得到较大提高。

### （五）消减 cDNA 文库

消减 cDNA 文库也称扣除文库，是一种富含目的基因序列的 cDNA 文库。消减杂交是构建消减 cDNA 文库的核心，消减文库是否构建成功很大程度上取决于消减杂交的效率。

消减 DNA 文库构建的基本过程是：将要进行比较的两种组织或者细胞来源的 mRNA 样品反转录为 cDNA，把含有目的基因的一方称为检测子（tester），不含目的基因的一方称为驱动子（driver）。在一定条件下用检测子与大大过量的驱动子进行杂交，选择性地去除两部分共同基因杂交形成的复合物，往往进行多次杂交 - 去除过程，最后将含有相关目的基因的未杂交部分收集后，连接到载体形成文库。

### （六）固相 cDNA 文库

构建固相 cDNA 文库需基于传统的 cDNA 合成方法，并且在 cDNA 合成过程中引入固相支持物。Thomas Roeder 在 1998 年提出新的 cDNA 文库固相合成方法，所用的酶和试剂与传统方法完全相同。不同的是 cDNA 的合成和修饰均在固相支持物——磁珠上完成。cDNA 通过一个生物素固定在链霉素偶联的磁珠上，这样在反应过程中就可以简便而迅速地实现酶和缓冲液的更换，因此它将快速与高质量的文库构建结合在一起并且构建的文库适合大多数的研究目的。

虽然 cDNA 文库的用途很多，但是应用于分离感兴趣的靶基因是其最重要的用途。不管哪种类型的 cDNA 文库，都可以用于分离靶基因，只是使用的方法有差异。分离方法主要有两种：①对于非全长 cDNA 文库，即经典 cDNA 文库或消减 cDNA 文库，需要利用已经获得的 cDNA 序列片段，通过快速扩增 cDNA 末端法（rapid amplification of cDNA end，RACE）获得靶基因的全长序列；②对于全长 cDNA 文库，利用其与靶基因片段作为探针进行杂交筛选。

## 二、差异基因表达

各种生物的基因组均含有一定数量的基因。基因的表达按特定的时间和空间顺序有序地进行着，这种表达的方式即为基因的差异表达。通过比较同一类细胞在不同生理条件下或在不同生长发育阶段的基因表达差异，可为分析生命活动过程提供重要信息。

差异基因表达（differential gene expression，DGE）技术主要有 mRNA 差异显示、消减杂交、cDNA 的代表性差异分析、抑制消减杂交、cDNA 扩增片段长度多态性、基因表达系列分析和基因芯片技术等。这些方法各有特点，各有利弊，应用时可根据自己的需要选择合适的方法。

### （一）mRNA 差异显示

mRNA 差异显示（differential display，DD）技术又称差异显示反转录 PCR（differential display reverse transcription polymerase chain reaction，DDRT-PCR）技术，是目前在筛选和克隆差异表达基因方面最有效的方法。DD 技术以分子生物学上最广泛应用的反转录反应，PCR 反应和聚丙烯酰胺凝胶电泳为基础，基本原理是 RNA- 反转录 -PCR。具体步骤见图 1-2-3-1。

步骤如下：

首先，含 oligo（dT）的寡聚核苷酸为 3′ 锚定引物，与 mRNA 的 poly（A）尾退火，将所有的 mRNA 反转录成 cDNA；并用该引物锚定 cDNA 第二链的 3′ 端。

然后，用另一随机寡核苷酸引物（5′ 随机引物）与 cDNA 第一链互补，进行 PCR 扩增。由于寡核苷酸随机引物随机结合在 cDNA 的互补靶位点上，源于不同 mRNA 的扩增片段大小不同。

将所有产物电泳分离后比较，就可以找到差异条带。回收不同组织所特有的差别条带 cDNA，进一步克隆、测序及用于制备杂交或文库筛选的探针，

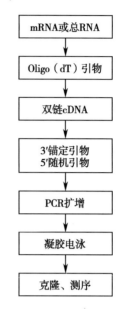

图 1-2-3-1　DD 技术原理路线图

从而对差异条带鉴定分析，以便最终获得差异表达的目的基因。

DD 技术的优点：①简单，技术上仅仅依靠 PCR 和 DNA 测序胶电泳；②所得到的差别条带往往不止一条，常包含某一基因的上游以及下游的调控基因；③实验周期短，约 8 天即可完成，便于重复，而且可重复性好；④灵敏度高，可检测出低丰度的 mRNA；⑤可以同时在多个材料之间或不同处理材料之间进行比较；⑥可以同时显示多种生物性状的差异及可以同时获得高表达和低表达的基因。

经过多年的实践，DD 技术在应用过程中不断得到改进，例如对引物体系的改进，RT-PCR 模板的改进，PCR 反应参数的优化，凝胶电泳以及标记方法的改进以及杂交方式的改进，同时产生了许多衍生技术如随机引物 PCR 的指纹法（RAP-PCR）、GDD（genomic DD）、荧光标记差异显示技术（FDD）等，是所有目前在差异基因表达分析中应用的主要技术的"祖先"。

### （二）消减杂交

消减杂交（subtractive hybridization，SH）的本质是除去那些普遍共同存在的或是非诱发产生的 cDNA 序列，使待分离的目的基因序列得到有效的富集，提高分离的敏感性。

经典的消减杂交法是将检测子（tester）mRNA 与驱动子（driver）cDNA 杂交，或将检测子 cDNA 与驱动子 mRNA 杂交，祛除杂交体和未杂交上的驱动子成分（cDNA 或 mRNA），得到检测子独有的 mRNA 或 cDNA，这些基因即为差异表达基因。

构建减法 cDNA 文库是 mRNA 减法杂交中的

一个关键环节。减法 cDNA 文库实际上是一个次级 cDNA 文库，它富集了所要寻找的特异序列，复杂性降低，不仅便于筛选，而且提高了灵敏度。最初构建这类文库是通过羟基磷灰石柱层析或生物素卵清蛋白体系去除两种材料共有的 mRNA，以此来富集差异表达的 cDNA。该体系回收的 cDNA 量少，容易丢失部分 mRNA，假阳性高，重复性低。为克服这些问题，人们在方法学上作了一些改进。例如，建立了使用磁珠的减法技术和代表性差别分析技术等。

### （三）cDNA 的代表性差异分析

cDNA 的代表性差异分析（represential display analysis，RDA）是一种以 PCR 技术为基础的消减杂交技术。其原理是利用巧妙设计的接头和引物，祛除共有序列，驱动子（driver）中没有特异双链 cDNA，PCR 指数扩增仅在检测子（tester）中存在，从而得到有效富集的差异片段。具体步骤见图 1-2-3-2。

首先，用同一种限制性内切酶切割检测子和驱动子的双链 cDNA；两端分别接上单链寡聚核苷酸接头，补平后，以接头为引物进行 PCR 扩增。再用内切酶切除接头，并只在检测子两端接上新接头。随后将检测子与大量驱动子混合杂交，形成三种杂交体：检测子自身杂交体 tester/tester，两端都带接头；tester/driver 杂交体只有一端带接头；driver/driver 杂交体两端都没有接头。然后，补平末端，并

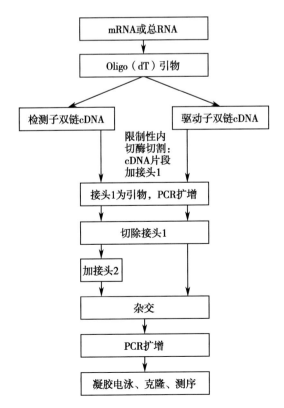

图 1-2-3-2　cDNA-RDA 技术原理路线图

以新接头为引物进行 PCR 扩增。只有 tester/tester 杂交体的两端均能和引物配对，产物为双链 DNA，数量呈指数递增；tester/driver 杂交体只能是单引物扩增，产物为单链 DNA 分子，数量呈线性递增；driver/driver 杂交体由于分子两端没有与新引物配对区而无法扩增。差异双链 cDNA 完成第一轮富集。杂交产物再进行第二轮酶切、加接头、杂交和 PCR 扩增，重复两次后，可确保从检测子中彻底祛除与驱动子共有的序列。只有差异双链 cDNA 经 PCR 几轮循环得以有效富集。

与 mRNA DD 不同，由于 cDNA-RDA 进行了不同组织或细胞内表达基因之间的活减杂交，从而大大地减少了 mRNA DD 中易于出现的假阳性。而且也减少了后续鉴定的工作量。同时，cDNA-RDA 具有 RDA 相同的消减富集和 PCR 动力学富集的特点、使 mRNA DD 原本难以显示的稀有 mRNA 的 cDNA 得以富集，并获得筛选和克隆。

cDNA-RDA 也存在一些局限性，常见问题如下：①由于 cDNA 从 mRNA 逆转录而来，因而要求样品必须新鲜，其 RNA 要有一定的质量保证。导致 RNA 降解的任何因素都可能造成信息的大量损失；②与基因组 DNA 相比，cDNA 片段要短得多，由此造成限制性内切核酸酶酶切位点分布不均，其消化的结果可能造成 cDNA 序列两端信息量丢失；③在非酶切位点区域内的点突变、小的缺失或插入难以被发现；④完全无酶切位点的片段无法参与 RDA 筛选。⑤方法烦琐、费时费力、易于污染。

### （四）抑制消减杂交

抑制消减杂交（suppression subtractive hybridization，SSH）技术是依据抑制性 PCR 发展出来的又一种 cDNA 消减杂交技术，主要用于分离两种细胞或组织的细胞中的差异表达基因，可以有效克服基因上调表达所造成的不利后果，适用于克隆分析造成某种特殊表型的目的基因及其功能。

首先，将检测子（tester）和驱动子（driver）的双链 cDNA 酶切，得到平末端 cDNA 片段。将检测子 cDNA 均分两份，分别接上接头 1 和接头 2。两接头分别具有一段反向末端重复序列。

然后，将检测子和驱动子进行两轮杂交。先用过量的驱动子分别与两份检测子样品进行杂交，使测试 cDNA 的单链丰度均等化，以及差异表达的单链分子得到富集。第一轮杂交后，两份杂交产物混合，再与驱动子进行第二轮杂交，进一步富集差异表达的 cDNA，并形成两端带有不同接头的双链分子。

最后，杂交产物补平后作为模板，加入根据接头长链序列设计的内、外侧引物，进行两次 PCR 反应。第一次 PCR 基于抑制效应，只有两端分别是接头 1 和接头 2 的差异表达的序列片段得以指数扩增；第二次 PCR 极大提高扩增的特异性，使得差异表达的目的基因片段得到大量富集，并可用于后续的筛选工作。

在分离、克隆差异表达的基因序列片段中，抑制性消减杂交技术具有独特的优点。①假阳性率低：这是它最大的优点，抑制性消减杂交技术采用两次消减杂交和两次 PCR，保证了较高特异性；②效率高：一次抑制性消减杂交反应可同时分离到几十到几百个差异表达的基因；③简便易行：抑制性消减杂交技术所采用的方法简单、成熟、易掌握、易操作；④高敏感性：cDNA 消减杂交、代表性差异分析、mRNA 差异显示方法都不能分离到低丰度的差异表达基因，而抑制消减杂交技术显著增加了获得低丰度差异表达的 cDNA 的概率，对高、低丰度的差异表达基因都能有效分离；⑤筛选周期短：应用抑制性消减杂交技术一般 3～4 天即可获得差异基因表达片段的 cDNA；⑥实验结果复杂程度低：SSH 技术由于采用了接头、差减杂交及两轮抑制性 PCR 扩增，可大量特异扩增那些代表了差异表达的 cDNA 片段，因而减少了结果的复杂性。

SSH 的缺点在于：①每次只能比较两种样品之间基因表达的差异；②SSH 依赖较高的 RsaI 消化效率和接头连接效率，否则不带接头的 tester cDNA 的杂交方式将和 driver cDNA 相同，导致一些差异表达的 cDNA 得不到富集而丢失。同样如果两组 tester cDNA 与接头的连接效率不同，也将丢失一些差异表达 cDNA；有时会产生嵌合 cDNA（概率为 2%）；③起始材料需要微克（μg）级量的 mRNA；SSH 差减克隆片段较小，获取 cDNA 全长序列有一定难度；④ SSH 技术中所研究材料的差异不宜太大，最好是只有细微差别。

### （五）cDNA 扩增片段长度多态性

cDNA 扩增片段长度多态性（cDNA-amplified fragment length polymorphism，cDNA-AFLP）技术是从基因组 AFLP 方法发展来的 RNA 指纹技术，经典的 cDNA-AFLP 按照标准的 AFLP 方法进行操作，只不过模板变成了 cDNA。这一方法包含 3 个步骤：①将 cDNA 酶切并连上载体；②用 PCR 引物选择性扩增限制性内切酶酶切片段；③电泳及成像。利用该技术可以同时检测多个样本的基因表达差异。具体步骤见图 1-2-3-3。

### （六）基因表达系列分析

基因表达系列分析（serial analysis of gene expression，SAGE）是一种在转录物水平上研究细胞或组织基因表达模式的快速、有效的技术，也是一种高通量的功能基因组研究方法，它可以同时将不同基

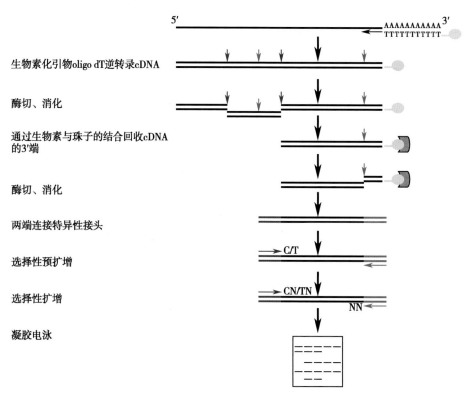

生物素化引物oligo dT逆转录cDNA

酶切、消化

通过生物素与珠子的结合回收cDNA的3′端

酶切、消化

两端连接特异性接头

选择性预扩增

选择性扩增

凝胶电泳

**图 1-2-3-3　cDNA-AFLP 技术流程图**

因的表达情况进行量化研究。该技术以捕捉和序列分析靠近样品 cDNA3′ 端的一段区域 EST（express sequenced tags）为基础，可以快速和详细地分析成千上万个基因，寻找出表达丰富度不同的 SAGE 标签序列。方法如下：

首先，用生物素标记的 Oligo（dT）为 3′ 锚定引物，将 mRNA 反转录成双链 cDNA，限制性内切酶切割，得到多个长 250bp 左右的片段。然后用连有链亲和素的磁珠将带 poly（A）尾的 cDNA3′ 短片段分离出来，每个 3′ 片段代表一个 cDNA。把 cDNA 分成两份，分别连上包含标签内切酶位点的接头 A 和 B，再用标签酶消化，产生单侧平末端 cDNA。将两份 cDNA 混合连接，随机两种分子靠平末端连接，产生两端分别带 A 和 B 接头的 cDNA 连接体，即双标签。这些双标签再被标签酶酶切后，靠其平末端首尾连接串联起来。然后将多标签的串联体一同扩增连入载体，随后对连接物进行测序。具体步骤见图 1-2-3-4。

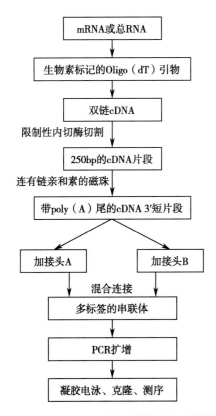

图 1-2-3-4　SAGE 的主要操作步骤路线图

SAGE 大大简化和加快了 3′ 端表达序列标签的收集和测序，可以全面地提供生物体基因表达谱信息，还可用来定量比较不同状态下的组织或细胞的所有差异表达基因。但 SAGE 是一个依赖 DNA 测序的基因计量方法，覆盖率和灵敏度受限于已测序

的大量克隆。同时也极大地依赖高质量的序列，即使单个碱基的序列发生错误或双标签间扩增效率发生微小的变化，都可能导致信息损失或结果失真。

**（七）基因芯片技术**

基因芯片技术（DNA chip technique）也叫 cDNA 微阵列杂交技术，是将大量探针分子以预先设计的排列方式固定于支持物上后，与标记的样品 cDNA 杂交，杂交信号阳性的探针分子就是在组织或细胞中表达的分子片段。若同时将两组生物性状相似但又有不同的组织或细胞 cDNAs 分别与芯片杂交，芯片上信号分子的分布就会有所不同。

基因芯片由于同时将大量的探针固定于支持物上，因此可一次性对细胞内多种分子进行检测和分析，灵敏度高、重复性好，通过购买商品化的芯片和采用自动化分析技术，使寻找差异基因和功能基因的工作变得简便快速。

当前，差异基因表达分析涉及的技术有很多种，选择时应考虑每种技术所需材料的量、灵敏度、覆盖率和其他实验中用过的试剂、限制酶等。对每个技术平台来说，所要求的生物学材料是一个最基本的考虑因素。此外，要想成功分析基因表达，技术的覆盖率（即用一种技术估计所有可能 cDNAs 的比例）也是同等重要的。覆盖率决定了要进行几轮重复和几次转录反应。只有分析完整的差异表达基图谱，才能满足全面地描述表达过程或产生特定药物响应图谱的需要。

## 三、转基因和基因打靶技术

转基因技术是指利用 DNA 重组技术，将外源性基因转移到细胞内，改造靶细胞的遗传信息，使其在性状、营养和消费品质等方面向预定的目标转变。现在多用来特指制备转基因动物所需的一套技术。

**（一）转基因动物技术**

转基因动物技术是指通过适当的方法将外源性基因即目的基因整合入特定的载体细胞（如受精卵细胞或胚胎干细胞），然后使之发育成携带外源目的基因的个体，并且可以继续传递给后代。这种技术具有分子及细胞水平上操作而整体表达的特点，从而可以更完整地在整体水平研究目的基因的结构与功能。突出的优越性使转基因动物具有广泛的应用潜能，逐渐成为生命科学研究和开发的重要领域。

转基因动物的制作过程主要有以下几步：目的基因的克隆、改造和载体系统的构建；目的基因向受体细胞转移；含外源基因的受精卵或早期胚胎的发育和表达；验证获得所需的稳定的转基因动物品系。关键是如何将目的基因高效地导入到特定的靶细胞内，并能整合进靶细胞的基因组，并长期表达外源目的基因。

转基因动物技术经过 30 多年的发展，无论在技术的多样性方面，还是实用性方面都取得了显著进步。外源基因转移方法的发展和完善始终是转基因动物研究的重点之一。显微注射法是指通过显微操作仪把外源基因注入受体动物的受精卵原核，外源基因整合到受体细胞染色体上，发育成转基因动物的技术。这是发展最早、目前使用最为广泛，也是最有效的方法，但存在整合率太低和不能定点整合的问题。外源基因被注入原核，其插入染色休是完全随机的，因而大大影响了外源基因的表达和遗传稳定性。随机整合也可能破坏基本内源基因序列或激活致癌基因，对动物健康产生有害影响。目前较成熟的其他制备方法还有精子载体法、胚胎干细胞法、反转录病毒载体法、电泳冲法、携带外源基因体细胞的核移植法等。在此基础上，基因编辑技术隆重登场，炙手可热的 TALEN 技术和 CRISPER-Cas9 技术使得基因编辑更加精准高效，有"生物导弹"之称，为 21 世纪生物基因工程提供了无限可能，必将在整个生命科学领域大放异彩。

### （二）基因打靶技术

基因打靶技术（gene targeting）是近年来发展起来的一项重要的基因定点整合技术。同源重组是基因打靶技术的分子生物学基础。此技术利用基因转移方法，将外源基因导入靶细胞后，通过外源基因序列与靶细胞内染色体上同源 DNA 序列间的重组，将外源基因定点整合入靶细胞基因组上某确定的位点，或对某一预先确定的靶位点进行定点突变，从而改变细胞遗传特性。传统的基因敲除主要利用同源重组和随机插入突变进行。

**1. 传统基因敲除技术** 基因打靶主要是在胚胎干细胞水平（embryonic stem ceils，ESC）进行操作。在生物体内，同源重组是普遍存在的一种生理现象，是生物体纠正自身或由外界因素诱导所致 DNA 突变的一种内在机制。这是基因敲除的分子生物学基础。以此为基础最先发展起来的基因敲除技术有 3 类，一类是针对原核细胞而开展的，是 Red 重组系统，利用 λ 噬菌体基因 Red 区段编码的一个能够启动细菌染色体与外源 DNA 发生同源重组；一类是针对真核细胞进行，主要是噬菌体的 Cre/Loxp 系统和酿酒质粒的 FLP/frt 系统，均是由一段特殊的

DNA 序列和一个重组酶来敲除特定基因；一类是大规模的随机插入突变，理论上其也可实现在基因组范围内敲除任一基因。随机插入突变是目前在植物中使用的较为有效的方法之一，主要有转座子和 T-DNA 插入突变。

基因打靶技术将外源基因定点整合入靶细胞基因组，克服了随机整合的盲目性和危险性，是转基因技术的一大进步。但是，基因打靶针对的基因在胚胎发育过程中或者在成熟生物体内具有至关重要的功能，当这些基因突变后，胚胎往往不能发育至正常分娩，或者出生后由于过于严重的生理缺陷而过早夭亡，或者影响到实验动物的繁殖功能而不能产生后代，进而不能获得携带突变基因的纯合子动物模型，无法开展后续研究。针对上述问题，近年出现了一种特殊的基因敲除或敲入方法，称为条件性基因打靶技术（conditional gene targeting）。条件性基因打靶技术通过定位重组系统实现特定时间和空间的基因敲除。现阶段条件性基因敲除以 Cre/Loxp 和 FLP/frt 系统应用最为广泛。

**2. 新式基因敲除技术** 随着技术的发展，目前推出的多种新式基因敲除技术，如 RNA 干扰（RNA interference，RNAi）、锌指核酸酶（Zinc finger nucleases，ZFNs）、转录激活因子样效应物核酸酶（Transcription Activator-like Effector Nucleases，TALENs）、成簇的规律间隔的短回文重复序列（clustered regularly interspaced short palindromic repeat，CRISPR）/Cas9 等基因敲除技术及 PfAgo 基因编辑等，遍及细胞分子生物学、分子遗传学等诸多领域。

（1）利用 RNA 干扰引起的基因敲除：RNAi 是 RNA 依赖的基因沉默现象，是双链 RNA（double-stranded RNA，dsRNA）分子在 mRNA 水平上诱发的序列特异性的转录后基因表达沉默。dsRNA 在 Dicer 酶的作用下可产生一系列长度为 21～22nt 的 siRNA（small interference RNA），siRNA 分子、核酸酶以及螺旋酶等结合形成 RNA 诱导沉默复合体（RNA-induced silencing complex，RISC），RISC 以 ATP 依赖的方式催化双链 siRNA 解旋，利用 RISC 内部的单链 siRNA，通过碱基配对识别与之互补的靶 RNA，切割靶 RNA，并由 RNA 酶降解，从而导致目的基因的沉默。因此，通过将 dsRNA 分子导入细胞内，特异性地降解细胞内与其同源的 mRNA，封闭内源性基因的表达来失活该基因同样可以实现基因的敲除。

（2）锌指核酸酶基因打靶技术：ZFNs 的核心设

计思想是将 2 个有特定功能的结构域，即特异性识别模块和功能模块融合，形成具有特定功能的蛋白。单个 ZFN 的 DNA 结合结构域一般包含 3～6 个 Cys2-His2 锌指蛋白重复单位，能特异性识别 1 个三联体碱基。与锌指蛋白组相连的非特异性核酸内切酶来自 FokI 的 C 端的 96 个氨基酸残基组成的 DNA 剪切域，每个 FokI 单体与一个锌指蛋白组相连构成一个 ZFN，识别特定的位点，当 2 个识别位点相距 6～8bp 距离时，2 个单体 ZFN 相互作用产生酶切功能。在此特异位点产生 1 个 DNA 双链切口（double strands breaks，DSB），然后利用细胞固有的同源重组或非同源末端连接修复机制进行切口修复，从而达到精确定点修饰的目的。近 5 年来，研究者已经在果蝇、线虫、植物、两栖类以及培养的人类干细胞中陆续报道了利用 ZFNs 人为造成特定基因位点的 DSB，从而实现高效率的基因定点修饰。ZFN 介导的基因敲除技术，可以精确地修饰基因或其周围的调控元件，可为研究人类疾病构建良好的动物模型，通过原核注射或胞质注射获得的基因敲除大鼠、基因敲除兔。存在同源区的外源 DNA 时，发生同源重组修复，能实现外源基因的定点敲入。

（3）利用 TALEN 切割特定的核苷酸靶序列引起的基因敲除：TALENs 靶向基因敲除技术是一种崭新的分子生物学工具，被认为是基因敲除技术发展的里程碑。TALENs 的设计和构建是基于植物病原体黄单胞菌分泌的一种转录激活子样效应因子（Transcription activator-like effector，TALE）可以识别 DNA 序列的原理。TALE 蛋白的核酸结合域的氨基酸序列与其靶位点的核苷酸序列有恒定的对应关系，由 34 个氨基酸重复序列组成一个单元，重复 17～18 次，34 个氨基酸中的第 12 和 13 个氨基酸对应识别 1 个目标碱基。利用 TAL 的序列模块，可组装成特异结合任意 DNA 序列的模块蛋白。TALE 蛋白中的 DNA 结合域与 FokI 核酸内切酶的切割域融合，在特异的位点打断目标基因，进而在该位点进行 DNA 操作，如敲入（knock-in）、敲出（knock-out）或点突变。

（4）CRISPR/Cas9 基因敲除技术：CRISPR-Cas9 基因编辑系统是 21 世纪最为重要的生物发现之一。2013 年《科学》将其评为年度十大突破之一。CRISPR 序列最早发现于 1987 年，2012 年 Jinek 等首次利用 II 型的 CRISPR/Cas 系统实现了目的 DNA 特定位点双链断裂，为 CRISPR/Cas 系统用于基因组定点编辑奠定了基础。它逐渐被证明是一个更为高效快速、简便易行的动物基因敲除新技术。

CRISPR 是规律间隔的短回文序列，它是细菌和古细菌所形成的一种适应性强的免疫防御机制，是利用 II 型为 CRISPR/Cas 免疫系统中的 Cas9 DNA 切割酶与目标序列互补的向导 RNA（single guide RNA，sgRNA）定点切割 DNA，从而达到识别和降解外源 DNA 的目的。CRISPR/Cas9 操作简单高效，对多种生物体适用，并可同时对多个靶基因序列或单碱基进行定点编辑，是目前基因改造方面的前沿技术。

随着基因敲除技术的不断完善发展，尤其是 CRISPR-Cas9 技术的蓬勃发展，加速了对基因功能、干细胞、疾病与基因及疾病之间联系的认识。这使改变基因变得更加容易且在治疗疾病的临床应用方面取得了长足的进步，如治疗残疾的体细胞或预防疾病等。但目前基因编辑技术仍存在一定的挑战：①基因编辑治疗停留在体细胞的治疗及预防阶段，而在残缺的生殖细胞的修饰改造仍需研究；②基因编辑技术大多是应用于体外研究，而体内编辑仍是挑战，如何避免脱靶或高效编辑等；③利用基因组编辑在实践应用方面没有较为可靠的操作经验及试验数据，编辑成功后是否有副作用也值得探讨；④数以千计的基因疾病或需改造的位点都是由单个碱基引起的，因而需要基因编辑不断完善改进，可以精准地对单碱基编辑。

转基因和基因打靶技术为解决目前生物学领域的许多难题提供了新的思路和方法，已广泛应用在改造生物、培育新的生物品种、研究基因结构与功能、表达与调控、研究细胞生活周期调控机制、遗传病的基因治疗等多方面。但是，转基因动物在技术上仍然存在一些问题，需要进一步研究和解决。一是制作转基因动物的效率低，这是限制转基因动物发展的主要因素；二是转基因动物的安全性问题。随着理论上和技术上不断完善，转基因动物及其相关产品必将会对人们的健康和社会发展产生巨大的影响。

## 四、反义基因技术

随着基因工程技术的蓬勃发展和代谢调控研究的深入，反义技术应运而生。反义技术的基础是利用 DNA 或 RNA 分子与特定靶序列互补结合，通过各种机制使靶序列降解或抑制其编码蛋白的翻译，从而抑制目的基因的表达。

与基因敲除等功能缺失性研究方法相比，反义技术的调控作用温和，不阻断正常代谢通路，对细胞生长和代谢影响较小，还具有投入少、周期短、操作简单等优点。作为一种阻断或封闭特定基因表达的手段，反义技术已经被广泛地研究与应用。

**（一）反义分子的类型**

**1. 反义寡聚脱氧核糖核苷酸（oligo-deoxy nucleotide，ODN）** 反义 ODN 分子是指一些单链或双链形式的短小 DNA 片段。这种反义 ODN 小分子可以在自然界不同的生物细胞中发现，也可以人工合成，一般人工合成的反义 ODN 分子的长度不超过 30 个碱基。反义 ODN 分子可与细胞内某一特定的基因核苷酸序列互补，因而可以在一定条件下与 DNA 模板、mRNA 模板链以碱基配对的方式结合。反义 ODN 分子与 mRNA 分子结合之后形成 DNA-RNA 杂种分子（hybrid molecule）；与双链 DNA 结合，则形成三聚体（triplex）形式的螺旋状 DNA 结构。反义 ODN 分子与双链 DNA 或单链 mRNA 分子结合之后，对其复制、转录及翻译等过程产生影响，并激活内源性的核糖核酸酶，将其消化破坏。

与自然界中 DNA 的结构和组成类似的反义 ODN 分子，称为自然寡聚脱氧核苷酸（natural oligo deoxynucleotide，N-ODN）分子，或称为未修饰型寡聚脱氧核苷酸分子。这种形式的反义 ODN 分子是最为基本的反义分子形式。当核苷酸中磷酸二酯键结构中的氧原子以硫、甲基、乙基等代替，则分别构成磷酸盐硫化物（S-ODN）、甲基化磷酸盐（M-ODN）、乙基化磷酸盐（E-ODN）等（图 1-2-3-5）。各种修饰型的反义 ODN 分子与 N-ODN 分子相比，抵抗核酸酶的消化能力大大提高，从而提高了细胞内反义寡聚脱氧核苷酸分子的浓度，延长了反义寡核苷酸的有效作用时间。此外，在反义分子的不同基团上分别连接长链脂肪酸分子，可以增加反义分子的脂溶性，增加其透过细胞膜的能力，加速其进入细胞质、细胞核中，促进了细胞对各种反义分子的摄入能力和

转运速率。

**2. 反义 RNA 分子（antisense RNA）** DNA 是双链螺旋结构，双链方向相反，其中一条链的 5′ 端位于上游，接近启动子的序列，是 DNA 转录为 mRNA 的模板，称为 DNA 的有义链。另一条链，正常情况下不具备转录模板的功能，因为其方向与启动子的转录方向相反，称为 DNA 的反义链。DNA 反义链核苷酸的序列，与此 DNA 转录而成的 mRNA 核苷酸序列是一致的。如果将这一段 DNA 双链，以相反的方向置于启动子的下游，那么两条链的方向正好逆转。正常情况下的有义链，则处于反方向，不能作为转录的模板；相反，正常情况下的反义链，其方向恰好可以使其作为转录的模板。但由反义链转录而来的 RNA，其核苷酸序列与 mRNA 不同，实际上恰好与之互补。这种由 DNA 的反义链为模板转录而来的、核苷酸序列与 mRNA 互补的转录产物 RNA，即称为反义 RNA。

**3. 核酶分子（ribozyme）** 核酶分子是指一类具有酶的催化活性的 RNA 分子。核酶 RNA 不仅能够像反义 RNA 分子那样，以碱基互补的方式与底物 RNA 分子相结合，而且能够在特定的核苷酸序列部位将底物 RNA 分子切断，破坏底物 RNA 分子结构的完整性，因而成为比反义 RNA 分子更为有效的反义分子。具有酶催化作用的反义 RNA 分子的发现具有重要的生物学意义，它将酶的概念从蛋白质领域扩展到核酸领域，从而整体改变了对生物界进化的根本看法。因此，核酶的共同发现者 Cech 和 Altman 共同获得了 1989 年的诺贝尔化学奖。

**（二）反义分子的作用机制**

**1. 抑制 DNA 的复制过程** 反义 ODN 分子与靶 DNA 双链可以形成 DNA 三聚体形式。这种 DNA 三聚体形式的存在，严重妨碍了 DNA 双链半保留

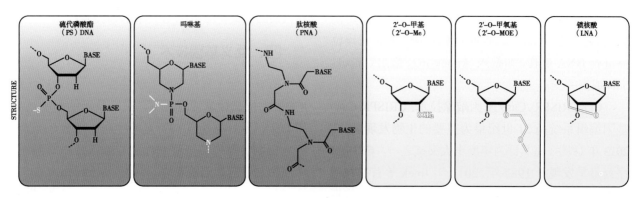

**图 1-2-3-5　反义寡核苷酸的化学修饰**

（引自：Schoch KM，Miller TM. Antisense oligonucleotides: translation from mouse models to human neurodegenerative diseases. Neuron，2017，94（6）：1056-1070.）

复制的机制。因此，反义 ODN 分子具有抑制 DNA 复制的作用。

**2. 抑制 DNA 的转录过程** 反义 ODN 分子与双链 DNA 中的启动子序列以 Hoogsteen 碱基配对的方式进行结合以后，严重阻碍了转录因子激活蛋白与 DNA 结构中启动子序列的结合，因而启动子不能被正常地激活，也就不会有 RNA 的正常转录。

**3. 抑制 RNA 跨核膜转运过程** 反义 ODN 及反义 RNA 分子与前体形式的 mRNA 合成 RNA-DNA 或 RNA-RNA 复合物，这类复合物形式难以进行跨核膜转运，仅能滞留在细胞核中。因此，没有足够的 mRNA 转运到细胞质中，也就没有足够的蛋白质赖以进行翻译的 RNA 模板，从而干扰甚至阻断了这种基因的表达活动。

**4. 抑制前体 mRNA 的剪切过程** RNA 的剪切过程需要 RNA 进行折叠，形成较为复杂的三维立体结构方可进行。反义 ODN 分子或反义 RNA 分子能够以 Hoogsteen 碱基配对方式，在前体 mRNA 剪切位点附近结合，这样就妨碍了前体 mRNA 分子立体结构的正确折叠，从而阻碍成熟 mRNA 的形成过程，进而阻碍蛋白质的翻译过程。

**5. 抑制 mRNA 翻译复合体的形成成熟** mRNA 的 5′-NTR 与翻译复合物的形成密切相关。当反义 ODN、反义 RNA 或核酶与 mRNA 的 5′-NTR 结合以后，可以非常有效地阻断翻译复合物的形成，从而有效地抑制基因的表达功能。

**6. 破坏 mRNA 的结构** 无论是何种形式的 mRNA，要进行完整的蛋白质分子的翻译，必须保持其结构的完整性。因此，只要从任何一点将其切割，都可以破坏这种 mRNA 结构的完整性，从而使 mRNA 作为翻译模板的功能受到破坏。核酶分子可以在 mRNA 的特定核苷酸序列部位上将其切割、破坏，因而可以阻断基因的表达（图 1-2-3-6）。

**（三）反义技术的应用**

**1. 反义技术在抗肿瘤中的应用** 基因表达水平的异常有两种可能，一种是高于正常水平，另一种是低于正常水平。如果基因表达的水平低于正常情况下基因表达的水平，可以利用基因治疗的技术，导入一种具有正常功能的基因，使这种基因表达的缺陷得到纠正。但是，如果一种基因的表达水平比正常情况下基因表达的水平还要高，如原癌基因、癌基因的激活与过表达，则需要一种技术阻断或降低这类对细胞有害的基因表达。反义分子式一类重要的基因表达调控分子，反义技术在这一领域中具有十分重要的应用前景。

**2. 反义技术在抗病毒中的应用** 病毒感染细胞虽然是致细胞病变的一个原因，但更为重要的是细胞获得病毒的某些基因组，并表达某些病毒的蛋白质，引发机体对这种病毒感染细胞的细胞与体液免疫，从而杀伤病毒感染的细胞。目前虽然从免疫学角度探索了抗病毒治疗的一些方法，但总的来讲还缺乏令人满意的有效性及特异性，因此，抗病毒治疗的探索不得不转移到病毒感染及发病机制的上游环节。例如，从基因水平上，即 DNA 或 RNA 水平

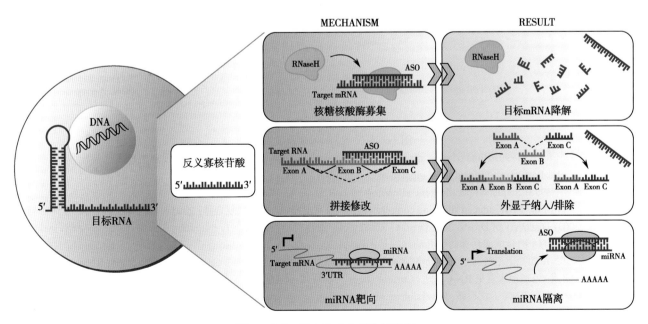

图 1-2-3-6 反义技术分子作用机制

（引自：Schoch KM, Miller TM. Antisense oligonucleotides: translation from mouse models to human neurodegenerative diseases. Neuron, 2017, 94（6）: 1056-1070.）

上探讨抗病毒基因治疗的方法和途径。如果从基因水平上破坏特异性的病毒极影，则可以阻断病毒蛋白的产生，这样就避免了由病毒蛋白引起的免疫病理应答。反义技术就是从这一环节阻断病毒基因表达的一项技术，其不仅是有效的，而且是特异性的。因为反义分子识别和结合病毒基因组的特异性是由碱基配对方式来决定的，因此，这种治疗作用的特异性可有很好的保证。

反义 ODN、反义 RNA、核酶都曾成功地用于抗病毒基因组表达的治疗研究。自从 1998 年 Zamecnik 等应用人工化学合成的 13mer 的反义 ODN 分子在体外培养系统中实现了对劳氏肉瘤病毒的复制和表达的阻断以后，化学自动合成的反义 ODN 大大促进了反义 ODN 抗病毒治疗的实验研究。此后，对乙型肝炎病毒（hepatitis B virus，HBV）、丙型肝炎病毒（hepatitis C virus，HCV）、人类免疫缺陷病毒（human immunodeficiency virus，HIV）、单纯疱疹病毒Ⅰ型（herpes simplex virus，HSV-Ⅰ）、人乳头瘤病毒（human papilloma virus，HPV）、滤泡口炎病毒（vesicular stomatitis virus，VSV）、水痘带状疱疹病毒

（varicella-herpes zoster virus，VZV）、流感病毒等人类主要的致病病毒，都进行了抗病毒治疗试验。其中关于 HBV、HCV、HIV 的相关研究较多。

## 五、RNA 干扰技术

RNA 干扰（RNA interference，RNAi）是指内源性或外源性的双链（double-stranded RNA，dsRNA），在细胞内特异地降解与之互补的靶基因 mRNA，从而致使特异性基因有效封闭的过程。由于发生在转录后水平，又称为转录后基因沉默（post-transcriptional gene silencing，PTGS）。

RNA 干扰现象普遍存在于真核生物中，行使基因调控和抵御外源片段侵袭的作用。在多种生物中，外源双链 RNA 导入细胞中，与 dsRNA 同源的 mRNA 会被降解，能够比反义 RNA 或正义 RNA 更有效地关闭基因的表达。RNA 干扰作为一种简单有效的代替基因敲除的遗传工具，为抑制基因表达提供了高效、特异性的手段，而且为基因功能研究、基因治疗研究等提供了重要的技术方法。RNAi 发现及发展进程见图 1-2-3-7。

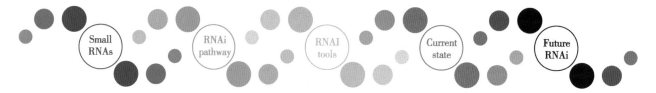

**图 1-2-3-7　RNAi 发现及发展进程**

Small RNAs：小 RNA；1990：Hints of gene silencing in plants（pigmentation defects in petunias）发现植物基因沉默（矮牵牛色素沉着缺陷）；1993：Post-transcriptional gene regulation by microRNAs（lin-4）发现微小 RNA 的转录后基因调控；RNAi pathway：RNA 干扰通路；1998：Sequence-pecific gene silencing by dsRNA in C. elegans 发现线虫的双链 RNA 序列特异性基因沉默；2000：Discovery of the RNA induced silencing complex（RISC）发现 RNA 诱导沉默复合体；2001：Discovery of Dicer 发现核糖核酸内切酶；2003：Discovery of Drosha 发现 Drosha；RNAi tools：RNA 干扰工具；2001：Inhibition of mammalian genes by synthetic siRNAs 小干扰 RNA 的合成成功抑制哺乳动物的基因表达；2002：Stable RNAi through vector based stern-loop shRNAs 短发夹 RNA 实现 RNA 的稳定干扰；2002：MicroRNA-embedded shRNAs 微小 RNA 嵌入式短发夹 RNA；2005：Reversible shRNA expression（Pol Ⅱ）可逆地短发夹 RNA 表达；Current state：目前现状；RNAi pathways found across all eukaryotic kingdoms：所有真核生物中均发现 RNA 干扰通路；Reversible gene suppression in vitro and in vivo：体内外均可实现可逆地基因抑制；Pooled forward genetic screens：混合正向基因筛查；Target ID and validation（RNAi transgenics）：靶向 ID 和验证；Future RNAi：未来趋势；Potent shRNA vectors with fewer off-target effects：更强大的短发夹 RNA 载体，更少的脱靶效应；Genome-wide, functionally validated shRNA libraries：构建全基因组功能验证的短发夹 RNA 库；Data integration（knockdown databases）：实现数据整合；Targeting the undruggable（RNAi therapeutics）：实现 RNA 干扰的治疗技术

## （一）RNAi 的作用机制

干扰性小 RNA（small interfering RNA 或 short interfering RNA，siRNA）是 RNAi 赖以发生的重要中间效应分子。siRNA 是一类长约 21～25bp 的特殊 dsRNA 分子，具有特征性结构，即 siRNA 的序列与所作用的靶 mRNA 序列具有同源性；siRNA 两条单链末端为 5′ 端磷酸和 3′ 端羟基；每条单链的 3′ 端均有 2～3 个突出的非配对碱基，通常为 UU。

从 dsRNA 引发 RNAi 的发生大致划分为以下三个阶段，即起始阶段（启动）、效应阶段（剪切）和 RNAi 信号放大阶段（扩增）（图 1-2-3-8）。RNAi 过程涉及的蛋白质见图 1-2-3-9。

**1. 起始阶段** 首先，长链的引发 dsRNA 在内切核酸酶 Dicer 作用下降解为多个 siRNA，随后，siRNA 整合入 RNA 诱导沉默复合体（RNA-induced silencing complex，RISC）。

**2. 效应阶段** RISC 发挥催化活性，靶定并切割多个 mRNA 分子，从而达到干扰基因表达的作用。

**3. RNAi 信号放大阶段** siRNA 可作为一种特殊的引物，在 RNA 聚合酶作用下，以靶 mRNA 为模板重新合成 dsRNA，然后通过 Dicer 降解成新的 siRNA。新生成的 siRNA 又可进入上述循环。新生的 dsRNA 反复合成和降解，不断产生新的 siRNA，从而使靶 mRNA 渐进性减少，呈现基因沉默现象。

这种在 RNAi 过程中对靶 mRNA 的特异性扩增作用有助于增强 RNAi 的特异性基因监视功能。每个细胞只需要少量 dsRNA 即能完全关闭相应基因表达。

## （二）RNAi 的作用特点

**1. RNAi 作用具有高度序列特异性** 这是 RNAi 的最大特点。siRNA 与靶序列之间单一碱基的错误，都可能降低 RNAi 的效率。这种高度序列特异性使得 RNAi 能选择性地降低带有点突变、插入、缺失的等位基因的表达。因此，可以利用 RNAi 技术对目标基因进行特异性地表达沉默，通过观察其表达被抑制后细胞以至生物体从形态到各项生理生化的变化，对该基因的功能及参与的信号网络进行研究。

**2. RNAi 作用具有高效性** 传统的基因敲除和反义 RNA 技术存在周期长、不能大规模同步进行等缺点。基因敲除技术还造成基因功能永久性缺失，某些基因的敲除常导致个体在发育早期死亡使研究无法继续。反义 RNA 技术的抑制作用较弱，经常产生过渡型的表型，大大妨碍了对目标基因功能的正确判断。相比之下，RNAi 技术具有多方面的优势。它比反义 RNA 技术更有效，更容易产生基因的功能丧失或降低，而且通过与细胞异性启动子及可诱导系统结合使用，可以在发育的不同时期或不同器官中有选择地消除或减少特异基因的活性。

**3. RNAi 作用具有高度稳定性** 以 3′ 端悬垂 TT

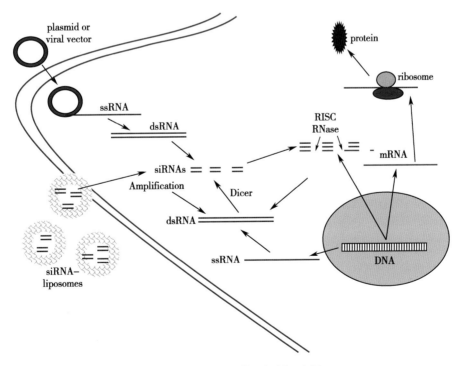

**图 1-2-3-8　RNAi 作用机制示意图**

plasmid or viral vector：质粒或病毒载体；ssRNA：单链 RNA；dsRNA：双链 RNA；siRNAs：小干扰 RNA；amplification：放大；siRNA-liposomes：小干扰 RNA- 脂质体；Dicer：核糖核酸内切酶；RISC：RNA 诱导沉默复合体；RNase：核糖核酸酶；protein：蛋白质；ribosome：核糖体；mRNA：信使 RNA；DNA：脱氧核糖核酸

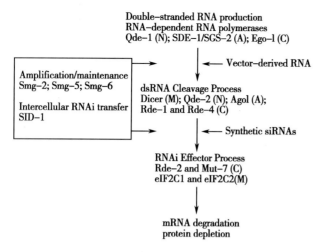

图 1-2-3-9　参与 RNAi 过程的蛋白

由 Qde-1, SDE-1/SGS-2, Ego-1 介导单链 RNA 在 RNA 依赖性 RNA 聚合酶合成双链 RNA；双链 RNA 在核糖核酸内切酶和相关蛋白（Ode-2, Ago1, Rde-1, and Rde-4）作用下裂解为 siRNA，介导 siRNAs 靶向 mRNA 识别和降解的 RISC 复合物的成分可能包括 Rde-2、Mut-7、eIF2C1 和 eIF2C2。除了这种固有的 RNAi 途径外，还存在 RNA 干扰的放大机制（Smg-2、Smg-5 和 Smg-6 蛋白对秀丽隐杆线虫在这一过程中起着重要作用），以及 RNAi 的细胞间转移（SID-1 蛋白可能在秀丽隐杆线虫的这一过程中起关键作用）。Double-stranded RNA production：双链 RNA 合成过程；RNA-dependent RNA polymerases Qde-1（N），SDE-1/SGS-2（A），Ego-1（C）：RNA 依赖性 RNA 聚合酶，例如 Qde-1（N），SDE-1/SGS-2（A），Ego-1（C）；Vector-derived RNA：载体衍生 RNA；Amplification/maintenance Smg-2, Smg-5, Smg-6：放大与维护相关蛋白 Smg-2, Smg-5, Smg-6；Intercellular RNAi transfer SID-1：细胞间 RNA 干扰传递相关蛋白 SID-1；dsRNA Cleavage Process：双链 RNA 裂解过程；Synthetic siRNAs：合成小干扰 RNA；RNAi Effector Process：RNA 干扰效应器过程；mRNA degradation：信使 RNA 降解；protein depletion：蛋白敲除；A：拟南芥（Arabidopsis）；C：秀丽隐杆线虫（C.elegans）；M：哺乳动物（mammals）；N：链孢霉（Neurospora）

碱基的双链 RNA 尤为稳定，无需像反义核酸那样进行广泛的化学修饰以提高半衰期。

**4. RNAi 作用具有特殊的穿透力**　dsRNA 可以穿透细胞障碍而在不同细胞间远距离发挥作用。如将 dsRNA 注射到线虫性腺中，其会干扰性腺以外的其他体细胞的基因表达。此外，RNAi 还可以传递到 F1 代，但 F2 代又恢复野生型。

**5. RNAi 作用的靶序列具有选择性**　根据不同目的基因结构设计的 dsRNA 所产生的效应存在显著差异。一般认为外显子区的 dsRNA 能够起作用，而内含子和启动子序列区无效。保守基因对 RNAi 敏感，神经细胞对 RNAi 不敏感，参与精子运动的基因也很少能够发生 RNAi 效应。

**6. RNAi 作用受 dsRNA 长度影响**　在线虫、果蝇的研究表明较长的 dsRNA 阻抑效应更强一些，一般大于 100bp。哺乳动物中，大于 30bp 的 dsRNA 引起阻抑效应广泛且具非特异性，而 3′ 端有对称性突出 2bp（21～23bp）的 siRNA 引起的阻抑效应具有很高的特异性。

由于其高度序列特异性和高效性等特点，RNAi 技术已成为一种理想的细胞水平基因敲除工具，在生物技术和生物医学领域具有巨大的发展潜力和广泛的应用前景。目前，RNAi 技术在分子传递途径、组织靶向性及安全性等方面还有待进一步研究。相信随着 RNA 机制的逐渐阐明，RNAi 技术的更加完善，必将大大推进基因功能的研究，更为各种病毒性疾病的根治开辟新的治疗途径。

**（三）RNAi 的应用**

**1. RNAi 在基因功能研究中的应用**　随着人类基因组计划的提前完成，基因组学的重心已由结构基因组学转向功能基因组学，科学家急需一种新的、快速的方法解读基因的功能和基因的表达机制以及基因之间的相互关系。RNAi 通过特异性地抑制基因的表达来阐明基因在生物体中的功能，较传统方法有其独特的优点：①简单易行，容易开展；②与基因敲除相比实验周期短、成本低；③与反义技术相比具有高度特异性和高效性；④可进行高通量基因功能分析。RNAi 技术的诸多优点使它很快便被作为研究基因功能的主要方法（图 1-2-3-10）。例如，Harbth 等应用 RNAi 技术发现有 13 个基因对哺乳动物培养细胞的生长和分化必不可少；Maeda 等利用高通量 RNAi 技术对线虫的 10 000 多个基因进行了功能分析，取得了理想的效果。总之，随着后基因组学时代的到来，RNAi 技术将会成为功能基因组学研究的主要方法。

**2. RNAi 在基因治疗中的应用**

（1）RNAi 与肿瘤：肿瘤是由多个基因相互作用的基因网络调控异常的结果，如果只针对单个突变基因进行基因治疗，效果并不理想。而同一基因家族的多个基因具有一段同源性很高的保守序列，RNAi 可以利用这一特性设计相对应的 siRNA，使多个基因同时沉默。目前 RNAi 在肿瘤基因治疗中的应用主要集中在与肿瘤发生、转移相关基因（如癌基因、抑癌基因、肿瘤转移相关基因），以及与肿瘤耐药、细胞凋亡、信号传导、有丝分裂、肿瘤血管生长等一系列有关的基因方面。已经有很多学者发现了肿瘤发生发展的分子靶点，对其进行 RNAi 介导的特异性基因沉默技术可以起到治疗的作用。例

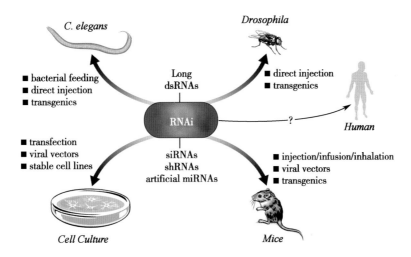

**图 1-2-3-10　RNAi 在基因功能研究中的应用**

*C.elegans*：秀丽隐杆线虫；Drosophila：果蝇；bacterial feeding：细菌喂养；direct injection：直接注射；
transgenics：转基因；transfection：转染；viral vectors：病毒载体；stable cell lines：稳定细胞系；Cell
Culture：细胞培养；Long dsRNAs：长双链 RNA；shRNAs：小发夹 RNA；artificial miRNAs：人工微
RNA；injection/infusion/inhalation：注射 / 灌注 / 吸入；Human：人；Mice：老鼠

如，Buduru 等人总结了口腔癌中 RNAi 作用的分子
靶点，包括与细胞增殖相关的 Pa28α、Sox4、Angptl4，
与炎症相关的 IL-8，与侵袭转移相关的 Sox4、Ang2、
Angptl4、Wnt、Ctsb、Slug、Ck14、Has2、Versican、
Frmd4A、Cxcr4、Cip2A，与血管生成相关的 VEGF、
Angptl4、Ang2，与多药耐药相关的 Mdr1、Mdr2，与细
胞吞噬作用相关的 Cd47，与肿瘤生长相关的 Cip2A、
Frmd4A，与热休克反应相关的 Bag3 等（图 1-2-3-11）。

RNAi 有可能在三个方面影响肿瘤研究：①人们已
经越来越清楚转录后基因沉默机制的破坏会直接影
响肿瘤研究；② RNAi 已经被用来辅助研究与肿瘤
发生、发展、治疗期间的反应和扩散等方面相关基
因的功能，不经增加了对肿瘤发生发展机制的了解，
而且有助于鉴定新的有效治疗靶点；③ siRNA 本身
有可能成为一种具有治疗效果的药物。

　　在肿瘤的基因治疗策略中，RNAi 具有如下优

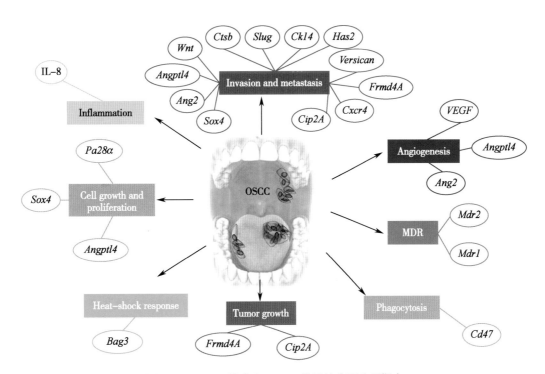

**图 1-2-3-11　口腔癌中 siRNA 作用的主要分子靶点**

OSCC：口腔鳞片状细胞癌；Tumor growth：肿瘤生长；Cell growth and proliferation：细胞生长和增
殖；Heat-shock response：热休克反应；Inflammation：炎症；Invasion and metastasis：侵袭与转移；
Angiogenesis：血管生成；MDR：多重耐药；Phagocytosis：吞噬能力

势：①RNAi 基因抑制效果确切，应用微量 siRNA 即可使其编码致病基因产物含量下降 90% 以上，甚至可达到基因敲除的效果；②RNAi 的抑制具有严格的序列特异性，治疗针对性强，应用此技术能够同时抑制多个基因而互不干扰；③RNAi 的作用具有级联放大效应和高穿透性，因而更适合恶性肿瘤的实验研究；④RNAi 序列识别的特异性也可以对野生型点突变形成的癌基因产生准确有效的封闭效果，而对野生型基因则无影响。已有研究发现，针对白血病相关基因的 siRNA 能够明显促进白血病细胞的凋亡，并能够提高细胞对化疗的敏感性，显示出良好的治疗作用；针对肿瘤重要靶标 VEGF 不同异构体的 dsRNA，可特异性封闭大分子质量 VEGF 的表达而有效抑制肿瘤的生长。因此，通过 RNAi 介导的特异性基因沉默技术可作为一种新的肿瘤治疗方法，具有光明的临床应用前景。

（2）RNAi 与病毒：病毒具有多个家族，彼此存在很大差异，但所有病毒蛋白的表达均依赖于病毒编码的 mRNA 翻译。RNAi 技术的发展和应用为抗病毒治疗提供了一种高效、方便的方法，所有病毒在一定程度上都可受 siRNA 特异性的靶向降解 mRNA 作用的影响。RNAi 在病毒性疾病中的应用，最广泛使用的方法为直接靶向抑制病毒蛋白在宿主细胞中的表达和复制，此外，还能以病毒赖以进入宿主细胞的病毒受体作为靶标而抑制病毒感染细胞。因此，针对病毒基因组 RNA 的 siRNA 和针对宿主细胞病毒受体的 siRNA 均具有抗病毒作用，RNAi 有望在抑制病毒复制、切断病毒感染途径等方面发挥作用。

目前 RNAi 在人类免疫缺陷病毒（human immunodeficiency virus，HIV）、乙型肝炎病毒（hepatitis B virus，HBV）、丙型肝炎病毒（hepatitis C virus，HCV）、呼吸道合胞病毒（respiratory syncy-tial virus，RSV）、流感病毒、脊髓灰质炎病毒、SARS、登革热病毒、口蹄疫病毒等诸多危害人体的病毒研究中均取得了可喜成果。已有研究报道，RNAi 技术能够抑制体外培养细胞中 HBV、HCV、HPV、HIV、流感病毒等病毒基因在宿主细胞内表达或复制。这表明在未来的病毒性疾病防治中，RNAi 技术将可发挥举足轻重的作用。

**3. RNAi 在药物研发中的应用**　随着耐药菌的日益增多、各种疾病发病机制的阐明，传统的化学合成药物、微生物筛选等常规方法已无法满足临床需要，有针对性的新药开发途径成为一个研究热点。

RNAi 可以特异高效地抑制基因表达，获得去基因功能表型，能够在短时间内大规模筛选和评定靶点，大大缩短了药物研发时间。有研究者通过 RNAi 技术减少蛋白转移酶 9（proprotein convertase subtilisin/kexin type 9，PCSK9）的表达，发现小鼠血清胆固醇水平显著减低，说明沉默 PCSK9 可成为治疗高胆固醇的药物靶点。总之，RNAi 技术作为寻找新的药物靶点的工具，不仅可以快速、大规模、高通量地对发现的药物靶基因进行功能分析，同时，基因药物还具有序列特异性高和不良反应小的优势，能够为未来的药物研发提供新思路和新途径。

## 六、Micro RNA 技术

微小 RNA（microRNA，miRNA）是一个不编码蛋白质的单链小分子 RNA 家族，由具有局部发夹结构的内源性转录产物衍生而来，长度约 19～25nt，通过碱基配对与靶 mRNA 结合，从而在转录后水平引起靶 mRNA 的剪切或是翻译的抑制。miRNA 广泛存在于真核生物中，目前，已经从各种生物中发现了数千种 miRNA，其数量相当于每一物种中蛋白编码基因的 1%～4%。根据预测，人体约 30% 以上的基因都受到 miRNA 的调控。

miRNA 基因家族具有高度保守性，表达上具有组织和时序特异性，以自身特有的方式调控其他功能基因的表达，在生物的生长发育、疾病发生过程中发挥着重要作用。全面而深入地剖析 miRNA 的发生、作用机制和功能，不仅有助于揭示生物发育机制和一些疾病的发病机制，为疾病治疗确定新的分子靶标，而且能为 miRNA 基因疗法提供理论基础。

### （一）miRNA 的作用机制

**1. miRNA 的网络式调控机制**　miRNA 本身不具有 ORF，因此不编码蛋白质，但其可以通过复杂的调控网络启动或参与多种调节途径。研究显示，miRNA 与靶基因之间的关系基本遵循"一对多和多对一"的模式，即一个 miRNA 可以识别多个靶基因，而几个 miRNA 也可以共同调节同一靶基因。这种调节关系使得 miRNA 与靶基因之间形成了复杂、精细和广泛的调控网络。据估计，人类基因近 1/3 受到 miRNA 的调节。

**2. miRNA 的三种作用模式**　miRNA 是一类高度保守的基因家族，按其作用模式不同可分为三大类。第一类以线虫 lin-4 为代表，是目前发现最多的种类，它们能够与靶基因不完全互补，因此不能改变 mRNA 的水平,但可以抑制靶基因翻译。第二类以 miR-39 和 miR-171 为代表,它们可以与靶基因完全互补结合,并可切割靶 mRNA,其作用方式和功能与 siRNA 非常相似。第三类以 let-7 为代表,它兼具以上两种作用模式,当与靶基因完全互补结合时,直接靶向切割 mRNA;当与靶基因不完全互补结合时,则抑制基因翻译水平。此外,人们还发现,let-7 还可以通过脱腺苷化将 mRNA 上 poly A 尾巴脱去,造成了目标 mRNA 整个片段的降解,导致基因无法表达,这也可能是其作用的一种新机制(图 1-2-3-12)。

**（二）miRNA 和 siRNA 的区别和联系**

siRNA 为 RNAi 研究的核心,而 miRNA 与 siRNA 紧密相联。miRNA 和 siRNA 间存在许多共同点,但也存在诸多差异(图 1-2-3-13)。

1. **共同点**　①片段长度:成熟 miRNA 和 siRNA 均由约 22 个核苷酸组成;②生成过程:Dicer 酶为关键酶;③功能阶段:二者功能发挥依赖于 RISC 复合体的参与;④作用层次:二者均在转录后水平发挥作用。

2. **不同点**　①来源不同:miRNA 由细胞自身产生,为内源性;siRNA 为外源性分子,通常由病毒感染或人工引入;②成熟过程:siRNA 一般由外源性长链的 dsRNA 经 Dicer-2 和 R2D2 蛋白作用切割形成,而且每个前体 dsRNA 能够被切割成不定数量的 siRNA 片段;③功能阶段:siRNA 与 RISC 结合后通过与序列互补的靶标 mRNA 编码区完全结合,从而降解 mRNA 以达到抑制蛋白质翻译的目的。

**（三）miRNA 基因鉴定和确认**

由于 miRNA 具有非常重要的调控功能,因此寻找新的 miRNA 成为生物领域的一大热点。现在已知的 miRNA 多是通过基因克隆和生物信息学筛选的方法发现的。

1. 基因克隆法即从总 RNA 中富集大约 22nt 的小 RNA 分子,制备一个小 RNA 文库。将文库中的小 RNA 序列与基因组数据库中 BLAST 比对,排除非 miRNA 序列后,通过 Northern 印迹得到最终确认。目前大量的已知 miRNA 都是通过这种方法获得的。

2. 由于 miRNA 的时空特异表达性,以及常规克隆方法只能克隆出较高量表达的 miRNA,生物信息学预测方法开始被广泛用来在各物种中鉴定新的 miRNA。它主要依据 pre-miRNA 的茎环结构和 miRNA 序列在进化过程和物种间的保守性来进行。根据目前已知的 miRNA 基因序列总结它们的

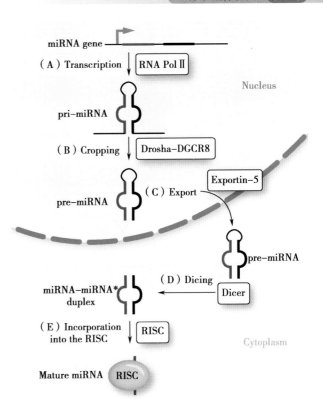

**图 1-2-3-12　miRNA 作用机制**

图示 miRNA 的生物合成需要多个步骤。首先在 RNA Pol Ⅱ作用下转录 1~4kb 的初级转录本,称为 pri-miRNA(A),其次由核酸酶 Drosha-DGCR8 剪切出伴有侧翼区双链茎环结构的单链序列的 pre-miRNA,约 70nt 长(B),然后,通过 Exportin-5 将 pre-miRNA 从细胞核输出到细胞质(C),再由核酸酶 Dicer 切割环以产生成熟的~22nt 长的 miRNA(D),最后 miRNA 参与到 RISC(E)中,发挥功能(miRNA 引导链以红色表示,随从链以黑色表示)。miRNA gene:miRNA 基因;Transcription:转录;RNA Pol Ⅱ:RNA 聚合酶Ⅱ;Pri-miRNA:原 miRNA;Cropping:剪切;Drosha-DGCR8:一种核酸内切酶;Pre-miRNA:前体 miRNA;Exportin-5:输出蛋白 5;Export:出口;Duplex:双链;RISC:RNA 诱导沉默复合体;Incorporation into the RISC:并入到 RNA 诱导沉默复合体;Mature miRNA:成熟的 miRNA;Dicing:酶切;Dicer:核糖核酸内切酶;Nucleus:细胞核;Cytoplasm:细胞质

特征和规律,编写计算机程序,通过对生物基因组数据库进行搜索,可以找到那些可能为 miRNA 的基因序列,然后通过 Northern blotting 来筛选真正的 miRNA 基因。目前两个最主要的 miRNA 基因预测工具分别为 MIRscan 和 miRseeker,前者已经成功地应用于脊椎动物和线虫,而后者则成功地应用于昆虫。随着生物信息学的发展和生物全基因组测序的完成,生物信息学分析逐渐成为研究 miRNA 的主要方法。

要确认基因克隆获得的或生物信息学分析预测的基因是否为真正的 miRNA,必须以下列几个原则作为判断标准:①能够通过与特定大小的总 RNA

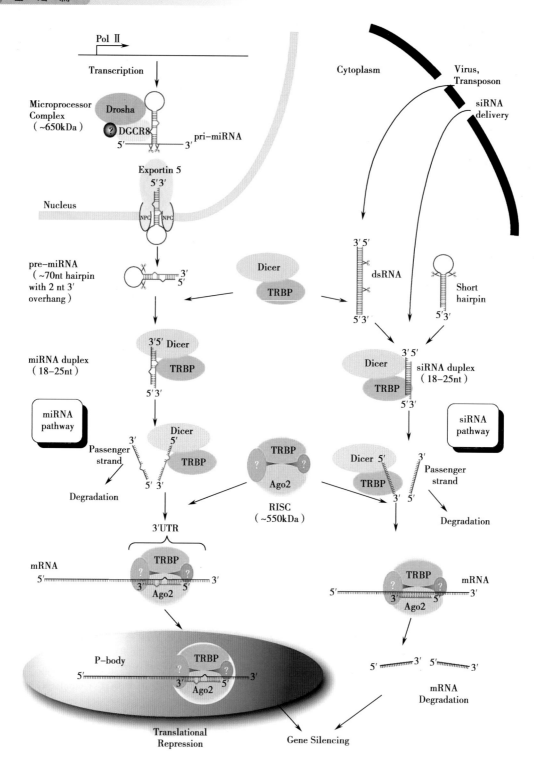

**图 1-2-3-13 miRNA 和 siRNA 作用机制比较**

miRNA 来源于细胞核中 RNA Pol Ⅱ转录的高度结构化前体 pri-miRNA。在包括 Drosha 和 DGCR8 复合物的微处理器剪切后，将 pri-miRNA 加工成在 3′ 端有 2nt 悬垂的发夹结构的约 70nt 的 pre-miRNA，然后由 Exportin 5 将 pre-miRNA 输出到细胞质中。在细胞质中，pre-miRNA 和病毒 / 转座子介导的 dsRNA/ 短发夹 RNA 具有同样的加工途径，其主要涉及 Dicer/TRBP 和 RISC，通过 Dicer 剪切 pre-miRNA 和 dsRNA/ 短发夹 RNA 的环区域以分别产生双链的 miRNA 和 siRNA。双链 RNA 的一条链参与到 RISC 中，并作 RNA 沉默的作用。然后将剩余的 RNA 链（随从链）靶向降解。尽管 miRNA 和 siRNA 都通过 RISC 进行基因沉默，但 siRNA 是靶向降解与其完全互补的 mRNA，而 miRNA 是通过与 Ago2 结合的俘获进入 P 小体的转录物，导致翻译抑制。Nucleus: 细胞核；Cytoplasm: 细胞质；Transcription: 转录；Microprocessor complex: 微处理器复合物；Pri-miRNA: 原 miRNA；Drosha-DGCR8: 一种核酸内切酶；Exportin-5: 输出蛋白 5；Pre-miRNA: 前体 miRNA；～70nt hairpin with 2 nt 3′ overhang: 在 3′ 端有 2 个碱基对悬垂的约 70 碱基对发夹结构；miRNA duplex: 双链 miRNA；miRNA pathway: miRNA 通路；passenger strand: 随从链；Degradation: 降解；TRBP: 靶 RNA 结合蛋白；Ago2: Ago 蛋白家族成员（是组成 RISCs 复合物的主要成员）；P-body: P 小体（是一种胞浆复合体，为 mRNA 转录后调控过程中的重要场所）；Translational Repression: 翻译抑制；Virus: 病毒；Transposon: 转座子；siRNA delivery: siRNA 传递；dsRNA: 双链 RNA；short hairpin: 短发夹；siRNA duplex: siRNA 双链；siRNA pathway: siRNA 通路；mRNA Degradation: mRNA 降解；Gene Silencing: 基因沉默

样品杂交得到 22nt 的产物，即需要 Northern 杂交或引物延伸反应验证表达；②所得的序列是从特定大小的 22nt 的小分子 RNA 库中克隆到的，并且必须与克隆的来源物种的基因组序列完全匹配；③经过前体的二级结构预测，有发夹状的二级结构，并且成熟的 miRNA 序列在发夹的一条臂上；④成熟的 miRNA 序列与预测的二级结构在不同物种间有保守性；⑤在 Dicer 突变的系统中，前体的积累增多。

### （四）miRNA 功能研究和靶基因的鉴定

随着 miRNA 在不同生物中的大量发现，对 miRNA 功能的研究也越来越引起人们的重视。目前，仅有线虫 lin-4、let-7 和果蝇 bantam 等少数几个 miRNA 的功能及靶基因比较明确，其他大多数 miRNA 的功能研究还停留于初级阶段。研究 miRNA 功能的一个重要方法是通过体内实验，在 miRNA 基因或 miRNA 的靶位点上引入突变，也可以将 miRNA 进行异位表达或是通过转基因的方法，导入特定的 miRNA，然后根据表型的变化对功能做出推断。

相对于 miRNA 的发现速度，应用体内实验的方法研究 miRNA 的功能显得相当费时费力。利用表达谱分析和生物信息学方法预测靶基因成为当前 miRNA 研究的热点。通过预测靶基因，根据靶基因已知的功能也可进一步推测出 miRNA 的功能线索，从而为全面了解 miRNA 在细胞中的功能打下基础。同时计算机预测靶基因后，还需进一步实验验证来确认靶基因的真实性。

### （五）miRNA 的应用

**1. miRNA 在肿瘤诊断中的应用**　生物标志物是一类能被用来指示正常与病态过程的客观上可测量的生物特征分子。miRNA 参与细胞的增殖、分化、凋亡、胚胎发育、生物代谢等过程，从而影响生物个体在细胞、组织或整体水平上的生长和发育，进而参与多种疾病的发生与发展（图 1-2-3-14）；此外，miRNA 稳定性好，不容易被 RNA 酶分解，并且耐受极端的生理环境。多项研究已发现，miRNA 在消化道肿瘤、乳腺癌等癌症中具有作为生物标志物的潜能。

**2. miRNA 在疾病治疗中的应用**

（1）miRNA 与肿瘤：研究发现，miRNA 表达水平改变是人类肿瘤普遍现象之一。大约 50% 得到注解的 miRNAs 在基因组上定位于与肿瘤相关的脆性位点（fragile site），且不断有肿瘤发生与 miRNAs 的表达异常的例子报道。总的看来，miRNA 可能利用其与靶基因之间的网络状调控机制发挥了类似原

癌基因和抑癌基因的作用。miRNA 主要通过转录后抑制作用调控靶基因表达水平，若 miRNA 的靶基因是癌基因，miRNA 表达下调，则意味着它对癌基因的抑制作用减小，引起癌基因编码的蛋白质增加；反之，若 miRNA 的靶基因是抑癌基因，miRNA 表达高于正常水平，则意味着它对抑癌基因的抑制作用增加，引起抑癌基因编码的蛋白质减少（图 1-2-3-15）。其他与肿瘤发生、发展相关的转移相关基因和耐药相关基因与 miRNA 的关系也大致如上所述。有研究者开发了一种基因微矩阵芯片，在这种芯片点上已知的人类和小鼠的所有 miRNAs 基因，结果发现每一种组织都有其独特的 miRNAs 表达模式。这项工作有助于研究人员更好地了解 miRNAs 与肿瘤的相互关系并为新药的开发提供靶标。

由于部分 miRNAs 过表达具有原癌基因特性，所以通过引入与其互补的抗 miRNA 寡聚核苷酸（anti-miRNA oligonucleotides，AMOs），可能有效地灭活肿瘤细胞中的这类 miRNAs，抑制肿瘤细胞生长。例如，使用 antagomirs（与胆固醇偶联的 AMOs）注射小鼠后可以在不同器官有效抑制 miR-16、miR-122、miR-192 和 miR-194 的活性，因此，antagomirs 有望成为一种治疗肿瘤的药物。临床上，可以通过持续的使用 2′-O- 甲基化或锁定核酸等修饰的 AMOs 给药使 miRNA 失活，这些修饰的目的是使得 AMOs 更加稳定，且比其他治疗手段毒性更低。另一方面，过表达具有肿瘤抑制基因作用的 miRNAs，如利用病毒或脂质体的表达系统瞬时引入大量具有抑癌基因特性的 miRNAs 也是一种较为理想的治疗手段。例如，有研究者将在肝癌细胞中低表达但在正常组织中高表达的 miR-26a 基因通过病毒转到肝癌小鼠的体内，发现肿瘤细胞发生增殖抑制或者凋亡。这些研究都为肿瘤治疗提供了新的思路和理论依据。

（2）miRNA 与病毒：人体内存在着大量的 miRNA，在机体被病毒入侵时，这些 miRNA 能调节病毒生命周期和宿主细胞内的复制转录过程，在病毒和宿主相互作用中发挥着重要作用。miRNA 介导的 RNA 干扰提供了一种新型的抗病毒策略，已应用到非典病毒、人类免疫缺陷病毒、丙型肝炎病毒等多种病毒的临床试验中。同时，miRNA 对疫苗生产也能发挥重要的作用，进一步帮助人类战胜病毒性感染等疾病。有研究者利用 miRNA 沉默技术作为弱化疫苗毒性的一种新方法。他们将 miRNA 反应原件掺入到 H1N1 和 H5N1 病毒核蛋白质的开放性读码框中，通过 miRNA 介导基因沉默可以弱化病毒

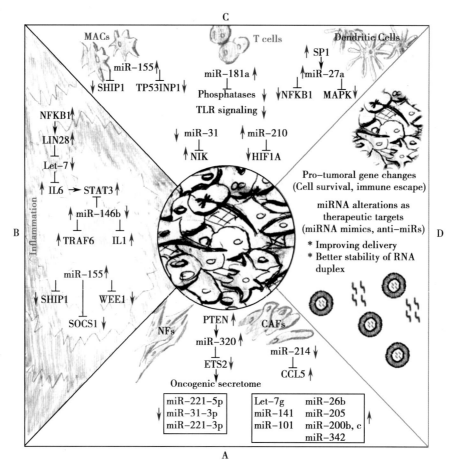

图 1-2-3-14 miRNA 与肿瘤的关系

图示癌细胞和肿瘤微环境失调的 microRNA 靶网络导致肿瘤生长和进展。A. miRNAs 在正常成纤维细胞（NFs）向癌相关成纤维细胞（CAFs）的转化过程中起着非常重要的作用。例如，miR-320 以 ETS2 为靶点，控制癌分泌体的分泌。这种癌分泌体在肿瘤微环境中将 NFs 转化为 CAFs，通过炎症作用促进肿瘤生长。B. 肿瘤微环境中的炎症会导致一些关键 miRNA 的改变，如 Let-7 和 miR-155，它们靶向作用于许多参与炎症信号通路的 mRNA。C. 巨噬细胞（MACs）、T 细胞和树突状细胞都是肿瘤微环境中重要的免疫细胞，它们失去了对促进肿瘤生长的 miRNA 的调控作用。例如 MiR-31 在成人 T 细胞白血病中丢失，通过直接靶向 NF-κB 诱导激酶负调控 NF-κB 通路，导致细胞凋亡抵抗；SP1 转录因子上调 miR-27a 表达水平，可由树突状细胞信号介导 NF-κB 和 MAPK 活性下调。D. 开发 miRNA 治疗药物的关键挑战主要包括发展新的靶向肿瘤的纳米颗粒递药系统、更稳定的 miRNA 模拟剂或 miRNA 拮抗剂。PTEN：为一种的抑癌基因（属于蛋白酪氨酸磷酸酶基因家族成员）；Pro-tumoral gene changes：促肿瘤基因改变；Cell survival：细胞存活；immune escape：免疫逃逸；miRNA alterations as therapeutic targets：作为靶向治疗剂的 miRNA 选项；miRNA mimcs：miRNA 模拟剂；anti-miRs：miRNA 拮抗剂；Improving delivery：改进的递药系统；Better stability of RNA duplex：更稳定的双链 RNA

活性，产生 H1N1 和 H5N1 减毒活疫苗的重配株，随后的实验证明此方法在弱化疫苗毒性方面优于传统方法，且安全性增高，适应年龄群广。

## 七、系统生物学技术

20 世纪生物学经历了由宏观到微观的发展过程，由形态、表型的描述逐步分解、细化到生物体的各种分子及其功能的研究。1990 年启动的人类基因组计划又是生物学发展的一个转折点，在人类基因组计划带动下出现的一系列组学，逐步把分子生物学时代推向系统生物学时代。

系统生物学是在细胞、组织、器官或生物体整体水平，研究一个生物系统中所有组成成分（基因、mRNA、蛋白质等）的构成，以及在特定条件下这些组分间的相互关系，并通过计算生物学类定量描述和预测生物功能、表型和行为的学科。也就是说，系统生物学要研究所有的基因、所有的蛋白质、组分间的所有相互关系。显然，系统生物学是以整体性研究为特征的一种大科学，是生命科学研究领域的一门新兴学科。

系统生物学的基本工作流程有这样四个步骤。首先是对选定的某一生物系统的所有组分进行了解和确定，描绘出该系统的结构，包括基因相互作用网络和代谢途径，以及细胞内和细胞间的作用机制，

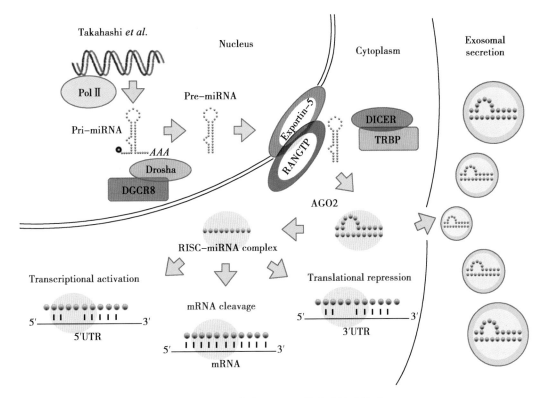

图 1-2-3-15　靶向 miRNA 的肿瘤治疗策略

以此构造出一个初步的系统模型。第二步是系统地改变被研究对象的内部组成成分（如基因突变）或外部生长条件，然后观测在这些情况下系统组分或结构所发生的相应变化，包括基因表达、蛋白质表达和相互作用、代谢途径等的变化，并把得到的有关信息进行整合。第三步是把通过实验得到的数据与根据模型预测的情况进行比较，并对初始模型进行修订。第四步是根据修正后模型的预测或假设，设定和实施新的变化系统状态的实验，重复第二步和第三步，不断地通过实验数据对模型进行修订和精炼。系统生物学的目标就是要得到一个理想的模型，使其理论预测能够反映出生物系统的真实性。

系统生物学要把系统内不同性质的构成要素（基因、mRNA、蛋白质、生物小分子等）整合在一起进行研究。对于多细胞生物而言，系统生物学要实现从基因到细胞、到组织、到个体的各个层次的整合。如何通过研究和整合去发现和理解涌现的系统性质，是系统生物学面临的一个根本性的挑战。系统生物学还是典型的多学科交叉研究，它需要生命科学、信息科学、数学、计算机科学等各种学科的共同参与并合作。

系统生物学使得生物学研究发生结构性变化。长期以来，生物学研究都是在规模较小的实验室进行的，系统生物学研究将由各种组学组成的大科学工程和小型生物学实验室有机结合。系统生物学研究也将在更大范围和更高层次进行学科交叉和国际合作，如人类基因组计划、人类单体型图谱计划、人类表观基因组学计划等。

系统生物学的发展将带动其他学科和生物学分支学科的发展。在数学方面，有望开发新的数学方法以探索大型生物数据集中的信息结构。在神经科学方面，系统生物学将以多种方式影响神经科学，几种生物的神经元电生理学研究已经开始识别生物体所使用的神经元类别，以了解它所居住的空间中的位置以及它何时移动到新的空间。在微生物研究方面，通过系统生物学，开始探索宿主及其寄生虫的生命周期和进化，微生物组和宿主免疫系统、神经系统之间的通信方式，神经系统、免疫系统中的激素和细胞因子通信如何协调对正常、病理过程的反应等。

系统生物学使生命科学由描述式的科学转变为定量描述和预测科学，不仅是生命科学理论的重大发展，而且逐步在预防医学和个性化精准诊疗中得到应用。系统生物学将不仅推动生命科学和生物技术的发展，而且对整个国民经济、社会和人类本身产生重大和深远的影响。

（王培军　倪　炯　夏　伟　许　云）

# 参 考 文 献

1. 段纪俊，陈万青，张思维. 中国恶性肿瘤死亡率的国际比较. 中国社会医学杂志，2009，26（6）：377-378.

2. 张景海. 药学分子生物学. 北京：人民卫生出版社，2016.

3. 申宝忠. 分子影像学. 北京：人民卫生出版社，2007.

4. 郑世军. 动物分子免疫. 北京：中国农业出版社，2015.

5. 毛新国，景蕊莲，孔秀英，等. 几种全长 cDNA 文库构建方法比较. 遗传，2006，28（7）：865-873.

6. 董志敏，张宝石，关荣霞，等. 全长 cDNA 文库的构建方法. 中国农学通报，2006，22（2）：51.

7. 赵莹，李克斌，曹雅忠，等. 全长均一化 cDNA 文库及其应用. 中国植物保护学会第十一次全国会员代表大会暨 2013 年学术年会，2013.

8. 晏慧君，黄兴奇，程在全. cDNA 文库构建策略及其分析研究进展. 云南农业大学学报（自然科学），2006，21（1）：1-6.

9. 龙敏南. 基因工程. 北京：科学出版社，2014.

10. 刘志国. 基因工程原理与技术. 北京：化学工业出版社，2016.

11. 李斐雪，王雁玲. 差异表达基因的高通量筛选方法. 中国细胞生物学学报，2004，26（4）：339-343.

12. 高宇，程潜，张梦君，等. 基因敲除技术研究进展. 农业技术与装备，2017（8）：19-22.

13. 陶果，信吉阁，肖晶，等. 基因敲除技术最新研究进展及其应用. 安徽农业科学，2013（29）：11605-11608.

14. 郑钰，赵杰，李宁. 转基因动物技术及其应用进展. 生物产业技术，2014（1）：7-16.

15. 林标扬. 系统生物学. 杭州：浙江大学出版社，2012.

16. 申宝忠. 分子影像学. 第 2 版. 北京：人民卫生出版社，2010.

17. 成军. 现代基因治疗分子生物学. 第 2 版. 北京：科学出版社，2014.

18. Smith JJ. Biomarkers in Imaging: Realizing Radiology's Future. Radiology，2003，227：633-638.

19. James ML，Gambhir SS. A molecular imaging primer：modalities，imaging agents，and applications. Physiol Rev，2012，92（2）：897-965.

20. Hong H，Sun J，Cai W. Multimodality imaging of nitric oxide and nitric oxide synthases. Free Radic Biol Med，2009，47（6）：684-698.

21. Mehlenbacher RD. Nanomaterials for in vivo imaging of mechanical forces and electrical fields. Nature Reviews Materials，2018.

22. Dickinson BC，Srikun D，Chang CJ. Mitochondrial-targeted fluorescent probes for reactive oxygen species. Current Opinion in Chemical Biology，2010：50-56.

23. Heiden MGV，Cantley LC，Thompson CB. Understanding the warburg effect：the metabolic requirements of cell proliferation. Science，2009：1029-1033.

24. Wellenreuther R，Schupp I，Poustka A，et al. SMART amplification combined with cDNA size fractionation in order to obtain large full-length clones. Bmc Genomics，2004，5（1）：36.

25. Vuylsteke M，Peleman JD，van Eijk MJ. AFLP-based transcript profiling（cDNA-AFLP）for genome-wide expression analysis. Nature Protocols，2007，2（6）：1399-1413.

26. Arnold J Levine. The future of systems biology，current opinion in systems biology，2017.

27. Schoch KM，Miller TM. Antisense oligonucleotides：translation from mouse models to human neurodegenerative diseases. Neuron，2017，94（6）：1056-1070.

28. Fellmann C，Lowe SW. Stable RNA interference rules for silencing. Nature Cell Biology，2014，16（1）：10-18.

29. Rupaimoole R，Calin GA，Lopez-Berestein G，et al. MiRNA deregulation in cancer cells and the tumor microenvironment. Cancer Discovery，2016，6（3）：235-246.

30. Buduru S，Zimta AA，Ciocan C，et al. RNA interference：new mechanistic and biochemical insights with application in oral cancer therapy. International Journal of Nanomedicine，2018，13：3397-3409.

31. Takahashi RU，Prieto-Vila M，Kohama I，et al. Development of miRNA-based therapeutic approaches for cancer patients. 2019，110（4）：1140-1147.

# 第三章　分子成像探针

## 第一节　概　　述

### 一、基本概念

分子影像学(molecular imaging)通常指在分子或细胞水平观察，并测量人类或其他生命体的生物学过程，通过生成二维或三维图像，并对信号随时间的变化进行定量。其中分子影像技术是运用影像学手段显示组织水平、细胞和亚细胞水平的特定分子，反映活体状态下分子水平变化，对其生物学行为在影像方面进行定性和定量研究的科学。分子影像技术是医学影像技术和分子生物学、化学、物理学、放射医学、核医学以及计算机科学相结合的一门新的技术。简单说来分子影像学就是在活体内对疾病相关的靶标分子进行分子水平成像，而实现这个目标的基础和关键是针对不同疾病靶点，研发出具有高亲和力、高特异性的分子成像探针。分子成像探针是一种能够与某一特定生物分子(如蛋白质、DNA、RNA)或者细胞结构靶向特异性地结合，并可被体内或/和体外影像学示踪的标记化合物分子，这些标记化合物分子能够在活体或/和离体层面定量反映生物过程中分子水平的变化。分子成像探针是由靶向组件和信号组件通过一定的连接方式合成。靶向组件一般是受体、抗体或配体等，具有与靶标分子进行靶向结合的能力，而信号组件是能够被相应成像设备探测到的成像物质。分子成像探针目前主要用于在活体内对生物过程进行成像、定量和测量研究。作为分子成像的载体，成像探针一般需要满足以下条件：①对生物体没有显著的毒副作用，最好不会引起免疫反应；②可供影像学设备在活体内示踪；③对靶向分子具有高特异性、高亲和力的特点，因为输入的探针含量非常少，且成像目标只表征被观测的分子过程，而不显示其他的分子过程，所以输入的成像探针应对靶向分子具有高亲

和力与特异性；④具有合理的药代动力学，探针在体内的半衰期不能太短也不能太长。一方面，探针经静脉注射进入血液后，不能被快速清除，必须保证与靶细胞或靶分子结合的探针具有一定的时间和剂量；另一方面，如果探针的半衰期太长，会影响多次重复测量甚至产生毒副作用。

### 二、常见成像类型

超声微泡、磁性纳米颗粒、荧光分子、放射性核素等作为分子影像探针的重要信号组件(也称之为对比剂)，可供影像学技术探测，这类生物医用对比剂可以在分子成像的过程中提高信号噪声比例(信噪比，SNR)，放大生物学信号，从而得到更准确的生物学信息。应用分子探针，通过不同的成像手段，对特定靶向部位进行观察成像。这些成像手段包括光学分子成像(optical molecular imaging)、磁共振成像(magnetic resonance imaging, MRI)、超声造影成像(ultrasound imaging)、计算机体层成像(computed tomography, CT)、正电子发射断层成像(positron emission tomography, PET)、单光子发射计算机断层成像(single photon emission computed tomography, SPECT)、光声成像(photoacoustic imaging, PAI)以及多模态成像(multi-modality imaging)分子探针等。下面分别对这些分子成像方式及其影像探针做简要概述。

光学分子成像也称为荧光成像，荧光是一种光致发光的冷发光现象，当某种物质经一定波长的入射光照射后，吸收光能进入激发态，当电子回到基态时就伴随着荧光的发射。荧光成像是指将制备好的荧光分子探针引入活体组织细胞内，使标记的分子探针与靶分子相互作者用，再用先进的成像设备检测分子探针发出的信息，经计算机处理后形成的活体组织的分子图像或功能代谢图像等。有机荧光素(荧光染料)、半导体量子点以及上转化纳米颗粒

等三类材料通常用于荧光分子探针，可用于标记不同细胞、病毒、细菌并成像，开展基因表达与蛋白质相互作用等研究。其中荧光染料和量子点通常用高能量紫外或可见光作为激光发，容易带来如较低的光穿透深度、可能的生物组织破坏以及生物的自发荧光干扰等问题。上转化发光是低能光激发（例如近红外光 980nm），通过连续的双光子或多光子吸收和能量转移过程，发射高能量光的过程。由于近红外光被血液的吸收率较可见光低，且具有窄带发射，寿命长，光稳定性好以及多色成像等优点，在生物成像领域具有广阔的应用前景。

近年来多功能或智能型荧光分子探针引起了研究者广泛关注，例如利用不同荧光分子与核酸、蛋白质或其他大分子结构非共价相互作用而使一种或几种荧光性质发生改变。具体研究中可通过前期将编码荧光蛋白（如萤光素酶）的报告基因导入动物体内，经过对外源性底物的调控，只有在特定位点基因表达时才会发射荧光，如绿色荧光蛋白基因或其衍生物作为一种常规的探针分子，在照明状态下，局部表达的绿色荧光蛋白释放荧光。经过设计和构建的光学分子成像探针在体内由于化学或生化环境的影响可进行"开 - 关"调控，在体内对生物标记物的存在或表达水平进行响应，成为可激活的智能荧光分子探针。

医学 MRI 是通过具有空间位置依赖性的梯度磁场，实现对人体组织中的氢质子的空间定位，通过对氢质子磁共振信号的采集、处理及图像重建实现人体成像，具有扫描速度快、组织分辨率高等优点。MRI 分子成像探针可以很大程度上提高图像的质量，它们富集在组织中，改变了氢质子周围局部的环境，从而缩短了质子的弛豫时间。其中纵向弛豫时间 $T_1$ 的大小取决于外磁场和质子与周围环境之间的相互作用（即组织的性质）；横向弛豫时间 $T_2$ 又称自旋 - 自旋弛豫时间，反映的是质子之间的相互作用。$T_1$、$T_2$ 分别对应的弛豫效能（弛豫率）分别为 $r_1 = 1/T_1$、$r_2 = 1/T_2$，表示的是弛豫过程的快慢。MRI 对比剂是为增强影像观察效果而注入到组织或器官的制剂，其通过内外界弛豫效应和磁化率效应间接地改变组织信号的强度，增加组织或器官的对比度。根据显像特点，可以将对比剂分为阳性对比剂（positive contrast agent）和阴性对比剂（negative contrast agent）。阳性对比剂又称为 $T_1$ 对比剂，例如钆螯合物顺磁性分子探针，以及近期研发的包括长循环的 MnO 纳米颗粒和可表面修饰的含钆胶束与

脂质体等，主要影响纵向弛豫时间 $T_1$ 值的变化，可用于增强 $T_1$ 显影，使 MRI 图像显示为局部信号增强。而超顺磁性纳米颗粒，如氧化铁纳米颗粒，属于阴性对比剂，常用于增强 $T_2$ 显影，表现为 MRI 图像局部信号降低。MRI 的影像探针就是通过影响质子的弛豫时间来改变影像信号强弱。另外，某些特殊原子也可进行 MRI 显影，如 $[^3He]$、$[^{129}Xe]$，在磁场的作用下这些元素可以激发出更高的自旋状态，将信号增强 $10^6$ 个数量级。新型 MRI 对比剂正不断研究发展，以得到更加精准的 MRI 造影图像。

超声成像主要根据超声波在生物组织中传播规律、组织特性、组织几何尺寸的差异导致超声波的透射、反射、衰减，然后从接收信号的幅度、频率、相位、时间等参量变化来识别组织的差异、判别组织的病变特征。利用超声分子探针可以获得显著增强的超声信号。超声探针主要由脂质体或聚合物分子、蛋白质等分子构成。目前临床上使用的超声分子探针存在尺寸较大，稳定性较差，局限于血管腔内的显影等问题，因此近年来针对纳米尺寸超声对比剂的研发以增强血管外病灶增强显影，以及提高对比剂包膜稳定性设计与靶向型、多功能化超声对比剂等研发成为研究热点，成为超声分子影像学的核心与基础。例如将特异性配体连接到对比剂表面，通过血液循环特异性积聚于病变部位，可清晰反映病变组织在分子基础上的变化。

CT 即电子计算机断层扫描，是利用精确准直的 X 线束、γ 射线等与灵敏度极高的探测器一同围绕人体的某一部位做一个接一个的断面扫描，具有扫描时间快、图像清晰等特点。常规的 CT 对比剂为大剂量的碘剂复合物，通过静脉注射获得满意的软组织对比度，这种复合物在体内没有特异性分布，并被肾脏快速代谢。对于胃肠道 CT 对比剂，基于硫酸钡的不溶性对比剂通过口服或灌肠的方法进入体内。包埋稀土元素的复合物、硫化铋纳米颗粒以及靶向的银纳米棒被发展为潜在的 CT 对比剂，可以增强 CT 成像，与常规的碘剂相比可延长体内循环时间。

SPECT 和 PET，统称为 ECT（emission computed tomography），即辐射断层成像或放射性核素成像（radio nuclear imaging, RNI），其成像原理主要依据的是进入人体循环系统的示踪分子，会根据不同成分在不同组织的聚集浓度的不同而呈现出人体不同组织活性强度的差异。这些示踪分子可用于功能性成像（functional imaging），如代谢成像、血管生成成像、细胞凋亡 / 增殖成像，乏氧成像等。SPECT 是对

从病人体内发射的示踪剂（如 $^{99}Tc$）的 γ 射线成像。而 PET 是以代谢显像和定量分析为基础，应用组成人体主要元素的核素如 $^{11}C$、$^{13}N$、$^{15}O$、$^{18}F$ 等正电子核素为示踪剂，不仅可快速获得多层面断层影像、三维定量及全身扫描，而且还可以从分子水平动态观察到代谢物或药物在人体内的生理生化变化。这两种成像均依赖于外源性分子成像探针，通过对正电子与单光子的调控使其在衰变过程中放射核素射线，构成放射性核素在体内分布密度的图像。这种核素常连接在较大的分子上，或是被螯合物获取的放射性金属核素。对核素的选择，通常要考虑其能量适中、半衰期适中、活性好易标记、适用性强、稳定性好以及无毒害等。

光声成像是近年来发展起来的一种非入侵式和非电离式的新型生物医学成像方法。当用短脉冲激光照射生物组织时，光能转化为热能，使附近组织发生热弹性膨胀，以超声波的形式发射出去，产生光声信号。简单说光声信号的产生过程就是"光能"—"热能"—"机械能"的转化过程。光声成像分子探针能改变生物体局部组织的光学和声学特性，显著地提高成像的对比度和分辨率，增强光声成像效果。具有良好生物相容性/安全性、较强的近红外区吸收，高的光热转换效率以及良好稳定性、结构可调控性的纳米光热转化材料通常可用于光声成像，例如金纳米棒、氧化石墨烯、纳米硫化铜、硫化钼/钨、普鲁士蓝、吲哚菁绿、聚吡咯等。

多模式分子影像探针是将多种类型或不同功能的影像探针集成，在同一分子探针体系中实现多种成像功能，并将不同成像模式进行优势互补的一种新颖的分子探针。例如包埋 $Fe_3O_4$ 纳米颗粒的微纳米复合微泡，结合了超声对比剂与 MRI 对比剂于一体，同时具备声、磁响应性，提高了成像的分辨率和敏感度；而在 $Fe_3O_4$ 纳米颗粒的表面修饰量子点或荧光分子，可以构建 MRI/荧光双重对比剂，将光学造影的响应性、灵活性和 MRI 造影的高分辨成像特性结合。多模式影像分子探针结合了不同成像模式的优势，是当前分子影像探针的研究热点，在疾病的早期探测、准确的疾病诊断和个体化的疾病治疗中有重要的意义。

## 三、常见分子探针基本结构

分子成像通过分子探针与成像靶点（如受体、酶和核酸）的特异性集合，应用高精度的成像设备获得分子信息，示踪体内特殊分子，尤其是那些决定疾病进程的关键靶点进行成像。因此具有高灵敏度、高特异性、生物兼容性、高灵敏度等特点分子探针无疑是分子成像技术最重要的前提和基础。

常见的分子探针为靶向性分子探针，通常包含两个部分：信号组件和亲和组件。信号组件是指能够产生影像学信号并且能够被高精度的成像技术探测的对比剂或标记物部分（如放射性核素、荧光素、顺磁性原子及超声微泡等）；亲和组件即靶向分子，是与成像靶点特异性结合的部分（如配体或抗体等）。通过放射性化学或者生物分子链接化学技术可以直接把信号组件和亲和组件连接起来，也可以通过交联试剂或衍生化试剂把二者连接起来（图 1-3-1-1，图 1-3-1-2）。其中信号组件是指放射性核素、磁性纳米粒子、荧光染料、超声微泡等；亲和组件指的是蛋白、多肽、单克隆抗体、生物小分子、配体等；连接物一般为交联剂或衍生化试剂。

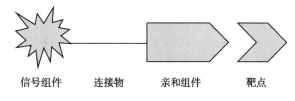

信号组件　　连接物　　亲和组件　　靶点

图 1-3-1-1　分子探针结构及特异性成像示意图

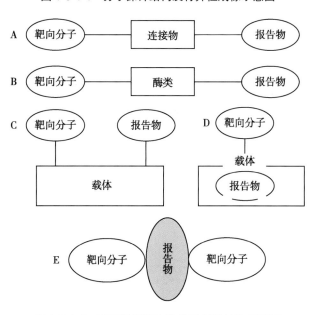

图 1-3-1-2　不同种类靶向性分子探针结构示意图

除了常见的靶向性分子探针以外，还有几种比较常见的分子探针，如用于测量血管分布以及血液循环的非特异性成像探针。但是从细胞生物学和分子成像的角度来看，这种探针所获取的信息较少。常规医学成像中的大多数对比剂（如 Dawson 1999），基于核医学的示踪剂（例如，用于 PET 的 $^{15}O\text{-}H_2O$）和荧光染料报告物（如对比剂吲哚菁绿），它们都可用于对某些生理过程(例如血容量、血流量和灌注的变化)进行成像,但不能对细胞或亚细胞水平的特定的生理过程进行成像。这些非特异性分子探针在监测病理学的下游变化方面起着非常重要的作用,但其通常不能用于表征疾病早期的变化。在这种情况下,严格来讲这些探针所形成的图像并不是描述分子进程,而是一种替代物成像。

靶向性分子探针对靶点具有高度特异性,但其局限性为背景噪声高。这是因为扫描仪器无法将示踪剂从已结合或代谢示踪剂中区分开来,这极大地限制了靶向性探针的应用。近年来一种"智能型"探针引起了研究者的关注,它具有可激活的特点,即只有在与目标相互作用后才能被检测到,并且这种分子探针主要用于光学和 MRI 应用。在与目标物相互作用之前,它们相对不可检测。因为它们仅在目标处"接通",所以可极大增强用于成像目的的信噪比。智能型探针的背景噪声微乎其微,因此较其他类型探针更具有优势。

## 四、基本设计要求

针对不同的疾病类型,需设计不同的分子探针用于合适的成像模式,分子探针在设计上需要考虑很多因素,其基本设计要求如下:

### (一)安全性

分子探针本身要具有良好的生物安全性和生物相容性。给药后,被探测对象对探针没有明显的免疫排斥反应和其他不良反应。同时希望有高的清除率,其代谢产物在使用浓度范围内无明显的毒副作用。例如,Kryza 等制备了平均流体直径约为 4nm 的氧化钆纳米颗粒,嵌入聚硅氧烷外壳内,使用荧光染料 Cy5 和 $^{111}$In 标记的二乙烯三胺五乙酸(diethylene triamine pentaacetic acid,DTPA),研究者评估了 18 天内该分子探针在大鼠体内的代谢情况,结果表明探针在血池内循环良好,并能避免被单核吞噬细胞系统吞噬进入肝和脾,主要通过肾脏清除,95%的分子探针可于 18 天内被清除,生物安全性较好。

### (二)稳定性

分子探针在复杂体系中的抗干扰和抗降解能力差,会影响其在实际应用中的准确性和可信度。因此,所设计合成的探针在到达靶生物分子前不受组织静态压力和血管通透性等影响,在体内要保持相对稳定,不易被分解。

### (三)高度亲和力与靶向特异性

分子探针对靶向分子具有高度亲和力与靶向特异性。在血液中不会与血浆蛋白、血细胞等特异性结合,而容易与靶向分子充分结合或被靶向分子识别,能在靶区大量富集。靶细胞表面结合了特异性探针分子后,在特定的化学和生物条件下,大尺寸的分子探针被内化作用成内置溶酶体,要求分子探针的内化不会对聚集量产生明显的影响。

### (四)空间分辨率和灵敏度

高的空间分辨率和高的灵敏度是高质量成像技术的目标,它们通常相互制约,是评价分子探针成功设计与否的关键。

### (五)准确性

分子探针与靶标生物分子相互作用后对被探测对象不产生或仅产生可忽略的干扰,代谢产物对结果分析不会产生错误影响。

### (六)实时性

实时性主要包括识别响应的速度和可逆性两方面,如果可逆响应的速度快于或等于被检测客体的变化速度,则可称之为实时响应探针。实时的病理分析,实现了对疾病的实时诊断和引导,达到了精准诊疗的目的。

### (七)成本

低成本一直是分子探针设计的目标和要求之一。除了以上这些设计要求外,不同疾病的诊断对分子探针的设计要求也略有不同。阿尔茨海默病要求分子探针脂溶性高且分子量小,才能容易通过血-脑屏障。例如,硼二吡咯亚甲基类衍生物分子探针 BODIPY-7 和 BAP-1 在体内的血-脑屏障透过率差,限制了它们在体内的应用。而在动脉血栓这一类疾病的诊断中,由于动脉位于体内深部,就需要分子探针提高穿透深度。神经胶质瘤由于病变并无明显特异性改变,诊断的特异性较低,迫切需要提高分子探针的靶向特异性。研究发现,前列腺特异性膜抗原(prostate specific membrane antigen,PSMA)在肿瘤的新生血管内皮细胞中高度表达,选择新型 PSMA 靶向抑制剂 DKFZ-PSMA-617 进行正电子核素标记可以制备核医学分子探针诊断神经胶质瘤。

每类分子探针都有其优势和局限性,在同一个分子探针中很难满足全部的设计要求。一般我们根据目标疾病,合理化综合各种因素,寻求最优方案。分子探针设计的一个重要原则是优化肿瘤背景比值(tumor background ratio,TBR)。改善 TBR 可实现最大化增强目标信号,减少背景信号。优化 TBR 的策略,可以从整个机体水平到分子水平考虑。在整个机体水平上,由于生物体的体积大小差异,生物体表面的目标组织深度是在设计探针时首要考虑的。在器官水平上，包括探针的摄取、分解、清除和排泄的性能都会影响 TBR。在细胞水平上，靶向分子的结合亲和力、打开和关闭率、细胞内的处理和分解代谢会影响探针信号。在分子水平上，靶向分子和各种酶之间的物理相互作用以及分子之间能量的转移改变探针的信号和 TBR。一个最佳分子探针的设计和高效的临床应用需要众多周到的考虑，近年来，为了优化 TBR，多模式、多彩色和多信号的复合成像已成为分子探针发展的重要趋势。

## 五、分子探针穿透生物屏障的常见机制

生物屏障主要包括血 - 脑屏障（blood-brain barrier，BBB）、血 - 脑 - 肿瘤屏障（blood-brain-tumor barrier，BBTB）、肠道上皮屏障（intestinal epithelial barrier）、血 - 组织屏障（blood-tissue barrier）等，这些屏障在阻碍有害物质入侵的同时也会将起诊疗作用的物质比如分子探针"拒之门外"，严重影响分子探针发挥作用。这就要求分子探针能够穿越这些生物屏障，成功地到达靶器官和靶细胞，目前分子探针穿越生物屏障的常见机制主要有以下几种：

### （一）受体介导转胞吞作用

受体介导转胞吞作用（receptor-mediated transcytosis，RMT）被普遍认为是穿越生物屏障的主要机制之一，尤其是血 - 脑屏障（BBB）。BBB 主要

由血管内皮细胞之间的紧密连接组成（细胞间隙仅 0.4nm），以其为例，分子探针穿越 BBB 主要分三步：①分子探针在 BBB 近血侧（luminal side）与血管内皮细胞上的受体结合，以形成核内体等形式进入细胞；②核内体等囊泡结构包裹分子探针穿过血管内皮细胞的内部；③细胞以胞吐的形式将分子探针释放到 BBB 近脑侧（abluminal side）。BBB 上表达多种受体，如转铁蛋白受体、乳铁蛋白受体、胰岛素受体、低密度脂蛋白受体相关蛋白等，可以将分子探针修饰特定的配体，这样就赋予了探针通过 RMT 穿越生物屏障的能力。RMT 机制示意图见图 1-3-1-3。

### （二）吸附介导转胞吞作用

吸附介导转胞吞作用（adsorption-mediated transcytosis，AMT）是利用带正电荷的粒子与表面带负电荷的细胞膜之间的静电相互作用来促进细胞对粒子的吞噬。与 RMT 相比，AMT 的最大结合能力可以高出一千倍以上，因此转胞吞效率也会更高。常用的细胞穿膜肽（cell-penetrating peptide，CPP）就是利用肽段本身带正电荷的特点通过 AMT 机制穿越生物屏障的。但 AMT 的缺点是缺乏组织和细胞的选择性，这可能会造成信噪比较低、系统毒性等问题。针对这个问题，现在已经有研究人员研制出了环境响应型的 CPP。比如肿瘤微环境的一个特点是弱酸性，利用这一点对 CPP 进行改性使其在正常生理环境下不显正电性，而在弱酸性条件下被激活显

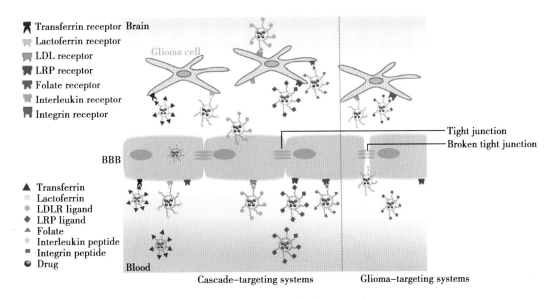

**图 1-3-1-3　RMT 机制穿越 BBB 示意图**

Transferrin receptor：转铁蛋白受体；Lactoferrin receptor：乳铁蛋白受体；LDL receptor：低密度脂蛋白受体；LRP receptor：低密度脂蛋白受体相关蛋白受体；Folate receptor：叶酸受体；Interleukin receptor：白细胞介素受体；Integrin receptor：整合素受体；Transferrin：转铁蛋白；Lactoferrin：乳铁蛋白；LDLR ligand：低密度脂蛋白受体配体；LRP ligand：低密度脂蛋白受体相关蛋白配体；Folate：叶酸；Interleukin peptide：白细胞介素多肽；Integrin peptide：整合素多肽；Drug：药物；Blood：血液；Tight junction：紧密连接；Broken tight junction：破坏紧密连接；Cascade-targeting systems：级联靶向系统；Glioma-targeting systems：胶质瘤靶向系统

正电性,这样就很好地提高了 AMT 的选择性。

### (三)载体介导转胞吞作用

细胞对葡萄糖、氨基酸等很多小分子营养物质的摄取是通过细胞膜上的转运蛋白实现的,这种方式称为载体介导转胞吞作用(vector-mediated tran-scytosis,CMT)。这种机制可以单向地将一种物质从细胞一侧运送到另一侧,比如葡萄糖转运蛋白就可以将葡萄糖从血液中运输到脑内或其他组织中,很好地跨越生物屏障。以目前分子影像领域最具代表性的 PET 成像而言,其最常用的方法就是将生命代谢中所必需的物质比如葡萄糖,用放射性核素标记形成分子探针,通过不同组织代谢葡萄糖的速率不同来进行诊断。可以看到,其中用到最主要的机制就是载体介导转胞吞作用。

### (四)物理或化学方法辅助透过生物屏障中的机制

除了利用分子探针本身的特性及对分子探针进行修饰改性使其能够自主地穿过生物屏障外,还可以用物理或者化学的方法辅助探针穿过生物屏障。由于体内的各类生物屏障主要由细胞之间的紧密连接构成,因此各类辅助方法主要针对于打开这种紧密连接。仍以打开 BBB 为例,主要的方法及其中的机制主要有以下几个方面:

1. **高渗溶液打开 BBB** 通过动脉注射甘露醇等渗透剂短暂可逆地打开 BBB,主要机制是:由于血管内皮细胞的血液一侧渗透压增高,内皮细胞失水收缩;另一方面流入血管中的水使得血管舒张,拉伸内皮细胞的细胞膜;此外,通过钙离子依赖的机制,肌动蛋白与钙黏着蛋白相互作用使得内皮细胞的细胞骨架收缩。这三个方面都会拉伸细胞间的紧密连接,使空隙增大,有利于分子探针的透过。

2. **药物打开 BBB** 这类药物主要是用于动脉内的血管活性药物,会在血管内皮细胞处造成暂时的炎症反应。这类药物以缓激肽为代表,主要机制是:缓激肽结合到内皮细胞的 $B_2$ 受体上造成细胞质内 $Ca^{2+}$ 含量的暂时升高,这又激活了 NO 合成酶,最终的结果是 NO 含量的升高。NO 是造成血管舒张,增加血管通透性的信号分子。

3. **聚焦超声打开 BBB** 主要机制是:通过注射微泡对比剂,在聚焦超声的作用下实现稳定空化。这种空化主要有三方面的作用:对血管内皮细胞施加张力,"拉开"细胞间的紧密连接;声致穿孔效应;促进受体介导转胞吞作用(RMT)。三方面协同作用,共同促进 BBB 的打开。

除了上面介绍的机制外,其他机制还包括网格蛋白介导内吞、质膜微囊介导内吞、细胞介导转运(主要是利用免疫细胞和干细胞)、巨胞饮等。此外,还可以通过显微注射法或者电穿孔等物理方法直接将分子探针送到细胞内部,不过这种方法在一定程度上损害细胞结构并且作用范围比较狭窄。主要透过生物屏障的方式见图 1-3-1-4,其中纳米颗粒 / 纳米管的形式穿越生物屏障主要是通过前面介绍的 AMT、CMT 等机制。

(陈航榕)

## 第二节 分子探针材料

分子影像学的发展,主要依赖于两个方面,其一是各种医用成像设备的不断改进和创新,如新的 MR 序列的开发、CT 探测器敏感度的提升等;其二是能够提升成像敏感度、特异性的各类新的分子成像探针的研发。目前医用成像设备的分辨率还未达到单个细胞或分子成像的水平,因此设计和开发具有信号放大效应、组织或生物微环境高度特异性的

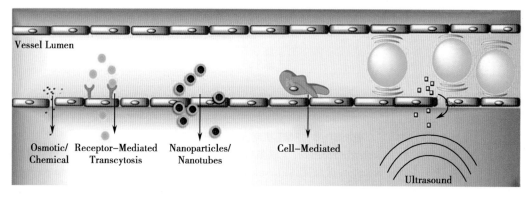

**图 1-3-1-4 分子探针透过生物屏障的主要机制**

Vessel Lumen:血管腔;Osmotic/Chemical:化学渗透;Receptor-Mediated Transcytosis:受体介导转胞吞作用;Nanoparticles/Nanotubes:纳米颗粒 / 纳米管;Cell-Mediated:细胞介导;Ultrasound:超声

分子成像探针,对分子影像学的实现和发展至关重要。近年来,研究者对于分子成像探针的研究备受关注,主要集中在小分子材料、高分子材料和无机/有机高分子杂化材料等方面。

## 一、小分子材料

本部分将根据成像手段的不同,简要介绍小分子材料在分子成像探针领域的应用。

### (一)小分子材料 MR 成像探针

MR 成像是在外加磁场及特定频率的射频脉冲的作用下,使生物体内的质子吸收能量产生跃迁,当射频脉冲停止时,质子逐渐恢复正常,同时以无线电波的形式释放能量,这些能量由接收器测量并经计算机处理得到 MR 图像。在临床 MR 成像诊断的过程中,有 30% 以上的临床扫描需要借助于 MR 成像探针来改善组织的局部弛豫性能,增强信号的对比度以获得高分辨率的图像。MR 成像探针主要是通过缩短局部组织中水质子的弛豫时间,从而改善其弛豫效率,增强与周围组织之间的成像对比度,进一步提高成像的准确度,达到造影的目的。常用的 MR 成像探针多为小分子 Gd 类螯合物,比如钆喷酸葡胺、钆双胺和钆特酸葡甲胺等。$Gd^{3+}$ 具有 7 个不成对电子,为一顺磁性很强的金属离子,能显著缩短 $T_1$、$T_2$ 的弛豫时间,尤其以 $T_1$ 更为明显,在浓度为 $0 \sim 1mmol/L$ 的范围内,弛豫时间呈直线下降,从而影响 MR 成像的信号强度。因此,基于 Gd 类螯合物开发的小分子材料的 MR 成像探针已广泛应用于临床研究。

### (二)小分子材料 CT 成像探针

CT 成像是利用不同组织或器官之间密度与厚度的差异,使其对 X 射线产生不同程度的衰减作用,从而形成不同组织或器官的灰阶影像对比分布图,进而通过病灶的相对位置、形状和大小等信息来判断病情的医学成像方法。为了增加靶组织与周围组织的对比度,人们研制了多种 CT 成像探针,用于增强 CT 扫描信号,以提高疾病诊断的准确度。目前临床医学常用的 CT 成像探针主要是基于碘的小分子材料成像试剂,如碘海醇、泛影酸和优维显等,因其高原子序数且具有的良好 X 射线吸收系数而被普遍使用。其中应用最为广泛的碘海醇是一种非离子型 X 线不透性分子探针,属于第二代非离子型单体分子探针。碘海醇为单环非离子型水溶性的 CT 成像探针,渗透压较低、对神经系统的毒性较低,广泛用于血管造影、蛛网膜下腔造影、冠状动脉造影、脊髓造影、股关节造影、泌尿系统造影和 CT 增强扫描,具有造影密度低、耐受性好等优点,已成为临床上评价各种 X 射线成像探针的标准对照药物。

### (三)小分子材料核医学成像探针

核医学成像技术是通过收集检测放射性核素分子所放出的射线信号,反映放射性核素的浓度分布,从而显示形态学信息和功能信息的成像手段。其中,单光子发射计算机断层(SPECT)成像是常用的核医学成像技术之一,具有高灵敏度及功能成像的特点。SPECT 成像探针多为基于放射性核素(锝 -99m,$^{99m}Tc$;铟 -111,$^{111}In$;镓 -67,$^{67}Ga$;铊 -201,$^{201}Tl$;碘 -131,$^{131}I$ 等)的小分子成像探针。其中 $Na^{131}I$ 是临床常用的 SPECT 成像探针之一。$^{131}I$ 是碘的一种放射性同位素,原子核内有 78 个中子,比碘的稳定同位素原子核的中子数多 4 个,且半衰期约为 8 天,会经由 β 衰变放出 β 射线变成稳定的氙 -131。但有部分的碘 -131 会先衰变成不稳定的激发态氙 -131 核(氙 -131m),约 11 天的半衰期后,会经过核异构转变及 γ 衰变才衰变成稳定的氙 -131,过程中放出高能量的 γ 射线。此外,其放射出来的 β 射线可以实现放疗,该功能也有益于实现核医学成像监控的应用。

### (四)小分子材料荧光成像探针

荧光成像是在对穿过生物组织光子的光学信息(强度、光谱、寿命、偏振)探测的基础上,通过引入合适的荧光探针和光学成像设备,检测发射出的荧光并充分挖掘和利用这些光学信息定量地研究荧光分子的分布,从而记录和显示分子事件及其动力学过程。在荧光成像中常用的小分子材料荧光探针主要有三大类:一是小分子荧光染料,主要包括异硫氰酸荧光素(fluorescein isothiocyanate,FITC)、氟硼二吡咯、罗丹明、菁染料和花青染料等;二是天然荧光蛋白,比如绿色荧光蛋白、黄色荧光蛋白、红色荧光蛋白及其他荧光报告基团等;三是荧光量子点系列,包括Ⅱ~Ⅵ族半导体(CdSe、CdS、ZnS 等)和Ⅲ~Ⅴ族半导体(InP、InAs 等)。目前荧光成像中常用的小分子成像探针是 Cy3(Cyanine 3),它是最常见的花青染料之一,其荧光位于黄绿色区,可被各种荧光计、成像仪和显微镜检测,且因其固有的高消光系数,Cy3 也容易通过肉眼在凝胶或溶液中检测。

## 二、高分子材料成像探针

近年来,各种各样的高分子材料因其本身独特的性质逐渐被开发用作成像探针的载体材料,在分子成像材料领域取得了广泛的发展，并表现出良好的应用前景。常见的高分子载体材料主要包括聚合物囊泡、聚合物胶束、树状大分子及聚合物纳米凝胶等。接下来简要介绍一下不同高分子材料在成像探针领域中的应用。

**（一）聚合物囊泡**

聚合物囊泡（polymersomes）是由合成或者天然改性的双亲性聚合物分子通过分子间相互作用自组装形成的一种超分子聚集体，类似于细胞膜结构，具有良好的生物相容性和无免疫原性，已广泛用于和不同的成像元素相结合构建新型的成像探针。

Brinkhuis 等人首先构建聚丁二烯 -b- 聚乙二醇嵌段共聚物（PBd-b-PEG），随后经自组装合成聚合物囊泡（PBd-b-PEG-Ps），之后借助于螯合剂二乙烯三胺五乙酸（DTPA）在其表面螯合放射性核素 $^{111}$In，得到不同尺寸的 $^{111}$In 标记的聚合物囊泡（$^{111}$In-PBd-b-PEG-Ps）SPECT 成像探针，尺寸范围在 90～250nm 之间。研究结果表明，借助于聚合物囊泡载体，$^{111}$In 的血液循环时间延长，且聚合物囊泡成像探针的尺寸变化对其血液循环时间的影响显著。由于体内网状内皮系统（RES）的识别，尺寸大于 100nm 的聚合物囊泡成像探针在 4 小时内就从血液中清除。相比较之下，在注射 24 小时后，血液中仍可以检测到超过 30% 注射量的 90nm 的聚合物囊泡成像探针。

为了提高碘纳米成像探针中碘的含量，Zou 等人以 2,2'- 碘代甲基 - 三亚甲基碳酸酯为原料，制备了生物可降解的嵌段共聚物（PEG-b-PIC），之后通过自组装制备得到小尺寸的碘化囊泡（IPs）和 cRGD 修饰的碘化囊泡（cRGD-IPs）成像探针。IPs 中碘含量明显提高，约为 55.5%～60.4%。IPs 和 cRGD-IPs 在血池造影、皮下肿瘤模型小鼠各组织及原位肺癌肿瘤模型小鼠的肿瘤高效特异性 CT 成像等方面表现优异。此外，体外、体内 CT 成像结果表明，与小分子成像探针碘海醇相比，IPs 有延长血液循环时间及肿瘤特异性造影且造影效率及精确度显著提升等优势。

**（二）聚合物胶束**

聚合物胶束（polymeric micelles）的形成与聚合物囊泡类似，都是由两亲性嵌段共聚物在水中自组装形成的一种热力学稳定的胶体溶液。聚合物胶束与聚合物囊泡的不同之处在于，聚合物胶束是内核疏水外层亲水的实心结构，而聚合物囊泡是空心结构。聚合物胶束的疏水性内核能够包载水难溶性药物、染料等，而其亲水性外壳可赋予其隐蔽功能，并通过表面修饰制备得到不同功能的聚合物胶

束载体，应用于生物医学领域。例如，Mi 等人利用嵌段共聚物聚乙二醇 -b- 聚 N-[N'-(2- 氨基乙基)-2- 氨基乙基] 天冬酰胺 [PEG-b-PAsp（DET）] 与小分子 MR 对比剂 Gd-DTPA，通过 $Pt^{4+}$ 络合，合成得到 Gd-DTPA 负载的聚合物胶束（Gd-DTPA/m），合成示意图如图 1-3-2-1 所示。$T_1$ 弛豫性能研究结果表明 Gd-DTPA/m 的 $r_1$ 弛豫率明显提高，约是 Gd-DTPA 的 13 倍。Gd-DTPA/m 有效地提高了实体肿瘤的 MR 成像对比度，显示出其在生物成像探针领域的潜在应用前景。

基于聚合物胶束的双模态成像探针也受到了研究者的关注。Yang 等人首先构建了一种氨基末端的两亲性嵌段共聚物（PPEGMA-b-PESPMA），之后将 PPEGMA-b-PESPMA 与疏水性荧光染料 Cy7 混合，经自组装得到外围含有丰富氨基末端、内部包裹 Cy7 的聚合物胶束（Cy7-CCPMs）。随后在 Cy7-CCPMs 表面修饰 DTPA 螯合剂，并进一步螯合 $^{111}$In，得到尺寸约为 24nm 的 $^{111}$In-Cy7-CCPMs，应用于 SPECT/ 荧光双模态成像探针研究。结果证实，Cy7-CCPMs 的荧光信号强度显著提高，是 Cy7 的 16 倍左右，并且表现出较长的血液半衰期（$t_{1/2,\alpha}=1.25h$；$t_{1/2,\beta}=46.18h$）。体内成像试验结果表明，$^{111}$In-Cy7-CCPMs 能够通过高渗透长滞留效应（enhanced permeability and retention effect，EPR）聚集在小鼠肿瘤部位，并且表现出良好的 SPECT/ 荧光成像性能，可以作为一种潜在的 SPECT/ 荧光双模态成像探针。

**（三）树状大分子**

树状大分子是一类新型的、高度支化的、单分散的合成高分子聚合物，它具有非常精确的核、内部空间和表面功能基团。树状大分子作为纳米平台可在其表面修饰各种各样的小分子成像元素，构建新型的纳米成像探针，改善成像性能，延长血液循环时间，使其更好地用于医学成像。

2002 年，Yordanov 等人以末端氨基的第四代聚酰胺 - 胺树状大分子（G4-PAMAM）为平台，在其表面修饰碘化合物 3-N-[(N',N'- 二甲基氨基乙酰基) 氨基]-α- 乙基 -2,4,6- 三碘苯丙酸（DMAA-IPA），合成得到 G4-（DMAA-IPA）$_{37}$，合成过程如图 1-3-2-2 所示。这是将小分子碘化物与树状大分子结合用于构建新型 CT 成像探针的第一例。随后，Brasch 等人制备了以 PEG 为内核的聚赖氨酸树状大分子接枝碘化物，形成了以聚赖氨酸为纳米平台的碘成像探针 PEG12000-Gen4-IOB。经尾静脉注射 PEG12000-Gen4-IOB 成像探针 32 分钟后，肝脏 CT 信号明显增

强。通常情况下，传统小分子碘成像探针在体内血液循环时间不超过 5 分钟。研究结果表明，形成的 PEG12000-Gen4-IOB 成像探针能够延长其在体内的血液循环时间，并增强 CT 成像信号强度。这类基于树状大分子的含碘 CT 成像探针将会在生物医学成像领域拥有巨大的发展潜力。

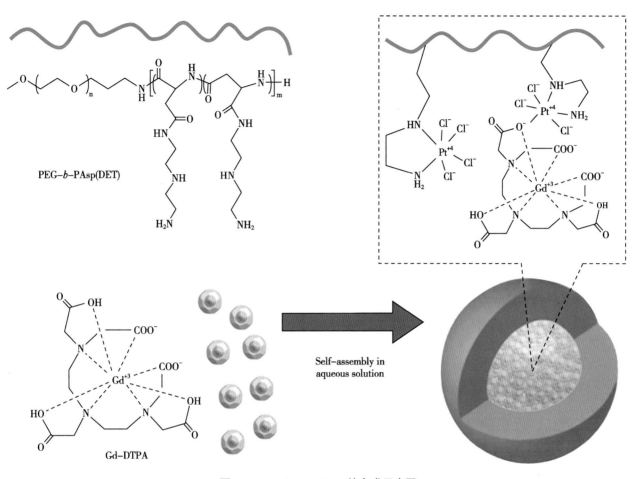

图 1-3-2-1　Gd-DTPA/m 的合成示意图

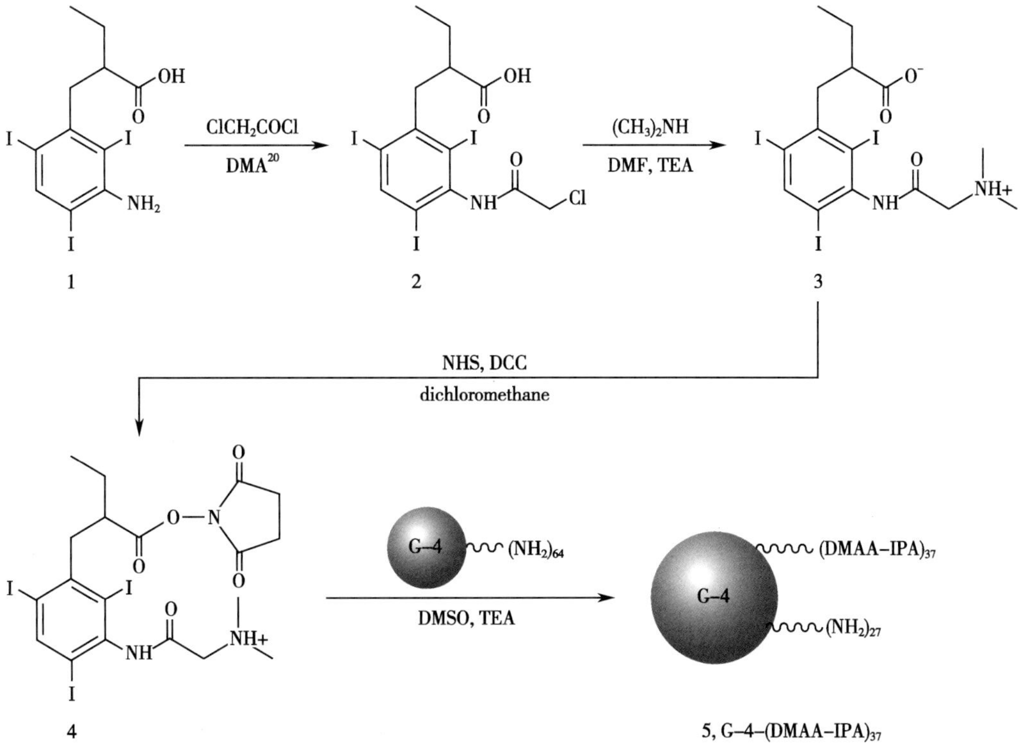

图 1-3-2-2　G4-(DMAA-IPA)₃₇ 的合成示意图

**（四）聚合物纳米凝胶**

纳米凝胶（NGs）是通过物理或者化学交联的方式由亲水性或两亲性高分子链构成的三维网状结构的水凝胶颗粒，具有良好的稳定性、高负载能力、生物相容性、尺寸可控及易于被肿瘤细胞吞噬等优点。利用 NGs 易于修饰、高负载能力及易于被肿瘤细胞吞噬的特性，以其作为成像探针的载体，构建新型的纳米成像探针，有望改善成像性能并提高成像探针在肿瘤组织的富集量，达到更好的造影效果。

在这一设计前提下，Sun 等人以 N- 乙烯基己内酰胺（VCL）和丙烯酸分别作为单体和共单体，在水溶液中通过一步沉淀聚合的方法合成了温度敏感性的聚 N- 乙烯基己内酰胺纳米凝胶（PVCL NGs），并在其表面螯合 Gd，制备得到 PVCL-Gd NGs 用于 MR 成像探针研究，如图 1-3-2-3 所示。相较于临床用 Gd 剂成像探针，PVCL-Gd NGs 表现出更好的 $T_1$ 弛豫性能。体内裸鼠肿瘤模型 MR 成像研究结果表明，PVCL-Gd NGs 可以明显增强肿瘤组织的 MR 成像信号，且肿瘤部位的 MR 信噪比值与临床用 Gd 剂相比达到了显著性升高，并表现出良好的生物安全性，说明其有望成为一种安全高效的 MR 成像探针。

## 三、有机 - 无机杂化材料成像探针

有机 - 无机杂化材料通常在构成上包含了有机组分和无机组分，该类材料结合了有机材料和无机材料的特点。通过有机组分的结合，解决了单纯无机材料的水溶性和稳定性较差且难以功能化修饰的

缺点，而无机材料的引入也使该类杂化材料与单纯的有机材料相比，具有更高成像元素负载率及更好成像的效果。鉴于以上特性，有机 - 无机杂化材料在分子影像中的应用更为广泛，而如何理性的设计和构建有机 - 无机杂化材料成为分子影像医学应用的关键。

### （一）有机 - 无机杂化材料 CT 成像探针

具有较高的原子序数及 X 射线吸收系数的金属颗粒，例如，金纳米颗粒、银纳米颗粒及 $Bi_2S_3$ 纳米颗粒等均可应用于 CT 成像。通过纳米技术构建的含有纳米金属颗粒的有机 - 无机杂化材料，具有良好的生物相容性，且表面可进行多功能修饰，最重要的是其具有比碘更高的 X 射线吸收系数，能更好地进行 CT 成像。

近年来，基于树状大分子 - 金属纳米颗粒的杂化材料正受到研究者越来越广泛的关注，在 CT 对比剂的设计和应用中具有广泛的应用前景。2010 年，Guo 等人首次利用末端为氨基的第五代聚酰胺 - 胺树状大分子（G5.NH₂）为模板，通过硼氢化钠 NaBH₄ 原位还原氯金酸的方法制备了直径为 2～4nm 的树状大分子包裹的金纳米颗粒（Au DENPs），并成功地将制备的 Au DENPs 用于生物体的 CT 成像研究。相关测试表明，在 Au DENPs 中金和 Omnipaque 中的碘在相同浓度时，前者具有更高的 X 射线衰减系数、更好的血池造影效果和更长的血池造影时间。Fang 等人利用末端为羟基的第四代聚酰胺 - 胺树状大分子（G4.NGlyOH）为稳定化试

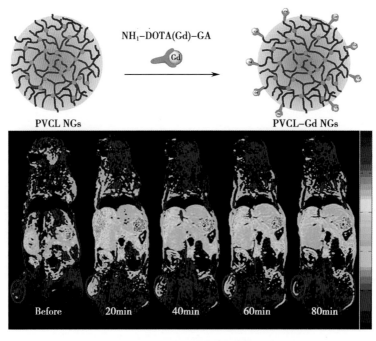

图 1-3-2-3　PVCL-Gd NGs 的合成示意图及体内肿瘤( 红色线圈 )MR 成像( 伪彩图 )

剂，合成树状大分子稳定的硫化铋纳米颗粒（Bi$_2$S$_3$ DSNPs），如图 1-3-2-4 所示。进一步将 Bi$_2$S$_3$ DSNPs 注射到兔子皮下，结果显示，皮下注射 Bi$_2$S$_3$ DSNPs 能显著提高注射区域的 CT 成像对比度。以上研究结果表明，这种生物相容性良好的树状大分子 - 纳米金属颗粒的杂化材料有望成为一种高效的 CT 成像探针，应用于医学分子影像学。

**（二）有机 - 无机杂化材料 MR 成像探针**

过渡金属和镧系金属形成的无机纳米颗粒会产生较大的磁矩，并且它们有相对较小的 r$_2$/r$_1$ 值，从而可以作为优异的 MR 成像探针。例如，MnO、Mn$_3$O$_4$、Gd$_2$O$_3$ 纳米颗粒、氧化铁纳米颗粒以及超小尺寸 Fe$_3$O$_4$ 纳米粒子等都有较好的 MR 成像效果，将此类纳米颗粒和高分子材料相结合设计构建的有机 - 无机杂化纳米材料在 MR 成像探针领域有着广泛的应用。

例如，Sun 等人通过双乳化的方法，以聚乙烯亚胺稳定的四氧化三铁纳米颗粒（PEI-Fe$_3$O$_4$ NPs）作为交联剂，制备了氧化铁 - 海藻酸钠杂化纳米凝胶（AG/PEI-Fe$_3$O$_4$ NGs），该杂化材料中包含多个 Fe$_3$O$_4$ NPs，形成团簇效应，使得其 T$_2$ 弛豫效应增强，表现出较高的 r$_2$ 值。由于纳米凝胶类材料具有很好的柔性和流动性，更易被肿瘤细胞所吞噬，从而可以提高其在肿瘤部位的富集量，AG/PEI-Fe$_3$O$_4$ NGs 在体内肿瘤成像扫描中表现出更好的 MR 成像造影效果。此外，Zhu 等人采用同样的方法构建了负载 Fe$_3$O$_4$ NPs 的杂化聚谷氨酸纳米凝胶（γ-PGA/Fe$_3$O$_4$ NGs）。细胞毒性实验以及细胞吞噬实验证明，γ-PGA/Fe$_3$O$_4$ NGs 具有良好的细胞相容性，并且可以被肿瘤细胞

大量吞噬。小鼠体内肿瘤成像实验显示出该杂化纳米水凝胶在 MR 成像对比剂方面的良好潜质，结果如图 1-3-2-5 所示。以上研究结果表明，基于 Fe$_3$O$_4$ 纳米颗粒 - 纳米凝胶的有机 - 无机杂化纳米材料可成功的用于 MR 成像诊断过程中的对比剂。

**（三）有机 - 无机杂化材料多模态成像探针**

由于单一成像模式很难获得完整准确的结构和功能信息，不能提供生物体全面的生理病理信息，难以实现对肿瘤等重大疾病的精确诊断及对药物疗效的有效评价，研究者进一步通过对有机 - 无机杂化纳米材料的设计开发了许多基于杂化纳米材料的双模态成像及多模态成像对比剂。

例如，Cai 等人利用静电层层自组装法和树状大分子的独特性质，先合成靶向纳米颗粒 Fe$_3$O$_4$/Au-FA。然后进一步利用高分子层和树状大分子表面的氨基去吸附金酸根离子，通过原位还原法以及控制反应次数来提高 Fe$_3$O$_4$/Au$_n$.Ac-FA 纳米复合材料的 Au/Fe$_3$O$_4$ 摩尔比，最后进行乙酰化反应降低表面氨基的电荷。通过检测双模态靶向对比剂 Fe$_3$O$_4$/Au$_n$.Ac-FA 的 MR/CT 双模态成像效果，结果表明靶向材料对肿瘤部位具有很好的靶向性，可用于肿瘤靶向成像，而合成的材料能在小鼠体内慢慢地被正常代谢掉，且不显示生物毒性。

Li 等人利用氨基末端的第二代聚酰胺 - 胺树状大分子（G2 PAMAM）为载体，通过化学修饰放射性核素 $^{99m}$Tc 螯合剂和叶酸靶向试剂，以其作为稳定剂包裹金纳米颗粒，并标记 $^{99m}$Tc 用于小鼠肿瘤的靶向 CT/SPECT 双模态成像（图 1-3-2-6）。细胞和动物实

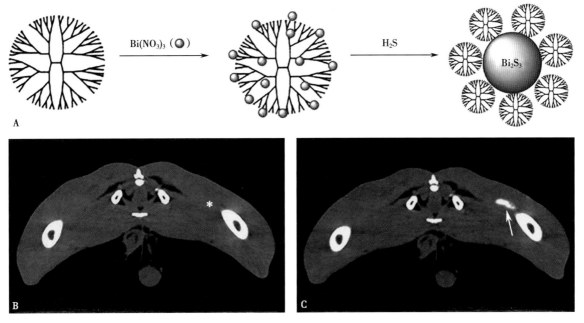

图 1-3-2-4　Bi$_2$S$_3$ DSNPs 的合成示意图（A）及皮下注射前（B，星号）后（C，箭头）兔子感兴趣区的 CT 信号变化

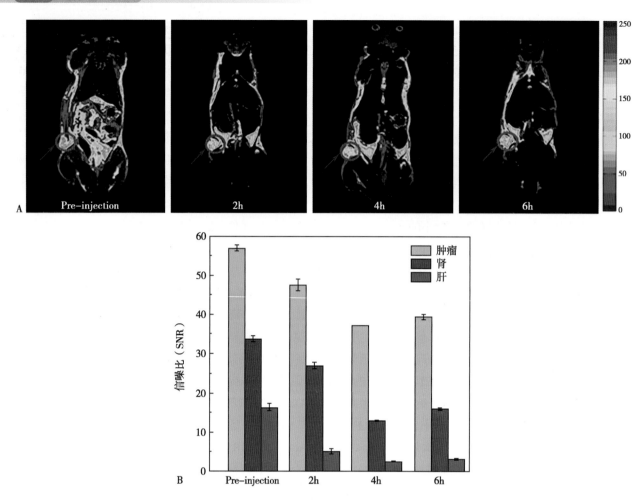

图 1-3-2-5 通过尾静脉注射 γ-PGA/Fe₃O₄ NGs 的 PBS 缓冲液后不同时间点的肿瘤( 红箭 )MR 成像伪彩图( A )和相应的 MR 信噪比变化( B )

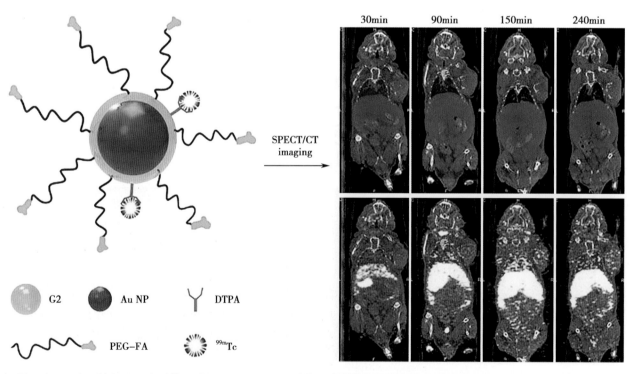

图 1-3-2-6 （Au⁰）₆-G2-DTPA( ⁹⁹ᵐTc )-PEG-FA DENPs 结构示意图及用于肿瘤( 红色虚线圈 )的 SPECT/CT 双模态成像

验结果表明该杂化纳米材料对肿瘤部位具有很好的靶向性,可对叶酸受体过表达的肿瘤细胞实现体外和体内的 CT/SPECT 双模态靶向成像。

(史向阳)

# 第三节 分子探针与成像靶点结合的常见类型

## 一、受体与配体的分子识别

### (一)受体和配体的定义及分类

受体(receptor)是指能够识别并结合信号分子的蛋白质分子,包括细胞膜受体和细胞内受体。配体(ligand)是指与受体特异结合的分子。受体识别和结合配体后,能够将配体信号转换为细胞内分子可识别的信号,并传递至其他分子引发细胞应答。

细胞膜受体位于细胞质膜表面,分为离子通道型受体、酶联型受体和 G 蛋白偶联型受体三大类,结构一般包括胞外区、跨膜区和胞内区三个部分。细胞膜受体能够识别细胞外信号分子并转换信号。细胞膜受体的配体是水溶性信号分子,如细胞因子、趋化因子、生物活性肽、氨基酸及其衍生物、核苷和核苷酸等。

细胞内受体位于胞质或胞核,能够直接或通过特定的通路传递信号。其中核受体可分布在胞质或胞核,其配体包括类固醇激素、甲状腺激素等,与配体结合的核受体,能够作为转录因子结合 DNA 顺式作用元件,调控基因的表达。需要指出的是,雌激素受体(ER)也分布在细胞膜表面,包括 ERα 和 ERβ 两个亚型。分布在内质网的肌醇三磷酸(IP$_3$)受体也属于细胞内受体,其配体是 IP$_3$。

### (二)受体与配体的相互作用特点

特异性:分子的空间构象决定了受体与配体的结合是高度特异的,如叶酸受体与叶酸特异结合,转铁蛋白受体与转铁蛋白特异结合。但这种特异性不是绝对的,存在受体交叉现象,如胰岛素受体可以结合胰岛素和胰岛素样生长因子,糖皮质激素受体可以结合糖皮质激素和其他甾类激素,反之亦然。

高亲和力:受体与配体结合的能力称为亲和力,亲和力的大小常用解离常数(Kd)值来表示。受体和配体的高亲和力能够保证低浓度的配体分子发挥信号转导和调控作用。

饱和性:细胞含有的受体数目是有限的,当配体达到一定浓度时,受体全部被配体占据,达到饱和状态。此时再提高配体浓度也不会增加效应。

可逆性:受体和配体通过非共价键结合,所有具有快速可逆的特点,以保证细胞随时适应内外环境的变化。生物效应发生后,配体即与受体解离,受体恢复到原来状态,可再次与配体结合并专递信号。

特定的作用模式:受体在机体内的分布与含量具有组织细胞特异性,与相应配体结合后可产生特定的生理效应。

### (三)基于受体与配体分子识别的分子成像探针设计

受体与配体的相互作用发挥着重要的生理学功能,而受体表达水平的上调或下调能够促进疾病的发生发展。因此,以受体为靶向的分子成像能够促进疾病的早期诊断、预后评价和治疗监测。细胞膜受体和细胞内受体均可作为靶点进行分子探针成像。

基于受体与配体分子识别的分子成像探针通常由配体、信号分子和连接体组成。配体是分子探针的关键,可以包括多肽、蛋白质、核酸、小分子化合物,或者是人工合成的配体等。信号分子的选择取决于成像模式。连接体通过连接配体和信号分子,减少配体和信号分子相互接触以降低相互影响,更重要的是连接体能够优化探针的代谢动力学。有时,分子影像探针中可以不包含连接体。通常分子影像探针由一种配体和一种信号分子组成,但是也可以将一种配体和两种或多种信号分子连接用于双模态或多模态成像,或者两种或多种配体与一种信号分子连接用于多靶点的成像(图 1-3-3-1)。

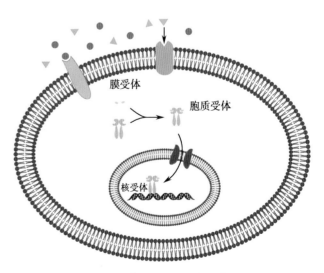

图 1-3-3-1 细胞膜受体和细胞内受体分布示意图

## 二、抗原与抗体的分子识别

### （一）抗原和抗体的定义

抗原（antigen）是指能够刺激机体产生抗体或被抗体识别的物质，抗原通常是蛋白、多肽或多糖。抗原具有免疫原性和免疫反应性两种特性，免疫原性指刺激机体免疫系统产生抗体和／或致敏淋巴细胞，抗免疫反应性指与相应免疫应答的产物（抗体或致敏淋巴细胞）特异结合。同时具有免疫原性和免疫反应性的抗原称为完全抗原，如细菌、病毒、大多数蛋白质等。只具有免疫反应性而没有免疫原性的抗原称为半抗原，如青霉素、磺胺剂等，半抗原与载体蛋白结合后可以获得免疫原性，成为完全抗原。

抗体（antibody，Ab）也称为免疫球蛋白（Ig），是主要由浆细胞产生的 Y 形蛋白，在体内免疫系统用于中和病原体。天然 Ig 分子由两条分子量较大的链（重链）和两条分子量较小的链（轻链）组成。重链和轻链中靠近 N 端的区域氨基酸序列变化较大，称为可变区，分别占重链和轻链的 1/4 和 1/2，重链和轻链的可变区共同组成了抗原结合口袋，与抗原特异结合；靠近 C 端的区域氨基酸序列相对稳定，称为恒定区，分别占重链和轻链的 3/4 和 1/2。

### （二）抗体的类型

根据理化性质和生物学功能，抗体分为 IgM、IgG、IgA、IgE、IgD 五类，目前 FDA 批准的治疗性抗体多属于 IgG 亚型。

根据识别抗原决定簇的多寡，抗体分为多克隆抗体和单克隆抗体。多克隆抗体能够识别多个抗原决定簇的抗体；而单克隆抗体仅识别单一的抗原决定簇具有特异性强、同质性高等优点。单克隆抗体最初是鼠源性的，具有较强的免疫原性，随后基因工程技术的发展促进了嵌合性单克隆抗体、人源化单克隆抗体和全人源单克隆抗体的出现。

### （三）基于抗原与抗体分子识别的分子成像探针设计

目前，抗体已经用于肿瘤、血液病、自身免疫性疾病和感染性疾病等的治疗。基于这些抗体制备分子成像探针，将能够促进疾病的分子分型和治疗监测。

示踪剂与抗体之间的化学连接是探针制备的关键。连接方法可以是直接连接，也可以是间接连接。理想的状况是连接方法简单、快速、高效，并且连接产物在体内能够稳定存在。很多连接方法是示踪剂在抗体的随机位点连接，如果示踪剂连接

在抗体的抗原结合位点，会导致抗体的亲和力降低。在抗体特定位点连接示踪剂可以避免以上问题的出现。由于完整的 IgG 抗体分子量大（150kDa），体内循环时间长，获得较好的肿瘤摄取水平一般需要 1～2 天，不利于成像检测的开展。随着抗体工程的发展，出现了新型抗体形式，如：F（ab′)$_2$、微型抗体（minibody）、Fab、双链抗体（diabody）、单链 Fv（scFv）、纳米抗体（nanobody）、亲和体（affibody）等。这些新型抗体为分子成像探针的设计提供了新的思路（图 1-3-3-2）。

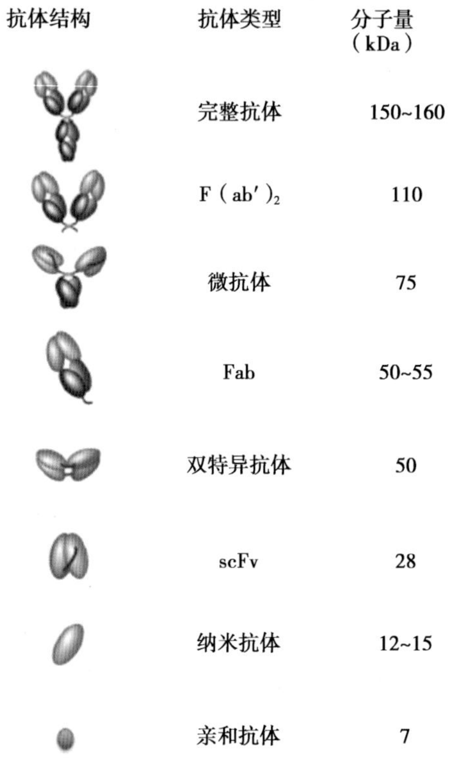

| 抗体结构 | 抗体类型 | 分子量（kDa） |
|---|---|---|
| | 完整抗体 | 150~160 |
| | F（ab′)$_2$ | 110 |
| | 微抗体 | 75 |
| | Fab | 50~55 |
| | 双特异抗体 | 50 |
| | scFv | 28 |
| | 纳米抗体 | 12~15 |
| | 亲和抗体 | 7 |

图 1-3-3-2 抗体的结构及分类

## 三、酶与底物的分子识别

### （一）酶的定义

酶（enzyme）是由活细胞产生的、对其底物具有高度特异性和高度催化效能的蛋白质或 RNA，具有一级、二级、三级，乃至四级结构。仅含有蛋白质的酶称为单纯酶；由酶蛋白和辅助因子组成的酶称为结合酶。结合酶中辅助因子为非蛋白质部分，只有酶蛋白和辅助因子结合在一起才具有催化作用。由于酶是强有力且高度专一的催化剂，生物体内的化学反应能够在极为温和的条件下高效特异的进行。

### （二）酶的分类

根据其催化的化学反应，酶可被分为以下几类。

水解酶：催化水解剪切反应。

核酸酶：通过水解核苷酸之间的化学键来降解核酸。

蛋白酶：通过水解氨基酸之间的化学键来降解核酸。

合成酶：通过合成反应，将两个小分子缩合形成大分子。

异构酶：催化单个分子的化学键重排。

聚合酶：催化 DNA 和 RNA 合成等聚合反应。

激酶：催化磷酸基团添加到分子上。

磷酸酶：催化去除分子中的磷酸基团的水解反应。

氧化 - 还原酶：催化分子的氧化或还原反应。

ATP 酶：水解 ATP。

### （三）基于酶与底物分子识别的分子成像探针设计

酶使体内错综复杂的物质代谢过程有条不紊地进行，很多疾病的发生导致酶催化反应的异常。对体内某种酶的活性成像，能够为研究疾病发生机制、诊断和治疗决策提供强有力的手段。相应的分子探针设计原理包括预淬灭荧光成像、基于活性功能基团的探针、探针聚合和自组装、萤光素酶底物锁定、萤光素酶锁定等（图 1-3-3-3）。

## 四、特异蛋白质之间的分子识别

### （一）蛋白质 - 蛋白质相互作用

蛋白质 - 蛋白质相互作用（protein-protein interaction，PPI）是指两个或者两个以上的蛋白质分子通过非共价键形成的蛋白质复合体的过程。PPI 参与了几乎所有的重要生命活动，包括 DNA 复制、转录、翻译、信号转导、代谢等。在生物体内有着很多不同类型的 PPI 复合物。必需 PPI 复合物的蛋白伴侣或亚基具有持续的相互作用，非必需 PPI 的蛋白伴侣或亚基可以单独存在。必需 PPI 复合物的分子表面通常比非必需复合物更具疏水性。PPI 的蛋白伴侣或亚基也可以以瞬时方式结合，例如细胞信号传导和调控中相关蛋白的相互作用。作用力弱的瞬态 PPI 通常是具有几种状态的无序蛋白质或寡聚体，从而蛋白质伴侣的构象容易形成或破坏。作用力强的瞬态复合物需要分子触发，例如配体结合或翻译后修饰，以促使复合物结构发生变化。蛋白伴侣以下面 3 种方式形成 PPI：含 6～9 个氨基酸的连续线性序列的初级肽表位嵌入在蛋白质的柔性环状区域；二级结构表位结合在蛋白的单个表面；具有不连续结合位点的三级结构表位结合在蛋白质界面的两侧。

### （二）基于特异蛋白之间的分子识别的分子成像探针设计

在人类存在大约有 650 000 个 PPI，显然这些 PPI 在各种细胞活动中发挥着至关重要的作用。PPI 失调会导致多种疾病的发生，使其成为药物治疗的靶标。对体内特异 PPIs 进行活性成像，将为阐明疾病机制、疾病治疗和新药开发提供重要的理论基础。相应的分子探针设计原理包括荧光共振能量转移、生物发光共振能量转移、双分子荧光互补等。

## 五、核苷酸链之间的分子识别

### （一）核酸分类

核酸是以核苷酸为基本组成单位的大分子，分为脱氧核糖核酸（DNA）和核糖核酸（RNA）两类。DNA 的基本组成单位是脱氧核糖核苷酸，而 RNA 的基本组成单位是核糖核苷酸。

DNA 是基因的物质基础，具有双螺旋结构。真核生物 DNA 存在于细胞核和线粒体内，其功能包括：携带遗传信息；将遗传信息通过复制的方式传递给子代细胞；作为基因表达模板，将遗传信息以 RNA 和蛋白的形式表现出来。

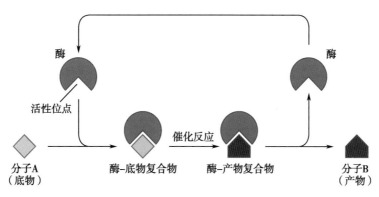

图 1-3-3-3 酶与底物结合及催化反应示意图

RNA 是 DNA 的转录产物,真核生物 RNA 存在于细胞质、细胞核和线粒体内。RNA 比 DNA 要小很多,但种类和结构更复杂,功能更多样。RNA 除了信使 RNA(mRNA)、转运 RNA(tRNA)和核糖体 RNA(rRNA)以外,还存在非编码 RNA(ncRNA),如小 RNA(miRNA)、长链非编码 RNA(lncRNA)、环状 RNA(circRNA)等。非编码 RNA 的功能包括转录调控、mRNA 的稳定性和翻译调控等。

### (二)基于核苷酸链之间分子识别的分子成像探针设计

DNA 是执行生物遗传功能的分子,RNA 在基因表达和调控中发挥着重要的作用,因此对特定 DNA 或 RNA 进行活体成像将能够促进疾病的诊疗。相应的分子探针设计原理包括荧光原位杂交探针、分子信标探针、纳米信标探针、报告基因成像等(图 1-3-3-4)。

## 六、蛋白质与核酸的分子识别

### (一)蛋白质与核酸的相互作用类型

蛋白质与核酸的相互作用分为蛋白与 DNA 的相互作用、蛋白与 RNA 的相互作用。

蛋白与 DNA 的相互作用主要是转录因子(反式作用因子)与特定 DNA 序列(顺式作用元件)的相互作用。转录因子是通过与基因组调控元件(启动子或增强子)中的特定短 DNA 序列结合来调节基因表达的蛋白质。转录因子可以调节哪些基因取决于其 DNA 结合序列特异性,以及这些 DNA 序列位于基因组内的位置。基于转录因子的结合特异性,可以识别基因组中潜在的结合位点,预测候选靶基因及基因调控网络。转录因子通过 DNA 结合结构域(DBD)与 DNA 结合,同一家族的转录因子倾向于结合相似的 DNA 序列。影响转录因子与 DNA 的相互作用特异性的因素还包括:与转录因子相互作用的其他因子、顺式作用元件的侧翼序列、影响转录因子结合的因素等。

蛋白与 RNA 的相互作用主要是 RNA 结合蛋白(RBP)与特定 RNA 的相互作用。RBP 与特定 RNA 形成核糖核蛋白体复合物,发挥转录后基因调控作用,包括:调节各类 RNA 的成熟、转运、稳定和降解等。RBP 类型分为 mRNA 结合蛋白、前 rRNA 结合蛋白、tRNA 结合蛋白、小核 RNA(snRNA)结合蛋白、核仁小 RNA(snoRNA)结合蛋白和 ncRNA 结合蛋白,其中 50% 的 RBP 参与 mRNA 的代谢途径。RNA 通过 RNA 结合结构域(RBD)与 RNA 结合,多种类型的 RBD 决定了 RBP 结构的多样性。

### (二)基于蛋白质与核酸分子识别的分子成像探针设计

蛋白质与核酸的相互作用在细胞信号转导和基因调控中发挥着重要的作用,对特定蛋白质和核酸的相互作用进行活体成像,将对疾病的诊疗具有重要意义。相应的分子探针设计原理包括报告基因成像、双分子荧光互补等(图 1-3-3-5、图 1-3-3-6)。

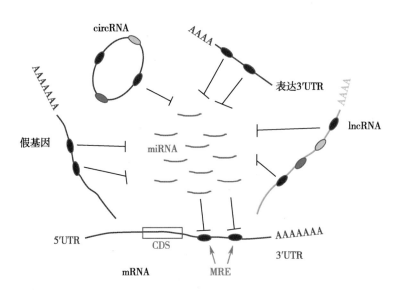

**图 1-3-3-4 非编码 RNA 对 mRNA 的表达调控**

mRNA 的 3′ 非翻译区(UTR)含有 miRNA 反应元件(MRE),miRNA 通过与 MRE 的结合调控 mRNA 的表达;许多 ncRNA,如假基因、circRNA、lncRNA 和独立转录的 mRNA 3′UTR,含有 MRE,竞争性抑制 miRNA;CDS,编码序列

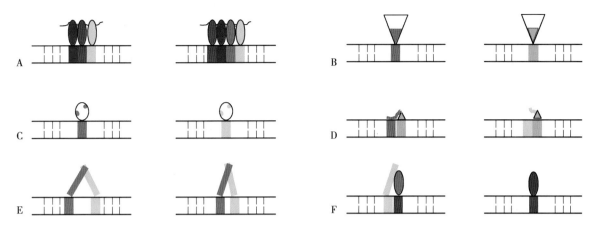

图 1-3-3-5　不同结构的转录因子结合不同的 DNA 序列

A. 转录因子含有不同数目或不同排列组合的 DNA 结合结构域（DBD）；B. 同一家族不同转录因子的 DNA 接触位点含有不同的氨基酸；C. 转录因子的非 DNA 接触位点具有不同构象；D. 转录因子蛋白质环结合核心 DNA 序列的侧翼序列的不同；E. DBD 二聚体识别具有不同间隔长度的位点；F. 与转录因子相互作用的其他因子可以改变转录因子的特异性

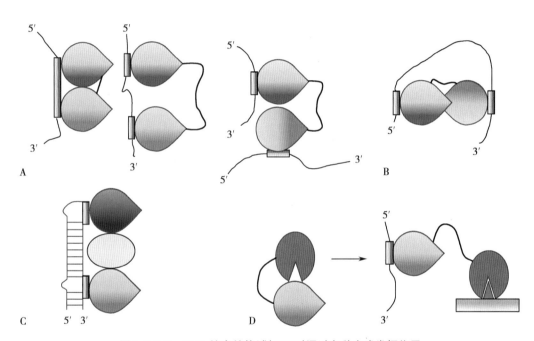

图 1-3-3-6　RNA 结合结构域（ RBD ）通过多种方式发挥作用

A. 多个 RBD 识别长 RNA 序列（左）、被中间序列分开的 RNA 序列（中）和来源于不同分子的 RNA 序列（右）；B. RBD 通过结合多个 RNA 序列调节 mRNA 的拓扑结构；C. 两个 RBD 作为间隔介导其他分子的定位；D. RBD 与酶结构域结合以限定催化底物的特异性或调节酶的活性

（陈嘉耀　李　丹）

## 第四节　亲和组件的高通量筛选

　　亲和组件使分子探针具备靶向特异性，而筛选具有分子靶向性的亲和配体是设计分子成像探针、深入研究疾病和药物研发的关键。

　　亲和组件的研发过程需要大批量的筛选工作，这是一项长期、复杂、费力的工作。高通量筛选（high-throughput screening，HTS）有望克服传统筛选技术的不足，能从资料库中快速地筛选出具有特定生物功能的化合物，因此高通量筛选已成为当前分子探针研发不可或缺的手段。高通量筛选技术将化学、基因组研究、生物信息，以及自动化分析等先进技术有机组合，开创高程序、高自动化的新模式。由于该技术具有快速、高效等特点，因而成为新药发现的主要手段。

## 一、高通量筛选技术

高通量筛选技术是指以分子水平和细胞水平的实验方法为基础，以微板形式作为实验工具载体，以自动化操作系统执行试验过程，以灵敏快速的检测仪器采集实验结果数据，并通过计算机对实验数据进行分析处理，同一时间对数以千万的样品检测，并以相应的数据库支持整个体系运转的一种技术体系。

高通量筛选技术具有微量、快速、灵敏和准确等特点，在分子成像探针合成过程中广泛使用。通过这种方法，可以在短时间内测试大量化合物的生物活性，了解靶点与靶向性分子间的相互作用关系，筛选出与成像靶点结合的高亲和性的靶向性分子，这对开发疾病靶向性分子探针起到了至关重要的推动作用。

**（一）高通量筛选技术体系的组成**

**1. 化合物样品库（libraries of compounds）** 化合物样品主要有人工合成和从天然产物中分离纯化两个来源。其中，人工合成又可分为常规化学合成和组合化学合成两种方法。

**2. 自动操作（automation）** 自动操作是利用计算机操作软件控制整个实验过程，根据需要可控制加样、冲洗、温解、离心等设备的工作。

**3. 高灵敏度的检测设备（equipments）** 一般包括液闪计数器、化学发光检测计数器、宽谱带分光光度仪、荧光光度仪等。

**4. 数据管理与分析（data management and analysis）** 功能范畴包括样品库的管理，生物活性信息的管理，对高通量靶向性分子的筛选，以及靶点作用的探索。

**（二）高通量筛选模型**

在分子探针开发过程中，靶向性分子筛选模型都在分子水平和细胞水平，观察的是靶向性分子与靶点的相互作用，能够直接认识靶向性分子的基本作用机制，以优化探针在活体内的作用。

**1. 分子水平的靶向性** 分子筛选模型主要包括受体筛选模型、酶筛选模型和离子通道筛选模型。受体筛选模型是指受体与放射性配体结合模型。以受体为作用靶的筛选方法，包括检测功能反应、第二信使生成和标记配体与受体相互作用等不同类型。酶筛选模型是观察靶向性分子对酶活性的影响。根据酶的特点，酶的反应底物，产物都可以作为检测指标，并由此确定反应速度。用酵母双杂交

的方法，寻找新型钙通道拮抗剂，是经典的离子通道筛选模型。

**2. 细胞水平靶向性** 分子筛选模型观察被筛样品对细胞的作用，但不能反映靶向性分子作用的具体途径和靶标，仅反映靶向性分子对细胞生长等过程的综合作用。包括：内皮细胞激活、细胞凋亡、抗肿瘤活性等。

高通量筛选技术与传统的筛选方法相比，有以下几个优点：反应体积小，高度自动化，检测快速灵敏和特异性高。主要局限性是不能全面反映靶向性分子的作用。

## 二、噬菌体展示技术

表面展示技术（surface display techniques，SDT）是一种基因表达产物和亲和选择相结合的技术，用于筛选和改造功能性多肽。主要分为原核展示文库技术和真核展示文库技术，其中噬菌体技术平台和酵母展示文库技术应用最为成熟。

**（一）噬菌体展示技术的基本流程**

噬菌体展示技术是一种基因表达产物和亲和选择相结合的技术，以改构的噬菌体为载体，把待选基因片段定向插入噬菌体外壳蛋白质基因区，使外源多肽或蛋白质表达并展示于噬菌体表面，进而通过亲和富集法表达有特异肽或蛋白质的噬菌体。该技术实现了基因型和表型的转换。

**（二）噬菌体展示技术在亲和组件筛选中的应用**

噬菌体展示技术是一种有效的亲和组件的筛选工具，利用这种方法可以筛选与分子成像靶点特异性结合的多肽或抗体、作为探针亲和组件。噬菌体展示技术是将人工合成的、含有短的序列的寡核苷酸片段克隆到噬菌体鞭毛蛋白基因中，使每个噬菌体的鞭毛能够根据它所携带的外源插入片段序列展示特异性多肽或一种蛋白质，并将这种多肽或蛋白质展示在噬菌体表面。由于在噬菌体表面的展示多肽或蛋白质与其内部携带的外源编码基因直接相关，因而在扩增和分离目的克隆后，很容易得到其编码DNA序列，从而合成相关的多肽或蛋白质。

## 三、SELEX技术

指数富集的配体系统进化技术（systematic evolution of ligand by exponential enrichment，SELEX），是一种新型的体外筛选技术，用于研究小分子核酸与靶物质相结合的部位、序列及空间构象。

该技术产生于20世纪90年代，运用SELEX技

术从人工体外合成的随机寡核苷酸序列库中反复筛选得到的能以极高的亲和力和特异性与靶向性分子结合的一段寡核苷酸序列，称为适配体（aptamer），又叫适配分子或适配子。适配体分子可用酶、放射性核素、荧光物质及生物素等标记以作为检测分子，它结合传统的单克隆抗体在流式细胞技术、生物传感器、荧光偏振等检测技术在分子成像靶点筛选中有广泛的运用。

**（一）SELEX 技术的基本流程**

SELEX 技术实质上是从随机核酸库分离与特定靶分子具有高亲和力的配体，并将每轮筛选得到的 RNA 或 DNA 用 PCR 方法扩增放大。

**（二）SELEX 技术在亲和组件筛选中的应用**

适体与靶分子的结合许多特性适用于成像的靶点筛选。首先适体的靶分子的范围非常广泛，适体所能结合的靶分子远远多于抗体，使适体能识别配体间如一个甲基或羟基的极细微的差别，再经过 SELEX 技术的反复筛选，能与靶分子以高度的亲和力和特异性结合。例如在分子成像靶点的筛选过程中，通过 SELEX 技术可发现能够正确识别肿瘤相关细胞膜蛋白的标志性分子。

（黄　涛）

## 第五节　常见分子成像探针

### 一、常见磁共振成像探针

**（一）磁共振分子探针的定义和设计**

分子水平的 MR 成像建立在传统成像技术基础上，以特殊分子作为成像对象，其根本宗旨是将非特异性物理成像转为特异性分子成像，因而其评价疾病的指标更完善，更具特异性。MR 分子成像的优势在于其高分辨力、无限的穿透深度和非常良好的软组织对比，同时可获得三维解剖结构及生理信息，具有其他影像学技术不可比拟的优势。但是 MRI 的敏感性较低，需要通过信号扩增系统来提高其敏感性。

MR 分子成像的核心在于分子探针的选用。分子探针（molecular probe）是一种能与活体细胞内某一靶目标特异性结合，可以检测其结构、性质并能产生信号，在原位及体内实时被特定的设备监测的一种分子结构，分子探针具有扩增能力，能够在一定程度上将需要探测的信号进行放大便于成像。

根据不同成像要求有不同的分子探针。这些探针可以是基因片段，也可以是受体、配体或酶底物等小分子，或者抗体、蛋白质等大分子。

MR 分子探针需具备的因素：①必须具有磁性；②对靶分子具有高度特异性和亲和力；③具备适度扩增的条件；④能克服生物传递屏障，有效地进入靶向器官和细胞内；⑤在细胞内聚集的量与靶分子的含量或表达量成比例；⑥对细胞表面和细胞内相同的靶分子的结合不应该存在倾向性差异；⑦机体不会对其产生明显免疫反应或其他不良反应；⑧应在体内保持相对稳定，不易被分解代谢；⑨有适宜的排泄途径。

但事实上分子探针很难同时满足以上全部，要得到理想化的探针是非常困难的。

**（二）磁共振分子探针的一般结构和分类**

MRI 分子探针通常由两部分组成，包括亲和组件（affinity component）和信号组件（signaling component）。二者常通过连接物（如转运体）连接，转运体包括微粒（脂质体和乳剂）、纳米载体（如 dendrimer）、病毒构建体、各种多聚体、氟碳乳剂等。转运体可携带信号组件，如顺磁性或超顺磁性金属，还可携带治疗用的药物或基因。靶向性亲和组件可直接偶联在转运体上，这些亲和组件包括抗体或抗体片段、重组蛋白、多肽、小分子多肽类似物、糖以及新近应用的核酸适体。核酸适配体（aptamers，也译为核酸识体、适配子）是指从人工合成的 DNA/RNA 文库中筛选得到的与靶标分子具有高亲和性、高特异性结合的单链寡核苷酸，也称"化学抗体"。国内外已有一些研究小组利用核酸适体取代传统抗体，作为溶液中的分子探针或传感器识别元件研发生物医学分析新方法，发现核酸适体用于蛋白质的检测且具有更高的敏感性。

目前常用的 MRI 分子探针可分为以下几类：

（1）顺磁性分子探针：产生 $T_1$ 阳性信号对比，以钆离子的螯合物 $Gd^{3+}$-DTPA 为代表。因为 $Gd^{3+}$ 具有 7 个不成对电子，故具有强顺磁性，从而缩短周围水中质子的纵向弛豫时间。为了使 $Gd^{3+}$-DTPA 具有不同组织细胞的亲和力，通常再连接一个蛋白质、抗体、多聚赖氨酸或多糖等。但是 $Gd^{3+}$-DTPA 颗粒与大分子抗体、蛋白质结合后不能有效地被肾滤过、排除，长期在体内潴留产生肾纤维化等毒副作用，加之 $Gd^{3+}$ 的低弛豫性，被细胞摄取内化后更不易观察，需相应增加使用浓度，一定程度限制了 $Gd^{3+}$ 螯合剂作为 MRI 分子探针的研究。磁共振 $T_1$ 对比剂作为分子探针的另一个比较成功的例子是锰离子

$Mn^{2+}$ 及 $Mn^{3+}$,锰离子本身就是一种磁共振 $T_1$ 对比剂,它的存在会缩短与其相邻的水分子的 $T_1$(类似于锰离子),锰离子在生物上是钙离子的类似物,它本身就可被当作分子探针来使用。但锰离子在高浓度是有生物毒性,因此这类实验只能在动物上进行。

(2)超顺磁性分子探针:产生 $T_2$ 阴性信号对比,以超顺磁性氧化铁(superparamagnetic iron oxide,SPIO)微粒为代表。SPIO 具有磁力矩,体积小,不能被晶格方向阻止,在磁场中单个磁力矩沿着磁场自由排列,形成单个自旋,加之网络力矩至少高于顺磁自旋集合 4 个量级,于是形成了可以使周围质子出现相位差的巨大微观磁场梯度,导致质子去相位的 $T_2$ 弛豫加速,使组织 $T_2$ 加权像信号显著降低,是一种典型的 MRI 阴性对比剂。氧化铁颗粒由氧化铁晶体亲水性表面被覆物组成。氧化铁颗粒按直径分为两种,普通型超顺磁性氧化铁颗粒 SPIO(直径 > 30nm)和超微型超顺磁性氧化铁颗粒 USPIO(直径 < 30nm)。

由于 USPIO 直径更小,穿透力强,更容易跨膜转运,USPIO 颗粒本身没有特异性,易被网状内皮细胞吞噬,为了达到靶向分子显影,需要在氧化铁颗粒表面修饰靶向小分子、多肽或抗体等借以逃避网状内皮细胞吞噬,使其血液半衰期延长,易于在细胞间通透移动,使之更适用于活体内细胞和分子成像。氧化铁颗粒弛豫率约为同样条件下 $Gd^{3+}$ 的 $7 \sim 10$ 倍,很低浓度(微克水平)即可在 MRI 上形成对比,且具有生物可降解性,铁是参与正常细胞代谢的必需物质,可参与细胞的正常代谢过程,降解后释放入正常血浆铁池。以上特点使氧化铁类对比剂更受关注,是目前较理想的磁共振示踪剂。此外,金磁微粒(gold magcoreshell,GoldMag)是一种新型核壳结构的超顺磁性复合微粒,其核心为 USPIO,表面包被胶体金而有效避免了颗粒之间的相互吸附,使 GoldMag 比 USPIO 更容易悬浮在溶液中,加大了与周围水分子的接触面积,从而使 $T_1$、$T_2$ 效应较 USPIO 明显。目前,GoldMag 已被用于标记蛋白技术、免疫 PCR 检测以及靶向运输肿瘤治疗药物的动物实验中。但关于 GoldMag 应用于分子影像领域的磁共振信号特点及其与 USPIO 的对照研究目前尚少见相关文献报道。

(3)非 $^1H$-MRI 分子探针:以 $^{19}F$ 为代表。尽管 $^1H$-MRI 是目前最常用的 MRI 成像方式,$^{19}F$-MRI 近年来也呈现出良好的应用前景。$^{19}F$ 含有 7 个价电子,是一种 MRI 阳性对比剂,产生 $T_2$ 阳性信号对比,其具有以下优点:①旋磁比接近于 $^1H$-MRI;②正常体内含氟成分很少,仅以骨骼及牙齿中的固态氟形式存在,故成像时只需少量的外源性 $^{19}F$ 即可产生明显 MRI 信号,灵敏度高,而不会被本底信号干扰;③ MRI 上 $^{19}F$ 阳性信号只能由含氟化合物产生,因此信号简单。但是 $^{19}F$-MRI 成像时间较长,限制了其广泛的临床应用,今后使用高浓度的 $^{19}F$ 对比剂可增加信号 - 噪声比从而可在较短成像时间内获得高分辨率的 MRI 图像。

(4)化学交换饱和转移(CEST)MRI 对比剂:目前一种新型的化学交换饱和转移(chemical exchange saturation transfer,CEST)对比剂进入了研究者的视野,因其具有选择性产生 $T_1$ 和 $T_2$ 对比代谢显像等优点。其成像原理:由于化学交换的存在,在两种不同化学环境下的质子(-NH、-OH 等)会从一种物质的饱和状态(纵向矢量为 0)向另外一种转移,即所谓 ST 效应。最初使用的 CEST 类对比剂有糖类、氨基酸类、铵离子、杂环化合物等,但因其化学位移差距较小,不能达到很好的 ST 效应,所以信号强度差。使用超顺磁性的离子如镧族元素为中心、周围有可移动质子的化合物,可以有效地增加化学位移差距,提高化学位移差距信号对比。CEST 是一类阴性对比剂,与传统阴性对比剂缩短水分子的横向弛豫时间($T_2$ 或 $T_2^*$)不同,CEST 是通过转移饱和质子达到减低水分子的信号($T_1$ 和 $T_2^*$)的一类阴性对比剂。

CEST 的优点是研究者可以通过改变其移动的质子的数量、类型,"任意"获得新的对比剂;另外,造影对比前后的影像可以同时获得,只要饱和脉冲开闭即可;且 CEST 能满足使用一种对比剂即可获得两种或两种以上的对比像。但 CEST 扫描时间长、分辨力低、对磁场要求高成为制约其在体内应用及发展的瓶颈。

## 二、CT 成像探针

CT 成像是利用不同组织或器官之间密度与厚度的差异,使其对 X 射线产生不同程度的衰减作用,从而形成不同组织或器官的灰阶影像对比分布图,进而通过病灶的相对位置、形状和大小等信息来判断病情的医学成像方法。普通 CT 只适用于不同组织且密度差异较大的情况,如骨骼、肺等;但是在各种软组织之间,因其密度差异小,CT 值接近,影像上难以形成足够的对比以进行诊断。为了增加靶组织与周围组织的对比度,人们研制了多种 CT

成像探针(或称对比剂),用于增强 CT 扫描信号,以提高疾病诊断的准确性。临床上应用的成像探针主要是含碘类对比剂以及硫酸钡。硫酸钡主要用于口服进行消化道检测,可以清晰地显示胃肠道黏膜表面的细微结构,为胃肠道疾病的诊断提供参考信息。基于碘类化合物的含碘类对比剂是临床上使用最早、也是使用最广泛的 CT 对比剂。含碘类对比剂主要分为离子型对比剂和非离子型对比剂。

离子型对比剂常见的是三碘苯甲酸盐类,如泛影酸钠(化学结构如图 1-3-5-1A 所示)、泛影葡胺、碘肽葡胺、碘肽钠等。由于它们是盐类,在水溶液中会离解成阳离子和阴离子,带有电荷,故称为离子型对比剂。非离子型对比剂是在三碘苯环上引入羟基,去掉羧基和离子,常见的有碘海醇(欧乃派克,化学结构如图 1-3-5-1B 所示)、碘帕醇(碘必乐,化学结构如图 1-3-5-1C 所示)、碘普罗胺(优维显,化学结构如图 1-3-5-1D 所示)等。因其不带电荷,非离子型碘对比剂能够大大降低溶液的渗透压,不干扰人体的电解质平衡,也不和钙离子发生作用,所以不会影响血钙浓度,从而避免了由于钙浓度变化而引起的不良反应。此外,非离子型碘对比剂具有低化学毒性、低黏度和吸收快等优点,增强了组织对对比剂的耐受性,很少发生离子型对比剂的严重副作用,可用于各种血管造影及经血管的造影检查,在临床上应用较为广泛。即便如此,临床上常用的含碘类 CT 对比剂仍然存在很多的问题。这些含碘小分子物质具有注射剂量大和非特异性分布的缺点,而且由于其会迅速被肾脏清除而使得造影时间很短,同时具有一定的肾毒性,限制了其进一步应用。

近年来随着纳米科技的发展,研究者们开始借助于纳米技术对 CT 对比剂进行进一步改造与优化,探索一些新型碘类对比剂。早期研究者们将碘化物制成纳米乳剂或包埋在载体中制备纳米对比剂,比如脂质体包裹的碘剂、含碘聚合物以及聚乙二醇[poly(ethylene glycol),PEG]修饰的含碘的纳米粒子等。相比于传统小分子对比剂,纳米对比剂可以负载大量的造影元素,血液循环时间长,肾清除率和毛细血管渗漏率低,并且能够通过实体瘤的 EPR 效应被动积累在肿瘤部位。除此以外,通过不同方式的功能化修饰开发的碘纳米对比剂还可以获得主动靶向或治疗、多模态造影的功能。

随着研究的深入,科研人员引入了其他具有更高 X 射线衰减系数的造影元素,以提高 CT 扫描对血池和肿瘤的造影能力。一般来说,具有较高密度(ρ)或高原子序数(Z)的材料均能吸收 X 射线,因此除了含碘纳米颗粒外,基于重金属的纳米颗粒,如基于金(Au)、钽(Ta)、钨(W)、铋(Bi)等元素的纳米颗粒,均可作为高效的 CT 对比剂,并引起了科研工作者广泛的关注。其中,研究最为广泛的当属基于 Au 元素的纳米 CT 对比剂。与碘相比,Au 有着更高的原子序数(Au: 79; I: 53),和 X 射线吸收系数(在 100keV: 金,$5.16cm^2/g$;碘,$1.94cm^2/g$;软组

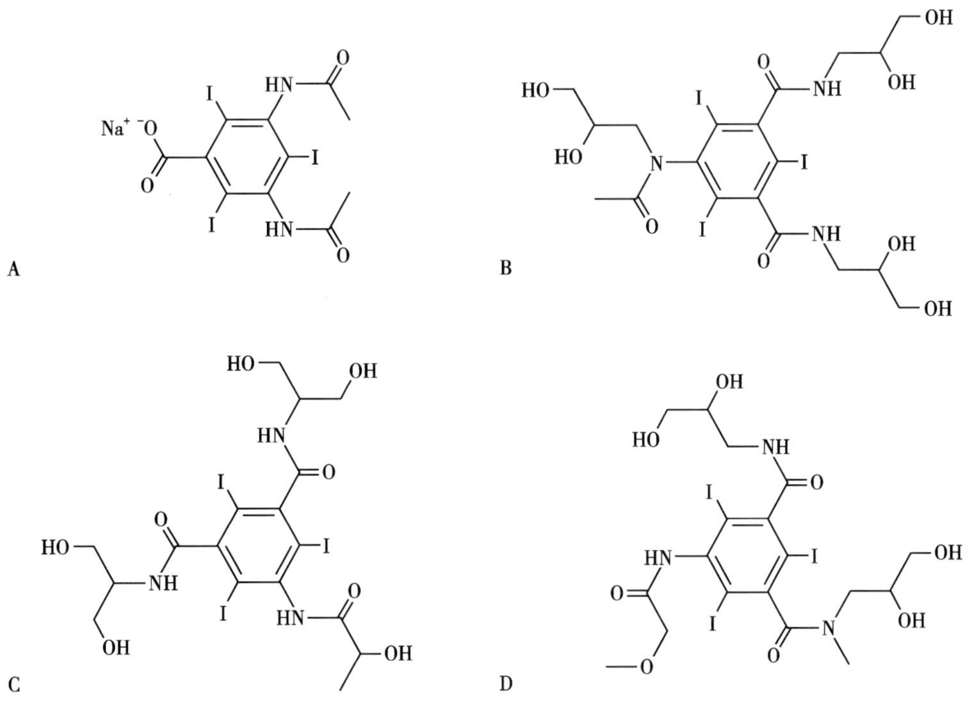

图 1-3-5-1 泛影酸钠(A)、碘海醇(B)、碘帕醇(C)和碘普罗胺(D)的化学结构式

织,0.169cm²/g;骨,0.186cm²/g),从而表现出更强的X射线衰减性能。另一方面,相比于碘化物,Au纳米颗粒具有化学惰性,不会释放出有毒的金属离子,生物相容性好。

2006年,Hainfeld等人首次报道了基于Au纳米颗粒的新型CT对比剂。报道指出,与相同质量浓度碘对比剂造影效果的对比,Au纳米对比剂具有更好的造影效果。注射Au纳米对比剂后,原本无法通过X射线显影的血管能够呈现出来,甚至可以看到直径仅为100μm的血管,也可较清晰地分辨肿瘤部位。近年来,Au纳米颗粒在制备方法、稳定性及形貌尺寸控制等方面取得了很大的进展,进一步为其用作CT对比剂奠定了坚实的基础。迄今为止,已有大量的研究工作涉及Au纳米颗粒的生物毒性和生物相容性,证实了Au纳米颗粒的良好生物特性,这也从另一个角度说明了Au纳米对比剂的良好前景。

随后研究人员对Au纳米颗粒进行各种不同的多功能修饰,以改善此类纳米颗粒的造影性能并赋予其多功能性。2010年,Shi研究组首次以第5代聚酰胺-胺(G5 PAMAM)树状大分子为模板,制备了粒径2~4nm的树状大分子包裹的金纳米颗粒(dendrimer-entrapped gold nanoparticles,Au DENPs),应用于CT造影研究。在后续研究中,通过对Au DENPs进行表面修饰(图1-3-5-2),比如表面聚乙二醇(PEG)化、乙酰化及两性离子修饰等,以提高生物相容性并减少非特异性吸附。相关实验结果表明,与临床用碘对比剂相比,该类Au DENPs的CT造影效果增强且血液循环时间延长。此外,Shi

研究组还利用与树状大分子分支结构类似的超支化聚乙烯亚胺(polyetherimide,PEI),合成并表征了PEI包裹的金纳米颗粒(PEI-entrapped Au NPs,Au PENPs),在血池和肿瘤的CT成像上同样表现出很好的应用潜能。近年来的研究证实,这类新型Au纳米对比剂具有更好的生物相容性和更长的血液循环时间,可以减弱对肾脏的毒副作用,并具备较好的造影效果,在血管和肿瘤的可视化成像中有十分明显的优势,但相关研究目前均还在临床前研究阶段。

随着社会进步和科研需求的增加,传统的对比剂已不能满足不同用户的需求,新型纳米对比剂的诞生已成为必然,并已表现出潜在的优越性,拥有着广阔的发展前景。

## 三、放射性核素分子成像探针

利用放射性核素及其标记化合物对疾病进行诊断和治疗是20世纪50年代以后迅速发展起来的现代医学重要诊断技术之一。将放射性核素标记的分子影像探针引入人体,用放射性探测仪器在体表测得放射性在脏器中随时间的变化,对此时间-放射性曲线进行分析,获得定量参数用于评估脏器功能和诊断治疗疾病。以脏器内、外或正常组织与病变之间对放射性药物摄取的差别为基础,利用显像仪器获得脏器或病变的影像。由于病变部位摄取放射性药物的量和速度与它们的血流量、功能状态、代谢率或受体密度等密切相关,因此所得影像不仅可以显示它们的位置和形态,更重要的是可以反映它们的功能状况。绝大多数疾病的早期,在形态结构发生变化之前,功能状态已有改变,因此放射性核

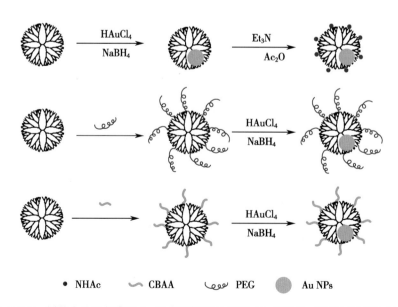

• NHAc ⌒ CBAA ⌇ PEG ● Au NPs

图1-3-5-2 树状大分子包裹的Au纳米颗粒表面PEG化、乙酰化、两性离子修饰示意图

素显像常常能比以显示形态结构为主的 CT、MRI、超声检查等较早地发现和诊断很多疾病。

放射性核素是目前应用最多的一类探针标记物，其灵敏度极高，可以检测到 $10^{-18}\sim10^{-14}$g 的物质，在最适条件下可以测出样品中少于 1 000 个分子的核酸含量。放射性核素分子成像探针在医学分子影像检查过程中作为示踪成分具有十分重要的作用，可以用于各种疾病，尤其是脑、神经系统疾病的诊断和认知功能的研究，心血管疾病和肿瘤的早期诊断等。

常用的放射性核素探针主要包括以下几类：代谢成像探针、乏氧成像探针、细胞增殖成像探针、凋亡成像探针、血管生成成像探针、受体成像探针（标记相应配体）以及报告基因。

**（一）代谢成像探针**

被称为"活体病理显像"的正电子发射断层成像（PET）作为现代最先进的分子影像技术之一，已在全世界得到广泛的应用，在肿瘤早期诊断、全身显像和动态显像方面比其他分子影像学技术具有明显的优势，并可指导肿瘤治疗。利用肿瘤代谢异常特点，PET 可对肿瘤进行糖代谢、类脂代谢、核酸代谢和氨基酸代谢显像，PET 代谢显像在肿瘤分子显像中占有重要地位，可解决代谢组学无法解决的活体肿瘤代谢显像问题。

**1. 糖代谢成像**　氟代脱氧葡萄糖（fluorodeoxy-glucose，$^{18}$F-FDG）是 2- 脱氧葡萄糖的氟代衍生物，其完整的化学名称为 2- 氟 -2- 脱氧 -D- 葡萄糖，通常简称为 $^{18}$F-FDG 或 FDG。FDG 最常用于正电子发射断层成像（PET）类的医学成像设备。FDG 分子之中的氟选用的是属于正电子发射型放射性核素的氟 -18（fluorine-18，F-18，$^{18}$F，18 氟），从而成为 $^{18}$F-FDG（氟 -[$^{18}$F] 脱氧葡萄糖）。$^{18}$F-FDG 是目前临床上应用最广的糖代谢示踪剂。

$^{18}$F- 氟代脱氧葡萄糖（$^{18}$F-2-fluro-D-deoxy-ghucose，$^{18}$F-FDG）为葡萄糖代谢示踪剂。$^{18}$F-FDG 是葡萄糖的类似物，但其有结构差异（2- 位碳原子上的羟基被 F 取代），其在体内的生物学行为也与葡萄糖相似。经静脉注射引入体内后，$^{18}$F-FDG 通过与葡萄糖相同的摄取转运过程进入细胞内［通过葡萄糖转运蛋白（Glucose transporter，GLUT）1 和 2 转运到组织细胞内］，在己糖激酶（hexokinase）的作用下被磷酸化形成 6- 磷酸 -$^{18}$F-FDG（6-P$^{18}$F-FDG）但与 6- 磷酸葡萄糖不同的是，6-P-$^{18}$F-FDG 不能被进一步代谢，而是滞留堆积在细胞内。细胞对 $^{18}$F-FDG 的摄取量与其葡萄糖代谢率成正比，故体内葡萄糖代谢率越高的器官组织，摄取聚集 $^{18}$F-FDG 越多。

在葡萄糖代谢平衡状态下，6-PO$_4$，$^{18}$F-FDG 滞留量大体上与组织细胞葡萄糖消耗量一致。因此 $^{18}$F-FDG 能用于己糖激酶和葡萄糖转运蛋白表达的 PET 成像。$^{18}$F-FDG 的分布情况就会很好地反映体内细胞对葡萄糖的摄取和磷酸化的分布情况。$^{18}$F-FDG 是分子成像中基于替代物成像原理的典型代表，也是目前临床应用最广的分子成像方法之一。

$^{18}$F-FDG 可用于评估心脏、肺脏以及脑部的葡萄糖代谢状况。同时，$^{18}$F-FDG 还在肿瘤学方面用于肿瘤成像（图 1-3-5-3）。在被细胞摄取之后，$^{18}$F-FDG 将由己糖激酶（在快速生长型恶性肿瘤之中，线粒体型己糖激酶显著升高），加以磷酸化，并于代谢活跃的组织滞留，如大多数类型的恶性肿瘤。因此，$^{18}$F-FDG-PET 可用于癌症的诊断、分期和治疗监测，尤其是对于霍奇金病（Hodgkin's disease，淋巴肉芽肿病）、非霍奇金淋巴瘤（non-Hodgkin's lymphoma）、结直肠癌（colorectal cancer）乳腺癌、黑色素瘤以及肺癌。另外，$^{18}$F-FDG-PET 已经用于阿尔茨海默病（Alzheimer's disease，早老性痴呆）的诊断。

**2. 氨基酸代谢成像**　$^{18}$F-FDG 是目前常用的肿瘤 PET 显像剂（药物），已成功地应用于临床肿瘤的良恶性鉴别、肿瘤恶性程度评价以及肿瘤治疗效果监测等。但 $^{18}$F-FDG 还存在特异性差、某些肿瘤细胞不摄取以及炎症细胞也有摄取等问题，从而造成对肿瘤鉴别诊断时会出现一定假阳性或假阴性结果。由于恶性肿瘤细胞的蛋白质代谢同样有所增强，氨基酸代谢显像也成为重要的代谢分子显像，可弥补糖代谢的不足。近年来，用放射性标记的氨基酸进行蛋白质代谢成像也取得了明显的进展，尤其在 $^{18}$F-FDG 成像应用受限的领域，如脑肿瘤成像、炎症与肿瘤的鉴别诊断等。

理想的氨基酸 PET 药物应符合以下条件：①能快速转运至肿瘤组织细胞内，在肿瘤细胞内具有较高的摄取和一定时间的滞留；②不与非蛋白质和炎症组织结合；③具有快速的血浆清除率；④在脑肿瘤中具有很好的血 - 脑屏障通透性；⑤具有比较简便实用的标记方法。目前用于临床的各种标记氨基酸显像剂基本符合以上条件，但其合成难易程度、体内生物分布以及放射性代谢产物各不相同，其作用机制也有所不同，因而其临床应用范围有所不同。氨基酸 PET 药物按其标记位置可分为：[1-$^{11}$C]氨基酸、标记 α- 碳位氨基酸、标记侧链氨基酸和 N- 取代

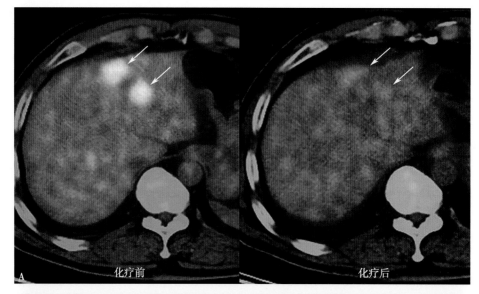

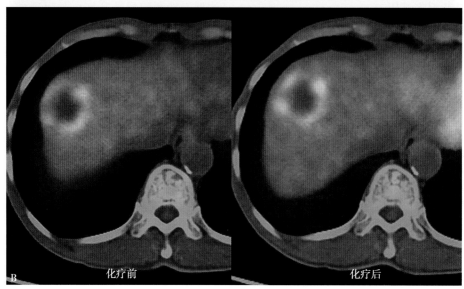

**图 1-3-5-3 ¹⁸F-FDG 用于肿瘤成像**

A. 一名 65 岁男性结肠癌肝转移患者的图像。化疗前（左）和化疗后一个周期（右）获得的 PET/CT 显示两个病变的葡萄糖代谢显著降低（箭头）。LG30 和 MTV30 的还原率分别为 44.9% 和 32.2%。B. 一位 64 岁男性无反应性结肠癌肝转移的图像。化疗前（左）和化疗后一个周期（右）的 PET/CT 显示病变的葡萄糖代谢没有明显降低。LG30 和 MTV30 的还原率分别为 7.9% 和 −5.6%

标记氨基酸。临床常用氨基酸 PET 药物及其结构见表 1-3-5-1 和图 1-3-5-4。

由于放射性标记的氨基酸在其合成的难易程度、生物学分布以及体内放射性代谢产物的结构等方面都有所不同，所以当前临床研究主要集中在 ¹¹C- 蛋氨酸（L-[¹¹C]methionine，¹¹C-MET）、¹¹C- 酪氨酸（L-[¹¹C]tyrosine，¹¹C-TYR）上。最近，对甲基酪氨酸（L-[3-¹²³I]iodo-a-methyl tyrosine，IMT）等其他氨基酸，包括人造氨基酸的研究也有报道。

（1）¹¹C- 蛋氨酸（L-[¹¹C]methionine，¹¹C-MET）：¹¹C-MET 属于氨基酸类示踪剂，不仅能反映氨基酸在体内的运转，而且能反映氨基酸在肿瘤内代谢及

蛋白质的合成情况。¹¹C-MET 是目前应用最为广泛的放射性标记氨基酸，这主要是由于其合成方便快捷，放射性化学纯度高，而且无需复杂的纯化步骤。¹¹C-MET 的临床应用研究主要集中在脑肿瘤上，所以对其摄取机制的研究通常也利用同样的组织和模型（图 1-3-5-5）。

目前，对 ¹¹C-MET 的摄取机制仍存在争议。¹¹C-MET 进入体内后，可能通过内皮细胞膜上的 L- 转运系统转运，参与蛋白质的合成，或转化为 S- 腺苷蛋氨酸而成为甲基供体。¹¹C-MET 在胶质瘤中浓聚可能与肿瘤细胞蛋白合成增加、血 - 脑屏障破坏及血管密度增加有关。

表 1-3-5-1　临床常用氨基酸 PET 药物

| 类型 | PET 药物 | 机制 | 用途 |
|---|---|---|---|
| [1-$^{11}$C]氨基酸 | $^{11}$C-Leu、$^{11}$C-TYR、$^{11}$C-Phe、$^{11}$C-Met | 蛋白质合成 | 蛋白质合成比率测定,脑瘤 |
| | $^{11}$C-AIB | 转运系统 A | 肉瘤,黑色素瘤 |
| 标记 α- 碳位氨基酸 | $^{11}$CH$_3$-AIB | 转运系统 A | 头颈部肿瘤 |
| | $^{11}$CH$_3$-AMT | 转运系统 A | 胶质瘤 |
| 标记侧链氨基酸 | $^{11}$C-HTP、$^{11}$C-DOPA | 转运系统 L | 神经内分泌肿瘤 |
| | $^{11}$C-MET | 转运系统 L 与蛋白质合成 | 脑瘤,其他肿瘤 |
| | $^{11}$C-MCYS | 转运系统 L | 脑瘤 |
| | $^{18}$F-FDOPA | 转运系统 L 与氨基酸脱羧酶 | 脑瘤,神经内分泌肿瘤,帕金森病(PD) |
| | $^{18}$F-FMT | 氨基酸脱羧酶 | 帕金森病(PD) |
| | $^{18}$F-FET | 转运系统 L | 脑瘤,鉴别炎症和肿瘤 |
| | $^{18}$F-D-FMT | 转运系统 L | 非小细胞肺癌 |
| | $^{18}$F-FACBC、$^{18}$F-FACPC | 转运系统 L 与 ASCT2 | 前列腺癌 |
| | $^{18}$F-FAMT | 转运系统 L | 脑瘤,口腔癌,非小细胞肺癌 |
| | 2-FTyr | 转运系统 L 与蛋白质合成 | 蛋白质合成比率测定,脑瘤 |
| | $^{18}$F-OMFD | 转运系统 L | 脑瘤 |
| | $^{18}$F-2S, 4S-FSPG(BAY 94-9392) | 转运系统 X$_C$ | 肺癌,肝癌,其他肿瘤 |
| | BAY 85-8050 | 转运系统 X$_C$- 与 X$_{AG}$ | 健康志愿者 |
| | $^{18}$F-FGln | 转运系统 L 与 ASCT2 | 脑瘤 |
| 标记侧链氨基酸或 N- 取代标记氨基酸 | $^{18}$F-Cis-FPro | 转运系统 A、系统 B$^{0+}$ 与蛋白质合成 | 泌尿系统瘤 |
| N- 取代标记氨基酸 | $^{11}$C-MeAIB | 转运系统 A | 头颈部肿瘤,淋巴瘤,胸部肿瘤 |

(2)$^{11}$C- 酪氨酸(L-[$^{11}$C]tyrosine,$^{11}$C-TYR):酪氨酸在体内主要参与蛋白质的合成,仅产生很少的组织代谢产物,因此 $^{11}$C-TYR 非常适合量化蛋白质合成过程。通过计算肿瘤组织的蛋白质合成率,可以量化肿瘤的代谢率,从而更准确地评价病灶的良性与恶性。虽然 $^{11}$C-TYR 的放射性合成十分困难,但人们已经开发出性能可靠的自动化合成仪和对蛋白质合成进行定量测定的模型。

(3)S-[$^{11}$C]- 甲基 -L- 半胱氨酸(S-[$^{11}$C]-methyl-L-cysteine,$^{11}$C-CYS):S-[$^{11}$C]- 甲基 -L- 半胱氨酸是 L- 半胱氨酸的类似物,但它不是组成蛋白质的氨基酸,在体内不参加蛋白质的合成,体内代谢较 $^{11}$C-MET 简单,其成像机制可能只涉及氨基酸转运,因而在肿瘤 PET 示踪剂中 $^{11}$C-CYS 的特异性有可能优于 $^{11}$C-MET。

(4)$^{11}$C-α- 氨基异丁酸($^{11}$C-alpha-ami noisobutyric acid,$^{11}$C-AIB):$^{11}$C-AIB 与 $^{18}$F-FDG 结合可检测黑色素瘤,$^{18}$F-FDG 为代谢指示剂,而 $^{11}$C-AIB 不能通过血 - 脑脊液屏障,在各种程度的原发性和转移性脑损伤中,均有两种示踪剂的累积。在恶性纤维组织肿瘤中,$^{11}$C-AIB PET 有较高的 T/NT 比值。

虽然,当前在各种氨基酸的摄取机制上仍然存在争议,但氨基酸代谢成像已为其实际临床应用提供了充分的支持。与 $^{18}$F-FDG PET 成像相比,氨基酸代谢成像的优势在于其受炎症干扰较少,但肿瘤特异性相对较差。

3. 胆碱代谢成像　胆碱是正常血液的组成部分,并能穿透细胞膜。胆碱在体内有三种代谢途径:①氧化反应,胆碱在肝和肾内能够转变为三甲铵乙内酯而后又重新释放入血。之后三甲铵乙内酯可以参与不同器官的转甲基反应。②乙酰化反应,胆碱被乙酰化为乙酰胆碱,乙酰胆碱是一种重要的神经递质。③磷酸化反应,胆碱被磷酸化是合成磷脂酰胆碱(卵磷脂)的第一步,再经过几步生化反应即可转变为磷脂酰胆碱,磷脂酰胆碱是细胞膜上的一个重要的磷脂成分。

在肿瘤细胞内,胆碱的唯一代谢途径是参与磷脂的合成,目前认为细胞的恶变是与胆碱激酶的活

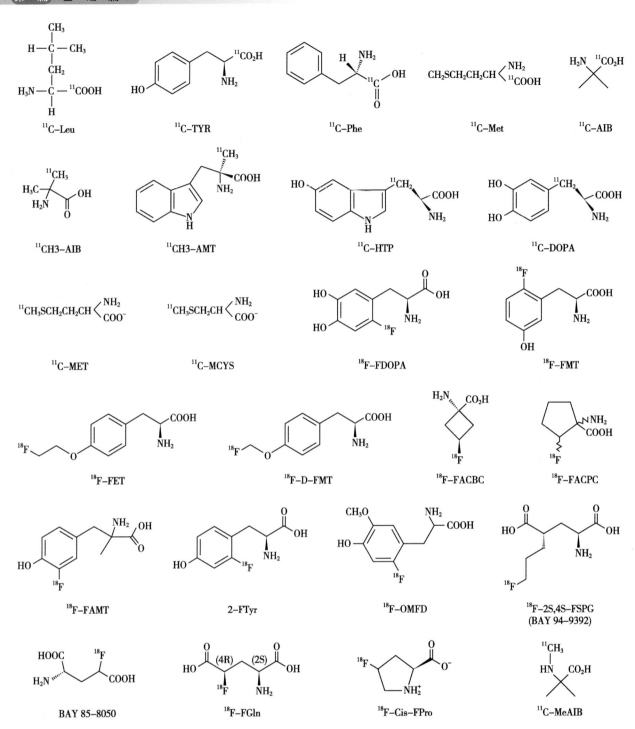

图 1-3-5-4 临床常用氨基酸 PET 显像剂的分子结构

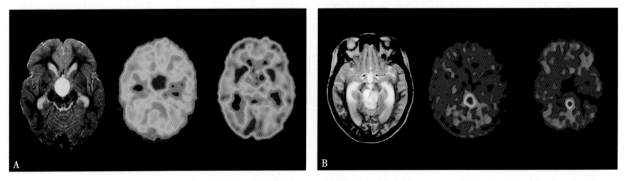

图 1-3-5-5 <sup>11</sup>C-MET 在脑肿瘤上的临床应用研究

2 例视神经束毛细胞星形细胞瘤（A）和间变性星形细胞瘤（B）患者的 $T_2$ 磁共振成像、<sup>11</sup>C-MET PET 和 <sup>18</sup>F-FDG PET 扫描。两种肿瘤均表现出高的 MET 积累，而只有间变性星形细胞瘤表现出高的 FDG 积累

性诱导相关联的，因而导致磷脂酰胆碱水平增高；此外，因为肿瘤细胞的分裂增生极为旺盛，肿瘤组织内的细胞膜生物合成也同样活跃，所以增生扩散活跃的肿瘤内含有大量的磷脂成分，尤其是磷脂酰胆碱。一旦胆碱在肿瘤细胞内被磷酸化后，它就停留在细胞中，这是"化学滞留"。

最常用的胆碱代谢 PET 显像剂是 $^{11}$C- 胆碱（$^{11}$C-choline），它可由 N，N- 二甲基乙醇胺与 $^{11}$CH$_3$I 反应制备。胆碱在肿瘤组织内的代谢方式就决定于 $^{11}$C- 胆碱用于肿瘤成像的可能性，静脉注射后 5 分钟内肾内放射性最高，其次是心血池，其放射性会在 5 分钟后消失，肝肺在 5 分钟后开始显影并逐渐加深，肾脏的放射性逐渐减低。注射后 20 分钟时的 $^{11}$C- 胆碱在各个器官内的放射性分布从高到低依次如下：肾（远比其他器官高）、肝、肺、胰心肌、肿瘤、肌肉，脑、血。但是临床成像发现人肺和心肌对 $^{11}$C- 胆碱的摄取量很低。小肠的显影情况与禁食有关，如果餐后马上注射，放射性将会由胰腺分泌入上段小肠；而如果禁食后注射，放射性将会留在胰腺内，而不排入小肠。由于 $^{11}$C- 胆碱在正常肝脏，肾脏，胰腺及脾脏中的放射性均较高，因此 $^{11}$C- 胆碱不适用于以上部位的病变诊断。

对健康人的 $^{11}$C- 胆碱 PET 成像发现，如果采用衰减校正，脑内放射性分布及摄取量在 5 分钟后便不再有明显变化。脑灰质及脑白质的 $^{11}$C- 胆碱摄取率较低，而其他无血 - 脑脊液屏障的结构，如脑室脉络丛、脑垂体及鼻腔黏膜的 $^{11}$C- 胆碱摄取率较高。前列腺是盆腔内唯一一个 $^{11}$C- 胆碱的摄取率较高的器官（标准摄取值为 1.86～3.28），盆腔内其他器官

的 $^{11}$C- 胆碱摄取率均低于 1.0。由于绝大多数脏器在 1～5 分钟时摄取率达最高值，之后逐渐降低或处于相对稳定状态。所以目前认为注射 $^{11}$C- 胆碱 5 分钟左右即可进行 PET 成像。$^{11}$C- 胆碱已用于脑瘤、肺癌、食管癌、结肠癌、前列腺癌及膀胱癌等癌症的鉴别诊断（图 1-3-5-6，图 1-3-5-7）。

### 4. 脂肪酸和乙酸代谢

（1）$^{11}$C- 脂肪酸：正常心肌的主要能量代谢产物是脂肪酸。生理情况下，60%～80% 的能量来自于脂肪酸氧化。脂肪酸供应的能量中约有一半来自于棕榈酸氧化。糖负荷后，心肌细胞以葡萄糖为主要能源，心肌缺血时，脂肪酸代谢障碍，以糖酵解功能。脂肪酸代谢成像探针主要包括 $^{11}$C- 棕榈酸，$^{123}$I 标记的脂肪酸（$^{123}$I-BMIPP）。

（2）$^{11}$C- 乙酸盐（$^{11}$C-acetate）：$^{11}$C- 乙酸盐最早用于心肌氧化代谢的研究（图 1-3-5-8），目前，对 $^{11}$C- 乙酸盐 PET 显像的研究主要涉及前列腺癌、肝细胞肝癌、泌尿系统肿瘤、非小细胞肺癌、脑胶质瘤、乳腺癌、鼻咽癌等。$^{11}$C- 乙酸盐成像的作用机制为：$^{11}$C-acetate 直接参与 TCAcycle，被细胞摄取后，在线粒体内被合成酶转变为 $^{11}$C-Acetyl-CoA，然后经 TCAcycle 氧化，产生 $^{11}$C-CO$_2$，其含量反映了 TCAcycle 的代谢量。由于 $^{11}$C-acetate 与心肌氧耗量成正比，因而被用于无创伤心肌 TCAcycle 代谢量和局部心肌的氧化代谢的估测。研究发现，$^{11}$C-acetate 对前列腺癌和肝细胞癌的诊断和鉴别诊断亦有较高的价值，并有研究显示出 $^{11}$C-acetate 的 PET 图像显示质量较好，对于前列腺癌治疗后局部复发及局部淋巴结转移的诊断 $^{11}$C-acetate 在 PET 成像上是优于 $^{18}$F-FDG 的。

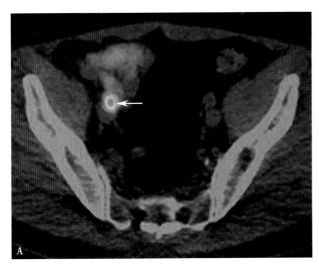
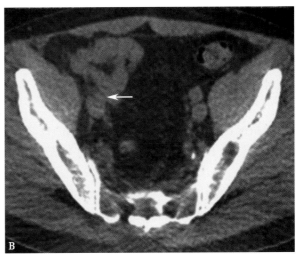

**图 1-3-5-6　$^{11}$C- 胆碱应用于前列腺癌**

经病理证实前列腺癌根治术后淋巴结转移的一名 60 岁男性。PSA 水平为 3.9ng/ml。$^{11}$C- 胆碱 PET/CT 图像（A）和 CT 图像（B）显示一个很小的右侧髂外淋巴结，具有很强的 $^{11}$C- 胆碱摄取（箭头所示），提示淋巴结转移，尽管其体积很小

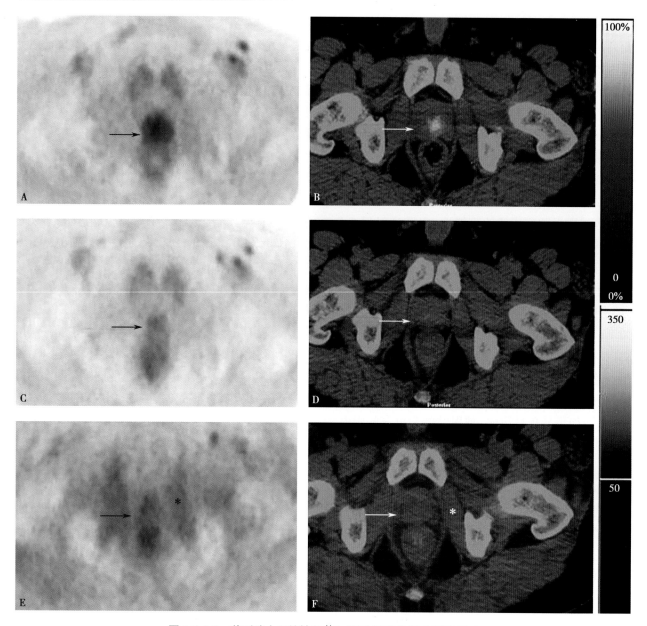

**图 1-3-5-7 前列腺水平的轴向 $^{11}$C-胆碱 PET 和融合 PET/CT**

A、B. 基线扫描，周边区域有焦点活动（黑白箭头）。C、D. 雄激素阻断治疗（NAD）后扫描（启动 NAD 后 8～10 周），周围区域 $^{11}$C-胆碱摄取显著降低。E、F. 放疗后联合同期雄激素阻断治疗（rt-cad）扫描（rt-cad 完成后 4 个月），进一步降低前列腺活动，增加闭孔肌间活动（黑白星号）

### （二）细胞增殖成像探针

针对细胞增殖过程中的分子特征，已经建立起很多细胞增殖成像的方法，主要用于监测肿瘤细胞的增殖情况，以达到肿瘤诊断和疗效监测的目的。

目前已经开发的细胞增殖成像的方法主要有 3 类：

**1. 代谢成像** 由于肿瘤细胞增殖过程中，糖代谢、氨基酸代谢、脂肪酸代谢等活动明显增强，因此可利用 $^{18}$F-FDG，$^{11}$C-蛋氨酸成像等方法监测肿瘤细胞增殖。

**2. 利用核酸类代谢成像** 检测细胞增殖时的 DNA 合成 $^{11}$C-胸腺嘧啶（$^{11}$C-TdR）和 5-$^{18}$F-氟尿嘧啶（5-$^{18}$F-FU）是较常用的核酸类代谢示踪剂，能参与核酸的合成，可反映细胞分裂繁殖速度。

**3. α受体成像** 近年来，α受体被定义为一类独立的受体，目前至少有两种亚型被确认：即 $\alpha_1$ 型和 $\alpha_2$ 型受体。α受体存在于中枢神经系统、内分泌、免疫和某些周边组织，可能在调节神经、内分泌和免疫响应中起着重要作用。此外，α受体在人类许多肿瘤细胞系中有高度表达，如黑色素瘤、神经胶质瘤、乳癌、肺癌和前列腺癌等。Mach 等研究发现人类增殖期的乳癌细胞中 $\alpha_2$ 受体的密度比静止期的高 10 倍，可作为肿瘤增殖的生物标志。因此研制具有高亲和力和选择性的 α受体配体，可以为 α受体阳性肿瘤提供敏感、特异的定位诊断方法。

$^{11}C$ 和 $^{18}F$ 等正电子放射性核素标记的 α 受体 PET 示踪剂以及 $^{121}I$ 标记的 SPECT 示踪剂已取得了很大进展，如苯酰胺类、乙二胺类、哌啶和哌嗪类等。

### （三）乏氧成像探针

肿瘤乏氧是由于肿瘤微环境造成的，其中低氧诱导因子 -1（hypoxiainduciblefactor1，HIF-1）具有重要作用，HIF-1α 和 HIF-1β 复合物间接的介导了肿瘤细胞的增殖、迁移、侵袭、血管生成，并在肿瘤组织糖代谢中有重要作用。乏氧不仅使肿瘤自身更具侵袭性，而且能引起肿瘤细胞的放化疗抵抗性，与肿瘤

的进展有重要关联。因此临床治疗开展前，有必要检测肿瘤组织的乏氧情况。放射性核素乏氧显像是一种体外无创的检查方法，乏氧显像剂大致可分为两大类：硝基咪唑类和非硝基咪唑类，其中硝基咪唑类乏氧显像剂 1-H-1-（3-[$^{18}F$]氟 -2- 羟基丙基）-2-硝基咪唑（$^{18}F$-fluoromisonidazole，$^{18}F$-FMISO）能够较好地反映肿瘤组织内的乏氧情况，已广泛应用于临床研究。

硝基咪唑（misonidazole，MISO）作为一种缺氧细胞感受器，可通过用不同的放射性核素（如：$^{18}F$，$^{123}I$，$^{99m}Tc$ 等）标记，用 PET 或平板闪烁扫描来成像。在氧供好有活性的组织中它可区分有代谢活性但缺

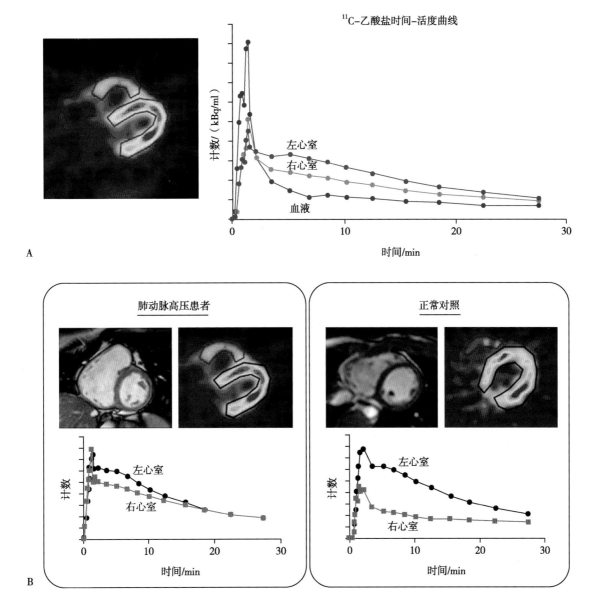

**图 1-3-5-8　$^{11}C$- 乙酸盐 PET 采集的左、右心肌时间活动数据分析图**

A. 与心肌清除率匹配的单指数函数产生清除率常数 $k_{mono}$，它代表氧化代谢率并反映 $mvo_2$。蓝色线为左心室心肌曲线，橙色线为右心室心肌曲线，红色线为血液曲线。B. 来自肺动脉高压患者和正常对照组的代表性数据。心脏磁共振显示肺动脉高压患者的右心室腔扩张。黑线是左心室曲线，红线是右心室曲线。在肺动脉高压患者中，右心室 $k_{mono}$ 为 0.067/min，在正常对照组中，右心室 $k_{mono}$ 为 0.020/min

氧的细胞。此类示踪剂主要包括：①卤素标记类：$^{82}Br-MISO$ 和 $^{18}F-MISO$；②碘标记类：IAZR，IAZA，IAZG，IAZP 等；③ $^{99m}Tc$ 标记类：$^{99m}Tc-BATO-$ 硝基咪唑类化合物、$^{99m}Tc-$ 希夫碱，$^{99m}Tc-PnA0$ 衍生物。

放射性核素标记的硝基咪唑类化合物进入细胞后，在硝基还原酶的作用下，有效基团（-NO₂）发生还原，在氧含量正常的细胞中，还原后的基团可重新被还原成原来的有效基团，当组织细胞乏氧时，还原后的基团不能再被氧化，此时还原物质与细胞内物质不可逆结合，滞留在细胞内。

$^{18}F-MISO$ 已用来诊断头、颈部肿瘤、心梗、炎症、脑局部缺血等疾病，还可以用来监测细胞的氧合量，这有望用来预测肿瘤对放射物的反应（图1-3-5-9）。

### （四）血管生成成像探针

肿瘤血管生成是指血管内皮细胞从现有的血管系统中分化、迁移而形成新的微血管的复杂生物学过程。正常血管形成有许多关键的步骤，包括内皮细胞活化，基膜破裂、迁移，内皮细胞扩增，中空的管腔形成，最后新的血管从已有血管上萌发。从癌症生物学角度，恶性肿瘤生长和转移有赖于新生血管形成，血管生成是血行转移最关键的步骤，它给肿瘤细胞从原发部位转移到远处器官提供了路线。

由于肿瘤血管生成过程中某些特征性物质水平上调，将影像学对比剂与特征性物质的特异性配体连接后合成探针，可对肿瘤血管生成进行靶向研究。这种成像技术的优点是可将新生血管与原有宿主血管分开，定量分析新生血管的结构和功能情况，还可以确定血管生成抑制因子及刺激因子在时间及空间上的分布，并对其进行长期、无创的监测。此外，这种特异性分子成像探针经过修饰后还可转变成具有治疗性的物质，这样就使治疗和诊断合二为一。目前，这种特异性分子成像探针已在开发过程中。

整合素是含有两个跨膜亚单位的异二聚体蛋白质，它在血管生成中起着关键的作用，并且以 $\alpha_v$ 整合素与肿瘤血管生成关系最为密切。血管整合素 $\alpha_v\beta_3$ 是整合素家族中重要的成员之一，其在肿瘤新生血管内皮细胞内呈高表达。在成人体内，$\alpha_v\beta_3$ 整合素只分布在少部分正常组织内，在未增生的内皮细胞中无表达，而在肿瘤毛细血管增生活跃的内皮细胞及一部分肿瘤细胞中则可高水平表达，因此，有效

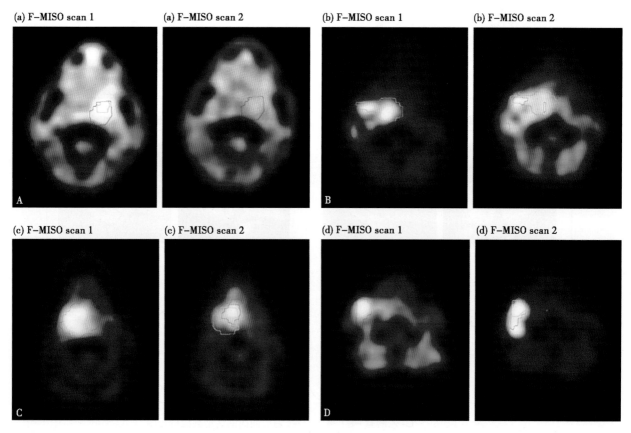

**图1-3-5-9　$^{18}F-MISO-PET$ 扫描示例图**

A. 乏氧亚区消失（患者1）；B. 乏氧亚区随固定成分减少（患者2）；C. 乏氧亚区随动态成分减少（患者3）；D. 乏氧亚区增加（患者4）。蓝色结构：$^{18}F-MISO-PET/GTV$；绿色结构：$^{18}F-MISO-PET$ 扫描1乏氧亚区；紫色结构接触点：$^{18}F-MISO-PET$ 扫描2乏氧亚区

阻止新生血管内皮细胞 $\alpha_v\beta_3$ 的表达可引起血管内皮细胞的凋亡和血管消退。RGD 肽可特异性结合整合素 $\alpha_v\beta_3$ 显示肿瘤血管生成情况，目前，多种基于 RGD 肽类分子的 PET 显像探针已进行了广泛的研发及应用并向临床转化。此外，为了增强 RGD 肽类分子在体内的生物特性，许多小分子蛋白支架被用于连接多种肽类分子且与各种肿瘤标志物结合，对肿瘤进行显像（图 1-3-5-10，图 1-3-5-11）。

另外，还有一些与血管生成相关的特异性成像靶分子受到人们的重视，包括类胰岛素生长因子（insulin-like grow factor，IGF）的受体 IGF-1 和 IGF-2，转化生长因子（transforming growth factor-β，TGF-β）受体，血管内皮生长因子（vascular endothelial growth factor，VEGF）等。

### （五）细胞凋亡成像探针

细胞凋亡是一种在特定时空主动发生的、受基因严密调控的细胞逐渐死亡现象。肿瘤的发生是一个复杂的生物学过程，从细胞凋亡角度来理解肿瘤

的发生机制，是由于细胞凋亡受阻，造成细胞的失控性增殖，产生高度恶化状态的肿瘤细胞。根据细胞凋亡角度和机制选择性地诱导肿瘤细胞凋亡，已成为目前治疗恶性肿瘤的重要策略。分子影像技术可实现在细胞、基因和分子水平上的生物体内部生理或病理过程的无创实时动态成像，从而为疾病病程的在体监测、基因治疗的在体示踪、药物在体疗效评测、功能分子的在体活动规律研究提供了新的技术平台。

PET 作为分子影像显像手段，在凋亡显像研究中具有很大优势。基于凋亡显像的重要性，许多有潜力的 PET 探针被开发出来，包括正电子核素标记的膜联蛋白 Annexin V，靛红衍生物类 caspase-3 抑制剂、疏水性阳离子和 Apo-sense 化合物，上述探针针对凋亡过程中的不同靶点，能够不同程度地反映出活体组织细胞凋亡状态。

1. Annexin V　目前，细胞凋亡成像的研究方向主要集中在 PS 从细胞膜内层暴露到细胞膜外层。

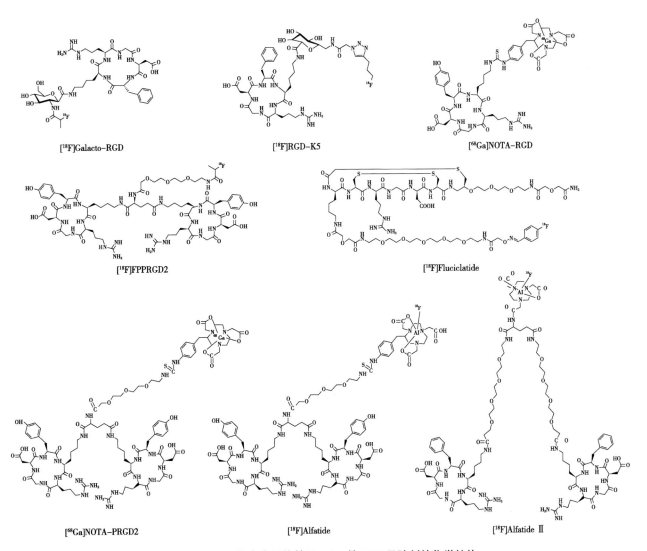

[18F]Galacto-RGD

[18F]RGD-K5

[68Ga]NOTA-RGD

[18F]FPPRGD2

[18F]Fluciclatide

[68Ga]NOTA-PRGD2

[18F]Alfatide

[18F]Alfatide Ⅱ

图 1-3-5-10　临床应用的基于 RGD 的 PET 示踪剂的化学结构

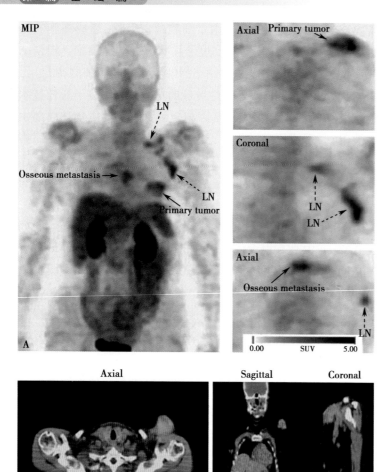

图 1-3-5-11 示踪剂 $^{18}$F-Galacto-RGD 的应用
A. 左乳腺浸润性导管癌、左侧腋窝淋巴结转移、胸骨骨转移和右侧肺转移患者的 $^{18}$F-Galacto-RGD PET 图像。$^{18}$F-Galacto-RGD PET 的最大强度投影和平面图像显示原发性肿瘤、淋巴结（LN）转移和骨转移，具有良好的肿瘤 / 背景对比度。B. 恶性黑色素瘤患者的 $^{18}$F-Galacto-RGD PET/CT 图像。轴位、矢状位和冠状位图像显示左锁骨上肿块内的局灶性放射性示踪剂摄取

Annexin V 含有 319 个氨基酸，$35.8 \times 10^8$Da，折叠成平面环形结构，称之为内联蛋白重叠，有与钙离子和磷脂特异性结合位点。Annexin V 能够与 PS 特异性结合，用放射性核素标记，可活体监测及定量测定细胞凋亡，并可以有效检测凋亡（图 1-3-5-12）。目前已经成功应用 $^{123}$I、$^{124}$I、$^{125}$I、$^{18}$F、$^{99m}$Tc 标记 Annexin V 合成了多种探针。其中 $^{99m}$Tc-HYNIC-Annexin V 凋亡成像已用于研究心肌缺血再灌注损伤、抗 Fas 抗体诱导肝脏凋亡模型、脑缺氧损伤、心肺移植排斥反应、类风湿关节炎及肿瘤治疗等多个领域，用来探测细胞凋亡及在这些病理过程中扮演的作用。2002 年开始进行 $^{99m}$TC-HYNIC-Annexin V 的 I 期临床试验，评估其安全性、生物学分布及各脏器的剂量学测定。

**2. 半胱氨酸** 天冬氨酸蛋白水解酶凋亡成像的另一可选择靶点是凋亡过程中活化的 caspase。caspase 是含有半胱氨酸和天冬氨酸的特异性的蛋白水解酶家族，在细胞内合成，并以 caspase 前体形株式存在于所有动物细胞中。caspase 在特异的天冬氨酸位点切割后形成由 $20 \times 10^3$ 的大亚基和 $10 \times 10^3$ 的小亚基组成的异二聚体，活性蛋白水解酶是由两个异二聚体形成的四聚体，激活的蛋白水解酶进一步活化其他 caspase，产生级联反应，最终导致线粒体释放前凋亡分子。caspase 的激活发生在凋亡的初始阶段，放射性核素标记 caspase 的抑制底物可较为早期而灵敏地探测凋亡，且以激活 caspase 为靶点的探测方法比以 PS 为靶点探测凋亡的特异性更好，因为坏死细胞 PS 由于细胞通透性改变也可暴露到细胞表面。目前，已有许多 caspase 的抑制剂和底物已被人工合成。氟米酮（fluoromethyl ketone，FMK）作为 caspase 抑制剂，有良好的细胞通透性、可溶性和不可逆性，并有较合适的生物半衰期，毒性很低，其中"顺式 - 缬氨酸 - 丙氨酸 -dl- 天冬氨酸 -FMK"是最被广泛应用的 caspase 抑制剂。有学者应用 $^{131}$I 标记"顺式 - 缬氨酸 - 丙氨酸 -dl- 天冬氨酸 -FMK"合成了凋亡成像分子探针并初步获得成功。

**（六）受体成像探针**
$^{11}$C 标记的放射性药物可以进行各种受体成像（包括代谢过程）。受体成像和传统的代谢类成像相比，具有高特异性及高灵敏度，所以对疾病诊断具有重要的价值。$^{11}$C-Raclopride 已经被初步应用于临床，$^{11}$C-Flumazenil 和 $^{11}$C-Meta-Hydroxyephedrine 目前

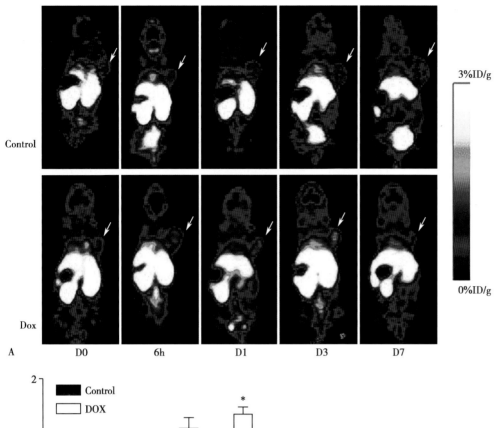

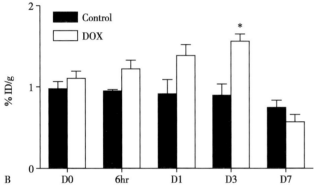

图 1-3-5-12　荷瘤小鼠的 $^{18}$F-Annexin V PET 成像

A. 显示了治疗开始后不同时间点的典型衰减校正全身冠状 PET 图像。$^{18}$F-Annexin V（3.7mBq，100μCi）通过尾静脉注射，注射后 1 小时进行 10 分钟静态扫描。肿瘤用箭头表示。B. 从 PET 扫描（n＝5）中定量检测 $^{18}$F-Annexin V 的肿瘤摄取。阿霉素治疗后，肿瘤吸收在治疗开始后第 3 天达到峰值（$p < 0.05$）

处于临床实验阶段。$^{11}$C-Flumazenil（FMZ）-PET 对于分析脑里苯化重氮类化合物受体（GABA/benzodiazepine receptor）是非常有用的方法，这些受体是人脑里最重要的抑制受体，若它们失去功能则会成为引起癫痫的标记分子（marker of epileptogenicity）。$^{11}$C-Flumazenil 是一种苯化重氮类化合物的受体拮抗剂（antagonist），FMZ-PET 是一种检测颞叶癫痫及颞叶外非损害的癫痫（MRI 无法侦测）非常灵敏的技术，FMZ-PET 也可以测出癫痫周围皮质的结构损伤（例如：肿瘤），由此，通常被用来检测癫痫的病灶位置。制备方法是由前驱物 Desmethyl flumazenil 做取代反应。综上所述，$^{11}$C 标记的放射性药物在 PET 临床应用，渐渐具有广阔的前景。

## 四、超声成像探针

超声分子探针是实现超声分子成像功能的载体，其发展历程也随着超声应用领域的拓宽以及疾病诊治需求的丰富，经历了几个发展阶段，第一个是微泡类超声对比剂，第二个是纳米液滴、纳米胶囊，第三个是无机或是有机/无机杂化超声对比剂，第四个内、外源刺激响应超声基多功能诊疗剂。更重要的是，随着纳米技术、生物、化学、材料等学科联系、交叉越来越紧密，超声成像探针被赋予了越来越多的功能。目前的超声分子探针也不仅仅局限于单一的超声分子成像，更多的功能，如空化增强超声治疗、药物/基因/纳米颗粒输运、多模式成像、影像导航的治疗、诊疗一体化等新概念应运而生并整合到超声成像探针上，加速、推动了超声分子探针的进一步发展。

### （一）微泡

超声分子成像探针，一般为微气泡、对比剂或具有声信号源作用的微米或纳米颗粒。目前，最广泛使用的超声成像探针是微气泡，通常由周围的壳和稳定核心的气体组成。外壳可以由各种材料组成，如磷脂、生物相容性聚合物或蛋白质。这些化合物用于稳定微气泡和减少血液中的气体溶解。各种气体被用来作为核心，如室内空气、氮气或生物惰性气体，如全氟丙烷、全氟丁烷、全氟己烷或六氟化硫等。

将微气泡靶向特定的血管床，通过将它们耦合到特异性黏附分子，探测某些分子标志物在组织部位的过量表达，可以实现在分子水平上可视化监测疾病过程。声波与稳定气泡的相互作用产生了回声，从中产生图像。声波还可以从微泡和脂质体中释放封装的药物，增强跨膜和血管外药物运输。

由于微泡大小为几微米，其留在血管腔隙内，不会泄漏到血管外空间。这限制了它们在血管内皮细胞上反映的疾病过程的成像，如血管生成、炎症或血栓形成。另外，它特别适合于检测和监测疾病过程，监测血管生成，其特征在于血管系统中分子的差异表达，如许多类型的癌症或炎性疾病。目前，微气泡已用于诊断炎症，红外诱发损伤，血栓形成，肿瘤血管生成和移植排斥反应。

**（二）纳米液滴、纳米胶囊**

随着对疾病早期精确的诊断要求越来越高，纳米级超声对比剂的开发成为超声对比剂结构化设计的另一个重要研究方向。研究表明疾病（如肿瘤）状态中的血管内皮间隙比正常血管的大，但至多允许直径为 700nm 的颗粒穿过，而微泡类对比剂粒径多为微米级，不能穿透血管壁上的内皮细胞间隙，因而仅限于血池显影，限制了其在探测血管外病变区域的应用。随着纳米技术与分子生物学技术的发展，另一类纳米级对比剂正日渐崛起，这类对比剂主要包括液态氟烷基纳米粒、胶束、乳液以及胶体等。这类对比剂以其分子小、穿透能力强等优点，将有力地推动超声分子显像与靶向治疗向血管外疾病的诊断治疗领域拓展。

Pisani 等人利用成功地制备出以 PLGA 聚合物为外壳，内部包裹液态全氟溴辛烷（1-bromohepta-decafluorooctane，PFOB）的纳微颗粒，并且尺寸在 70nm 到 25μm 范围内可调。同时它们研究了液态氟碳化合物界面张力和 PLGA 界面张力对最终形成的颗粒形貌的影响，研究发现当两者润湿性较好时易于形成这种核壳结构，他们进一步运用这一理论成功地制备了内核为全氟戊烷（perfluoropentane，PFP）和全氟己烷（perfluorohexane，PFH）的微纳米颗粒。Kandadai 等人系统地研究了 PFP 这种液态氟碳化物与不同表面活性剂之间的界面张力，并研

究了界面张力对纳米液滴尺寸的影响，为后面制备 PFP 基胶束奠定了理论指导。这些纳米液滴在超声刺激下发生声致液滴挥发（acoustic droplet vapora-tion，ADV）过程产生气泡增强超声造影成像，进一步可发生瞬态空化增强药物、基因传输以及增强超声治疗。此外，激光、射频、微波可也激发这种液滴使其发生相变、并产生空化增强激光消融、射频消融和微波消融等。

**（三）无机超声对比剂**

与传统的有机超声对比剂相比，无机对比剂最显著的优点就是它有优异的稳定性，可以保证在血液中循环时结构不会破坏，为实时动态持续增强超声成像提供可能性。此外，无机对比剂还有一个大的优点就是其尺寸可在很宽范围内进行调控，依据需求设计制得响应的材料，并且尺寸都比较均一，这也可以有效地增强超声成像效果，并且它们的声阻抗比较大可以明显提高聚集时的声阻抗，增强反射信号。当然在设计无机超声对比剂的同时，超声成像原理也是一个需要被考虑的因素。从上述的有机超声对比剂设计原理可以看出，尺寸越大，弹性越好超声对比剂的造影效果越好。根据这一设计原理，利用纳米化学发展带来的先进技术，一些新型的无机基超声诊疗系统得到广泛的研究。其中典型的就是氧化硅基超声对比剂的开发和利用。氧化硅应用凭借其优异的结构可控、可调节优势，如介孔、中空介孔等，可担载气体或是氟碳液滴，进一步增强超声成像效果。例如，Martinez 等人利用 PS 球为模板制备出了尺寸为 200nm 和 2μm，壳层厚10nm 的氧化硅空心球，且内部装载氟碳化合物气体，既保证了壳层的稳定性，又能利用氟碳气体提高超声造影效果；进一步，他们制备了 B 掺杂的氧化硅空心球，内部同样装载氟碳气体，可实现小肿瘤的超声探测。

**（四）靶向超声对比剂**

由于超声具有无可比拟的优点以及超声对比剂良好的可塑性，在最近的研究中，越来越多的学者开始致力于基于超声对比剂的多功能诊疗系统的研究。该类多功能诊疗剂不仅能够增强超声造影效果，提高疾病诊断的准确性，而且可以与其他成像模式相结合，达到优势互补的效果，对疾病做出更加准确的诊断。此外，当携载基因或药物时，该诊疗系统可以对疾病相关的药物治疗。有研究表明，超声波与超声对比剂的相互作用可以促进基因转染以及细胞对药物的摄取。此外，通过超声介导下的

空化效应可以实现药物的局部释放，以减少对正常组织的毒副作用。当前基于超声对比剂的多功能试剂主要分两大类：靶向超声对比剂和多功能诊疗剂。使用基于超声对比剂的多功能试剂可以大大提高疾病的检出率和治疗效果，而且可以减少药物的用量及注射次数，从而减少对机体的损伤。

主动靶向对比剂的设计是基于不同的病理变化会导致不同的特异性抗原或受体分子的高表达，而在正常组织中呈低表达甚至不表达，因而将它们作为靶标，设计制备靶向亲和分子，与超声对比剂相连，即可实现靶向显像。这样不仅可以使对比剂特异性地聚集于病变器官或组织，增强诊断准确性，而且减少了对比剂的用量，使得对人体正常组织产生副作用的概率大大降低。

### （五）多模式分子成像探针

分子成像是疾病诊断最常用的方式，目前的分子成像方式很多，功能也不同，但都需要加入对比剂以增强对比度，提高信噪比，为疾病的判断提供可靠、准确的图像。目前单模式或多模式分子成像对比剂已经发展得相当迅速，相比于单模式的对比剂，多模式成像可以结合各种成像模式的优点，因而更为吸引人们的目光，此外将多种成像模式的对比剂集中到一个体系，可以大大减少对比剂的用量，

提高安全性。韩国的 Lee 等人将染料掺杂的氧化硅和水溶性 $Fe_3O_4$ 整合在一起具有核磁/荧光双模式成像双功能的对比剂，他们将核磁深层次结构剖析的优点与荧光成像的高灵敏度优点结合起来，实现了优势互补，对神经母细胞瘤起到了良好的成像效果。

### （六）刺激响应气体释放的诊疗剂

除了主动靶向可以增强对比剂的富集提高诊断治疗效果以外，设计制备刺激响应释放系统，在刺激作用下也可实现局域化的气泡大量释放，增强造影成像，目前也成为一个研究热点。这一局域释放气体增强成像和的策略既可以获得更高信噪比的图像，又能保证安全性，同时一些肿瘤微环境响应的气体释放诊疗剂也实现肿瘤微环境标志物检测、调节肿瘤微环境（如乏氧等），因而相比于靶向成像应用前景更广阔。Kang 等人制备出一种遇水水解的聚合物颗粒，该聚合物遇水水解后可产生 $CO_2$ 气泡用于超声成像，如图 1-3-5-13 所示。

## 五、光学成像探针

常用的光学分子成像探针包括五类：荧光染料标记的探针，量子点标记的探针，可激活探针，拉曼探针和光声成像探针。

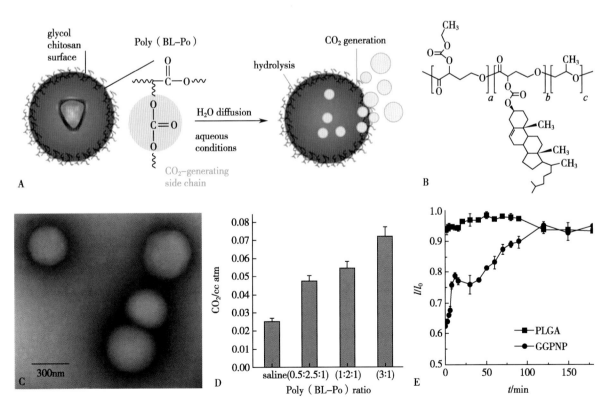

图 1-3-5-13 聚合物颗粒释放 $CO_2$ 气体用于超声成像

A. 聚合物纳米颗粒水解释放 $CO_2$ 示意图；B. 水解碳链的分子式；C. 生物电镜；D. 不同组分 $CO_2$ 释放量；E. 时间依赖的相对信号强度

## （一）荧光染料标记的探针

目前已经开发出包括羰花青染料吲哚菁绿（indo-cyanine green，ICG）、异硫氰酸荧光素（fluorescein isothiocyanate，FITC）、近红外花青染料（cyanine）、鲍光过敏素（pyropheophorbide）和罗丹明染料（rhodamine）等多种荧光染料，用于合成荧光标记的光学分子成像探针。但是，大部分荧光染料都有一定的毒性，不利于临床应用，而 ICG 安全性相对较高，已经应用于人体。

## （二）量子点标记的探针

半导体量子点（quantum dots，QDs）又称量子点或半导体纳米微晶体，是一种由Ⅱ～Ⅵ族或Ⅲ～Ⅴ族元素组成的，直径为 2～8nm，能够接受激光激发产生荧光的半导体纳米颗粒，特殊的结构使其具有独特的光学特性。

有机染料的荧光信号往往随着照射时间延长而很快暗下来（光褪色），而量子点则可以持续很长时间而不褪色，其荧光寿命可达有机染料分子的 100 倍以上，耐光漂白的稳定性也是后者的近 1 000 倍，这一特征对于研究活细胞中生物分子之间长期的相互作用是十分重要的，也为观察耗时较长的细胞过程创造了条件。

此外，不同材料及大小的纳米晶粒可提供发射峰为 0.4～2μm 的光谱范围，这样就允许同时使用不同光谱特征的量子点，而发射光谱不出现重叠或很少有重叠，使标记生物分子荧光谱的区分、识别变得容易。

## （三）可激活探针

可激活探针一般用于酶活的功能成像。它们往往含有两个以上的等同或不同的色素团，两个色素团通过酶特异性多肽接头彼此紧密相连这类探针，主要呈黑色，没有或者很少发射荧光，这主要是由于非常相近（等同色素团）或者共振能的转移（不同色素团）所造成的淬灭效应所致。多肽接头的切除，使它们的荧光团释放出来，荧光发射于是得以恢复。

因此，可激活探针的背景信号通常很低，但造影和检测的灵敏性却高于活性探针。酶靶点主要限于蛋白酶，包括组织蛋白酶、半胱氨酸天冬氨酸特异蛋白酶、基质金属蛋白酶、凝血酶、HIV 和 HSV 蛋白酶以及尿激酶类血纤维蛋白溶解酶原激活剂等。

## （四）拉曼探针

拉曼光谱（Raman spectra）是一种散射光谱。光照射到物质上发生弹性散射和非弹性散射。弹性散射的散射光是与激发光波长相同的成分，非弹性散射的散射光有比激发光波长更长的和短的成分，统称为拉曼效应。

由于拉曼光谱是一种基于物质内部拉曼散射信号而建立的分析方法，由于其可提供丰富的分子结构信息和表面信息，已经成为探测纳米粒子表面及界面的有力工具。拉曼光谱成像技术是拉曼光谱分析技术的新发展，借助于现代共焦显微拉曼光谱仪器以及新型信号探测装置，它把简单的单点分析方式拓展到对一定范围内样品进行综合分析，用图像的方式显示样品的化学成分空间分布、表面物理化学性质等更多信息。一种新的可被拉曼成像设备检测的炭纳米管 SWNT（single-walled nanotubes），并用 PEG 包裹 SWNT，改善其生物相容性和血流动力学特征。随后，用该纳米管联合 $^{64}$Cu 标记了 RGD 合成了 PET 和拉曼双模式成像探针 $^{64}$Cu-DOTA-PEG-SWNT-RGD，并对探针的有效性和生物学分布特征进行了鉴定。

## （五）光声成像探针（photoacoustic imaging）

光声成像技术结合了组织纯光学成像和组织纯声学成像的优点，可得到高对比度和高分辨率的重建图像，且具有无副作用的优点，为生物组织的无损检测技术提供了一种重要检测手段，正逐步成为生物组织无损检测领域的一个新的研究热点。

用时变的光束照射吸收体时吸收体因受热膨胀而产生超声波，这种现象称为光声效应，产生的超声波称为光声信号。对生物组织的光声成像，是采用"光吸收 - 诱导光声信号 - 超声波检测 - 图像重建"过程进行成像。

研究发现，一些纳米碳管是绝佳的光声成像对比剂（contrast agents）。实验发现将对比剂经由静脉注射至罹癌的小鼠，环肽纳米碳管产生的声光信号是对照组的 8 倍。De la Zerda A 等人应用声光成像对比剂 SWNT（single-walled nanotubes）标记 RGD 合成了肿瘤血管生成分子成像探针（SWNT-RGD），成功应用光声成像技术对荷瘤小鼠的肿瘤血管生成进行了分子成像。

# 六、多模态分子成像探针

## （一）概述

随着影像技术的深入发展，不断与分子生物学、生物工程、材料科学、纳米技术等多学科进行交叉，进一步解决临床问题，进而形成并促进了分子影像学的发展；分子影像技术能够在活体组织、细胞及分子水平使体内复杂的生化过程可视化，从而对其生物学行为进行定性和定量研究，实现疾病诊断、药物设计、疗效评估及功能监测等目的。目前分子影像技术主要包括：① X 射线和 CT 成像：X 射线和 CT 成像是临床中使用最早的成像手段之一，利用 X 射线穿透人体组织成像，成像速度快，能够清晰地显示人体解剖结构，但相对软组织分辨率较低，且具有电离辐射等缺点；②磁共振成像（MRI）：MRI 是一种无辐射、软组织分辨率高且能够多方位成像的影像技术，相对而言成像时间长，且在使用过程中，对于体内有心脏起搏器患者及其他金属植入者、幽闭恐惧症患者多不适用；③超声（US）成像：超声由于简便、快速、价廉、无创、无辐射等优势，在临床中也应用非常广泛，但是超声成像易受气体和骨骼影响；④放射性核素成像：包括单光子发射计算机断层成像（SPECT）和正电子发射断层成像 / 计算机体层成像（PET/CT），放射性核素成像敏感性高、可进行定量分析、并能够联合治疗、不受病变深度限制，能在分子水平评估活体内生化改变，相对价格较高；⑤光学成像：包括生物发光成像、荧光成像（fluorescence imaging, FI）、光声成像（photoacoustic imaging, PAI）和光学层析成像等，近年来，随着光学分子探针的发展，近红外光学成像（NIRF）、光分子断层成像（FMT）、生物自发光断层成像（BLT）、切伦科夫荧光断层成像（CLT）等新技术的发展，进一步提高了光学成像的灵敏性和特异性及其探测深度、范围和空间分辨率，使光学分子成像技术具有诱人的应用前景。

任何一种单一的成像模式都有其优点和不足，不能完全提供病变或感兴趣区的形态和功能信息，因此有了将两种或两种以上成像方式相结合的显像方式，即多模态分子影像。多模态分子影像是将同时具有多种成像功能的分子探针注入机体，通过多种成像技术的检测，获取病变部位多种信息的一门新兴的分子影像技术，有望将精细的解剖结构和分子功能信息有机结合，真正、精确实现疾病的早期诊断，它是医学影像学近年来最大的进步之一。同时，纳米技术的发展，与医学的紧密结合，使得纳米材料在分子影像技术中也有了很大的发展，纳米材料本身可以进行成像，也可同时负载多种成像对比剂，从而实现多模态分子成像，这为疾病的早期发现、精确诊断及监测等方面都提供了可靠的依据。

多模态分子成像技术的关键是设计多种成像模式的分子探针，经多种成像设备检测，获取病变部位的多种信息。在探针设计过程中，我们应该综合

考虑以下问题：①成像效能高，提高疾病的检出率；②稳定性好，避免在体内代谢过程中配体或某些基团的释放，从而有效减少不良反应产生；③对某些疾病有特定的生物分布，或者连接靶向基团，提高特定疾病的检出率；④具有清除能力，在体内半衰期适度，既能满足成像要求，又能够从体内排出，避免残留产生慢性毒性；⑤生物相容性好。目前用于多模态分子成像的探针多种多样，主要由纳米材料、碳量子点、小分子材料、纳米金、上转化材料及碳纳米管等。此外，多模态探针还可以通过与具有靶向功能的元件连接，形成具有靶向性的多功能探针，比如精氨酸 - 甘氨酸 - 天冬氨酸（RGD 肽），能够与血管内皮细胞上的整合素结合，能够作为肿瘤诊断治疗的靶点；探针与靶向功能元件结合，能够提高探针的诊断效能和灵敏度。

**（二）多模态分子成像探针**

目前研究所采用的多模态成像探针一般都是纳米级的材料，这要归因于纳米材料粒径小、比表面积大及易于修饰等特点，粒径大约从几纳米到几百纳米不等；此外纳米颗粒还具有被动靶向肿瘤的 EPR 效应，这也是纳米材料广受青睐的原因之一。纳米材料独特的优势使其能将多种成像对比剂整合于一个整体，从而实现多模态分子成像。用于多模态分子成像的纳米材料主要有无机材料和有机材料两类。①无机纳米材料主要包括量子点、各种金属、碳纳米管、硅氧化物、磁铁粉等，如纳米金具有较好的光学性质。然而，大多无机纳米材料具有毒性和不可降解性，使其不利于向临床转化。②有机材料主要包括脂质体、高分子聚合物、囊泡等，相对来说有机材料具有毒性小、可降解性和生物相容性好等优势，具有良好的临床转化前景。

**1. 生物体内源性物质** 不同的生物体均有其独特的免疫系统存在，当从外界引入异种物质后，机体的免疫系统会发生防御反应，因而采用生物体内源性物质，可以避免免疫反应的产生，安全性高。比如，黑色素是一种广泛存在于自然界的天然色素，在人体的皮肤、毛发及视网膜中也存在；张瑞平研究成果中将天然黑色素通过特殊方法改性修饰，合成小粒径水溶性的黑色素纳米颗粒，并与放射性核素 $^{64}Cu$ 及抗癌药物索拉菲尼（Sorafenib, SRF）结合，利用黑色素自身特性与放射性核素，即可进行光声成像和 PET 成像，同时通过纳米颗粒的被动靶向作用，在双模态成像引导下对肿瘤进行了化疗，实现了诊疗一体化，该研究作为封面论文发表在

*Advanced Materials* 上(图1-3-5-14)。

杨敏教授等利用铁蛋白包裹黑色素合成了一种新型纳米粒,该纳米粒具有近红外区吸收可以进行PAI,同时可螯合金属离子 $Gd^{3+}$ 和放射性核素 $^{64}Cu$ 实现了 MRI 和 PET 成像,实现了 PAI、MRI 和 PET 三模态的分子成像(图1-3-5-15)。

2. **脂质体** 脂质体作为一种经典的载体系统,是由脂质双分子层形成的球形自封闭纳米结构,具有亲两性特征,是目前纳米载药系统中的代表。脂质体溶于水后形成双分子层囊泡结构,可作为载体包裹不同的物质。此外,脂质体的膜与细胞膜类似,适用于生物医学研究。脂质体还具有靶向性、缓释性和降低药物毒性等优势。

在 Sheng 等人的研究结果中,脂质体作为一种

有机纳米载体,能够包裹近红外荧光染料吲哚菁绿(ICG)和溴化氟(PFOB),合成了 LIP-PFOB-ICG 的纳米复合体,该复合体能够同时进行光声、荧光及CT成像,并且能够在成像引导下对肿瘤进行光动力(PDT)及光热治疗(PTT)。此外,对于温敏脂质体,在周围环境达到其相变温度时,脂质双分子层会发生改变,其对水分子通透性呈几何级增长,有研究利用脂质体这种特性,达到了药物缓释的目的,应用于成像过程中,能够明显提高靶区的信号强度;对于 pH 敏感性脂质体,在肿瘤酸性微环境的条件下,也能够通过脂质双分子层结构的改变,引起靶区成像探针或药物的释放,提高诊断效能。

3. **白蛋白** 将蛋白作为载体也是近年来纳米载体研究的热点之一;由于蛋白具有良好的生物相容

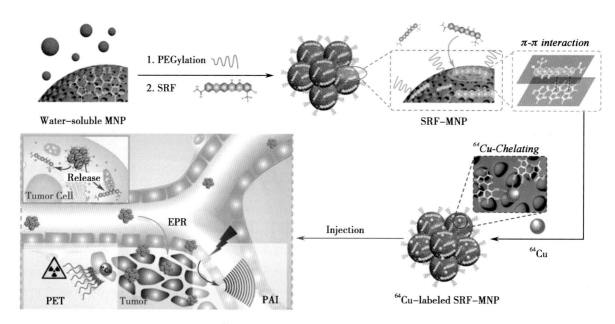

图 1-3-5-14　$^{64}Cu$-MNP-SRF 双模态成像引导下的诊疗一体化

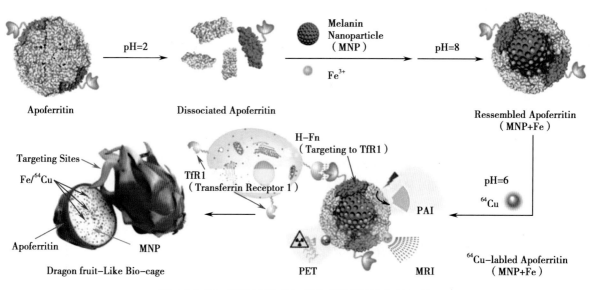

图 1-3-5-15　基于 MNP 的三模态成像(PAI/MRI/PET)

性、分子结构可控以及亲水等特性而广受青睐。以白蛋白为例,血清白蛋白(SA)由于含有大量的氨基酸残基,可利用多种不同条件,比如温度、pH及离子强度等来对其进行改性修饰,使其作为载体与多种功能基团结合,实现功能转化。

某项研究通过合成特异性探针对肝硬化、肝癌疾病进行了诊断;该探针以血清白蛋白为骨架结构,在骨架上连接半乳糖基团作为肝脏去唾液酸糖蛋白受体的靶向元件,并通过在白蛋白内包裹吲哚菁绿及用 $^{131}I$ 进行放射性标记,合成了能够进行更为准确的肝靶向的双模态探针,为肝脏疾病的诊断及预后评估提供更为特异和准确有效的根据。

**4. 氧化铁纳米颗粒**　自然界各种生物体内都富含铁元素,而且铁元素在参与氧气的运输、细胞呼吸的过程是必不可少的,因此赋予了氧化铁纳米颗粒在生物医学应用时极好的生物相容性。在分子成像领域中,SPIO能够进行磁共振 $T_2$ 成像,也有发现超小粒径的USPIO能够进行 $T_1$ 成像;目前应用最为广的磁性氧化铁纳米颗粒当属 $Fe_3O_4$ 纳米颗粒,SPIO的代表性产品——Feridex已被美国FDA批准上市。

有关SPIO的科学研究非常多,某些研究在急性心梗模型中,用SPIO与萤光素酶共同标记骨髓间充质干细胞,随后对干细胞进行活体内的MRI和荧光成像,借以观察和示踪移植干细胞。还有些研究通过将SPIO与胃癌特异性单克隆抗体Anti-3H11连接,能够在 $T_2$ 成像中特异性地靶向胃癌,随后又通过 $^{131}I$ 标记,实现了MRI和SPECT的双模态成像。

**5. 量子点**　量子点是一种半导体纳米晶体,又被称为"人造原子",通常直径为 $2\sim10$nm。相比传统有机染料而言,量子点具有更好的光学性质,比如荧光强度高,光漂白阈值高,对化学降解也有较强的抵抗力等,因而被广泛应用于生物医学领域。量子点的荧光强度高,不易于发生荧光淬灭,本身可以进行光学成像,同时还可以与其他金属螯合后进行成像。

李利平等合成了不同种类的新型碳量子点,不仅提高了产率,同时也拓宽了碳量子点的波长范围,在不同激发波长的作用下,能够产生蓝色、绿色和红色荧光进行成像,同时通过与顺磁性金属 $Gd^{3+}$ 结合后,进行MRI成像,同时实现荧光成像与磁共振双模态分子成像,文章于2017年发表在了 *J Mater Chem* 杂志(图1-3-5-16)。

**6. 小分子材料**　小分子是一种简单的、分子量小于500的单体物质;因其分子量小,可以比较灵活地进行修饰,从而合成具有不同功能的化合物。活体荧光成像是一种新兴的非侵入性的成像手段,能够对肿瘤的定性、定量诊断;红光的穿透性比蓝绿光的穿透性要好得多,随着发光信号在体内深度的增加,波长越长,光线穿透能力越强,同时可消减背景噪音的干扰,因此近红外荧光成像为观测生理指标的最佳选择。近年来,近红外成像(NIR)被广泛应用于肿瘤的精准诊断及术中导航,目前,在NIR-Ⅰ区(750~900nm)被FDA批准的小分子荧光材料有亚甲蓝和吲哚菁绿(ICG),而NIR-Ⅱ区(1 000~1 700nm)比Ⅰ区成像的空间分辨率更高,穿透深度更大。

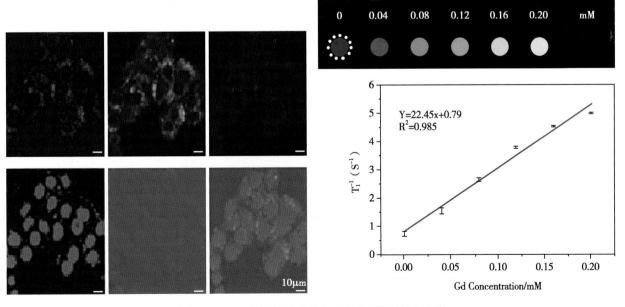

图1-3-5-16　基于量子点的荧光和磁共振双模态成像

孙耀设计了一种 RGD 靶向的 $^{68}$Ga-CHS2 双模态小分子成像探针，能够进行 NIR-Ⅱ/PET 双模态成像，该探针能够对脑胶质瘤活体检测提供精准的双模态诊断图像，同时对于术中导航意义巨大（图 1-3-5-17）。

**7. 纳米金**　纳米金是一种生物相容性极好的金属物质，合成工艺相对成熟，具有易于表面修饰及生物相容性好等特点，此外还具有独特的光学性质，因而其在生物医学领域，尤其是分子影像中得到了广泛的研究。纳米金表面会产生等离子共振效应（SPR 效应），在近红外区具有强烈的 SPR 吸收，因此能够作为极好的光声成像探针。有研究通过金纳米棒与钆结合，合成了双模态分子探针——钆（Ⅲ）- 金纳米棒，能够同时进行 MR 和光声成像双模态观察。

**8. 上转化材料**　上转化材料通常由无机基质及镶嵌在其中的稀土掺杂离子组成，在近红外光的照射下，上转化纳米粒发射短光子，继而发出可被探测的可见光。上转化纳米材料具有以下几个优点，窄发射峰，良好的光稳定性，高信噪比和低毒性等。

Sun 等人设计了一种类似 DNA 双链结构的核 - 卫星纳米材料，通过自组装过程，以二聚体的金纳米棒为核心，在通过类似于碱基互补配对的方式，使二氢卟吩 E6 和上转化纳米材料（NaGdF4）结合，最终形成的纳米复合体能够进行近红外上转化发光、磁共振 $T_1$WI 成像、光声成像和 CT 成像，并能够同时介导光热治疗和光动力治疗。

**9. 碳纳米管**　碳纳米管（CNTs）是一种由石墨烯片卷曲成圆柱状片层、具有纳米级直径的结构，可分为单层碳纳米管（SWCNTs）和多层碳纳米管（MWCNTs）。碳纳米管具有张力高、纵横比高及作为惰性材料仍能被功能化等优势。半导体单层碳纳米管本身具有荧光效应，利用这种特性可进行近红外荧光成像；此外，CNTs 在近红外区的强吸收特性，也使能够作为光声成像探针显像；CNTs 样品中若包含有顺磁性金属纳米粒子杂质（比如铁、钆、锰等），亦可以作为 MR 成像探针进行 $T_1$WI、$T_2$WI 成像；除此之外，CNTs 还可以与放射性核素进行共轭结合或嵌入，进行 PET 或 SPECT 成像。

**10. 聚合物胶束**　聚合物胶束是由两亲性聚合物分子在水中自组装形成，其内核为疏水性，外壳由亲水性链段构成，药物载体包裹疏水性物质，而外层的亲水性分子增加了生物相容性且延长了血浆半衰期。聚合物胶束能够携带水溶性差的基团，提高生物利用率；与靶向配体连接后具有靶向性。

有研究将 $Fe_3O_4$ 磁性纳米粒、荧光单体咔唑、PEG 化的胶束等通过自组装过程组合形成了核 - 壳结构的磁性荧光聚合物胶束，$Fe_3O_4$ 作为核结构提供磁共振 $T_2$ 信号，荧光单体作为聚合物的壳结构产生良好的荧光性能；在活体 MRI 和光学成像中，这种磁性荧光聚合物胶束都能够在肝脏和脾脏中产生信号。

目前，使用各种材料为载体，实现多模态成像的研究已经越来越多，多模态成像能够克服单一成

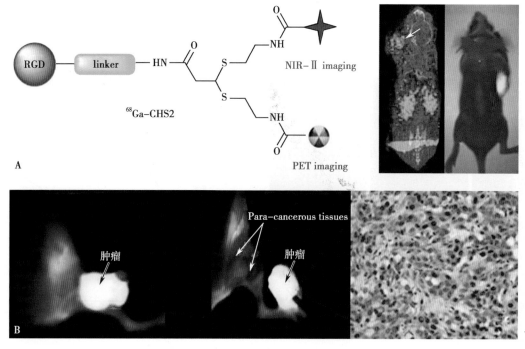

**图 1-3-5-17　小分子探针的近红外Ⅱ区（NIR-Ⅱ）/PET 双模态成像及用于术中导航**

像模式的不足和缺陷，更加全面地提供病变信息，提高疾病诊断的灵敏度和准确性，在今后的发展中，多模态成像必将对生物、医学、药物等多个领域产生更深刻的影响；在多模态成像过程中，尤为重要的是探针的设计与合成，既要克服多个成像模态中剂量、稳定性统一的问题，又要考虑到生物相容性、毒性等问题。总之，目前有关双模态或多模态成像探针处于不断地研发进展中，探针类型多种多样，在这个过程中，研究者们更加关注材料的生物相容性以及人体可排泄性，因此构建安全、有效、兼具检测和治疗功能的新型多模态分子探针是未来发展的重要方向。

（蒋　涛　史向阳　吕中伟
徐辉雄　黄　涛　张瑞平）

## 参 考 文 献

1. 张龙江，祁吉. 分子影像学探针的研究与进展. 国外医学（临床放射学分册），2006（05）：289.

2. 戴志飞. 分子探针在重大疾病诊疗中的应用、机遇与挑战. 科学通报，2017，62：25.

3. 冯作化，药立波. 生物化学与分子生物学. 第3版. 北京：人民卫生出版社，2015.

4. 查锡良，药立波. 生物化学与分子生物学. 北京：人民卫生出版社，2013.

5. Hilderbrand SA，Weissleder R. Near-infrared fluorescence: application to in vivo molecular imaging. Current Opinion in Chemical Biology，2010，14（1）：71.

6. Yoon SM，Kim IW，Song M，et al. Near-infrared fluorescence imaging using a protease-activatable nanoprobe in tumor detection：Comparison with narrow-band imaging. Intestinal research，2013，11（4）：268.

7. Wu C，Li D，Yang L，et al. Multivalent manganese complex decorated amphiphilic dextran micelles as sensitive MRI probes. Journal of Material Chemistry B，2015，3：1470.

8. Richter C，Seco J，Hong TS，et al. Radiation-induced changes in hepatocyte-specific Gd-EOB-DTPA enhanced MRI：Potential mechanism. Medical Hypotheses，2014，83（4）：477.

9. Kryza D，Taleb J，Janier M，et al. Biodistribution study of nanometric hybrid gadolinium oxide particles as a multi model SPECT/MR/Optical imaging and theragnostic agent. Bioconjugate chemistry，2011，22（6）：1145.

10. Sunting Xuan，Ning Z，Xiangyi K，et al. Synthesis and spectroscopic investigation of a series of push-pull boron dipyrromethenes（BODIPYs）. Journal of Organic Chemistry，2017，82：2545.

11. Liu J，Xu J，Zhou J，et al. Fe3O4-based PLGA nanoparticles as MR contrast agents for the detection of thrombosis. International Journal of Nanomedicine，2017，12：1113.

12. Bene Fe$_3$O$_4$-based PLGA nanoparticles as MR conPreclinical evaluation of a tailor-made dota-conjugated psma inhibitor with optimized linker moiety for imaging and endoradiotherapy of prostate cancer. Journal of Nuclear Medicine，2015，56（6）：914.

13. Gao X，Li C. Nanoprobes Visualizing Gliomas by Crossing the Blood Brain Tumor Barrier. Small，2014，10（3）：426.

14. Wang S，Meng Y，Li C，et al. Receptor-Mediated Drug Delivery Systems Targeting to Glioma. Nanomaterials，2016，6（1）：1.

15. Huang Y，Jiang Y，Wang H，et al. Curb challenges of the "Trojan Horse" approach：smart strategies in achieving effective yet safe cell-penetrating peptide-based drug delivery. Advanced Drug Delivery Reviews，2013，65（10）：1299.

16. Meng G，Feng F，Li D，et al. Tumor acidity-activatable TAT targeted nanomedicine for enlarged fluorescence/magnetic resonance imaging-guided photodynamic therapy. Biomaterials，2017，133：165.

17. Hersh D S，Wadajkar A S，Roberts N B，et al. Evolving Drug Delivery Strategies to Overcome the Blood Brain Barrier. Current Pharmaceutical Design，2016，22（9）：1117.

18. Cao Y，Xu LJ，Kuang Y，et al. Gadolinium-based nanoscale MRI contrast agents for tumor imaging. J Mater Chem B，2017，5（19）：3431-3461.

19. Li X，Anton N，Zuber G，et al. Contrast agents for preclinical targeted X-ray imaging . Adv Drug Delivery Rev，2014，76：116-133.

20. Pimlott SL，Sutherl. Molecular tracers for the PET and SPECT imaging of disease. Chem Soc Rev，2011，40（1）：149-162.

21. Lee J S，Feijen J. Polymersomes for drug delivery：Design，formation and characterization. J Controlled Release，2012，161（2）：473-483.

22. De Oliveira H，Thevenot J，Lecommandoux S. Smart polymersomes for therapy and diagnosis：fast progress toward multifunctional biomimetic nanomedicines. Wiley Interdiscip Rev：NanomedNanobiotechnol，2012，4（5）：525-546.

23. Brinkhuis R P，Stojanov K，Laverman P，et al. Size dependent biodistribution and SPECT imaging of 111In-labeled polymersomes. Bioconjugate Chem，2012，23（5）：958-965.

24. Zou Y, Wei YH, Wang GL, et al. Nanopolymersomes with an Ultrahigh Iodine Content for High-Performance X-Ray Computed Tomography Imaging In Vivo. Adv Mater, 2017, 29(10).

25. Kataoka K, Harada A, Nagasaki Y. Block copolymer micelles for drug delivery: Design, characterization and biological significance. Adv Drug Delivery Rev, 2012, 64: 37-48.

26. Biswas S, Kumari P, Lakhani P M, et al. Recent advances in polymeric micelles for anti-cancer drug delivery. Eur J Pharm Sci, 2016, 83: 184-202.

27. Mi P, Cabral H, Kokuryo D, et al. Gd-DTPA-loaded polymer-metal complex micelles with high relaxivity for MR cancer imaging. Biomaterials, 2013, 34(2): 492-500.

28. Sevenson S, Tomalia D A. Dendrimers in biomedical applications-reflections on the field. Adv Drug Delivery Rev, 2012, 64: 102-115.

29. Qiao Z, Shi X Y. Dendrimer-based molecular imaging contrast agents. Prog Polym Sci, 2015, 44: 1-27.

30. Wu H Q, Wang C C. Biodegradable smart nanogels: a new platform for targeting drug delivery and biomedical diagnostics. Langmuir, 2016, 32(25): 6211-6225.

31. Singh S, Moeller M, Pich A. Biohybrid nanogels. J Polym Sci, Part A: Polym Chem, 2013, 51(14): 3044-3057.

32. Sasaki Y, Akiyoshi K. Nanogel engineering for new nanobiomaterials: from chaperoning engineering to biomedical applications. Chem Rec, 2010, 10(6): 366-376.

33. Sun W J, Thies S, Zhang J L, et al. Gadolinium-loaded poly(N-vinylcaprolactam)nanogels: synthesis, characterization, and application for enhanced tumor MR imaging. ACS Appl Mater Interfaces, 2017, 9(4): 3411-3418.

34. Liu H, Wang H, Guo R, et al. Size-controlled synthesis of dendrimer-stabilized silver nanoparticles for X-ray computed tomography imaging applications. Polym Chem, 2010, 1(10): 1677-1683.

35. Fang Y, Peng C, Guo R, et al. Dendrimer-stabilized bismuth sulfide nanoparticles: synthesis, characterization, and potential computed tomography imaging applications. Analyst, 2013, 138(11): 3172-3180.

36. Sun W J, Yang J, Zhu J Z, et al. Immobilization of iron oxide nanoparticles within alginate nanogels for enhanced MR imaging applications. Biomater Sci, 2016, 4(10): 1422-1430.

37. Zhu J Z, Peng C, Sun W J, et al. Formation of iron oxide nanoparticle-loaded γ-polyglutamic acid nanogels for MR imaging of tumors. J Mater Chem B, 2015, 3(44): 8684-8693.

38. Wen S H, Li K A, Cai H D, et al. Multifunctional dendrimer-entrapped gold nanoparticles for dual mode CT/MR imaging applications. Biomaterials, 2013, 34(5): 1570-1580.

39. Cai H D, Li K A, Li J C, et al. Dendrimer-assisted formation of Fe3O4/Au nanocomposite particles for targeted dual mode CT/MR imaging of tumors. Small, 2015, 11(35): 4584-4593.

40. Li X, Xiong Z G, Xu X Y, et al. Tc-99m-labeled multifunctional low-generation dendrimer-entrapped gold nanoparticles for targeted SPECT/CT dual-mode Imaging of tumors. ACS Appl Mater Interfaces, 2016, 8(31): 19883-19891.

41. Bech M, Tapfer A, Velroyen A, et al. In-vivo dark-field and phase-contrast X-ray imaging. Sci Rep, 2013, 3(1): 03209.

42. Anton N, Vandamme T F. Nanotechnology for computed tomography: A real potential recently disclosed. Pharm Res, 2014, 31(1): 20-34.

43. Suelzle D, Bauser M, Frenzel T, et al. New Tungsten Cluster Based Contrast Agents for X-ray Computed Tomography. Journal of Cluster Science, 2015, 26(1): 111-118.

44. Ai K, Liu Y, Liu J, et al. Large-Scale Synthesis of Bi2S3 Nanodots as a Contrast Agent for In Vivo X-ray Computed Tomography Imaging. Advanced Materials, 2011, 23(42): 4886-4891.

45. Wang H, Zheng L, Peng C, et al. Computed tomography imaging of cancer cells using acetylated dendrimer-entrapped gold nanoparticles. Biomaterials, 2011, 32(11): 2979-2988.

46. Xiong Z J, Wang Y, Zhu J Y, et al. Dendrimers meet zwitterions: development of a unique antifouling nanoplatform for enhanced blood pool, lymph node and tumor CT imaging. Nanoscale, 2017, 9(34): 12295-12301.

47. Wang Y, Xiong Z J, He Y, et al. Optimization of the composition and dosage of Pegylated polyethylenimine-entrapped gold nanoparticles for blood pool, tumor, and lymph node CT imaging. Mater Sci Eng, C, 2018, 83: 9-16.

48. Zhou B Q, Zheng L F, Peng C, et al. Synthesis and characterization of pegylated polyethylenimine-entrapped gold nanoparticles for blood pool and tumor CT imaging. ACS Appl Mater Interfaces, 2014, 6(19): 17190-17199.

49. Zhou B Q, Yang J, Peng C, et al. Pegylated polyethylenimine-entrapped gold nanoparticles modified with folic acid for targeted tumor CT imaging. Colloids Surf, B, 2016, 140: 489-496.

50. Zhou B Q，Xiong Z J，Wang P，et al. Acetylated polyethylenimine-entrapped gold nanoparticles enable negative computed tomography imaging of orthotopic hepatic carcinoma. Langmuir，2018，34（29）：8701-8707.

51. Cai Q Y，Kim S H，Choi K S，et al. Colloidal gold nanoparticles as a blood-pool contrast agent for X-ray computed tomography in mice. Invest Radiol，2007，42（12）：797-806.

52. Hall J. Guyton and Hall Textbook of Medical Physiology. PA：Elsevier Saunders：Philadelphia，2016：930-937.

53. Wei W，Ni D，Ehlerding E B，et al. PET imaging of receptor tyrosine kinases in cancer. Mol Cancer Ther，2018，17（8）：1625-1636.

54. Linden HM，Peterson LM，Fowler AM. Clinical Potential of Estrogen and Progesterone Receptor Imaging. PET Clin，2018，13（3）：415-422.

55. Chen K，Chen X. Design and Development of Molecular Imaging Probes. Current Topics in Medicinal Chemistry，2010，10：1227-1236.

56. Abbas AK，Lichtman AH，Pillai S. Cellular and molecular immunology.9th ed. Elsevier：Philadelphia，2018.

57. Freise AC，Wu AM. In vivo imaging with antibodies and engineered fragments. Mol Immunol，2015，67（2 Pt A）：142-152.

58. Li LP，Lu CX，Li SJ，et al. A high-yield and versatile method for the synthesis of carbon dots for bioimaging applications. J Mater Chem B，2017，5（10）：1935-1942.

59. Razgulin A，Ma N，Rao J. Strategies for in vivo imaging of enzyme activity：an overview and recent advances. Chem Soc Rev，2011，40（7）：4186-4216.

60. Macalino S J Y，Basith S，Clavio N A B，et al/ Evolution of in silico strategies for protein-protein interaction drug discovery. Molecules，2018，23（8）：1963.

61. Cossar P J，Lewis P J，McCluskey A. Protein-protein interactions as antibiotic targets：A medicinal chemistry perspective. Med Res Rev，2018.

62. Yang M，Fan QL，Zhang RP，et al. Dragon fruit-like biocage as an iron trapping nanoplatform for high efficiency targeted cancer multimodality imaging. Biomaterials，2015，12，69：30-37.

63. Zhao Y，Aguilar A，Bernard D，et al. Small-molecule inhibitors of the MDM2-p53 protein-protein interaction（MDM2 Inhibitors）in clinical trials for cancer treatment. J Med Chem，2015，58（3）：1038-1052.

64. Yang J，Hu L. Immunomodulators targeting the PD-1/PD-L1 protein-protein interaction：from antibodies to small molecules. Med Res Rev，2019，39（1）：265-301.

65. Zhang R，Fan Q，Yang M，et al. Engineering melanin nanoparticles as an efficient drug-delivery system for imaging-guided chemotherapy. Adv Mater，2015，27：5063-5069.

66. Dykes I M，Emanueli C. Transcriptional and post-transcriptional gene regulation by long non-coding RNA. Genomics Proteomics Bioinformatics，2017，15（3）：177-186.

67. Xia Y，Zhang R，Wang Z，et al. Recent advances in high-performance fluorescent and bioluminescent RNA imaging probes. Chem Soc Rev，2017，46（10）：2824-2843.

68. Wang F，Niu G，Chen X，et al. Molecular imaging of micro-RNAs. Eur J Nucl Med Mol Imaging，2011，38（8）：1572-1579.

69. Rogers J M，Bulyk M L. Diversification of transcription factor-DNA interactions and the evolution of gene regulatory networks. Wiley Interdisciplinary Reviews：Systems Biology and Medicine，2018.

70. Gerstberger S，Hafner M，Tuschl T. A census of human RNA-binding proteins. Nature Reviews Genetics，2014，15：829-845.

71. Sun Y，Zeng XD，Xiao YL，et al. Novel dual-function near-infrared Ⅱ fluorescence and PET probe for tumor delineation and image-guided surgery. Chem Sci，2018，9（8）：2092-2097.

72. Sun M，Xu L，Ma W，et al. Hierarchical plasmonic nanorods and upconversion core-satellite nanoassemblies for multimodal imaging-guided combination phototherapy. Adv Mater，2016，28（5）：898-904.

# 第四章　磁共振分子成像

## 第一节　概　述

磁共振分子成像(magnetic resonance molecular imaging)是在传统磁共振成像基础上,借助对比剂和分子探针的特异性及信号放大作用来提高磁共振的检测灵敏度,进而无创性地在活体条件下,检测生物细胞内正常或病理状态下分子功能状态的技术,以达到对病变早期、特异性诊断与疗效监测等目的。与传统 MR 的最大区别在于,它是在传统 MR 技术的基础上,以特殊分子或细胞作为成像对象(靶点),把非特异性的器官、组织水平的物理成像转为特异性的基因、分子水平的分子成像。目前,MRI 的分辨力已达到微米级,可同时获得解剖、功能、代谢等信息,这些正是核医学、光学、超声等成像技术的不足。另外,它还可在活体完整的生理、病理状态下研究疾病的发病机制、进展过程及疾病的影响因素,以及干预疗效,甚至可在基因治疗后、表型改变前,评价基因治疗的早期效能,并可提供三维信息,较传统的组织学检查更立体、更快速。但是 MR 分子成像敏感性较低,只能达到 μmol 水平,与 PET 的 nmol 水平相比,要低数个数量级,因此 MR 分子成像研究仍处于基础与临床前阶段。目前,随着分子生物学技术的不断进步,MR 分子水平成像也将不断发展深入,并将成为研究疾病的病理机制、基因治疗、评价治疗效果等方面的一种重要手段。

另外,功能磁共振成像(functional magnetic resonance imaging, fMRI)等方法,尽管不是按典型的分子成像的方法和步骤进行的,但也是描述活体分子水平的变化,将其归属于"广义分子成像",相关内容将在本章简要介绍。

### 一、MRI 发展简史

磁共振成像(magnetic resonance imaging, MRI),

是利用原子核在磁场内发生共振所产生的信号经过图像重建的一种成像技术。

MRI 的物理学基础是磁共振现象。磁共振(magnetic resonance, MR)是一种核物理现象。MRI 作为一种波谱学方法,是物理学提供给化学、生物、医学和材料科学等领域的一种非常有效的研究手段。MRI 技术能被用于观测小到原子分子的结构和动力学特征,大到活体动物甚至人体的宏观行为。早在 1946 年,美国斯坦福大学的 Bloch 与哈佛大学的 Purcell 就报道了这种现象并应用于波谱学(spectroscopy)研究。直到 20 世纪 60 年代 MR 才用于活体成像,并于 70 年代用于医学成像。也正是因为 MRI 技术的广泛应用前景,它在近 50 年得到了迅速发展。尤其是在近 20 年中,MRI 在生物医学中的应用及相关技术的研究有了飞跃性的进步,其发展速度快和涉及范围广,无论是在临床诊断,还是在基础研究中,MRI 技术都已成为必不可少的重要工具之一。目前,MRI 以其多参数成像,可同时获得解剖、功能、代谢信息等优点,已经成为医学影像学中最为重要的成像方法之一,检查范围基本上覆盖了全身各系统。

MRI 技术之所以能在生物医学领域有如此强的吸引力,主要是因为它有两个特点。第一,MRI 技术是一种无创伤(noninvasive)的研究手段,即不管是磁共振成像还是磁共振波谱成像,其检测过程都不会对被检测的对象产生损害。无创伤或最小创伤性是任何一种用于临床诊断和检验的技术手段的必备条件之一。在基础研究中,MRI 技术的无创伤性也使得研究完整的生物组织或个体的结构和功能成为可能。第二,MRI 技术的灵活多样性和可变通性。在一次实验过程中,不同的 MRI 技术可用来获得同一生物体内不同层次、不同类别的信息。例如,通过不同的加权方法,MRI 成像可用于观测组织解剖结构、组织的新陈代谢过程、组织功能以及分子水平的生物物理和生物化学过程等。

MRI 成像的发展主要经历了四个阶段：第一阶段，20 世纪 70 年代中到 80 年代初，也是其发展成熟和自我完善的阶段。第二阶段，20 世纪 80 年代初到 90 年代初，已经成熟的 MRI 技术开始被广泛应用到临床诊断和生物医学的基础研究中，但此时 MRI 成像主要还局限于断面成像（$T_1$ 和 $T_2$ 加权成像技术），所以它更多被用于观测生理和病理条件下生物体在解剖结构以及形态学上的变化。第三阶段，20 世纪 90 年代，随着快速成像技术（如 EPI）、弥散加权成像、灌注加权成像、磁共振血管造影、化学位移成像等先进技术的发展与成熟，MRI 不再仅仅局限于观测生物体的解剖结构，而是开始用于研究生物体的功能与代谢机制。例如，灌注成像法能定量测量通过生物器官的血流量，化学位移成像能探测生物体内新陈代谢和能量代谢的产物，从而反映生物体的功能与活动。值得一提的是，20 世纪 90 年代初贝尔实验室的 S.Ogawa 等学者发展了血氧水平依赖（blood oxygenation level dependent，BOLD）成像，研究人和动物脑功能的技术。这项技术的出现，使得人们能够直接"看到"支配视觉、听觉、运动、情感、思维、语言等各种神经活动的脑功能区的空间位置以及不同脑功能区在处理同一外界刺激时相互之间的时间关系。因此，BOLD 成像也被人们狭义地称为功能磁共振成像。第四阶段，从 20 世纪 90 年代末开始，MRI 技术的发展进入了分子成像阶段。传统的 MRI 是以物理、生理特性作为成像的对比依据，分子水平 MRI 成像是建立在传统成像技术基础上，以特殊分子特征作为成像依据，其目的是将非特异性物理成像转化为特异性分子成像，使其评价疾病的指标更完善、更具特异性。MRI 技术的空间分辨力高于 PET，且能获得生理及解剖信息。MRI 分子成像可在活体完整的微循环下研究病理机制，并可提供三维信息，比传统的组织学检查更立体、更快速。MRI 分子影像学是运用影像学手段显示组织水平、细胞和亚细胞水平的特定分子，反映活体状态下分子水平变化，并对其生物学行为在影像方面进行定性和定量研究的科学。

## 二、MR 分子成像发展简史

MR 分子成像最早可以追溯到肝脏的靶向成像。超顺磁性氧化铁的成功应用对于 MR 分子成像有至关重要的作用。超顺磁性氧化铁是一种单核吞噬细胞系统特异性对比剂，引入体内后，吞噬细胞

就会把顺磁性纳米颗粒作为异物而吞噬，因此可非选择性地聚集于肝脏、脾脏、淋巴结等富含网状内皮细胞的组织和器官内，即被动靶向。

1990 年，哈佛大学 Ralph Weisleder 教授最早描述了表面用右旋糖酐包裹超顺磁性氧化铁颗粒。其应用 SPIO 标记去唾液酸糖蛋白（asialoglycoprotein，ASG）和阿拉伯半乳聚糖（arabinogalactan，AG），合成了 ASG 受体靶向性磁共振分子成像探针，利用 ASG 和 AG 中富含半乳糖基团可被 ASG 受体介导、专一识别的特性，实现了肝细胞的主动靶向性成像，开创了 MR 分子成像的先河。

随着生物纳米技术的不断进展，许多生物纳米材料在自身理化性能、生物安全性、可靠性等方面有了明显改善，并逐渐应用到生物医学领域。这一领域的发展也带动了 MR 分子成像的发展，尤其是 MR 分子探针开发。由于超顺磁性纳米粒子在粒径、顺磁性、包被涂层、靶向性等方面不断地得到优化，其生物相容性、生物信号放大作用和穿越生理屏障能力也不断提升，大大提高了磁共振分子探针的性能。

1999 年，Bulte 等人将单晶氧化铁颗粒与鼠抗转铁蛋白受体的抗体 OX-26 共价连接，通过受体介导的细胞内化作用，将单晶氧化铁成功地转移到少突胶质细胞的定向祖细胞内，实现了非巨噬细胞的磁性标记，开始了 MRI 的细胞示踪研究。随着细胞磁性标记技术的不断发展，尤其是带正电荷的转染剂（多聚赖氨酸 PLL、鱼精蛋白等）的应用，使得靶细胞对纳米铁颗粒的摄取量明显增加，细胞 MR 示踪技术越来越成熟，并逐渐应用于干细胞、内皮祖细胞等多种细胞的体内示踪。另外，MR 成像具有多参数成像的特点，在提供解剖信息的同时，提供干细胞在体内的分布情况，可满足干细胞研究所必须具备的在活体状态下长期动态的监测干细胞的分布、分化情况和疗效观察的要求。

MR 报告基因成像，使 MR 分子成像达到基因分子水平。2000 年，Weissleder 成功使用转铁蛋白受体基因作为磁共振报告基因，通过将报告基因转染到胶质瘤细胞中，利用单晶氧化铁颗粒实现了胶质瘤的成像。随后，逐渐开发出许多新的磁共振报告基因系统，研究较多的报告基因可分为两类：一类为细胞内酶成像，主要有 β 半乳糖苷酶与酪氨酸酶；另一类为细胞表面受体成像，主要有转铁蛋白。它们根据自身不同的理化特性通过不同的方式达到扩增目的，从而引起 MRI 信号的改变。在基因治疗或基因表达研究中，对治疗基因或目的基因在活体

状态下进行连续、实时监测，精细、准确的定位、定量分析，为生命科学的发展提供了有力的工具。

目前，MR 成像设备、技术和 MR 分子探针合成技术发展十分迅速，MR 分子成像成为继放射性核素分子成像之后，进入临床应用的分子成像技术，具有广泛的应用前景。

（王　滨）

# 第二节　基本原理和设备

## 一、基本原理

磁共振成像（magnetic resonance imaging, MRI）是利用人体中遍布全身的氢原子在外加静磁场内受到射频脉冲的激发，产生磁共振现象，经过层面选择与空间编码技术，用探测器检测并接受以电磁形式放出的磁共振信号，输入计算机，经过数据处理转换，最后将人体各组织的形态结构形成图像，用于诊断。

MRI 所获得的图像具有分辨力高、对比度好、信息量大，特别对软组织层次显示良好，既能取得活体器官和组织的解剖结构和功能图像，又能监测活体器官和组织中的化学成分，使人体内部组织信息得以清晰显示。目前已普遍应用于临床，成为一些疾病诊断的必不可少的检查手段。

### （一）磁共振信号的产生

需要满足以下三个基本条件：

**1. 原子核拥有非零磁矩**　自然界中的原子核内部均含有质子和中子，统称为核子，带有正电荷。但具有偶数核子的许多原子核其自旋磁场相互抵消，不能产生磁共振现象。只有那些含奇数核子的原子核在自旋过程中才能产生磁矩或磁场，如 $^1H$（氢）、$^{14}N$（氮）、$^{13}C$（碳）、$^{19}F$（氟）、$^{23}Na$（钠）、$^{31}P$（磷）等。

以人体内广泛存在的氢原子核为例，其原子核中只含有一个质子而不含中子，很不稳定，且带正电荷并可产生磁矩，如同一个小磁体，易受外加磁场的影响而发生磁共振现象。在自然状态下，氢质子沿自身轴旋转进行自旋（spin），小磁体自旋轴的排列无一定规律。质子距原子核中心有一段距离，因此，质子自旋就相当于正电荷在环形线圈中流动，在其周围形成磁场，称为核磁。人体内无数的氢原子核杂乱无章的运动，漫无方向的排列，使其磁场相互抵消，整个人体不显磁性。

**2. 静磁场 $B_0$**　在均匀的静磁场中，又称主磁场，

小磁体的自旋轴将按磁场磁力线的方向重新有序排列。但有序排列的质子并不是静止的，而是做快速的旋转运动，即原子核在绕自身轴旋转的同时，又沿着主磁场方向做圆周运动，把质子磁矩的这种运动，称为进动或旋进（precession）。进动速度用进动频率（precession frequency）表示，即每秒进动的次数。进动频率决定于质子所处的静磁场场强，静磁场场强越强，进动频率越高（图 1-4-2-1）。

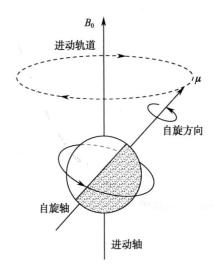

**图 1-4-2-1　磁性核在静磁场中的进动**

**3. 交变磁场 $B_1$**　在上述状态下，用特定频率的射频脉冲（radio frequency pulse, RF）进行激发，作为小磁体的氢原子核就会吸收一定的能量而共振，即发生了磁共振现象。如果用射频脉冲持续不断地激励恒定磁场中的质子系统，高能级的质子将不断增多，低能级的质子将不断减少，最终导致两个能级的质子数相等。这时，质子系统将不再吸收射频能量，因此也观测不到磁共振信号，这种现象称为质子系统被激励到了饱和状态。RF 脉冲的强度或 RF 激励的功率越大，使质子系统达到饱和所用的激励时间越短。在质子系统达到饱和状态后停止射频激励，处在高能级的质子能以不产生电磁辐射的方式返回低能级，导致不同能级的质子数分布恢复到原来静止时的热平衡状态。质子数不经过对外辐射能量而逐渐恢复到原平衡态的过程称为弛豫（relaxation），这个弛豫过程是高能态的质子向周围环境释放能量的过程。每个质子周围有许多其他的原子，在热运动引起的原子之间产生碰撞的相互作用中，原来在高能级（即被激励）的质子将能量转移给其他原子。在固体中可将能量释放给周围环境（晶格），转化为晶格原子作热运动的动能；在液体中则转变为质子周围的分子运动的能量。晶格

(lattice)源于对固体的早期研究，是指受检的原子核处于周围环境有秩序的晶体框架（晶格）中。在磁共振成像领域，将一个质子周围的原子统称为晶格，而不管是在固体组织还是液体组织中。

研究表明，质子处在磁场中将被磁化（magnetization）。平衡磁化强度矢量指向 +Z 方向，与 $B_0$ 同向，它是纵向磁化强度 $M_z$ 的最大值，用 $M_0$ 表示。当质子系统受射频脉冲激励发生磁共振时，平衡状态被破坏，$M_0$ 偏离 +Z 方向，纵向磁化强度矢量 $M_z$ 随之减少，同时出现磁化强度矢量的横向分量 $M_{XY}$。停止射频脉冲的作用后，质子系统便开始弛豫，从非平衡状态向平衡状态恢复。磁化强度矢量在非平衡状态下不仅有纵向分量存在，而且还有横向分量存在，故磁化强度恢复平衡状态的过程不仅包括纵向分量向 $M_0$ 恢复的过程，还包括横向分量向零恢复的过程。根据这个事实，弛豫可以分为纵向弛豫（longitudinal relaxation）和横向弛豫（transverse relaxation）。纵向弛豫即磁化强度矢量的纵向分量从某个 $M_z$ 向它的最大值 $M_0$ 增长的过程，横向弛豫即磁化强度矢量的横向分量从某个 $M_{XY}$ 向它的最小值零衰减的过程。

由上可知，射频脉冲停止后净磁化矢量的恢复过程包括两个部分：一是纵向磁化矢量的逐渐增加（纵向弛豫），二是横向磁化矢量的衰减（横向弛豫）。由于技术原因，目前很难直接测得纵向与横向弛豫的具体时间，因此把纵向磁化矢量由零增加到 63% 的时间称为纵向弛豫时间（$T_1$ 时间），把横向磁化矢量由最大衰减到 37% 的时间称为横向弛豫时间（$T_2$ 时间）。

**（二）磁共振波谱**

**1. 磁共振波谱（magnetic resonance spectroscopy，MRS）的基本原理** 不同共振元素的原子核由于不同的磁旋比而导致拉莫尔频率的不同。但是在不同的"分子环境"或"化学结构"中，即使处于相同静磁场中的同种核，其磁共振频率也会有所不同，把这种频率的不同叫做化学位移（chemical shift）。不同原子的化学位移是不同的（表 1-4-2-1）。其实，随着化学环境的不同，同种核的共振频率仅产生非常微小的差别（通常在百万分之十以内），但是，就是这以微小的差异却使人们有可能从磁共振波谱中得出有关的分子结构信息。

在均匀的静磁场中，同一种质子理论上应具有相同的共振频率。事实上，当频率测量精度非常高时会发现，即使同一种核处在相同磁场中，它们的

共振频率也不完全相同，而是在一个有限的频率范围内。这是由于原子核外的电子对原子核有磁屏蔽作用，它使作用于原子核的磁场强度小于外加磁场的强度，这种屏蔽作用削弱掉的磁场与外加磁场方向相反。在相同外加磁场作用下，样品中有不同化学环境的同一种核，由于受磁屏蔽的程度不同，它们将具有不同的共振频率。如在 MRS 中，水、NAA（N-乙酰天门冬氨酸）、Cr（肌酸）、Cho（胆碱）、脂肪的共振峰位置不同，这种现象就称为化学位移。即因质子所处的化学环境不同，也就是核外电子云密度不同和所受屏蔽作用的不同，而引起相同质子在磁共振波谱中吸收信号位置的不同。实际上，研究某种样品物质的磁共振频谱时，常选用一种物质做参考基准，以它的共振频率作为频谱图横坐标的原点。并且，将不同种原子基团中的核的共振频率相对于坐标原点的频率之差作为该基团的化学位移。由于不同化合物在不同磁场下的进动频率不便于记忆，常用"百万分之几（parts per million，ppm）"来表示不同的代谢物。$^1H$ 质子 MRS 检测时，一般以四甲基硅中的甲基（-CH$_3$）的氢质子进动频率作为参考，其化学位移为 0ppm，其他化合物与之对比；磷谱检测时，采用磷酸肌酸（PCr）为参照物，化学位移为 0ppm。

这种用频率之差表示的化学位移的大小与磁场强度高低有关。在正常组织中，代谢物在物质中以特定的浓度存在，当组织发生病变时，代谢物浓度会发生改变。磁共振成像主要是对水和脂肪中的氢质子共振峰进行测量，在 1.5T 场强下水和脂肪的共振频率相差 220Hz（化学位移），但是在这两个峰之间还有多种浓度较低代谢物所形成的共振峰，如 NAA、Cr、Cho 等，这些代谢物的浓度与水和脂肪相比非常低。MRS 需要通过匀场抑制水和脂肪的共振峰，才能使这些微弱的共振峰群得以显示。

表 1-4-2-1 原子核的性质

| 原子核 | 自旋 | 频率（MHz/r） | 化学位移范围（μm/ppm） |
|---|---|---|---|
| $^1H$ | 1/2 | 42.57 | 10 |
| $^{13}C$ | 1/2 | 10.71 | 200 |
| $^{19}F$ | 1/2 | 40.07 | 2 000 |
| $^{23}Na$ | 3/2 | 11.26 | 70 |
| $^{31}P$ | 1/2 | 17.25 | 30 |

**2. MRS 的分析** 活体组织新陈代谢的研究主要用 $^1H$、$^{31}P$、$^{13}C$ 和 $^{19}F$ 原子核。

（1）¹H：活体磁共振质子光谱，主要信号来自于水和脂类，这是因为它们在活体组织中有非常高的浓聚，因此，要使用磁共振水抑制技术来观察低浓度的代谢产物。另外，大量的代谢产物所产生的信号是在比较窄的化学位移范围内，这使研究组织代谢活动变得更复杂。因此，使用高场强有益于避免相应峰值的重叠。例如：脑的质子波谱，包括的峰值有肌酸、胆碱、N-乙酰天冬氨酸、乳酸、肌醇、葡萄糖和脂质。对应波峰的相对水平能够反映组织中细胞状态及健康情况。此外还研发了宽量程的分光镜成像技术用于鉴定活体内的特定分子及分子途径。

（2）³¹P：³¹P 广泛应用于代谢研究。³¹P 磁共振波谱分析可判定磷的代谢产物如三磷酸腺苷（ATP）、二磷酸腺苷（ADP）、无机磷的浓度，根据无机磷波谱的位置，还可以测定 pH，这些在研究生理功能和对病变的诊断上有重要的意义。从表 1-4-2-1 中可以看到 ³¹P 的共振频率是 ¹H 质子的 40%，因此用于发射和接收 ³¹P 的射频线圈一定要匹配这种低频率。尽管 ³¹P-NMR 的敏感性比 ¹H-NMR 低，但是化学位移长（将近 30ppm）。从生物组织的 ³¹P 波谱中通常可检出 7 种不同的代谢物或它可呈现 7 条不同的共振峰，这 7 种代谢产物分别是三磷酸腺苷、磷酸肌酸、磷酰胆碱、磷酸乙醇胺、甘油磷酸胆碱、甘油磷酸胆胺和无机磷酸盐。³¹P 磁共振波谱分析已用于心肌缺血和心脏移植后排斥反应的诊断以及研究组织的能量代谢。

（3）¹³C：¹³C 的磁共振波谱分析对酶缺乏疾病的诊断上有价值。¹³C 的磁共振波谱的相对敏感度和信号强度非常低（只有 ¹H 的 1/5 600），检测 ¹³C 的 NMR 信号非常困难。目前，通过使用超极化技术来增加 ¹³C 的磁共振碳谱的灵敏度。

（4）¹⁹F：¹⁹F 磁共振波谱分析对用 5-氟尿嘧啶治疗的代谢研究上有较大的作用。¹⁹F 是最敏感的磁共振核之一，共振频率与探测敏感度（¹H 的 83.4%）均与 ¹H 接近，因而在实验中容易实现。但是，动物和人体尤其是软组织内几乎不含天然的 ¹⁹F，所以需引入外源性的 ¹⁹F 化合物。¹⁹F 的磁共振波谱分析用于研究氟化药物的新陈代谢和药物动力学。高氟有机化合物全氟化碳（perfluorocarbons，FCs）很可能成为血液代用品，宜用 ¹⁹F-MRS 进行研究。目前，¹⁹F-NMR 已经用于全氟化的微粒靶向无创性放射量测定。

（5）²³Na：有研究认为与生长慢的肿瘤相比，生长快的肿瘤内钠含量高，这可能与细胞核的有丝分裂以及肿瘤的发生有关。组织钠浓度低、磁化不敏感以及四极相互作用的影响，使钠的 $T_2$ 弛豫时间很短，用特殊设计的序列（梯度回波，TR = 100ms，TE = 5.7ms，整体取样，减少影像矩阵），可使钠原子成像。在鉴别细胞内、细胞外钠上，用移位试剂的频谱分析似乎更有意义，理想的移位试剂不穿过细胞膜。因此，使细胞外钠共振移位，而细胞内钠共振波峰仍保持原位。

### （三）磁共振成像图像重建

到目前为止，磁共振的信号仅仅就是原子核单一信号的总和。假定样品中只有一种原子核及化学位移，那么所有的自旋都将以同一频率共振。为了区别不同部位的磁化强度，应用磁场梯度产生空间磁场强度的线性变化。不同的空间梯度幅值决定了某一部位实际场强与静场强 $B_0$ 之间的不同，即空间上的旋进频率变量。

**1. 图像的空间定位**　一般图像的空间定位分为：层面选择、相位编码和频率编码。

（1）层面选取：以横轴方向（Z）断层为例，在主磁场 $B_0$ 附加一个梯度磁场 $G_Z$，则磁场强度为 $B_0+G_Z$，即从上到下磁场强度不同。根据拉莫尔定律，被检人体质子群在纵轴上被分割成一个个并列横向断面，每个断面均垂直于 $G_Z$，且质子群有相同的旋进频率，如以这个频率的 90° 脉冲激励，就可以在人体纵轴上选出横轴位层面。同样可在矢状方位（X）、冠状方位（Y）上选出层面。如同时在 2～3 个方位选择梯度磁场并相应调整场强，则可行任意方位的斜位断层。

MRI 采用的射频波为脉冲性，其频率并非完全一致，而是有一个频率范围称作射频带宽。射频脉冲越短，其带宽越宽；反之亦然。因此，MRI 常用的短激励脉冲可选择层面的厚度，层面厚度与带宽成正比。如增加梯度磁场的强度可减少层面的厚度。由于层面有一定厚度，选择层面质子群的旋进频率并非绝对一致，一个层面上下部质子群的旋进频率必然稍快或稍慢，根据选择层面磁场强度，将脉冲波形的中心频率作为断层平面的位置。这样，上下部质子群相位将顺序散开，引起信号幅度降低。如在层面选择的梯度脉冲后再施加一个方向相反的 180° 相位重聚脉冲，可补偿信号幅度的降低，相位重聚脉冲持续约 1ms，可使选择层面质子群相位重聚，使散开的相位又趋一致。

（2）相位编码：在施加 90° 射频脉冲和 $G_Z$（以横

轴为例）梯度磁场后，人体相应的 XY 平面上质子群发生共振，紧接着又在 Y 轴上施加相位编码脉冲 $G_Y$，过些时间（$T_θ$）后，由于 $G_Y$ 梯度磁场的作用，磁场强度较大处的体素以磁场强度较小处的体素相比，前者旋进经历的过程比后者略长一些。或者说前者磁化矢量倾倒角度比后者要大一些，因相位角为 360° 周期，质子群旋进 360° 后，沿着相同的方向行 2 个以上的周期旋进，这样在 Y 轴上的体素按部位进行了相位编码。相位编码的空间周期值取决于编码梯度的场强和施加的时间 $T_θ$，编码梯度一停止，所有质子又以同样频率旋进。这样，施加 $G_Y$ 造成的相位差则一直保持着。

（3）频率编码：以横轴位断层为例，启动 $G_Z$ 选出被激励的横轴层面后，再启动 $G_X$ 梯度磁场，由于人体 X 轴的各质子群相对位置不同，其所经历的磁场 $G_X$ 也不同，磁场强度较大处的体素共振频率比磁场强度较小处的体素要快一些，从而达到了按部位在 X 轴上进行频率（或读出）编码的目的。这时被激励平面发出的为一混合信号，若用数学方法（傅里叶变换）区分这一混合信号在频率编码梯度上不同的频率位置，则可在 X 轴上分出不同频率质子群的位置。

**2. 二维傅里叶变换图像重建方法**　傅里叶变换可将一个混合的自由感应衰减信号（free induced decay signal，FID）区分出其不同的频率成分，可将一个信号的频率（读出）和相位成分区分开。这样，沿着一个平面的两个垂直方向（行）和频率（列）编码，可得到该层面每个体素的信息。由于对每个体素进行了频率（列）和相位（行）编码，各个体素的不同值构成了一个矩阵。各个体素由不同的频率和相位组合，在矩阵中有其特定的位置。再用计算机计算出每个体素的灰度值，就可重建出一幅 MR 图像。

**3. 多层面成像**　记录一个信号只需数十毫秒，

而重复时间 TR 多为数百至数千毫秒。因此，在 2 次取样的间隔时间（TR）里，可对其他平面采集信号。当第一层面数据采集结束时，不再等待该层面磁化矢量回到原来位置，则可立即对下一层面施加选择性射频脉冲。由于该质子群共振频率与第一层不同，对第一层质子群就不起作用，如此在 TR 期间内连续行多层面射频脉冲激励，一个 TR 周期结束后，再以同样方式行检查部位多层面扫描。在一个脉冲序列内取 3～17 层（一般为 7～13 层）。取层数目与 TR 有关，取层数越多，TR 越长。

**4. 三维傅里叶成像**　采用 3D-FT 时，激励射频脉冲频谱十分宽，为非层面选择性脉冲，是受检体整个节段被激励，而不是某一层面被激励，然后在 $G_Y$ 和 $G_Z$ 两个方向进行相位编码，在 $G_X$ 方向上做频率编码。一段受检体三维图像含有 $N_X \times N_Y \times N_Z$ 体素，相当于二维 $N_X \times N_Y$ 矩阵叠加上数值为 $G_Z$ 的 $N_Z$ 值，这些并列的二维矩阵形成一个三维矩阵。如傅里叶变换连续用于该矩阵的三个方向，受检体整个节段可形成三维图像，成像时间（TA）＝$n \times N_Y \times N_Z \times TR$，如 $n=2$，$N_X=N_Y=128$，$N_Z=16$，$TR=2s$，则 $TA=2.3h$。

**（四）磁共振成像参数**

为了更好地理解 MRI 成像序列，首先简要介绍 MRI 的主要参数。

**1. 时间参数**

（1）重复时间（repetition time，TR）：TR 是指从第一个 RF 激励脉冲出现到下一个周期同一个脉冲出现时所经历的时间。在 MRI 扫描中，每个相位编码都需要一个周期，因此在扫描分辨率确定的前提下，TR 是扫描速度的决定因素（图 1-4-2-2）。此外 TR 还是图像对比度的主要控制因子。

（2）回波时间（echo time，TE）：回波时间是指从第一个 90° 脉冲到回波信号产生所需要的时间。在多回波序列中，90° 脉冲到第一个回波信号出现的时

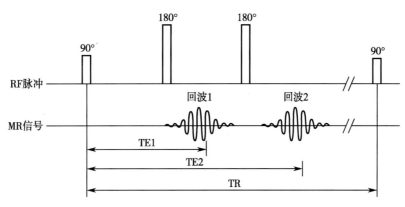

图 1-4-2-2　磁共振成像时序

间称为 $TE_1$，到第二个回波信号出现的时间为 $TE_2$，以此类推。在自旋回波和梯度回波序列中，TE 和 TR 共同决定图像的对比度，因此，TE 是上述两类序列的重要参数之一。

（3）反转时间（time of inversion，TI）：在反转恢复脉冲序列中，180° 反转脉冲与 90° 激励脉冲之间的间隔称为反转时间。后面将会提到，反转恢复脉冲序列的检测对象主要是组织的 $T_1$ 特性，因此，TI 长短对最终的信号和图像对比度都有很大影响。

（4）采集时间（acquisition time，TA）：也称扫描时间，是指整个脉冲序列完成信号采集所需的时间。在不同序列中 TA 的差别较大，一幅图像的 TA 可以在数十毫秒（如单次激发 EPI 序列），也可以是数十分钟（如 SE $T_2WI$ 序列）。实际影响 TA 的因素主要是 TR 的长短和 TR 需要重复的总次数。

**2. 分辨力参数**

（1）扫描矩阵（matrix）：脉冲序列中的扫描矩阵具有双重含义。一是规定了显示图像的行和列，即确定图像的大小；二是限定扫描层面中体素的个数。图像重建后，原始图像的像素与成像体素一一对应，在其他参数不变的情况下，扫描矩阵越大，图像的分辨力越高。

（2）扫描视野（field of view，FOV）：FOV 是指实施扫描的解剖区域。FOV 的大小以所用线圈的有效容积为限，当扫描矩阵固定时，FOV 越大，体素的体积就越大，但空间分辨力随之降低。

（3）层面厚度：是指成像层面在成像空间第三维方向上的尺寸。由于它与扫描矩阵和 FOV 一起决定着体素的大小，因而是信噪比和空间分辨力两个图像质量标准的主要影响因素。层面越厚，信噪比越高，但空间分辨力下降。

（4）层间距（slice gap）：是指相邻两个层面之间的距离。MRI 的层间距与 CT 的层间距（slice interval）概念不同。CT 的层间距是指相邻的两个层面厚度中心的间距，如层厚和层间距均为 1cm，实际上是一层接着一层，两层之间没有间隙。但 MRI 若层厚为 1cm，层间距为 1cm，则两层之间 1cm 的厚度没有成像。

**3. 其他参数**

（1）翻转角（flip angle，FA）：在 RF 脉冲的激励下，宏观磁化矢量 M 将偏离静磁场 $B_0$ 方向，其偏离的角度称为翻转角。在梯度回波等快速成像序列中，经常采用小角度激励技术，此时系统恢复较快，能有效地提高成像速度。

（2）激励次数（number of excitation，NEX）：也称信号平均次数（number of signal averaged，NSA）。它是指脉冲序列中每个相位编码步信号采集的次数。当 NEX 大于 1 时，序列采用叠加平均的方法提高图像的信噪比，但相应增加扫描时间。

## 二、基本设备

磁共振成像设备是多项先进成像技术及多科学成果为一体的大型医学影像设备，它涉及计算机技术、电子技术、电磁技术及低温超导技术等多学科交叉领域。

磁共振成像设备通常由主磁体系统、梯度系统、射频系统、计算机系统及其他辅助设备等组成（图 1-4-2-3）。

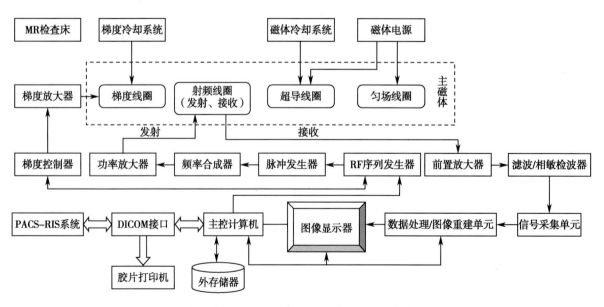

图 1-4-2-3　MRI 设备结构及功能组件示意图

## （一）主磁体系统

MRI 设备的主磁体用于产生一个高度均匀、稳定的静磁场。根据磁场产生的方式可将主磁体分为永磁磁体、常导磁体和超导磁体。永磁磁体实际上就是大块磁铁，磁场持续存在，目前绝大多数低场强开放式 MRI 仪采用永磁型主磁体。常导磁体的线圈导线采用普通导电性材料，需要持续通电，目前已经逐渐淘汰；超导磁体的线圈导线采用超导材料制成，置于液氦的超低温环境中，导线内的电阻抗几乎消失，一旦通电后在无需继续供电情况下导线内的电流一直存在，并产生稳定的磁场，目前中高场强的 MRI 仪均采用超导磁体。主磁体最重要的技术指标包括磁场强度、磁场均匀性、磁场稳定性及磁体有效孔径等。

主磁场的磁场强度可采用高斯（Gauss, G）或特斯拉（tesla, T）来表示，特斯拉是目前磁场强度的法定单位。距离 5A 电流通过的直导线 1cm 处检测到的磁场强度被定义为 1 高斯。特斯拉与高斯的换算关系为：1T = 10 000G。目前，大多数 MRI 设备的磁场强度在 0.2～3.0T 之间，FDA 允许用于临床的最高场强是 3.0T，4.7T、7T、9T 等超高场 MRI 设备主要用于科学研究。

高场强 MRI 仪的主要优势表现为：①主磁场场强提高，质子的磁化率高，增加图像的信噪比；②在保证信噪比的前提下，可缩短 MRI 信号采集时间；③增加化学位移，使 MRS 对代谢产物的分辨力得到提高；④增加化学位移，使脂肪饱和技术更加容易实现；⑤磁敏感效应增强，从而增加血氧水平依赖（blood oxygenation level dependant, BOLD）效应，使脑功能成像的信号变化更为明显。

当然 MRI 系统场强增高也带来以下问题：①设备生产成本增加，价格提高；②噪音增加，虽然采用静音技术降低噪音，但是进一步增加了成本；③因为射频特殊吸收率（specific absorption ratio, SAR）与主磁场场强的平方成正比，高场强下射频脉冲的能量在人体内累积明显增大，SAR 值问题在 3.0T 的超高场强机上表现得尤为突出；④各种伪影增加，运动伪影、化学位移伪影及磁化率伪影等在 3.0T 超高场机上更为明显。

MRI 对主磁场均匀性的要求很高，原因在于：①高均匀性的场强有助于提高图像信噪比；②场强均匀是保证 MR 信号空间定位准确性的前提；③场强均匀可减少伪影（特别是磁化率伪影）；④高均匀性磁场有利于进行大视野扫描，尤其肩关节等偏中心部位的 MRI 检查；⑤高均匀性磁场能充分利用脂肪饱和技术进行脂肪抑制扫描；⑥高均匀性磁场能有效区分 MRS 的不同代谢产物。现代 MRI 系统的主动匀场（active shimming）及被动匀场（passive shimming）技术进步很快，使磁场均匀性有了很大提高。

为保证主磁场均匀性，以往 MRI 仪多采用 2m 以上的长磁体，近几年伴随磁体技术的进步，各厂家都推出磁体长度为 1.4～1.7m 的高场强（1.5T）短磁体，使病人更为舒适，尤其适用于幽闭恐惧症的病人。

随着介入 MR 的发展，开放式 MRI 系统也取得很大进步，其场强已从原来的 0.2T 左右上升到 0.5T 以上，目前开放式 MRI 系统的最高场强已达 1.0T。图像质量明显提高，扫描速度更快，已经几乎可以做到实时成像，使 MR "透视"成为现实。开放式 MR 扫描仪与 DSA 的一体化设备使介入放射学迈进一个崭新时代。

## （二）梯度系统

梯度系统是指与梯度磁场相关的电路单元，其功能是为 MRI 设备提供满足特定需求、可快速切换的梯度场，由梯度线圈、梯度控制器、数模转换器、梯度功率放大器和梯度冷却系统等组成。梯度线圈（gradient coil）是在一定电流驱动下，在整个成像范围内建立大小、方向和线性度满足要求的梯度磁场，其由 X、Y、Z 轴三个线圈构成（在 MR 成像技术中，若把主磁场方向定义为 Z 轴方向，与 Z 轴方向垂直的平面为 XY 平面）。梯度线圈是特殊绕制的线圈，以 Z 轴线圈为例，通电后线圈头侧部分产生的磁场与主磁场方向一致，因此磁场相互叠加，而线圈足侧部分产生的磁场与主磁场方向相反，因此磁场相减，从而形成沿着主磁场长轴（或称人体长轴），头侧高足侧低的梯度场，梯度线圈的中心磁场强度保持不变。X、Y 轴梯度场的产生机制与 Z 轴方向相同，只是方向不同而已。梯度线圈的主要性能指标包括梯度场强度、梯度场切换率、梯度爬升时间、梯度场线性、梯度场有效容积等。

梯度场强度是指单位长度内磁场强度的差别，即有效梯度场两端的磁场强度差值除以梯度场施加方向上有效梯度场的范围（长度），通常用每米长度内磁场强度差别的毫特斯拉（mT/m）来表示。在梯度线圈一定时，梯度场强度由梯度电流决定，而梯度电流又受梯度放大器的输出功率限制。

梯度爬升时间指梯度由零上升到最大梯度所需

的时间,单位 ms。梯度切换率(slew rate)是梯度从零上升到最大值或从最大值下降到零的速度,即单位时间内梯度磁场的变化率,单位为 mT/(m•ms)或 T(m•s)来表示。切换率越高表明梯度磁场变化越快,也即梯度线圈通电后梯度磁场达到预设值所需要时间(爬升时间)越短。梯度场的变化可用梯形来表示(图 1-4-2-4),梯形中只有中间的矩形部分才是有效的,矩形部分表示梯度场已经达到预定值并持续存在,梯形的左腰表示梯度线圈通电后,梯度场逐渐爬升至最大值的过程,则:

梯度场切换率(mT/m•ms)=梯度场强度(mT/m)/
爬升时间(ms)

实际上就是梯形左侧的斜率。斜率越大,即切换率越高,梯度场爬升越快,所需的爬升时间越短。

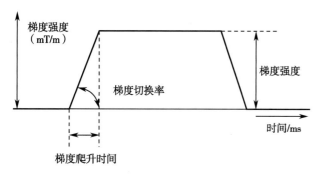

图 1-4-2-4 梯度场切换率

梯度线圈性能的提高对于 MR 超快速成像至关重要,可以说没有梯度线圈的进步就不可能有超快速序列。SS-RARE、Turbo-GRE 及 EPI 等超快速序列以及水分子弥散加权成像对梯度场的场强及切换率都有很高的要求,高梯度场及高切换率不仅可以缩短回波间隙加快信号采集速度,还有利于提高图像的 SNR,因而近几年快速或超快速成像技术的发展可以说是直接得益于梯度线圈性能的改进。目前超导 MRI 设备梯度强度大多数在 30~50mT/m,高端 MRI 设备甚至高达 80mT/m。对于梯度强度 30mT/m 以上的梯度系统,其切换率可达 120~200mT/(m•ms)。

需要指出的是由于梯度磁场的剧烈变化会对人体造成一定的影响,特别是引起周围神经刺激,因此梯度磁场场强和切换率不是越高越好,而是有一定限制的。

**(三)射频系统**

射频系统(radio frequency system)包括发射 RF 磁场部分,由发射线圈和发射通道组成;接收 MR 信号部分,由接收线圈和接收通道组成。发射线圈发射 RF 脉冲,激发人体内的质子发生共振,就如同电台的发射天线;接收线圈接收人体内发出的 MR 信号,就如同收音机的天线。有的线圈可同时作为发射线圈和接受线圈,如装在扫描架内的体线圈和头颅正交线圈。大部分表面线圈只能作为接收线圈,而由体线圈来承担发射线圈的功能。

MR 成像对射频线圈也有很高的要求,发射线圈应尽可能均匀地发射 RF 脉冲,激发感兴趣容积内的质子。发射线圈所发射的 RF 脉冲的能量与其强度和持续时间有关,目前新型的发射线圈由高功率射频放大器供能,所发射的 RF 脉冲强度增大,因而所需要的持续时间缩短,加快了 MRI 的采集速度。

与 MR 图像信噪比密切相关的是接收线圈,接收线圈离受检部位越近,所接收到的信号越强,线圈内体积越小,所接收到的噪声越低,因而各厂家开发了多种适用于各检查部位的专用表面线圈,如心脏线圈、肩关节线圈、直肠内线圈、脊柱线圈等。

表面相控阵线圈(phased array coils)是脉冲线圈技术的一大飞跃。一个相控阵线圈由多个子线圈单元构成,同时需要有多个数据采集通道(channel)与之匹配。目前临床上推出最新型的相控阵线圈的子单元和与之匹配的数据采集通道为 8 个以上。利用相控阵线圈可明显提高 MR 图像的信噪比,有助于改善薄层扫描、高分辨扫描的图像质量。利用相控阵线圈与平行采集技术相配合,可以进一步提高 MRI 的信号采集速度。

**(四)计算机系统**

计算机系统属于 MRI 系统的大脑,控制着 MRI 系统的脉冲激发、信号采集、数据运算和图像显示等功能。

**(五)其他辅助设备**

除了上述重要硬件设备外,MRI 系统还需要一些辅助设施方能完成病人的 MRI 检查,例如:检查床、液氦及冷水机组、空调、胶片打印系统等。

## 三、应用技术

**(一)MRI 加权图像**

在 MR 扫描过程中,调节 TR、TE、TI 或 FA 等脉冲序列参数,就可以达到在图像中突出某一对比度的目的。我们将这样所得到的图像称为加权像(weighted image,WI)。常见的加权像有 $T_1$ 加权像($T_1WI$)、$T_2$ 加权像($T_2WI$)和质子密度加权像(proton density weighted image,PDWI)三种。

1. $T_1WI$  在序列中采用短 TR 和短 TE 就可得到 $T_1$ 加权像。取短 TR 进行扫描时,由于脂肪等短

$T_1$组织的进动频率最接近于 Larmor 频率，因此脂肪质子的弛豫较快；而脑脊液等长 $T_1$ 组织在 TR 时间内弛豫程度相对较少，因此，在下一个 RF 脉冲出现时对能量的吸收程度也就不同。短 $T_1$ 组织因为吸收能量多而显示强信号，长 $T_1$ 组织因饱和而不能吸收太多能量而表现出低信号。这种组织间信号强度的差异必然使图像的 $T_1$ 对比度增强。由于检测信号是在横向进行，采用短 TE 可以最大限度地削减 $T_2$ 弛豫造成的横向信号损失，从而排除了 $T_2$ 的作用。

2. $T_2$WI　通过长 TR 和长 TE 的扫描序列来取得。在长 TR 情况下，扫描周期内纵向磁化矢量已经按 $T_1$ 时间充分弛豫；采用长 TE 后，信号中的 $T_1$ 效应也被进一步排除，长 TE 的另一个作用是突出液体等横向弛豫较慢的组织信号。一般情况，病变部位会出现大量水的聚集，用 $T_2$ 加权像可以显示这些水的分布。因此，$T_2$WI 在确定病变性质方面有重要作用。

3. PDWI　使用长 TR 和短 TE 的脉冲序列扫描，就可获得反映体内质子密度分布的图像。这里的长 TR 可以使组织的纵向磁化矢量在下一个激励到来之前充分弛豫，削减 $T_1$ 对信号的影响；短 TE 作用主要是削减 $T_2$ 对图像的影响。可见，这时图像的对比度只与质子密度有关。

值得注意的是，无论何种加权，均会包含一定的质子密度和 $T_1$、$T_2$ 对比度。因为纵向磁化矢量总是受质子密度的影响；同时，在可供测量的信号出现之前，一定程度的 $T_1$、$T_2$ 弛豫已经发生。然而，序列参数的选择，能使图像中的某种对比度得以突出，同时使其他对比度的影响大大降低。

**（二）常规成像序列**

常规成像序列是指在日常 MRI 中普遍使用的序列，与其他成像方法相比，这类序列具有对机器硬件要求低、图像质量高等优点。近年来，随着多层面、多回波和小角度激励等技术的逐渐成熟，常规成像序列的扫描速度已经大大提高。本节将简要介绍自旋回波、反转恢复、梯度回波序列的工作原理及成像特点。

1. **自旋回波（spin echo，SE）序列**　自旋回波序列是指以 90° RF 脉冲开始，再以 180° 相位重聚脉冲，以获得有用信号的脉冲序列。SE 序列是目前临床 MRI 中最基本、最常用的脉冲序列。一般来说，SE 序列的过程可分为激发、编码、相位重聚和信号读出四个阶段。其中，横轴代表时间轴，纵轴由上到下代表射频脉冲、选层梯度、相位编码梯度、频率编码梯度和信号采集（图 1-4-2-5）。

在自由感应衰减信号（free induced decay signal，FID）采集中，外加磁场的不均匀性使实际横向弛豫时间 $T_2$ 大大短于本征纯 $T_2$ 时间，在这种情况下，如果直接测量 FID 信号，采集的时间是极短暂的。利用自旋回波的 180° 恢复重聚脉冲可以有效地补偿磁场非均匀性对弛豫时间的影响。在实际工作中，自旋回波技术正是为克服磁场不均匀性而发展起来

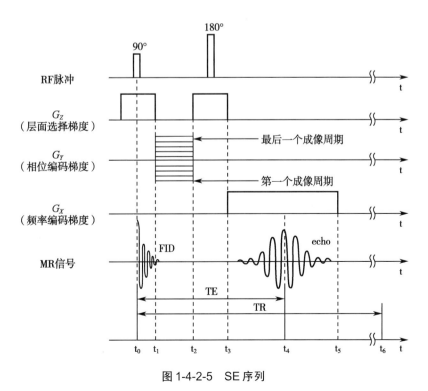

图 1-4-2-5　SE 序列

的。根据 SE 序列中 TR、TE 时间的改变，能反映组织的 $T_1WI$、$T_2WI$ 和 PDWI 等 3 个物理特征。

**2. 反转恢复（inversion recovery，IR）序列** 反转恢复序列是在 180° RF 脉冲的激励下，使层面的宏观磁化矢量翻转至主磁场 $B_0$ 的反方向，并在其弛豫过程中施以 90° FR 脉冲，从而检测 MR 信号的脉冲序列（图 1-4-2-6）。

如图 1-4-2-6 所示，TI 为反转时间，它是 IR 序列的重要参数。很显然，采用 IR 序列时，纵向磁化是从 $-M_0$ 开始的，因此其纵向恢复时间较长，也就是说有更大的动态检测范围，对组织的 $T_1$ 分辨力相应增加。

IR 序列可以测得组织的 $T_1WI$ 和 PDWI，且对分辨组织的 $T_1$ 值极为敏感；适当的选择 TI 时间还可以获得良好的液体抑制和脂肪抑制图像。

**3. 梯度回波（gradient recalled echo，GRE）序列** 梯度回波序列又称场回波，是目前 MR 快速扫描序列中常用技术。它不仅使扫描时间明显缩短，

而且空间分辨力和信噪比均无明显下降。梯度回波技术的产生主要有以下两点：一是小角度激励；二是聚相梯度的引入（图 1-4-2-7）。

如图 1-4-2-7 所示，采用小于 90° 的翻转角，可将部分磁化矢量翻转到横断面内。因此，只要很短的时间就可以让纵向磁化矢量完全恢复，然后在进行下一次激发。聚相梯度取代了 180° 恢复重聚脉冲，不仅有利于使用短 TR 实施扫描，更重要的是它有效地减少了受检者的射频能量沉积。通过 GRE 序列可以获得 $T_1WI$、$T_2^*WI$ 加权像及 PDWI，但不能获得本征 $T_2WI$。

**4. 平面回波成像（echo planar imaging，EPI）序列** EPI 是目前最快的 MR 信号采集方式，利用单次激发 EPI 序列可以在大约 30～100ms 内完成一幅图像数据采集。EPI 是在梯度回波的基础上发展而来的，EPI 技术本身采集到的 MR 信号也属于梯度回波。梯度回波通常是在一次 RF 脉冲激发后，利用读出梯度场的一次正反向切换产生一个梯度回

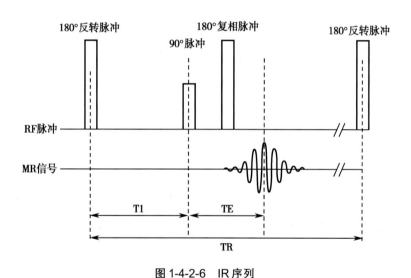

图 1-4-2-6 IR 序列

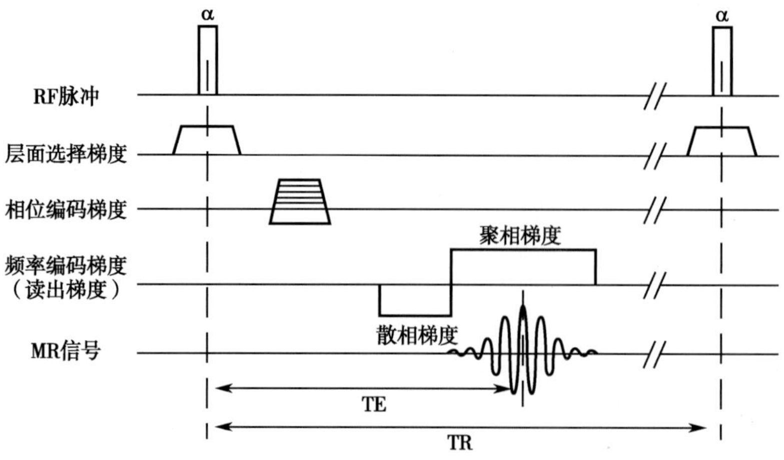

图 1-4-2-7 GRE 序列

波；EPI 是在一次 RF 脉冲激发后，利用读出梯度场的连续正反向切换，每次切换产生一个梯度回波，故将产生多个梯度回波组成的梯度回波链。

EPI 序列的分类主要有两种：一种按激发次数可分为多次激发 EPI 和单次激发 EPI；一种按 EPI 准备脉冲可分为梯度回波 EPI 序列、自旋回波 EPI 序列和反转恢复 EPI 序列。

**5. 磁敏感加权成像（susceptibility weighted imaging，SWI）序列**　SWI 是反映组织间磁敏感性差异对比的序列，通过联合应用长 TE、高分辨力、完全速度补偿、伴随对每个体素的相位信息进行滤过的 3D 梯度回波以增加幅度图的对比及不同组织间的磁敏感性差异，使对磁敏感效应的敏感性最大化。通过选择正确的序列参数，SWI 可灵敏地显示静脉和血液成分（如出血后产生的成分）。目前主要应用于神经系统疾病的研究，对静脉、出血和铁沉积高度敏感。

SWI 是一种不同于 PDWI、$T_1WI$ 或 $T_2WI$ 的新成像技术，高分辨力 3D 梯度回波成像、在三个方向上加有完全流动补偿技术、毫米级薄层扫描技术。它通过相位信息增加磁矩图的对比和增加组织间的磁敏感差异，使对磁敏感效应的敏感性最大化，是一种 $T_2^*WI$ 技术，具有三维、高分辨力、高信噪比的特点。

大多数磁敏感改变与血液中铁的不同形式或出血等相关。血红蛋白的氧合和脱氧转换也是血氧水平依赖（BOLD）成像的基础。氧合血红蛋白呈反磁性，脱氧血红蛋白呈顺磁性，无论是顺磁性还是抗磁性物质，均可使局部磁场发生改变而引起质子去相位，去相位程度的强弱仅取决于像素内磁场变化的大小。非血红素铁是组织中另外一种高磁敏感性的物质，常以铁蛋白的形式存在，表现为抗磁性。虽然钙化的磁敏感效应比铁弱，但是通常也呈抗磁性，可以引起局部组织的磁敏感性改变。含脱氧血红蛋白的静脉血引起磁场的不均匀性，导致时间缩短和血管与周围组织的相位差加大两种效应。第一种效应，指含脱氧血红蛋白的红细胞与血浆之间的容积磁化率差别，使动 - 静脉的时间差异加大，这样应用适当时间的 TE 脉冲序列就可以将动 - 静脉区分开来，此时脱氧血红蛋白便成为一种内源性对比剂使静脉显影。第二种效应，静脉内容积磁化率引起血管内质子的频移，使静脉血与周围组织之间产生相位差，选择适当的回波时间可以使体素内静脉与周围组织的信号差达到最大，从而减少部分容积

效应对其的影响，清晰显示细小静脉。

顺磁性物质在脑组织中沉积会导致组织的磁性产生变化，由于磁敏感度的差异，会产生亚体素的磁场不均匀，使处于不同位置的质子的自旋频率不一致，在回波时间足够长的情况下，自旋频率不同的质子间将形成相位差。这样，有不同磁敏感度的组织在 SWI 相位图上可以被区别出来。SWI 再通过下述图像处理方法把原始相位图与磁矩图融合生成一个新的磁矩图，以增加磁矩图的对比和增加组织间的磁敏感度差异，使对磁敏感效应的敏感性最大化。一是，在图像处理前，先对相位图像进行高通滤波以去除由于空气 - 组织界面以及主磁场的不均匀性对相位造成的低频扰动，得到校正的相位图；二是，建立一个新型的相位图，叫做相位蒙片，相位蒙片与原始的信号强度图像多次叠加，这样那些失相位区域的负性信号强度得以最大程度显示。所生成的图像在失相位区域与正常组织间更具有很好的对比。概括来说，SWI 是一种具有长回波时间、三个方向上均有流动补偿的梯度回波序列，具有三维、分辨力高、信噪比高的特点。

**6. 弥散加权成像（diffusion weighted imaging，DWI）序列**　弥散现象是指组织中水分子的无规律的、随机的热运动，即布朗（Brownian）运动。弥散现象是 DWI 的基础。在梯度磁场下，弥散运动分子中的质子依磁场梯度随机移动，以不同频率自旋，以致质子回波时不能再聚焦，产生不一致的相位位移，导致信号衰减，从而构成 MR 弥散图像的对比。因此，通过对成像序列的设计，即在常规自旋回波（SE）$T_2$ 加权序列的 180° 脉冲两侧对称地施加一对大小相等、方向相反的弥散敏感梯度脉冲。对于静止的水分子，第一个梯度脉冲所致的质子自旋去相位会被第二个梯度脉冲完全再聚合，信号强度不受影响；而运动的水分子，在施加的梯度磁场方向会产生相位离散，即使弥散效应微弱，在第二个梯度脉冲时 MR 信号也不能完全再聚合，从而导致信号强度随弥散时相而衰减，不同的弥散强度以不同信号强度的方式被显示出来，形成组织对比，产生弥散图像。DWI 图像实为组织形态与运动状态的结合图像，以突出水分子的弥散效应作为图像对比的一种成像方法。DWI 中组织信号强度主要与组织中水分子的自由度及施加的弥散敏感因子（b value）有关，水分子运动越自由（弥散快），b 值越大，图像弥散权重加大，相位离散越重，信号降低越明显。

弥散成像反映的是分子运动，对运动有极高的

敏感性,成像质量不仅受微循环因素(如体液流动、细胞的渗透性和温度、毛细血管灌注、细胞膜通透性的方向等)影响,也受宏观因素,如各种生理活动的影响,因此,所得信号变化不能完全反映真正的弥散系数。实际工作中常用表观弥散系数(apparent diffusion coefficient,ADC)来代替真正的弥散系数(diffusion coefficient,DC)。通过不同 b 值两个以上的弥散加权像,可以计算出组织的 ADC 值。通过 ADC 值的测量,组织分子的运动状态就可通过量化指标进行反映。一般认为其内水分子运动相对自由的结构,即弥散速度快的组织具有较高的 ADC 值。在弥散加权图像上,ADC 值越高,信号越低;ADC 值越小,信号越高。而在 ADC 图上则相反,ADC 值越高,信号越高;ADC 值越小,信号越低。纯水中水分子的弥散运动充分自由,而在活体组织中,生物膜及体液中的大分子将限制水分子的运动。不同的组织结构和分子环境对水分子运动的限制程度不同,DWI 通过检测组织内水分子的运动状态来反映。

由于病变组织与正常组织的水分子的弥散程度不同,其信号降低的程度与正常组织之间形成差别,从而发现病变。

**7. 灌注加权成像(perfusion weighted imaging,PWI)序列** PWI 是通过观察脑微血管分布和血流灌注情况,反映脑组织生理和病理情况下的血流动力学改变的一种方法,对脑梗死半暗带的评估已显示出了良好的效果,并已推广应用于肝、肺、肾及心脏等器官的检查。

脑灌注是指在稳态下,血液中的营养成分和氧释放进入每单位体积的脑组织内的过程,灌注定义为单位时间内通过指定组织的血容积。脑 MR 灌注成像是通过 MR 方法来反映和测量不同的脑血流动力学指标,如脑血容量(cerebral blood volume,CBV)、脑血流量(cerebral blood flow,CBF)、对比剂首过的平均通过时间(mean transit time,MTT)和到达峰值时间(time to peak,TTP)等来达到无创性测量脑灌注的新技术。目前广泛应用于临床的是对比剂首过成像法,其基本原理是,非弥散性对比剂,包括顺磁性和超顺磁性(铁磁性)对比剂,经团注快速注入血流,通过组织微循环时可引起局部血流的 $T_1$、$T_2$ 值缩短(弛豫率效应)或 $T_2^*$ 值缩短(磁化率效应),导致局灶性信号强度发生变化,从而获得组织的时间信号强度曲线。由于在一定的浓度范围内,组织中对比剂的浓度变化与该组织的 $T_1$ 或 $T_2^*$ 的变化率($\Delta R_1$ 或 $\Delta R_2^*$)呈线性关系,因此所得的信号强度时间曲线可衍变成浓度 - 时间曲线,并可通过拟合 $\gamma$ 函数消除对比剂的再循环和漏出效应对血流灌注定量的影响,进一步确定组织的血流动力学参数。弛豫率和磁化率效应可同时发生,具体取决于所采用的脉冲序列和对比剂类型,利用磁化率效应($T_2^*$)的灌注成像相对于弛豫率方法更加有用,因为内在磁场梯度的作用可以超出血管壁,当对比剂通过时更多的水分子受到影响,导致更大的效应。

**(三)定量研究技术**

临床上直接采集的是各种参数的加权像,对各种疾病的诊断在很大程度上依赖于 MR 医生的临床经验。由于各个参数加权的权重不同,权重随诸多因素而变,有时是混合加权。如果能做出纯的参数像,比如纯 $T_1$-map、$T_2$-map 等,就能够对疾病进行定量研究。$T_1$、$T_2$ 参数与磁环境(主要是静磁场 $B_0$)有关,在相同场强 $B_0$ 下得到的 $T_1$-map、$T_2$-map 可以直接比较。

**1. $T_2$ 和 $T_2$-mapping** $T_2$-mapping 成像一般采用多层面快速自旋回波序列,通过测量不同回波时间的 MR 信号强度并由方程 $SI_{i\cdot j(t)} = SIO_{ij}\cdot exp(-t/T_{2ij})$ 计算得出值,通过后处理软件形成伪彩图($T_2$ 图),对感兴趣区测量得出组织的 $T_2$ 值,用 $T_2$ 图计算每个体素的 $T_2$ 值,从而达到定量评价组织结构的目的。

在小动物分子成像中,$T_2$-mapping 常采用 8 回波 SE 序列扫描,参数:TR 2 000～2 400ms,TE 间隔 15～40ms(如:20ms、40ms、60ms、80ms、100ms、120ms、140ms、160ms),层厚 2～5mm,间隔 0.5mm,视野 8cm×8cm,矩阵 256×192,激励次数 2,扫描时间 20～30s,进行轴位、冠状位、矢状位的数据采集。

将 $T_2$-mapping 成像数据输入 MR 后处理工作站,应用相应软件对采集的数据进行后处理并形成 MR $T_2$-mapping 伪彩图像,选择 ROI 并测量 $T_2$ 值。在实验过程中往往每处至少测量 4 次取其平均值,测量结果用均数 ± 标准误差表示,单位为毫秒(ms),分析观察值进行统计学差异的比较。

$T_2$-mapping 成像是通过测量磁共振 $T_2$ 弛豫时间来定量分析感兴趣区内组织成分的变化,在分子成像研究中,结合分子探针的应用,为在分子水平检测 DNA、蛋白质等亚细胞成分的微量变化提供了有效的测量方法。

纯物理参数图像是用一系列加权像通过一定算法计算出来的。确定 $T_2$ 的常用采集方法是自旋回波(SE)序列和快自旋回波(FSE)序列。

**2. $T_1$ 和 $T_1$-mapping** 确定 $T_1$ 的主要方法是反

转恢复（IR）序列和饱和恢复（SR）序列，也有人用梯度回波（SPGR 和 SSFP）序列采集，同时确定 $T_1$ 和 $T_2$。除上述采集方法外，已提出其他采集方法以确定一个单参数，如超快 FLASH 等。由采集到的数据计算出纯参数 map 的算法多种多样，依赖于所用的采集序列。一般说 SE 和 FSE 只适合于做 $\rho$- 加权像、$T_2$- 加权像；IR 适合于做 $T_1$- 加权像。

自旋回波序列的像元素信号强度表达为：

$$S(TE, TR) = \rho[(1 - 2e^{TR-TE/2T1}) + e^{TR/T1}]e^{-TE/T2}$$
（式1）

体元信号是弛豫时间 $T_1$、$T_2$ 和质子自旋密度 $\rho$ 三个权重因子的乘积，操作中可控制的参数是回波时间 TE 和重复时间 TR。式中 $\rho$ 代表单位体积内有氢核数目。对于大部分成像应用，在 TR > TE 条件下，上式可近似为：

$$S(TE, TR) \approx \rho(1 - e^{-TR/T1})e^{-TE/T2} \quad （式2）$$

若根据上式计算出纯粹的 $T_2$ 图像，可利用长 TR 条件把上式进一步化简为：

$$S = -\rho e^{-TE/T2} \quad （式3）$$

这样，只要作两幅像 $S_0(TE_0)$ 和 $S_n(TE_n)$，利用两幅图像相除后取对数，就得到 $T_2$ 的计算公式：

$$T_2(x, y, z) = (TE_n - TE_0)/\ln(S_0/S_n) \quad （式4）$$

由于存在噪声，只用两幅图像数据计算 $T_2$ 图像不会有很高的精度，需要改变 TE 做出一系列加权图像，然后利用线性回归方法得到 $T_2$-map。根据式3，通过改变 TE 得到的两幅图像分别为 $S_1$ 和 $S_2$。

两式相除，得 $TE_1/TE_2 = (\ln\rho - \ln S_1)/(\ln\rho - \ln S_2)$ 由此式解出 $\rho$ 的计算公式：

$$\rho = e^{(TE2\ln S1 - TE1\ln S2)/TE2 - TE1} \quad （式5）$$

同样也需要改变 TE 得到一系列加权图像，然后用最小二乘法线性拟合得到 $\rho$ 图像。求得 $\rho$ 和 T-map 之后，再根据式2，可推演出 $T_1$ 的计算公式如下：

$$T_1(x, y, z) = -TR/\ln(1 - Se^{TE/T2}/\rho) \quad （式6）$$

仍然利用线性回归方法，将一系列数据处理后得到 $T_1$-map。在合理的设计条件下，采集一系列的加权图像，运用上面计算公式和线性回归方法，可以计算出 $T_1$-map、$T_2$-map 和 $\rho$-map。

利用 $T_1$ 和 $T_2$ 的严格特性，可允许对较大组织进行辨别、分割和分类，从而提高疾病的检测和监视水平。在临床研究中，对基于体元的 $\rho$、$T_1$ 和 $T_2$ 的绝对测定也是有用的，比如内流灌注研究、动态对比剂研究、癫痫的诊断以及确定帕金森病的严重

程度等。具体说，测量对比剂团注通过引起的 $T_2$ 变化可用来评价脑灌注。定量 $T_2$-map 还可用来诊断前列腺疾病和宫颈癌。有些应用则要求准确确定 $T_1$，例如定量对比剂动态研究、凝胶 $T_1$ 的体积测量等，以期实现三维对比剂量的准确测定。

### （四）MR 分子成像技术

MR 分子成像技术有别于传统的 MRI 成像技术，除包括传统的 MRI 成像内容外，还包括相关分子生物学内容。首先成像靶点的选择。成像靶点大多是在某些病理情况下特异性表达或高表达的物质，包括肽类、受体特异性酶，以及抗原、蛋白质等大分子，还可以是要追踪的靶细胞。确定靶点之后，必须设计、合成能与靶点特异性结合的、可顺利通过生理屏障的分子成像探针，当分子探针与靶点充分结合后，行 MRI 检查，获取分子信息。其中设计合理有效的高亲和性分子探针是关键，该探针还必须有克服生物屏障（如血管壁、细胞间隙、血—脑脊液屏障、细胞膜甚至核膜）的能力。由于 MR 分子成像技术有其弱点，它的敏感性较低（微克分子水平），而且分子探针的浓度一般只有纳克以至皮克量级，因而体内成像信号放大策略和高灵敏度成像仪器的研制也是分子成像技术发展的关键。故分子探针合成、化学及生物放大机制及通过生理屏障是 MR 分子成像技术开发的重点、难点。其次，成像仪器是否具备很高的时间分辨力和空间分辨力，也是需要考虑的因素。

## 四、成像特点

### （一）成像特点

MRI 成像是继超声、X 线、CT 之后进入临床的又一现代医学成像技术。由于 MRI 能提供其他影像设备无法比拟的高质量软组织断层像，它使传统放射学、影像诊断学发生了革命性变化。

1. **无电离辐射** MRI 成像对比 CT 和 X 线，其没有电离辐射危害，最大程度减少了对受检者的生物损伤。MRI 因为具有无创、高清和功能成像的特点，是目前全身各部位（除了肺、心脏冠脉、胃肠道外）检查首选的方法。

2. **多参数、多方向成像** MRI 是多参数成像、任意方向成像。目前一般的医学成像技术都使用较为单一的成像参数，如 CT 用 X 线的吸收系数成像，超声使用组织界面的反射回波成像等。而磁共振设备主要利用质子密度、纵向弛豫时间 $T_1$、横向弛豫时间 $T_2$ 以及体内液体流速等参数来观测活体组织

中氢质子密度的空间分布及其弛豫时间。这些参数既可以分别成像，也可以相互结合获取对比图像。MRI 可以通过调节三个梯度磁场来确定不同扫描层面的空间位置信息，从而获得横断面、冠状面、矢状面或不同角度斜状面的成像，检查过程中无需移动受检者，可为临床提供丰富的图像信息，提高诊断的准确性。

3. **软组织成像** MRI 对于软组织的显示明显优于其他影像学检查。人体体重的 70% 是水，这些水中的氢核是磁共振信号的主要来源，其余信号来自脂肪、蛋白质和其他化合物中的氢质子。由于两者间磁共振信号强度不同，所以 MRI 的图像具有高对比度的特点。MR 成像的软组织对比分辨力最高，也没有骨伪影的干扰，对于软组织病变的检查有特别优势。

4. **多功能成像** MRI 还可以进行功能、组织化学和生物化学等方面的研究。其中影像显示技术主要由脉冲序列、流动现象的补偿技术、伪影补偿技术和一系列特殊成像技术所组成。主要的特殊成像技术包括 MR 血管成像、MR 水成像、灌注成像、弥散成像、功能性 MRI 和化学位移成像等。在检查方法上还分为普通扫描和静脉注射对比剂后的增强扫描。此外，MRI 还涉及心电门控、呼吸门控以及各种线圈的应用。

**（二）成像局限性**

随着 MR 设备硬件、软件的迅速发展，MR 检查技术日趋完善。在该项检查技术发展初期存在的一些限制，有的已开始被克服，如成像时间长和少数受检者产生幽闭恐惧感的问题，随着快速扫描序列、开放式磁体和短磁体设备的出现开始逐步解决。心脏起搏器植入病人进行 MR 检查的禁忌问题，随着 MRI 兼容心脏起搏器的问世和应用，MRI 已成为该类病人检查的相对禁忌。

但目前仍然存在一定的限制，主要表现在 MRI 与 CT 等成像手段相比，空间分辨力较低；对带有非磁共振兼容心脏起搏器或体内带有铁磁性物质的病人的检查受到限制；危重症病人因监护仪器、抢救器材不能带入 MR 检查室，不宜进行检查；对于不含或含少量氢质子的组织结构显示不佳，如骨骼、钙化灶在 MR 影像上呈低或无信号，不利于这些结构与相应病变的显示；图像易受多种伪影影响，MRI 的伪影主要来自设备、运动和金属异物 3 个方面；设备昂贵，检查费用高等。

（王　滨）

## 第三节　磁共振分子成像探针

### 一、磁共振分子成像概述

分子影像学是将先进的影像学技术同分子生物学、生物化学、生物工程、计算机信息处理技术等相互融合，并运用影像学方法在分子水平进行成像的一门新兴学科。

在各种影像学成像手段中，磁共振成像（magnetic resonance imaging，MRI）在目前临床诊断及疾病研究中已成为不可或缺的重要成像方法之一。相较于电子计算机断层扫描（computed tomography，CT）、超声成像（ultrasound，US）等，MRI 的优点是空间分辨率高，软组织对比度明显，可提供良好的解剖学细节，并能够进行三维成像；MRI 扫描无电离辐射、安全无创，缺点是灵敏度相对较低，但通过 MR 对比剂的使用可以显著提高检测的灵敏度。

MR 对比剂中"造影（对比）"意思指的是相邻区域之间的信号差别，相邻区域可以是"组织与组织"、"组织与血管组织"、"组织与骨"等之间的信号差别。有时目标组织（如病理损伤）和周围环境（正常组织）的对比度不明显，难精确检测出感兴趣区域或者目标区域（region of interest，ROI），使得临床医生难以正确诊断疾病，而通过对比剂的使用则可以大大提高组织之间的对比度，从而提高临床医生对疾病的正确诊断率。

根据对水质子弛豫时间影响的不同，对比剂可以分为两类：①$T_1$ 类（阳性）对比剂；②$T_2$ 类（阴性）对比剂。阳性对比剂一般是由顺磁性金属 $Gd^{3+}$、$Fe^{3+}$ 等离子配合物或无机纳米颗粒组成，这些物质与水分子接触时会明显缩短水分子的纵向弛豫时间（$T_2$ 值），使图像的亮度得以增强。临床上用于 MRI 的阳性对比剂主要是镧系金属（如 $Gd^{3+}$）离子螯合物和过渡金属（如 $Mn^{2+}$ 和 $Fe^{3+}$）离子螯合物等。阴离子对比剂一般是由超顺磁性氧化铁纳米粒子组成，但与顺磁性金属离子不同的是超顺磁性氧化铁纳米粒子在外加磁场存在下，铁纳米粒子产生的磁矩会使其周围的局部磁场分布不均匀，这种磁场能够影响到质子横向磁化相位，从而加速了质子横向弛豫去相位过程，进而减小横向弛豫时间（$T_1$ 值），这样的变化引起目标信号强度降低，表现为目标成像区域变暗。

MRI 对比剂通常既缩短 $T_1$ 值也能缩短 $T_2$ 值，但是 $T_1$ 对比剂以大概相同的幅度增加 $r_1$ 和 $r_2$，而 $T_2$

对比剂对 $r_2$ 的增加要远大于 $r_1$。$T_1$ 对比剂是阳性对比剂，是因为它们明显缩短 $T_1$ 值并在 $T_1$ 加权图像上增加信号强度；相反，$T_2$ 对比剂是阴性对比剂，是因为它们明显缩短 $T_2$ 值并在 $T_2$ 权图像上减弱信号强度。除了 $r_1$ 或 $r_2$，在选择一种材料作为 $T_1$ 对比剂还是 $T_2$ 对比剂时，还需要考虑 $r_2$ 与 $r_1$ 的比值大小，因为如果 $r_2$ 造影效果太强，即使在 $T_1$ 权重图上信号强度也会被显著削弱，例如，前几年常用的 Feridex，尽管其 $r_1$ 大于 Gd-DTPA 的 $r_1$，但其过高的 $r_2$ 使得 $T_1$ 权重图也产生信号减弱现象而限制了其临床应用。因此，一种高效的 $T_1$ 对比剂的 $r_2/r_1$ 要比 $T_2$ 对比剂的 $r_2/r_1$ 小得多。

## 二、临床使用的磁共振细胞内对比剂

MRI 技术极大地提高了医生的无创诊断能力，而 MR 增强成像一直处于的临床诊断功能的核心位置，它可以提高肿瘤的诊断率和肿瘤的分期，提供详细的有关血液系统的解剖描述，并通过检测多个不同器官的灌注动力学变化而评估临床疾病的预后。临床上使用的对比剂主要有 $T_1$ 型含钆对比剂（gadolinium-based contrast agents，GBCAs），$T_2$ 型超顺磁性氧化铁纳米粒子（superparamagneticiron oxide nanoparticles，SPIONs），其中含钆对比剂自从 1998 年引入临床应用以来，已经成为静脉造影增强 MRI 的主要手段。其他磁共振对比剂虽已经在不同程度上被使用，但是到目前为止都不能够达到大规模应用及替代含钆对比剂的程度。

钆是一种镧系稀土金属，其游离的离子形式具有极高的毒性，因而钆类对比剂都是钆与有机配体结合的螯合物。螯合是通过阻止游离钆离子在细胞内的吸收来减少其毒性的必要条件，而进一步降低含钆对比剂毒性者是另一种方法即通过限制细胞外

间隙对比剂的生物分布来增加含钆对比剂的肾脏滤过的排泄率。

1994 年，美国食品药品监督管理局（FDA）批准了三种基于钆离子的 MRI 对比剂的临床应用，1995 年至 2017 年，FDA 又批准 6 种含钆 MRI 对比剂用于临床，具体如表 1-4-3-1 所示，并根据其分子结构分为环状和线性两类试剂。在环状化合物中，钆离子被捕获在螯合剂内的分子腔中，从而使环状化合物比线性化合物更稳定，自由钆离子离解率更低。线性试剂可进一步细分为离子化合物和非离子化合物，与环状化合物相比，线性试剂的分子稳定性较差，其中以非离子型线性含钆对比剂的化学稳定性最低。

相较于 $T_1$ 型含钆对比剂，临床上被批准应用的 $T_2$ 型造影相对较少，并且主要为超顺磁性氧化铁纳米粒子（SPION）。在过去的 20 年里，美国 FDA 和欧洲药物管理局（EMA）批准的临床用 SPION 产品，包括 1996 年的 Feridex Ⅳ，2001 年的 Resovist（ferucarbotran）和 2009 年的 Feraheme（ferumoxytol）。同时，相较于含钆对比剂的广泛运用，超顺磁性氧化铁纳米粒子 Feridex Ⅳ 和 Resovist 主要用于慢性肝病的无创诊断，例如非酒精性脂肪肝、非酒精性脂肪性肝炎、肝硬化以及肝脏肿瘤等。尽管这些 SPIOs 药物已经被监管机构批准多年，但在临床实践中的应用难以推广，特别是，由于缺乏用户，Feridex Ⅳ 不得不退出市场，Resovist 只在有限的几个国家存在。

## 三、磁共振分子成像的应用

MRI 分子探针是指能与体内靶细胞、组织、特定分子特异性结合具有较强亲和力，并可产生 MRI 信号的对比剂或纳米复合体，结构上一般是由靶分子、运载体及显像剂组成三部分组成。靶分子可使探

表 1-4-3-1　美国食品药品监督管理局批准用于临床的含钆对比剂

| 商品名 | 名称 | 结构 | Log $K_{therm}$ | Log $K_{cond\,7.4}$ | 排泄途径 | ACR 分类 |
|---|---|---|---|---|---|---|
| 欧乃影 | 钆双胺 | 非离子线性 | 16.8 | 14.9 | 肾 | 第1组 |
| OptiMARK | 钆弗塞胺 | 非离子线性 | 16.6 | 15.0 | 肾 | 第1组 |
| 马根维显 | 钆喷酸葡胺 | 离子线性 | 22.1 | 17.7 | 肾 | 第1组 |
| 莫迪司 | 钆贝葡胺 | 离子线性 | 22.6 | 18.4 | 93% 肾，3% 胆汁 | 第2组 |
| Eovist | 钆塞酸二钠 | 离子线性 | 23.5 | 18.7 | 50% 肾，50% 胆汁 | 第3组 |
| Ablavar | 钆磷维塞三钠 | 离子线性 | 22.0 | 18.9 | 91% 肾，9% 胆汁 | 第3组 |
| 加乐显 | 钆布醇 | 非离子环型 | 21.8 | 15.5 | 肾 | 第2组 |
| ProHance | 钆特醇 | 非离子环型 | 22.8 | 17.1 | 肾 | 第2组 |
| 多它灵 | 钆特酸葡甲胺 | 离子环型 | 25.4 | 19.0 | 肾 | 第2组 |

针快速、准确定位于靶目标,包括适配体(aptamer)、小分子多肽、抗体等;显像剂主要包括阳性的含钆对比剂及阴性的含铁对比剂等。阳性显像剂主要为各类钆($Gd^{3+}$)的螯合物,通过缩短组织的 $T_1$ 值使 $T_1$ 信号升高而图像增强变亮。目前大多数研究都是将钆特酸葡甲胺(Gd-DOTA)或钆喷酸葡胺(Gd-DTPA)与多肽、适配体、抗体偶联,构建 MRI 靶向探针,用于靶分子 MRI 成像研究。阴性对比剂主要是超顺磁性氧化铁,能产生强烈的 $T_2$ 阴性对比,使图像增强变暗,血浆半衰期取决于颗粒表面包被材料及颗粒大小,从几分钟至几小时不等。根据超顺磁性氧化铁粒径常分为 4 类:10nm 以下的单晶氧化铁纳米颗粒;直径 10~30nm 的超小超顺磁性氧化铁;直径 30~150nm 的普通超顺磁性氧化铁;直径 300~3.5μm 的口服超顺磁性氧化铁。运载体包括各种纳米高分子、多聚体、树状体、纳米管、微粒(脂质体、乳剂)等,通过化学物理方法将靶分子、显像剂及运载体三者连接构成 MR 分子探针。

目前磁共振分子成像探针的研究主要集中在靶向钆剂及靶向铁剂,在此基础上的多模态靶向对比剂,在肿瘤模型成像中获得了丰硕成果。理想的肿瘤 MRI 靶向对比剂首先应寻找一种广谱的、肿瘤特异性强的靶分子,然后针对该靶分子构建靶向对比剂。靶向对比剂一般由针对靶分子的转运载体和显像剂共同构成,其中运载体最好是对靶分子有很强亲和力、分子量小、特异性高和通透性好;显像剂,即对比剂最好是能使 MR 清楚成像的,并必须具备良好的安全性和较易实现的化学工艺。

### 四、靶向性钆剂的研究应用

钆类对比剂是最成熟的 MRI 显像剂,通常属于非靶向性对比剂,已经是临床广泛应用的商品化产品。在钆类 MRI 对比剂中,研究最多的是多胺多羧酸类钆配合物,但这类小分子配合物由于血液循环时间短导致信噪比降低从而影响图像质量,并且小分子配合物的渗透压高使得具有一定的毒副作用,这些特点在一定程度上限制了它们在临床上的应用。将临床上常用的钆剂与其他有机高分子结合,可以增强体内水溶性、稳定性、延长其血液循环时间并提高弛豫效率。高分子材料具有合成技术成熟、化学结构可控、易于化学修饰、种类丰富、生物相容性好等优点,另外对高分子材料可进行修饰而降低其体内毒副作用。合成含有钆配合物的高分子 MRI 对比剂最简单的方法是环状类化合物如 DOPA 通过

共价作用与线性大分子如小肽偶联,然后利用配位作用将钆离子 $Gd^{3+}$ 络合到 DOPA 环内。另一种较复杂的合成方法是构建树枝状大分子纳米粒,将其表面修饰大环类化合物如 DOPA,最后将 $Gd^{3+}$ 络合到 DOPA 环内。这类大分子纳米粒子具有三维立体结构、表面有大量的官能团供靶向物质及配体连接、分子结构可控性等特点,因而有良好的应用前景。

从理论上讲,凡是能将显像剂运转到肿瘤靶点的物质都可以成为转运载体,但前提是必须对肿瘤具有靶向性,其中包括蛋白、多肽、抗体、适配体等,这些运载体都有系列成功的研究结果。Tan M 等将 CLT1(CGLIIQKNEC,前列腺癌膜抗原靶向短肽)与钆离子连接,在 PC-3 前列腺癌小鼠模型中 MRI 增强作用明显强于对照组 KAREC-Gd(非靶向型多肽钆剂)。Fillmore HL 等将 IL-13 短肽与 Gd 连接,证实其对 U87 胶质母细胞瘤及 MDDA-MB-231 乳腺癌有很好靶向增强作用。Goswami LN 等将 cRGD($\alpha_v\beta_3$ 整合素靶向肽)与 Gd 连接,对 PC-3 小鼠移植瘤 MRI 成像,发现其增强作用是单纯 Gd 剂的 12 倍,强化时间可持续 4 小时。Chen WT 等用整合素 $\alpha_v\beta_3$ 靶向肽(RGD)标记钆剂对 KB(人口腔上皮癌细胞)荷瘤鼠 MRI 成像,发现其较对照组显示出更敏感、更准确的成像效果。Liu Y 等用 VEGF 抗体标记钆剂对 H22 肝癌荷瘤鼠 MRI 成像,发现靶向组增强效果较非靶向组明显增强。Ting H 等将 VEGFR-2 单克隆抗体与钆剂连接对 C6、RG2 胶质瘤荷瘤鼠 MRI 成像,发现 C6 胶质瘤荷瘤鼠肿瘤周边增强明显,RG2 胶质瘤荷瘤鼠肿瘤整体增强。Li J 等利用 $BSA-Gd_2O_3$ 纳米颗粒作为 MRI 对比剂,石墨烯(GO)纳米颗粒作为药物纳米载体,阿霉素作为治疗剂,以及一种适配体 AS1411 作为靶向分子,合成了诊疗一体化的 MR 分子探针 GO-BSA-$Gd_2O_3$-AS1411-DOX,该探针不仅体内体外特异性识别 786-0 人肾癌细胞,还能抑制 786-0 人肾癌细胞的生长,同时使正常细胞免受伤害。Gao L 等研究制备了一种肿瘤穿透肽 RGERPPR(RGE)修饰、Gd-DTPA 结合、doxorubicin(DOX)负载 $Fe_3O_4@SiO_2@mSiO_2$ 纳米粒子[$Fe_3O_4@SiO_2@mSiO_2$/DOX-(Gd-DTPA)-PEG-RGE NPs],该探针不仅具有治疗功能,还具有磁共振 $T_1$、$T_2$ 双模对比成像效果,可达到诊疗一体化的目的。

### 五、靶向性铁剂的研究应用

超小超顺磁性氧化铁纳米微粒(USPIO)比顺磁

性氧化铁纳米微粒（SPIO）粒径小，血浆半衰期长，经聚乙二醇包被后在活体内可有效逃脱单核吞噬细胞系统（MPS）的吞噬，通过毛细血管壁后分布于深部组织，有利于使带有特定受体的细胞及组织显像，化学修饰后可明显降低其肝脾 MRI 显像的背景，提高 MRI 靶向显像的敏感性和清晰度，因而常用的 $T_2$ 型磁共振分子成像探针主要以 USPIO 为主。

Bongjune Kin 等用 VEGFR-2（血管内皮生长因子受体 2）特异性 aptamer 标记 USPIO，恶性胶质瘤荷瘤鼠模型 MRI 成像显示出较好的 $T_2$ 负性强化作用。Zhan Fand 等用 HER2（人类表皮成长因子受体 2）特异性 CY3-aptamer 标记 USPIO，从 SK-BR-3 乳腺癌患者血中成功分离出乳腺癌细胞，并提供荧光及 MRI 成像证实。Wu X 等将前列腺癌膜抗原 PSMA 特异性 aptamer 与 USPIO 连接，体外对前列腺癌 PC3 细胞显示出明显 $T_2$ 负性靶向强化作用。Jalalian SH 等将抗肿瘤药多柔比星、5TR1 aptamer、SPIO 三者连接构建磁靶向纳米颗粒，活体实验显示 C26 结肠癌鼠模型瘤区 $T_2$ 信号明显降低，普鲁士染色证明大量铁沉积，肿瘤治疗效果显著。

早在 1990 年 Weissleder 首先制备出唾液酸糖蛋白（asinloglycoprotein，ASG）和阿拉伯半乳聚糖（arabinogalactan，AG）标记的 SPIO（简称 ASG-SPIO 或 AG-SPIO），可靶向肝细胞膜 AGS 受体。Quan G 用卵巢癌抗原（OC183B2）单克隆抗体标记 USPIO，鼠尾静脉注入卵巢癌裸鼠模型，发现 $T_2$WI 信号明显下降，病理切片普鲁氏蓝染色证实有大量铁沉积在瘤区。Yang HM 用乳腺癌 HER2 单克隆抗体标记 USPIO，鼠尾静脉注入乳腺癌裸鼠模型，发现 $T_2$WI 信号明显下降，瘤区组织的普鲁士蓝染色也证实有大量铁存在。贾飞鸽、许乙凯等用乳糖基白蛋白（lactose-bovine serum albumin，LAC-BSA）标记 USPIO，对 28 只大鼠肝硬化肝癌模型进行 MRI 实验，共检出 2mm 以上的病灶 63 个，包括 36 个肝细胞癌（HCC），19 个腺瘤性增生结节（AHN），8 个炎症性肌纤维母细胞瘤（IMT）；证明 LAC-BSA-SPIO 有助于提高肿瘤 - 肝脏的 CNR（对比噪声比），对于肝硬化性肝癌的病灶有较高的鉴别诊断价值。Hu Y 等通过乳糖仿生酸（LA）连接超顺磁性氧化铁（$Fe_3O_4$）纳米粒子（NPs）合成了 LA-targeted $Fe_3O_4$ NPs 的 MR 对比剂，并证实该探针可以作为 HepG2 细胞体外靶向 MR 成像的纳米探针，以及 HCC 体内原位肿瘤模型磁共振成像。除此之外，Li F 等研制了一种新型核 - 壳（$Fe_3O_4$-$Gd_2O_3$）纳米氧化物作为

$T_1$-$T_2$ 双模态磁共振对比剂，合成及实现了其在大鼠肝脏 $T_1$-$T_1$MRI 增强成像中的应用，为新一代靶向性磁共振对比剂的研究提供了新的方向。

## 六、靶向性锰剂的研究应用

锰是一种过渡金属元素，是顺磁性物质，影响病变部位质子的 $T_1$、$T_2$ 弛豫时间，可作为 MRI 对比剂使用，因为其第三轨道上有 5 个不成对的电子，所以顺磁性及弛豫效能强，缩短病变区域氢质子的 $T_1$ 和 $T_2$ 弛豫时间从而改变 MRI 信号明显，并且其改变 MRI 信号呈双向性变化，即低浓度缩短 $T_1$ 弛豫时间，$T_1$WI 上增强信号增强变亮；高浓度时缩短 $T_2$ 弛豫时间，$T_2$WI 信号降低图像变黑。$Mn^{2+}$ 能模拟 $Ca^{2+}$ 示踪脑部的神经活动，因为其与 $Ca^{2+}$ 生理特性相似，离子半径相似，所以锰离子可作为对比剂应用到中枢神经系统功能成像研究中。

近年来随着化学合成技术的进步，锰元素与其他金属元素混合构建纳米粒并表面修饰靶分子成为可能，铁酸锰纳米颗粒是一代表，具有双向强化作用，在分子影像学领域有很好的应用前景。Tan 等将 Mn-DOTA 与第三代赖氨酸树状高分子及靶向性的 CLT1 肽链连接，该分子探针中锰纳米粒子的对比剂弛豫效能强，少量的注射量就可以使肿瘤明显强化。Cho 等将 $MnFe_2O_4$ 纳米颗粒表面修饰 VEGF121/rGEL 小肽，构建 MRI 分子影像学探针 VEGF121/rGEL-$MnFe_2O_4$。可特异性靶向体内外过表达 KDR 的肿瘤细胞，具有双向强化作用，可清晰显示肿瘤新生血管，为肿瘤诊断及治疗提供新的鉴定方法。Mi P 等将 $Mn^{2+}$ 限制在 pH 敏感的磷酸钙纳米颗粒中，并用聚乙二醇外壳包裹，该探针可以快速选择性地使实体肿瘤变亮，识别肿瘤内的缺氧区域，并检测肝脏中微小转移性肿瘤。Gong M 等通过将靶向 CD105 的多肽 CL1555 与 $MnFe_2O_4$ 相连，并用聚乙二醇封装，合成了一种靶向肿瘤血管内皮细胞（TVECs），并能进行磁共振 $T_1$、$T_2$ 双模态成像的分子探针。

## 七、靶向性脂质体的研究应用

脂质体是由磷脂、胆固醇等脂质混合物组成的磷脂双分子层微球，脂质双分子层结构类似生物膜。磷脂双分子层中极性头部结合在一起，非极性尾部结合在一起，胆固醇调节膜结构的"流动性"，可以作为显像剂及治疗药物的载体将其选择性运达靶区，减少药物用量增加显像及治疗效果。脂质体具有以下优点：①组织相容性好；②能够连接多种活

性物质,载药量大,即可将药物结合于双分子层表又可将其包封于脂质体内。

脂质体分为主动靶向脂质体、被动靶向脂质体、外延性靶向脂质体。主动靶向脂质体表面结合靶向分子,可以是小肽、蛋白、抗体等,在靶向性分子的引导下聚集在特定的组织与细胞内,故而选择性强。被动靶向的脂质体表面不含有靶向分子,利用脂质体本身的理化性质如粒径大小、配方不同等及人体各器官生理差异而选择性聚集到病灶部位。外延性靶向脂质体表面结合特殊基团,对微环境敏感,包括热敏脂质体、光敏脂质体、酸敏脂质体和磁敏脂质体,由于病变微环境改变使脂质体聚集在病区并促使药物释放。Cittadino E 等将 Gd-DOTAMA(C18)$_2$ 与泼尼松龙包埋在脂质体内可利用 MRI 显示肿瘤及评价治疗效果。Grange C 等将 Gd-DOTAMA(C18)$_2$ 与多柔比星包裹在脂质体内可同时显示并治疗 Kaposi 肉瘤。

(张振峰)

## 第四节 磁共振分子成像应用概况

### 一、基因分析与基因治疗

任何基因治疗方法的发展都需要准确评估一系列参数,包括评估特定疾病通过基因治疗实现治疗的可能性,选择正确的治疗基因,监测信号,及该基因在细胞、递送系统和给药途径中的表达。

#### (一)治疗基因的选择

大量具有潜在治疗功能的核酸现在可用于基因治疗。这包括蛋白质编码基因(cDNAs)和一系列小的非编码核酸,其中通常用做靶 mRNA 的反义链的寡核苷酸、核酶、siRNA、RNA 和 DNA 适配体等(图 1-4-4-1)。

#### (二)给药路径

基因治疗可以遵循两种常规给药途径之一,基于患者细胞的分离,然后是实验室中的基因转染(离体基因治疗),或者将治疗基因直接传递给患者(体内基因治疗)。

在离体基因治疗中,从患者中回收细胞并进行培养。在此期间,转移治疗基因,并最终将细胞重新注入到收集它们的相同患者体内。这种方法的优点之一是可以离体扩增不同的细胞群(例如 T 淋巴细胞),选择发生基因转移的细胞,并避免针对载体的免疫应答的可能性。可以维持或扩增离体的可能

细胞类型近年来已经增长,除了淋巴细胞和造血干细胞外,现在还包括各种衍生的干细胞、角质形成细胞、卫星细胞和肝细胞。值得注意的是,将基因体外引入这些不同细胞类型的可能性提供了重要的治疗机会,基因治疗成为细胞治疗的支持。类似的病症也适用于治疗遗传性疾病(例如肌营养不良症或肝脏的某些遗传性疾病)和成人的退行性疾病(例如帕金森病或心肌梗死)。

在体内基因治疗中,可以将治疗基因直接给予患者。原则上,这种方法看起来比离体基因转移更简单,并且一旦优化,可以应用于具有相同疾病的大量患者。但是,存在一些限制。第一,在一些组织内或在体内难以达到以显著水平转导。例如,很难获得广泛的基因转移到大脑、软骨、连接组织或骨骼。在这些情况下,基因治疗必然局限于治疗基因向特定区域(例如关节或特定脑区域)的施用。第二,一旦在体内给药,基因可能进入除所需靶标以外的细胞,从而引起不希望的副作用(例如在心脏中注射基因也可能导致其扩散到其他器官)。第三,如果载体用于基因递送,它可能会被灭活(通过补体,如在 γ- 转录病毒载体的情况下,或通过特异性中和抗体)或在任何情况下引发免疫应答。第四,我们体内的大多数细胞,包括心肌细胞、神经元、血管内皮细胞和肝细胞都是有丝分裂后的,或者无论如何都是静息细胞。这基本上限制了一些载体的应用,例如基于 γ 逆转录病毒的载体,其需要靶细胞处于活性复制中。

#### (三)基因传递系统

调节任何基因治疗方法成功的最关键因素可能是治疗性核酸进入靶细胞的效率。哺乳动物细胞的疏水性质膜是大的阴离子聚合物如 DNA 或 RNA 等进入的强大屏障。因此,除了极少数例外,裸核酸很少被细胞内化。必须使用物理(例如电穿孔或高压注射)、化学(阳离子脂质或聚合物)或生物(病毒载体)工具来促进基因转移。在裸 DNA 的情况下,基因转移到哺乳动物细胞中称为转染,当使用病毒载体时,基因的递送称为转导。目前在临床试验中至少考虑了四种病毒家族,即逆转录病毒,腺病毒,腺相关病毒(AAVs)和疱疹病毒来进行基因的递送。

#### (四)细胞靶向

在体内基因治疗中,最重要的一点是治疗基因可以被所需的细胞类型内化。事实上,这一要点概括了 1908 年诺贝尔生理学或医学奖获得者 Paul Ehrlich 最初提出的概念。他引入了魔术子弹的概

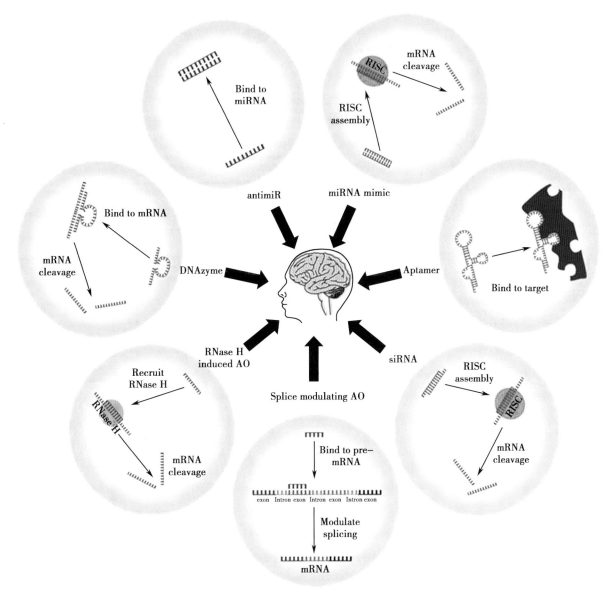

图 1-4-4-1　人类基因治疗的基本工具

Bind to miRNA：结合到 miRNA；mRNA cleavage：mRNA 切割；RISC assembly：RISC 组装；Bind to target：结合到目标；Bind to pre-mRNA：结合到前 mRNA；Modulate splicing：调节拼接；Recruit RNase H：吸收 RNase H；antimiR：抗 miR；miRNA mimic：模拟 miRNA；Aptamer：适配体；siRNA：干扰小 RNA；Splice modulating AO：拼接调节 AO；RNase H induced AO：核糖核酸酶 H 诱导的 AO；DNAzyme：脱氧核酶

念，即一种理想的药物，在全身注射后，可以选择性地靶向特定的细胞靶标（在 Ehrlich 的概念中，主要是病原微生物）。我们远未达到 Ehrlich 的理想目标，尽管实现这一目标的一些重要步骤已经成型。蛋白质配体或单克隆抗体（后者的分子实际上最接近理想的魔术概念）识别特定的细胞受体，例如 c-ErbB2 受体或用于乳腺癌和肝癌基因治疗的去唾液酸糖蛋白受体。将这些特异性配体掺入阳离子脂质 /DNA 复合物（其中使用非病毒转染），或融合于病毒载体表面（用于转导），可将治疗基因靶向特定细胞类型。或者，可以通过插入特异性配体来修饰病毒载体衣壳本身，该目标可以使用腺病毒和 AAV

载体来满足。在这方面，重要的是使这些目标策略的效率适中，这主要是因为需要对病毒衣壳进行修饰的靶向程序通常会导致整体病毒感染率的显著下降。另一种获得细胞靶向的方法是通过将转基因本身置于组织特异性启动子的控制下来限制转录水平，从而来控制该细胞类型中的转基因表达。以这种方式，无论发生基因转移的细胞类型的数量如何，转基因将仅在驱动其表达的启动子活跃的细胞中表达（图 1-4-4-2）。

**（五）治疗基因的表达**

当治疗基因需要在靶细胞中表达时，如编码蛋白质或 shRNA 的基因表达，其基本问题是获得高持

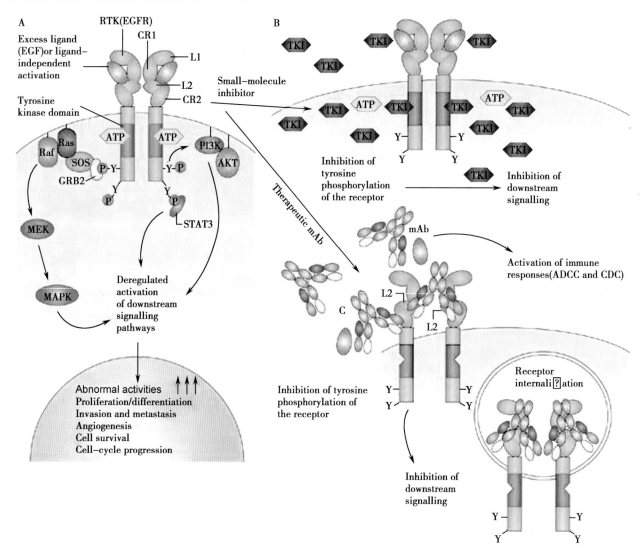

**图 1-4-4-2　小分子靶向药和单克隆抗体靶点的区别**

Excess ligand（EGF）or ligand-independent activation：过量的配体（EGF）或不依赖配体的激活；Tyrosine kinase domain：酪氨酸激酶结构域；Deregulated activation of downstream signalling pathways：下游信号通路的激活失控；Abnormal activities：异常活动；Proliferation/differentiation：增殖 / 分化；Invasion and metastasis：侵袭和转移；Angiogenesis：血管生成；Cell survival：细胞存活；Cell-cycle progression：细胞周期进程；Small-molecule inhibitor：小分子抑制剂；Inhibition of tyrosine：酪氨酸的抑制；phosphorylation of the receptor：受体的磷酸化；Therapeutic mAb：治疗性单克隆抗体；Inhibition of tyrosine phosphorylation of the receptor：受体酪氨酸磷酸化的抑制；Inhibition of downstream signalling：抑制下游信号传导；Activation of immune response（ADCC and CDC）：激活免疫应答（ADCC 和 CDC）

久性和可能的组织特异性表达水平。相反，在一些情况下，治疗基因的表达必须更加符合生理学环境。这一必要条件的一个例子是地中海贫血的基因治疗。其中珠蛋白链的合成需要以平衡的方式在成红细胞中发生，以避免蛋白质在细胞内过量沉淀，从而确定它们的损伤和死亡。由于驱动内源性，调节基因表达的启动子序列通常知之甚少，或者在任何情况下都太大而无法使用，因此必须鉴定足够短的新组织特异性启动子以容纳到病毒载体中。但在癌症基因治疗的情况下，情况完全不同。如果通过基因治疗寻求对癌细胞的强烈免疫反应，那么并不需要在所有细胞中实现基因转移的永久表达。在这种

情况下，腺病毒载体可以很好地应用，因为这些载体可以表达大量的免疫原性和免疫刺激性蛋白质。可以遵循的方法包括将载体直接施用到肿瘤中或基因转移到培养的肿瘤细胞（或同种异体细胞肿瘤细胞系）中，然后在注射前辐照它们（图 1-4-4-3）。

**（六）基因治疗引发的免疫应答**

基因递送方法或转基因本身引发的免疫应答是基因治疗中遇到的问题之一，其经常导致治疗无效。例如，在体内给药时，腺病毒和 AAV 载体的情况：对于病毒存在预先存在的免疫力，这是两种病毒在一般人群中扩散的常见病症。或者，如果患者不具有针对这些病毒的预先存在的免疫力，则病毒衣壳

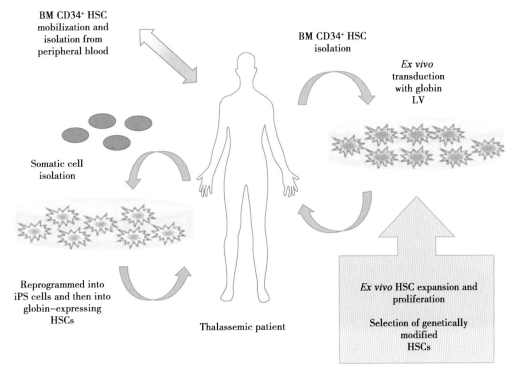

**图 1-4-4-3 地中海贫血的基因治疗**

BM CD34⁺ HSC mobilization and isolation from peripheral blood：BM CD34⁺ HSC 动员并从外周血中分离；Somatic cell isolation：体细胞分离；BM CD34⁺ HSC isolation：BM CD34⁺ HSC 隔离；*Ex vivo* transduction with globin LV：球蛋白 LV 的离体转导；*Ex vivo* HSC expansion and proliferation：离体 HSC 的扩增和增殖；Selection of genetically modified HSCs：转基因 HSC 的选择；Thalassemic patient：地中海贫血患者

可以在注射时刺激免疫应答，这将阻止进一步注射相同载体的可能性。此外，如果载体在体内注射后继续表达病毒蛋白，如第一代腺病毒载体的情况，免疫系统将识别转导的细胞并激活细胞毒性 T 淋巴细胞以消除这些。在其他条件下，它是治疗基因而不是成为免疫攻击目标的载体。特别是，这可能发生在遗传性疾病中，其中遗传缺陷决定了蛋白质的完全缺失。一旦在基因治疗中获得缺失蛋白质，这将被免疫系统识别为外来抗原，从而被清除。

## 二、肿瘤早期诊断

### 1. 结直肠癌分子探针基于肠道易吸收载钆固体脂质纳米粒的结肠肿瘤成像

结直肠癌的发病率在国内外呈逐年上升的趋势。结直肠癌是最常见的恶性肿瘤之一。目前我国结直肠癌就诊病人中绝大多数已为中晚期患者，早期诊断和早期治疗能显著改善结直肠癌患者的预后，及时发现癌前病变（腺瘤为主）和确定肿瘤浸润程度至关重要。尽管肠镜及活检是结直肠肿瘤诊断的"金标准"，但 MR 等影像学技术用于结直肠肿瘤诊断有其独特优点或优势。近年来，纳米技术逐渐应用于各个理工学科并取得丰硕成果，若将纳米技术应用

于分子影像学中，则可增强分子探针识别特异性靶分子的能力并提高分子显像的效果。固体脂质纳米粒（solid lipid nanoparticles，SLN）是一种粒径可调控在 50～1 000nm 之间的固态胶体颗粒，是 20 世纪 90 年代发展起来的一种新型给药系统。SLN 用途广泛，能以固态天然或合成的类脂为载体，将药物、基因片段、蛋白质及多肽等不同物质包裹或夹嵌于类脂核中形成固体胶粒给药系统。SLN 除具有纳米材料特性外，最突出的优点是生理相容性好、可生物降解及易被消化道吸收。SLN 可以负载 MR 对比剂 Gd-DTPA（Gd-SLNs）制备肠道易吸收纳米对比剂，还能同时负载化疗药物和脱氧核糖核酸等多种药物，研发诊疗一体化纳米药。因此，SLNs 可成为靶向胃肠道疾病的诊断和治疗的理想载体。

我们采用乳化 - 溶剂挥发法，基于 SLN 负载 MRI 对比剂（Gd-DTPA）及荧光素（FITC），建立肠道易吸收纳米对比剂 Gd-SLN 及 Gd-FITC-SLN。该纳米对比剂具备：①肠道易吸收、细胞毒性小、Gd-DTPA 负载量大、粒径适宜及不改变 Gd-DTPA 的高顺磁性等特点；②体外肠癌细胞对于纳米对比剂均有不同程度明显快速吸收，可以实现细胞水平成像；③基于固体脂质体纳米粒的新型 MR 结直肠成像方法局

部给药（经直肠给药），不需要静脉及全身用药；一次灌药后可以获得肠腔结直肠 MR 成像及结直肠壁吸收增强成像；基于固体脂质体纳米粒的新型 MR 结直肠成像方法在结直肠肿瘤模型中的应用表明该方法具有可行性，并有助于肿瘤的显示，开辟一种结直肠肿瘤早期诊断新型 MR 成像方法。为集结直肠病变靶向性诊断、治疗及疗效评价于一体的纳米药物的开发奠定基础（图 1-4-4-4～图 1-4-4-8）。

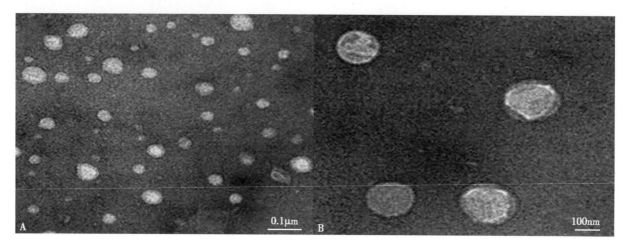

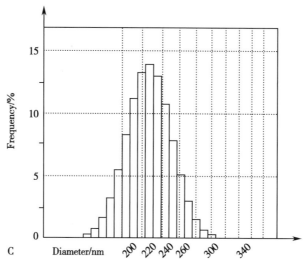

图 1-4-4-4　Gd-FITC-SLN 粒径：170.8～322.9nm；Gd-DTPA 载药率：29.76%±4.48%（w/w）

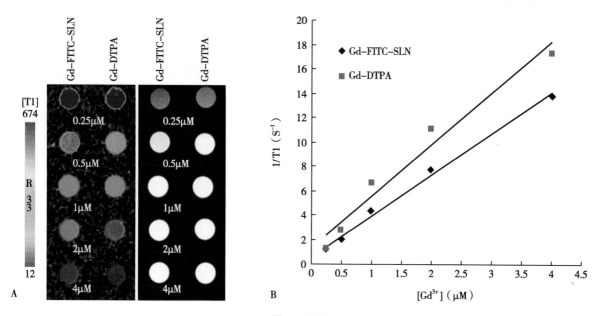

图 1-4-4-5

A. Gd-FITC-SLN 及 Gd-DTPA 体外 MR 成像（右侧灰度图，左侧为相应的伪彩图）。B. 相应的 $T_1$ 弛豫率线性拟合图

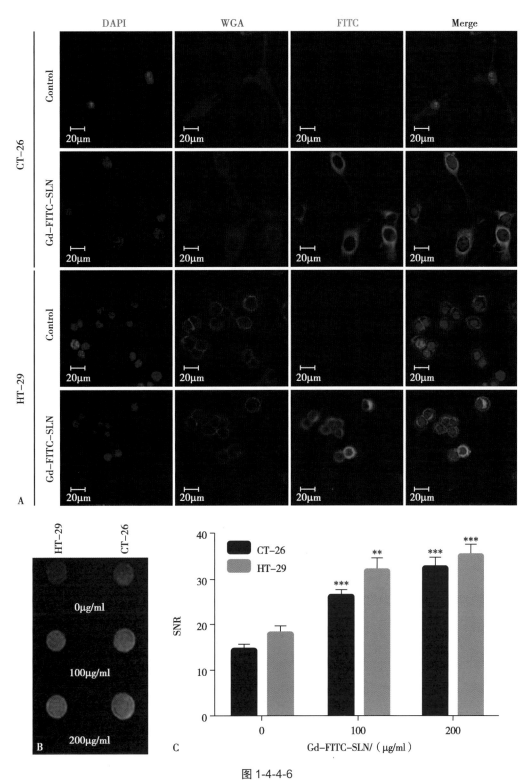

图 1-4-4-6

A. 肿瘤细胞摄取探针激光共聚焦荧光显微镜图，200μg/ml 浓度的纳米对比剂分别与 HT-29 及 CT-26 细胞作用 4 小时后；B、C. 0～200μg/ml 不同浓度的纳米对比剂与 HT-29 及 CT-26 细胞作用 4 小时后 $T_1$ 加权磁共振成像图（B）及相应的信号强度分析图（C），结果与流式细胞仪及 ICP-MS 检测结果一致，具有浓度依赖性

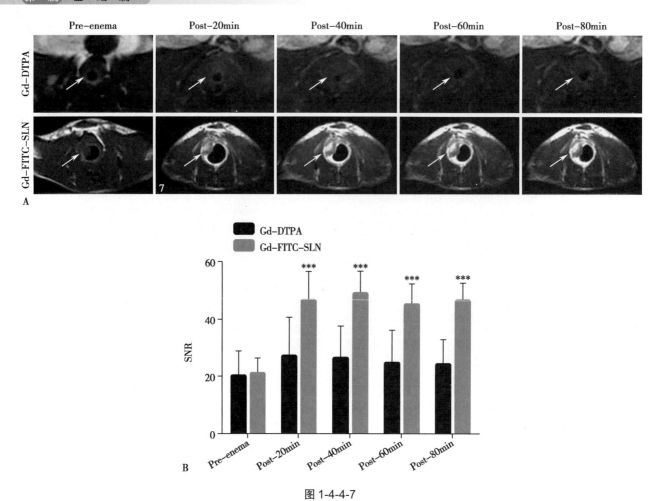

图 1-4-4-7

A. Gd-FITC-SLN 纳米对比剂保留灌肠 20 分钟后，高级别上皮内瘤变（原位癌，箭头）直接吸收含钆纳米对比剂而不均匀持续性强化，程度低于周围正常肠壁（明显强化），而应用 Gd-DTPA 组肿瘤（箭头）几乎无强化。B. 肿瘤 SNR 检测结果与 MR 图像结果一致

## 2. 以 pH 应答的氧化铁纳米颗粒对小肝细胞癌的高敏感性诊断

分类：肿瘤靶向诊断；靶点：被动靶向

以纳米氧化铁（IONP）作为 MR 对比剂，已广泛用于诊断肝细胞癌的临床诊断，然而，现阶段 IONP——肝细胞 $T_2$ 对比剂，依赖于其对正常肝组织单相信号的增强，而对早期小肝癌细胞（小于 1cm）的敏感性较弱。而对微小早期肝细胞的诊断与及时治疗可将肝癌患者 5 年生存率由 5% 提升至 50%。因此，一种高敏感性 MRI 对比剂的研发，成为肝癌早期医学诊断的迫切挑战。

因此构建一种在肿瘤区域灵活可变 MRI 对比剂——i- 基序 DNAs 辅助的氧化铁纳米簇聚合体（RIAs），在肿瘤的酸性区域（pH 5.5～7.0）中，i- 基序 DNAs 作为连接氧化锑纳米簇的纽带发生断裂，导致整聚合体从单链转变为插入式四螺旋结构，平均直径约 120nm 裂解为约 3nm 的较小氧化铁纳米

颗粒，更有效渗透于肝癌组织内，提高正常肝组织与肝癌之间差异对比。

由肿瘤酸性微环境引发 i- 基序 DNAs 辅助的氧化铁纳米簇聚合体（RIAs）的分裂，导致其弛豫比例（$r_2/r_1$）的剧烈降低，RIAs 从 $T_2$ 对比剂转变为 $T_1$ 对比剂，引发在 $T_1$ 成像模式下，正常肝组织变暗、肝癌细胞变亮的对比度增强，提高针对早期肝癌细胞的临床检测的敏感性。这种设计是探索新一代智能 MRI 对比剂的新策略（图 1-4-4-9、图 1-4-4-10）。

## 3. 新型稀土高分子纳米材料的双模态成像

分类：肿瘤靶向诊断；靶点：被动运输

高分辨率成像技术在肿瘤的治疗和分期方面是一项强有力的技术。在过去的几年里，单分子内的双模成像探针比任何单个输出具有协同优势，在分子成像领域引起了越来越多的关注。在常用的分子生物成像方法中，有一些特征性的通过高超空间分辨率、低灵敏度，需要检测高浓度的对比剂，如磁

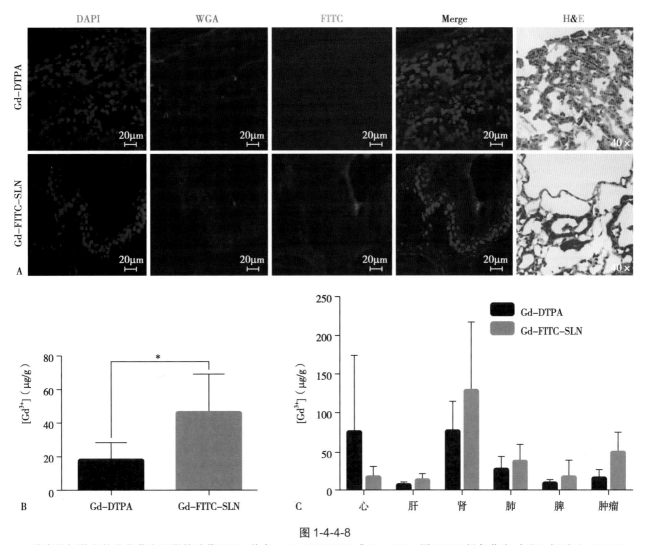

图 1-4-4-8

A. 肿瘤组织激光共聚焦荧光显微镜成像及 HE 染色：Gd-FITC-SLN 或 Gd-DTPA 用 FITC（绿色荧光）标记，相对于 Gd-DTPA 组，Gd-FITC-SLN 组肿瘤组织内可见高浓度绿色荧光不均匀分布。B、C. 探针在活体肿瘤组织及器官内的分布，纳米对比剂在肿瘤及肾脏内浓度明显高于 Gd-DTPA

共振成像（MRI）。另一些图像具有高灵敏度和高对比度，但分辨率较低，如荧光成像。MRI/荧光双向成像技术将荧光的高灵敏度与 MRI 的高分辨率相结合。

利用镧系杂化纳米粒子作为探头的成像技术正受到越来越多的关注，它们特有的和内在的物理特性。其产生多模态信号，如线性发射、长寿命荧光和 MR；$Gd^{3+}$ 具有顺磁性的特点，可增强和控制水质子中核磁弛豫性能，因此可作为优良的 MRI 对比剂和探针。

DbO 胶束是含稀土元素 $Eu^{3+}$ 和 $Gd^{3+}$ 的两亲性嵌合共聚体，可作为荧光成像和 MRI 成像的双模态探针。DbO 胶束作为新型高分子纳米材料，粒径分布均匀，直径可调整于 80～200nm 之间，理化表征特异稳定，且易被乳腺癌细胞吞噬；DbO 胶束大分子包含的二酮侧链可有效提高 $Gd^{3+}$ 的弛豫效率与 $Eu^{3+}$ 的冷光效率的敏感性，由共掺杂的 $Gd^{3+}$ 进一步致敏，$Eu^{3+}$ 复合物具有长寿命发射和较大的 Stokes 位移。在 350nm 和 405nm 的激发下，观察到波长为 614nm 的强光。细胞摄取实验表明 MCF-7 细胞具有良好的生物相容性和对纳米颗粒的快速摄取。稳健的双模态探头在肿瘤早期诊断、术前规划和术中荧光引导手术等方面具有广阔的应用前景（图 1-4-4-11、图 1-4-4-12）。

4. 通过 NTA 聚合的 $T_1$ 加权 MRI 对比剂：$Fe^{3+}$@PDOPA-b-PSar

分类：肿瘤靶向诊断；靶点：被动靶向

磁共振成像（MRI）作为一种突出非侵入性和实时监测的方式，以软组织对比和功能信息为基础，为图像提供极好的解剖细节。现已广泛传播的 MRI 对

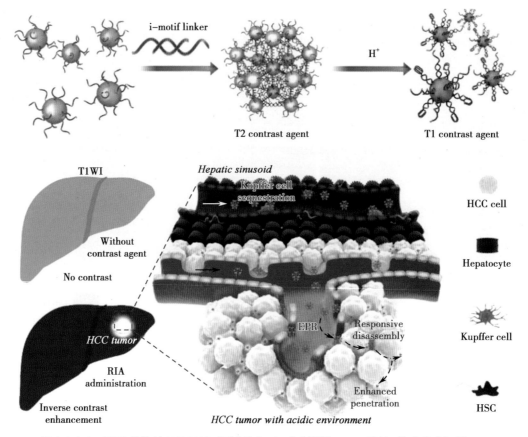

**图 1-4-4-9　DNA 修饰的 USIONCs 通过具有 pH 响应型的 DNAs 连接，构建纳米探针 RIA**

静脉注射时，RIAs 被 Kupffer 细胞摄取在肝脏中富集，表现为 T₂ 成像效果；而进入在酸性 HCC 肿瘤微环境中时，分解为单分散的 USIONCs，表现 T₁ 成像效果，进而明显增强肿瘤组织与正常肝组织的图像对比。i-motif linker: 主题链接器；T2 contrast agent: T2 造影剂；T1 contrast agent: T1 造影剂；Without contrast agent: 无造影剂；No contrast: 没有对比；HCC tumor: 肝癌；RIA adiministration: RIA 管理；Inverse contrast enhancement: 反对比度增强；Hepatic sinusoid: 肝正弦波；Kupffer cell sequestration: 库普弗细胞隔离；Responsive disassembly: 分解；Enhanced penetration: 增强渗透力；Hepatocyte: 肝细胞；HCC tumor with acidic environment: 酸性环境的 HCC 肿瘤

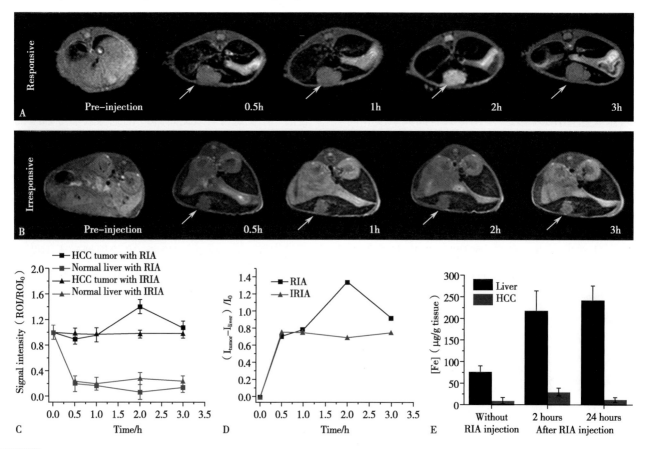

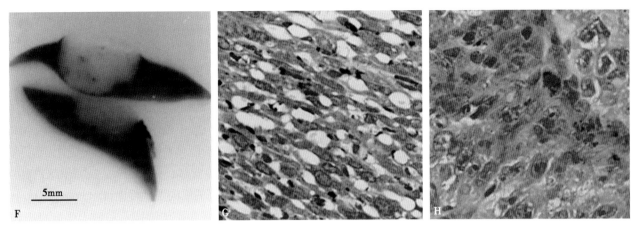

**图 1-4-4-10  RIAs 体内诊断 HCC 效率检测**

原位肝癌小鼠 $T_1W1$ 成像注射 pH 敏感性 RIAs(A)与注射 pH 非敏感性 RIAs(B);通过注射 RIAs/IRIAs 时,瞬时信号强度(C)与探测敏感度变化(D);注射 RIAs 后,小鼠内正常肝组织与肝癌细胞内 RIA 分布的定量分析(E);肝组织肝癌肿瘤的数字图像(F);普鲁士蓝染色(G)正常肝和(H)肝癌肿瘤 RIA 注射后 2h,400×

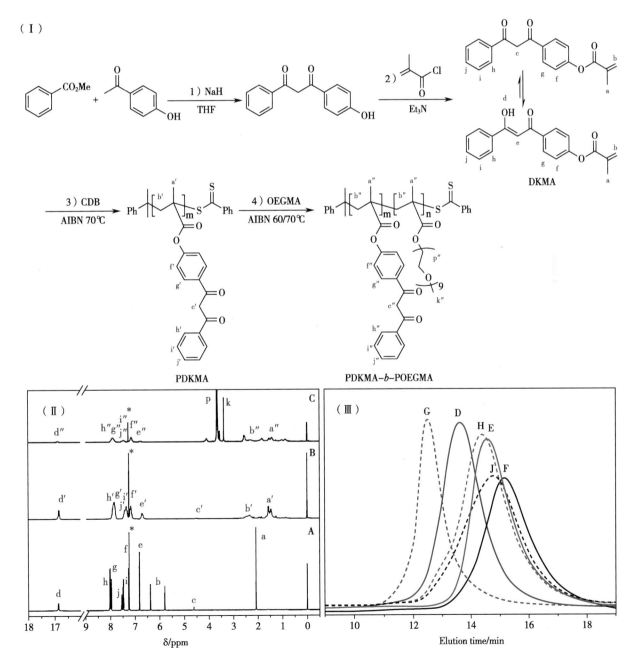

**图 1-4-4-11  DbO 双模态纳米胶束合成示意图**

比剂有两种：超顺磁性氧化铁纳米粒子，如 $Fe_3O_4$、$Fe_2O_3$，是典型的 $T_2$ 对比剂；顺钆（Ⅲ）复合物 $T_1$ 对比剂，最为普遍应用于 MRI 诊断。然而 Gd 易在皮肤和内脏器官中沉积，增加肾发生的系统性风险纤维化（NSF）患者肾功能受损。作为另一个顺磁金属离子 $Fe^{3+}$ 是人类体内的微量元素，具有 5 个未配对电子，纵向弛豫性能高和低生物毒性。

多聚氨基酸（PAAs）由于其良好的生物相容性和生物降解性，可广泛应用于生物医学领域，如药物控制释放、基因传递、刺激应答生物材料和纳米自组装系统。

α- 氨基酸：N- 巯羧酸酐（NTAs）作为一种有效

的环状单体，通过开环聚合反应形成多肽。相比于 N- 羧基酸酐对羟基的需求，N- 巯羧酸酐能够耐受各类亲核试剂。在这项研究中报道 NTA 单体的合成，含有无酚羟基保护的 DOPA 和 L- 酪氨酸。PDOPA、$Fe^{3+}$、PTyr 和 PDOPA-b- 多聚肌氨酸聚合而成 $Fe^{3+}$@ PDOPA-b-PSar，该胶束纳米颗粒可通过 $T_1$ 加权 MR 对比剂的邻苯二酚配体对铁（Ⅲ）阳离子进行强螯合制备的。相比于商业 $Gd^{3+}$ 的化合物，Fe$^{3+}$@PDOPA10- b-PSar50 具有更高的纵向弛豫性能 [$r_1 = 5.6m/(M \cdot s)$]，通过在兔体内的磁共振体绘技术和最大强度投影技术，点燃 $Fe^{3+}$ 为基础的肽作为无 Gd 的 MRI 对比剂的临床应用（图 1-4-4-13～图 1-4-4-15）。

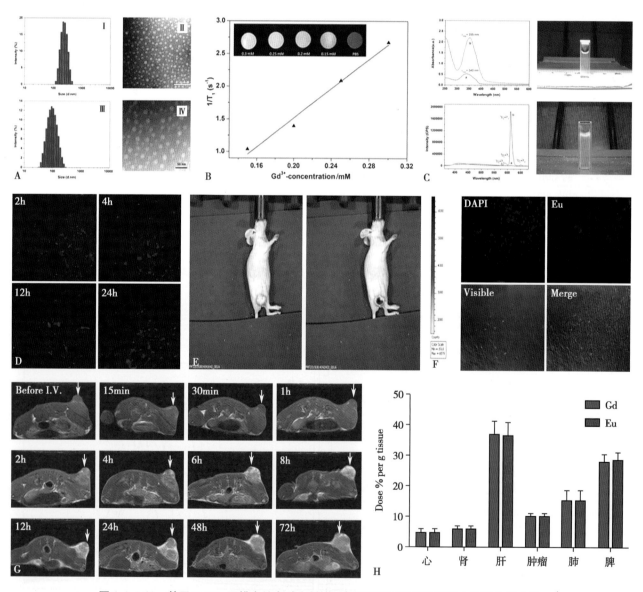

图 1-4-4-12 基于 Gd/Eu 双模态纳米对比剂的制备及在乳腺癌肿瘤模型中的磁共振成像

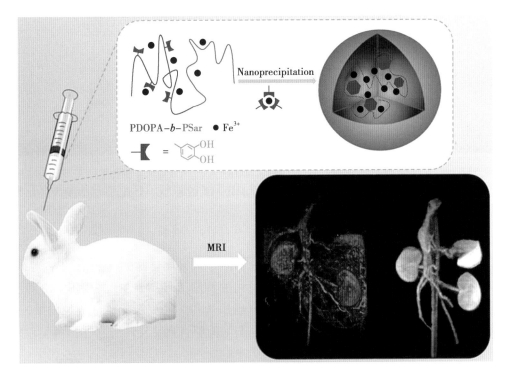

图 1-4-4-13　纳米探针用于动物活体磁共振成像的实验流程

A

B

C

图 1-4-4-14　DOPA-NTA 的合成过程示意图

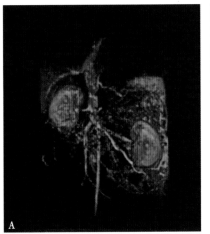
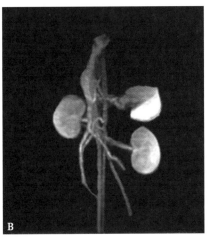
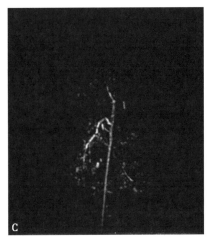

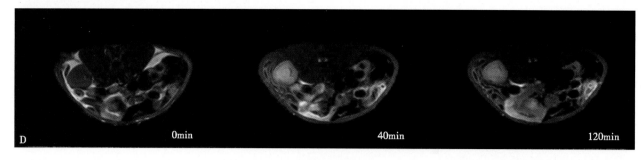

0min          40min          120min

图 1-4-4-15

A. 腹主动脉、下腔静脉 VRMR 图像。B. 腹主动脉、下腔静脉 MIP MR 图像。C. 分离的腹主动脉及其分支的 MIP 图像。D. 兔腹部轴向时程 MRI 图像

### 三、监测肿瘤血管生成

肿瘤血管生成是恶性实体肿瘤的重要特征之一。监测肿瘤血管生成,有利于肿瘤早期诊断、指导抗血管药物治疗及疗效评估。将 MR 对比剂同可靶向肿瘤新生血管特定分子的配体组成分子探针,经静脉注射到体内后用 MRI 对肿瘤新生血管直接成像,对肿瘤新生血管进行定量分析。

整合素 $\alpha_v\beta_3$ 在肿瘤新生血管内皮细胞膜高表达,而成熟血管内皮细胞几乎不表达,是近年来显示肿瘤新生血管利用最多的分子靶点。$\alpha_v\beta_3$ 是能特异性识别含精氨酸 - 甘氨酸 - 天冬氨酸(Arg-Gly-Asp,RGD)序列的多肽,标记 RGD 的分子探针可靶向聚集在肿瘤新生血管。将 RGD 修饰的超微超顺磁性氧化铁(RGD-USPIO)作为磁共振 $T_1$ 成像分子探针,经小鼠尾静脉注入荷原位肝癌裸鼠模型,7.0T Micro-MR 可以敏感地检测到直径 2.2mm 的肝癌组织,30 分钟肝癌组织信号强度是注射前 3.33 倍,肝癌组织切片普鲁士蓝染色显示大量蓝染颗粒即纳米铁探针积聚在肿瘤新生血管。具有抗肿瘤血管生成的核苷组合(脱氧腺苷:鸟苷:脱氧鸟苷摩尔浓度比例 2:1:2)标记 RGD-USPIO 后,经腹腔注入荷结肠癌裸鼠,可以监测核苷组合对小鼠结肠癌的治疗效果,可见可以通过 RGD-USPIO 分子探针评估抗瘤血管药物疗效。用 RGD-USPIO 标记生物相容性较好的全氟辛基溴(perfluorooctylbromide,PFOB,有时称为氟哌隆),在磷脂层中掺入红色荧光剂 Rhodamine,其中 RGD 肽连接 PEG 后再连接到磷脂表面,功能化后的纳米粒平均粒径为 190nm,其结构见示意图 1-4-4-16,靶向 U87 胶质母细胞瘤小鼠模型,用 7T MR 啮齿动物扫描仪进行成像,并用特制的双调谐的 $^1$H/$^{19}$F 线性鸟笼线圈(2.6cm 直径)。给小鼠静脉注射靶向或非靶向 NP,使用 PFOB 专用

MRI 序列采集延迟 90 分钟的 $^{19}$F 图像,注入靶向 NP 组的肿瘤信号高于注入非靶向 NP 组的肿瘤信号。组织学和荧光成像能验证成像结果,显示靶向 NP 与 $\alpha_v\beta_3$ 整合素特异性结合(图 1-4-4-17)。

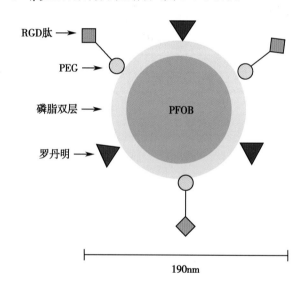

RGD肽 →
PEG →
磷脂双层 →
罗丹明 →
PFOB
190nm

图 1-4-4-16 靶向整合素 $\alpha_v\beta_3$ 的 RGD 功能化 PFOB NP 的示意图

血管内皮生长因子(vascular endothelial growth factor,VEGF)作为肿瘤新生血管内皮细胞重要的特异性分子,可作为 MR 血管生成直接成像的靶点。用生物相容性高分子材料聚乳酸 - 聚乙二醇 - 聚赖氨酸(PLA-PEG-PLL)为载体,将 VEGF 抗体及钆基接合至载体表面得到靶向纳米探针,在荷瘤裸鼠的 MR 实验中,该 VEGF 靶向钆基纳米探针实现了小肝癌的特异性靶向成像。以超顺磁性氧化铁(USPIO)为核心的双模态分子探针 $Fe_3O_4$-DMSA-SMCC-BCZM-$^{99m}$Tc,兼具 MR 高分辨率和 SPECT 高灵敏度,不仅可显著降低 MR $T_2$ 信号,而且可以对肿瘤组织积聚的放射性标记物进行定量分析显示,注射后 2 小时肿瘤摄取率为(8.9±1.88)% ID/g,4 小时肿瘤摄取率为(16.21±2.56)% ID/g,与 MR 结果对

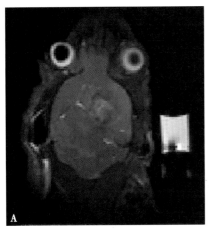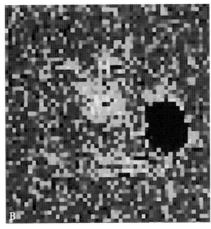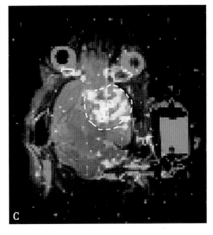

**图 1-4-4-17　$^{19}$F MRI 显示脑胶质瘤 $\alpha_v\beta_3$ 整合素内皮表达**

A. U57 胶质母细胞瘤小鼠的 $^1$H 磁共振解剖图像，在右侧可见乳剂参考。B. $^{19}$F 图像在注射后 90 分钟获得。C. $^{19}$F 图像和解剖图像的叠加，显示肿瘤内部（由白色虚线界定）和动物眼睛后面的 $^{19}$F 信号

照具有一致性。靶向 VEGF 的磁性纳米颗粒可以搭载阿霉素，作用于肿瘤新生血管，抑制肿瘤生长，荷乳腺癌 4T$_1$ 裸鼠中位生存年龄提高 50%，与此同时，MR 成像可动态显示纳米粒在肿瘤内聚集，实现了诊疗一体化。

### 四、监测细胞凋亡

细胞凋亡通常被认为是机体为了维持内环境平衡而发生的一种程序性死亡，对正常组织的自我更新、维持正常功能至关重要。细胞凋亡的离体检测方法主要包括电镜、琼脂糖凝胶电泳、流式细胞术等，MRI 细胞凋亡分子成像可克服离体成像的局限性，实现无创、实时、活体检测细胞凋亡。凋亡、坏死和坏死细胞死亡的主要分子途径说明见图 1-4-4-18。

磁共振检测细胞凋亡的成像都是用增强磁共振方法实现。可以通过延迟钆增强（late gadolinium enhancement，LGE）的瘢痕成像检测细胞死亡，结合定位技术（水肿 T$_2$ 定位、组织病理 T$_1$ 定位）可以区分可逆和不可逆损伤。增强 T$_1$ 弛豫的钆螯合物和增强 T$_2$ 弛豫的氧化铁纳米粒子是最常见的用于 MR 成像的凋亡显像对比剂。凋亡磁共振成像研究主要集中在肿瘤凋亡和心肌缺血两类研究方向。使用凋亡感应磁性纳米颗粒的优点之一是能够定位凋亡，确定其程度，并将其与形态学和功能结果相关联。然而，巨噬细胞可以吞噬纳米颗粒，因此，这些技术可能最适合于没有明显炎症或巨噬细胞浸润的心脏疾病。质子磁共振波谱和弥散加权磁共振成像已经用于检测器官的大体凋亡，特别是在癌症治疗期间，但是在心脏中还没有广泛的研究。

凋亡早期，细胞膜内侧的磷脂酰丝氨酸（phos-phatidylserine，PS）翻转至膜外侧是细胞凋亡的重要特征，外化的 PS 成为细胞凋亡分子成像的靶标。膜联蛋白 V（annexin V）对外化的 PS 有高度的亲和力，可与 PS 特异性结合。Annexin V 和 $^{99m}$Tc 连接 USPIO 合成 SPECT/MR 双模态分子探针 $^{99m}$Tc-DTPA-USPIO-Annexin V，经静脉注射到粥样硬化模型鼠 5 小时，胸腹主动脉可见放射性物质浓聚，而粥样硬化斑块 T$_2$ 信号在注射后 8 小时最低，免疫组织化学证实粥样硬化斑块有大量凋亡巨噬细胞。该探针与凋亡细胞膜的 PS 结合，有望用于无创性检测粥样硬化易损斑块。用交联氧化铁（cross linked iron oxide，CLIO）连接 Annexin（Annexin-CLIO）进行心肌凋亡的成像，见图 1-4-4-19。

AGuIX 是一种自上而下法合成的含钆的超小多功能纳米载体，用噬菌体技术筛选出能与 PS 特异性结合的多肽 E3，并将荧光染料 Cy5.5 共同连接到 AGuIX，组成靶向凋亡细胞的 MRI 荧光成像双模态探针。螯合在 AGuIX 的 E3 空间构型发生改变，其靶向凋亡细胞的能力较孤立 E3 大大提高。除了 Annexin V、多肽 E3，突触结合蛋白 C2A（synaptotagmin C2A domain）也可同 PS 特异性结合，与磁共振对比剂连接后，也可作为磁共振细胞凋亡靶向探针。虽然 PS 是细胞凋亡成像研究中广泛应用的靶点，但是细胞膜 PS 外化不仅仅存在于细胞凋亡，也可发生于细胞坏死。因此，单纯 PS 靶向磁共振分子探针不能区分细胞凋亡和细胞死亡。

半胱氨酸天冬氨酸蛋白酶（caspase）被认为是细胞凋亡的中心环节和执行者，一旦被激活，将通过破坏细胞关键成分来启动死亡程序。SR-VAD-FMK 是一种含有荧光成分的 caspase 抑制剂，可与 caspase

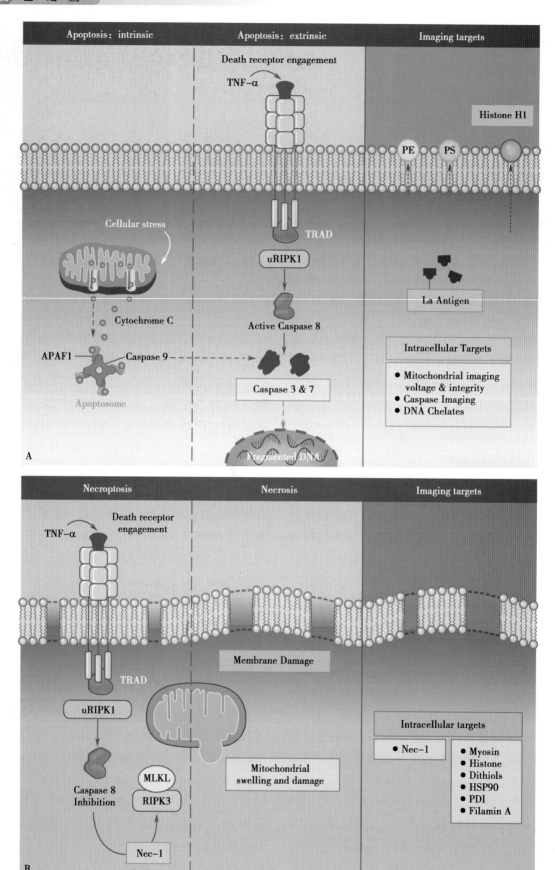

**图 1-4-4-18　细胞凋亡、坏死和坏死细胞死亡的主要分子途径**

Apoptosis: 凋亡；intrinsic: 内在的；extrinsic: 外在的；Imaging targets: 成像目标；Death receptor engagement: 死亡受体的参与；Histone H1: 组蛋白 H1；Cellular stress: 细胞压力；Cytochrome C: 细胞色素 C；Caspase 9: 半胱天冬酶 9；Apoptosome: 凋亡体；Active Caspase 8: 活性半胱天冬酶 8；Caspase 3&7: 半胱天冬酶 3&7；Intracellular targets: 细胞内靶标；Mitochondrial imaging voltage & integrity: 线粒体成像电压和完整性；Caspase Imaging: 半胱天冬酶成像；DNA Chelates: DNA 螯合物；Caspase 8 Inhibition: Caspase 8 抑制作用；Mitochondrial swelling and damage: 线粒体肿胀和损伤；Myosin: 肌球蛋白；Histone: 组蛋白；Dithiols: 二硫醇；Filamin A: 细丝蛋白 A

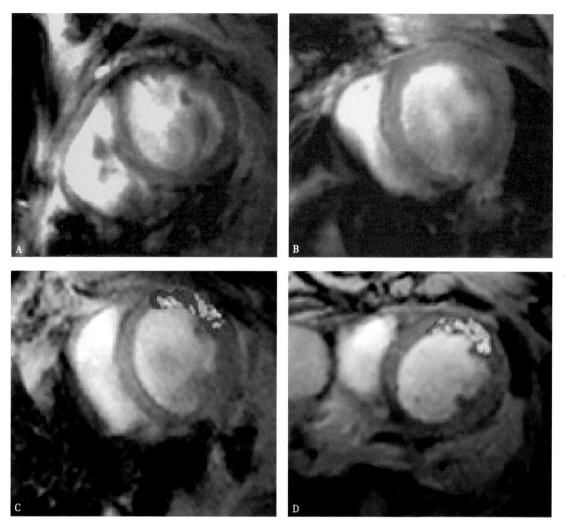

**图 1-4-4-19　短暂性冠状动脉结扎后活体小鼠心肌细胞凋亡的磁共振分子成像**

Annexin V 交联氧化铁（AnxCLIO）-Cy5.5（2mg Fe/kg）或 CLIO-Cy5.5（2mg Fe/kg）在 LAD 结扎后直接注入小鼠尾静脉 30 分钟，24 小时后在 9.4-T MR 扫描仪上进行成像。Flash 电影采集（TE 4.7ms）代表性图像显示：AnxCLIO-Cy5.5 舒张期像（A）和 CLIO-Cy5.5（B）。在所有小鼠的前壁 / 前外侧壁可见清晰的心肌收缩减弱区。然而，探针聚集显示的信号降低仅见于接受 AnxCLIO-Cy5.5（A）的小鼠心脏低动力区，而不见于接受 CLIO-Cy5.5（B）的小鼠心脏低动力区。在体内对应于接受 Anx-CLIO-Cy5.5（C）和 CLIO-Cy5.5（D）的小鼠 $T_2^*$ 图。$T_2^*$ 图显示心肌的感兴趣区域（ROI）就是心肌的低动力区，在 ROI 中心肌 $T_2^*$ 值显著降低

催化基不可逆结合，SR-VAD-FMK 同 $Fe_2O_3$ 纳米粒连接合成磁性探针，经尾静脉注入脑缺血鼠模型，7T 磁共振显示模型鼠大脑 $T_2^*$ 减低区同组织切片 TUNEL 染色结果高度一致，研究认为此探针显示了在体识别凋亡细胞的能力。

caspase3 是重要的细胞凋亡执行者，在凋亡的早期被激活，相应的分子探针可检测细胞凋亡。小分子 Ac-Asp-Glu-Val-Asp-Cys（StBu）-Lys-CBT 同 USPIO 共价结合组成小分子探针，这种探针含有 DEVD 序列，可被 caspase3 识别并发生快速凝集反应，在细胞内凝集的 USPIO 尺寸迅速扩大，横向弛豫率 R2 较对照组提高 65.2%，而且这种凝集反应只发生在凋亡 HepG2 细胞，而不会在正常细胞。在体

内凋亡肿瘤内凝集的这种探针减少了大分子物质在血液循环被清除的缺点，是一种酶激发的智能磁共振分子成像探针。检测 caspase3/7 活性的 $^{19}$F MRI 分子探针 FLAME-DEVD2，该探针内核为 PFC 纳米乳剂，二氧化硅涂层表面连接钆与多重 DEVD 复合物。caspase 3/7 活性是控制探针的"开""关"，重复的 DEVD 肽序列提高了 caspase 3/7 识别效率，基于 PFC 的 $^{19}$F MRI 成像没有背景摄取的干扰，通过尾静脉注射酸二钠脂质体导致小鼠脾脏巨噬细胞凋亡，用该 $^{19}$F MRI 成像探针显示小鼠脾脏信号明显增高，而对照组（注射 PBS 组）脾脏信号未见升高，该探针可敏感检测 caspase 3/7 活性，并特异性被 caspase 3/7 控制"开""关"。

## 五、肿瘤诊疗一体化

### 1. 基于 HER-2 靶向性新型可降解高分子紫杉醇纳米药的乳腺癌精准治疗

分类：诊疗一体化；靶点：被动靶向

在肿瘤的临床治疗中，紫杉醇作为一种卵巢癌、肺癌、乳腺癌等一系列肿瘤的化疗药物，由于低水溶性与对肿瘤组织低敏感性，极大限制了紫杉醇药物对肿瘤的治疗效果。另一方面，常规化疗药物在体内无法实时追踪，无法了解其在肿瘤组织中的分布情况与及时反馈药物的临床疗效。炎症也是个体化治疗无法实现的主要原因。许多科学家认为这是目前肿瘤临床化疗的主要问题，迫切需要一种有效的技术来解决。

为解决该问题，以聚合 r-谷酰基-谷氨酰胺通过可降解的化学键连接螯合紫杉醇，在水溶液中自组装成纳米粒（PGG-PTX），粒径规整、提高紫杉醇水溶性，改善药物动力学参数，增强机体耐受计量、减少副作用、加强抗肿瘤效果。另外，在纳米颗粒上螯合 $T_1$ 对比剂 Gd-DTPA，可同时达到诊疗一体化的目的（图 1-4-4-20、图 1-4-4-21）。

Gd-DTPA 螯合 PGG-PTX 自我组装而成的纳米颗粒（PGG-PTX-DTPA-Gd）作为抗肿瘤的药物运输系统，直径为 35.9nm，3T MRI 磁共振检测弛豫性能为 $r_1 = 18.98 L/(mmol \cdot s)$。

### 2. 中空金纳米携载抑癌基因对 luminal A 型乳腺癌的精准治疗。

分类：诊疗一体化；靶点：被动运输

多功能纳米颗粒靶向标记乳腺癌细胞，再激光照射进行光热治疗。采用光声设备和红外成像仪与磁共振设备共同监测动物模型的治疗过程，从分子水平动态、实时、定量乳腺癌的治疗效果，实现诊疗一体化。

磁共振新型对比剂——中空金纳米粒接载 Gd-DTPA（HAuNS），在高分辨率透射电镜（HR-TEM）及粒径电位分析仪中显示：粒径分布均一、呈良好晶体结构。修饰 Gd-DTPA 光谱吸收值位于近红外光区域；在体外 MR 成像监测过程中具有较高辨别灵敏性。

一种非病毒的基因载体系统——由低分子量的 PEI（2kd）耦合中空金纳米粒，携带抑癌基因 *pTP53* 组合成聚合体，静脉注射入 MCF-7 乳腺癌皮下小鼠模型，聚合体聚集至肿瘤位置使 *TP53* 发挥抑癌功能。近红外光可增强乳腺癌细胞对 PEI2k-HAuNS/pTP53 复合纳米粒的吞噬，促进逃离溶酶体及加速复合纳米粒中质粒的解离，因此在近红外光下，*pTP53* 体内及体外的转染及表达效率得到有效提高，有效实时定量监测肿瘤的治疗效果。在乳腺癌肿瘤治疗过程中，PEI2k-HAuNS 作为体内／外的基因运输体系，发挥不可或缺的作用（图 1-4-4-22～图 1-4-4-25）。

### 3. 射频加热联合化疗药对三阴性乳腺癌的精准治疗

分类：诊疗一体化；靶点：被动靶向

乳腺癌是最常见的恶性肿瘤，世界范围内女性发病率稳步上升。据估计 235 030 名患者将被诊断为浸润性乳腺癌，2014 年，40 430 人将被诊断为该病而死亡。虽然全身化疗是乳腺癌的主要治疗策略之一，但目前尚无定论保证足够浓度的化疗药物在不对其他重要器官产生毒性的情况下，被输送到目标肿瘤。此外，通过全身给药在靶肿瘤上，药物沉

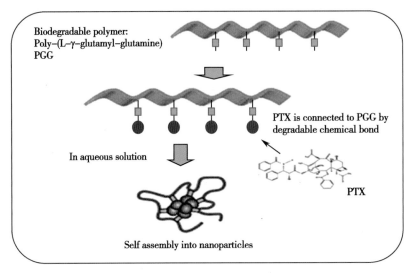

图 1-4-4-20　PGG-PTX 合成示意图

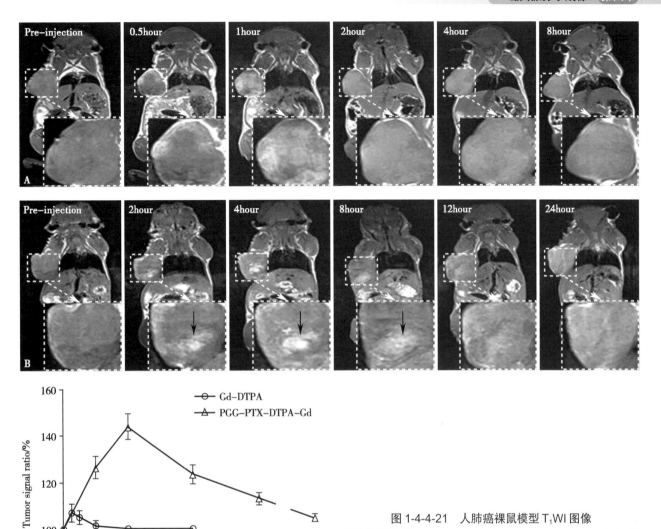

图 1-4-4-21 人肺癌裸鼠模型 T₁WI 图像

静脉注射游离 Gd-DTPA（A）或 PGG-PTX-DTPA-Gd（B），行不同时间点（注射前，0.5，1，2，4，8 小时）T₁WI，并测量计算每个肿瘤的平均 MR 相对信号增强幅度（C）。与对照组（Gd-DTPA）比较，静脉注射 PGG-PTX-DTPA-Gd 后，肿瘤组织的 MR 信号明显增强，并在注射后 4h 时达到顶峰

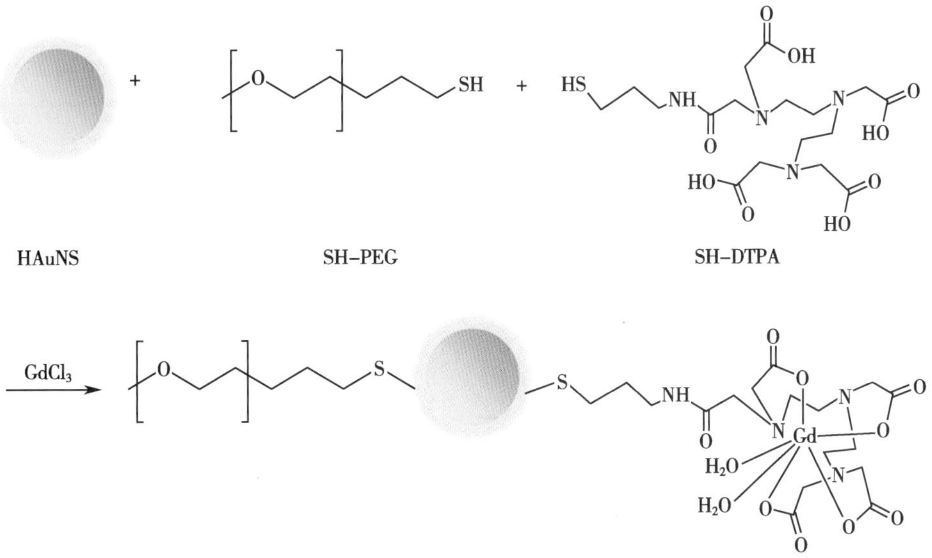

图 1-4-4-22 空心金纳米粒为载体的磁共振对比剂的合成示意图

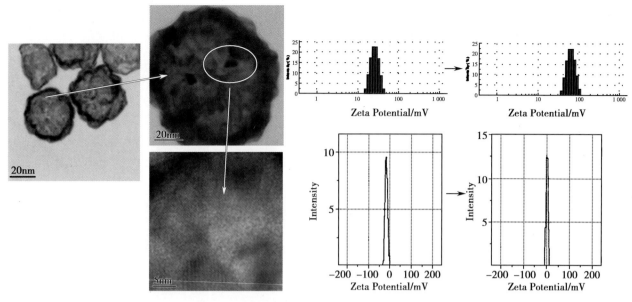

图 1-4-4-23 HAuNS-Gd 的高分辨率透射电镜(HR-TEM)图及其粒径电位分布

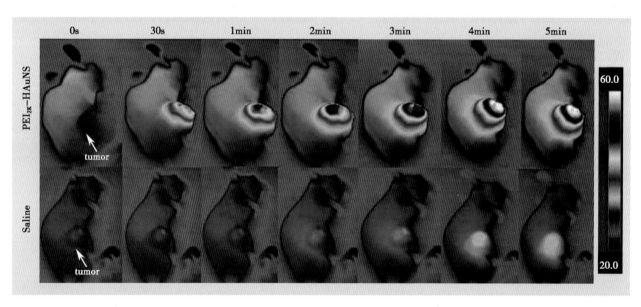

图 1-4-4-24 荷 MCF-7 乳腺癌小鼠分别经 PEI$_{2K}$-HAuNS 与 Saline 处理后，在近红外光照射下不同时间的热谱图

积显著促进了癌症的化疗耐药性。因此，其他有效的治疗方法都将纳入研究当中。

磁共振介入靶向基因/药物加热治疗系统利用可接受磁共振信号的天线产生高分辨率磁共振图像，通过传统导丝引导介入治疗，以射频加热等局部加热源来增强药物治疗效果，增加三阴性乳腺癌治疗方法。射频加热技术有效促进化疗药对接种乳腺癌细胞的裸鼠治疗，增强化疗药对乳腺癌肿瘤的杀伤作用。相比于单独射频与单独化疗药，射频与化疗药物联合治疗能够明显抑制乳腺癌细胞的增殖，增强细胞的凋亡率，抑制细胞周期停在 G$_2$/M 期。

以三阴性乳腺癌细胞(Bacp-37)建立裸鼠模型，向肿瘤部位插入磁共振成像加热导丝，并辅以微图

温度测量丝，使肿瘤部位达到 42℃，同时联合化学药物多柔比星，磁共振成像实时动态检测肿瘤状态(图 1-4-4-26～图 1-4-4-29)。

**4. 脂肪酶引发的水应答"潘多拉盒子"的癌症治疗：诱导邻近效应和增强药物渗透**

分类：诊疗一体化；靶点：被动靶向

目前，纳米技术提供了构建稳定的纳米颗粒(NPs)的可能性，可以避免排泄，增强对目标肿瘤组织的渗透和保留(EPR)效应。然而，有效纳米粒子(NPs)癌症治疗的主要障碍在于两点：药物释放不足和药物渗透不良，即局部药物水平(封装形式)较高并聚集在部位，不会转化为可用的药物水平(自由分子)。这为开发具有刺激响应特性的智能药物传递系统

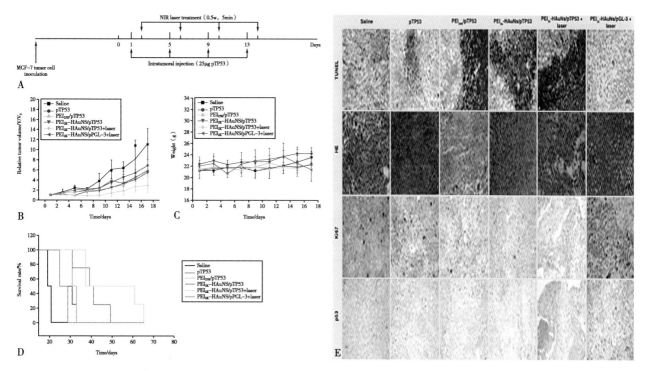

图 1-4-4-25　不同处理方法对荷 MCF-7 乳腺癌小鼠抗瘤能力检测

A. 不同处理的计划表；B. 不同处理后，18 天内肿瘤相对体积变化图（n＝6）；C. 不同处理后，18 天内小鼠体重相对体积变化图（n＝6）；D. 不同处理小鼠的生存曲线图；E. 不同处理后肿瘤的 TUNEL、组学分析、免疫组化分析对比图

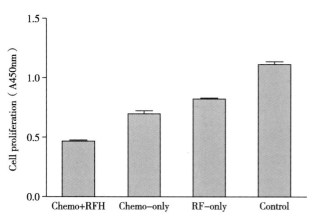

图 1-4-4-26　射频加热联合化疗对细胞增殖影响

（DDSs）带来了新的挑战，该系统能够将治疗剂量传递到活性位点，同时最小化高毒性药物在靶外位点的积累。

因此，利用非晶态碳酸钙（ACC）的高水不稳定性特点构建装载阿霉素（DOX）和包覆单硬脂素（MS）的"潘多拉盒子"（MS/ACC-DOX）NPs，在脂肪酶过表达的肿瘤组织中通过脂质引发的水反应释放药物，诱导邻近效应，增强药物渗透。MS 作为一种固体脂质，可以防止 ACC-DOX NPs 在循环过程中潜在的药物泄漏，同时可以很容易地在脂肪酶过表达的 SKOV3 细胞中分解，暴露 ACC-DOX 核。ACC 的高水不稳定性导致包封的 DOX 爆裂释放，诱导细胞凋亡和杀伤肿瘤细胞，从死亡或濒死的细胞中

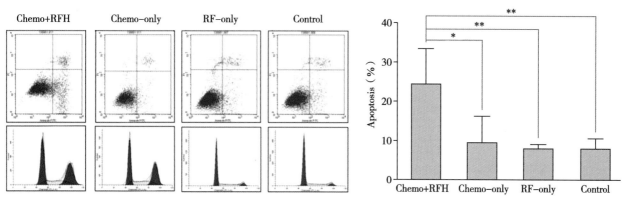

图 1-4-4-27　射频加热联合化疗药物治疗对乳腺癌细胞的细胞周期、细胞凋亡的影响

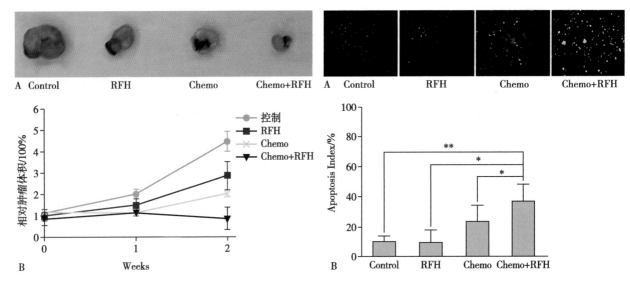

图1-4-4-28 体内抑瘤实验结果及肿瘤组织切片分析细胞凋亡指数

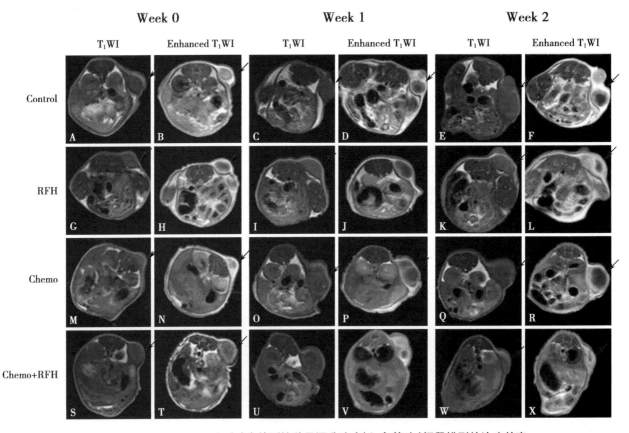

图1-4-4-29 T₁WI-MR实时动态检测接种异源乳腺癌(红色箭头)裸鼠模型的治疗效率

释放出来的NPs将继续分布到无处不在的水环境中以充分释放DOX,就像"潘多拉的盒子",导致严重的细胞毒性。此外,连续释放的游离DOX分子可以很容易地通过肿瘤细胞外基质扩散,增强药物对肿瘤深部组织的渗透。这两种效果都有助于提高抗肿瘤效果(图1-4-4-30～图1-4-4-31)。

### 5. 胆管癌基因治疗介入射频热疗与热休克蛋白启动子介导的HSV-TK基因联合治疗胆管癌

分类:诊疗一体化;靶点:被动靶向

胆管癌是恶性程度高,化疗不敏感。初期化疗对于不能手术的胆管癌患者来说是一种有益的帮助,然而达到全身供血的化疗剂量很低,胆管癌组织的耐药速度很快,化疗的使用是非常有限。

酶原药物治疗是不同肿瘤疾病患者的一种替代治疗方法,在转染肿瘤中,酶可以将无毒的前药转化为毒性的抗肿瘤药物。在"旁观者效应"中,有毒的抗肿瘤药物可以进入并杀死周围的肿瘤细胞。在酶和药物治疗后激活系统的免疫反应可能进一步增

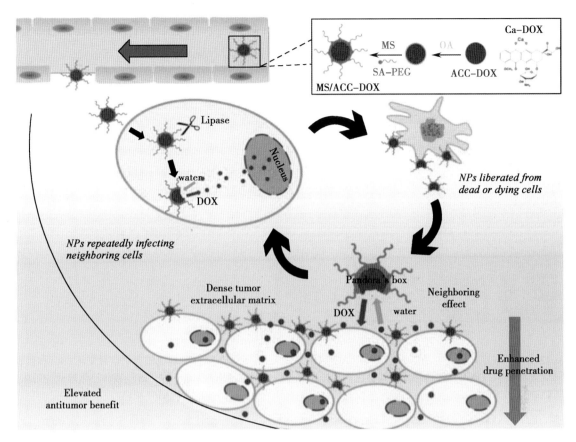

**图 1-4-4-30 "潘多拉盒子"( MS/ACC-DOX )NPs 的形成及抗肿瘤机制**

Lipase：脂肪酶；Nucleus：细胞核；NPs repeatedly infecting neighboring cells：NPs 反复感染邻近细胞；Dense tumor extracellular matrix：致密肿瘤细胞外基质；NPs liberated from dead or dying cells：NPs 从死亡或垂死的细胞中释放出来；Pandora's box：潘多拉的盒子；Neighboring effect：邻效应；Enhanced drug penetration：增强药物渗透性；Elevated antitumor benefit：提升抗肿瘤益处

强其治疗效果。单纯疱疹病毒胸腺嘧啶激酶 / 更昔洛韦（HSV-TK/GCV）自杀基因治疗是治疗包括胆管癌在内的各种癌症的一种很有前途的方法。然而，治疗性基因表达低、靶向基因传递不够精确等缺陷限制了自杀性基因治疗的广泛临床应用。

通过一系列使用人胆管癌细胞的体外实验，建立了概念的"原理证明"，用同样患有胆管癌的小鼠在体内验证了新的介入肿瘤学技术。通过磁共振成像评价疗效与病理和实验室检查证实，瘤内射频高热（RFH）促进 HSV-TK 基因的靶向表达水平显著升高，进一步提高治疗定向瘤内 HSV-TK/GCV 基因治疗效率。相比与对照组而言，HSV-TK/GCV 基因治疗具有最小数量的肿瘤细胞数、最小尺寸肿瘤、最高凋亡指数。影像引导介入肿瘤学、RFH 技术和直接基因治疗的新型结合可能对胆管癌的有效治疗有价值（图 1-4-4-32）。

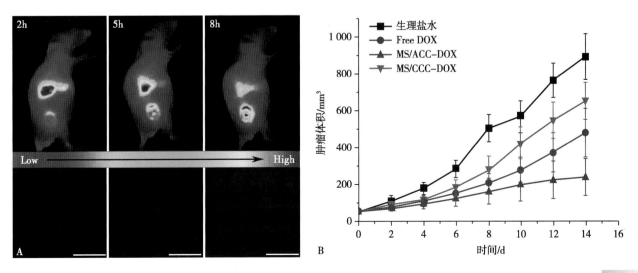

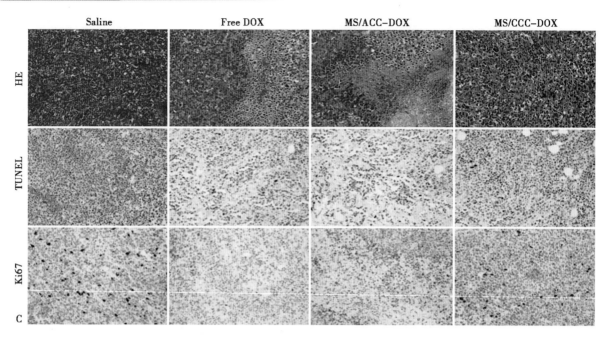

**图 1-4-4-31 MS/ACC-DOX NPs 对活体肿瘤的抑制效果**

A. 在 skov3 荷瘤裸鼠中静脉注射 diR- 装载的 MS/ACC-DOX NPs（2h、5h、8h）后，肿瘤内的光学信号变化（上）和代表性组织切片（下）荧光染色图：DAPI 染细胞核显示为蓝色，DOX 显示为红色。B. SKOV3-tumor-bearing 裸体小鼠静脉注射生理盐水、DOX、ACC-DOX 及 CCC-DOX NPs 后的肿瘤体积变化；C. 肿瘤切片 HE、TUNEL 以及 Ki67 染色

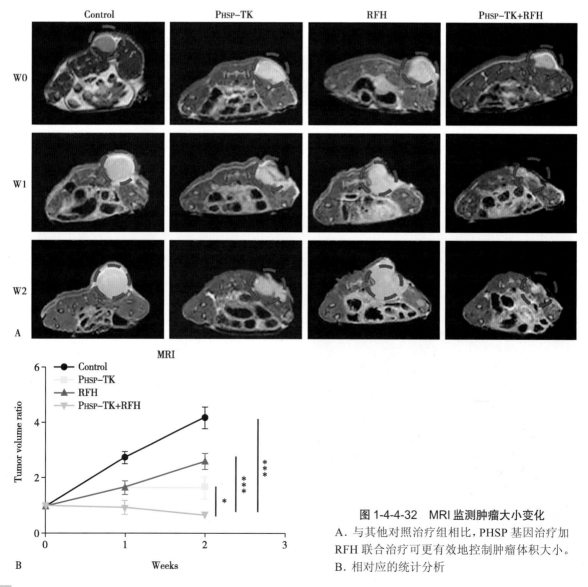

**图 1-4-4-32 MRI 监测肿瘤大小变化**

A. 与其他对照治疗组相比，PHSP 基因治疗加 RFH 联合治疗可更有效地控制肿瘤体积大小。

B. 相对应的统计分析

## 六、血栓靶向性成像

血栓阻塞血管后常引发严重的临床并发症，如缺血性脑卒中、心肌梗死、肺动脉栓塞等。血管造影（DSA）、CT 或 MR 血管成像（CTA/MRA）、血管超声等传统的检查方法仍停留在解剖层面，对早期血栓的诊断缺乏特异性和敏感性。血栓靶向性 MR 分子成像可以从分子水平描绘病变组织成分信息，判断血栓的形成阶段，对血栓进行定性诊断。参与凝血级联反应的纤维蛋白、活化血小板、凝血因子Ⅷ均可作为分子探针的靶点。

纤维蛋白是血栓的主要组成成分，是最早被研究的血栓分子成像靶点。2004 年就有学者报道将纤维蛋白特异性分子肽螯合钆剂合成纤维蛋白特异性分子成像对比剂，利用 MRI，可对动脉粥样硬化斑块 / 血栓直接成像。在此基础上，新改良后的纤维蛋白特异性分子成像对比剂 EP-2104R 被应用于急性脑动脉血栓成像，并进入人体临床Ⅱ期实验。表面携带钆剂的全氟化碳（PFC）粒子可靶向纤维蛋白，不仅是 $^1H$ 的 $T_1$ 加权对比剂，而且可以实现相应的 $^{19}F$ 成像。用螯合钆剂的 PFC 纳米粒子靶向纤维凝血块，磁共振 $T_1W$ 成像获得血栓图像的 $^1H$ 信号强度与超顺磁的 PFCE 纳米粒子的浓度呈线性相关，此纳米粒在体特异性识别非稳定性动脉粥样硬化斑块的潜力。用三步乳化和碳二亚胺法合成了相变多峰多功能纳米粒子（EWVDV-Fe-Ink-PFH NPs），该纳米粒子在体内外的多模态成像（即光声成像、MRI 和超声成像）显示具有明显靶向血栓的功能，病理学证实了在纳米粒子上的 EWVDV 肽能有效靶向血栓 P- 选择素，纳米粒子进入血栓的穿透深度较深。

血栓形成过程中，活化血小板的整合素受体 GPⅡb/Ⅲa 的构象发生改变，能够接受配体，因而整合素受体 GPⅡb/Ⅲa 成为血栓分子成像的靶点。用端羧基聚乳酸 / 羟基乙酸（PLGA-COOH）为载体包裹 MR 对比剂钆喷酸葡胺（Gd-DTPA）再共价结合 GPⅡb/Ⅲa 受体拮抗剂精氨酸 - 甘氨酸 - 天冬氨酸 - 丝氨酸（Arg-Gly-Asp-Ser，RGDS）短肽片段，构建靶向血栓 MR 分子探针，1.5T MRI 显示其对离体血栓具有较强的靶向性。鉴于 SPIO 较 Gd-DTPA 拥有更长的半衰期，更高的弛豫率以及较低的副作用，用 PLGA 为载体包裹 $Fe_3O_4$ 表面连接靶向能力更强的精氨酸 - 甘氨酸 - 天冬氨酸环肽（Arg-Gly-Asp，cRGD），构建新型靶向血栓 MR 分子探针，经尾静

脉向腹主动脉血栓模型鼠注射后，7.0T MRI 动态检测显示，注射 10 分钟后附壁血栓 $T_2$ 信号减低。超微双对比氧化铁纳米粒子（DCIONs）标记能够特异性识别 GPⅡb/Ⅲa 配体的单链抗体（scFv）以及荧光分子，离体人血栓及在体模型鼠颈动脉血栓 MR 成像均显示 $T_1$ 高信号、$T_2$ 低信号，$T_1/T_2$ 双对比成像相互印证提高了诊断的准确性，荧光成像可以进一步验证了探针靶向血栓的能力。

另外，活化血小板表面二硫化异构酶（PDI）可以被激活，EP-2104R 的非结合形式可被 PDI 激活后转化为 EP-2104R，这种携带了 Gd-DOTA（钆特酸葡胺）的对比剂能够特异性结合纤维蛋白因而实现新鲜血栓 MR 分子成像，而陈旧性血栓由于 PDI 活性降低无法激活这种探针，非结合形式的 EP-2104R 可以对新鲜血栓进行成像。

活化的凝血因子Ⅷ能在血栓形成初期共价交联 $\alpha_2$- 抗纤维蛋白溶酶（$\alpha_2$-antiplasmin，$\alpha_2^{AP}$）与纤维蛋白，用 $^{19}F$ MRI 和 $\alpha_2^{AP}$ 作靶向的 PFC 纳米乳剂同时完成小鼠下腔静脉血栓和肺动脉栓塞的 $^1H$ 和 $^{19}F$ MRI 成像。直径小于 0.8mm 的小鼠下腔静脉血栓可被 9.4T MRI 检测到，且图像具有很好的信噪比和对比噪声比，并且用 $\alpha_2^{AP}$-PFC 可以区分溶栓不稳定的血栓和药物抵抗血栓。

## 七、细胞示踪

细胞示踪即无创性、动态检测目的细胞在生物体内迁移、分布及生存状态，磁共振干细胞移植后活体示踪、癌细胞转移监测、活体示踪免疫细胞等。SPIO 和 USPIO 是磁共振 $T_2$ 负性对比剂，生物相容性良好，可参与细胞代谢，几乎不影响细胞的生长、增殖、分化等，利用 MRI 可在活体上无创、重复、动态示踪磁标记细胞，是应用最为广泛的细胞示踪剂。多模态硫化钆纳米粒子、氧化钆纳米粒等也被用来标记间充质干细胞等。基于锰卟啉（$MnPNH_2$）的 $T_1$ 对比剂用于示踪人胚胎干细胞的 MR 成像，在体内外效果均非常明显，而且细胞活力和分化未受明显影响。

借助转染剂 PLL 将 USPIO 标记脂肪源性干细胞（ADSCs），在铁浓度 50μg/ml，孵育时间 12 小时条件下，标记效率最高，且不影响细胞活性、代谢和分化，磁标记细胞在磁共振持续显影至少维持 12 周以上。聚乙二醇 / 聚乙烯亚胺修饰的超顺磁性氧化铁（PEG/PEI-SP10），无需转染剂可直接高效率标记 ADSCs，通过向慢性脑缺血 SD 大鼠侧脑室内注入

磁标记细胞，并行模型鼠颅脑 MR 成像，测量颞顶叶皮质、海马、小脑 $T_2$ 值，可以量化分析磁标记细胞在慢性脑缺血模型大鼠脑内迁移和分布。

磁共振 $T_2W$ 序列是检测 SPIO 的常规序列，近年来相关研究显示磁敏感加权序列（SWI）较 $T_2W$ 序列检测铁磁性物质更为敏感。10 天龄大鼠制作了新生儿缺血缺氧模型鼠，向健侧侧脑室内注入菲立磁（Feridex）标记的人神经干细胞（hNSC），$T_2WI$ 和 SWI 被同时用于监测干细胞向脑损伤部分迁徙和分布，可见自侧脑室向脑损伤迁徙的磁标记干细胞在 $T_2WI$ 显示为低信号，而 SWI 提高了对磁标记细胞的检测能力。

SPIO 作为磁共振细胞示踪剂有自身的局限性，如敏感度相对较低，铁浓度随细胞分裂降低，标记细胞死亡后崩解，铁粒子被吞噬细胞吞噬磁共振图像出现假阳性等。近年来，$^{19}F$ 成像技术得到了迅速发展，以全氟化碳（PFC）作为氟来源的是 $^{19}F$ MRI 成像，不同于以氢原子核（$^1H$）为基础的 MR 成像，$^{19}F$ MR 成像主要依赖于 $^{19}F$ 的自旋密度加权，由于人体 $^{19}F$ 含量很低，因此只有被标记细胞可以被检测到，因此避免了铁离子作为基础的细胞标记产生的假阳性，可作为一种定量 MRI 对比剂。PFC 纳米乳剂通过静脉注射入心肌梗死模型猪的血液，这些 PFC 纳米粒子紧接着被单核细胞吞噬，这些 $^{19}F$ 标记的单核细胞被促炎细胞因子引导聚集在心肌梗死部位，而这些部位的 $^{19}F$ 标记的白细胞可以通过 MR 进行无创监测，PFC 可用于 $^{19}F$ MRI 监测心肌梗死后炎性反应。

USPIO 和全氟化碳（PFC）分别标记肿瘤相关巨噬细胞（tumor associated macrophages，TAMs），经荷 $4T_1$ 乳腺癌裸鼠尾静脉注射两种被标记细胞后行 MRI 成像监测肿瘤生长及转移，两种方法标记的 TAMs 在肿瘤分布具有一致性，但是 $^{19}F$ 标记细胞具有更高的灵敏度，更好的显示 TAMs 的分布，并可以量化标记细胞，提供磁标记细胞不能显示的信息，因此 PFC 标记示踪细胞技术有望受到更多的重视。

（单秀红　孙继红）

## 第五节　Micro MRI

磁共振成像（MRI）的诞生为举世公认的 20 世纪医学科学的一项伟大成就，已经为临床医学的发展做出了重大的贡献。随着分子影像学研究技术的发展，MRI 也成为分子影像学研究的重要技术之一。伴随着基因工程的发展，以及转基因动物的不断发展，尤其是转基因小鼠的大量研究应用，对 MRI 技术的要求也在不断提高。分子影像学研究需要分辨率高，应用灵活，成本低、能够取代临床应用型 MRI 设备的更加先进的磁共振成像仪器。Micro MRI 的空间分辨率比临床应用型 MRI 的空间分辨率大数十倍，在转基因动物等的实验研究中发挥了巨大的作用。Micro MRI 的问世，正好适应了这个分子影像学研究的时代需要，它的出现，大大加快了 MRI 分子影像学研究的飞速发展。

### 一、Micro MRI 的优势

与传统临床应用型 1.5T 及 3.0T MR 成像相比，Micro MRI 主要有如下优势：首先，Micro MRI 的成像软件功能强大、设计开放、使用灵活，能够满足不同层次动物实验研究对 MRI 的需求。该软件提供了多种不同的脉冲序列，可以满足不同 MRI 的要求；预留了多路控制通道，使得软件升级更加简单；设计了可调节的脉冲宽度、脉冲幅度以及触发时间，体现了对脉冲序列的控制。其次，Micro MRI 兼具磁共振波谱与成像技术，标准配置磁共振成像应用软件，软件拥有功能全面的脉冲序列库，包括：MSE、FSE、MGRE、IR 等软脉冲序列，面向对象设计的软件界面，操作简单方便，实现动物活体内部组织的检测。

另可选配：①MRI 分析应用软件，软件拥有功能全面的脉冲序列库，包括：FID、CPMG、SEG-CPMG、SES、IR、IR-SE、IR-CPMG 等硬脉冲序列，以及先进的反演功能，实现准确采样及数据处理；②MRI 对比剂弛豫分析软件，满足 MRI 对比剂的弛豫测量，操作简单，设计友好，结果准确；③MRI 图像三维重建软件，实现二维 MRI 图像的三维重建及其他图像处理分析功能。

另外，Micro MRI 具有高分辨率的特点，其分辨率已经达到 50μm 级，通过成像，可同时获得实验动物的解剖、生理及病理学信息。Micro MRI 它可以提供 $T_1$、$T_2$、$T_2^*$ 及 DWI 等临床常用扫描序列。由于能提供小动物的大脑、心脏、肿瘤及其他脏器的高分辨率解剖及功能图像，被广泛用在颅脑、心血管及肿瘤等疾病的基础研究中。

### 二、Micro MRI 的成像技术

Micro MRI 是新出现的转基因及基因敲除动物的成像需求而产生的 MRI 成像技术，由于扫描孔径

小，适合小动物模型的成像实验研究。与传统临床应用型 MRI 比较，Micro MRI 设备的扫描孔径小、具有较高的磁场强度及更高的分辨率。磁场强度高（可达到 17.6T），梯度场强高（200～1 000mT/m），发射线圈敏感，脉冲序列更有效，三维成像设计更优越。这样，大大提高了空间分辨率及信噪比，各向同性分辨率在活体可以达到 50μm，在离体组织可达到 10μm，甚至更小。但由于编码容积数据范围较大，需增加次数以提高信噪比，因此，成像时间较长。

Micro MRI 能够完成具有最新技术水平 MRI 成像和波谱实验，其中包括像回声平面（EPI）这样的超快速成像、动脉自旋标记成像（ASL）、单一像素或化学位移成像等实验。多通道接受系统应可与相控阵线圈联用，进行并行成像。

同许多新的成像技术一样，Micro MRI 的技术性要求很高，并且需要一定的专业技能。对于 Micro MRI 成像实验，相同的规定指南或者"标准"是不存在的。我们也要说明的是由于磁场强度较高，梯度较强，相对应的磁敏感伪影和运动伪影的消除就变得很困难，有时甚至无法克服。

### 三、Micro MRI 的研究应用

随着 MR 成像技术的飞速发展，MRI 技术已经成为临床影像诊断的主要方法之一；也是临床应用的研究热点。在追求高信噪比、高空间分辨率及更高对比度的同时，MR 成像已经由单纯的解剖成像发展成为包括解剖、生理、病理生理和功能成像及分子成像在内的综合性检查和研究手段。同样，Micro MRI 成像研究也在从结构成像向反映疾病生物学行为的病理生理及功能成像方向发展，Micro MRI 应用范围扩大到物质结构确定、物质的化学鉴定、聚合物特性测定、医学药品研究开发、化学催化研究等。Micro MRI 成像分析系统是基于永磁体的立式成像系统，可广泛应用于中小尺寸样品的 MRI 研究分析，运行成本低，图像的分辨率高（图 1-4-5-1）。

Micro MRI 成像主要分三个层次：①实验研究动物的活体器官解剖结构水平的成像；②实验动物活体组织学水平成像；③细胞学水平成像。

#### （一）实验动物活体器官解剖结构水平成像

Micro MRI 可以实现对大脑、心脏、肝脏、肾脏、骨骼等小鼠器官解剖结构的活体成像，可以实时追踪、检测小鼠各个器官疾病模型的建立及进展情况，对实现活体追踪疾病模型的影像学研究，提供了方便、可靠的研究方法，尤其在小鼠／大鼠脑缺血模型、

心梗模型、肝脏肿瘤模型及骨损伤模型的建立及实时监测方面，临床基础研究应用广泛（图 1-4-5-2）。

Micro MRI 在实现小鼠／大鼠解剖结构成像的同时，也可实现对器官疾病模型的对比剂增强检查，对比剂选择广泛，如临床应用型 Gd-DTPAC、Gd-EOB-DTPAD 及 Mn-DPDPB 等。也可实现实时扫描优化、实时射频脉冲计算、在线图像重建、用于高分辨率 3D 成像的快速 64 位多核图像重建、3D 图像可视化和分析、脉冲序列开发等诸多高级功能，结合

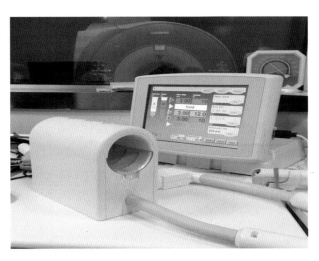

图 1-4-5-1　7.0T Micro MRI 小动物表面线圈，内径 8cm，长度 16cm

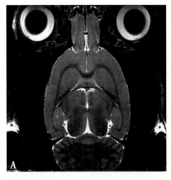

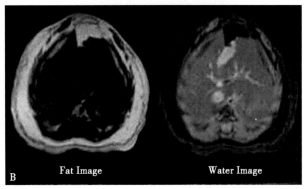

图 1-4-5-2　Micro MRI 在小鼠器官的应用
A. 小鼠正常大脑解剖结构成像。B. 小鼠正常肝脏解剖结构成像

其完备的硬件实施，共同为小动物 MRI 研究提供强大的技术支撑。

### （二）实验动物疾病模型组织学水平成像

Micro MRI 可用来研究小鼠／大鼠活体及离体疾病模型组织的病理组织学变化过程，利用多参数扫描序列，对比分析基本模型的建立及病理学进展，为影像学的临床应用基础研究，提供了可靠、方便、实时的研究方法。我们利用 7.0T MRI 对大鼠颈动脉粥样硬化形成过程进行了动态监测（图 1-4-5-3）。

### （三）细胞及分子水平成像

现阶段细胞及分子水平的 Micro MRI 应用主要体现在如下方面：活体细胞移植的靶向 MRI 动态监测，细胞及分子水平评价肿瘤血管形成，功能基因转染后细胞功能的靶向 MR 成像动态监测等。成像序列多为 $T_1WI$、$T_2WI$、PDWI 及弥散加权（DWI）序列。与其他分子成像方法相比，它的优势在于具有很高的分辨率，且能同时获得解剖与生理信息，这有利于在活体状态下，研究疾病的分子机制。

Micro MRI 在活体细胞示踪的研究中，根据示踪对比的不同，也可进行不同序列的成像，如 $T_1WI$、$T_2WI$ 成像。MR 细胞成像的示踪剂很多，可以分为两大类：一是基于 $^1H$ 成像，通过改变标记细胞 $T_1$ 或者 $T_2$ 特性，与背景正常组织形成对比，在特定图像上产生对比度如：二价锰离子（$Mn^{2+}$）、钆喷替酸葡甲胺（Gd-DTPA）、三氧化二铁（$Fe_2O_3$）等；二是基于其他磁共振可探测核素，如 $^{19}F$-氟。

虽然钆对比剂广泛地被应用到临床工作中，但到目前为止，在各类干细胞体外标记 MR 示踪剂中，以超顺磁性氧化铁（superparamagnetic iron oxide，SPIO）类研究较多。其特点是粒径小，穿透力强，主要通过降低标记细胞的 $T_2$ 值，在很低浓度（nmol 级）即可在 MRI 尤其是 $T_2WI$ 图像上与背景组织形成对比（主要表现为低信号）。另外，SPIO 具有生物可降解性，能被细胞代谢后进入正常血浆铁池，与红细胞血红蛋白结合或用于其他代谢过程。

USPIO 标记干细胞，进行干细胞移植后迁移的研究，是 MR 分子影像学研究的重要内容，Micro MRI 在离体及活体干细胞移植后迁移的研究中，同样，

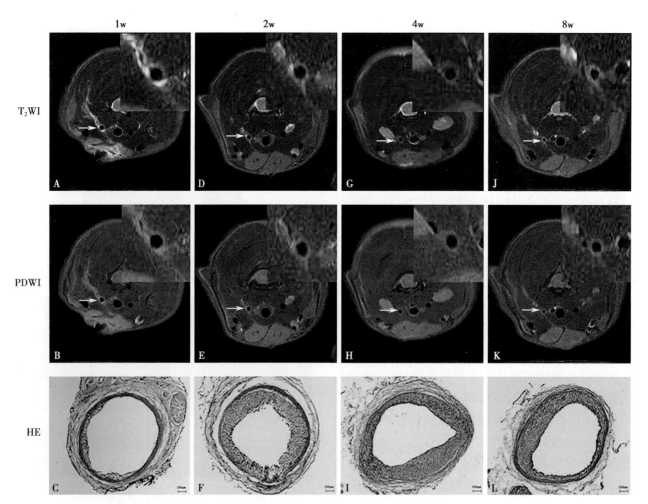

图 1-4-5-3 大鼠颈动脉损伤后高脂饲料喂养，不同时间点大鼠颈动脉粥样硬化形成的 7.0T MRI 监测图像（白色箭头）与对应 HE 染色：损伤后不同时间点（1w、2w、4w、8w）；7.0T MRI 图像（$T_2WI$、PDWI）；HE 染色（×100）

体现了其重要的临床基础研究应用价值。附图为抗体靶向合成型平滑肌细胞的 USPIO 探针的体外细胞成像（图 1-4-5-4）。

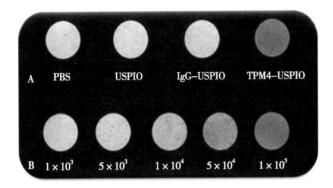

图 1-4-5-4　不同浓度探针与合成型 VSMC 共孵育后 7.0T MRI T₂WI 图

成像序列及参数如下：T₁WI 快速自旋回波（RARE）序列：TR 1 200ms、TE 10ms、FOV 3.5cm×3.5cm、矩阵 256×256；T₂-PDWI 双回波自旋回波（MSME）序列：TR 2 500ms、TE 65ms/13ms、FOV 3.5cm×3.5cm、矩阵 256×256；扫描层厚均为 1.2mm

　　基于 ¹H 成像的细胞示踪技术，虽有较高的敏感度，但往往因为不确定的背景信号影响标记细胞位置的判断以及后期信号的定量化处理。因此，基于其他磁共振可探测核素的技术在近年来引起重视，并在 MICRO-MRI 上得到了广泛的应用和实践，其中尤以 ¹⁹F 氟的研究引人注目。早在 19 世纪 70 年代，第一台临床磁共振发明之际，诺贝尔奖得主 Lauterbur 教授实验室就通过扫描含有氟的化合物（如氟化钠）获得了第一张 ¹⁹F 的图像。后续关于 ¹⁹F 成像技术的应用主要集中在对含氟药物的生物体内分布以及含氟麻醉气体的生理特性与安全性的研究。2005 年，现加州大学圣迭戈分校的 Ahrens 教授发现的基于全氟聚醚（perfluoropolyether）的示踪剂可以追踪人为诱导的炎症动物模型中的免疫树突状细胞（dendritic cell，DC）的研究打开了氟成像在细胞成像中的大门。全氟化物在临床中常被用作血液代替物（blood substitutes），同时具有疏水以及疏脂性，通过外包磷脂质等不同生物材料，可以更加轻松地进入细胞，同时又兼具良好的生物兼容性以及降解性。鉴于人体内不含有常规磁共振序列可以探测到的氟元素，氟成像可被认为无背景信号成像，凡是通过 ¹⁹F 探测到的信号均为氟追踪剂或者氟追踪剂所标记的细胞，这样既有利于快速准确地定位标记细胞，又可以在不同时间节点上量化分析信号信噪比强度的变化所对应的细胞浓度的变化。

　　依据标记细胞类型，通常使用两种不同的细胞标记方法。一是体外标记，在体外培养基内通过优化培养条件，使细胞在与追踪剂共同培养的条件下获得标记，然后注入实验动物体内。这个方法主要针对干细胞等非吞噬性细胞；另外一种为体内标记，通过静脉注射追踪剂来标记吞噬性细胞，这类方法一般应用在不同炎症动物模型中较多。伴随着越来越多运用氟成像技术进行细胞追踪的实验，包括一些相关临床实验的完成，氟成像技术正从 Micro MRI 慢慢应用到临床磁共振。对比基于 ¹H 的细胞示踪技术，氟成像最大的缺陷是其相对低的敏感度，往往需要提高氟浓度（mmol 级别）或者细胞数量（k 细胞／像素），降低扫描分辨率以及延长扫描时间来提高信噪比。目前提高氟成像信噪比的解决方案主要集中在优化扫描序列以及信号后处理（比如压缩感知），设计使磁共振参数（高 T₂/T₁ 数值）以及标记目标细胞更高效的对比剂，特定的超低温 RF 线圈。如将来图像信噪比的问题能被妥善解决，相信氟成像技术在细胞成像中的应用将更加广泛和有效（图 1-4-5-5）。

　　近年来，由约翰霍普金斯医学院 Peter C.M. van Zijl 教授率先提出的化学交换饱和转移（chemical exchange saturation transfer，CEST）技术作为 T₁，T₂ 对比机制的有效补充被越来越广泛地应用。CEST 技术基于溶解物分子和水溶剂分子上不稳定质子的交换，通过饱和转移（发送特定的 RF 脉冲）产生并且增强溶解物分子的信号，使得一些微观的生物物理特性得以被磁共振技术测量到。CEST 的应用不局限于细胞成像，还可以广泛地应用在肿瘤酸碱度测试、代谢物成像以及灌注成像等。

　　CEST 磁共振分为内生 CEST 和外生 CEST。内生 CEST 技术主要基于生物体内在的重要化合物，如氨基化合物（amide proton transfer，APT）、谷氨酸（glutamate，gluCEST）、葡萄糖（gluocose，glucoCEST）等。其中 APT 技术可以被应用到测试缺血性脑卒中的组织酸碱度、特定蛋白的浓度以及胶质瘤的肿瘤分级。GlucoCEST 技术可以用作类似于 FDG-PET 的工作来测试肿瘤的代谢或者 DCE-MRI 的工作来进行肿瘤的灌注成像。GluCEST 则可以测试作为中枢神经系统中重要的兴奋性神经递质谷氨酸的浓度来检测相关神经类疾病，如阿尔茨海默病、亨廷顿病等。外生 CEST 技术则需要外部的探针来实现，根据探针的磁敏感性又分为抗磁性（diamagnetic，diaCEST）以及顺磁性（paramagnetic，paraCEST）两

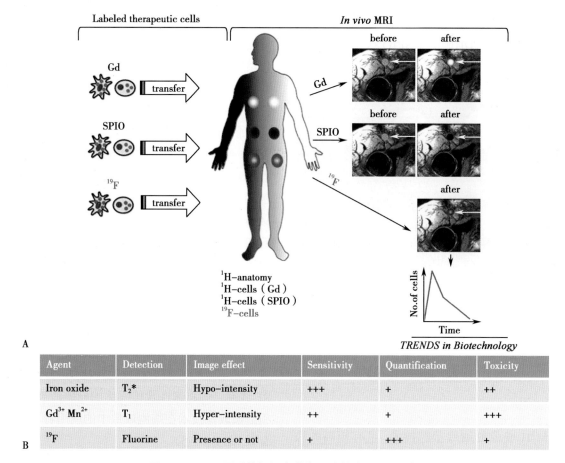

| Agent | Detection | Image effect | Sensitivity | Quantification | Toxicity |
|---|---|---|---|---|---|
| Iron oxide | $T_2^*$ | Hypo-intensity | +++ | + | ++ |
| $Gd^{3+} Mn^{2+}$ | $T_1$ | Hyper-intensity | ++ | + | +++ |
| $^{19}F$ | Fluorine | Presence or not | + | +++ | + |

图 1-4-5-5　不同磁共振细胞成像示踪剂的总结和比较

A. 当使用基于 $^1H$ 成像的示踪剂（superparamagnetic iron oxide，SPIO 和 Gd）时，往往需要细胞转移前与转移后的信号强度的变化（其中 Gd 在 $T_1$ 表现为增强信号，SPIO 在 $T_2$ 表现为减弱信号）来判断细胞转移后的位置。与之相比，氟成像在与 $^1H$ 背景图像融合后，只需要观察氟信号是否出现在氟图像上既可以判断细胞转移后的位置，同时信号的变化也可以很容易的进行细胞数量的定量化分析。B. 不同磁共振细胞成像示踪剂的图像表征特定和优缺点的总结和比较

种技术。其中抗磁性的碘化对比剂（acidoCEST）在乳腺癌动物模型上可以用来测试乳腺癌细胞外酸碱度。考虑到临床仪器硬件的设置以及热量吸收（SAR）的限制，目前 CEST 主要的研究重点还是侧重于临床前，从临床前转化到实际临床应用还需要在采集方法和数据后处理上作出相应的调整和优化（图 1-4-5-6、图 1-4-5-7）。

Micro MRI 波谱（MRS）成像具有很高的谱线分析能力，原因在于其具有超高的磁场强度。目前用于 Micro MRI 测定的原子核有：氢、磷、碳、氟、氮、钠和钾等原子核。而应用于临床研究最多的是氢和磷原子核。附图是对大鼠心肌的 7.0T Micro MRI 磷谱测定研究（图 1-4-5-8～图 1-4-5-11）。

近年来，超极化磁共振波谱（hyperpolarization，HP MRI）因其能大幅提高磁共振敏感度而越来越被广泛地应用到分子和细胞成像中。超极化是人工的通过超极化媒介来扩大核素净磁化量（偏离应有的热量恒定状态）来提高成像敏感度的技术。相比较于传统的磁共振技术，理论上可以最多提高 100 000 倍扫描敏感度。目前应用最广泛的是碳-13 超极化磁共振技术（$^{13}C$ HP MRI），具有很高的敏感度，无背景信号干扰以及可以基于碳-13 宽阔的化学转移频谱同时探测不同分子包括基底、中间产物以及最终产物的优点。到目前为止，$^{13}C$ HP 技术及其特定的追踪剂被比较广泛地应用于包括丙酮酸酶（pyruvate）、乳酸脱氢酶（lactic acid dehydrogenase，LDH-A）、丙氨酸氨基转移酶（alanine transaminase，ALT）以及谷氨酰胺酶（glutaminase，GLU）等特定的潜在的作为癌症生物标记物的代谢酶的定量分析中（图 1-4-5-12）。

总之，Micro MRI 以其超高场强，高组织与空间分辨率的特点和多参数扫描的功能，已经成为临床医学、影像医学、基础医学及药理学研究的重要技术。其应用于研究的领域也在不断扩大，已经拓展到了结构确定、化学鉴定、聚合物特性测定、药品开发、催化研究等。

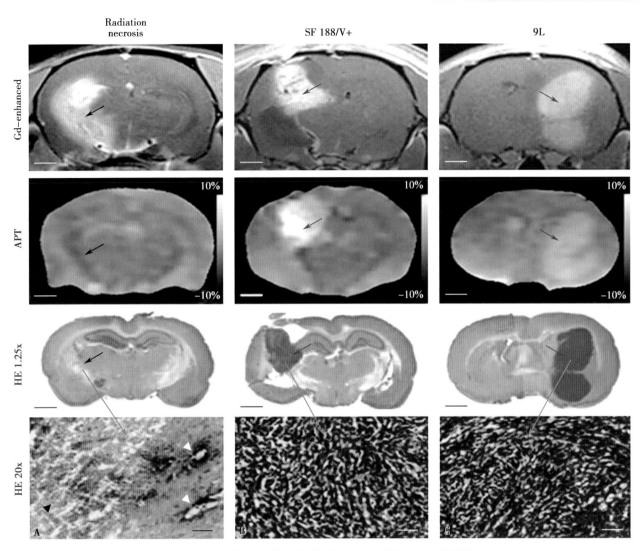

图 1-4-5-6 放射性坏死与神经胶质瘤使用 APT 成像和组织学成像的比较

A. 放射性坏死（40Gy，放射后 178 天）的磁共振以及 HE 染色的组织学切片图像：钆增强图像显示了放射性坏死（黑色箭头）。对比病灶对侧的正常脑组织，放射性坏死在 ATP 磁共振中显示为低信号，同时也可以很清晰地在高倍的组织学切片图像上看到因坏死造成的正常脑组织的丢失和被破坏血管的扩张（白色箭头）。B. 临床神经胶质瘤组织（SF188/V + glioma，植入动物颅内 16 天后）的磁共振以及 HE 染色的组织学切片图像。C. 临床神经胶质肉瘤组织（9Lgliosarcoma，植入动物颅内 11 天后）的磁共振以及 HE 染色的组织学切片图像。神经胶质瘤（粉红色箭头）和神经胶质肉瘤（红色箭头）在 ATP 图像上都显示为高信号，对应组织学切片图像上的高细胞浓度表征。比例尺：2mm（Gd-enhanced，APT and HE 1.25×）and 50μm（HE 20×）

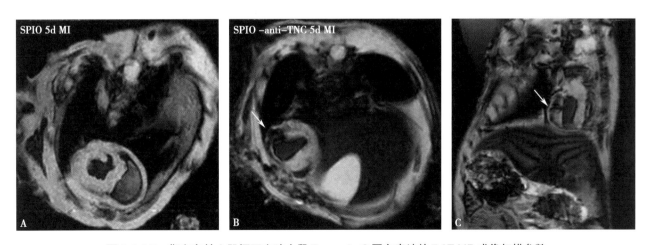

图 1-4-5-7 靶向急性心肌梗死实验小鼠 Tenascin-C 蛋白表达的 7.0T MR 成像扫描参数

小鼠线圈，接心电门控以及呼吸门控，调节心率约 300 次 /min，呼吸频率维持约 35 次 /min。行小角度激发 $T_2^*$ 序列，主要参数：视角 3cm×3cm；矩阵；256×256 TE 3.5ms；TR 159.4ms；扫描层厚 1mm；翻转角 30°

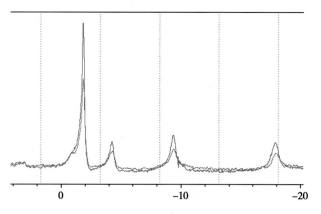

**图 1-4-5-8 活体大鼠心脏心肌 P 谱图像**
加饱和带前(红色)及饱和带后(蓝色),心肌周围骨骼肌的 P 信号明显减少

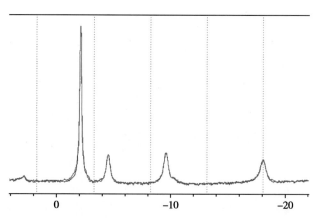

**图 1-4-5-9 通过添加饱和带技术后,大鼠活体心肌磷谱曲线两次采集(蓝色第一次,红色 5 分钟后采集第二次)曲线重复性好,大鼠心肌磷谱信号稳定**

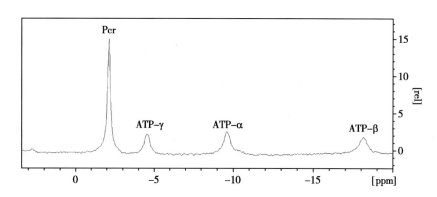

**图 1-4-5-10 大鼠 7T MR 活体心肌磷谱图像**
Pcr/ATPγ 比值反映活体线粒体功能

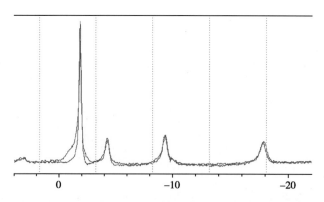

**图 1-4-5-11 糖尿病 4 周后静息态活体 7T MR 心肌磷谱图像(蓝色)示 Pcr/ATPγ 比值较正常大鼠(红色)低,提示糖尿病大鼠心肌活体线粒体功能减低**

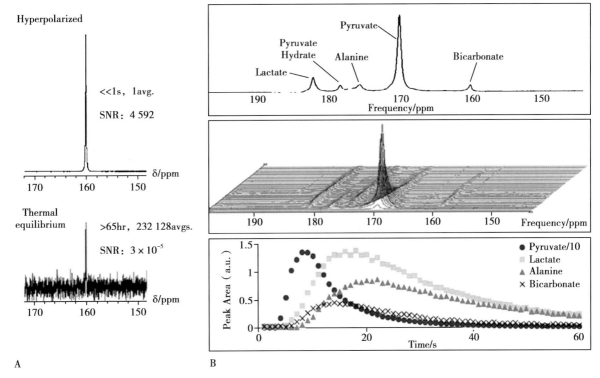

图 1-4-5-12　¹³C 超级化磁共振技术

A. 通过超极化方法可以极大提高 ¹³C 频谱敏感度的示例。B. 通过使用 ¹³C HP 技术，¹³C 所标记丙酮酸的吸收以及之后不同的代谢物可以通过连续的心脏 MR 频谱扫描获得

（马占龙　陈　峰）

## 第六节　磁共振功能成像

　　传统 MRI 技术对人体组织器官多方位、多角度进行解剖成像，通过这些脏器和器官的解剖形态学改变，，进行疾病分析和定性、定位诊断，也可以对疾病的发生发展过程以及治疗效果跟踪评价。磁共振功能成像（functional magnetic resonance imaging，fMRI），是近年发展起来的磁共振新技术，突破了传统 MRI 基于形态学诊断疾病的框架。它可对人体活体组织器官的功能异常进行评估，对疾病的诊断、治疗随访提供更多信息，同时可对某些疾病的发病机制进行深入探讨。本文就临床最常见的几种功能成像技术原理和临床、科研应用做介绍。包括测量组织器官代谢物特征的波谱成像、反映血氧水平改变的血氧水平依赖成像，以及反映组织水分子弥散特征的弥散加权成像、对脑白质纤维束形态和功能成像的弥散张量成像等。

## 一、弥散加权成像

### （一）弥散加权成像原理

　　弥散加权成像（diffusion weighted imaging，DWI）为非侵入性检查，在活体细胞水平探测生物组织的微动态和微结构变化。活体组织中，水分子的弥散运动包括细胞外、细胞内和跨细胞运动及微循环（灌注），其中细胞外水分子运动和灌注是组织 DWI 信号衰减的主要原因。水分子的弥散程度用弥散系数（diffusion coefficient，DC）来衡量。弥散系数越大，水分子的弥散范围越大。当组织病变时，水分子弥散系数发生变化，用表观弥散系数（apparent diffusion coefficient，ADC）来表示其弥散程度。ADC 表征水分子的自由度。

### （二）基本序列要求

　　Stejskal 与 Tanner 在 1965 年最早描述 DWI 序列，他们应用一个自旋回波序列加上一个对称的梯度脉冲。这个序列可测量在一段时间一个方向上的水分子位移。这个序列成像时间长（6～8 分钟）并需心电门控，仅能测量一个方向上的弥散。如需获取人体的功能成像，彻底消除运动（包括各种生理运动、自主或非自主运动）对图像的影响，需要 30～50ms 范围内的毫秒级运动。平面回波成像（echo planar imaging，EPI）是目前临床实际应用中最快的扫描技术，能够在几十秒内获得图像重建所需的原始空间数据，在 30ms 之内采集一幅完整的图像，使每秒钟获取的图像达到 20 幅。如此高的成像速度,不仅能使运动器官"冻结",以便清晰地观察胆囊、呼吸器官等的断层图像,而且不同 b 值的图像容易获得,进行弥散定量检查。

一般来说,对允许进行 EPI 成像的 MRI 系统有以下要求:①单次激发采集时间 <30~100ms,梯度场强 15~25mT/m,梯度切换时间为 0.1~0.3ms;②能将梯度产生的涡流减小的特殊射频线圈;③ 128 相位编码读出时间≤0.6ms;④强烈的化学移动伪影,需脂肪抑制技术来消除;⑤强烈的磁化伪影,通过薄层扫描、缩短 TE 时间、应用 SE-EPI 等来消除。

由于采用常规 SE 序列的 DWI 时间长,易产生运动伪影,所以大多采用平面回波成像的 $T_2$ 加权序列。SE-EPI 弥散加权的信号衰减与弥散系数有关。但梯度回波(gradient recalled echo,GRE)与弥散系数、组织 $T_1$、$T_2$ 时间、翻转角度有关。所以 GRE 很难检测出弥散系数的精确值。活体研究中,GRE 弥散加权的图像计算测量的 ADC 比实际值偏高。GRE 扫描时间很快,但不能加载时间幅度过大、时间过长的梯度。SE-EPI 作为 DWI 成像加权序列,因其缩短成像时间、降低运动伪影,可增强因分子运动产生的信号强度变化敏感性等,应用较多。

**(三)临床应用**

**1. 中枢神经系统**

(1)早期脑梗死的诊断与鉴别:DWI 在中枢神经系统中,主要用于脑缺血的早期诊断,尤其对超急性期脑缺血定性定位诊断具有重大价值。DWI 对急性脑梗死(脑卒中后 6 小时内)检出敏感性为 88%~100%,特异性为 86%~100%,能够在缺血发作后 2 小时发现病灶,表现为病变区域呈高信号,ADC 值减低;8~32 小时,ADC 值最低;1~4 周弥散异常区出现等信号,ADC 值恢复正常。主要反映了早期细胞毒性水肿(ADC 值减低)和后期血管源性水肿、细胞膜破坏导致细胞外水的增加(ADC 值增高)。DWI 对出血的显示也很敏感,可用于鉴别急性出血性和非出血性脑梗死,二者均示 ADC 值减低,但非出血性脑梗死在 DWI 上呈等或高信号,而出血性脑梗死,由于去氧血红蛋白去相位导致信号大量丢失所以呈低和高混杂信号。

(2)囊肿性病变的诊断与鉴别:例如蛛网膜囊肿和表皮样囊肿的诊断。两者在普通 SE 序列上均呈长 $T_1$、长 $T_2$ 信号,并且增强后没有强化,因此鉴别存在一定难度。但表皮样囊肿内容物,主要由上皮样细胞构成,具有特殊的层状空间排列,产生各

向异性,导致水分子弥散受限,同时表皮样囊肿的 $T_2$ 值非常长,存在 $T_2$ 穿透效应,因此在 DWI 上比正常脑组织信号更高,而 ADC 值类似于或稍高于正常脑组织。相反,蛛网膜囊肿的内容物为囊液,弥散不受限,ADC 值类似于脑脊液。

(3)脑脓肿与肿瘤坏死的鉴别:脑肿瘤囊变或坏死部分与正常脑实质相比 ADC 值增高,在 DWI 上呈低信号,而脑脓肿 ADC 值减低,呈 DWI 明显高信号。主要是由于脑脓肿与脑肿瘤坏死或囊变部分的内容物具有不同的物理和生化成分所致。脓腔内的脓液常包含炎性细胞、细菌、坏死组织和富含蛋白的高黏稠液体,水分子的运动速率明显减低,导致其 ADC 值减低。与此相反,脑肿瘤囊变或坏死腔内常只包含肿瘤坏死组织碎屑,其内无炎性细胞,腔内液体的蛋白含量也少于脓液。DWI 对肿瘤周围水肿的诊断价值存在争议。Tien 等认为可强化肿瘤的 ADC 值明显低于瘤周水肿,在 DWI 上呈显著高信号。有学者则认为单纯用 ADC 值不能区分可强化肿瘤与瘤周水肿,必须结合各向异性弥散指数。DWI 在中枢神经系统的应用还包括脱髓鞘病变、白质纤维发育异常及脊髓病变等疾病诊断。

**2. 肌骨系统**

(1)良恶性压缩性骨折:急性良性椎体压缩骨折由于水肿和出血引起骨髓内自由水增加,导致细胞外间隙增加,引起骨折椎体内水分子运动增加,因此其 ADC 值增高,在 DWI 上呈低信号。恶性椎体压缩骨折由于肿瘤组织密集,导致细胞外间隙相对减少,水分子运动相对减弱,因此其 ADC 值低于急性良性椎体压缩骨折,在 DWI 上呈高信号。

(2)区分活性和坏死性肿瘤组织:Lang 等利用骨肉瘤动物模型研究显示坏死性肿瘤的水分子弥散较活性肿瘤明显增高,主要原因是由于坏死性肿瘤组织细胞膜破碎、水分子的随机运动较高,弥散较强;而细胞膜完整的活性肿瘤组织对水分子弥散有限制性作用,其弥散较弱。DWI 亦可显示人体内坏死性肿瘤与活性肿瘤弥散系数的差别,结果与动物模型研究相似,证明 DWI 可作为一种无创方法监测临床治疗后肿瘤的坏死程度。

(3)软骨疾病:关节软骨的弥散系与软骨内水的含量有直接关系,正常软骨中的大分子基质能限制水的自由弥散。骨关节炎的早期阶段,由于软骨基质减少使水分子弥散加快。Burstein 等应用酶处理牛软骨标本研究显示,软骨内大分子基质减少后,其 ADC 值增加。

3. **肝脏疾病成像** 有研究显示，肝细胞癌、肝转移瘤、肝血管瘤、肝囊肿 ADC 值分别为 $(1.34 \pm 0.12) \times 10^{-3} mm^2/s$、$(1.79 \pm 0.21) \times 10^{-3} mm^2/s$、$(3.23 \pm 0.28) \times 10^{-3} mm^2/s$、$(4.07 \pm 0.65) \times 10^{-3} mm^2/s$。肝脏良性肿瘤的 ADC 值明显高于恶性肿瘤的 ADC 值，且两者之间的差异有统计学意义（$p < 0.05$），而肝脏转移瘤和原发肝癌的 ADC 值之间差异无统计学差异，鉴别较为困难。磁共振弥散加权成像为肝脏占位性病变的诊断和鉴别诊断提供了一种新的方法，特别是良恶性肿瘤的鉴别有重要价值。DWI 可以敏感地发现转移灶，可以用来评价经导管化疗栓塞（TACE）的效果。MRI 弥散加权成像能提高海绵状血管瘤的敏感性，以 b 值 $100s/m^2$，病变检出率和图像质量最高。

4. **泌尿生殖系统**

（1）前列腺增生与前列腺癌：前列腺增生的 DWI 和 ADC 图上外周带信号均匀，中央腺体区信号不均匀；前列腺癌病灶在 DWI 上呈高信号，ADC 上呈低信号，受累的精囊，淋巴结和骨转移等病灶在 DWI 上呈高信号，ADC 呈低信号；前列腺癌的 ADC 值 $(78 \pm 16) \times 10^{-5} mm^2/s$，前列腺增生组的平均 ADC 值为 $(146 \pm 44) \times 10^{-5} mm^2/s$，两者差异有统计学意义（$p < 0.05$）。DWI 在前列腺相关疾病诊断中有特征性表现。DWI 对前列腺癌和前列腺增生有鉴别诊断价值，但由于分辨力的限制，测量 ADC 值时要参照常规 MRI 以使选取的区域更准确。

（2）肾良恶性肿瘤：肾脏肿瘤 ADC 值显著低于肾囊肿；病灶内有强化的实性部分的 ADC 值显著低于无强化的坏死或囊性部分；肿瘤病灶内坏死或囊性部分的 ADC 值显著低于肾囊肿。ADC 值可以作为鉴别肾脏良恶性占位的一个重要辅助手段，结合 $T_1WI$ 信号特征可为 DWI 鉴别肾脏占位提供有价值的信息。

（3）女性盆腔疾病：磁共振弥散加权成像在宫颈癌诊断和分期中的研究中发现，相对于 MRI 常规序列，DWI 结合常规 MRI 序列对于检测宫颈癌更敏感；DWI 对于区分正常宫颈与宫颈癌有重要价值。ADC 值对鉴别子宫良恶性病变有重要的价值。DWI 结合常规 MR 序列检查对子宫内膜癌肌层浸润及盆腔淋巴结转移的诊断有较高的准确率，为子宫内膜癌的临床分期提供较重要信息。

MRI 已在某些卵巢肿物（如皮样囊肿和子宫内膜异位囊肿）的诊断中显示出了高度的诊断特异性，但对部分卵巢囊性肿瘤的定性仍无特异性。DWI 可通过检测不同卵巢囊性肿瘤中水分子的弥散特性进行鉴别诊断。Moteki 等对卵巢囊性病变进行了 DWI 研究，其中子宫内膜囊肿 $[(1.00 \pm 0.54) \times 10^{-3} mm^2/s]$ 和恶性卵巢囊性肿瘤 $[(1.55 \pm 0.59) \times 10^{-3} mm^2/s]$ 的 ADC 值低于卵巢囊肿 $[(2.35 \pm 0.41) \times 10^{-3} mm^2/s]$ 和浆液性囊腺瘤 $[(2.74 \pm 0.37) \times 10^{-3} mm^2/s]$。

5. **其他临床应用** DWI 在心脏、乳腺、淋巴结等部位的成像诊断都有较一般成像更好的信号效果。系统评价全身弥散加权成像（WB-DWI）对恶性肿瘤骨转移具有较高的诊断敏感度、特异度、准确率。Woodhamst 等的报道认为 b 值低于 $750mm^2/s$ 最有利于检出乳腺病变。WB-DWI 的出现使得快速的全身淋巴结成像成为可能。

6. **展望** DWI 成像序列是一个有价值的技术，它可提供基于生理状态的信息。随着 MRI 技术的不断完善和发展以及对 DWI 研究的增多，相信 DWI 会在组织的定性中体会更大的价值。尤其近些年来，小视野弥散加权成像（rFOV-DWI）和类 PET 技术的全身弥散加权（WB-DWI）的出现，对疾病的诊断具有重要作用，尤其是对良恶性疾病的鉴别诊断具有重要意义。前者可以获得更优越的图像质量、提高组织结构分辨率、显著减少伪影和图像失真。后者检查覆盖范围大（从头颅至膝关节）、检查时间短、费用低，具有较高的敏感性，非常适用于健康查体和恶性肿瘤全身转移的筛查。

## 二、弥散张量成像

### （一）相关概念

1. **各向同性与各向异性** 组织内水分子的随机位移通常受到介质组织结构和生理因素的影响，在完全均质的介质中，水分子向各个方向的运动是相等的，此种扩散方式为各向同性（isotropic），经过一定时间的弥散后水分子的弥散轨迹将成一个球形；另一种扩散是在非均一介质中，水分子向各方向运动具有方向依赖性，水分子向各方向扩散的距离不相等，称为各向异性（anisotropic），这种情况下水分子经过一段时间的弥散会在空间分布上形成一个椭球。如在纯水溶液、脑脊液和大脑灰质中，水分子的扩散呈现为各向同性；而在大脑白质中由于髓鞘、轴突和纤维束等对水分子弥散的限制作用，使水分子的弥散过程在空间上表现为椭球形，水分子的扩散表现为各向异性，分子沿白质纤维通道方向的扩散速度快于垂直方向。

2. **张量** 张量是一个工程物理学的名称，具有方向性的矢量,指固体内三维排列的向量的张力。在三维空间上,是一个椭圆形数学模型(图1-4-6-1),各向异性有$3 \times 3$个二级分量,张量矩阵是9个非0成分($Dxx$,$Dxy$、$Dxz$、$Dyx$、$Dyy$、$Dyz$、$Dzx$、$Dzy$、$Dzz$),因此张量可以排列成一个矩阵(式1);由于张量矩阵有9个非零成分,所以可以来描述复杂的运动,因此张量对组织内水分子的扩散运动的描述更为准确。

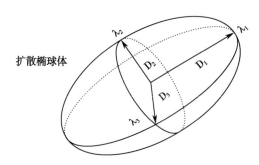

扩散椭球体

图1-4-6-1 扩散椭球体

张量矩阵D是沿对角线对称分布的,所以其中6个成分($Dxx$,$Dxy$、$Dxz$、$Dyy$、$Dyz$、$Dzz$)决定了弥散张量的特征(式1)。张量矩阵D可以按公式2进行分解,3个沿矩阵主对角线,称为本征值(eigen-value)$\lambda_1$、$\lambda_2$、$\lambda_3$,本征值反映出椭圆的形状,大小与方向无关。而代表方向的为3个本征向量(eigenvec-tor),$V_1$、$V_2$、$V_3$,所以张量又可以用椭圆形数学结构表示。

$$D = \begin{bmatrix} Dxx & Dxy & Dxz \\ Dyx & Dyy & Dyz \\ Dzx & Dzy & Dzz \end{bmatrix} \quad (式1)$$

$$D = \begin{bmatrix} v_1 \\ v_2 \\ v_3 \end{bmatrix} \begin{bmatrix} \lambda_1 & & \\ & \lambda_2 & \\ & & \lambda_3 \end{bmatrix} \begin{bmatrix} v_1 & v_2 & v_3 \end{bmatrix} \quad (式2)$$

**(二)扩散张量成像**

由于只有在施加扩散敏感梯度场方向上的运动才会引起相位的变化,因此,DWI所反映的水分子扩散运动具有方向性。DWI只能反映扩散敏感梯度场方向上的扩散运动,其他方向的扩散运动则不能检测出来。为了全面反映组织在各方向上的水分子扩散情况,需要在多个方向上施加扩散敏感梯度场。因此,扩散张量加权成像指在DWI的基础上施加6~55个非线性方向(现在3.0T机器上理论可做256个方向)的扩散敏感梯度场,对每个体素中水分子扩散的各向异性作出较为准确的计算,这种技术被称为扩散张量成像(diffusion tensor imaging,DTI)。

1965年,Stejskal和Tanner提出在自旋回波序列180°重聚脉冲两侧施加一对扩散敏感梯度可以测量出水分子弥散系数,实现了水分子扩散的MR检测。这一方法现在广泛用于DWI和DTI成像中。根据这一理论,假设水分子扩散引起的MR信号衰减符合单指数衰减模式下,结合上述张量矩阵D,当在某个方向上施加一个扩放敏感场梯度(motion probing gradient,MPG,又称为运动探查梯度),这时成像信号强度S与没有梯度场的信号值$S_0$之间关系为:

$$\ln \frac{S}{S_0} = -\gamma^2 \delta^2 G^2 \left( \Delta - \frac{\delta}{3} \right) D \quad (式3)$$

$\gamma$代表质子旋磁比,$\delta$和$G$代表MPG的持续时间和大小。$\Delta$是成对梯度脉冲的中心点时间间隔。D为MPG方向上的扩散系数,即表观扩散系数(apparent diffusion coefficient,ADC),$b = -\gamma^2 \delta^2 G^2 (\Delta - \delta/3)$为我们通常说的扩散敏感因子。

如果考虑到三维情形下扩散的各向异性,式3应做如下替代:

$$G^2 D = g^T \overline{D} g \quad (式4)$$

其中g表示MPG的方向矢量,大小与G一致,$|g| = G$,$\overline{D}$为MPG方向上的扩散张量。公式3变成:

$$\ln \frac{S}{S_0} = -\gamma^2 \delta^2 \left( \Delta - \frac{\delta}{3} \right) g^T \overline{D} g \quad (式5)$$

式5中S和$S_0$为测得的信号强度,$\overline{D}$为未知量,其他都是成像时设定的。$\overline{D}$为$3 \times 3$张量矩阵,具有6个独立分量,每个独立分量的计算与DWI中ADC的计算相似,至少需要两个b值,不同的是6个未知量至少需要6个独立的方程求得,为了计算和研究方便,DTI采集7组图像,b为0的一组,b不为0的不同MPG方向的6组图像。但实际应用中为了提高精确性,通常选择13~30个MPG进行采集(图1-4-6-2)。

**(三)扩散张量成像常用的定量评价组织扩散特征的参数**

1. **本征向量和本征值** 扩散张量可借助椭球体来形象地描绘,如图1-4-6-1所示,3个直径$\lambda_1$、$\lambda_2$、$\lambda_3$代表3个主要方向上扩散的本征值。$\lambda_1 = \lambda_2 = \lambda_3$时扩散为各向同性,即水分子的扩散运动没有受到限制,各个方向上的扩散速度相同,扩散椭球体呈球体,脑脊液中的水扩散就属于这种扩散方式。当它们三个不相等时表现为扩散的各向异性,即水分子扩散运动受限,沿不同方向扩散速度不同,各向异

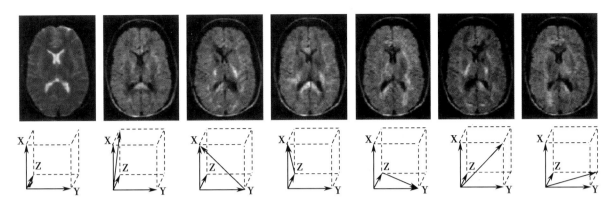

图 1-4-6-2　MPG 方向的选择及采集的原始图像,其中第一幅图为没有施加 MPG 的图

性越明显,椭球体越细长,代表该体素在某个方向上的扩散系数或扩散能力远比其他方向要大。神经纤维中的水扩散即为此种扩散方式,最大扩散所在的轴向与神经纤维的长轴方向一致。$V_1$、$V_2$、$V_3$:这是椭球体 3 个主轴对应的方向矢量,分别是 $\lambda_1$、$\lambda_2$、$\lambda_3$ 对应的本征向量。

2. **平均扩散度**　平均扩散度(mean diffusivity, MD)反映分子整体扩散水平和扩散阻力的整体情况,只表示扩散的大小,而与扩散的方向无关,也称为 ADC 值。但是在实际活体的测量中,MD 并不完全代表扩散,还包括了患者运动(肢体运动、心脏及动脉搏动、脑脊液搏动、呼吸运动等)、RF 脉冲和梯度磁场非均匀性及环境温度变化等因素的影响。

$$MD = \frac{\lambda 1 + \lambda 2 + \lambda 3}{3} = \frac{Dxx + Dyy + Dzz}{3} \quad (式 6)$$

3. **表观扩散系数和 ADC 图**　在活体中,扩散是多种因素的综合作用,所测 D 值不完全代表扩散,所以用表观扩散系数来表示人体中所测得的 D 值,用 ADC 来描述每个体素内分子的综合微观运动。之所以加上"表观"二字是由于影响水分子运动(随机与非随机)的所有因素都被叠加成一个观察值。以 ADC 值为图像信号强度可以拟合出 ADC 图,直接反映组织水扩散的快慢。故扩散速率快,ADC 值越大,ADC 图信号越强,灰度高(越亮),如脑脊液为高信号,而脑白质为低信号,与 FA 图信号相反。临床上 ADC 图常与 FA 图联合应用。

4. **各向异性程度的评价指标**

(1)各向异性分数或称部分各向异性(fractional anisotropy,FA):反映水分子扩散各向异性成分与整个扩散张量的比值。

$$FA = \frac{\sqrt{3\left[(\lambda_1-\lambda)^2+(\lambda_2-\lambda)^2+(\lambda_3-\lambda)^2\right]}}{\sqrt{2(\lambda_1+\lambda_2+\lambda_3)}} \quad (式 7)$$

其中 $\lambda = (\lambda_1+\lambda_2+\lambda_3)/3$,FA 取值 0~1,1 为最大各向异性,0 为最大各向同性(如自由水)。所以 FA 可以较好地反映水分子扩散的各向异性。

FA 图以 FA 值为图像信号强度可以拟合出 FA 图,直接反映各向异性的比例(程度),间接反映组织水扩散的快慢。故扩散速率快,FA 图信号越强,灰度高。在 FA 图中,脑白质各向异性最高为高信号,而脑脊液各向异性最低则为低信号。FA 图像观察大脑白质纤维结构最清楚,灰白质分界好,FA 值在神经系统疾病诊断中应用广泛。

(2)相对各向异性:相对各向异性(relative anisotropic,RA)反映水分子扩散各向异性成分与各向同性成分的比值,数值为 0~1,1 为最大各向异性,0 为最大各向同性。

(3)容积比指数:容积比指数(volume RA,VR)为椭圆体与球体容积的比值,由于它的变化范围从 1(各向同性)到 0,所以临床上倾向于应用 1-VR。

**(四)扩散张量成像的常用成像参数**

目前扩散张量成像中应用最多的序列是 EPI 序列,包括单次激发 EPI 成像(SSH-EPI)、多次激发 EPI 成像(MSH-EPI)。单次激发平面回波 DTI 成像技术(spin echo-echo plane image,SE-EPI)为临床常用的扫描序列,常见参数为:TR = 5 000~10 000ms,TE 系统自动设置为最短;层厚 3~4mm,一般层间距设置为 0mm,FOV = 24cm,NEX = 2,矩阵 = 128×128,b 值 = 1 000~1 500s/mm²,扩散敏感梯度场施加方向一般选择 13~30 个即可。

**(五)白质纤维束示踪成像技术**

1. **白质纤维束示踪成像的概念**　对 DTI 测量结果后处理,可以显示神经纤维或者肌肉等具有各向异性的结构。在纤维束追踪图中,不考虑 ADC 值,而是以感兴趣区反映主轴方向的 $\lambda_1$ 的方向(相邻 $\lambda_1$ 间的夹角角度),以及兴趣点的 FA 值将邻近体素的平均弥散方向信息通过连续示踪纤维分配算法连接起来,进而直接显示活体脑白质纤维束在三维空间的走行及分布,这种重建技术称为白质纤维束示踪成像技术(diffusion tensor tractography,DTT)。

2. **纤维束示踪算法** 主要包括基于张量域和基于统计学两类神经纤维示踪算法。

(1)基于张量域算法:利用局部张量信息进行纤维束示踪。DTI能产生依个体素的优选扩散方向,空间上每个点张量的排列被称为张量域。对纤维追踪是由一条纤维上的某点开始,定义为种子点,计算出该点的最大本征向量,沿该向量方向追踪一段距离后,根据设定的向量方向和FA值在轨迹上新的一点作为开点,此过程经多次重复后,在纤维方向上即产生一系列不连续的点,将这些点连接起来就可显示被追踪的纤维。该方法不能解决交叉纤维和纤维分叉的矛盾。

(2)基于统计学的算法:该算法有快速行进(fast marching tractography,FMT)、随机游走(random walk)2种算法。前者可生成体素水平的连接图,可定量评价脑内每个体素与给定种子点的关联程度,用于示踪分叉纤维,缺点是可能出现与已知神经解剖不符合的假阳性分支纤维;后者利用可得到的全部扩散信息来探索潜在连接点,能示踪交叉和分叉纤维,降低噪声对追踪结果的影响。

3. **白质纤维束示踪技术的临床应用** DTT利用计算机后处理软件在三维空间内对纤维束成像,直观显示白质纤维束的改变,可无创地直接检测活体白质纤维束在三维空间的走行和分布。示踪的图像结果不仅可以用于医学解剖学教学,还可应用于临床,对颅内肿瘤所致脑白质压迫、脱髓鞘疾病、老年退行性疾病的辅助诊断和科学研究有潜在的应用价值。这种示踪方法还可以进一步应用于骨骼肌和心肌等具有规律排列的长纤维结构的组织的观察。

白质纤维束示踪技术在神经系统中的应用:DTI是一种无创性MR新技术,可以活体显示神经纤维束的唯一方法,无创的显示神经纤维的形态,与传统MRI相比是一个全新的领域,图1-4-6-3。DTI在多种组织器官都有应用,但应用最广泛的还是在中枢神经系统,如脑肿瘤、脑的发育、脑白质疾病、缺血性疾病、头部外伤造成的白质束的损害、脑功能性研究以及遗传代谢疾病、感染性和精神分裂等疾病。脑发育过程中,髓鞘形成的过程中,脑白质FA值逐渐增加;衰老时,脑白质FA值下降。可用于对发育以及正常老化过程中脑功能变化的研究。脑

梗死:早期脑梗死,ADC值下降,FA值下降;中晚期,FA值升高,结合脑灌注成像,预测脑梗死的预后。多发性硬化急性期,ADC和FA均下降。慢性期,组织丢失使ADC增加,神经胶质增生和炎性反应ADC升高,FA值虽下降但比急性期高。

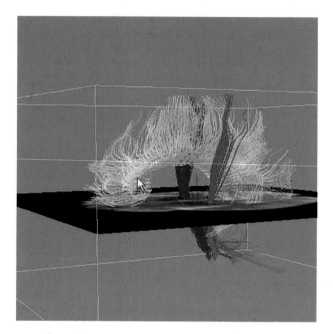

**图1-4-6-3 DTT技术重建的神经纤维束**

### (六)扩散张量成像的应用进展

1. **扩散张量成像在乳腺疾病中的应用** 由于乳腺腺体排列其有一定方向性,一般从后向前,并向乳头集中排列,腺体间脂肪组织被抑制,因此乳腺腺体内水分子的扩散运动在各方向会存在差异,即具有一定的各向异性,这就为乳腺DTI成像构成了一定的基础。

Nissan N等研究了25例妊娠相关的乳腺癌患者的DTI,发现乳腺腺体内水分子的扩散大部分存在主要方向(后 - 前),而大部分病灶内水分子的扩散没有主要方向。在$\lambda_1$,$\lambda_2$,$\lambda_3$,平均扩散系数(MD)和$\lambda_1$-$\lambda_3$上可见PABC病变,与明显正常的对侧纤维腺组织相比具有显著的统计学差异($p < 0.001$)(图1-4-6-4)。

2. **扩散张量成像在前列腺的应用** 目前有多家研究在进行,都证实了前列腺DTI的可行性,但所测得数据存在一定差异。与DWI结果相似,DTI检查所测得平均ADC值在正常前列腺中央带和外周带之间、前列腺增生和正常腺体之间以及前列腺外周带癌和正常外周带之间均具有统计学意义上的差异,尽管各家所测得数值不尽相同。Gurses B等

用 3.0T 磁共振扫描仪对 28 名健康志愿者进行 DTI 检查,所得前列腺中央带和外周带的 FA 值分别为 $0.26 \times 10^{-3}mm^2/s$ 和 $0.16 \times 10^{-3}mm^2/s$,其有显著差异。Sinha S 等和 Manenti G 等则得出正常前列腺外周带和中央带极为相近的 FA 值(分别为 $0.46 \times 10^{-3}mm^2/s$ 和 $0.40 \times 10^{-3}mm^2/s$、$0.47 \times 10^{-3}mm^2/s$ 和 $0.41 \times 10^{-3}mm^2/s$)。Sinha S 等还得出前列腺中央带和外周带的纤维束成像方向均以上下方向为主要方向。Manenti G 等研究还提示纤维失踪成像不但可以很好地显示前列

腺的轮廓和内部结构,还可以显示肿瘤的延伸及包膜浸润。Onay A 等学者发现前列腺 GS 评分和 MD 比率高度相关,GS 与弥散张量成像(DTI)测量值的比率相关联(图 1-4-6-5)。

从以上研究结果均指出,前列腺 DTI 检查是可行的,DTI 既可以显示前列腺解剖结构,又可以反映正常组织及前列腺癌内部水分子运动差异,但由于研究尚处于起步阶段,样本量较小,所得结果尚存争议,需要进一步研究。

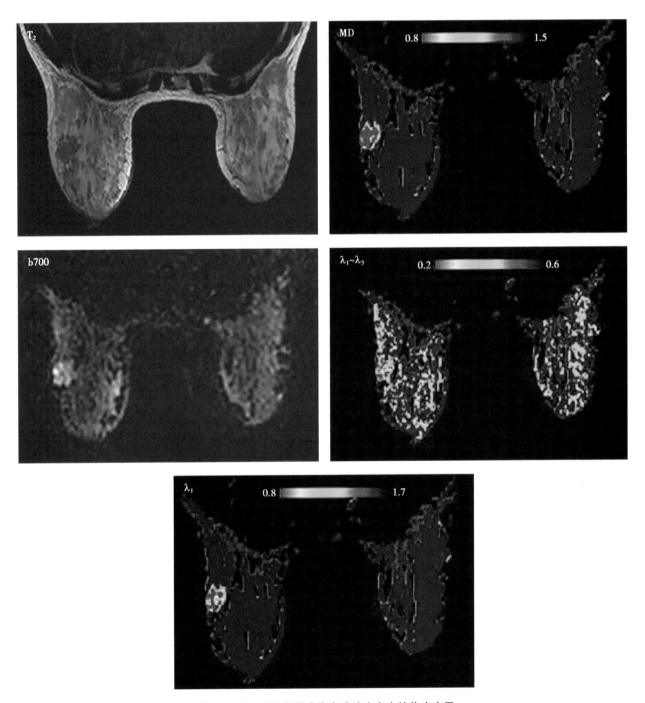

**图 1-4-6-4 扩散张量成像在乳腺病变中的临床应用**
病变区:$\lambda_1(0.85 \pm 0.21) \times 10^{-3}mm^2/s$,MD$(0.70 \pm 0.17) \times 10^{-3}mm^2/s$,$\lambda_1 \sim \lambda_3(0.28 \pm 0.12) \times 10^{-3}mm^2/s$;正常组织相应的值为 $(2.66 \pm 0.62) \times 10^{-3}mm^2/s$,$(2.15 \pm 0.48) \times 10^{-3}mm^2/s$,$(0.98 \pm 0.62) \times 10^{-3}mm^2/s$

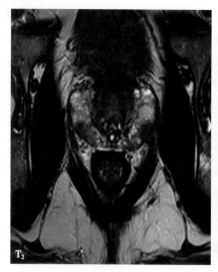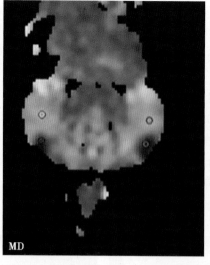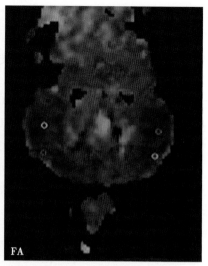

图 1-4-6-5 前列腺癌患者，T$_2$、MD、FA 图

### 三、血氧水平依赖成像

基于脑血氧水平依赖（BOLD）的对比方法由 Ogawa 等在 1990 年建立。，是研究活体脑功能的磁共振成像（fMRI）方法，十多年来 BOLD 对比 fMRI 作为脑功能成像的主要方法已广泛用于脑的生理、病理及人的心理活动等研究领域，成为研究脑功能活动的一种重要的无损伤探测手段，正是由于它的这种重要性，BOLD 的机制及与脑神经活动的关系一直是国际上十分活跃的研究领域。许多实验研究探索外部刺激（如视觉刺激、听觉刺激及手指运动等）引起的 BOLD 响应时空特性，并建立两者间的相互关系．还有研究同时测量了实验动物的 BOLD 信号和神经电生理信号，或者比较两类不同实验的结果试图建立 BOLD 信号和神经电生理信号的关系。但由于这些研究所用的实验条件不尽相同，所得的结论并不完全一致。本文将就 BOLD 信号的特征、它对外部刺激的非线性响应和 BOLD 信号与神经电生理活动的关系等做简要评述，同时对非线性响应问题给出我们的解释，并对今后的研做出展望。

**（一）基于脑血氧水平依赖信号特征**

众所周知，BOLD-fMRI 通过探测与神经活动耦合的血流动力学变化来间接反映神经活动，这里首先需要弄清楚什么是 BOLD 信号的本质。BOLD 信号，是指血氧水平依赖性的增强效应所引起的信号，当刺激开始时，神经电活动增加、必然加大氧消耗，导致脱氧血红蛋白（dHI）含量的增加 dHb 是顺磁性物质，其直接作用是使氢质子（MRI 主要探测的是来自氢质子的信号）周围的磁环境稳定性破坏，使

T$_2^*$ 衰减时间缩短，MR 信号减低，所以刺激起始阶段可以看到负的 BOLD 信号，只是这种负信号相对较弱，在更高磁场下才能探测到，但当刺激开始后，为了补偿氧消耗需要增大血流，而这种血流的增加是过度的，使得微血管及组织中血氧的供应大于组织对氧的代谢需求。氧过剩（相对于需求）的结果是血液的 dHb 含量相对减少，氧合血红蛋白含量相对增多，氧合血红蛋白是抗磁性物质，它对 T$_2^*$ 时间的影响甚微。氧过剩所导致的 dHb 相对含量减少时，磁环境的稳定性较好，T$_2^*$ 衰减时间相对延长，MR 可探测到高信号，由于这种信号的变化是血流导致的，相对于神经信号而言血流变化是一种慢过程，所以在刺激开始 3～4 秒后，BOLD 信号才达到其顶峰（取决于刺激持续时间），然后以更慢的速度下降，至刺激开始大约 9 秒后（同样取决于刺激持续时间）才恢复到其基线，有时在回到基线前还有低于基线的下降过程，但 BOLD 信号并不单纯由脱氧血红蛋白／氧合血红蛋白含量变化所致，而是与神经活动耦合的局部脑血流及脑血容积的变化等因素综合效应结果所致，由于 BOLD 信号是伴随神经信号而产生的，因此需要了解 BOLD 信号与刺激和神经信号的关系。

**（二）神经电活动与刺激的关系**

前面已经提到 fMRI BOLD 信号只是一种反映神经电活动的间接测量，所以探讨 BOLD 信号与刺激的关系，首先必须搞清楚神经电活动与刺激的关系，这方面的工作包括单纯的神经电生理测量和它们与 BOLD 信号的同时测量。

**1. 几种神经电活动信号** 神经电活动测量分为

无损的脑电图（或脑磁图）以及有创的微电极记录，脑电图尽管为无损性的，但空间定位不好。神经元的电活动是一个较复杂现象，根据测量技术及产生部位等，可表征为峰电位（或者动作电位 AP）、细胞外场电位（EFP）等，当微电极的尖端放置在靠近正在发生动作电位的细胞或神经元轴突处时可探测到峰电位。围绕神经元的细胞外基质是一个阻抗在 $200\sim400/cm$ 间的大导体，阳抗的大小取决神经元所处的部位这种阻抗产生了能被电极测量的 EFP，多细胞产生的内向及外向电流的空间-时间加权总和称之为平均细胞外场电位（mEFP），mEFP 可用来探测从单神经元到神经元群大范围空间尺度上神经组织的功能特性。

假如尖端较粗的电极放在细胞外间质，并且距离产生峰电位的神经元有一定的距离，测到的 mEFP 主要是突触电位（树突活动）和邻近数百个神经元的动作电位的总和，因而 mEFP 电位可分成两部分：树突活动或峰电位用高通滤波（截止频率为 $300\sim400Hz$）测量的是单单元动作电位（SUA，单个电极的情况下）或多单元动作电位（MUA，多个电极的情况下），用低通滤波（截止频率为 200Hz）产生了反映局部突触电位的波，即局域场电位（LFP）不同脑区的 MUA 幅度是不同的，但在一个脑区内，MUA 是相对不变的，局部细胞的大小是决定 MUA 幅度的重要因素。LFP 是低频范围的 mEFP 信号，它代表的是慢电流信号和阈下电活动。迄今为止，人们仍然认为这些信号独特性地代表了突触活动。脑电图（EEG）和皮层内记录结合测量显示 EEG 的慢波活动与神经元的动作电位是相当独立的，不像 MUALFP 的幅度与细胞大小无关、它的幅度反映了每个记录点树突的范围和几何特性。LFP 主要反映了电极尖端 $0.5\sim3mm$ 内神经元群体的突触信号中同步活动的树突-胞体成分的加权平均，LFP 也可以测量与突触活动无关的其他慢活动，如电压依赖的膜震荡和峰后电位。LFP 包含了丰富的神经信息，可影响局部神经兴奋，也可反映输入信号的某些方面和受中间神经元下信号调制的局部皮层内加工过程，与 MUA 不同，它不反映主神经元（输出）产生的动作电位。

**2. 神经电活动信号对刺激的瞬时响应和适应** 对于初级视皮层 $V_1$ 区，短时间刺激产生的神经元活动特征是：在刺激开始后 $V_1$ 区的神经元显示了大的瞬时响应，经过数百毫秒后它迅速下降，经过长时间（$4\sim30$ 秒）的刺激后这个响应逐步减低，也就是

$V_1$ 区神经元进入了适应期，$V_1$ 区这种瞬时响应可能是注意导致的，刺激开始时神经元很可能自动忙于注意，这样非常短的刺激诱发了不成比例的较大神经响应。

神经信号的这种瞬时响应和适应性在有关 BOLD 非线性研究中起着重要作用，一些 fMRI 与电生理结合实验中也证实了这种特性，比如 Logo-thetis 等的猴脑视觉刺激 fMRI 与微电极同时记录实验给出的 ILFP 或 MUA 信号直接显示了这一特性。Ogawa 等的大鼠电刺激 IMRI 与 EEG 同时实验给出的体感诱发电位（SEP）的反常期也间接反映了这个特点，由于所用的刺激形式是方波函数（见下节），而得到的神经响应信号并不是一个方波，这说明神经信号对刺激的响应是非线性的，相应的 BOLD 信号对刺激的响应也是非线性的。

**3. 基于脑血氧水平依赖信号的神经电生理机制** 活动通过怎样的机制与血流动力学变化发生耦合并导致血氧供应与组织对氧需求不平衡，这是一个关键性问题，在探讨此问题之前我们先要了解几个概念。其一，什么是神经活动？神经活动的本质是电活动，神经元的电活动是一个较复杂现象，MUA 主要反映细胞电活动，LFP 主要反映局部突触电活动。其二，血流动力学变化包含了哪些变化？血流动力学变化主要包括血液流速及血液容积等变化。

BOLD 信号产生的根源是血氧的供应与消耗不匹配造成的血氧过剩。氧过剩的确切机制目前还不清楚，较为公认的观点之一是神经胶质细胞的作用。中枢神经系统的活动需要大量能量供给，大部分能量消耗于神经突触间兴奋性神经递质——谷氨酸的释放与回吸收，脑组织的供能物质主要是葡萄糖，葡萄糖转化为组织所需要的能量（ATP）主要通过两种途径：一是不需要消耗氧的无氧酵解，另一个是需要消耗氧的有氧代谢途径，前者产生 ATP 的速度较快，但是产生 ATP 的数量较少，后者产生 ATP 的速度较慢，但是产生的数量较大，当神经细胞活动时其能量需求相应增加，能量需求触发了血流动力学变化，即相应的血液流速加快、血液容积增加，以供应更多的血糖及血氧。由血液输送来的血糖及血氧是成比例的，也就是说两者的比例正好满足了葡萄糖有氧代谢需求，由于神经细胞的电活动是以极快速度进行的（毫秒级），而血流动力学变化则有明显的延后性，因此机体有可能首先通过快速的无氧酵解机制产生一定能量，供组织利用，随后再启动

有氧代谢机制，以产生更多的能量，由于无氧酵解首先消耗了部分葡萄糖，而氧并未相应减少，其结果是氧供应的过剩。

另一个核心问题是 BOLD 信号反映了什么样的神经活动信息。如上所述，MUA 及 LFP 均一定程度上描述了神经活动的某一特征，承载了一定的神经信息。MUA 主要反映了细胞群体的电活动，而 LFP 主要反映了神经突触的电活动，目前认为突触活动可能是皮层内信息加工与处理的主要承载者，或者说突触活动与皮层内信息加工与处理最相关。那么 BOLD 信号主要反映了何种信息呢？研究表明 BOLD 信号与 MUA 及 LFP 均存在一定相关性，但是 Logthetis 的研究发现 BOLD 信号与 LFP 的关系最为密切，因此 BOLD 信号在很大程度上可能反映了神经突触的活动。

**（三）展望**

功能核磁脑成像在许多方面特别是其应用方面都已取得长足进展，但对其信号特征及其与神经信号关系的研究仍然有许多问题尚未解决。BOLD 信号与神经信号的线性关系仍未有定论。已有的许多研究结果相异的根源在于缺乏同样条件下的比较，无论是实验手段还是具体细节都未能得到统一。目前看来，问题的症结在于神经信号的测量方面有许多值得改进的地方，比如需要更多了解关于神经元活动不同测量值间的关系，包括单个、多个神经元发放，局部场电位等，只有这样才能决定它们是否反映神经元功能的不同面貌，还有关于刺激导致外部环境的改变、神经元响应的特征包括瞬时信号和适应期，这方面已有许多测量，但似乎仍没有全面的结果，且缺乏一个合适的模型去描述和解释它。

## 四、磁共振波谱成像

### （一）磁共振波谱基本原理

磁共振波谱（magnetic resonance spectroscopy，MRS）是通过磁共振原理，对活体组织代谢及生化变化进行无创性观察的技术。MRS 利用磁共振现象及化学位移作用，对特定原子核及其化合物进行定量分析。基本原理是，基于不同的原子核具有不同的旋磁比，在外加静磁场的作用下，其进动率是不同的，如 $^1H$、$^{31}P$、$^{13}C$、$^7Li$、$^{19}F$、$^{31}Na$ 等均可以产生 MRS 信号，在特定的静磁场中，它们发射的电磁波在完全不同的频率段，因此很容易区分。

原子核的共振频率主要取决于外加磁场强度、原子核本身物理性质，以及其化合物的化学环境。

相同的原子核在不同的化合物中，环绕原子核运动的电子云结构及运动方式不同，产生的局部磁场强度也会不同，最终导致该原子核的进动频率发生变化。由于所处的分子结构不同所致的同一原子核进动频率出现差异的现象被称为化学位移现象。化学位移现象是 MRS 的基础，由于原子核在不同化合物之间的频率不同，产生的共振峰就存在差异，不同的化合物就会被分辨出来。在不同的静磁场中，化合物之间的频率差是不同的（具有场强依赖性），如水分子与脂肪间的频率差在静磁场为 1.5T 时是 225Hz，而在静磁场为 3.0T 时是 450Hz。化合物之间的频率差别是恒定的（无场强依赖），所以我们一般用"百万分之几"（parts per million，ppm）来表示，以氢质子为例，位于水分子中的氢质子与位于长链脂肪酸中的氢质子的共振频率相差 3.5ppm，在任何外加磁场中均是如此，这有助于 MRS 谱线的显示。

MRS 由一系列谱峰组成。每一个峰的面积对应所探测原子核的数量，所以，MRS 可以定量检测采样容积内的化学物质的浓度。MRS 谱线分析：横轴代表化学位移（共振频率），用百万分率表示；纵坐标代表代谢物的信号强度单位；其峰高度或峰下面积与该化合物的浓度成正比，所采集到的化学物质的浓度根据不同的后处理软件处理的方法不同，差异也会有不同；化合物最大峰高一半处的谱线宽度称为线宽（linewidth），亦称为半高全宽（full width at half maximum，FWHM），它与化合物的 $T_2^*$ 弛豫时间和磁场的均匀度有关，它决定谱线的频率分辨力。频谱谱线的宽度会受到以下因素的影响：①主磁场的均匀度，均匀度越差，则谱线越宽；②采样容积内部磁化频率的均匀度，均匀度越高，谱线越窄；③横向弛豫时间，T 值越大，谱线越，$T_2$ 值越小，谱线越宽，MRS 能检测多种重要的代谢物，一次可在较短时间内与常规的 MR 同时完成检查。

MRS 的信噪比（SNR）决定了曲线是质量，通常在频率域定义为最大代谢物的峰高度除以无信号区噪声的振幅的均方根。SNR 在时间域还可定义为零点时的信号振幅除以自由信号衰减（free induced decay，FID）末端噪声的信号。MRS 的噪声来自于活体组织中随机运动的带电粒子，造成了谱线的波动起伏。MRS 技术上的诸多因素，如静磁场的空间均匀性、硬件指标的稳定性（如射频）、选择的序列、TE 时间、TR 时间、采集次数、体素的大小及位置等均会影响谱线的质量及代谢物的比值。为保证 MRS 的质量，采集时需充分予以考虑，在目前技术条件下，SNR 是限制 MRS 广泛临床应用的主要因素，其限度表现在采集体素的体积不能小于 1ml，代谢物的浓度必须大于 1mmol，才有可能得出可判读的在体 MRS 谱线。

MRS 的几个注意点：①得到的是代谢产物的信息，通常以谱线及数值来表示，而非解剖图像；②对磁场的强度及磁场均匀度有着更高的要求；③外加磁场强度升高有助于提高 MRS 的质量，不仅可提高 SNR，而且由于各种代谢物的化学位移增大，可更好区分各种代谢物；④信号较弱，常需要多次平均才能获得足够的 SNR，因此检查时间相对较长；⑤得到的代谢产物的含量通常是相对的，通常用两种或两种以上的代谢物含量比来反映组织的代谢变化；⑥对于某一特定的原子核，需要选择一种比较稳定的化学物质作为其相关代谢物进动频率的参照标准物，如 $^1$H-MRS 选择三甲基硅烷，$^{31}$P-MRS 采用磷酸肌酸（PCr）作为参照物，它们频率设定为 0ppm。目前 $^1$H-MRS 技术是临床最常用的 MRS 技术，$^{31}$P-MRS 和 $^{13}$C-MRS 由于信噪比低，信号采集时间长，需要特制线等问题，临床应用受到限制，但 $^{31}$P-MRS 和 $^{13}$C-MRS 可以提供 $^1$H-MRS 不能提供的病灶代谢信息。在正常生理过程和疾病病理机制研究中发挥重要作用。

**（二）磁共振波谱成像技术**

**空间定位技术** 准确的空间定位技术，即准确采集感兴趣容积（volume of interest，VOI）体素内的信号，而不被 VOI 以外的信号污染，是 MRS 关键前提。在体磁共振波谱的空间定位技术一般分为单体素技术和多体素技术。

（1）单体素技术：磁共振波谱的单体素空间定位技术的基本原理通常是应用三个互相垂直的层面选择脉冲，采集的仅为与三个层面均相交的点（或体素）内的回波信号。常用的单体素（single voxel，SV）的空间定位采集技术有以下几种：

1）活体影像选择波谱：活体影像选择波谱（ISIS）是先采用三个 180° 的层面选择反转脉冲，然后运用一个 90° 脉冲"读出"z 轴磁化矢量，随后采集数据。所选择的体素是经过 8 个步骤，通过三个相交层面选择的反转脉冲的开 / 闭，进行叠加 - 叠减完成的。反转脉冲适用于射频场不均匀的表面线圈，且其磁化量全部反映在 z 轴上，$T_2$ 弛豫丢失很少，有利于短 $T_2$ 的核，常用于 $^{31}$P-MRS。此序列的缺点是费时，对运动伪影敏感。

2）激励回波采集模式：激励回波采集模式（STEAM）序列是连续运用三个互相垂直的 90° 脉冲，采集三个脉冲相交的激发区域的回波，而其他回波信号由一个大的打击梯度去相位将信号去除，这个打击梯度施加在混合时间内。它的优点是一次激发就可采集，不需要相位再循环；水抑制充分；缺点是有近 50% 的信号丢失，造成信噪比较低。STEAM 主要应用于 $^1$H-MRS。

3）点分辨波谱：点分辨波谱（PRESS）序列是运用一个 90 脉冲，两个重聚的 180° 脉冲，产生一个自旋回波的 VOI，而相应的打击梯度（通常是对梯度）伴随在 180° 脉冲的两旁，PRESS 序列主要是运用了重聚相位的 180° 脉冲，减少了 STEAM 序列的信号丢失但在 PRESS 序列选择长回波时间时（TE > 50ms）会导致短 $T_2$ 代谢物的丢失，且导致信噪比下降。

此外，在单体素 PRESS 采集技术中还有一些编辑 TE 的序列，虽然其信噪比低于常规 PRESS 序列，但可消除一些不需要的代谢物峰，有利于观察低浓度且与其他化合物重叠的代谢物峰（如 Glx、GABA 等）。

（2）多体素技术：多体素采集技术又称为化学位移成像（chemical shift imaging，CSI）或磁共振波谱成像（magnetic resonance spectroscopy Imaging，MRSI），可分为二维及三维的多体素采集。其优点是一次采集覆盖的范围较大，在选定的空间分布中，可以得到多个体素的代谢物谱线，因此比单体素的方法效率更高。如果对某一代谢物的空间分布感兴趣，还可通过计算机软件的计算，将感兴趣代谢物的 MRS 信号变化标记到相应的 MRI 图像上，重建出在选定范围内的代谢物分布图，较直观地显示代谢物的分布变化。

但是多体素波谱技术对硬件及软件的技术要求就更高，首先需要用较大的相位梯度进行空间定位编码，而为了保留波谱的信息通常在没有任何梯度的情况下采集 MR 信号，这样在 CSI 上每一个体素形状的控制不如单体素技术，也就是说多体素波谱技术容易受到体素外信号的影响或污染。采集过程需要重复许多遍，为获得足够的空间分辨力，需要分别在两个方向上施加梯度，而且代谢物的影像需要在空间和谱线两个领域内进行傅里叶转换。多体素波谱采集不仅耗时用于获得足够的信噪比，而且需要时间完成所有不同的相位编码步骤，因此比单体素采集费时。再者，由于采集范围大，CSI 比单体素技术更容易受到磁场不均匀的影响，因此谱线的质量及稳定性不如单体素技术可靠，谱线的校正、拟和也更复杂。

## （三）磁共振波谱临床应用

### 1. 磁共振波谱在中枢系统疾病的应用

（1）阿尔茨海默病：阿尔茨海默病（Alzheimer's disease，AD）是老年人最常患的痴呆类疾病，但到目前为止还没有有效的治疗方法。因此，AD 的早期诊断和治疗干预具有非常重要的价值，目前对于 AD 的诊断主要依赖于临床表现。尚缺乏客观的特异性诊断标准也缺乏特异性的影像特征。

MRS 作为一种无创性神经影像技术，可对多种神经变性疾病的活体脑组织代谢物浓度的定性及半定量测定，通过代谢产物浓度的变化，对疾病进行定性分析。。Lucilla Parnetti 等人研究发现，与正常老龄化相比，AD 患者的颞叶灰质和额叶白质 NAA 显著降低，白质 MI 增高。NAA/MI 的比率在正常老人与 AD 患者间存在很大的差异。Ruth M.Dixon 等人研究 AD 患者和正常对照组之间海马体发现，AD 患者 NAA 的浓度低于正常对照组，特别是左侧海马。KejalKantarci 等人使用 $^1$H-MRS 分析 AD、MCI 和正常对照组的后扣带回区域载脂蛋白 E 基因型和代谢物的改变，发现 NAA/Cr 的比值可以适度预测正常老龄化和认知损伤患者的整体认知功能；MI/Cr 的比值可以作为神经退行性疾病相关的神经心理功能障碍的更具体的标记物；NAA/MI 的比值也许是 MCI 和 AD 患者记忆和认知功能最有效的标记物。

（2）颅内肿瘤性疾病

1）脑胶质瘤：胶质瘤是最常见的颅内肿瘤，总体上占颅内肿瘤的 40%～50%，来源于神经外胚叶，故世界卫生组织（WHO）将其归入神经上皮性肿瘤。胶质瘤绝大部分为恶性肿瘤，发病率高，恶性脑胶质瘤的治疗是最大限度地切除肿瘤，减轻肿瘤负荷。但因为其侵袭性生长方式，手术完全切除十分困难。所以术前初步判断肿瘤的级别以及病变浸润范围对手术方式的制订、判断术后复发及术后综合治疗等至关重要。

脑胶质瘤 $^1$H-MRS 一般表现为 Cho 明显升高，NAA 明显下降，Cr 变化不大，Cho/Cr 比值升高，NAA/Cr 和 NAA/Cho 比值下降。Lac、Lip 峰升高。在脑胶质瘤中，由于肿瘤细胞的旺盛增殖导致邻近正常神经元破坏或被肿瘤细胞所取代，从而神经元数量绝对或相对减少，与对侧正常脑组织的 MRS 分析相比，表现为 NAA 下降，NAA/Cr 值降低。在高级别脑胶质瘤的 Cho 水平及 Cho/Cr 比值较低级别脑胶质瘤明显升高，NAA 水平及 NAA/Cr 和 NAA/Cho 比值较低级别脑胶质瘤明显降低。Cho 的增加

一般与肿瘤的恶性程度相关，随着肿瘤恶性程度的升高，肿瘤细胞具有更强的繁殖潜能和更高的细胞密度，而脑实质被进行性地破坏、功能丧失，从而使 NAA 进一步降低。

2）其他颅内肿瘤：①原始神经外胚层肿瘤（PNET）的波谱特点是出现明显的丙氨酸和 Glx，与肿瘤相似的表现为 NAA 和 Cr 降低、Cho 升高、Cho/Cr 和 Cho/NAA 明显增高，它的典型表现还有在 3.65ppm 处出现 Gly-MI 的升高。Majos C 认为鉴别 PNET 是丙氨酸和 Glx，都降低则为脑膜瘤。②神经鞘瘤的特征是出现明显的磷酸肌醇峰，因为脑外肿瘤所以缺乏 NAA 和 Cr 显著的磷酸肌醇峰。③颅咽管瘤的特征性波谱是有明显的 Lip 鞍区和鞍上区病灶，有明显升高的 Lip 提示是颅咽管瘤。Sutton LN 研究 6 例囊性颅咽管瘤，发现所有的颅咽管瘤在 1～2ppm 处有一显著的波峰是 Lac 或 Lip。

### 2. MRS 在前列腺癌中的应用

前列腺癌（prostate cancer，PCa）是老年男性的常见恶性肿瘤之一，欧美国家发病率较高，但近几年随着生活方式的改变，我国老年男性的前列腺癌发病率也呈上升趋势。临床上诊断前列腺癌的方法包括，血清前列腺特异性抗原（prostate specific antigen，PSA）浓度检测、直肠指诊、经直肠超声引导穿刺活检，以及影像学检查等。MRI 有良好的软组织分辨力，有助于很好地显示前列腺的内部结构和周围组织关系，目前已经成为前列腺癌的诊断和临床分期的重要检查手段。

1996 年由 Khrhanewicz 等通过 MRS 对前列腺疾病的研究，到目前为止，已经有很多研究成果具有很重要的临床意义。MRS 能够检测前列腺组织中枸橼酸盐（Citrate，Cit）、胆碱（choline，Cho）、肌酸（Creatine，Cr）的浓度改变，有研究表明，在正常的前列腺液中含有极高浓度的 Cit，正常以及增生的前列腺组织能够分泌并浓缩 Cit，而 PCa 破坏正常前列腺的腺管结构，极大地减低其分泌和浓缩 Cit 的能力，故可以导致 Cit 浓度的大幅下降；Cho 的浓度高低，可以反映细胞膜合成与降解的活跃程度，PCa 的组织细胞增殖速度加快，细胞膜的合成与降解更加活跃，所以 PCa 组织中 Cho 的浓度会高于正常的前列腺组织。PCa 所引起的这些生化改变，为 MRS 用于前列腺良恶性病变的鉴别诊断奠定了理论基础。

当前国内、外对于应用 MRS 的（Cho+Cr）/Cit 值（即 CC/C 值）诊断 PCa 的研究已比较深入。Scheenen 等人通过对 99 例 PCa 患者和 10 例正常志愿者的

CC/C 值，得出 PCa 的 CC/C 值中位数是 0.68；王霄英等人提出以正常中国老年人前列腺外周区 CC/C 值加 3 倍标准差（即 CC/C 值＞0.99）作为诊断标准，结果显示该标准用于鉴别 PCa 区与非 PCa 区的敏感性、特异性和准确性分别为 96.0%、94.7% 和 95.1%。

虽然 MRS 对 PCa 有着良好的诊断效能，但多数研究仍显示 PCa 肿瘤区与非肿瘤区的 CC/C 值仍有不同程度的重叠，故而很多学者并不局限于单纯比较 MRS 与其他功能序列的诊断效能，而是在比较的同时，将 MRS 与其他的功能 MRI 序列联合起来，以期提高 PCa 的诊断水平。目前已有较多 MRS 联合 DWI 用于 PCa 的研究。Yamamura 等研究显示 DWI 的敏感度及特异度均显著高于 MRS，两者联合后的特异度明显高于单独的 DWI、MRS，同时敏感度仍较高，提示两者联合更有利于 PCa 的诊断。

3. 其他应用 $^{31}$P-MRS 能检测到可溶且含量高于所能检测的最低限度灵敏度（即浓度水平达到 mmol 级时）的含磷代谢产物，在活体中，只有处于非结合状态、浓度＞1mmol/L 的含磷物质才能在 $^{31}$P-MRS 产生可见峰。而骨骼肌成分单一，正常骨骼肌可以产生磷酸单脂（PME）、无机磷（Pi）、磷酸二酯（PDE）等多个峰，这为进一步研究骨骼肌等代谢性疾病提供了研究基础。

其他领域，如乳腺癌，国内外文献对 $^{1}$H-MRS，Cho 峰诊断乳腺癌的敏感性和特异性各家报道不一。Bartella 等人的一项研究结果显示，MRS 对乳腺非团块状强化病灶诊断的敏感性和特异性分别是 100% 和 85%。而在盆腔的其他疾病中，MRS 也有一定的临床意义，例如：一些研究显示，Lip 峰在附件恶性肿瘤中明显升高而在良性上皮源性卵巢肿瘤中缺乏相应的表现。在子宫内膜癌及宫颈癌中该峰也呈现阳性，且 Lip 峰可动态监测宫颈癌的疗效。

### （四）磁共振波谱研究展望

目前虽然有大量的研究表明 MRS 在临床及科研方向有很重要的价值，展现了很好的发展前景，但至今还没有临床及实验室证据显示 MRS 有令人信服的组织学特异性，医疗工作者也缺乏统一的认识和诊断标准。同时，现在临床上使用的磁共振设备分辨率较低，无法准确地发挥 MRS 的功能，相信随着 MRS 技术的不断发展，DWI、弥散张量成像（DTI）等各种磁共振新技术的联合应用，MRS 会成为临床应用中一种不可缺少的工具。

（赵小虎）

## 参 考 文 献

1. 滕皋军，崔莹. 磁共振分子影像学研究进展. 磁共振成像，2014，5（a01）：31-36.

2. 赵斌. 磁共振灌注成像临床应用及进展. 磁共振成像，2014，5（a01）：46-50.

3. 俎栋林，高家红. 磁共振成像：物理原理和方法. 北京：北京大学出版社，2014.

4. Ahrens ET，Helfer BM，O'Hanlon CF，et al. Clinical cell therapy imaging using a perfluorocarbon tracer and fluorine-19 MRI. MagnReson Med，2014，72：1696-1701.

5. Liang S，Dresselaers T，Louchami K，et al. Comparison of different compressed sensing algorithms for low SNR 19F MRI application - imaging of transplanted pancreatic islets and cells labeled with perfluorocarbons. NMR in Biomedicine，2017，11：24-31.

6. Kislukhin A A，Xu H，Adams S R，et al. Paramagnetic fluorinated nanoemulsions for sensitive cellular fluorine-19 magnetic resonance imaging. Nat Mater，2016，15（6）：662-668.

7. Waiczies S，Millward JM，Starke L，et al. Fluorine-19 MRI Sensitivity using a Cryogenic Radiofrequency Probe：Technical Developments and Ex Vivo Demonstration in a Mouse Model of Neuroinflammation. Sci Rep，2017，29，7（1）：9808.

8. Chen LQ，Howison CM，Jeffery JJ，et al. Evaluations of extracellular pH within in vivo tumors using acidoCEST MRI. MagnReson Med，2014，72（5）：1408-1417.

9. Kim SJ，Lewis B，Steiner MS，et al. Superparamagnetic iron oxide nanoparticles for direct labeling of stem cells and in vivo MRI tracking. Contrast Media Mol Imaging，2016，11（1）：55-64.

10. Danhier P，Magat J，Leveque P，et al. In vivo visualization and ex vivo quantification of murine breast cancer cells in the mouse brain using MRI cell tracking and electron paramagnetic resonance. NMR Biomed，2015，28（3）：367-375.

11. Tremblay ML，Davis C，Bowen CV，et al. Using MRI cell tracking to monitor immune cell recruitment in response to a peptide-based cancer vaccine. Magn Reson Med，2018，80（1）：304-316.

12. Zhou S，Yin T，Zou Q，et al. Labeling adipose derived stem cell sheet by ultrasmall super-paramagnetic $Fe_3O_4$ nanoparticles and magnetic resonance tracking in vivo. Sci Rep，2017，7：42793.

13. Baghchechi M, Plaia A, Hamer M, et al. Susceptibility-Weighted Imaging Identifies Iron-Oxide-Labeled Human Neural Stem Cells: Automated Computational Detection. Dev Neurosci, 2016, 38(6): 445-457.

14. Bonner F, Merx MW, Klingel K, et al. Monocyte imaging after myocardial infarction with $^{19}$F MRI at 3T: a pilot study in explanted porcine hearts. Eur Heart J Cardiovasc Imaging, 2015, 16(6): 612-620.

15. Makela AV, Gaudet JM, Foster PJ. Quantifying tumor associated macrophages in breast cancer: a comparison of iron and fluorine-based MRI cell tracking. Sci Rep, 2017, 7: 42109.

16. Santelli J, Lechevallier S, Baaziz H, et al. Multimodal gadolinium oxysulfide nanoparticles: a versatile contrast agent for mesenchymal stem cell labeling. Nanoscale, 2018, 10(35): 16775-16786.

17. Venter A, Szulc DA, Loai S, et al. A manganese porphyrin-based T1 contrast agent for cellular MR imaging of human Embryonic stem cells. Sci Rep, 2018, 8(1): 12129.

18. Liu J, Xu J, Zhou J, et al. Fe$_3$O$_4$-based PLGA nanoparticles as MR contrast agents for the detection of thrombosis. Int J Nanomedicine, 2017, 12: 1113-1126.

19. Ta HT, Li Z, Hagemeyer CE, et al. Molecular imaging of activated platelets via antibody-targeted ultra-small iron oxide nanoparticles displaying unique dual MRI contrast. Biomaterials, 2017, 134: 31-42.

20. Loving GS, Caravan P. Activation and retention: a magnetic resonance probe for the detection of acute thrombosis. Angew Chem Int Ed Engl, 2014, 53(4): 1140-1143.

21. Temme S, Grapentin C, Quast C, et al. Noninvasive Imaging of Early Venous Thrombosis by $^{19}$F Magnetic Resonance Imaging With Targeted Perfluorocarbon Nanoemulsions. Circulation, 2015, 131(16): 1405-1414.

22. Xu J, Zhou J, Zhong Y, et al. Phase Transition Nanoparticles as Multimodality Contrast Agents for the Detection of Thrombi and for Targeting Thrombolysis: in Vitro and in Vivo Experiments. ACS Appl Mater Interfaces, 2017, 9(49): 42525-42535.

23. Sun J, Zhang S, Jiang S, et al. Gadolinium-Loaded Solid Lipid Nanoparticles as a Tumor-Absorbable Contrast Agent for Early Diagnosis of Colorectal Tumors Using Magnetic Resonance Colonography. Journal of Biomedical Nanotechnology, 2016, 12(9): 1709-1723.

24. Jingxiong L, Jihong S, Fangyuan L, et al. Highly Sensitive Diagnosis of Small Hepatocellular Carcinoma Using pH-Responsive Iron Oxide Nanocluster Assemblies. Journal of the American Chemical Society, 2018, 140(32): 10071-10074.

25. Fangyi C, Tongcun H, Yifei W, et al. Novel lanthanide-polymer complexes for dye-free dual modal probes for MRI and fluorescence imaging. Polymer Chemistry, 2015, 46(6): 7949-7957.

26. Yuedong M, Fengnan X, Jiayu C, et al. Fe$^{3+}$@polyDOPA-b-polysarcosine, a T1-Weighted MRI Contrast Agent via Controlled NTA Polymerization. ACS Macro Letters, 2018, 7(6): 693-698.

27. Lipeng G, Jinge Z, Jing Y, et al. A Novel Gd-DTPA-conjugated Poly(L-γ-glutamyl-glutamine)-paclitaxel Polymeric Delivery System for Tumor Theranostics. Scientific Reports, 2017, 7: 3799.

28. Liu F, Kong F F, Li Q P, et al. Low molecular weight polyethylenimine-conjugated gold nanospheres: a platform for selective gene therapy controlled by near-infrared light. Nanomedicine, 2017, 12(5): 511-534.

29. Yurong Z, Guocan H, Yue W, et al. Radiofrequency Heat-Enhanced Chemotherapy for Breast Cancer: Towards Interventional Molecular Image-Guided Chemotherapy. Theranostics, 2014, 4(11): 1145-1152.

30. Wang C, Chen S, Wang Y, et al. Lipase-Triggered Water-Responsive "Pandora's Box" for Cancer Therapy: Toward Induced Neighboring Effect and Enhanced Drug Penetration. Advanced Materials, 2018, 30(14): 1706407.

31. Savla R, Minko T. Nanoparticle design considerations for molecular imaging of apoptosis: Diagnostic, prognostic, and therapeutic value. Adv Drug Deliv Rev, 2017, 113: 122-140.

32. Cheng D, Li X, Zhang C, et al. Detection of vulnerable atherosclerosis plaques with a dual-modal single-photon-emission computed tomography/magnetic resonance imaging probe targeting apoptotic macrophages. ACS Appl Mater Interfaces, 2015, 7(4): 2847-2855.

33. Chilla SNM, Zemek O, Kotek J, et al. Synthesis and characterization of monophosphinic acid DOTA derivative: A smart tool with functionalities for multimodal imaging. Bioorg Med Chem, 2017, 25(16): 4297-4303.

34. Saito A, Mekawy MM, Sumiyoshi A, et al. Noninvasive targeting delivery and in vivo magnetic resonance tracking method for live apoptotic cells in cerebral ischemia with

functional Fe$_2$O$_3$ magnetic nanoparticles. J Nanobiotechnology, 2016, 14: 19.

35. Yuan Y, Ding Z, Qian J, et al. Casp3/7-Instructed Intracellular Aggregation of Fe$_3$O$_4$ Nanoparticles Enhances T2 MR Imaging of Tumor Apoptosis. Nano Lett, 2016, 16(4): 2686-2691.

36. Akazawa K, Sugihara F, Nakamura T, et al. Highly Sensitive Detection of Caspase-3/7 Activity in Living Mice Using Enzyme-Responsive [19]F MRI Nanoprobes. Bioconjug Chem, 2018, 29(5): 1720-1728.

37. Shekhar A, Heeger P, Reutelingsperger C, et al. Targeted imaging for cell death in cardiovascular disorders. JACC Cardiovasc Imaging, 2018, 11(3): 476-493.

38. Jia Z, Song L, Zang F, et al. Active-target T1-weighted MR Imaging of Tiny Hepatic Tumor via RGD Modified Ultrasmall Fe$_3$O$_4$ Nanoprobes. Theranostics, 2016, 6(11): 1780-1791.

39. Tsoukalas C, Psimadas D, Kastis GA, et al. A novel metal-based imaging probe for targeted dual-modality SPECT/MR imaging of angiogenesis. Front Chem, 2018, 6: 224.

40. Semkina AS, Abakumov MA, Skorikov AS, et al. Multimodal doxorubicin loaded magnetic nanoparticles for VEGF targeted theranostics of breast cancer. Nanomedicine, 2018, 14(5): 1733-1742.

41. Di N, Cheng W, Jiang X, et al. Can dynamic contrast-enhanced MRI evaluate VEGF expression in brain glioma? An MRI-guided stereotactic biopsy study. J Neuroradiol, 2017, 46(3): 186-192.

42. Ma L, Xu X, Zhang M, et al. Dynamic contrast-enhanced MRI of gastric cancer: Correlations of the pharmacokinetic parameters with histological type, Lauren classification, and angiogenesis. MagnReson Imaging, 2017, 37: 27-32.

43. Giraudeau C, Geffroy F, Mériaux S, et al. [19]F molecular MR imaging for detection of brain tumor angiogenesis: in vivo validation using targeted PFOB nanoparticles. Angiogenesis, 2013, 16(1): 171-179.

44. Shin TH, Choi Y, Kim S, et al. Recent advances in magnetic nanoparticle-based multi-modal imaging. Chemical Society reviews, 2015, 44(14): 4501-4516.

45. Ni D, Bu W, Ehlerding EB, et al. Engineering of inorganic nanoparticles as magnetic resonance imaging contrast agents. Chemical Society reviews, 2017, 46(23): 7438-7368.

46. Li K, Nejadnik H, Daldrup-Link HE. Next-generation superparamagnetic iron oxide nanoparticles for cancer ther-

anostics. Drug discovery today, 2017, 22(9): 1421-1429.

47. Lee N, Yoo D, Ling D, et al. Iron Oxide Based Nanoparticles for Multimodal Imaging and MagnetoresponsiveTherapy. Chemical reviews, 2015, 115(19): 10637-10689.

48. McDowell C, Dublin AB. Magnetic Resonance Imaging (MRI), Gadolinium. StatPearls. Treasure Island(FL): StatPearls Publishing StatPearls Publishing LLC, 2018.

49. Czeyda-Pommersheim F, Martin DR, Costello JR, et al. Contrast agents for MR imaging. Magnetic Resonance Imaging Clinics of North America, 2017, 25(4): 705-711.

50. Zhou Q, Wei Y. For better or worse, iron overload by superparamagnetic iron oxide nanoparticles as a MRI contrast agent for chronic liver diseases. Chemical research in toxicology, 2017, 30(1): 73-80.

51. Wang YX, Idee JM. A comprehensive literatures update of clinical researches of superparamagnetic resonance iron oxide nanoparticles for magnetic resonance imaging. Quantitative imaging in medicine and surgery, 2017, 7(1): 88-122.

52. Meier S, Jensen PR, Karlsson M, et al. Hyperpolarized NMR probes for biological assays. Sensors(Basel, Switzerland), 2014, 14(1): 1576-1597.

53. Jeong Y, Hwang HS, Na K. Theranostics and contrast agents for magnetic resonance imaging. Biomaterials research, 2018, 22: 20.

54. Do C, Barnes JL, Tan C, et al. Type of MRI contrast, tissue gadolinium, and fibrosis. American journal of physiology Renal physiology, 2014, 307(7): F844-855.

55. Usman MS, Hussein MZ, Fakurazi S, et al. Gadolinium-based layered double hydroxide and graphene oxide nano-carriers for magnetic resonance imaging and drug delivery. Chemistry Central Journal, 2017, 11(1): 47.

56. Yousem DM, Adin ME, Kleinberg L, et al. Hyperintense dentate nuclei on T1-weighted MRI: relation to repeat gadolinium administration. AJNR American journal of neuroradiology, 2015, 36(10): 1859-1865.

57. Wang K, Pan D, Schmieder AH, et al. Atherosclerotic neovasculature MR imaging with mixed manganese-gadolinium nanocolloids in hyperlipidemic rabbits. Nanomedicine, 2015, 11(3): 569-578.

58. Oh KY, Roberts VH, Schabel MC, et al. Gadolinium chelate contrast material in pregnancy: fetal biodistribution in the nonhuman primate. Radiology, 2015, 276(1): 110-118.

59. Li J, Wang J, Sun D, et al. Aptamer-directed specific drug delivery and magnetic resonance imaging of renal carcinoma

cells in vitro and in vivo. J Biomed Nanotechnol, 2016, 12(8): 1604-1616.

60. Gao L, Yu J, Liu Y, et al. Tumor-penetrating peptide conjugated and doxorubicin loaded T1-T2 dual mode MRI contrast agents nanoparticles for tumor theranostics. Theranostics, 2018, 8(1): 92.

61. Zhang W, Liu L, Chen H, et al. Surface impact on nanoparticle-based magnetic resonance imaging contrast agents. Theranostics, 2018, 8(9): 2521-2548.

62. Marciello M, Pellico J, Fernandez-Barahona I, et al. Recent advances in the preparation and application of multifunctional iron oxide and liposome-based nanosystems for multimodal diagnosis and therapy. Interface focus, 2016, 6(6): 20160055.

63. Shen Z, Wu A, Chen X. Iron oxide nanoparticle based contrast agents for magnetic resonance imaging. Molecular pharmaceutics, 2017, 14(5): 1352-1364.

64. Hu Y, Wang R, Li J, et al. Facile synthesis of lactobionic acid-targeted iron oxide nanoparticles with ultrahigh relaxivity for targeted MR imaging of an orthotopic model of human hepatocellular carcinoma. Particle & Particle Systems Characterization, 2017, 34.

65. Li F, Zhi D, Luo Y, et al. Core/shell $Fe_3O_4/Gd_2O_3$ nanocubes as T1-T2 dual modal MRI contrast agents. Nanoscale, 2016, 8(25): 12826-12833.

66. Mi P, Kokuryo D, Cabral H, et al. A pH-activatable nanoparticle with signal-amplification capabilities for non-invasive imaging of tumour malignancy. Nat Nanotechnol, 2016, 11(8): 724-730.

67. Gong M, Yang H, Zhang S, et al. Targeting T1 and T2 dual modality enhanced magnetic resonance imaging of tumor vascular endothelial cells based on peptides-conjugated manganese ferrite nanomicelles. Int J Nanomedicine, 2016, 11: 4051-4063.

68. Mehta A, Ghaghada K, Mukundan S, Jr. Molecular imaging of brain tumors using liposomal contrast agents and nanoparticles. MagnReson Imaging Clin N Am, 2016, 24(4): 751-763.

69. Xing H, Hwang K, Lu Y. Recent developments of liposomes as nanocarriers for theranostic applications. Theranostics, 2016, 6(9): 1336-1352.

70. Sherif M F, Salem F M, Almahallawy M A, et al. Role of magnetic resonance spectroscopy in differentiation between recurrence of glioma and post radiation injury. Egyptian Journal of Radiology & Nuclear Medicine, 2014, 45(4): 1233-1240.

71. Plana JC, Thavendiranathan P, Bucciarelli-Ducc C. Multimodality imaging in the assessment of cardiovascular toxicity in the cancer patient. JACC: Cardiovascular Imaging, 2018, 8(11): 1173-1186.

72. Derek J, Erstad, Christian T, et al. Molecular magnetic resonance imaging accurately measures the antifibrotic effect of EDP-305 novel farnesoid X receptor agonist. Hepatology Communications, 2018, 2(7): 821-835.

73. Rene M, Julia Brangsch, Carolin Reimann, et al. Invivo molecular characterization of abdominal aortic aneurysms using fibrin-pecific magnetic resonance imaging, 2018, 7(11): 1-10.

74. Ni D. Engineering of inorganic nanoparticles as magnetic resonance imaging contrast agents. Chem Soc Rev, 2017, 46(23): 7438-7468.

75. Wang Y. A genetically encoded beta-lactamase reporter for ultrasensitive(129)Xe NMR in mammalian cells. Angew Chem Int Ed Engl, 2016, 55(31): 8984-8987.

76. Daouk J, Chaarani B, Zmudka J, et al. Relationship between cerebrospinal fluid flow, ventricles morphology, and DTI properties in internal capsules: differences between Alzheimer's disease and normal-pressure hydrocephalus. Acta Radiologica, 2014, 55(8): 992-999.

77. Siasios I, Kapsalaki E Z, Fountas K N, et al. The role of diffusion tensor imaging and fractional anisotropy in the evaluation of patients with idiopathic normal pressure hydrocephalus: a literature review. Neurosurgical Focus, 2016, 41(3): E12.

78. Oshiro S, Tsugu H, Komatsu F, et al. Quantitative assessment of gliomas by proton magnetic resonance spectroscopy. Anticancer Research, 2016, 27(6A): 3757.

# 第五章　CT 分子成像

## 第一节　概　述

自 1972 年计算机体层成像（computed tomography，CT）应用于临床，已成为临床工作中不可或缺的影像诊断手段，在疾病诊断、治疗中发挥着重要作用。以显示解剖结构改变为基础的传统 CT 技术和设备尚不能发现病变的功能、分子水平的变化，故基础及临床研究中较少用其作为分子成像设备。数十年来，CT 技术进入快速发展时期，体现在扫描模式从最初的单能 CT 发展到双源、双能 CT；探测器宽度由最初的 16 排、64 排发展到"后 64 排"（128 排、256 排和 320 排等）（图 1-5-1-1），其相应的空间和时间分辨率都极大提高，扫描时间明显缩短，扫描相关辐射剂量不断减低。特别是微型 CT（Micro CT）可提供几十微米的高空间分辨率的图像，与 CT 图像后处理技术和其他杂化成像技术结合，对 CT 分子成像的发展起到了巨大的推动作用。加上药物

和分子探针研发的不断发展，新的性能优良的对比剂及探针从最初的探索性尝试到广泛的在研究中应用和验证，使 CT 分子成像的领域和应用不断扩大。

（王　悍　郑林丰）

## 第二节　基本原理和设备

### 一、基本原理

CT 是 Hounsfield G. N. 于 1969 年设计成功，1972 年问世的。其工作原理与 X 线有所不同（图 1-5-2-1），其扫描部分主要由 X 线管和不同数目的控测器组成，用来收集信息。X 线束对所选择的层面进行扫描，其强度因和不同密度的组织相互作用而产生相应的吸收和衰减。探测器将收集到的 X 线信号转变为电信号，经模 / 数转换器（A/D converter）转换成数字，输入计算机储存和处理，从而得到该

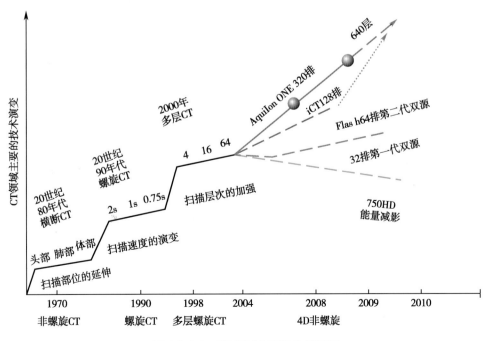

图 1-5-1-1　CT 领域主要的技术演变

层面各单位容积的 CT 值（CT number），并排列成数字矩阵（digital matrix）。这些数字可储存于硬磁盘（hard disk）、软磁盘（floppy）和磁带（magnetic tape）中，也可用打印机打印用。数字矩阵经数/模（D/A）转换器在监视器上转为图像，即为该层的横断图像。图像可用多幅照相机摄于胶片上，供读片、存档和会诊用。

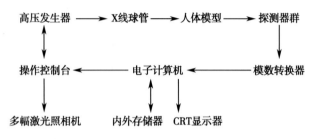

图 1-5-2-1　CT 影像设备的基本结构与工作原理流程

目前临床常用的螺旋 CT 突破了传统 CT 的设计，采用滑环技术，将电源电缆和一些信号线与固定机架内不同金属环相连运动的 X 射线管和探测器滑动电刷与金属环导联。球管和探测器不受电缆长度限制，沿人体长轴连续匀速旋转，扫描床同步匀速递进（传统 CT 扫描床在扫描时静止不动），扫描轨迹呈螺旋状前进，可快速、不间断地完成容积扫描。多层螺旋 CT 的特点是探测器多层排列，是高速度、高空间分辨率的结合。多层螺旋 CT 的宽探测器采用高效固体稀土陶瓷材料制成。每个单元只有 0.5mm、1mm 或 1.25mm 厚，最多只有 5mm 厚薄层扫描探测器的光电转换效率高达 99% 能连续接收 X 射线信号，且稳定性好。多层螺旋 CT 能高速完成较大范围的容积扫描，图像质量好，成像速度快，具有很高的纵向分辨率和很好的时间分辨率。与单层螺旋 CT 相比，CT 的应用范围被大大拓宽了。采集同样体积的数据，扫描时间大为缩短，在不增加 X 射线剂量的情况下，每 15 秒左右就能扫描一个部位；5 秒内可完成层厚为 3mm 的整个胸部扫描；采用较大的螺距 P 值，短时间内（20 秒左右）可以完成体部扫描；同样层厚，同样时间内，扫描范围增大 4 倍。扫描的单位时间覆盖率明显提高，射线剂量明显减少，X 线球管的使用寿命明显延长，同时，节省了对比剂用量，提高了低对比分辨率和空间分辨率，明显减少了噪声、伪影及硬化效应。另外，还可根据不同层厚需要自动调节 X 射线锥形线束的宽度，经过准直的 X 射线束聚焦在相应数目的探测器上，探测器通过电子开关与四个数据采集系统（DAS）相连。每个 DAS 能独立采集完成一套

图像，按照 DAS 与探测器匹配方式不同，通过电子切换可以选择性地获得 1 层、2 层或 4 层图像，每层厚度可自由选择（0.5mm、1.0mm、1.25mm、5mm 和 10mm）。采集的数据既可做常规图像显示，也可在工作站进行后处理，完成三维立体重建、多层面重建、器官表面重建等，并能实时或近于实时显示。另外，不同角度的旋转、不同颜色的标记，使图像更具立体感、更直观、逼真。仿真内镜、三维 CT 血管造影技术也更加成熟和快捷。

## 二、基本设备

CT 设备主要有以下三部分：

**1. 扫描部分**　由 X 线管、探测器和扫描架组成。

X 线球管是 CT 影像设备的心脏部分，由阴极、阳极和真空玻璃或金属管组成，目前用的多是旋转阳极 X 线球管。

扫描机架（gantry，图 1-5-2-2）内安装有 X 线系统、图像采集、X 线过滤器、系统准直器等，其中 X 线球管和数据采集系统（data acquisition system，DAS）最为重要。扫描机架的孔径与倾斜范围也是两项重要的应用指标，目前多数扫描机架的孔径为 70cm，倾斜角度通常为 ±12°～±30°。

CT 的数据采集系统（DAS）作用是测量 X 射线束，并将这些数据编码成二进制数据，送往计算机进行运算。探测器（detector）是 DAS 系统中重要的部件，其主要功能有：①接受透过患者检查部位的 X 射线；②将接收到的 X 线转换成模拟形式的电子信号；③将模拟信号放大；④将模拟信号转换成数字信号（通过 A/D 转换器）。

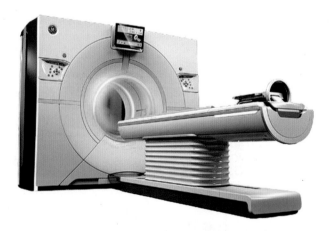

图 1-5-2-2　CT 扫描系统的扫描机架和扫描床

**2. 计算机系统**　将扫描收集到的信息数据进行贮存运算。

CT 使用的是小型计算机。CT 的计算机系统包

括主计算机和阵列计算机两部分。主计算机控制 CT 整个系统的正常工作。其主要的功能有：①扫描监控，并将 CT 扫描得到的数据进行存储；②CT 值的校正；③图像的重建控制与图像后处理；④CT 机自身故障的诊断与分析。阵列处理器（array processor, AP）本身不能独立工作，它与主计算机相连，在其控制下进行高速的数据运算以完成 CT 扫描的庞大数据量的处理与运算。

3. **图像显示和存储系统** 将经计算机处理、重建的图像显示在电视屏上或用多幅照相机或激光照相机将图像摄下。

（1）CT 图像的显示：由操作台上的 CRT 屏显示，目前多层螺旋 CT 多配有高性能的工作站（workstation），也可以在工作站的显示屏上显示。

（2）CT 图像的记录系统：由系统硬盘、外部存储器等构成。CT 图像的外部存储器包括磁带、合式磁带、光盘、磁光盘、软盘以及各种照相机等。

目前 CT 的探测器从原始的 1 个发展到多达 4 800 个。扫描方式也从平移 / 旋转、旋转 / 旋转、旋转 / 固定，发展到螺旋 CT 扫描（spiral CT scan）。计算机容量大、运算快，可达到立即重建图像。由于扫描时间短，可避免运动产生的伪影，例如，避免呼吸运动的干扰，可提高图像质量；层面是连续的，所以不致于漏掉病变，而且可行三维重建，注射对比剂作血管造影可得 CT 血管造影（CT angiography, CTA）。

### 三、应用概况

虽然以显示解剖结构改变为基础的 CT 技术尚不能完全发现病变的功能、分子水平上的变化，临床上较少用其作为分子成像设备，但是随着 CT 技术的发展，CT 灌注成像的应用，新产生的动物用小型 CT 和新型 CT 对比剂将有望在分子影像学成像上发挥越来越多的作用。微型 CT（Micro CT）提供高的空间分辨率（几十微米），与其他小动物成像技术相结合，将对分子影像学发展起到重要的促进作用。另外，CT 新型对比剂的研究也为 CT 分子成像带来了希望。多模式成像如 PET/CT 和 SPECT 成像、荧光分子断层成像（fluorescence molecular tomography, FMT）/CT 已成为分子影像学成像发展的重要趋势，将为分子成像开辟更广的研究和应用空间。

### 四、成像特点

CT 检查简便、迅速、安全、无痛苦。CT 不同于普通 X 线成像，它是用 X 线对人体层面进行扫描，取得信息后经计算机处理而获得的重建图像，所显示的断层解剖图像，解剖关系清晰，解决了 X 线图像投影重叠的问题，使 X 线成像不能显示的解剖结构及其病变得以显影，从而显著扩大了人体的检查范围，提高了病变检出率和诊断的准确率。

CT 图像是由一定数目由黑到白不同灰度的像素组成的按矩阵排列的灰阶图像，是数字图像，是重建的断层图像。这些像素反映的是相应体素的 X 线吸收系数。每个体素 X 线吸收系数可通过不同的数学方法算出。不同 CT 装置所得图像的像素大小及数目不同。大小可以是 1.0mm × 1.0mm，0.5mm × 0.5mm 不等；数目可以是 256 × 256，即 65 536 个，或 512 × 512，即 262 144 个不等。显然，像素越小，数目越多，构成图像越细致，即空间分辨力（spatial resolution）高。CT 图像的空间分辨力不如 X 线图像高。

CT 与 X 线图像相比，CT 的密度分辨力高，即有高的密度分辨力（density resolution）。因此，人体软组织的密度差别虽小，吸收系数多接近于水，但也能形成对比而成像。这是 CT 的突出优点。CT 图像不仅以不同灰度显示其密度的高低，还可用组织对 X 线的吸收系数说明其密度高低的程度，具有一个量的概念。实际工作中，不用吸收系数，而换算成 CT 值，用 CT 值说明密度。单位为 HU（Hounsfield unit）。

CT 图像是层面图像，常用的是横断面。为了显示整个器官，需要多个连续的层面图像。通过 CT 设备上图像的重建程序的使用，还可重建冠状面和矢状面的层面图像，可以多角度查看器官和病变的关系。

（王 悍 郑林丰）

## 第三节 CT 成像对比剂

### 一、概述

自从 1895 年伦琴首次发现 X 射线以来，计算机体层成像（computed tomography, CT）已经取得了巨大的发展。CT 成像是一种具有较高的时间和空间分辨率，安全可靠并已广泛应用于临床的非侵入性成像技术。它是指用 X 射线照射并穿透人体组织，不同组织器官由于密度的不同会对 X 射线产生不同程度的衰减，然后通过 X 射线的旋转和平移，由探测器接收透过一定层面厚度的 X 射线，并用计算机对扫描的数据进行处理从而重建成像，以辅助诊断患者是否健康或具体的病灶位置。然而 CT 平扫仅适用于检查骨骼、肺、结石等天然对比度较高的解剖结构，而对于软组织及其病变由于密度差异较小，CT 值非常接近，难以形成足够的影像对比，需要行 CT 增强检查，因此"CT 对比剂（contrast agents）"广泛应用于 CT 检查领域来增加目标组织与周围组织间的密度差异，以得到更加清晰的图像，达到准确诊断疾病的目的。

基于临床应用的需求，CT 对比剂的相关研究在不断深入。其中一类是已商业化的 CT 对比剂，主要是硫酸钡和含碘（I）小分子制剂。硫酸钡一般用于进行消化道造影检查，使用时由医用硫酸钡粉末加水调制成一定浓度的混悬液。碘制剂包括无机碘化物（碘化钠）、有机碘化物和碘化油三类。其中有机碘化物通常是指三碘苯环的衍生物，是临床上应用最广泛的一类，把它们从化学特性角度分类，可以分为离子型和非离子型；从渗透压角度分类，则可以分为高渗、低渗和等渗型对比剂。离子型对比剂从早期的单体型（分子结构中含 1 个三碘苯环）泛影葡胺，发展和增添了二聚体型对比剂（1 分子对比剂

含 2 个三碘苯环）碘克沙酸。非离子型对比剂亦由最初的单体型，例如碘海醇、碘帕醇、碘普罗胺等，增添了二聚体型的碘曲仑、碘克沙醇（图 1-5-3-1）。这些不同类型的对比剂具有不同的浓度、不同的渗透压浓度和黏滞度，由此所产生的增强对比效果和引发的副作用亦各不相同。

另一类是新型的纳米 CT 对比剂。纳米技术是综合了医学、化学、物理和生物学等学科的交叉学科领域。近年来，纳米技术的发展已经在医学成像和癌症的早期诊疗方面取得了重大的研究进展。为了克服传统小分子碘对比剂的一些弊端，研究者提出了各种类型的纳米尺寸 CT 对比剂，除了含碘纳米粒子，具有较高原子序数和电子密度的重金属纳米粒子，如金（Au）、银（Ag）、钽（Ta）、铋（Bi）、镱（Yb）、钨（W）等均有望作为高效的 CT 成像对比剂。它们常与有机大分子材料如脂质体、胶束、纳米凝胶、树状大分子或超分子聚合物等相结合，一方面可以稳定成像纳米颗粒，另一方面还可以提供功能化修饰的基团，这类新型纳米 CT 对比剂具有更好的生物相容性和更长的血液循环时间，在血管和肿瘤的可视化成像中拥有十分明显的优势。

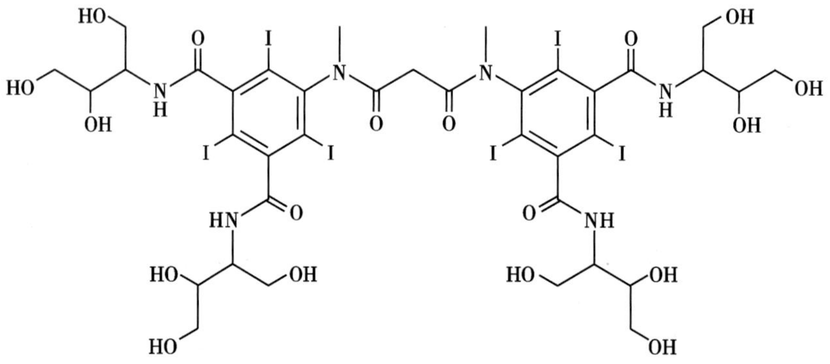

A　　　　　　　　　　　　碘曲仑Iotrolan

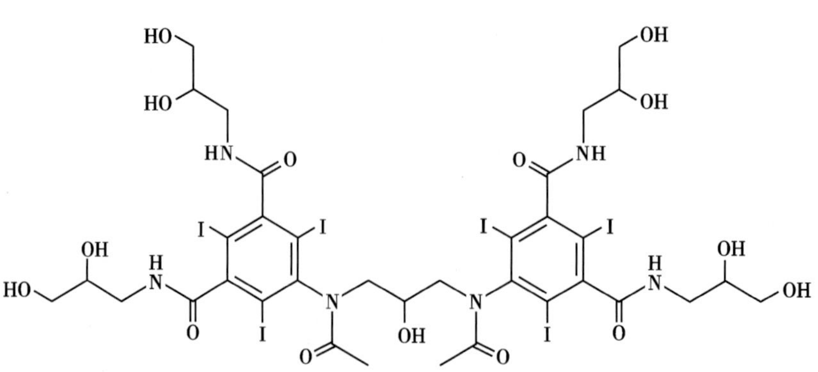

B　　　　　　　　　　　　碘克沙醇Iodixanol

**图 1-5-3-1 二聚体型对比剂**
A. 碘曲仑（Iotrolan）和 B. 碘克沙醇（Iodixanol）的结构式

## 二、CT 对比剂的成像原理

X 射线辐射的一个重要特点是具有优越的穿透能力，但是并非所有的 X 射线光子都可以穿透物体，其中一些会通过与物体的相互作用被吸收或散射。由于吸收或散射而导致的 X 射线强度的降低称为 X 射线衰减，X 射线衰减的程度用下列公式定义：

$$I = I_0 e^{-\mu x} \qquad (式1)$$

I：透射 X 射线的强度；$I_0$：入射 X 射线的强度；$\mu$：物体的质量衰减系数；x：物体的厚度。

X 射线和物体之间的相互作用主要有三种形式：相干散射（coherent scattering）、康普顿散射（compton scattering）和光电效应（photoelectron effect）。在相干散射中，入射 X 射线的能量被原子吸收，然后在任意方向随机发射出相同能量的 X 射线光子，由于相干散射主要发生在低能量的 X 射线中，因此在大多数临床情况下它的贡献很小。当入射 X 射线光子与原子的外层电子发生碰撞时，一部分 X 射线能量转化为电子的动能，而剩余的 X 射线光子以较低的能量发生偏转并射出，即称为康普顿散射。在 CT 成像中，康普顿散射主要来自于患者自身，康普顿散射可以发生于各个方向，会导致噪音的增加和图像对比度（质量）的降低。光电效应是 CT 对比剂产生 X 射线吸收的最主要影响因素，当入射 X 光子的能量略高于内层电子的结合能时更容易产生光电效应，在光电效应中，入射 X 光子将能量传递给内层束缚电子，随后内层电子从原子内射出，同时在内层电子壳层（K 层或 L 层）留下空穴，外层电子填充空穴并在任意方向随机产生特征 X 射线。而当入射光子的能量低于内层电子结合能时，则不能产生光电效应。因此，只有当入射 X 光子的能量超过成像元素的 K-edge 结合能时，才能与 K 层电子碰撞发生光电效应，从而引起质量衰减系数的突然增大，X 射线衰减效应一般与成像元素的原子序数的三次方（$Z^3$）成正比。

## 三、常见的 CT 对比剂种类

### （一）含碘小分子 CT 对比剂

前面提到含碘的小分子 CT 对比剂主要分为无机碘化物、有机碘化物和碘化油或脂肪酸碘化物三类。

**1. 无机碘对比剂** 多用碘化钠水溶液，因此类对比剂的刺激性较大，现已不常用。

**2. 有机碘对比剂** 也是水溶性对比剂，种类很多，一般可以分为离子型和非离子型两类：离子型对比剂从结构上又分为单聚体型和二聚体型，单聚体型的代表如泛影葡胺，可用于血管造影和静脉肾盂造影；二聚体型的代表为碘克沙酸。离子型对比剂发生副作用的概率较高，机体的耐受性较差。非离子型单聚体对比剂的代表如碘普罗胺，可用于各种血管造影和经血管的造影检查；非离子型二聚体如碘曲仑，多用于椎管内脊髓造影。非离子型对比剂比离子型的副作用小，发生副作用的概率较低，机体的耐受性较好。

**3. 碘化油或脂肪酸碘化物** 碘化油多用于支气管、瘘管及子宫输卵管造影，不能用于心血管造影。碘苯酯作为脂肪酸碘化物，对组织的刺激性小，常用于椎管及脑室造影，近年来也渐渐被碘曲仑取代。

这些传统的小分子碘对比剂存在许多缺点，主要有：①分子量小，注射后容易经肾脏快速排出体外，在体内的血液循环时间短，没有足够的成像时间；②缺乏靶向性和组织特异性，到达病灶部位对比剂的量有限；③经常伴随产生副作用，具有一定的肾毒性。为了解决这些问题，寻找具有高 X 射线吸收系数、良好的水溶性而且又可以克服上述缺点的 CT 对比剂成为了众多学者的研究焦点。

基于传统成像剂的诸多缺陷，CT 对比剂已经从小分子碘对比剂，发展到有机大分子碘对比剂。如今纳米材料作为新型的分子探针已经发挥越来越重要的研究应用。纳米材料由于一些独特性质引起了研究者的极大兴趣，如特定的光学或磁学性质、倾向于在肿瘤部位聚集、易于进行功能化修饰、可以集多种功能性质于同一纳米平台等，这些优异性质使其可以在肿瘤发展的最早期进行精确的诊断成像，及时发现病灶。其中，一些常见的新型纳米 CT 成像体系包括 Au、Ag、Au/Ag 合金、铋（Bi）、镱（Yb）、钽（Ta）和 $WS_2$ 纳米片等纳米体系，具体介绍如下。

### （二）基于 Au 的纳米 CT 对比剂

具有较高原子序数和电子密度的 Au 元素，不仅可以比传统成像元素 I 产生更强的 X 射线吸收，而且还具有良好的生物相容性，易于表面修饰，因此不同形状的金纳米结构，如金纳米棒、金纳米星、金纳米颗粒等有望作为一种很有潜力的对比剂用于增强临床 CT 成像。Kim 等人报道了聚乙二醇（PEG）包覆的 Au NPs（PEG-GNPs），平均粒径为 30nm，对应浓度 33mg/ml 就可以产生等量于 407.6mg/ml 小分子碘对比剂产生的 X 射线吸收。Shi 课题组以树状大分子为模板,制备了树状大分子稳定(Au DSNPs)或包裹(Au DENPs)的金纳米颗粒,在相同的有效成像元素摩尔浓度下,Au NPs 产生的 CT 吸收值(HU)是小分子碘对比剂 Omnipaque(欧乃派克)的 2 倍。他们还将 Au NPs 与含碘的泛影酸结合,构建了同时包含 Au 和 I 的双元素成像体系,使得在相同的有效成像元素摩尔浓度下,双元素体系的 HU 值达到了含碘小分子 Omnipaque 的 3.7 倍(图 1-5-3-2),这将可以有效降低对比剂的使用剂量,减少副作用的发生。

### (三)Ag NPs 和 Au/Ag 合金在 CT 成像中的应用

Ag NPs 在催化和生物医学领域具有很大的应用前景,虽然 Ag 的原子序数比 I 低,但是 Ag NPs 拥有类似于 Au NPs 的结构和晶体学特性,因此 Shi 等人

以第五代 PAMAM 树状大分子为模板,利用 PAMAM 内部的孔隙结构制备了尺寸可控、稳定性良好的 Ag DENPs 和 Ag DSNPs。体外 CT 成像显示 Ag DSNPs 的成像效果与碘小分子对比剂接近,有望应用于医学成像领域。他们还以 PAMAM 为模板,合成了不同比例的 Au-Ag 合金 DENPs 和 DSNPs,其 CT 吸收值(HU)随着 Au/Ag 摩尔比的增加而提高,当达到一定比例时即超过了小分子碘对比剂 Omnipaque 的 HU 值。

### (四)基于 Bi 的纳米粒子体系

相比其他成像元素,Bi 元素具有较高的 X 射线吸收系数和较低的成本。基于 Bi 元素的成像剂可以分为两类。一类是 $Bi_2S_3$ 纳米体系,如 Liu 等人通过配体交换方法,利用具有良好生物相容性的聚乙烯吡咯烷酮(PVP)对疏水的 $Bi_2S_3$ 进行修饰,制备

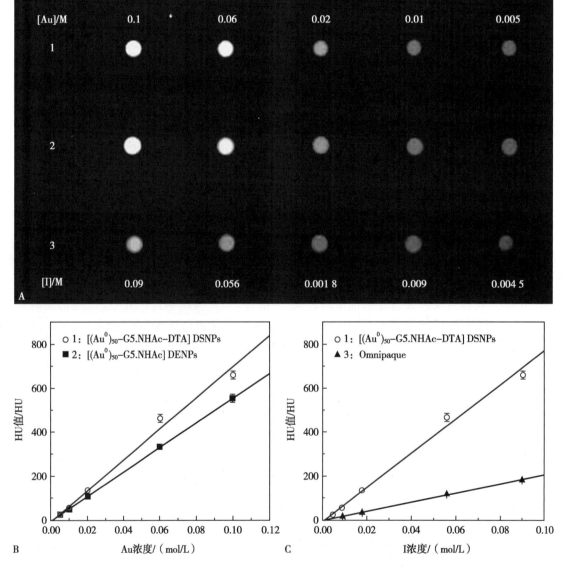

图 1-5-3-2 体外横断面 CT 成像( A )和 X 射线吸收值 HU( B )/( C )

1. Au-DTA NPs; 2. Au NPs; 3. Omnipaque

得到了稳定、低毒性的 PVP-Bi₂S₃ 量子点用于 CT 成像，结果显示其对 X 射线产生了较高的吸收强度。另一类是 Bi NPs，Lin 等人最近通过高温分解一步合成法制备了油酸稳定的 Bi NPs，并用 PEG 进行表面修饰以改善其水溶性和生物相容性（图 1-5-3-3），该体系不仅具有较高的 CT 吸收值，在光照下还可以激发 Bi NPs 产生依赖于激发波长的发光现象，从而实现了 CT/ 荧光双模态成像。

### （五）基于 Yb 的纳米粒子体系

Yb 元素的 K-edge 能量（61keV）刚好位于临床 X 射线光谱的高能区域范围内，这使其既可以产生较高的 CT 对比度，又可以降低患者的辐射暴露时间，因此 Yb 元素也是一种潜在的 CT 成像元素。此外，Yb 元素储量丰富、毒性低、还是上转换发光纳米晶体的重要组成元素，为构建多模态纳米平台提供了可能。

Liu 课题组通过适量掺杂 Gd³⁺，制备得到了大小和形貌可控的油酸稳定的 NaYbF₄: Er 纳米粒子，并用 PEG 进行修饰后得到具有良好水溶性和较长血液循环时间的纳米成像剂。该成像体系不仅可以使 CT 信号得到增强，而且 Gd³⁺ 的存在也赋予其 MR 成像能力，因此还有望应用于 CT/MR 双模态成像。他们还设计了含有 Yb（61KeV）和 Ba（37KeV）两种不同 K-edge 能量成像元素的 BaYbF₅ 纳米颗粒，并通过包覆 SiO₂ 壳层和修饰 PEG- 硅烷来改善其水溶性和减少非特异性蛋白吸附（图 1-5-3-4），结果显示该双元素成像体系对细胞活力和细胞增殖能力的影响均较小，而且在不同的扫描电压下均比 NaYbF₄ 和小分子碘海醇产生了更高的 X 射线吸收。

### （六）基于 Ta 的纳米成像体系

氧化钽（TaOₓ）是一种化学惰性物质，较高的原子序数赋予了氧化钽良好的不透辐射性能，而且钽具有良好的生物相容性，因此钽元素是一种有潜力的 CT 成像剂。2010 年，Bonitatibus 等人合成制备了水溶性氧化钽纳米粒子，并将其静脉注射入大鼠体内进行 CT 成像测试，以含碘小分子碘普罗胺作为对照，结果表明，氧化钽具有良好的不透 X 射线性能。2015 年，Yue 等人通过微乳液法和进一步的表面修饰合成了平均粒径为 40nm 的多功能 TaOₓ 纳米颗粒（图 1-5-3-5），该体系不仅具有主动靶向能力和 pH 响应的可控药物释放，还可实现 CT/NIR 荧光双模态成像。体外 / 体内实验均表明该 TaOₓ NPs 可以作为一种优秀的对比剂同时增强荧光成像和 CT 成像能力。

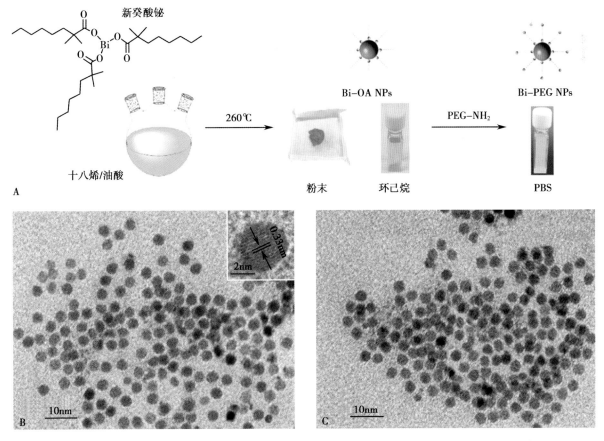

图 1-5-3-3　高温分解法合成 Bi NPs 示意图（A）、Bi-OA（B）和 Bi-PEG NPs（C）的 TEM 图片

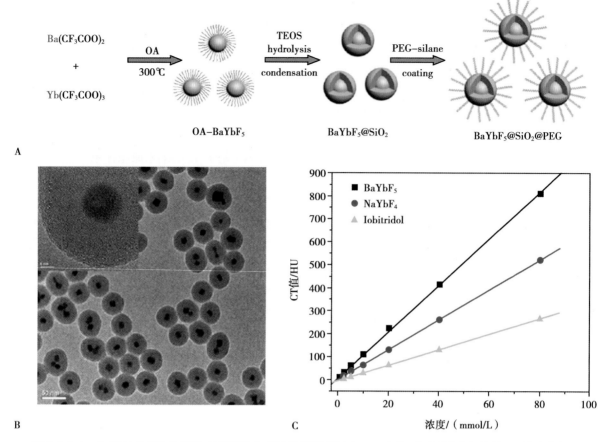

图 1-5-3-4 BaYbF₅@SiO₂@PEG 纳米颗粒合成路线示意图（A）、TEM 图（B）以及浓度相关性 CT 值变化（C）

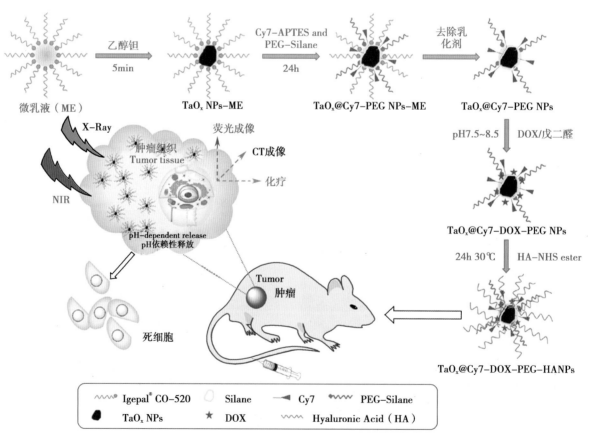

图 1-5-3-5 多功能 TaOₓ 纳米复合体的合成及用于肿瘤诊治的示意图

## 四、CT 对比剂的特异性

虽然各种纳米 CT 对比剂通过 EPR 效应对肿瘤有一定的被动靶向能力，但是为了进一步增加对比剂在肿瘤部位的聚集，增加对比剂的利用率，并减少对其他组织的副作用，通常还需要在 NPs 表面修饰具有特定识别作用的靶分子，常用的靶向分子有叶酸（FA）、适配体（aptamer）、甘氨酸 - 精氨酸 - 天冬氨酸（RGD）多肽、乳糖酸（LA）及透明质酸（HA）等，它们可以与肿瘤细胞表面的对应靶点特异性结合，从而提高 CT 对比剂的靶向能力。

Peng 等人通过 NH$_2$-PEG-COOH 将靶向试剂 FA 连接到树状大分子包裹的金纳米颗粒（Au DENPs）表面，并用 $m$PEG（CH$_3$O-PEG-COOH）进行修饰（图 1-5-3-6），研究其对体内肿瘤 CT 成像的增强作用。以过表达叶酸受体的 KB 细胞作为模型细胞，体外细胞吞噬实验表明，修饰了 FA 的靶向组与不含 FA 的非靶向组相比，前者产生了显著增高的 X 射线吸收现象。Wang 等人则直接将 FA 连接在 Au DENPs 表面，研究了其对 SPC-A1 肺癌细胞及肿瘤模型的靶向 CT 成像效果。SPC-A1 细胞对 Au DENPs-FA 的内吞作用通过 TEM 成像照片可以证实，Au DENPs-FA 是被细胞内化而不是附着在细胞的表面，还指出这种内化作用可通过三种途径发生：细胞受体介导的内吞作用、吞噬作用和扩散途径。

核酸适配体则是一类可以高度特异性结合靶物质的寡糖核苷酸序列，它具有低免疫原性、稳定性好等优点，结合能力可以与抗体相当甚至更强，它可以作用于蛋白质、金属离子、小分子化合物、细胞膜表面受体等靶点。Kim 即通过将前列腺特异性细胞膜抗原（PSMA）RNA 适配体与金纳米颗粒（GNPs）结合，以特异性识别前列腺癌细胞表面表达的 PSMA 蛋白，并负载化疗药物 DOX 以进行前列腺癌的 CT 成像和治疗，如图 1-5-3-7 所示。体外 CT 成像结果显示该 PSMA 适配体连接的 GNPs 在靶向 LNCaP 细胞时的 CT 成像强度比非靶向性的 PC3 细胞高 4 倍。

整合素 α$_v$β$_3$ 在许多癌细胞系及肿瘤内皮细胞组织中过度表达，RGD 多肽可以与整合素 α$_v$β$_3$ 特异性结合，是一种有效的肿瘤靶向配体。此外，α$_v$β$_3$ 整合素在调节肿瘤的生长、血管生成和癌细胞转移中起着非常重要的作用。Li 等人利用 RGD 多肽修饰 PEG 功能化的 Au DENPs，在整合素 α$_v$β$_3$ 高表达的肿瘤模型中呈现出良好的靶向 CT 成像性能。Liu 等人用靶向去唾液酸糖蛋白受体的乳糖酸（LA）修饰了 Au DENPs，用于靶向肝癌细胞的体外 / 体内 CT 成像。除此以外，天然多糖透明质酸（HA）由于具有良好的生物相容性、水溶性、可生物降解性和非免疫原性等优点，也经常作为特异性靶向配体用于高效递送至具有 HA 受体的癌细胞靶点位置，如 CD44、RHAMM、HARE 和 LYVE-1 等。

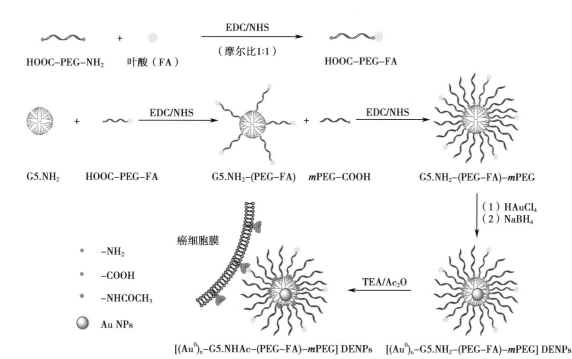

图 1-5-3-6 （Au$^0$）$_n$-G5.NHAc-（PEG-FA）-$m$PEG DENPs 合成路线示意图

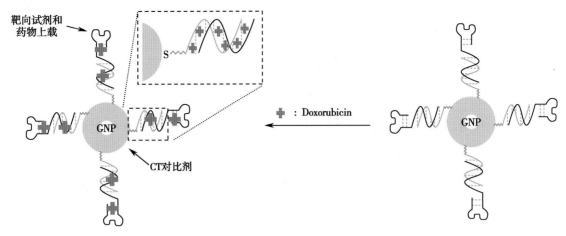

图 1-5-3-7 负载 DOX 的 PSMA 适配体——GNPs 示意图

## 五、CT 对比剂的发展方向

单一功能的纳米 CT 对比剂材料已不能满足癌症的诊断和治疗需求,建立可提供多模态成像的分子探针或兼具诊疗一体化的多功能纳米平台成为发展 CT 对比剂的新方向。

### (一) 多模态成像

在临床诊断中,由于每种成像模式都具有各自独特的优势和缺点,例如,MR 成像在软组织检查方面优于 CT,解剖学的空间分辨率很高,但是对钙化及骨病灶不能显示。CT 成像对于骨骼和钙化灶检测分辨率更高,而软组织分辨率相对较差。MR 和 CT 的敏感性均不足,难以检测出极微小的肿瘤。荧光成像则具有较高的灵敏度,通过仪器能检测出极少量的光子,并可以实现检测区域的可视化实时荧光成像,为肿瘤的治疗进行导航。于是将两种或多种成像模式整合在一起的多模态成像将可以使多种信息互为补充,提供更加可靠和准确的疾病诊断。

2013 年,Chen 等人利用修饰了 DOTA 的 Au DENPs 螯合 Gd(Ⅲ),并修饰靶向配体 FA,成功将 CT 对比剂 Au NPs 和 $T_1$ MR 成像剂 Gd(Ⅲ)融合在同一个多功能纳米载体内得到 Gd-Au DENPs-FA,合成示意图如图 1-5-3-8 所示,实现了肿瘤的体外/体内 CT/MR 双模态成像。Shi 等人用修饰了 FA 的第二代树状大分子(G2-FA)包裹 Au NPs 并标记 $^{99m}$Tc,以用于肿瘤的 SPECT/CT 双模态靶向成像。Cai 等人则利用层层自组装技术将 Au NPs 和 $T_2$ 成像剂 $Fe_3O_4$ 整合在一起,并借助 Au 种子生长法增加了 Au/$Fe_3O_4$ 的摩尔比,得到了可以 CT/$T_2$ MR 双模态成像的体系。

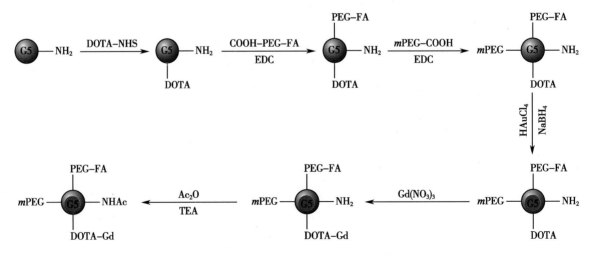

图 1-5-3-8 Gd-Au DENPs-FA 的合成

## （二）CT 成像 / 癌症治疗一体化

通过对纳米材料进行合理的设计和合成，将临床诊断和治疗两个分离的过程 / 功能集成于一个纳米平台内，即称为诊疗一体化纳米平台（theranostic nanoplatforms）。它在精确诊断病情的同时同步进行疾病的治疗，而且在治疗过程中能够实时监控疗效并随时调整给药方案，有利于达到最佳的治疗效果，减少毒副作用。因此纳米诊疗一体化有望成为个性化医疗 / 精准医疗的一种新的重要策略。

Zhu 等人用异硫氰酸荧光素（FI）、抗癌药物 α-生育酚琥珀酸酯（α-TOS）和 RGD 多肽修饰的 G5 作为模板合成 Au NPs，在可以 CT 成像的同时，α-TOS 作为维生素 E 的一种酯化衍生物，可以通过与线粒体呼吸链复合物Ⅱ中的辅酶 Q 结合位点发生作用，促进活性氧（ROS）的产生，从而诱导肿瘤细胞凋亡，抑制肿瘤的生长，达到治疗肿瘤的效果。Li 等人则通过种子生长法合成了星形的金纳米颗粒（Au NSs），并用巯基末端的聚乙烯亚胺（PEI-SH）进行稳定，然后在外面包覆一层聚多巴胺（pD），制备的 Au-PEI@pD NSs（图 1-5-3-9）不仅可以吸收近红外

光将其转换成热量，还可以产生较强的 X 射线吸收系数，而且 Au NSs 和 pD 的同时存在显著提高了光热转换效率。这些性质使其可以作为诊疗一体化的纳米平台，用于体外癌细胞和体内异体移植肿瘤的 CT 成像和光热治疗。

## （三）CT 成像介导的联合治疗

随着纳米技术的发展，设计和构建集靶向、诊断和多种治疗方式于一体的联合诊疗纳米平台也成为备受关注的发展趋势，CT 成像介导的化疗 / 热疗、化疗 / 基因治疗、化疗 / 光动力治疗等多种治疗方式的联合使用可以更加有效地杀死癌细胞，提高治疗效果。

Wei 等人构建了基于 Au NSs 的热疗 / 基因治疗联合诊疗体系，利用 G3-SH 稳定 Au NSs，并在其表面修饰靶向试剂 RGD。该体系可以作为基因载体有效压缩 siRNA 并将其递送至 $\alpha_v\beta_3$ 整合素过表达的 U87MG 细胞内，实现 CT/ 热成像引导的肿瘤热疗和基因联合治疗。体外 / 体内实验结果均显示，热疗和基因治疗共同作用比单一的治疗方式具有更好的治疗效果，如图 1-5-3-10 所示。

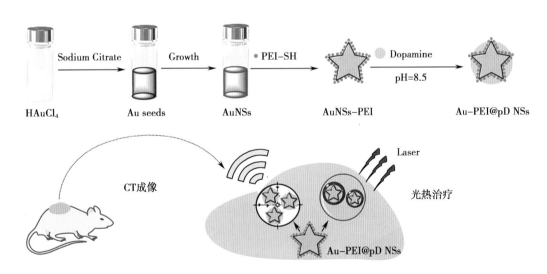

图 1-5-3-9　Au-PEI@pD NSs 的合成及用于肿瘤诊治的示意图

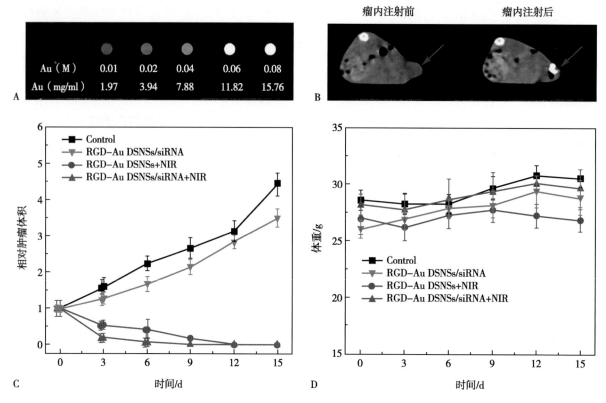

图 1-5-3-10　RGD-Au DSNSs/siRNA 的体外 CT 成像图（A），注入活体肿瘤组织前后（红箭）CT 成像（B），以及对 U87MG 异体移植肿瘤的体积（C）和荷瘤小鼠的体重影响（D）

（史向阳）

# 第四节　微计算机断层扫描技术

微计算机体层成像（micro computed tomography，Micro CT），又称微型 CT、显微 CT。它仍属于基于 X 线的成像，采用与普通临床 CT 不同的微焦点 X 线球管（图 1-5-4-1），对活体小动物或不同组织进行扫描成像，近年来在生物医学领域得到广泛应用，已成为生物医学等科学研究领域重要的快速、无损的高分辨三维成像工具。

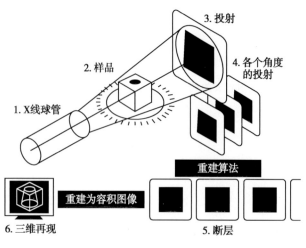

图 1-5-4-1　Micro CT 的基本成像原理

## 一、Micro CT 的优势

Micro CT 是采用 X 线成像原理进行超高分辨三维成像的设备。能够在不破坏样品的情况下，对骨骼、牙齿、生物材料等离体样本和活体小动物进行高分辨率 X 射线成像。其最高空间分辨率可达到 1～100μm，扫描层厚可达 10μm。细胞大小平均为 10～50μm，而细胞器约为 0.2～1μm。所以，Micro CT 也就是"能看见组织和细胞图像的 CT"。具有高通量、低成本、高分辨率、快速、无损的优点。理论上能看见组织和细胞的结构，无需做生物组织切片，可对小动物进行活体成像或进行初步的基于临床病理的诊断。

此外，与常规 CT 相比，目前经过技术改良的 Micro CT 具有明显的优势：图像质量优异，重建图像清晰，可以进行任意色彩和光线的容积再现；扫描速度快，小鼠全身扫描仅需 15 分钟；小动物生命支持设备功能强大，具有生命体征监测设备和气体麻醉配件，能够进行呼吸门控，去除呼吸运动产生的运动伪影，能给更好地完成科研成像；具有 Stacking 功能，超长样品仍然可以得到高分辨率、无图像几何畸变的清晰 3D 图像；辐射剂量低：无需射线防护，可直接在实验室使用；设备表面 5cm 处的剂量当量 <0.25μSv/h，多次扫描也不会影响活体动物的正常生理状态。图像后处理操作系统，速度快，可处理庞大的 CT 数据文件；存储设备配备 15 000r/min 的超高速 SCSI 硬盘，适合高速扫描数据采集和海量图像数据处理；配备容量巨大的 SDLT 磁带机（>600GB），满足海量 CT 数据的存储需求；集成软件：内建大量应用库函数，可以一站式完成扫描、重建和分析任务（one stop solution）；软件功能强大，能够满足基础科研需要。

未来新型微焦斑 X 射线源的出现，新的重建算法、硬件加速技术和计算机性能的提高，以及同时获取生物体各种结构、功能、分子信息的驱动，必将促使 Micro CT 向着高对比度、超高分辨、快速实时以及多模态成像方向发展。

## 二、Micro CT 的成像技术

### （一）Micro CT 的成像技术

Micro CT 的成像技术可以按照成像研究对象的不同分为离体成像技术和活体成像技术。

1. **离体（in vitro）成像** 研究对象通常为离体标本（例如骨骼、牙齿）或各种材质的样品，分析内部结构和力学特性。也可以使用凝固型对比剂灌注活体动物，对心血管系统、泌尿系统或消化系统进行精细成像。

2. **活体（in vivo）成像** 研究对象通常为小鼠、大鼠或兔等活体小动物，将其麻醉或固定后扫描。可以实现生理代谢功能的纵向研究，显著减少动物试验所需的动物数量。和医学临床 CT 类似，活体小动物 Micro CT 也能够进行呼吸门控和增强扫描（采用对比剂）。

### （二）Micro CT 的不同成像技术的成像参数和图像后处理

1. **成像参数** 在 Micro CT 成像过程中，表 1-5-4-1 列举的为常用的 CT 扫描的基本参数。表中所列参数为常见数值范围，某些特殊系统参数值可能不在此范围内（如小动物活体成像需要良好的信噪比、兼顾剂量、扫描时间等要求）。

2. **Micro CT 图像后处理** 根据不同需要常常配备强大的后处理软件，能够进行多种后处理。例如，二维处理：图像浏览、选择、处理和显示，二维几何变换及测量，连续图像播放等；三维处理：三维组织分割，表面模型重建及分层显示，切片重组等；三维显示：真实感显示，光照参数调节，三维几何变换，三维测量；图像分割：提供多种分割方法（Fast Marching，Level Set 等）；图像文件的输入输出：DICOM、JPEG、TIFF、BMP、IM0、RAW 等格式。

表 1-5-4-1 Micro CT 基本成像参数

| | 离体 Micro CT | 在体 Micro CT |
|---|---|---|
| 空间分辨率 | 1～200μm | 50～200μm |
| 测量区域直径 | 1～200mm | 30～100mm |
| 管球电压 | 10～160kV | 10～160kV |
| 管球电流 | 0.04～2mA | 0.04～2mA |
| 管球功率 | 1～30W | 1～30W |
| 扫描时间 | <1h | 10s～10min |
| $mAs_{eff}$ | 5～200mAs | 5～200mAs |
| 探测器 | $1\ 024^2～4\ 096^2$ | $1\ 024^2～4\ 096^2$ |
| 剂量 | ≤1 500mGy | 50～500mGy |
| 采集率 | ≤20MB/s | ≤20MB/s |

## 三、Micro CT 成像的应用

通过 Micro CT 技术，可以动态分析活体动物内相关组织的形态特征，并在对样本扫描的基础上，进行组织三维重建、骨形态学分析等，同时可通过软件进行 3D 图像高级处理、力学分析等相关分析。然而，Micro CT 成像的范围较小，目前主要应用于科学研究。对小的生物标本或小动物成像是 Micro CT 的主要应用，一般来说，人体 1mm³ 体积相对于小型啮齿类动物约为 50μm³，而 Micro CT 的分辨正好在该范围。在生物医学应用方面，最重要的应用是对活体小动物进行纵向的活体检查，以便对疾病机制、基因显型和药物治疗效果进行研究。高的空间分辨率成像主要用于骨头、牙齿等离体样本检查。此外，Micro CT 在考古学、地质学、工业等领域也将具有广阔的应用前景。

### （一）骨骼

骨骼是 Micro CT 最主要应用领域之一，其中骨小梁是主要研究对象。骨松质和骨皮质的变化与骨质疏松、骨折、骨关节炎、局部缺血和遗传疾病等病症有关。目前，Micro CT 技术在很大程度上取代了破坏性的组织形态计量学方法。

### （二）牙齿及牙周组织

能够从 3D 整体结构出发，对根管形态改变、龋齿破坏、牙组织密度变化、牙槽骨结构和力学特性的变化等情况进行研究。

### （三）研究肿瘤血管结构

由于具有相对较高的空间分辨率，目前大多数用于在体成像的 Micro CT 分辨率可达到 30～100μm，而体外成像的分辨率则可达到 1～30μm。Micro CT 已成为研究肿瘤新生血管结构的一个重要工具。由于血管密度与周围软组织差别很小，在疾病动物模型的肿瘤血管成像研究中，一般需要使用对比剂。首先是通过 X 线探测器获取不同方向发出的 X 线；然后在纠正各种原因引起的伪影和失真后，将原始数据重建成最后的三维容积影像。其获取的血管结构 3D 影像能直接反映肿瘤血管生成状况，并定量评估肿瘤的生长情况。Micro CT 所获取的数据还可用于测量计算肿瘤体积、血管容积、血管表面面积、血管密度以及血管分支模式等，这些参数还可与其他分子成像方式如 PET、SPECT、MRI 或超声获取的功能信息相融合。

### （四）其他

利用 Micro CT 分析体外制备仿生材料支架的孔隙率、强度等参数，优化支架设计。新药开发中研究新的骨质疏松药物及疗效评价，Micro CT 已经成为一种重要的临床前检测技术。王振常教授研究组运用相位对比 Micro CT 可观察在体小鼠内耳微小结构。此外，在骨折的发育与修复以及一些代谢性疾病的机制研究中应用亦日益增多。

（王 悍 郑林丰）

## 第五节 CT 功能成像

### 一、概述

随着分子靶向化学治疗剂的临床应用，单独使用形态学成像可能无法完全评估肿瘤反应。因此，越来越需要为治疗成功定义新的反应标准，这种标准涵盖：正常薄壁组织和局灶性肝脏病变的微循环的功能信息，同时可以评估各种抗癌治疗的功效，既往采取活检的方法能获得大量信息，如：全基因测序制订化学方案，但活检可能带来出血、感染、刺激新血管生成，增加转移风险等。此外，仅从肿瘤穿刺取得的小部分组织样本容易引起抽样误差，并不能完全代表肿瘤治疗反应的整体图像。临床常用的 CT 灌注成像由于高空间和时间分辨率，能提供肿瘤微循环整体的功能信息。在肿瘤的应用正在蓬勃发展，灌注有助于肿瘤治疗的功效，预测对抗癌治疗的早期反应，以及用于监测治疗后肿瘤复发，

并有助于对这些病变病理生理分子水平的理解，因此，CT 灌注成像是上述方法的有效补充，两者结合可能具有潜在的优势。该技术已应用于几种类型的肿瘤，包括前列腺癌、结肠和直肠癌、头颈肿瘤、肺癌和肝脏肿瘤，以及弥漫性实质病变（例如，肝硬化）等。

### 二、CT 灌注成像的基本原理

灌注是指每单位时间内的血液输送到单位体积机体组织，通常是指毛细血管水平的血液输送。CT 灌注反映的是指基于随时间的变化组织中对比剂浓度的增加和随后减少的过程。用 CT 测量组织衰减并以 Hounsfield 单位表示，这与组织中对比剂的局部浓度成正比，所以可以进行组织灌注的 CT 评估。而常规造影增强 CT 只能获得某些时间点（即动脉或门静脉期）的肿瘤增强程度时间节点信息，无法获得这种动态定量信息，因此只能进行定性评估。

### 三、CT 灌注获取方案及参数

CT 灌注分两个阶段获得图像。第 1 阶段是在屏住呼吸期间的电影采集获得图像，由对比剂使用的初始阶段在 40～60 秒内获得的图像组成。在该阶段，组织增强主要是由于血管内空间内的对比剂，并且在很大程度上由血流决定。以高时间分辨率（例如，每秒一个图像）获取 CT 扫描。第 2 阶段包括多次短呼吸间歇性螺旋扫描采集获得图像。在第一阶段研究后 2～10 分钟可以加入第二次延迟期阶段，以较低的时间分辨率可能就足够了（例如，每 10 秒一个图像）。根据组织灌注行为的特定生理模型，可以获得各种 CT 灌注参数。模拟组织中对比剂的分布。它是分布参数模型的绝对近似值，选定组织的感兴趣区域（ROI），而后基于在静脉内使用对比剂，从连续的 CT 数据获得的组织和血管（动脉）输入时间 - 衰减曲线的反卷积，能获得肿瘤和正常组织中的血流量、血容量和动脉分数以及肿瘤中的平均通过时间（MTT）。对于肝脏采集持续时间在 30～480 秒之间变化。

对比剂应以高流速少量给药，以获得短而明确的团注。对比剂的碘浓度不应低于每毫升碘 300mg，注入的总碘剂量应在 12～18g 左右。18～20G 肘前静脉置管，以 4ml/s 或更高的注射速率冲洗 50ml 生理盐水。对比剂的量应根据对比剂的浓度进行相应调整。为了获得更高的对比度噪声比，通常使用高碘浓度（每毫升≥350mg 的碘）的对比剂。

## 四、CT 灌注分析基本要求

一种是随时间变化的相同体积的连续 CT 扫描，在静脉内使用对比剂之前，期间和之后进行 CT 扫描，以追踪感兴趣区域（ROI）的组织体积中 CT 衰减的时间动态变化。在对比剂注射后测量组织的增强，可以基于对比剂在血管内或血管外 - 细胞外（间质）隔室中的分布而分成两个阶段。在第一阶段，增强主要是由于血管腔内的对比剂形成的对比。之后，进入第二阶段，对比剂穿过毛细血管基底膜从血管内到血管外 - 细胞外空间导致组织增强。因此，在第一阶段，增强在很大程度上由血流确定，而在第二阶段，增强取决于血容量和毛细血管对对比剂的渗透性。存在于组织感兴趣区的对比剂反映了血管内对比剂和通过被动扩散迁移到血管外间隙的对比剂的总量。

灌注 CT 分析的另一个要求是通过将 ROI 放入血管腔内来选择供应感兴趣组织的血管（通常是动脉）以获得时间 - 强度曲线（动脉输入功能）。与 ROI 通常仅置于动脉上的其他器官不同，肝脏 CT 灌注的 ROI 应放置在动脉和门静脉上，因为，肝脏具有来自肝动脉和门静脉的双重血液供应。这种独特的双输入使肝脏灌注成像具有挑战性。然后将时间 - 强度曲线与从被分析的组织获得的时间 - 强度曲线进行比较。以估计血管内特性，例如血管内的血流，血管外和细胞外空间的特征，如渗透性。

CT 灌注分析的第三个要求是应用动力学模型来计算被分析组织中的各种灌注参数。对于肝脏 CT 灌注，可以使用三种方法中的一种：包括最大斜率法、区室模型法和分布参数模型法以及它们的组合。

## 五、CT 灌注的临床运用（以灌注比较难的肝脏为例进行介绍）

### （一）早期发现肝脏肿瘤

癌症早期发现是决定肝脏肿瘤患者治疗效果与改善预后的关键。例如：晚期肝癌（HCC）患者的预后令人沮丧，5 年生存率低于 5%，而早期积极治疗（如：肝移植）则可以达到 85%。这种差异表明早期发现肿瘤的重要性，同时，灌注可以进一步提高肝脏微转移的检出率。Tsushima 和 Shi 等分别通过与无转移患者和对照组大鼠肝脏相比，伴有隐匿性转移的肝动脉灌注（hepatic arterial perfusion，HAP）和肝脏灌注指数（hepatic perfusion index，HPI）增加。正常肝组织的门静脉灌注（portal venous perfusion，

PVP）降低，CT 灌注可用于预测在正常形态的肝脏中存在微转移，Kim 等人提出了一种灌注 CT 成像早期检测 HCC 的方案，通过常规三期肝脏 CT 全肝定量彩色成像，计算动脉增强分数（arterial enhancement fraction，AEF），肝癌检测的平均灵敏度从三期 CT 图像组的 71.7% 提高到组合图像组的 88.8%，HCC 的检出灵敏度显著增加，但并不增加辐射剂量。

### （二）鉴别肝结节的性质

在肝硬化患者中，良性再生结节，发育异常结节和 HCC 的血液供应具有相应的病理生理基础，这些差异可以帮助我们鉴别诊断。在从发育异常的结节到 HCC 的演进过程中，招募窦状隙内皮细胞以形成微小动脉网络。一些作者发现，在中度分化和低分化的 HCC 之间，灌注参数没有显著差异。然而 Sahani 等人观察到高分化 HCC 的灌注不同于中度和低分化 HCC 的灌注。

### （三）评估肿瘤预后

肿瘤新生血管的形成对肿瘤的生长具有重要作用，高血管性的肿瘤存在通常表明攻击性行为并且与较差的结果相关，CT 灌注可以反映肿瘤侵袭性，因此可以基于肿瘤血管分布预测预后，肿瘤峰值增强和血容量增加，与肿瘤中血管内皮生长因子的表达及微血管密度密切相关。Miles 等研究认为：正常肝实质的肝灌注系数（HPI）如果大于 0.35，患者将最终发生明显的肝转移，导致生存率低。

### （四）监测治疗效果

抗血管生成药物是有效的肿瘤治疗策略，但肿瘤大小的变化可以不明显，因此，抗血管生成治疗结果可能不像破坏癌细胞的细胞毒性作用（能使肿瘤最大限度缩小）而被低估，CT 灌注允许定量肿瘤内的血流动力学变化。可以监测分子靶向药物和局部区域治疗的治疗反应。可用做早期治疗后反映评估的预测性生物标志物。灌注 CT 提供活肿瘤中残余动脉结构相关的定量流动参数，能更好地评估介入手术的疗效。

### （五）诊断肿瘤复发

Mahnken 等通过 AEF 彩色图谱与标准图像分析比较发现，有效地预测肝脏转移射频（RF）消融后的早期复发。与正常肝实质相比，射频消融术后转移的实质 AEF 值明显更高，局部增加的 AEF 表明这些区域未来肿瘤复发的风险增加。

### （六）评价肝硬化严重程度

肝硬化结果是纤维化和结节再生导致肝内血管床进行性阻塞 - 门静脉高压 - 肝内血管阻力增加 -

肝灌注的门静脉分数降低，因此，肝硬化患者的总肝脏灌注减少。在肝硬化实质中，AEF 随着肝硬化严重程度的增加而增加。Kang 等 AEF 检测到肝硬化严重程度预测性能定性和定量微血管改变。

## 六、局限性

覆盖范围太窄，运动伪影和 CT 辐射剂量高是较长一段时间面临的临床问题。

针对覆盖范围太窄，随着硬件设备的升级，现在已经有可以进行广覆盖的广域检测器。

针对运动伪影：除了呼吸运动外，运动校正算法和诸如迭代算法的新 CT 重建技术。尽管与灌注成像有关的几个问题：例如大型多中心试验的缺乏，灌注软件的可及性有限以及方法缺乏标准化仍未得到解决。

针对 CT 辐射剂量高，如改变管电流或电压，螺距，自动曝光控制等。图像质量与辐射剂量密切相关，低压 X 射线获得的图像常有射束硬化伪影。通过增加管电流来减轻这种伪影，可以将 CT 采集的总持续时间减少到尽可能短的时间，以减少辐射暴露而不损害 CT 灌注参数值的量化。已经有研究通过使用反卷积模型，系统地评估了采集持续时间对 CT 参数值的影响。这些研究已经表明，对于一些 CT 灌注参数，30～60 秒的采集时间就可能达到满意的效果。Kim 等人提出了另一种基于全肝定量彩色成像 CT 降低辐射剂量的替代方案，取得了不错的效果。

（容鹏飞）

# 第六节　CT 能谱成像

## 一、概述

不同元素组成的物质在 X 射线下有不同的吸收系数差异，这种差异可以利用 X 线计算机断层摄影（CT）图像上的像素值（即，CT 值）差异表示。但是，实际操作中，常规 CT 只能提供关于 X 射线衰减系数（以 Hounsfield units，HU 测量）在一个能级上的信息。对不同组织类型进行精细区分和分类有很大的难度。如临床上，很难在一个 CT 期相上区分钙化斑块和含碘血液。虽然，这些材料的原子序数差异很大，但取决于各自的质量密度或碘浓度，钙化斑块或相邻骨在 CT 扫描中可能看起来与碘化血液相同。在能谱 CT 中，利用第二 X 射线光谱（即，第

二"能量"）获得额外的 X 线衰减测量值，可以对多种材料进行区分，以量化具有已知元素组成混合物中的两种或三种材料的质量密度。例如：假设使用单能 X 射线，在大约 100keV 时，测得的骨和碘有相同线性衰减系数。但以大约 50keV 获得的数据就可以将两种材料区分开来。因此，能谱 CT 可以简单定义为：使用不同能谱获得的 X 线衰减值，以及使用两个光谱之间衰减的已知变化来区分和量化材料的组成成分。组织与 X 射线的相互作用是由光电效应和康普顿散射决定的。光电效应是指将 X 射线能量转移到原子上产生特征辐射，这取决于有效原子序数（effective atomic number）和电子密度（electron density）两个关键参数。当入射物质的 X 射线光子能量等于或略大于其 K-shell 电子结合能时，发生光电效应。康普顿散射是指 X 射线光子向电子传递能量并改变电子方向的相互作用。康普顿散射与电子密度成正比，光电效应与原子序数和电子密度成正比。在较高的 X 射线能级（50～150keV）下，康普顿散射占优势，而在较低的 X 射线能级（20～50keV）时，光电效应更占优势。

## 二、能谱 CT 成像的硬件组成

宝石探测器：能谱 CT 以宝石作为探测器，相对于传统的稀土陶瓷和钨酸镉探测器而言，探测器稳定性高、纯度高、透气性好，这是瞬时双能快速采集图像的硬件基础，其采样率比常规 CT 探测器增加了 2.5 倍。能以更低的 X 射线剂量获得更好的图像质量，极大改善和提高了图像空间分辨率。

瞬时高压发生器：要实现能谱成像，X 射线发生器必须能够在低和高管电位之间进行非常快速的过渡。从低管电位到高管电位的转换时间小于 1ms。在 0.25～0.5ms 范围内，能谱 CT 能够在 80～140kVp 范围内进行高速切换，第一个采样点用高能，角度变化 0.5° 时用低能扫描，提供了低能量和高能量数据集的近同步数据采集。应用校正算法回避单视点重合失调引起的条纹伪影，使用投影数据或重建图像来实现双能量材料分解算法。使用投影数据的能力减少计算的"虚拟单能"图像中的光束硬化伪影。

能谱成像浏览器：提供多参数图像，同时获得常规的混合能量 CT 图像、单能量 CT 图像及物质分离密度图像，使分析与诊断更快捷方便。

高级 MARs（multi-artifact reduction system）技术：MARs 技术是能谱成像技术的重要组成部分。单能量成像结合 MARs 技术可以非常有效地消除金属

植入物引起的伪影,能解决金属植入物硬化伪影给临床诊断带来的困惑。

大小不同的焦点及稳定的X线球管:与常规CT相比,能谱CT实现了单光子成像及物质分离。能谱CT成像能检出常规CT难以发现的微小病灶,在高清晰成像的同时,实现了高密度分辨率。此外,迭代重建技术明显减低其辐射剂量,噪声低,伪影少。

## 三、能谱CT技术方法

### (一)光子计数探测器

能量分辨光子计数探测器为能谱数据采集提供了最佳解决方案。光子计数探测器可用于双能量成像。传输的X射线光谱被分成许多不同的能量仓,其数量取决于与能量分辨率相关的专用集成电路的设计。碲化镉(CdTe)和碲化镉锌是吸收X射线的能量并转换成电信号的最可能的候选材料,其大小与入射光子的能量成比例。

### (二)材料分解算法

双能量或多能量CT能将材料组成元素进行分解,这依赖于X射线衰减的能量和元素性质。在诊断能量范围(E<150keV)中,物质对X射线的衰减主要是由于光电效应和康普顿散射过程。给定材料的衰减系数可通过光电和康普顿相互作用的线性组合建模。通过模拟光电和康普顿相互作用过程对材料质量密度($\rho$)和原子序数($Z$)的依赖性,可以生成$\rho Z$图谱,并获得材料特定信息。通过使用材料分解技术,可以获得质量密度,有效原子序数或其他

材料特定信息。临床应用可分为两大类,第一类是量化混合物某一组分的浓度。该混合物通常包括两种或多种具有已知元素组成的物质,例如碘、软组织和脂肪,可以检测碘的含量(图1-5-6-1)。第二类将材料分类为预定的组,例如尿酸与非尿酸尿结石(图1-5-6-2)。可基于来自材料分解的有效原子序数信息或基于密度的独立测量,如在低能图像中测量的CT数与在高能图像中测量的CT数的比。

临床上最为常用的基物质对为水-碘基物质,碘是CT对比剂的主要成分,碘基图能够反映对比剂增强后被检组织内碘浓度的含量从而间接反映其组织血供状况,比如肺栓塞的检测(图1-5-6-1),早期肺栓塞阶段肺实质的密度尚未发生明显改变,能谱CT碘基图能够显示肺栓塞动脉所对应的肺实质的低灌注区域,右侧肺较左侧肺灌注明显减低。

### (三)能量域降噪

无论是双能量CT还是多能量CT,任何给定能量仓中的光子数量都要小于离开患者的总数量。这对多能量CT非常重要,选择适当能量箱(即,能量箱的数量和每个能量箱的宽度)对光谱成像的结果具有至关重要的影响。与宽的能量箱相比,窄能量箱有更好的能量分辨率,因此,能够更好地区别材料差异化,适合噪声的处理。能量域降噪已经成功应用于全方位的双能量或多能量处理技术,包括混合图像的生成(低能量和高能量图像的线性或非线性组合),虚拟单能图像或材料特定图像。

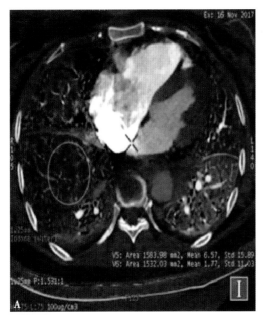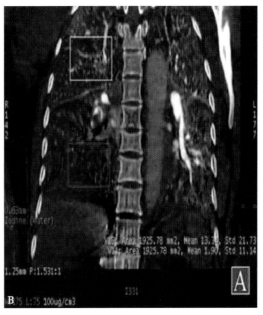

图1-5-6-1 能谱CT的碘基图

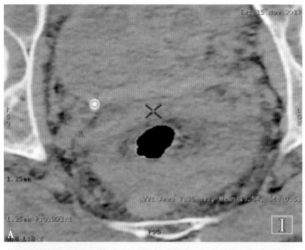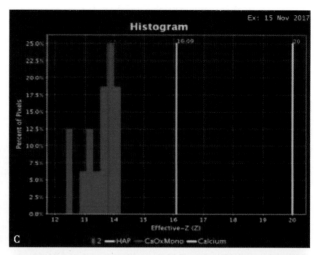
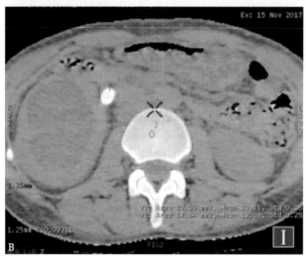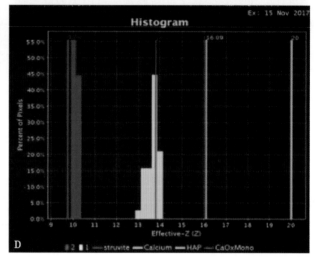

**图 1-5-6-2 能谱 CT 有效原子序数图**

利用能量分析技术计算出结石的有效原子序数的定量值(图 A 及图 C 是 CT 能谱扫描图,图 B 及图 D 是能谱有效原子序数直方图),与已知的各种成分结石的有效原子序数相对照即可判定结石的组成成分

## 四、能谱 CT 临床应用

### (一)虚拟单能成像

在双能 CT 中,除了材料特异性信息之外,还可以合成不同能量的单能图像,这可以用于常规诊断,类似于在单个 X 射线管电位下获得的常规多能图像。但这些图像减少了光束硬化伪影。最佳对比噪声比(optional contrast noise rate,CNR)从能谱成像中产生的单能量图像中快速选出最适合图像分析的能量点,是开展能谱 CT 检查的关键。最佳对比噪声比可以应用于单能量图像,在病灶和背景结构上各选一个 ROI,系统会自动选出 CNR 随能量变化的曲线,其峰值对应的纵坐标是最佳对比噪声比,横坐标是能量值。在实践中,碘的最佳对比度噪声比在 40~70keV 的虚拟单能量下最佳。

### (二)CT 血管造影中的自动骨移除

双能 CT 最吸引人注目的临床应用之一是直接 CT 血管造影。双能量算法识别并去除骨骼直接显示碘化血管。在最新的双源 CT 系统中,第二个 X 射线源将双能量骨移除限制在 35cm 的范围内;在该系统的 35cm 视野之外使用单能量骨去除算法。双能技术通过原子序数的差异可以使钙和碘容易分离。

### (三)虚拟非对比增强图像

双能 CT 的另一个潜在应用是,去除 CT 的碘成分以产生虚拟的非对比图像,即没有对比剂增强的图像。如果虚拟非对比图像具有较好的图像质量,将成为真实对比增强图像的替代品,则可以省略多相检查扫描。临床最常用于肾脏、输尿管和膀胱的 CT 评估,完整检查包括非对比和对比增强扫描,非对比扫描仅用于结石检测,含碘对比剂的存在可会对结石有影响，使尿结石模糊不清。使用虚拟非对比图像免除了平扫时相的采集。

### （四）动脉粥样硬化斑块去除

自动骨移除的扩展不仅能去除大的骨骼解剖结构，还可去除离散的硬质斑块。动脉粥样硬化造成血管的管腔狭窄，斑块稳定程度与其斑块性质密切相关，能谱 CT 能够对内含钙斑的混合型硬化斑块进行评估，能清楚显示混合斑块的形态，使用物质 CT 值衰减曲线，可有效区分斑块中的纤维、脂质及血栓样成分，能对混合斑块中钙斑、脂质量化评估。同时，通过物质分离技术，对斑块构成成分进行定量分析。

### （五）尿石表征

体外和体内实验已证明双能材料能够准确区分尿酸和非尿酸结石。这是一个非常重要的临床应用，因为体内石头如确定是由尿酸组成可以立即开始尿碱化，可能避免进一步检查或进行去石程序。这种方法的准确性已经在模型中得到验证。各种类型的非尿酸结石（胱氨酸、羟基磷灰石、草酸钙等）含有较高原子序数的元素，因此与尿酸结石不同，后者则不然。通过使用高 Z 材料（如锡）过滤双源扫描仪的高能光束所产生的光谱分离，可以区分几种非尿酸石类型。

### （六）肿瘤鉴别

能谱曲线（图 1-5-6-3）是指物质的 X 线衰减（CT 值）随 X 线能量变化的曲线，我们可以从能谱曲线 40～140kev 得到每个能量点平均 CT 值与标准差。

反映了物质的能量衰减特征，每一物质都有自己特定的能谱曲线，不同能谱曲线可代表不同的组织结构和病理类型。可推广至肿瘤的鉴别（恶性肿瘤的鉴别）、恶性肿瘤分级等方面。

（容鹏飞）

## 参 考 文 献

1. 尹红霞，张鹏，刘云福，等. 小鼠在体内耳微小结构的相位对比 Micro-CT 研究. CT 理论与应用研究，2017，26（4）：403-410.

2. Silvestri A, Zambelli V, Ferretti A M, et al. Design of functionalized gold nanoparticle probes for computed tomography imaging. Contrast Media Mol Imaging, 2016, 11（5）：405-414.

3. Cui Y Y, Yang J, Zhou Q F, et al. Renal clearable Ag nanodots for in vivo computer tomography imaging and photothermal therapy. ACS Appl Mater Interfaces, 2017, 9（7）：5900-5906.

4. Liu H, Wang H, Guo R, et al. Size-controlled synthesis of dendrimer-stabilized silver nanoparticles for X-ray computed tomography imaging applications. Polym Chem, 2010, 1（10）：1677-1683.

5. Lu YC, Yang CX, Yan XP. Radiopaque tantalum oxide coated persistent luminescent nanoparticles as multimodal probes for in vivo near-infrared luminescence and computed tomography bioimaging. Nanoscale, 2015, 7（42）：17929-17937.

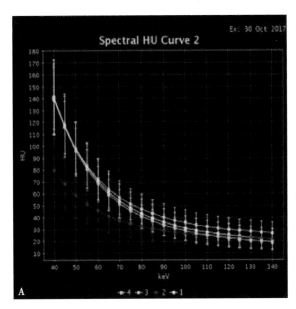
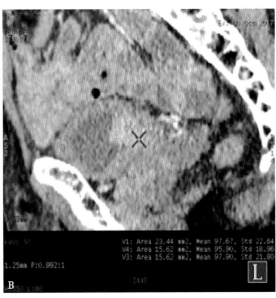

**图 1-5-6-3 能谱 CT 能谱曲线图**

显示肿瘤及肿瘤周边组织不同的能谱曲线。1 代表膀胱肿瘤，2 代表正常膀胱，3 及 4 代表精囊腺（图 B），其中 3 及 4 的能谱曲线（图 A）与 1 几乎重叠，说明膀胱癌已经侵犯精囊腺

6. Wang Y, Wu YY, Liu YJ, et al. BSA-mediated synthesis of bismuth sulfide nanotheranostic agents for tumor multimodal imaging and thermoradiotherapy. Adv Funct Mater, 2016, 26(29): 5335-5344.

7. Wei BX, Zhang XJ, Zhang C, et al. Facile synthesis of uniform-sized bismuth nanoparticles forCTvisualization of gastrointestinal tract in vivo. ACS Appl Mater Interfaces, 2016, 8(20): 12720-12726.

8. Rabin O, Perez J M, Grimm J, et al. An X-ray computed tomography imaging agent based on long-circulating bismuth sulphide nanoparticles. Nat Mater, 2006, 5(2): 118-122.

9. Huang XJ, Li B, Peng C, et al. NaYF4: Yb/Er@PPy core-shell nanoplates: an imaging-guided multimodal platform for photothermal therapy of cancers. Nanoscale, 2016, 8(2): 1040-1048.

10. Cheng L, Liu JJ, Gu X, et al. PEGylated WS2 nanosheets as a multifunctional theranostic agent for in vivo dual-modal CT/photoacoustic imaging guided photothermal therapy. Adv Mater, 2014, 26(12): 1886-1893.

11. Zhang XT, Dai ZF. Advances in multifunctional nano-sized CT contrast agents. Chin Sci Bull, 2015, 60(35): 3424-3437.

12. De La Vega J C, Haefeli U O. Utilization of nanoparticles as X-ray contrast agents for diagnostic imaging applications. Contrast Media Mol Imaging, 2015, 10(2): 81-95.

13. Lee N, Choi S H, Hyeon T. Nano-sized CT contrast agents. Adv Mater, 2013, 25(19): 2641-2660.

14. Cohan R H, Ellis J H. Iodinated contrast material in uroradiology - Choice of agent and management of complications. Urol Clin N Am, 1997, 24(3): 471-491.

15. Estep K G, Josef K A, Bacon E R, et al. 1,3,5-trialkyl-2,4,6-triiodobenzenes: Novel X-ray contrast agents for gastrointestinal imaging. J Med Chem, 2000, 43(10): 1940-1948.

16. Hainfeld J F, Slatkin D N, Focella T M, et al. Gold nanoparticles: a new X-ray contrast agent. Br J Radiol, 2006, 79(939): 248-253.

17. Liu YL, Ai KL, Lu LH. Nanoparticulate X-ray computed tomography contrast agents: From design validation to in vivo applications. Acc Chem Res, 2012, 45(10): 1817-1827.

18. Sailor M J, Park J H. Hybrid nanoparticles for detection and treatment of cancer. Adv Mater, 2012, 24(28): 3779-3802.

19. Kim D, Park S J, Lee J H, et al. Antibiofouling polymer-coated gold nanoparticles as a contrast agent for in vivo x-ray computed tomography imaging. J Am Chem Soc, 2007, 129(24): 7661-7665.

20. Peng C, Wang H, Guo R, et al. Acetylation of dendrimer-entrapped gold nanoparticles: Synthesis, stability, and X-ray attenuation properties. J Appl Polym Sci, 2011, 119(3): 1673-1682.

21. Guo R, Wang H, Peng C, et al. Enhanced X-ray attenuation property of dendrimer-entrapped gold nanoparticles complexed with diatrizoic acid. J Mater Chem, 2011, 21(13): 5120-5127.

22. Peng C, Li K A, Cao X Y, et al. Facile formation of dendrimer-stabilized gold nanoparticles modified with diatrizoic acid for enhanced computed tomography imaging applications. Nanoscale, 2012, 4(21): 6768-6778.

23. Liu H, Shen MW, Zhao JL, et al. Tunable synthesis and acetylation of dendrimer-entrapped or dendrimer-stabilized gold-silver alloy nanoparticles. Colloids Surf, B, 2012, 94: 58-67.

24. Bi HT, He F, Dong YS, et al. Bismuth nanoparticles with "light" property served as a multifunctional probe for X-ray computed tomography and fluorescence imaging. Chem Mater, 2018, 30(10): 3301-3307.

25. Liu YL, Ai KL, Liu JH, et al. A high-performance ytterbium-based nanoparticulate contrast agent for in vivo X-ray computed tomography imaging. Angew Chem, Int Ed, 2012, 51(6): 1437-1442.

26. Peter J Bonitatibus Jr, Andrew S Torres, Gregory D Goddard, et al. Synthesis, characterization, and computed tomography imaging of a tantalum oxide nanoparticle imaging agent. Chem Commun, 2010, 46(47): 8956-8958.

27. Jin YS, Ma XB, Feng SS, et al. Hyaluronic acid modified tantalum oxide nanoparticles conjugating doxorubicin for targeted cancer theranostics. Bioconjugate Chem, 2015, 26(12): 2530-2541.

28. Peng C, Qin JB, Zhou BQ, et al. Targeted tumor CT imaging using folic acid-modified PEGylated dendrimer-entrapped gold nanoparticles. Polym Chem, 2013, 4(16): 4412-4424.

29. Wang H, Zheng LF, Peng C, et al. Folic acid-modified dendrimer-entrapped gold nanoparticles as nanoprobes for targeted CT imaging of human lung adencarcinoma. Biomaterials, 2013, 34(2): 470-480.

30. Kim D K, Yong Y J, Jon S Y. A drug-loaded aptamer-gold nanoparticle bioconjugate for combined CT imaging and therapy of prostate cancer. Acs Nano, 2010, 4(7): 3689-3696.

31. Li KA, Zhang ZL, Zheng LF, et al. Arg-Gly-Asp-D-Phe-Lys peptide-modified PEGylated dendrimer-entrapped gold

nanoparticles for targeted computed tomography imaging of breast carcinoma. Nanomedicine, 2015, 10 (14): 2185-2197.

32. Liu H, Wang H, Xu YH, et al. Lactobionic acid-modified dendrimer-entrapped gold nanoparticles for targeted computed tomography imaging of human hepatocellular carcinoma. ACS Appl Mater Interfaces, 2014, 6 (9): 6944-6953.

33. Du FY, Lou JM, Jiang R, et al. Hyaluronic acid-functionalized bismuth oxide nanoparticles for computed tomography imaging-guided radiotherapy of tumor. Int J Nanomed, 2017, 12: 5973-5992.

34. Jennings L E, Long N J. "Two is better than one"-probes for dual-modality molecular imaging. Chem Commun, 2009, 24: 3511-3524.

35. Chen JW, Sun YQ, Chen Q, et al. Multifunctional gold nanocomposites designed for targeted CT/MR/optical trimodal imaging of human non-small cell lung cancer cells. Nanoscale, 2016, 8 (28): 13568-13573.

36. Chen Q, Li KA, Wen SH, et al. Targeted CT/MR dual mode imaging of tumors using multifunctional dendrimer-entrapped gold nanoparticles. Biomaterials, 2013, 34 (21): 5200-5209.

37. Li X, Xiong ZG, Xu XY, et al. $^{99m}$Tc-labeled multifunctional low-generation dendrimer-entrapped gold nanoparticles as a platform for targeted dual mode SPECT/CT imaging of tumors. ACS Appl Mater Interfaces, 2016, 8 (31): 19883-19891.

38. Cai HD, Li KA, Li JC, et al. Dendrimer-assisted formation of $Fe_3O_4$/Au nanocomposite particles for targeted dual mode CT/MR imaging of tumors. Small, 2015, 11 (35): 4584-4593.

39. Zhu JY, Fu FF, Xiong ZJ, et al. Dendrimer-entrapped gold nanoparticles modified with RGD peptide and alpha-tocopheryl succinate enable targeted theranostics of cancer cells. Colloids Surf, B, 2015, 133: 36-42.

40. Li D, Zhang YX, Wen SH, et al. Construction of polydopamine-coated gold nanostars for CT imaging and enhanced photothermal therapy of tumors: an innovative theranostic strategy. J Mater Chem B, 2016, 4 (23): 4216-4226.

41. Wei P, Chen JW, Hu Y, et al. Dendrimer-stabilized gold nanostars as a multifunctional the ranostic nanoplatform for CT imaging, photothermal therapy, and gene silencing of tumors. Adv Healthcare Mater, 2016, 5 (24): 3203-3213.

42. Tsushima Y, Blomley MJ, Yokoyama H, et al. Does the presence of distant and local malignancy alter parenchymal perfusion in apparently disease-free areas of the liver? D.ig Dis Sci, 2001, 46 (10): 2113-2119.

43. Shi GF, Wang SJ, Wang Q, et al. Effect of perfusion CT scan on hepatic hemodynamic changes in rats with liver micrometastases [in Chinese]. Ai Zheng, 2006, 25 (7): 849-854.

44. Kim KW, Lee JM, Klotz E, et al. Quantitative CT color mapping of the arterial enhancement fraction of the liver to detect hepatocellular carcinoma. Radiology, 2009, 250 (2): 425-434.

45. Miles KA, Colyvas K, Griffiths MR, et al. Colon cancer: risk stratification using hepatic perfusion CT[abstr]. Eur Radiol, 2004, 14 (Suppl 2): 129.

46. Yi CA, Lee KS, Kim EA, et al. Solitary pulmonary nodules: dynamic enhanced multi-detector row CT study and comparison with vascular endothelial growth factor and microvessel density. Radiology, 2004, 233 (1): 191-199.

47. Sahani D, Holalkere DS, Mueller PR, et al. Advanced hepatocellular carcinoma: CT perfusion of liver and tumor tissue-initial experience. Radiology, 2007, 243: 736-743.

48. Zhou ZF, Huang HL, Xu B. et al. Clinic application with MSCT perfusion in liver tumor. Linchuang Fangshexue Zazhi, 2006, 25: 233-237.

49. Komemushi A, Tanigawa N, Kojima H, et al. CT perfusion of the liver during selective hepatic arteriography: pure arterial blood perfusion of liver tumor and parenchyma. Radiat Med, 2003, 21: 246-251.

50. Ebos JM, Kerbel RS. Antiangiogenic therapy: impact on invasion, disease progression, and metastasis. Nat Rev Clin Oncol, 2011, 8: 210-221.

51. Chen Y, Zhang J, Dai J, et al. Angiogenesis of renal cell carcinoma: perfusion CT findings. Abdom Imaging, 2010, 35 (5): 622-628.

52. Mahnken AH, Klotz E, Schreiber S, et al. Volumetric arterial enhancement fraction predicts tumor recurrence after hepatic radiofrequency ablation of liver metastases: initial results. AJR Am J Roentgenol, 2011, 196 (5): W573-W579.

53. Kang SE, Lee JM, Klotz E, et al. Quantitative color mapping of the arterial enhancement fraction in patients with diffuse liver disease. AJR Am J Roentgenol, 2011, 197: 876-883.

54. Awaya H, Mitchell DG, Kamishima T, et al. Cirrhosis: modified caudate right lobe ratio. Radiology, 2002, 224: 769-774.

55. Irie MS, Rabelo GD, Spin-Neto R, et al. Use of Micro-Computed Tomography for Bone Evaluation in Dentistry.

Braz Dent J，2018，29（3）：227-238.

56. Wu M，Shu J. Multimodal molecular imaging：current status and future directions. Contrast Media Mol Imaging，2018，2018：1382183.

57. Neboda C，Anthonappa RP，Engineer D，et al. Root canal morphology of hypomineralised first permanent molars using micro-CT. Eur Arch Paediatr Dent，2020，21（2）：229-240.

58. Hostetler ZS，Stitzel JD，Weaver AA. Comparing rib cortical thickness measurements from computed tomography（CT）and Micro-CT. Comput Biol Med，2019，111：103330.

# 第六章 放射性核素分子成像

## 第一节 概　述

分子影像学是一门新兴的学科，自从 20 世纪 90 年代以来，分子成像技术日益获得重视，并得到迅速发展。分子成像的历史最早可以追溯到核医学的发展历史，早在 70 年代，核医学成像就开始了对特异性靶点成像的探索，核医学的成像技术为分子成像奠定了坚实的基础。但是，由于早期核医学成像技术本身具有空间分辨率差等缺点，直到 90 年代中期，随着生物技术、分子医学领域和显像仪器的发展，分子成像技术迅速地从核医学领域扩展到 MR、光学和超声成像中，分子影像学概念逐渐形成。

核医学（nuclear medicine）采用放射性核素来进行疾病的诊断、治疗及研究，它是核技术与医学相结合的产物。它可以定量无创地研究人体组织器官（心、脑、肺、肾、胃、甲状腺等）的功能情况以及代谢物质、药物在人体内的分布和变化。诊断核医学可划分为两类：体外诊断，将放射性核素放在试管中（in vitro）进行放射性免疫测量或活化分析；体内诊断，把放射性核素引入活体内（in vivo），进行脏器功能测量或成像。后者为当代核医学主要的工作领域，又称为影像核医学或者放射性核素成像。放射性核素成像是一种以脏器间或脏器内正常组织与病变组织间的放射性浓度差别为基础的脏器或病变的成像方法。其基本原理是放射性核素或其标记物（统称为显像剂或示踪剂，imaging agent or tracer）引入人体后，能以非特异、相对特异或特异性方式，通过弥散、选择性摄取或排泄、细胞吞噬或拦截、代谢分布等方式，或浓聚于正常系统、脏器或组织内，或浓聚于病变脏器或组织内，在体外采用核医学成像装置探测放射性核素发射的 γ 射线，可在一定时相内显示人体某一系统、脏器和组织的形态、功能、代谢的变化，达到对疾病进行定位、定性、定量、定期的诊断目的。由于放射性核素成像中许多显像剂参与正常生理或病理生理活动形成放射性浓度差，影像中除显示形态结构外，还提供有关脏器与病变的功能和分子水平的信息。因此，通常也将放射性核素成像称为功能分子成像（functional molecular imaging）。

放射性核素成像的条件为：①有能够选择性聚集在特定脏器、组织和病变部位的放射性核素或放射性标记药物，使该脏器、组织或病变与邻近组织之间达到一定的放射性浓度差；②利用医学成像装置探测到这种放射性浓度差，根据需要采用合适的影像设备以一定的方式将它们成像，得到的就是脏器、组织或病变的影像。

放射性核素成像始于 20 世纪 50 年代初，其成像设备从最初的闪烁扫描仪（scintigraphic scanner）、γ- 照相机（γ-camera）发展到现今广泛应用的单光子发射计算机成像（single photon emission computed tomography，SPECT）和正电子发射断层成像（positron emission tomography，PET）及正电子发射断层成像 / 计算机体层成像（positron emission tomography/computed tomography，PET/CT）、正电子发射断层成像 / 磁共振成像（positron emission tomography/magnetic resonance imaging，PET/MRI）。

SPECT 和 PET 统称为发射型计算机体层成像（emission computed tomography，ECT）。之所以称为发射型，是因为成像所探测的射线是引入体内的放射性核素发射出来的 γ 射线，不同于 X 线、CT 所探测的射线是来源于体外穿透人体的 X 射线，后者称为透射型计算机体层成像（transmission computed tomography，TCT）。ECT 和 TCT 都是利用 CT 技术采用滤波反投影法重建图像，且 ECT 所发射的 γ 射线与 TCT 所发射的 X 射线均属于光子流，属电磁辐射。但 ECT 利用引入人体内的成像剂发射的 γ 射线构成图像，构成图像的变量是放射性活度，反映显像剂在体内的动态或静态分布。而 TCT 则是射线从外部穿过人体，探头在射线源的对侧，探测到的是射线透射人体不同密度组织后的衰减值，两者各具特点。

（左长京 夏 伟）

## 第二节 基本原理和设备

### 一、基本原理

放射性核素成像是通过向活体内引入放射性药物，探测放射性药物所发射出来的 γ 射线获得图像信息。现今广泛应用的有单光子发射计算机断层成像（SPECT）和正电子发射断层成像（PET）及正电子发射断层成像／计算机体层成像（PET/CT）、正电子发射断层成像／磁共振成像（PET/MRI）。

#### （一）SPECT 与 SPECT/CT

单光子发射计算机断层成像术（SPECT）是通过静脉注射能发射 γ 光子的放射性示踪剂后，利用高性能 γ 相机从多角度、多方位采集一系列放射性核素分布的平面投影图像（图 1-6-2-1），通过图像重建可以获得横断面、冠状面和矢状面的断层图像。SPECT/CT 是将 SPECT 与 CT 两种设备整合于一体，能同时进行功能及解剖成像，大大提升了 SPECT 检测疾病与评估脏器功能的能力。

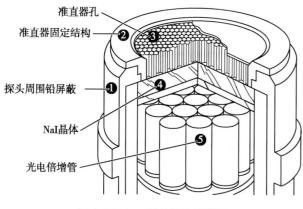

图 1-6-2-1 γ 相机结构示意图

准直器孔
准直器固定结构
探头周围铅屏蔽
NaI晶体
光电倍增管

1. **放射性化学基础** SPECT 成像常用的放射性核素有 $^{99m}$Tc、$^{131}$I、$^{201}$Tl、$^{67}$Ga、$^{111}$In、$^{123}$I 等，其中 $^{99m}$Tc 核性能优良，为纯 γ 光子发射体，能量 140keV，$T_{1/2}$ 为 6.02 小时、方便易得、几乎可用于人体各重要脏器的形态和功能成像。

临床应用的放射性核素可通过加速器生产、反应堆生产、从裂变产物中提取和放射性核素发生器淋洗获得。

加速器能加速质子、氘核、α 粒子等带电粒子，这些粒子轰击各种靶核，引起不同核反应，生成多种放射性核素。医学中常用的加速器生产的放射性核素有：$^{123}$I、$^{201}$Tl、$^{67}$Ga、$^{111}$In 等。

反应堆是最强的中子源，利用核反应堆强大的中子流袭击各种靶核，可以大量生产用于核医学诊断和治疗的放射性核素。医学中常用的反应堆生产的放射性核素有：$^{99}$Mo、$^{125}$I、$^{131}$I、$^{133}$Xe、$^{186}$Re、$^{153}$Sm 等。

核燃料辐照后产生 400 多种裂变产物，有实际提取价值的仅十余种。在医学上有意义的裂变放射性核素有：$^{99}$Mo、$^{131}$I、$^{133}$Xe 等。

放射性核素发生器是从长半衰期的放射性核素（称为母体）中分离短半衰期的放射性核素（称为子体）的装置。放射性核素发生器使用方便，在医学上应用广泛。医学中常用的发生器有：$^{99}$Mo-$^{99m}$Tc 发生器、$^{188}$W-$^{188}$Re 发生器、$^{82}$Sr-$^{82}$Rb 发生器、$^{81}$Rb-$^{81}$Krm 发生器等，其中 $^{99m}$Tc 具有其他放射性核素无法比拟的优越性。由于 $^{99m}$Tc 放射性药物制备简单，可药盒化、价廉易得、质量可靠，使其已成为主要的 SPECT 成像药物，其用量约占整个放射性到物用量的 85%，在临床上应用广泛，许多 SPECT 靶向药物的开发也是以 $^{99m}$Tc 作为基础的。

放射性标记化合物是指化合物分子的一种或几种原子被核素取代，而使它能被识别并可用作示踪剂的化合物。它与未标记的相应化合物具有相同的化学及生物学性质，不同的只是它带有放射性，因而可利用放射性探测技术来追踪。放射性化合物包括氨基酸、多肽、蛋白质、糖类、核苷酸、核苷、嘌呤、嘧啶、甾族、类脂化合物，以及医学研究用的肿瘤抗原、激素、受体、维生素和药物等，品种已达 2 000 多种，常用标记方法有以下几种。

（1）化学合成法：化学合成法是制备 $^{125}$I 及 $^{131}$I 等放射性核素标记化合物的最有效的方法，主要特点是应用传统的化学合成路线，在 2～10mmol 微量操作条件下，采用最简短的放射性操作程序来完成标记的化学反应。化学合成法的优点是能控制标记原子在被标记分子中的位置和产品的纯度、比活度等，但它不能得到纯的光学异构体形式，所以不适合生物大分子的标记。化学合成法是制备定位标记化合物最常用的方法，在药物代谢动力学特别是代谢产物的鉴定研究方面非常重要。其中最常用的是放射性 $^{131}$I、$^{125}$I 和 $^{123}$I 等，常用的方法有氯化碘法、氯胺 -T 法、乳过氧化物酶法等。

（2）放射性核素交换法：放射性核素交换法是

标记化合物分子上的一个或几个原子被不同质量数的同种原子所置换的标记方法。该法操作简便，但不易获得定位标记，该法所获得的标记物分子结构及其化学性质均不发生变化，大多数放射性核素标记药物均采用该法。

（3）生物化学法：生物化学法是基于单细胞生物（如藻类）和植物（如离体叶片），以及粗制酶或纯酶的应用，近年来已成为制备高比活度、高产额并能保持其天然构型的标记化合物的重要方法。主要用于 $^{14}C$ 的标记，其次是 $^{32}P$、$^{35}S$ 的标记。例如，将植物叶片置于 $^{14}CO_2$ 气氛中培养，通过光合作用可以生成 $^{14}C$ 均匀标记的氨基酸、核苷酸和糖类等多种化合物。生物合成法可以获得化学合成法难以制备的活性标记化合物，但该法不能定位标记。

（4）络合反应法：络合反应法是将中心原子（或离子）与一定数目（多于中心离子的氧化数）的负离子或中性分子直接结合，组成复杂的离子或分子络合物的方法。本法是制备放射性药品的常用方法，尤其是影像核医学显像用 $^{99m}Tc$ 放射性药品的制备中应用最多。

络合反应法合成的放射性药品，有些需加入双功能螯合剂，经螯合作用后生成复杂的"放射性核素-螯合剂-被标记物"形式的螯化物。例如 $^{111}In$ 标记单克隆抗体程序：①将 pH 8.2 的单克隆抗体和 0.05mol/L 碳酸氢钠缓冲液与 DTPA（二亚乙基三胺五乙酸）酸酐混合，在 20 秒内完成连接反应，通过 Sephadex G50 色谱柱除去其水解产物 DTPA，获得"单克隆抗体-螯合剂"连接体；②将 $^{111}In$ 与适当配体形成 $^{111}In$-络合物再与单克隆抗体-螯合剂连接体混合，即可获得"$^{111}In$-螯合剂-单克隆抗体"螯化物。当用 DTPA 作螯合剂时，酒石酸盐、乙酸盐和 8-羟基喹啉均可作为 $^{111}In$ 的配体，其标记率可达 100%，并无需进一步纯化。$^{99m}Tc$ 也可由 DTPA 酸酐进行类似的标记。需要注意的是，由于此类药品中含有螯合剂，被标记物的理化性质和生物学性质可能发生变化，在临床应用前应予注意。

（5）其他标记方法：除上述常用制备方法外，还有一些应用较少的方法如下。

1）热原子反冲标记法：是利用核反应过程中产生的高动能反冲热原子与被标记化合物结合的方法。

2）加速离子标记法：是在电场中加速放射性核素或其化合物经电离形成的离子，使该离子达到一定的能量，轰击被标记化合物的方法。

3）辐射合成法：是利用辐射源照射有机化合物

可分解产生多种自由基，从而引起原子和分子的跃进获得一系列标记化合物的方法。

**2. SPECT 成像的基本原理**　γ 射线是一种类似于光子的电磁波。但 γ 光子的能量很高，不能弯曲，不可被光学透镜系统折射或反射。因此，传统的光学成像设备或透镜系统不能用于 γ 射线的成像或聚焦。对于单光子成像来说，需要用准直器探测单个 γ 光子的运动轨迹。一台伽马相机基本上是由一个 γ 射线位敏探测器构成的，上面覆盖着铅制准直器。一般的 γ 相机或 SPECT 系统适用于 80～300keV 的 γ 射线的放射性核素成像。位敏探测器是由闪烁晶体构成，如碘化钠（铊）和光电倍增管（PMT）（图 1-6-2-2），当 γ 射线与晶体相互作用时，在局部会产生一束闪烁光（光波长），晶体后的光电倍增管可探测到闪烁光，并将光信号转换成电信号，同时将电信号放大一百万倍，单个 γ 光子的电信号经放大后足以供探测到并经常规的电路处理（图 1-6-2-3）。离闪烁点最近的光电倍增管能接收到光子数最多，远的光电倍增管就接收得比较少。PMT 阵列分析了所有光电倍增管接收到的相关闪烁光线，并输出到与之相连接的位置译码电路。位置译码电路通过来自光电倍增管阵列的相关信号输出，计算出 x、y 位置或闪烁点的坐标。光电倍增管的信号总和用于衡量的伽马射线的能量沉积。我们可以用窗口/开端电路检查 γ 射线的沉积情况，借此判断 γ 射线在晶体上沉积其所有的能量，还是仅仅沉积一部分，只有沉积了所有的能量才被认为是成像事件，这相当于伽马射线主成像，其余的将被丢弃。这种能量窗口的选择过程是必不可少的，因为这一过程不仅消除在探测器上仅存有部分能量的成像事件，而且图片上没有散射的射线，这些射线在身体内已经散

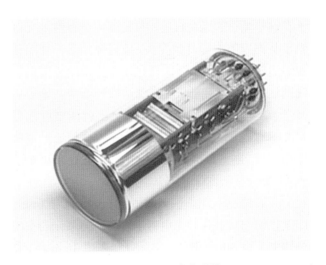

**图 1-6-2-2　光电倍增管**

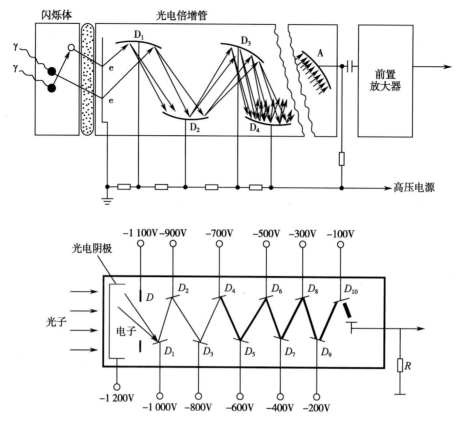

图 1-6-2-3 光电倍增管的工作原理示意图

射过一次或两次。散射事件在图像中产生了高背景噪声，掩盖了在目标组织中对比剂摄取，这是影响图像质量的主要来源。

SPECT 的基本成像原理是：SPECT 是在高性能 γ 相机上增加了旋转支架的机械部分、断层床和图像重建软件，使探头能围绕身体旋转 360° 或 180°，从多角度、多方位采集一系列平面投影图像，通过图像重建可以获得横断面、冠状面和矢状面的断层图像。这样可获得身体在平面成像时被掩盖了的深部病变信息，提高了检出病变的阳性率。

单光子成像需要探测来自物体中各个方向的光子及这些光子的运动轨迹。准直器可选择性地允许光子从固定的方向打到探头，排列像蜂窝一样的孔或通道的铅准直器，可以只允许与孔角度相同的射线到达晶体，而阻止和吸收到达探测器的其他方向光子。隔片越长、孔径越小，准直器就能更好地界定光子方向（分辨率也更高），但是这会使通过率降低。相反，高效率准直器具有更大的孔径和更短的隔片，但会降低图像分辨率。

一般情况下，伽马相机固有分辨率约为 3mm，即碘化钠（Tl）晶体和光电倍增管的探测单元的空间分辨能力是 3mm，然而，实际分辨率比 3mm 小，并受准直器的限制。有两种主要类型准直器，包括平行孔、针孔准直器。平行孔准直器是使用最广泛的准直器，但它的放大倍率是固定不变的。针孔准直器是铅制的锥形体，它有一个小针孔并且在锥底有一个小的针孔光圈。针孔直径通常在几毫米，针孔越大、探测效率越高，但分辨率越低。正是因为有了这个准直器，伽马摄像机的功能就和一个基本的光学针孔相机相似了。物体图像的大小随着物体与针孔之间距离的变化而变化。用于小脏器和小动物成像的高分辨率的 γ 相机通常是由针孔准直器的放大效应实现的。

伽马相机使用的平面成像技术只是把一个三维的物体描述在二维图像中，但在二维图像中失去了示踪剂分布深层信息。一个深度的结构可以遮蔽另一个深度结构。为了呈现一个三维图像，断层成像技术是必要的。SPECT 成像技术把一个三维物体分成横断层面。一个基本的 SPECT 成像只有一个探头伽马相机，但有围绕物体旋转的能力，更昂贵一些的 SPECT 成像仪有两个或三个探头。在 SPECT 的功能相中，在"后拍摄"模式中的相机以不同视角获得了多重投影图像。根据成像目标和图像矩阵的大小，通常需要 32～64 幅图像。基于获取的多重图像数据，图像重建的计算机通过使用数字模型重建物体的三维图像。为了充分实现 SPECT 对分子成像的潜力，需要在图像采集、伽马射线探测器、用于数据采集和图像重建算法的电子学中取得更大的进展。

CT 的成像原理是通过体外放射源——X 线球管发射 X 线穿透机体，根据不同组织对 X 线的吸收差别，由计算机处理重建出断层影像，所以影像反映机体的组织结构和形态，称为解剖影像。SPECT 则不同于 CT，是通过示踪技术，将具有选择性聚集在特定脏器或病变的放射性核素或其标记化合物引入体内（吸入、静注或口服），根据在体内器官发射到体表的光子（γ射线）密度，由计算机处理重建断层影像（图 1-6-2-4），SPECT 除可获得断层影像外，还保留了 γ 照相机的所有功能。又因示踪的放射性

核素或其标记化合物参与体内的某些代谢过程，所得影像主要反映机体组织、器官的血流灌注、细胞的摄取、分泌代谢、转归、排泄等情况，故称为功能影像。

SPECT 的探头围绕体轴旋转可以测得不同角度的一维放射性分布曲线，若忽略 γ 光子的体内吸收，这条曲线代表身体某截面的放射性分布浓度，称投影截面（profile）。如果沿体轴的某截面每隔一定角度步进一次，旋转 360° 或 180° 时，就可以获得不同角度的投影截面（图 1-6-2-5），在采集过程中探头的信号经放大和模数转换后送入计算机，按预定的程序（数学模型）重建影像。由横向断层影像的三维信息再经影像重新组合可以得到矢状、冠状断

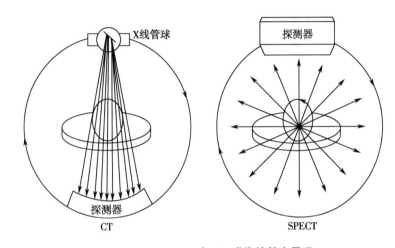

图 1-6-2-4　SPECT 与 CT 成像的基本原理

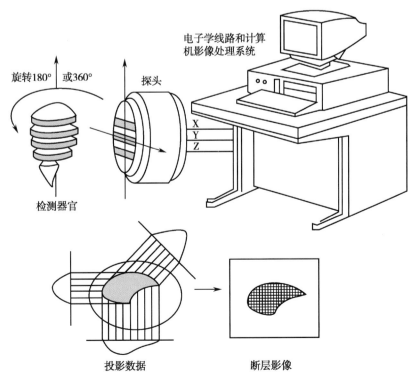

图 1-6-2-5　SPECT 成像的基本原理

层和任意斜位方向的断层影像。

**3. SPECT 分子成像原理** 分子生物学的重大贡献是揭示了人类和小鼠的基因组和蛋白质的序列、结构和功能,尤其是受体及配体的功能。分子成像充分利用这些成果,并把研究目标从离体转移到活体,可实现在活体动物或人体内、在细胞分子水平,把这些分子事件转化成直观的图像,提供疾病特征性分子的空间和时间信息。通过放射性核素标记的特异性探针或活体报告基因成像,SPECT 分子成像可用于肿瘤各个方面特征的研究、基因异常性疾病的研究、基因治疗的活体监测和其他疾病的研究。

与其他分子成像方法相似,SPECT 分子成像的原理主要有:直接成像、间接成像和替代物成像,其中替代物成像是利用现有的放射性示踪剂来研究疾病特殊基因分子通路下游的分子改变,有望在短期内转化到临床应用,因此尤其引人关注。下面就这三种成像方式进行简要的介绍。

(1)替代物成像:SPECT 替代物成像最典型的例子就是应用 $^{99m}$Tc- 甲氧基异丁基异腈($^{99m}$Tc-MIBI)作为亲肿瘤示踪剂对肿瘤进行多药耐药基因成像。$^{99m}$Tc-MIBI 是亲脂性示踪剂,最初设计用于心肌灌注成像。由于 $^{99m}$Tc-MIBI 是 P- 糖蛋白(P-glycoprotein)的转运底物,而 P-glycoprotein 是多药耐药基因(multi-drug Resistant 1,MDR1)的表达产物。因此,$^{99m}$Tc-MIBI 可作为评估肿瘤化学治疗过程中多药耐药情况并进行定量研究的理想替代物。

(2)直接成像:直接成像就是基于特异性探针与特异性靶点相互识别、相互作用、相互结合的分子成像。探针浓聚的部位和浓度和其与靶点之间相互作用直接相关。直接成像的典型范例就是用 $^{111}$In 或 $^{99m}$Tc 标记的抗体来直接成像细胞表面的特异性抗原,而这种技术已经有 30 多年的历史了。近年来的研究集中在应用化学方法合成小分子肽段,并用放射性核素标记合成探针,实现受体的靶向性 SPECT 分子成像。

(3)间接成像:间接成像是目前研究很热门的分子成像策略,主要指的就是利用报告基因和相应的报告探针结合进行的分子成像。报告探针聚积的水平与报告基因的表达直接相关。间接成像需要预先通过基因转染或基因转导的方法把报告基因转入到靶组织中去,通常需要基因转录调控元件(例如启动子)来启动报告基因的表达。往往通过放射性标记的底物、抗体和配体作为探针进行活体报告基

因成像。为了深入理解报告基因成像,我们需要了解单纯疱疹病毒胸苷激酶的相关知识。

单纯疱疹病毒胸苷激酶基因(HSV-tk)是一种自杀基因,用于不同类型肿瘤的基因治疗中。与人类胸腺嘧啶核苷激酶相比,单纯疱疹病毒胸苷激酶的特异性不高,但是也能使许多核苷类似物(如阿昔洛韦和更昔洛韦)磷酸化成单磷酸代谢产物被进一步磷酸化为二磷酸代谢物和三磷酸代谢物。

三磷酸代谢物与 DNA 整合后,DNA 复制和转录停止,最终导致细胞死亡。5- 氟脱氧尿嘧啶(IVFRU)是胸腺嘧啶核苷类似物,用发射 γ 射线的放射性同位素标记后可用于 PET 和 SPECT 成像。

报告基因(例如半乳糖苷酶、氯霉素乙酰转移酶、绿色荧光蛋白和萤光素酶基因)在研究转基因动物基因表达机制和研发用于基因治疗的基因传递系统中起着关键的作用。以受体为靶基因的报告基因成像能够在活体监测基因的表达情况,机制是利用放射性标记的肽段作为探针,通过探针与靶组织内特异性表达的受体特异性结合,并在体外用影像学设备示踪探针在体内的分布和聚集情况。通过存在复制功能缺陷的腺病毒载体,Zinn 等人建立了转染人生长抑素受体 2 型(hSSTR2)基因的非小细胞肺癌模型,并使用放射性标记的生长抑素缓激肽(P829)作为探针实现了 hSSTr2 基因表达成像。在探针注射 3 小时后,γ 相机成像显示放射性标记的探针 P829 在 hSSTr2 基因转染的肿瘤中放射性浓聚。感兴趣区分析和生物学分布研究进一步证实:P829 在实验组肿瘤中的聚集量是阴性对照组肿瘤的 5~10 倍。用放射性标记的肽段作为探针进行人生长抑素受体 2 型报告基因成像有广阔的应用前景,尤其是利用受体报告基因与治疗基因共表达来监测治疗基因的表达情况。

下面将简要介绍几种基于靶向性分子成像探针的 SPECT 分子成像的原理,主要包括受体成像、酶/转运蛋白成像和其他细胞组分靶向的分子成像。

(1)受体成像:受体通过神经递质 - 受体和肽段 - 受体通路,在介导外部化学信号和神经肌肉系统之间的信号传导过程中起着关键的作用。这类受体功能失常将导致细胞生长失控而发生肿瘤。受体数量(上调或者下调)、功能(与细胞内其他分子或者受体相互作用)、分布和亲和力的异常是引起疾病的主要原因。通过标记肽段合成探针进行分子成像可直接反映细胞膜表面的受体状态,进而获得疾病的分子信息,然而,需要注意的是,单一的受体评估不能对

疾病进行病因学研究。受体密度和亲和力的改变往往与疾病的发展进程没有明确的关联，也没有因果关系。受体成像最早用于人脑疾病的研究。例如，第一个人类受体成像的报道是用 PET 对多巴胺受体进行成像。随后开发出了碘 123 标记 - 碘苯甲酰胺($^{123}$I- iodobenzamide，IBZM）并成功用于人类多巴胺受体 2（D2 受体）的 SPECT 分子成像中。最早进行的肿瘤受体成像是用生长抑素类似物实现的。生长抑素类似物是一种肽，有 14- 氨基酸和 28- 氨基酸两种形式。生长抑素（somatostatin，SST）存在于下丘脑、脑干、胃肠道和胰腺以及许多人类肿瘤中。目前人们已经确定和克隆了 5 种生长抑素受体亚型，所有这些亚型的作用都是抑制腺苷酸环化酶的活性。其中，亚型 2 在很多肿瘤中高表达。利用 $^{99m}$Tc 标记生长抑素的配体（例如 P829 肽）合成生长抑素 2 型受体的靶向性分子成像探针，可对肺癌进行 SPECT 分子成像。该受体成像的敏感性和特异性可以与 $^{18}$FDG-PET 成像的检查结果相媲美。

目前已经通过化学方法合成了许多肽段，并通过放射学标记应用到新型的无创性外子成像探针的研发过程中。这种基于肽链的探针开发典型代表就是 $\alpha_v\beta_3$ 整合素。$\alpha_v\beta_3$ 整合素是跨膜异二聚体细胞表面受体，在多种癌细胞和内皮细胞上高表达。$\alpha_v\beta_3$ 整合素的靶向性配体含有一个共同的 RGD 模序（Arg-Gly-Asp，RGD）。由于肿瘤及其滋养血管中 $\alpha_v\beta_3$ 整合素高表达，RGD 可作为肿瘤血管成像的理想亲和组件。1996 年，Rouslahti 和 Pasqualini 首次证实了 RGD 模序对靶器官和肿瘤血管具有很高的靶向特异性，该结合是通过 $\alpha_v\beta_3$ 整合素介导的。他们在活体动物体内发现了这种内皮细胞靶向性结合肽段，该肽段靶向多种器官的血管系统，包括大脑、肾、肺、皮肤、胰腺、肠管、膀胱和前列腺。

（2）酶 / 转运体成像：酶 / 转运体在肿瘤生长过程中起关键作用，其水平上调或者下调与细胞恶性转化过程密切相关。因此，以肿瘤过表达的酶和转运体为靶点进行分子成像初获成功。葡萄糖转运体、多药耐药蛋白转运体、组织蛋白酶和激酶是分子成像的理想靶点。

$^{99m}$Tc 标记的双半胱乙酯（$^{99m}$Tc-ECD）就是通过酶激活的作用被细胞捕获的。$^{99m}$Tc-ECD 是一种中性脂溶性化合物，能通过完整的血 - 脑屏障，并较长期的滞留在脑组织内，可用于脑灌注成像检测局部脑血流。$^{99m}$Tc-ECD 的作用原理是探针进入细胞后，在酯酶的催化作用下，探针内部的乙酯结构断裂产生羧化物，羧化产物具有极性，不易扩散到细胞外间隙，导致探针被细胞捕获。

细胞所需的高浓度需要经转运体逆浓度梯度转运到细胞内。这种转运体由高选择性的离子泵消耗 ATP 提供能量。在 SPECT 分子成像中，典型的转运体靶向性成像就是多药耐药蛋白（MDRs）的成像。

（3）其他细胞组件靶向成像：除了受体和载体蛋白之外，其他细胞组件也可作为分子成像的靶点。通过放射性标记抗体可实现细胞表面抗原的靶向性分子成像，典型的代表就是细胞凋亡成像。

细胞凋亡，又叫细胞程序性死亡。细胞凋亡是指为维持内环境稳定，由基因控制的细胞自主的有序的死亡。细胞凋亡与细胞坏死不同，细胞凋亡不是一件被动的过程，而是主动过程，它涉及一系列基因的激活、表达以及调控等作用，它并不是病理条件下，自体损伤的一种现象，而是为更好地适应生存环境而主动争取的一种死亡过程。但后来研究发现，细胞凋亡也存在于许多病理过程中，如疾病、细胞免疫、细胞对毒性药物的反应、肿瘤细胞对化疗和放射治疗的反应等。因此，细胞凋亡的无创性成像在疾病诊断和疗效监测方面具有广阔的临床应用前景。

凋亡细胞最特征性的细胞组分改变包括：①一系列半胱氨酸蛋白酶的活化［如胱天蛋白酶（caspase）］，caspase 催化裂解众多的细胞内功能蛋白分子，这些裂解的分子可以导致细胞凋亡。每个胱天蛋白酶分子均连有一个抑制子，接受正、负反馈机制的调节；caspase 是细胞凋亡过程的中心环节，caspase3 是凋亡瀑布反应的最终效应蛋白，是细胞凋亡过程中重要的效应分子，也是凋亡成像的重要靶点；② DNA 分子降解成 50～300kb 的片段；③钾和氯从细胞内流出，原因在于细胞内水分缺失和细胞体积的缩小。凋亡后的细胞被细胞膜形成的囊泡分解包裹，这些小囊泡叫做"凋亡小体"；④凋亡细胞在细胞膜表达磷脂酰丝氨酸（PS），借此向周围的细胞发出细胞凋亡的信号。磷脂酰丝氨酸是细胞膜的四种主要磷脂之一。在正常细胞中，这些脂类规范排列成细胞膜的内脂质层，如 PS 和 PI，随着细胞开始凋亡，细胞失去了极性，致使 PS 在外层表达，这样就向邻近的细胞传达一种信号：正在凋亡。

膜联蛋白 V 是一种能与磷脂酰丝氨酸（PS）特异性结合的蛋白质，如上文所提磷脂酰丝氨酸是细胞凋亡时细胞表面的特异性分子。放射性标记的膜联蛋白 V 成像可敏感地探查病变内发生细胞凋亡区域。用 $^{99m}$Tc、$^{125}$I、$^{124}$I 和 $^{18}$F 标记的膜联蛋白 V 可用于 SPECT 和 PET 的成像。另外，细胞凋亡与移植免疫关系是目前移植领域的热点之一，研究证实肝、肾和心脏移植的慢性排斥反应均与细胞凋亡密切相关。$^{99m}$Tc 标记的膜联蛋白 V 还可用于检测移植排斥反应。另一种表现出应用潜力的是突触结合蛋白 I 的 C2A 结构域。虽然膜粘连蛋白 V 和 C2A 结构域都是通过钙依赖方式与 APLDs 连接。

### （二）PET 与 PET/CT

**1. 放射性化学基础** PET 技术是将含有发射正电子的放射性核素（如 $^{11}$C、$^{18}$F、$^{15}$O、$^{13}$N 等）示踪剂注入或吸入人体内，通过探测正电子放射性核素衰变时及正电子与组织内电子湮灭时产生的两个能量相等、方向相反的 γ 光子（图 1-6-2-6），由计算机重建图像而形成的断层影像。

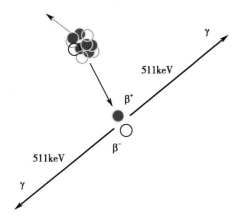

**图 1-6-2-6 PET 放射性化学基础示意图**

光子与物质作用时，当入射光子的能量大于 1.022MeV（$2m_0c^2$）时，光子在原子核场的作用下会转换成为一个电子和一个正电子，这种现象称为电子对生成。正电子（$\beta^+$）是电子（$\beta^-$）的反粒子，它是由缺乏中子的放射性核素的原子核衰变面产生的。原子核由质子和中子组成，其中中子提供了较强的引力，使原子核中的粒子束缚在一起，同时抵消了带同种电荷的质子之间的静电排斥力，防止核粒子逃逸到原子核外。但当原子核中的中子太少以致无法对抗质子的静电排斥力时，原子核就会自发地产生放射性衰变，使原子核转变到一个更为稳定的状态。其转变方式之一就是将一个质子转变为一个中子和一个正电子，新生成的中子保留在原子核中，用于稳定原子核的状态，而正电子则由于静电排斥力的作用从原子核中释放出来。

正电子从原子核中释放出来时带有一定量的动能，它们在结合电子发生湮灭之前必须在组织中将

动能衰减殆尽。因此，发射出的正电子在产生 γ 光子对之前要飞行一小段距离（0.2~2mm），这就提示了正电子发射的位置，即正电子标记的分子的位置与探测到的用于 PET 成像的 γ 光子产生的位置稍有不同。在正电子的能量范围内，正电子能量越高，成像中出现的误差就越大。这种由于正电子能量不同所造成的误差就构成了 PET 成像中基本的分辨率限制，而实际应用中 PET 成像的分辨率限制主要来自于 PET 摄像头的 γ 射线探测系统。

正电子在真空中是稳定的，但它在物质中却不能长期存在，它会与一个电子结合起来转化成为两个能量相同（都是 0.511MeV）、飞行方向相反的光子，这一现象称为电子对湮灭（annihilation）。在发生电子对湮灭的区域两侧放置两个光子探测器，当两个探测器同时（实际上符合探测有一定的分辨时间，目前这个时间是 $10^{-8}$ 秒）接收到光子时，符合电路会给出一个计数，PFT 系统就记录到一个符合事件（coincidence event）。

由于原子核的不稳定性和物理学中的 β 衰变，正电子放射性核素都具有非常短的寿命。因此，正电子不能在自然界中发生而只能通过核反应堆或粒子加速器来产生。目前，最有实用价值的正电子发射性核素有 $^{11}$C、$^{18}$F、$^{15}$O 和 $^{13}$N，它们的原子核中有 6~9 个中子。由于妨碍加速粒子（如质子或氘核）穿入原子核引发衰变反应的静电排斥力很小，因此，一个能将质子加速至 10~17MeV 范围的小型回旋加速器就足以克服静电排斥力，产生生物医学正电子成像所需的原子核反应。医学成像中最常用的正电子发射性放射性核素的半衰期如表 1-6-2-1 所示。

回旋加速器（cyclotron）将高能带电粒子加速后，带电粒子束与其路径上的靶核碰撞，入射粒子被靶核吸收，激活的靶核发生核反应发射出中子、质子或 α 粒子，同时可产生具有一定阈能的正电子放射性核素如 $^{11}$C、$^{13}$N、$^{15}$O 和 $^{18}$F 等，然后利用物理或化学或生化方法，将正电子的放射性核素标记在核酸、受体、酶、基因探针等生物分子，就成了特异性 PET 成像示踪剂。$^{11}$C、$^{18}$F、$^{15}$O、$^{13}$N 都是人体组织中的基本元素，用它们标记的生物活性物质都属于放射性核素标记、原有的理化性质不变，这为研究活体内各种生命物质的功能、运动和代谢规律提供了有利条件。利用适当的示踪剂动力学模式，在断层成像中的正电子标记化合物的分布可以被转化为功能参数的影像，如代谢率、血液灌注率和受体浓度等。

表 1-6-2-1　目前常用的正电子成像放射性核素

| 放射性核素 | 半衰期 | 生产方式 | βmax/keV | 注释 |
| --- | --- | --- | --- | --- |
| $^{15}$O | 2.03min | cyclotron | 1 732 | 很少能标记其他分子 |
| $^{13}$N | 9.97min | cyclotron | 1 198 | 很少能标记其他分子 |
| $^{11}$C | 20min | cyclotron | 960 | 可标记多种分子 |
| $^{68}$Ga | 68min | cyclotron | 1 899 | 88%β$^+$decay |
| $^{18}$F | 109.8min | cyclotron | 634 | 可标记多种分子 |
| $^{64}$Gu | 12.7h | cyclotron | 653 | 18% β$^+$decay, 40% β$^-$ decay |
| $^{89}$Zr | 78.4h | cyclotron | 897 | 23% β$^+$decay |
| $^{124}$I | 4.17d | cyclotron | 1 535（11%） | 23% β$^+$decay, 77% EC |
|  |  |  | 2 138（11%） | 高能 γ 射线（603、1691keV） |

$^{18}$F 可由 $^{18}$O（p, n）$^{18}$F 方便地得到，半衰期 110 分钟，通过 β$^+$ 和 EC 衰变，β$^+$ 能量 649keV，对组织有较低的辐射剂量和较短射程。其他发射正电子的放射性核素如 $^{76}$Br（$T_{1/2}$ = 16 小时）、$^{124}$I（$T_{1/2}$ = 4.15 小时）等，因不能方便地得到，且具有较低的正电子衰变分子比和较高的能量而限制了应用，PET 医学诊断中另一种常用的发射正电子的放射性核素 $^{11}$C，半衰期仅 20 分钟，另外，在同样注射剂量下，$^{18}$F 对正常组织的辐射较发射正电子的金属放射性核素 $^{68}$Ga（$T_{1/2}$ = 68 分钟）低 40%，优良的放射性核素性质使得 $^{18}$F 成为 PET 医学诊断中最常用的、理想的放射性核素之一，而且因其较小的分子大小而不会使被标记生物分子的生物行为发生根本性变化。

$^{18}$F 标记的正电子放射性药物的标记合成方法主要有两种：①亲电氟代法，亲电取代反应法需将放射性核素 $^{18}$F-F$_2$ 转化为亲电氟化试剂 $^{18}$F$^+$，进而取代到富电子的芳环或双键等基团上。目前，多以 $^{18}$F-CH$_3$COOF 为亲电氟化试剂。②亲核氟代法，亲核取代反应法因不需要用强烈的高活性的 $^{18}$F-F$_2$ 而使标记变得简便，该法中使用的主要是离子状态 $^{18}$F$^-$，$^{18}$F$^-$ 必须与阳离子结合配对，并且在无水、非氢键的溶剂中才能进行亲核取代反应、通常以形成的氟化聚铵（[K/Kryptofix]$^{+18}$F$^-$）、氟化四烷基铵（M$^{18}$F$^-$）和氟化四甲基哌啶吡啶（MPP$^{+18}$F$^-$）为标记试剂。

亲电取代反应因其标记方法简便、步骤少，目前被广泛用于多种 PET 显像剂的常规生产中，但其缺点是使用气体靶，产物有载体、比活度低；而亲核取代法使用 PET 中心常用的 H$_2$$^{18}$O 水靶，产物无载体、比活度高，克服了亲电取代法的主要缺点。不足之处是标记方法复杂、步骤多、放化产率低，不利于 PET 药物的常规生产。但是，亲核取代法已成为当前国际上 $^{18}$F 标记 PET 显像剂研究的主要发展方向。

**2. PET 成像的基本原理**　PET 成像的基础是能发射正电子的放射性核素，通过回旋加速器将带电粒子如质子、氘核等加速后轰击靶原子核而产生的核反应，获得发射正电子的放射性核素后，由于其半衰期很短，必须短时间内标记生理物质或合成药物，成为在保持人体原有的生理或病理状态下研究各种生化代谢过程的特异性化学示踪剂，也即分子探针（molecular probe）。在 PET 成像过程中，化学示踪剂被注射入人体内，这些示踪剂通过血液的流动被运载到器官或病变区域参与人体的生理或代谢过程。这些正电子放射性核素采用从核内放出带正电荷的能量粒子的方式衰变，正电子发射后几乎立即就与周围组织中的自由电子结合湮灭，电子对质量消失，转换为一对方向 180°、能量 0.511MeV 的 γ 光子，PET 所探测的正是这一对方向相反的光子。在体外可以用辐射探测器测量到他们发出的射线。一个典型的单环探测器 PET 系统，在测量过程中，每个探测器可与环上所有其他的探测器关联组合形成探测器对，这样可以采集不同角度和不同位置的线性符合投影数据，通过计算机处理再现图像（图 1-6-2-7），它有两个非常重要的性质：产生时间上的同时性及几乎以相反的方向飞出，这使得其可以在体外使用两个相对放置的探测器，利用符合探测技术对它们进行探测（图 1-6-2-8）。

示踪剂是 PET 成像的关键，通过物理、化学或生化方法，将发射正电子的放射性核素（如 $^{11}$C、$^{18}$F、$^{15}$O、$^{13}$N 等）标记在核酸、受体、酶、基因探针等生物分子，就成为了示踪剂。而示踪剂之所以能用于成像是因为它们独特的断层成像能力以及其能参与重要代谢的能力，其独特的成像能力来自于同时发射的 γ 光子对能通过精确的衰减校正，对示踪剂的吸收进行量化分析。利用人体外探测 γ 光子对，就产生了正电子标记的化合物在体内外布的断层影像。

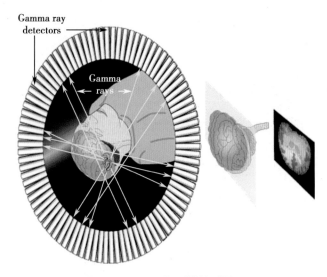

图 1-6-2-7　PET探测器的测量原理

断层成像的性质来源于在成像物质相对应的两侧同时探测到由湮灭而产生的γ光子。一个真符合探测提示正电子示踪剂分子存在于两个探测器的连线上（图 1-6-2-9）。如果空间上一点有正电子示踪剂，那么从该点发射的符合探测对将会分布于各个角度，因为发射是随机的，即它们没有倾向的方向。如果画出这些均一分布的探测线，该点的模糊图像就会出现，这一影像重建过程称为后处理，由一个配备了快速处理器的计算机完成。为了获得该点的清晰图像，符合探测数据的空间分布在后处理之前就应大量过滤。如果可以将成像的物体想象成为带

有不同活性水平的点的集合，那么就可以通过符合探测数据和过滤后处理重建算法来获得一个物体的影像。这一特性也可使正电子示踪剂充当高效断层显像剂。

断层成像的定量特性也来自于反向发射的γ光子对。在传统的核医学或单光子成像中，由于人体造成的γ射线的衰减是不能通过体外活性放射源精确计算或测量的，这就妨碍了将影像作为工具在活体上对示踪剂分布做定量测量。然而，通过利用 180°反方向发射的两个γ射线，正电子示踪剂就使利用体外活性放射源对由人体造成的衰减进行精确测量成为可能。这种衰减校正过程具有数学精确性，同时还可使 PET 摄像头充当活体量化分析仪。这种量化特性对于产生精确的示踪剂生物分布和生理功能的量化参数成像以及对于研究器官中的示踪剂动力学都有重要意义。

### 3. PET 分子成像的基本原理

（1）PET 分子影像学基础：分子成像是采用分子探针示踪体内特殊分子行径、特别是对那些决定疾病进程的关键靶位进行成像的新技术和新方法。分子探针是一种带有特定标志，并能够被检测到的特殊分子。分子探针必须具有高灵敏度、高特异性、生物兼容性等特点。PET 采用湮没辐射和正电子准直技术，从体外无损伤地、定量地、动态地测定 PET 示踪剂或其代谢物分子在活体内的空间分布、数量

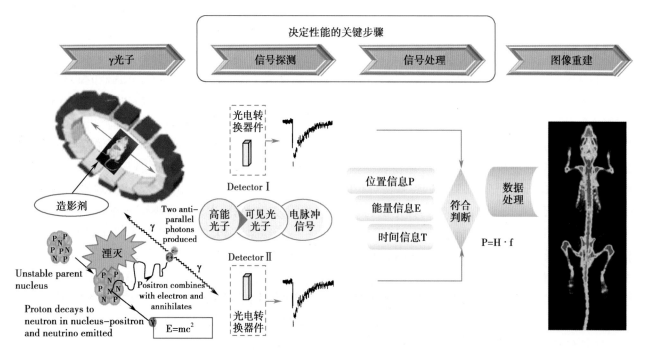

图 1-6-2-8　PET 成像原理示意图

P：质子；N：中子；Detector Ⅰ：探测器Ⅰ；Detector Ⅱ：探测器Ⅱ；Unstable parent nucleus：不稳定母核；Proton decays to neutron in mucleus-positron and meutrino emitted：质子衰变为中子，发射正电子和中微子；Two anti-parallel photons produced：产生两个反向平行的光子；Positron combines with electron and annihilates：正电子与电子结合，发生湮灭作用

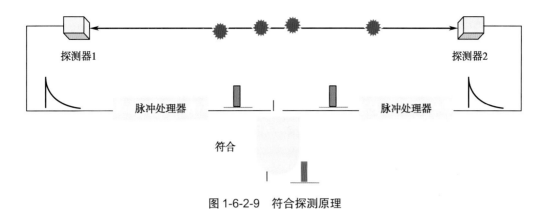

图 1-6-2-9　符合探测原理

及其动态变化，从分子水平获得活体内 PET 示踪剂与靶点（如受体、酶、离子通道、抗原决定簇和核酸等）相互作用产生的生化、生理及功能代谢变化的影像信息。因此，PET 成像完全具备分子影像学的要求，而且，PET 成像具有灵敏度高、可定量及动物实验结果可直接推广到临床等优点，是目前最成熟的分子成像技术。

（2）PET 分子成像的基本原理：PET 示踪剂（分子探针）→引入活体组织细胞内→PET 分子探针与特定靶分子作用（包括报告基因的特定产物）→发生湮没辐射，产生方向相反互成 180° 的两个正电子→PET 测定信号→显示活体组织分子图像、功能代谢图像、基因转变图像（图 1-6-2-10）。PET 分子成像应具备以下条件：①具有高亲和力和合适药代动力学的 PET 分子探针。PET 分子探针是 PET 分子影像学研究的先决条件。PET 分子探针为正电

子放射性核素（如 $^{11}C$ 和 $^{18}F$）标记的分子（PET 示踪剂），可为小分子（如受体配体、酶底物），也可为大分子（如单克隆抗体），应该易被正电子放射性核素标记。PET 分子探针应与靶组织有高度亲和力，而与非靶组织亲和力低，靶 / 非靶放射性比值高，易穿过细胞膜与靶组织较长时间作用，不易被机体迅速代谢，并可快速从血液或非特异性组织中清除，以便获得清晰图像。② PET 分子探针应能克服各种生物传输屏障，如血管、细胞间隙、细胞膜等。③有效的化学或生物学放大技术。④具有快速、高空间分辨率和高灵敏度的成像系统。如高分辨率微型 PET（micro PET）扫描仪的研制成功，已成为联结实验科学和临床科学的重要桥梁。

**4. PET 分子成像方法**

（1）直接成像：直接成像是基于特异性 PET 分子探针与靶分子直接作用而对靶分子进行成像，PET 影像质量与 PET 分子探针和靶分子（如酶、受体及抗原决定簇）相互作用直接相关。

用正电子放射性核素标记寡核苷酸对靶 mRNA 或 DNA 进行 PET 成像、用正电子放射性核素标记小分子探针对受体密度或分布进行 PET 成像、用正电子放射性核素标记抗体对细胞表面抗原或抗原决定簇进行 PET 成像、用 2-$^{18}F$-2- 脱氧 -D- 葡萄糖（FDG）对糖代谢酶活性进行 PET 成像以及用 O-（2-$^{18}F$- 氟代乙基）- 酪氨酸（FET）对转运体（如 L- 型转运蛋白）进行 PET 成像，均属于直接成像范畴。

由于直接成像采用靶特异性探针直接对靶进行成像，方法简便，因而广泛应用于成像特异性分子 - 遗传学靶的高特异性正电子放射性核素标记分子探针的研究。但是，直接成像需要针对各种靶分子研制特异性的分子探针，不仅耗资，而且耗时。

（2）间接成像：间接成像是基于特异性 PET 报告探针与相应靶分子报告基因产物作用而间接对感兴趣目标报告基因表达进行成像，因涉及多种因素，

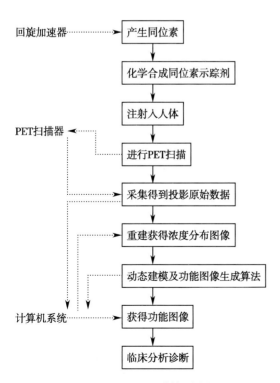

图 1-6-2-10　PET 系统检测流程图

回旋加速器 ┈┈┈→ 产生同位素

化学合成同位素示踪剂

注射入人体

进行PET扫描

采集得到投影原始数据

重建获得浓度分布图像

动态建模及功能图像生成算法

获得功能图像

临床分析诊断

PET扫描器

计算机系统

较为复杂。报告基因表达 PET 成像是目前最常用的一种间接成像方法,必须具备报告基因和报告探针两因素,且报告探针与报告基因表达产物间应具有特异性相互作用。报告基因表达 PET 成像主要有酶报告基因表达 PET 成像和受体(或转运蛋白)报告基因表达 PET 成像两种方法。由于一种报告基因的特异性报告探针用于该报告基因偶合的各种感兴趣目标基因(如治疗基因)的测定,能对多种不同的生物和分子遗传学过程进行 PET 成像,所以不需要针对不同报告基因 - 报告探针系统研制不同特异性 PET 分子探针;另外,研究报告基因的构建远比研制的 PET 分子探针简便,且报告基因表达成像比新的 PET 分子探针应用于临床更快。因而间接成像比直接成像耗时少、耗资低,这是目前报告基因表达 PET 成像广泛应用于分子成像研究的主要原因。

(3)替代成像:替代成像不是利用 PET 分子探针和靶的特异性相互作用,而是用现已使用的 PET 示踪剂和 PET 成像方法对特异的内源性分子 - 遗传学过程进行成像,用于对诸如癌症等疾病发生特异的内源性分子 - 遗传学过程变化所产生的下游生理生化效应进行监测,因而主要用于疾病治疗效果的监测。由于替代成像可应用现已研制成功并已用于人体的 PET 分子探针进行分子成像,因而是三种成像方法中最为简便的一种,且耗时耗资最低。另外,直接成像和间接成像只是用于起始临床研究,而替代成像可直接应用于近期临床研究,从而备受人们重视。然而,替代成像具有特异性差的缺点。例如,多巴胺 D2 受体(D2R)示踪剂 $^{18}$F-fluoroethylspiper-one($^{18}$F-FESP)应用于分子成像研究就是一个典型的例子。最初,$^{18}$F-FESP 是作为对多巴胺 D2 受体进行直接成像的标记配体而研制的,经过数年研究后才被认证为 D2R 示踪剂,用于帕金森病的鉴别诊断。目前,$^{18}$F-FESP 正作为 D2R 报告基因 PET 分子探针,用于 D2R 报告基因表达 PET 成像实验研究,而要进一步用于临床 D2R 报告基因表达间接成像尚需进一步认证。但是,$^{18}$F-FESP 却很快被用来作为替代成像分子探针,用于帕金森病疗效监测和新药研究评价。另一个例子就是 FDG,FDG 是一种针对糖代谢酶活性进行直接成像的 PET 示踪剂,经过数十年认证后才广泛用于肿瘤、心脏疾病及脑部疾病的鉴别诊断。FDG 也可作为替代成像分子探针,用于肿瘤基因治疗效果的监测,但它对基因表达成像缺乏特异性,因而不能用于肿瘤基因治疗时基因表达的监测。

## 二、基本设备

### (一)SPECT 的设备和技术

1. **SPECT 的基本结构** SPECT 主要由探头、电子学线路、计算机影像处理系统和显示记录装置四个部分组成(图 1-6-2-11、图 1-6-2-12)。

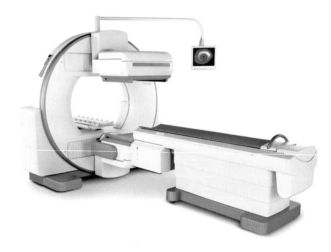

**图 1-6-2-11 SPECT 显像仪器**

(1)探头:探头是由准直器、晶体、光导、光电倍增管、前置放大器和计算电路等组成。准直器是用铅或铅钨合金制成,最常用的准直器是平行多孔型,孔数约为 5 万～15 万个。准直器的作用是只允许垂直于准直孔的 γ 射线射到晶体上,而其他方向的 γ 射线则因被准直孔的铅壁吸收不能到达晶体而无法探测。SPECT 探头最常采用 NaI(Tl)晶体,大型 NaI(Tl)晶体多采用矩形,其面积为 400mm×510mm。

在晶体的玻璃窗口面装有光电倍增管,圆形探头光电倍增管的排列按正六角形,矩形探头光电倍增管的排列矩阵形,数量一般为 37～91 只。晶体和光电倍增管之间用有机玻璃作光导,晶体、光导和光电倍增管之间涂有硅油作为光偶合剂。每个光电倍增管输出的信号经前置放大器放大后进入到相应位置的定位网络电路。

(2)电子学线路:电子学线路包括光电倍增管的高压电源,线性放大器和脉冲高度分析器等,基本原理和通用核仪器相同。

(3)计算机影像处理系统:计算机影像处理系统由硬件和软件两个部分组成。硬件是计算机影像处理系统本身的各个部分,软件是各种程序的总称。硬件和软件的组合才构成了完整的计算机影像处理系统。

1)计算机影像处理系统的硬件:和普通计算机的构成基本相同,主要由中央处理单元、存储器、键

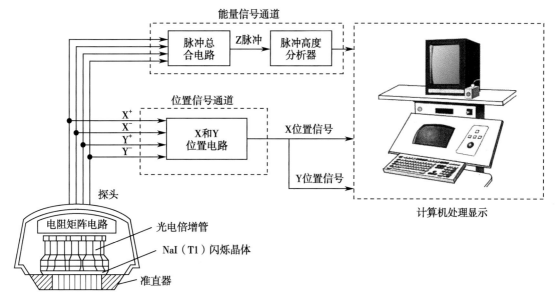

图 1-6-2-12　SPECT 的基本构造和工作原理示意图

盘和显示器组成，这里不再赘述。此外，还需要模/数转换器（ADC）即数据获取电路（I/O 接口），概要介绍如下。

模/数（A/D）和数/模（D/A）转换是计算机影像处理系统和探头联系的重要部件。在一个实际系统中，有两个基本的量——模拟量和数字量。探头信号的模拟量输入计算机前，要经过 A/D 转换后计算机才能接受，然后才能进行运算和处理等。

2）计算机影像处理系统的软件：主要可以分为两大类，即系统软件和应用软件。

系统软件是指为了方便用户和充分发挥计算机效能，向用户提供的一系列软件，包括监控程序、操作系统、诊断程序和程序库等。

监控程序又称管理程序。它是充分发挥计算机的效能、合理使用资源和方便用户而设计的一套程序。其主要功能有：对主机和外部设备的操作进行有效的安排，按轻重缓急处理各种中断，接受各种命令、实现人机联系，控制源程序的编译、编辑、装配、装入和启动。

操作系统是在管理程序的基础上，进一步扩充许多程序所组成的大型程序系统。其功能主要有：组织整个计算机的工作流程，管理和调度各种软硬件资源，检查程序和机器的故障，实现计算机资源供多个用户共享等。从广义角度来讲，操作系统应包括引导程序、监控程序、输入/输出、驱动程序、连接程序、编辑程序、汇编程序、解释程序和编译程序等。

诊断程序的功能是检查程序的错误和计算机的故障。

程序库，把常用的各种标准子程序，如初等函数、数据转换程序、典型的计算机程序等汇集在一起就构成了程序库，供解题程序等使用。

应用软件是计算机影像处理系统的核心，它主要由基本应用软件和临床应用软件两大部分组成。

基本应用软件有：①数据采集软件，高速 A/D 转换器将探头的模拟信息以 1～2 微秒的速度变换成数字，送入存储器中。数据采集方式有校正因子采集、预置时间采集、预置计数采集、门控 R 波触发采集和双核素采集等；②显示软件，适合用高分辨率显示器显示影像，可进行单帧、多帧、电影和影像字符曲线组合显示等，可任意选择影像、字符和曲线的颜色；③影像处理软件，对采集到的原始影像进行均匀性校正、勾边处理和影像放大，用平滑和滤波函数等方法可以除掉数据采集时的噪声，增加影像的清晰度和反差，还可对影像进行叠加、组合和定量分析等；④动态影像分析软件，在采集到的系列动态影像上勾画感兴趣区（region of interest, ROI），产生时间-放射性曲线，并可对曲线进行平滑、微分和定量分析等；⑤磁盘控制和影像转存贮功能等。

临床应用软件是根据临床需要而编制的程序，内容非常丰富，仅介绍几个典型的软件。①病患登记软件（数据库管理），通过人机对话方式建立检查档案。登记的项目有姓名、年龄、性别、时间、脏器名称、放射性药物、剂量、采集方式和操作者等。②室壁运动和心动电影软件，用动态显示的方法把 R 波触发采集到的 16～32 帧的心动周期影像组成心脏运动电影，观察室壁活动情况，通过傅里叶变换相位分析，做出有无室壁瘤等诊断。也可通过勾画心腔舒张末期和收缩末期的轮廓，计算射血分数等。③肾小球滤过率（GFR）测定软件，在连续动态双肾系列影像上勾画 ROI，计算 GFR，产生肾图和进行定量分析。④局部脑血流的定量测定软件，在脑动态系列影像上勾画 ROI，生成时间 - 放射性曲线，然后计算全脑血流量和局部脑血流量。

（4）显示记录装置：SPECT 的显示记录装置种类很多，常用的方法有 2 种，①用多幅照相机记录影像，这种照相机使用单面 CT 胶片，影像大而清晰，是目前使用较多的显示记录方法；②激光打印或热升华打印记录。

**2. SPECT 的图像重建**

（1）投影和反投影：SPECT 的影像重建是以投影数据为基础的。影像重建的方法大致有两种类型，即滤波反投影法和迭代法。各法虽然和 CT 影像重建的原理相同，但 SPECT 含有一些特有的问题。

在被测物体的截面上（X0,Y0）有一浓度为 A0 的点源，在旋转角 θ 的位置测到的投能为 Pθ(γ)，如图 1-6-2-13 所示，当射线在所经过的空间几乎不被吸收时，则任何角度测得的投影数据都相等。或这些投影数据通过反向还原过程记录在截面上的各像素单元内，就可重新获得某截面上的点源像，这一过程称反投影处理。

对所有角度的投影数据若只做简单的反投影处理，得到的点源影像（X0,Y0）的密度就是原来点源浓度 A0 的各角度投影数据的乘积。浓度 A0 被还原时其周边形成星状条纹，从而使趋近于点源（X0,Y0）处的反向投影影像重叠越多，密度越高。反之，距离点源越远处密度越低，造成点源影像在还原时其

周边形成星状条纹，影像模糊不清。由此可见，对投影数据只做简单的反向投影，除了点源影像外，反向投影的轨迹上也产生了密度分布，不能重建出真实的影像。因此，需要进行特殊处理。

（2）滤波反投影法：滤波反投影技术（filtered back projection）主要有卷积积分法（convolution）和傅里叶变换法两种。前者是一种只进行空间滤波的滤波反投影法，后者是把投影数据做一维傅里叶变换后，再在傅里叶空间上进行滤波的滤波反投影法。Shepp-Logen 是最常用的卷积积分滤波函数。当被测物体的介质对射线无吸收时，一个充满放射源的圆片源可以得到规则的投影数据，Shepp-Logen 函数滤波就是以此投影数据重建影像的。

傅里叶变换法是指对投影数据进行一维傅里叶变换后，在傅里叶空间上制作二维影像。当被测物体介质对射线无吸收时，这种二维影像和二维傅里叶变换截面像相等。所以，通过二维反向傅里叶变换处理傅里叶空间上的二维影像就可以重建出原来物体的影像。由于投影数据以角度和切线方向的坐标（γ,θ）赋给，所以，二维傅里叶反变换制成（x,y）空间影像时，需要数据内插，故对影像的质量有一定影响。

（3）迭代法：这种方法是把各方向探测的数据反方向投影到矩阵上，再通过叠加等处理获得重建影像。现以 3×3 的影像矩阵为例（图 1-6-2-14）。

9 个像素中有 9 个不同的数值，水平投影 3 个数值的和为 6、15 和 9，均分 3 个量得到 2.5 和 3；垂直投影 3 个数值的和为 7、15 和 8，均分 3 个量得2.33、5 和 2.67；45°投影数值的和为 10.5、10.625 和8.875，采用逼近内插法得 3.5、3.53 和 2.95，将 3 个

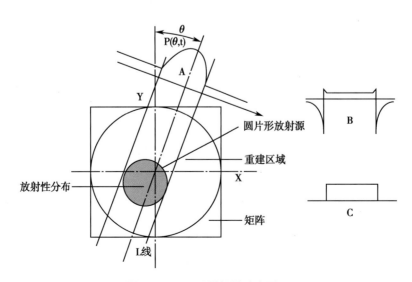

**图 1-6-2-13 反影投影重建原理**

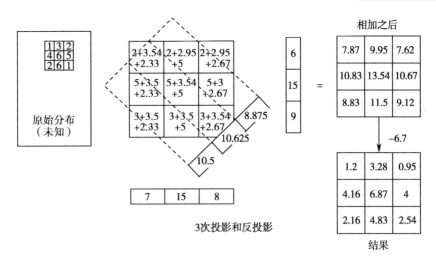

图 1-6-2-14 迭代法运算原理

方向 9 个像素内的数值分别相加得 7.87、9.95、7.62、10.83、13.54、10.67、8.83、11.5 和 9.21。但这比实际数值大，要进行适当的校正，每个像素减去一个常数。常数（C）用下式求得：

$$C = \frac{（阵列数-1）×（总计数/阵列数）}{像素数}$$

多次迭代运算后，可得到逼近实际的数值。

**3. 衰减校正** SPECT 系统所获得的投影数据取决于放射性分布和被测物体介质的吸收量，目前用于 SPECT 成像所用的放射性核素的 γ 光子能量低，范围约为 80~140keV，体内衰减约 50%~80%，对影像质量影响相当大，所以要得到正确的投影数据需要准确地进行衰减校正。衰减校正有均匀衰减校正和非均匀衰减校正两类，因均匀衰减校正运算容易实现，是目前最常用的方法。

（1）均匀衰减校正：所谓均匀衰减校正是假定被测物体的介质吸收 γ 光子均一而建立的方法。根据衰减校正方法在影像重建前后使用顺序分为：①前校正法，即在重建影像前先对投影数据进行校正；②后校正法，先不考虑 γ 光子的衰减，重建影像之后用一定的系数乘以像素数，来校正被测物体对 γ 光子的吸收；③标准化校正，先把投影数据进行标准化处理后，再进行衰减校正处理。

1）前校正法：前校正法（precorrection）又称 Sorenson 法，其最大的优点是所需的处理时间短，因而在临床上应用得最多。基本原理是加权平均定向投影数据之后，以被测物体厚度的吸收系数，再进行滤波反向投影重建影像。用此法进行衰减校正处理时需要给出被测物体截面的长度和衰减校正系数。Sorenson 法最大的缺点是越接近于中心灵敏度就越差。

2）后校正法：最有代表性的后校正法（postcorrection）是 Chang 法，其基本原理是先不考虑有衰减，重建影像后算出各像素单元内的平均衰量，再乘以预先编制的校正矩阵进行衰减校正。Chang 法的特点是校正矩阵的中心部较强，能够保证中心区域的校正量。但是，被测物体介质直径越大，则校正后中央区域的浓度越高而失真。

3）标准化校正法：Tretiak 等提出一种把投影数据移向被测物体的中心，用标准化后的投影数据重建影像的衰减校正方法。基本原理是以被测物体距离探头越近贡献计数越大为基点，在反向投影重建时做权重处理。但这种方法的不足是对衰减较多和统计噪声较高的数据做指数函数权重处理时，会使噪声更高。

（2）非均匀衰减校正：对 γ 光子吸收差异最大的部位是含有肺和骨的胸部，尤其是 $^{201}$Tl 心肌影像，因 γ 光子能量低吸收差异相当大。为了准确地校正被测物体对 γ 光子的吸收，采用一个外部放射源，根据类似 CT 成像的方法，求得被测物体不同介质吸收 γ 光子的分布。采用迭代法作为衰减校正的运算基础，计算方法有最小二乘法和卷积积分法两种。

**4. 小动物 SPECT/微型 SPECT** 因为像大鼠或小鼠这样小动物能提供人类疾病模型，所以小动物 SPECT/微型 SPECT 在分子成像应用中有重要的作用。使用无创性分子成像技术，在心血管科学、肿瘤学、神经病学、基因治疗和药物研发以及新的放射性药物的临床前测试中，小动物模型已成为宝贵的工具。以成本低廉、现成的放射性核素示踪，用微型 SPECT 对小动物影像可以有效地用于实验研究。与在临床核医学中传统的 SPECT 相比，小动物成像中高空间分辨率至关重要。由于现代分子影像学研究往往需要评估摄取率和其他放射性药物动力学参数，微型 SPECT 系统需要时间分辨率很高，以便极其精确地评估这些参数。在小动物成像中灵敏度是另一个关键因素，小动物成像需要获得足够的光子在大鼠和小鼠的心跳的短时段上更好的三维重建，甚至仅仅在一次示踪摄取时间完成。目前，它正在挑战有一个普及的微型 SPECT 系统，该系统在空间时间分辨率和灵敏度能满足所有要求。

现有三种基本类型的微型 SPECT 系统用于小动物成像：适于商业临床应用的相机、使用少量高清摄像机的小动物专用成像器及用许多相机的固定系统。因为有许多相机，所以无论是在动物上或检查者身上采集一系列断层数据都不需要采集器的旋转。所有这些方法都能够有效地应用于小动物的影像，特别是在器官有大量活动和采集时间长时，这些方法就更有可行性。固定式系统的优点是在一次性获得所有图像中增加灵敏度，增加在非周期过程中收集和重建四维数据的能力，而且事实上，直接校准系统是很容易实现的。

在亚利桑那大学和其他学术机构的伽马射线成像中心（CGRI），致力于推动微型 SPECT 成像系统的技术发展水平。CGRI 已经开发几种新型多针孔微型 SPECT 系统，包括以模块化闪烁和半导体阵列为基础的系统。一个称为 Fast SPECT 同定的系统，于 20 世纪 90 年代建成。这个系统最初设计为临床脑成像仪，由两个圆形阵列排列的 24 个小模块化伽马相机组成。每个模块相机包括碘化钠（TI）闪烁晶体，一个光学导航，4 个 PMT 及相关电子产品。在一个圆柱形孔钻 24 个直径 1mm 的小孔，这样在视野中心的一个点源就能同时发射到每个相机的中心。通过快速查表预算该系统实现了 ML 位置估计，使该系统能够在 50 毫秒的间隔中形成图像帧。

CGRI 已经成熟开发出 Fast SPECT 新版本即 Fast SPECT Ⅱ。Fast SPECT Ⅱ含有 16 模块化闪烁相机，每个相机都由按 3×3 阵列排列的直径 3.81cm（1.5 英寸）的 PMT。与最初的 Fast SPECT 系统相比，新的固定系统以列表模式数据采集提供的动态成像，并且在选择放大倍率、分辨率、视野时更具有灵活性。

Fast SPECT 和 Fast SPECT Ⅱ都能够不用物体或者探测系统的任何移动就能采集发射数据，这使它们真正成为四维成像系统。

与闪烁探测器相比，新一代探测器更有潜力提高空间分辨率，灵敏度和简化 SPECT 系统。人们认为半导体探测器是闪烁晶体的替代品。半导体具有优良的能量分辨率并且可直接读出。此外，用照相平板存放的像素阵列可以产生具有亚毫米级的固有空间分辨率的探测器。碲锌镉（CdZnTe 探测器）是一种在室温下工作的半导体，能在核医学能量中吸收伽马射线。为了产生非常紧凑的单元，我们把这批阵列可以粘合为集成电路，包含读出电子。2006 年 CGRI 报道了第一个利用 8 个小型化的高固有分辨率碲锌镉（CZT）实现完整的断层成像的 Smi SPECT，它使用了 8 个环形排列的 CZT 阵列和 0.5mm 直径针孔。该系统能获得 8 个预测，而且仅仅需要一系列较少的运算就能获得足够的断层重建样本。

### （二）PET 的设备和技术

1. PET 的基本构成　　PET 由环形探测器、断层扫描床、计算机及其他辅助部分组成（图 1-6-2-15）。PET 的核心部分是探头，是影响 PET 性能的关键部件。PET 的探头是由若干个探测器排列组成的，不同类型的 PET 探测器的排列方式不同（图 1-6-2-16）。目前多采用探头组的方式，并排列成环。PET 探测

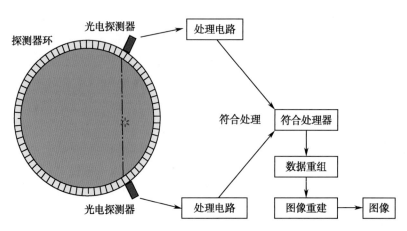

图 1-6-2-15　PET 的结构示意图

环的多少决定了 PET 的分代、纵向视野及许多其他性能。第一代 PET 为单环，第二代为双环或多环，第三代为多环模块结构，第四代为多环模块 3D 结构。

PET 的探测器由闪烁晶体和光电倍增管组成，它们决定了 PET 的主要性能。PET 系统的空间分辨率主要由探测器物理尺寸的一半所决定，它的整体灵敏度与探测器的几何尺寸、探测器的符合速度等因素紧密相关。晶体是构成探测器的重要部件之一，晶体的主要作用是换能和放大，晶体将不易产生光电效应的高能 γ 光子转化为可见光子，以利于 PMT 接收，并将一个 γ 光子转换为几十个、几百个可见光子。光电倍增管是组成探测器的另一关键部件，它的作用是把晶体产生的微弱光信号转换、放大成电信号。PMT 主要由光阴极、电子聚焦系统、多极倍增极和阳极组成。

探测器晶体的性能及尺寸是影响 PET 系统性能的关键因素之一。晶体的薄厚影响探测效率和能量分辨率：晶体加厚使入射光子与晶体的相互作用机会增加，探测效率提高；但晶体所产生的闪烁光子在到达 PMT 之前，被晶体自身吸收或散射的机会也增加，使 PMIT 产生的脉冲能谱增宽，能量分辨率下降。晶体块的表面积影响灵敏度和空间分辨率：晶体面积越大，接收入射光子的机会也增多，灵敏度也提高；但因晶体块上任何位置接受的人射光子均被定位到晶体块中心（符合线），使空间分辨率下降。

用于 PET 的晶体要求时间分辨率好，阻止本领强，光产额高。目前用于 PET 的晶体主要有碘化钠 [NaI（Tl）] 晶体、锗酸铋（BGO）晶体和 LSO 晶体等。

**2. PET 的性能指标** PET 的性能指标有空间分辨率、时间分辨率、灵敏度、探测效率、能量分辨率、死时间及信噪比等。

（1）空间分辨率：PET 的空间分辨率用点源或线源伸展函数的半高全宽（full width at half maximum，FWHM）表示。PET 探测器视野中央的空间分辨率最好，横向远离视野中心时空间分辨率逐步降低。PET 空间分辨率的主要影响因素有：①正电子被发射出来后因自身动能会在发生湮灭前飞行一定的距离，这个距离与穿行的介质密度及正电子发射本身动能有关。由于绝大多数正电子不能获得最大能量，飞行的距离较短，因而，由此造成的分辨率损失较小；②湮灭辐射的两个飞行光子的夹角并非绝对 180°，角半高宽约 0.3°，由此造成的定位偏差与符合探测的两个探测器之间的距离有关。对全身扫描，PET 的分辨率偏差约在 2mm。由于这两个方面的原因 PET 的空间分辨率在理论上的极限约 3mm。目前 PET 的空间分辨率的限制主要是固有分辨率，取决于小晶体块的尺寸及晶体的性质。PET 在运行中实际空间分辨率与许多因素有关，如显示系统灵敏度、示踪剂剂量、图像重建参数及像素大小、信号信噪比等。

（2）时间分辨率：时间分辨率（time resolution）用时间响应曲线的半高宽表示，即一对湮灭光子被探测到的时间间隔的分布曲线的半高宽，它代表 PET 系统排除随机符合计数的能力。随机符合计数与符合时间窗宽度成正比，而时间窗宽度取决于时间分辨率。若要减少随机符合计数，时间窗宽度应越小越好，但如果符合时间窗宽度相对于时间分辨率太小，则同时也将丢掉许多真符合计数。对于分布的时间响应曲线，以符合时间窗宽度为时间分辨率的两倍为宜。

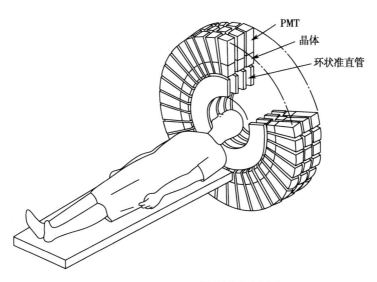

图 1-6-2-16　PET 装置剖面示意图

（3）系统灵敏度：系统灵敏度（system sensitivity）是指扫描仪在单位时间内单位比活度条件下所获得的符合计数。灵敏度与探测晶体的厚度、探头的数目、环数的多少及光收集效率等有关。

（4）探测器效率：探测器效率（detector efficiency）是指当一个光子通过探测器晶体时能够被记录下来的概率。设探测器晶体厚度为 d，吸收系数为 u，则入射光子被吸收的概率为 $1-e^{-ud}$，对符合探测，两个光子都被吸收的概率为 $(1-e^{-ud})^2$。通常光子被吸收就能被记录，所以探测器符合探测效率为 $\eta = (1-e^{-ud})^2$。

（5）能量分辨率：能量分辨率（energy resolution）定义为能量响应曲线的半高宽与入射光子的能量比。能量响应是指入射光子所产生的脉冲能谱分布。能量分辨率代表 PET 系统对散射符合计数的鉴别能力。提高脉冲能窗下限可将低能量的散射光子排除掉，使散射符合计数减少，但能窗下限如果提得过高将导致真符合计数大量丢失。PET 系统的能量分辨率主要取决于所用晶体的光产额、阻止能力及光电倍增管的性能。

（6）死时间：当两个光子几乎同时到达一块晶体时，因为两个光子到达的时间间隔太小，以致使两次闪烁重叠在一起，产生一个又宽又高的脉冲，这种现象称为脉冲堆积。由此计算出的光子的能量因超出能窗上限而不予记录，致使两个光子都丢失了。刚好使重叠脉冲的能量不超过能窗限制时，两次光子入射时间间隔定义为死时间（dead time），死时间与晶体的闪烁衰减时间及探测系统的性能设计有关。

（7）噪声等效计数：噪声等效计数（noise equivalent counts，NEC）是指在无散射和随机符合计数条件下达到同样的信噪比所需的真符合计数。噪声等效计数用于衡量噪声、评估图像质量。

**3. PET 的数据采集** PET 的数据采集过程包括空白扫描、透射扫描和发射扫描。

（1）空白扫描：空白扫描（blank scan）是用装在机内的线源在无患者状态下进行的扫描，扫描时线源自动贴着探测环从屏蔽器中伸出并绕中心旋转，使各探测器均匀地接受辐射。空白扫描的目的是监测探测器性能随时间发生的漂移和与透射扫描一起计算衰减校正系数。每天均须进行空白扫描。

（2）透射扫描：透射扫描（transmission scan）同样也是用装在机内的线源，但是在有患者的状态下进行的扫描，它所探测的是体外放射源（线源）发出

并透射身体的光子，与发射扫描不同，后者探测的是体内的示踪剂发出的光子。透射扫描与空白扫描的唯一区别就是后者视野中无患者。透射扫描的目的就是与空白扫描一起计算组织的衰减系数。

（3）发射扫描：发射扫描（emission scan）的患者体位和透射扫描时患者的体位要保持一致，发射扫描探测的是受检者体内的示踪剂发出的光子。发射扫描的目的就是通过探测体内的湮灭光子对，获得示踪剂所在位置的信息，从而达到 PET 成像的目的。

发射扫描的数据采集方式有：① 2D、3D 方式；②静态、动态方式；③门控采集方式；④全身采集方式。

**4. PET 的图像重建** 通过计算机断层图像重建技术将 PET 采集到的原始数据 - 符合线路，显示为其所代表的符合事件的空间分布，即 PET 图像。

PET 的图像采集是容积采集，得到的应是三维图像。三维图像的重建有两条途径：一是由二维图像重建算法逐层重建得到各个断层图像，并以连接程序叠合在一起，形成三维图像；二是由三维图像重建算法直接得到三维图像。对二维数据（2D 采集）只能使用前一类方法，对三维数据（3D 采集）两种方法都可使用，但需进行不同的预处理。使用第一种方法重建需将三维数据转变为二维数据，方法有：单层重组、多层重组、傅里叶重组。使用第二种方法需要对三维数据进行预处理，补充数据。

目前 PET 所使用的图像重建算法有两种：滤波反投影法（filtered back-projection，FBP）和有序子集最大期望值法（ordered subsets expectation maximization，OSEM），滤波反投影法速度快，但存在高分辨和低噪声的矛盾，尤其在示踪剂分布陡变的区域会形成伪影。有序子集最大期望值法是建立在两种迭代重建算法基础上的，属于代数迭代方法一类，具有较好的分辨率和抗噪声能力，但计算量大，运算时间长。

**5. PET/CT 图像融合** 图像融合（image fusion）是 PET/CT 分子成像的基础，目前的医学影像大致可分为反映脏器、组织结构的解剖成像与反映脏器、组织功能变化的功能成像两大类。图像融合是将上述两种影像进行叠加和融合的功能解剖影像技术，现在临床可进行同机融合（如 PET/CT，SPECT/CT）或异机融合（图 1-6-2-17）。在对不同仪器的影像进行融合时要求特殊的硬件和软件，要对各种采集进行体外定位和标记，采集后进行数据的格式转

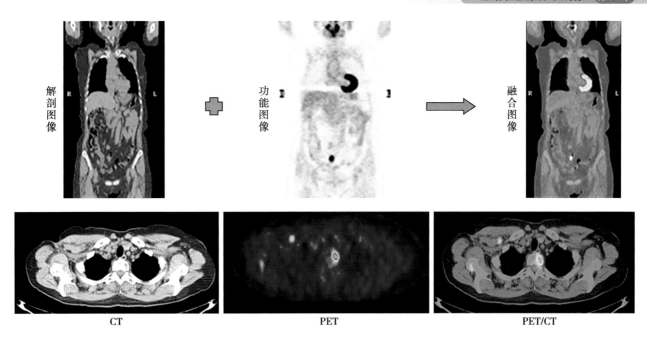

解剖图像 ✚ 功能图像 ➡ 融合图像

CT     PET     PET/CT

图 1-6-2-17 解剖影像和功能影像的图像融合

换,融合时还要进行矩阵大小和厚度匹配空间旋转及对位。

综上所述,PET/CT 的基本过程可以归纳如下:①使用加速器生产正电子发射放射性核素;②用正电子发射体标记有机化合物成为化学示踪剂;③先用体外放射性核素放射源做一次透射 CT,记录透射投影数据(这组数据后来要被用于衰减补偿),然后把正电子放射性核素示踪剂注射到观测体内,在体外利用探测器环探测 γ 光子的衰变地点;④数据处理和图像重建;⑤结果揭示。

**6. PET 设备的发展** 目前国内应用的 PET 设备分为两大类:一类是单机型 PET,以几千甚至几万个微型晶体探测器呈环形围绕患者分层排列:另一类是 PET/CT 同机融合型,是 PET 与多层螺旋 CT 的同机融合。两种设备都利用符合探测原理,即同时测定正电子在组织内湮灭时反向发射的光子对,再通过计算机重建获得正电子在体内的空间信息,形成断层图像。其中 PET/CT 因为同时具有螺旋 CT 的优势,其空间分辨率明显高于单机型 PET,具有图像质量好、灵敏、定位准确等特点而备受人们的青睐。它在保持 PET 的高度生物学优势的同时,通过多层 CT 的高清晰度,显示病变的精细结构特征。这种融合影像放大了各自的技术潜力,提高了病变的检测能力和准确性,减少了检查和分析所需的时间,还可以判断肿瘤内部组织的生物特征,配合生物特征强调适形放疗,从而提高治疗的科学性、安全性和有效性。PET 和 CT 技术的融合,产生了

1+1>2 的效果,它是功能学和形态学影像技术的最佳组合,也是唯一可在分子水平通过观察细胞代谢而适时、动态、精确地显示人体各器官的正常组织与病变部位的微观结构及细胞分化程度的技术。因此,PET/CT 在相当程度上代表了分子影像学发展的前沿(图 1-6-2-18)。

**7. 小型 PET(Micro PET)的发展** 临床型 PET 受其空间分辨率的限制很难满足小动物 PET 成像的需要,而小动物(如小鼠)在现代分子生物学实验中日趋重要。因此,Micro SPECT 和 Micro PET 扫描仪应运而生,从 20 世纪 90 年代中期起,国外多个国家已研制成功多种专用型小动物 PET 扫描仪并用于动物成像。小动物 PET 扫描仪由探测系统、计算机控制床、衰减校正点源架、激光定位系统、计算机工作站及其他辅助部分组成。其中探头是扫描

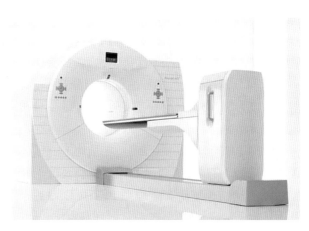

图 1-6-2-18 PET/CT 显像仪器

仪的核心,决定小动物 PET 的分辨能力和灵敏度。根据探测器设计原理,小动物 PET 扫描仪主要分为两类:一类是基于晶体型的小动物 PET 扫描仪,如 Micro PET 和 Tier PET 等;另一类为多线电离室型的小动物 PET 扫描仪,如 HIDAC PET 等。其中 Micro PET 最受欢迎。Chatziioannou 等开发的微型 PET I 应用了单个晶体光纤读出技术以及新的闪烁材料硅酸镥(LSO),克服了 PET 进行小动物成像时遇到的大多数障碍。LSO 晶体具有高于 BGO 晶体的光子输出量,用其做探头大大改善了系统的探测效率,使得快速动态采集得以实现。光纤读出技术使光电倍增管的尺寸不再是决定探头最小尺寸和最高分辨率的关键因素。每个晶体独立的读出信号允许决定分辨率的元件(闪烁晶体)尺寸缩小。2mm × 2mm 细密分割的晶体元素与 2mm 直径的光导纤维一一对应偶合,加上每一个晶体元素的光导纤维信号显示装置,使得探头的分辨率可以晶体元素的切割尺寸为限。同时多通道光电倍增管实现了 LSO 晶体元素与光电倍增管通道的一对一连接。这个探头设计已使微型 PET 的空间分辨率接近正电子成像的理论极限。同使用 BGO 的传统 PET 仪相比较,使用 LSO 作为闪烁物质使得微型 PET 的闪烁晶体体积缩小,但探头时间精确度和能量分辨率并没有减低。在 Chatziioannou 等研制的微型 PET I 中,在每一个微型 PET 探头的前端,按 8×8 排列单个 LSO 晶体。每个晶体大小为 2mm × 2mm × 10mm,晶体间距 2.25mm。中间是白色的 Teflom 反射材料。来自 64 个晶体中每一个晶体前端的闪烁光通过 24cm 长的光纤被引导到多通道光电倍增管 64 个通道中的每一个通道。

继微型 PET I 扫描仪之后,2001 年,UCLA 的 Crmup 生物影像研究所又研制成功第 2 代动物 PET 扫描仪,即 Micro PET II,它的新探头中包括 14×14 LSO 晶体阵列,每个晶体大小是 0.97mm × 0.97mm × 12.5mm,通过 5cm 长的光纤束与 64 通道光电倍增管相连。与其他微型 PET 探头相比,新探头明显改善了空间分辨率,保持了原有的时间分辨率,其绝对灵敏度为 2.26%,对小动物实验而言,能量分辨率也比较合适。

微型 PET 可以重复、无创、定量地进行活体基因表达成像,有助于人类基因治疗试验及分子和细胞治疗的动物模型研究。微型 PET 可以通过报告基因了解基因表达的部位、持续时间和程度。同时,对于研究出来的报告基因及探针,微型 PET 可以

比较、筛选。总之,微型 PET 在国外已广泛用于生物医药学研究,作为实验科学和临床科学的重要桥梁,它在分子影像学中也扮演着越来越重要的作用(图 1-6-2-19)。

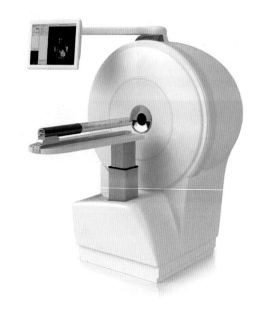

图 1-6-2-19 micro PET/CT 显像仪器

微型 PET 的一个发展方向是研发复合型探测仪,如动物 PET/CT、动物 PET/MR,集分子成像与结构成像于一体,更加清晰地显示机体功能与解剖定位,更准确地研究疾病的发病机制。最近由 Gamma Medica 公司研发成功并投入使用的微型 PETCT/ SPECT,可对小动物进行非侵入式、高分辨率、离灵敏度的活体观察,并可同时进行结构学和功能学成像。该系统应用广泛,可应用于肿瘤学、神经科学、免疫学、干细胞研究、药物开发等多个领域,以及多种疾病的研究,包括心血管疾病、肿瘤、炎症、代谢类疾病、骨科疾病等。

**8. PET/MR 进展** 随着 PET/CT 在临床与科研的应用越来越广泛,PET/MR 的研发又将是一个分子成像研究中的里程碑,它将为分子成像提供更为精确的分辨率。为什么有了 PET/CT,我们还需要 PET/MR 呢?首先,PET/CT 没有提供一个真正的同时采集信息的平台,而是在不同的时间分别采集,然后进行同机图像融合,这有可能会带来图像融合的误差。另外,MR 的软组织分辨率更高,同时可以进行波谱分析、功能成像,而且可以真正同时采集信息,提供更为准确的融合图像,因此许多科研工作者正在大力开发 PET/MR 扫描仪,其结构模式如图 1-6-2-20。

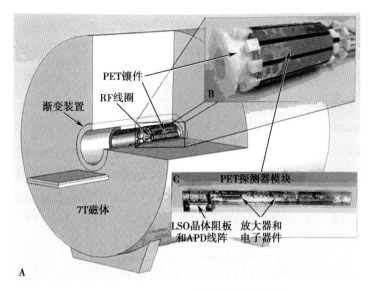

图 1-6-2-20　PET/MR 扫描仪的结构模式图

## 三、应用概况

随着医学的发展，人们已逐步意识到解剖形态的变化并非疾病的早期征象，而疾病发生、发展的本质是某些基因发生了改变，从而引起机体组织或细胞生理、生化和代谢与功能的改变，继而发生解剖形态的改变，出现临床症状和体征（图 1-6-2-21）。因此，分子水平的变化是疾病发生的最早期信息，甚至在发病前数年即已发生。由于放射性核素标记探针结合正电子发射断层成像（PET）或 PET/CT 成像，其灵敏度可达毫微摩尔（nmol）或皮摩尔（pmol）。故已走在分子成像的前列，成为当今最成熟的分子成像技术，并已经进入临床用阶段。

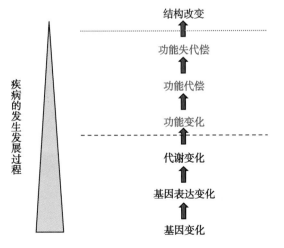

图 1-6-2-21　疾病的发生发展过程

SPECT、PET 用特异性放射性物质探测表达的蛋白质，用放射性成像标记编码细胞内酶的标记基因、编码细胞表面蛋白质或受体的标记基因。已有

大量研究表明，通过检测药物靶向部位保留的放射性，可显示基因、蛋白、受体等诊断或治疗的效果。微 SPECT 和微 PET 可充分利用小鼠的形状和大小，提高用于小动物 PET 设备的敏感性，提高各向同性的空间分辨率，使其小于 1mm。常规空间分辨率高达 25μm 的体外数字化放射性自显影术也已经作为一种附属研究工具用于体内放射性核素技术。

PET/CT 最简单、最基本的功能就是在物质代谢水平研究疾病发生、发展的规律，比如临床广泛使用的 $^{18}$F-FDG（反映葡萄糖代谢）、$^{11}$C-MET（反映氨基酸代谢）、$^{11}$C-Choline（反映磷脂代谢）。从葡萄糖代谢到氨基酸和磷脂代谢对疾病诊断的准确性和疗效观察已经明显提高。

PET/CT 最重要的临床应用部分是受体、酶成像和基因成像。PET/CT 对受体、酶和基因成像才能真正体现 PET/CT 在分子成像中的作用和价值。受体和酶成像具有高度的灵敏性、特异性和个性化的特点，这一点是与 PET/CT 在代谢成像临床应用的最大区别。目前我国在临床上开展了许多检查项目，比如采用 PET/CT 开展受体和成像的项目有 $^{11}$C-Raclopride（多巴胺 D2 受体示踪剂）对帕金森病诊断、Flumazenil（γ- 氨基丁酸受体示踪剂）对癫痫病灶诊断、$^{11}$C-mHED（拟交感神经示踪剂）对心脏肾上能受体疾病和肾上腺髓质肿瘤诊断、$^{11}$C-Metomidate（11β 羟化酶）对肾上腺皮质腺瘤诊断、$^{18}$F-FES（雌二醇受体）对乳腺癌诊断，这些检测已经取得了令人鼓舞的临床效果。受体和酶具有明显的个性化特点，受体、酶和其相应的基因具有内在和本质联系，所以我们通过受体和酶的成像也能够间接反映基因表达。但是最直接反映基因表达的方式还是进行直接的基因成像，现在我们国内正在开展反义寡核酸成像等基因成像的研究。

放射性核素分子成像发展依赖选择针对疾病的分子靶点、设计相应高亲和及高特异的分子探针，并在高灵敏和高分辨的成像仪器中显示，这些需要医学、生物化学、分子生物学、合成与放射化学、药理学、生物医学工程、物理学、图像分析等多学科联合合作才能进行。放射性核素分子成像的未来将在多模态显像、转化医学、诊断治疗一体化等领域中进一步发展，并在临床疾病的诊疗中发挥日益重要的作用。

## 四、成像特点

利用放射性核素示踪技术在活体内实现正常和病变组织的显像是核医学显像的基本原理。放射性核素分子成像需要将放射性药品引入体内，由于其放射性核素与标记化合物的生物学行为同天然元素或其化合物一样，能够参与机体的正常或异常代谢过程，可选择性地聚集在特定的脏器、组织或病变部位，因此，借助核医学成像设备，可在体外探测到脏器与邻近组织或脏器内正常组织与病变组织间的放射性浓度差，并以一定的模式成像，获得可反映脏器和病变组织的形态、位置、大小、功能和代谢等状况的核医学影像。核医学显像是分子水平显像，能在分子水平观察人体的生理、生化、代谢等变化。

### （一）图像信息多元化

现代放射性核素分子成像已成为一种集脏器解剖、形态、功能、代谢、受体分布及基因表达等信息为一体的功能代谢性分子影像。通过对图像的分析，既可观察到靶器官的形态、位置、大小和放射性的分布状况，又可通过 ROI 技术精确计算显像剂在靶器官的分布，获取反映脏器血流、功能和代谢状况的参数。故放射性核素分子成像具有图像信息多元化的特点。

### （二）早期诊断价值

由于放射性核素分子成像为功能代谢性影像，故在靶器官仅发生功能异常改变阶段就能反映出来，如全身骨骼显像对恶性肿瘤骨转移的检查，可比 X 线检查提早 3～6 个月检出；对原位恶性骨肿瘤手术范围（实际累及范围）的确定比常规 X 线检查准确。虽然，冠状动脉介入造影是目前公认的诊断冠状动脉病变的"金标准"，但对直径 <1mm 的血

管栓塞难以发现，而核素心肌灌注显像可以反映出其支配范围的心肌血供情况。实践证明，放射性核素分子成像对某些疾病的检查有较高的灵敏度，故对疾病的早期诊断具有重要价值。

### （三）定位、定性、定量和定期诊断

放射性核素分子成像的许多方法，如受体显像、正电子代谢显像以及双核素显像等技术，能对靶组织进行定位、定性、定量分析，对某些恶性疾病的分期有一定的临床价值。如在肿瘤性质的判定、转移灶或原发灶的寻找、心肌细胞活性的确定、癫痫病灶的定位、肝脏占位性病变鉴别诊断、老年性痴呆、脑受体密度等方面的定位、定性、定量和定期诊断，明显优于其他检查方法。

### （四）细胞和分子水平显像

由于放射性核素分子成像仪器和显像剂的飞速发展，使其可以观察和分析脑、心肌、肿瘤等组织细胞的功能代谢，如 $^{18}$F-FDG 的 PET 显像，可以观察大脑细胞在思维活动中的糖代谢变化情况、心肌细胞除极和复极的糖代谢变化、心肌梗死部位的无氧糖代谢情况，以及肿瘤的糖代谢情况。放射性核素分子成像诊断已进入细胞和分子水平，在活体内以特定分子或生物大分子为靶标的分子成像技术，即分子影像学的研究中占有极其重要的地位。

### （五）无创性检查方法

虽然放射性核素分子成像需将放射性药品引入体内，但其用量极微，单次检查对患者的辐照剂量仅相当于一次 X 线平片的 1/10，或一次 CT 检查的 1/100 剂量。尤其是短半衰期核素和超短半衰期核素的开发应用后，已将孕妇、幼儿不作为禁忌对象。此外，放射性药品的化学量极微，故无过敏反应和药物毒性反应。放射性核素分子成像除极少的特殊造影外，无需动脉穿刺或插管。故放射性核素分子成像是一种无痛苦、无毒副作用的无创性检查方法。

（左长京 夏 伟）

## 第三节 放射性核素分子成像探针

### 一、概述

放射性标记的分子探针在医学分子影像检查过程中作为示踪成分具有十分重要的作用，放射性分子探针可以用于各种疾病，尤其是脑、神经系统疾病的诊断和认知功能的研究，心血管疾病和肿瘤的早期诊断等。利用放射性核素及其标记化合物对疾

病进行诊断和治疗是 20 世纪 50 年代以后迅速发展起来的现代医学重要诊断技术之一。将放射性标记的分子影像探针引入人体，用放射性探测仪器在体表测得放射性在脏器中随时间的变化，对此时间 - 放射性曲线进行分析，获得定量参数用于评估脏器功能和诊断治疗疾病。以脏器内、外或正常组织与病变之间对放射性药物摄取的差别为基础，利用显像仪器获得脏器或病变的影像。由于病变部位摄取放射性药物的量和速度与它们的血流量、功能状态、代谢率或受体密度等密切相关，因此所得影像不仅可以显示它们的位置和形态，更重要的是可以反映它们的功能状况，故实为一种功能性显像。绝大多数疾病的早期，在形态结构发生变化之前，功能状态已有改变，因此放射性核素显像常常能比以显示形态结构为主的 XCT、MRI、超声检查等较早地发现和诊断很多疾病。

## 二、SPECT 分子成像探针

SPECT 是一个跨学科的成像技术，标记局部位置和浓聚标记化合物、抗体、配体或探针的放射性药物。这些放射性药物也被称为放射性示踪剂。SPECT 成像直接依赖于以特定组织或肿瘤部位为靶向放射性示踪剂。重要的是，放射性原子与化合物结合具有高亲和性，而由此产生的化合物具有较高的热力学和动力学稳定性。

用于标记和 SPECT 成像的放射性核素可有三个来源：发生器、回旋加速器和核反应堆。回旋加速器和核反应堆都能通过商业设施的生产和处理。如铊 -201、镓 -67、碘 -123、铟 -111。这些放射性核素的半衰期足够长，能够长距离运到医院和实验室。发生器是便携式的，便于运输。下面是三种最常用于分子 SPECT 成像的放射性核素简介：

### （一）锝 -99m

锝 -99m（$^{99m}$Tc）是一个独特的元素，在 SPECT 成像的常规研究中，锝 -99m 是最常用的理想放射性核素。它的独特之处在于：①半衰期是 6 小时，有利于减少患者吸收的不必要的辐射剂量；②它发出的 γ 光子能量是 140keV，可用伽马相机进行高效率的探测；③它有过渡态金属化学结构，可用来整合到许多其他化合物分子中；④由具有更长半衰期的核素 $^{99}$Mo（67 小时）衰变而成。因此，可维持日常工作达 1 周的时间。

$^{99m}$Tc 发生系统含有一组供电氧化铝，它能把 $^{99}$Mo 当作钼酸盐阴离子 $^{99m}$MoO$_4^{2-}$ 吸收。柱子外面有一层铅挡，该柱子与管道相连起到过滤作用，在管道中有无菌生理盐水通过，用来洗脱 $^{99m}$TcO$_4$。

在 $^{99m}$Tc 螯合反应中最常用的还原剂是亚锡 Sn$^{2+}$。可通过调整反应条件来获得氧化态的锡。例如，通过改变 Sn$^{2+}$ 浓度和 pH 能增加或减少 Sn$^{2+}$ 的还原能力。Sn$^{2+}$ 容易水解，非常不稳定，易形成锡胶体或聚合物，可通过冷冻干燥来解决。

### （二）放射性碘

碘的稳定性核素只有 $^{127}$I，其他同位素都为放射性，常用 $^{123}$I、$^{124}$I 和 $^{131}$I，化学形式为 NaI。$^{123}$I 和 $^{124}$I 均由加速器生产，前者半衰期 13.2 小时，发射 159keV 的 γ 射线；后者半衰期为 4.2 天，湮灭辐射后发射 511keV 的 γ 射线。$^{125}$I 和 $^{131}$I 均由反应堆生产，前者半衰期为 60 天，发射 27~35keV 的 γ 射线，后者半衰期为 8 天，发射 334keV 和 606keV 的 β⁻、364keV 和 637keV 的 γ 射线。用碘标记化合物的化学反应通常有 2 种：取代反应和交换反应。

### （三）铟（$^{111}$In）

半衰期为 67.4 小时，发射 173keV、247keV 的 γ 射线，用加速器生产，主要放射性药物有 $^{111}$In-OCT（奥曲肽），用于神经内分泌肿瘤患者的 SPECT 显像和随访。$^{111}$In 复合 8 羟基喹啉（羟基喹啉）也用于标记细胞。

## 三、PET 分子成像探针

在分子成像中最重要的部分是分子探针，有了分子探针和相关的影像设备后就能够进行分子成像。

分子探针是一种特殊的分子，将该特殊分子无创伤引入体内与细胞内特定的分子（被称为靶分子）特异性结合时产生信号，在体外可以采用 PET 及 PET/CT 设备进行成像。分子探针是分子成像的关键代谢产物，在分子成像中对分子探针的要求包括：①分子探针必须具有生物学兼容性，能够在人体内参与正常生理代谢过程。同时分子探针由于采用微量的探针，所以不会对人体造成任何伤害。②分子探针必须能够克服体内生理屏障。人体内具有许多屏障，比如脑屏障、血管壁、细胞膜等，分子探针必须通过这些屏障才能和特殊的靶探针结合。③分子探针和靶分子结合必须具有高度的灵敏度、特异性。只有高度特异性才能达到高度特异性诊断目的。常用 PET 成像小分子的探针有：和特异性配体结合的受体、生物酶，大分子探针如单克隆抗体（图 1-6-3-1）。

目前研究比较多的 PET 分子探针见表 1-6-3-1。

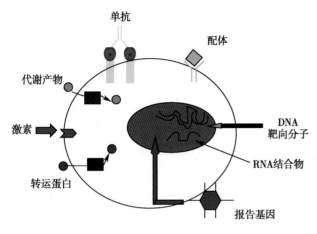

图 1-6-3-1　PET 作为分子成像仪器可以探测各种分子探针

表 1-6-3-1　PET 成像常见分子探针

| 糖代谢 | $^{18}$F-FDG |
| --- | --- |
| 氨基酸摄取与蛋白质合成 | $^{11}$C- 蛋氨酸、酪氨酸，$^{18}$F-DOPA、$^{18}$F- 甲基酪氨酸 |
| 核酸代谢（DNA 复制） | $^{18}$F- 脱氧尿嘧啶，$^{11}$C- 胸腺嘧啶核苷，$^{18}$F-FLT |
| 脂肪酸代谢 | $^{11}$C- 醋酸，$^{11}$C- 棕榈酸盐 |
| 胆碱代谢 | $^{18}$F- 氟代甲基胆碱，$^{18}$F- 氟代乙基胆碱 |
| 生长抑素受体 | $^{18}$F-octreotide（奥曲肽） |
| 雌、孕激素受体 | $^{18}$F- 雌二醇、孕激素 |
| 肿瘤乏氧 | $^{18}$F-MISO（甲氧甲基硝基咪唑醇）$^{18}$F-FETNIM |
| 骨血流及骨盐代谢 | $^{18}$F-NaF |
| 血管生成成像 | $^{18}$F-RGD 多肽 |
| 肿瘤细胞凋亡成像 | $^{18}$F-Annexin V |
| 基因表达成像 | $^{18}$F-FHBG，$^{18}$F-FHPG |
| 反义成像 | $^{18}$F- 寡核苷酸 |
| 多巴胺受体成像 | $^{11}$C-raclopride，$^{18}$F-Fallypride 成像 D2/D3 受体，$^{11}$C-SCH23990，$^{11}$C-NNC112 成像 D 受体 |
| 5- 羟色胺神经元神经传递成像 | $^{18}$F-PMPPF，$^{18}$F-FCWAY |
| B- 淀粉沉积成像 | $^{18}$F-FDDNP，$^{11}$C-PIB |
| 谷氨酸性神经传递成像 | $^{11}$C-ABP688 |

（左长京　夏　伟）

# 第四节　放射性核素分子成像的应用

## 一、SPECT/CT 分子成像的应用

### （一）药物研发和评估

药物的研发常被认为是长期的、费用高且有风险的过程。在过去的 10 年间，许多新技术（基因组学、蛋白质组学、代谢组学、生物标志物和生物信息学）已被引入到药物研发中来，旨在优化工艺，解决费用高昂的问题。在这些技术中，分子影像学正逐步走向成熟，无论是确认药物靶点还是新药的市场投放过程，分子影像学可应用于药物研发到应用的每个环节。在细胞或分子水平上的器官和组织的生物学过程可通过利用 SPECT 进行无创性评估。双模式 SPECT/CT 成像系统可将组织结构和器官功能融合在一起，使得组织或器官的生物或病理生理过程可以准确定位。

将临床前实验结果转化到临床试验中去是药物研发过程中最具挑战性的过程，在这个过程中由于安全性或功效性导致的失败率高达 50%。SPECT 成像能直接建立起这样一座信息的桥梁，这些信息是活体动物和人对药物的反映，并且是在研制过程的早期使用同一种成像模式下得到的。这样不仅增强了首选的质量，而且通过将这一阶段的成本转移到先前成本较低的阶段去，从而降低了晚期研制失败的可能性。

SPECT 对细胞和分子水平的生物过程的成像将依赖示踪剂。通常情况下，在药物的研发过程中我们会用到以下三种方式以改进示踪剂：①使用放射性标记的候选药物来评估药物动力学分布和特点；②使用针对药物靶点的放射性配体来评价候选药物的药物属性；③使用放射性标记物来评价候选药物的效用。

在活体小动物 SPECT 或 SPECT/CT 成像获得的数据有助于决定新型治疗药物是否适合转向临床试验，这要参考这些药物放射形式的生物分布和药物动力学。既然如此，高时间分辨率且运行稳定的 SPECT 系统仍然是动力学研究较为适用的工具。SPECT 成像的数据可以用来评价药物通过血液、口腔和呼吸道经过的路线。随着药物输送变得更加有针对性，弄清载体的生物分布和药物间的关系将变得重要，因为体内药物和载体的分离可能导致临床治疗的失败。例如，脂质体已作为纳米药物载体用于肿瘤治疗。研究肿瘤内摄入的脂质体药物动力学和分布时，可直接通过 SPECT 监测 $^{99m}$Tc 标记的小动物模型。SPECT 的图像数据能快速显示出在瘤体内脂质体药物对实性肿瘤的局部治疗的潜力。另一个例子，$^{125}$I 标记的静脉注射后便可被有效识别。

应用可结合药物靶点放射性配体，SPECT 对同一动物的脑内特定区域对药物的选择性和突触前或突触后对于激动剂的依赖程度进行监测，我们都可以通过进行可重复的无创性的手段，以确定药物结合的受体可以与这种内源或外源性的配体相结合。生物标记物或替代型 SPECT 成像在药物临床试验中是十分有用的。一般来说，生物标记物与疾病的过程存在一些联系，SPECT 成像可间接观察放射性标记的药品的治疗作用。例如，在多巴胺治疗帕金森病时，黑质多巴胺能神经系统中的多巴胺转运体（dopamine transporter，DAT）[123]I-CIT SPECT 可充当标记物。

SPECT 成像可用于了解治疗可能带来的毒性或二级生化改变，也可以用来解释临床试验数据。例如，在试验性化疗的一期，患者常常感觉到治疗过程中有血压的异常，要弄清这两者之间的联系，可以通过动物实验，用 $^{99m}$Tc 标记的膜联蛋白 V 在 SPECT/CT 观察大鼠在注入化疗药物与心肌细胞凋亡是否存在联系。

### （二）心血管成像的应用

心血管的分子成像是一个朝气蓬勃的领域，这里汇集新型分子成像技术并且促进其发展，特别是新型心血管对比剂的发展，为心血管科学和临床转化提供了更有利的支持。数年来，心血管系统的分子成像中 SPECT 一直处于领先，其归因于 $^{99m}$Tc 的大量使用和 SPECT 成像设备的广泛应用。对于 SPECT 来说，要保持其竞争力，就必须利用自己的优势，继续利用新技术来改进成像功能。

现在人们已经注意到，以前只能在人类或大型动物才能采取的实验手段，现在同样可用于大鼠或小鼠的实验，像骆驼这样的大型动物，以往常用做心血管疾病的活体成像研究。应用大型动物的缺点是显而易见的：成本高且实验员必须掌握复杂的外科技术。相反，小动物的心脏模型成本要小得多，手术也简单，且实验的成功率也大大增加。更重要的是，许多心脏衰竭采用的基因治疗方法和对远期心肌保护的方法可在啮齿动物模型中进行无创性的成像研究。

小鼠或大鼠的心脏成像需要具有高空间分辨率设备，如针孔成像设备，因为鼠类的心脏和血管很小。此外，啮齿目动物的心率高达 400~800 次/min。但幸运的是，成像技术在近些年来取得了巨大的进步，Micro SPECT 已得到广泛的应用，其在肿瘤和动态心脏研究中具有的灵敏度与空间和时间分辨率都是最高级别的。例如，$^{99m}$Tc 标记的葡萄糖二酸盐示踪剂在大鼠心脏模型缺血再灌注中的研究，其中应用了快速三维成像序列，这个序列是自定义的多层、

多针孔 SPECT 系统（Fast SPECT，亚利桑那大学），通过这项技术加上高分辨率和快速的动态采集，可成功对示踪剂进行量化进行研究。

在接下来的部分，我们将在三个方面总结 SPECT 在心血管方面的应用。

**1. 心脏缺血再灌注的 SPECT 成像** 冠状动脉闭塞后的心肌缺血再灌注损伤可以导致心肌坏死或凋亡。细胞凋亡可采取干预治疗，这将需要一种敏感的方法，不但能在早期就发现凋亡迹象，并且还能将凋亡细胞和心肌细胞区分开来。心肌缺血再灌注后的伴发炎症被认为是损伤扩大化的关键因素。亲炎细胞因子的上调是宿主反应的一个整合部分，在梗死后心衰时起到积极的作用。弄清楚这种炎症反应的机制将有助于我们探索对心肌缺血再灌注的新的治疗手段和预防心肌坏死的方法。

近些年来，许多新型放射性示踪剂已经用于在细胞分子层面上探查心肌缺血再灌注时的细胞功能。其中，靶向于凋亡细胞和炎症组件的示踪剂对于心肌缺血再灌注后的细胞和分子路径研究具有重大意义。$^{99m}$Tc 标记的膜粘连蛋白 V 和 $^{99m}$Tc 标记的突触结合蛋白 C2A 结构域可以结合膜阴离子磷脂而成为凋亡探针，包括磷脂酰丝氨酸和磷脂酰肌醇。另一种新型的探针是 $^{99m}$Tc 标记的耐久霉素，它可以靶向连接磷脂，因此成为凋亡成像的探针。$^{99m}$Tc 标记的耐久霉素在缺血再灌注损伤的心肌中具有良好的血浆清除率和靶/非靶比值。细胞凋亡的成像方法具有识别梗死，监测再灌注治疗，或评估心脏移植排斥反应的潜力。

炎性细胞因子如肿瘤坏死因子-α（TNF-α）、白细胞介素-β（IL-1β）和白细胞介素 18（IL-18）在缺血进程有关的再灌注损伤中都是最有效的炎症因子，针对内源性细胞因子的示踪剂可能提供一个合适的炎症检测方法。在细胞因子靶向这个领域，亚利桑那大学的 γ 射线影像中心已应用 $^{99m}$Tc 标记的双域细胞因子配体来探查缺血在灌注损伤时的炎症反应。

**2. 非缺血性心脏病的 SPECT 成像** 因缺血性功能障碍或非缺血性引起的左心房扩张型心肌病的患者可能有相似的临床表现。引起非缺血性扩张性心脏病的病因可包括长期的心律失常、心脏瓣膜病、一些毒素或化疗药物、病毒感染和自身免疫反应等，这些因素可导致心肌炎的发生。由于治疗方法和预后不同，辨别这些疾病病因的无创性检查显得尤为重要。小动物模型的 SPECT 成像可能会对心肌损伤的辨别提供新的见解和方法，这是目前心脏病学

诊断中的一个挑战。

评价心肌病的成像指标包括交感神经功能、代谢、线粒体功能和炎症反应。$^{123}$I- 间碘苄胍（$^{123}$I-MIBG）是一种去甲肾上腺素的类似物，是检测心肌的肾上腺素能神经系统异常的有用工具。能够支持这项成像手段在缺血性心脏病中应用的临床价值的证据仍然不足。肿瘤坏死因子 -α（TNF-α）多功能细胞因子，并已发现其与多种心脏疾病相关，包括心肌炎、心肌病和充血性心力衰竭。一种无创、敏感且具有特异性的能靶向连接 TNF-α 影像学手段将对心脏疾病的病理学机制研究提供新的见解。

**3. 动脉粥样硬化的 SPECT 成像** 动脉粥样硬化表现为在动脉血管内壁上缓慢的、渐进的积聚粥样硬化斑块，它是成人冠状动脉疾病的常见病因。炎症是动脉粥样硬化与动脉粥样硬化斑块不稳定的起始关键因素。易损斑块的特点是炎症的程度不断提高和血栓的高度叠加倾向。炎症反应同样与平滑肌细胞的异常迁移和异常增殖有关，这样的过程被认为是经皮腔内冠状动脉成形术后再狭窄的机制之一。机械性损伤引起的平滑肌过度增殖导致血管内膜增生和狭窄。

在小鼠模型上利用 $^{99m}$Tc 标记的膜联蛋白 V，通过细胞凋亡途径使粥样硬化斑块成像的可行性已被证实。

白细胞介素 1（1L-1）被认为是最强有力的促炎细胞因子之一，并且在启动和加速动脉粥样硬化斑块中起关键作用。TNF-α 也是促炎细胞因子，同样在动脉粥样硬化炎性驱动的调控中起到关键的作用。靶向 IL-1 和 TNF 的放射性标记的细胞因子配体，为粥样斑块和血管狭窄的炎性病变无创性成像提供了可能。在啮齿动物模型中，应用双域细胞因子放射配体和双模式的 SPECT/CT 成像可以定位经 TNF 和 IL-1 途径的动脉粥样硬化。在小动物 CT 和 SPECT/CT 成像中解剖定位和斑块分型仍然存在挑战，小动物 CT 无论是采集速度还是空间分辨率都存在不足，这使得小动物的细小冠脉无法成像。这些新型成像技术和新型心血管探针发展促使心血管分子成像潜力得以实现。

**（三）肿瘤学应用**

用具有特异性的放射性配体进行的 SPECT 成像已成为探索肿瘤微环境的一种方法，这包括基质细胞、免疫细胞、炎症细胞，血管生成、生长和转移。对基因表达是一种动态成像的认识增加了特征性蛋白介导的肿瘤连续过程的重要性。在此期间，SPECT 成像已使用特定目标分子来监测癌症肿瘤转移（图 1-6-4-1）；在肿瘤的生长、侵犯和转移过程中，血管生成是通过 α$_v$β$_3$ 整合素与短链肽放射药品结合。血管内皮生长因子（VEGF）在血管微环境中

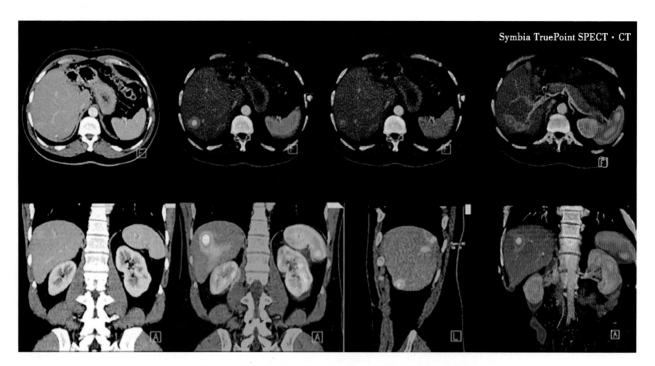

**图 1-6-4-1 特异性 SPECT/CT 显像用于肠类癌肝转移检测**

$^{111}$In 标记奥曲肽 48 小时 SPECT/CT 显像，在肝三期增强 CT 检查。对肝脏三期增强中的静脉相进行图像融合，显示在肝区的 Ⅶ 段有一增强及高浓聚的小病灶，这个小的病灶对 $^{111}$In 标记奥曲肽的摄取提示符合肠类癌肝转移的表现。另外一个位于肝区的 V 段右叶下缘的小病灶对 $^{111}$In 标记奥曲肽的摄取提示有转移，但在增强 CT 上未发现任何异常

大量存在，使用专门研制的放射性配体时，VEGF 可在血管再生的 SPECT 影像评估中担当标记物。

就多药耐药的化疗规划和评价而言，小动物 SPECT/CT 已经用放射性药物的一些特征来监测跨膜 p- 糖蛋白泵的表达或活性，包括 $^{99m}$Tc 标记的替曲膦、$^{99m}$Tc 标记的异丁基异腈。小动物 SPECT 将在这些技术的发展与疗效的界定和评估中发挥作用。

监督肿瘤细胞表达报告基因的能力，像单纯疱疹病毒 1 型胸苷激酶（HSV1-tk）可借助 SPECT/CT 进行无创性的肿瘤细胞容积成像。一旦 HSV1-tk 将标记 $^{131}$I 或 $^{123}$I- 氟 - 碘阿糖呋喃基尿嘧啶（FIAU）底物水平磷酸化，放射性标记的单磷酸化的底物将包埋在细胞内。肿瘤细胞内 $^{131}$I 或 $^{123}$I 标记的 FIAU 能够在 SPECT 下将细胞定位。FIAU 的摄取量被证明与肿瘤细胞的百分率有很高的相关性，并且对预测治疗反应有很高的可靠性。除了监测基因疗法，对基因转录水平的其他疗法的效果在未来也可能借助 SPECT 来衡量。在做 mRNA 水平的分析时，已有人提议使用放射性反义分子，但细胞内 mRNA 分子较少，在 SPECT 的靶向监测仍将是具有挑战性的，要求高灵敏度的成像系统。

虽然 SPECT 的灵敏度较 PET/CT 低，但由于其放射性核素标记方法简单实用，成像成本明显低于 PET/CT，随着现代仪器设备研究的进展，仍是许多研究者青睐的对象。单克隆抗体对于抗原识别的特异性是其他靶分子所不能比拟的，但由于其分子量较大，内化入肿瘤细胞功能较弱，因此对于其单链片段进行较多的研究，也取得了很大的进展。有研究者采用前列腺癌的单链抗体（single-chain antibody fragment, scFv）, UA20 采用 $^{99m}$Tc 进行标记，对前列腺癌进行了体内体外实验，发现 scFv UA20 可以快速特异性地内化入前列腺细胞癌中，提示其可以作为一个很有前景的 SPECT 成像及靶向治疗分子。

### （四）神经系统的应用

SPECT 分子成像应用于神经系统仍是最具挑战性的，因为脑组织结构细小，示踪剂摄入低且动力学因素复杂。另外，由于大多数示踪剂的低摄入量，准确的定量需要动态成像，并要求高时间分辨率与合理的计数统计。在小动物模型中，SPECT 是最适合应用于神经研究的手段之一，较其他功能成像手段来说，SPECT 有很多明显的优势。较 PET 来说，这些优势的重要原因是脑成像能够通过微调针孔使空间分辨率低于 1mm，应用更长半衰期的放射

性核素和使用高比活度的无载体增殖成像示踪剂。相对而言，SPECT 成像使用的放射性核素半衰期延长，使得其有机会对脑动态功能进行研究，例如疾病或药物滥用时的区域性血流研究。这些系统规定参数致使多针孔探测器稳定地 SPECT 成像系统的发展；因为探测器不需要围绕物体旋转，就可以捕捉快速动态。此外，能找到确切的大脑结构和功能的区域的 SPECT/CT 成像系统也已经开发出来了。CT 与 SPECT 图像的融合能够有更多的机会确定脑解剖结构的细小变化和大脑区域生理学，如功能进展或中枢神经系统衰退。

许多 SPECT 的放射性配体已被研发，如针对酶类、受体类和转运蛋白等，这些药剂的研发将阐明神经退行性病变，如阿尔茨海默病和帕金森病的基本分子机制。

阿尔茨海默病（AD）是一种进行性神经退行性病变，以渐进性痴呆为特点。目前，AD 的诊断主要通过临床表现、神经心理学和神经影像学的评估。AD 的标志是产生 β- 淀粉样斑块，神经纤维缠绕，突触损失和反应性胶质化。目前的策略转向于治疗药物的研发，这些药物通过抑制分泌酶或抑制其聚合，毒性和金属相互作用或通过促进 β- 淀粉样蛋白清除的方式减少 β- 淀粉样蛋白或降低其毒力。基于这些治疗策略，一些处于研发中的 SPECT 放射性配体，将促进活体内 β- 淀粉样蛋白承载量的临床评估。

帕金森病（PD）是第二种常见的神经退行性疾病，临床表现为肌肉强直、静止性震颤、运动迟缓和姿势不稳。由于分子影像学的发展，活体内纹状体神经元退化评价得以实行。现在公认的是帕金森病患者纹状体内多巴胺转运蛋白（DAT）的缺失。针孔 SPECT 能对鼠的多巴胺能系统提供准确、定量的成像结果。有几种 SPECT 放射性示踪剂已被分别应用于多巴胺能和非多巴胺能系统。最常用的 SPECT 多巴胺示踪剂是 $^{99m}$Tc 标记的 TRODAT-1, $^{123}$I 标记的 FP-CIT 和 β-CIT。最显著的区别在于 DAT 示踪剂在前后壳核摄入减少，明显见于受影响最严重肢体对侧壳核。$^{123}$I- β-CIT 对于出现静止性震颤的患者的早期诊断和帕金森病症状的生理评估非常有用。

非多巴胺能系统最具代表性的示踪剂是 $^{123}$I-IBZM (iodobenzamide)，它可以靶向连接 D2 多巴胺受体。一类 DAT 示踪剂不提供尼格罗 - 纹状体电路突触水平的信息。$^{123}$I-IBZM 提供了多巴胺参与程度的数据，对于那些临床症状不明显的帕金森病患者的诊

断很有帮助。Nikolaus 等已用 SPECT 成像来评估粘合于大鼠多巴胺 D2 受体上的 $^{123}$I-IBZM 与氟哌啶醇和内源性多巴胺的竞争作用。先用氟哌啶醇和哌甲酯治疗，然后进行影像研究，这样一来，D2 受体和多巴胺转运蛋白将会被封闭。氟哌啶醇后进行 $^{123}$I-IBZM 研究发现，$^{123}$I-IBZM 连接会减少，因为 D2 受体已被封闭。在内源性多巴胺的试验中也会出现这样的结果，表明在活体啮齿动物模型上，联合外源或内源性配体，使用 $^{123}$I-IBZM 的多测量联合方式来测量多巴胺 D2 受体的方法是可行的。

## 二、PET/CT 分子成像的应用

### （一）神经系统的应用

神经核医学由最初的脑平面成像发展到脑灌注成像、脑代谢成像及脑受体成像，在认识脑神经和脑肿瘤疾病的病理生理过程中，不仅是发现脑血流的功能性改变，还从脑受体的密度变化以及分子代谢水平来认识疾病的过程。

**1. 脑灌注成像** 脑灌注示踪剂 $H_2^{15}O$、$^{15}O_2$ 用于 PET/CT 成像。脑灌注成像主要应用于：脑出血性疾病及缺血性疾病的早期诊断、疗效判断和预后评估；癫痫的定位诊断；痴呆相关疾病的诊断与鉴别诊断；精神性疾病、脑肿瘤、脑死亡等的诊断、疗效判断、预后评估等。

**2. 脑受体成像** 脑内受体量极微，每克脑组织中约有 $10^{-12}$mol，所以目前 CT 和 MRI 对于受体密度和分布的轻度变化很难检测出来。PET 由于采用放射性示踪技术的原理，能够在早期检出受体密度和分布的变化，特别是 PET/CT 的临床应用将成像时间缩短了 50% 以上。目前主要的脑受体示踪剂有：脑多巴胺受体示踪剂、乙酰胆碱受体示踪剂、5-羟色胺受体成像、γ-氨基丁酸（GABA）/ 苯二氮䓬（BZ）受体示踪剂、神经肽阿片受体示踪剂等，可应用于帕金森病、舞蹈病、阿尔茨海默病、抑郁症、躁狂病、药物成瘾等。

**3. 脑代谢成像** 脑代谢成像由于所用示踪剂基本是正电子放射性核素标记的化合物，一般均用 PET 进行成像。脑代谢成像主要包括葡萄糖代谢成像、氨基酸代谢成像，此外脑氧耗量是反映脑功能代谢的一个重要指标，因此，还包括用于测定脑氧摄取分数和氧代谢的 $^{15}O_2$ 的 PET 成像。

（1）脑葡萄糖代谢成像：示踪剂主要有 $^{18}$F-FDG，可定量测定脑组织的葡萄糖代谢率，反映脑代谢情况。临床主要应用于：对痴呆相关病症的鉴别诊断；脑肿瘤的分级、判断预后和鉴别复发和照射坏死；脑血管疾病的诊断、预后判断；癫痫的定位诊断；头部创伤、精神疾病的诊断；锥体外系疾病（帕金森病、舞蹈病）的诊断；大脑生理功能的研究等。

（2）脑氨基酸代谢成像：示踪剂主要有 $^{11}$C-MET、$^{11}$C-TYR、$^{18}$F-FET 等，主要用于脑肿瘤的诊断。$^{11}$C-MET PET 成像对比度高，可表现出脑肿瘤有一明显的生长边缘。Coleman 等报道 $^{11}$C-MET 在脑肿瘤中的聚集量比正常脑组织高 $1.2 \sim 3.5$ 倍，恶性度越高，$^{11}$C-MET 聚集量越多，因此可用于脑肿瘤恶性度分级，还可用于鉴别复发肿瘤和放射性坏死。

### （二）心血管系统的应用

**1. 心脏 PET 成像** 心肌血流测定对有症状或无症状冠心病患者，单支冠脉病变或多支冠脉病变的诊断灵敏性及特异性均为 95%～98%，具有重要临床价值，对心肌梗死区心肌活性的判断具有重要的参考价值。

**2. 心肌代谢成像** 可为临床提供诸如有无冠心病心肌缺血、梗死及梗死灶有无存活心肌，还可为 PTCA 术或冠脉搭桥术及术后疗效观察等提供重要信息。

**3. 心肌受体成像** 近期研究表明：PET/CT 成像能通过不同受体对比剂观察心肌是否正常、心肌缺血及梗死、急性心力衰竭、心肌病等心肌受体数目分布的变化，为心脏病因学研究和临床药理学探索及观察各种药物疗效等方面提供重要信息和手段。如 $^{11}$C-HED（间羟基肾上腺素）受体成像即可观察心肌存活性和心脏功能等。间羟基肾上腺素是去甲肾上腺素的类似物，能够被心脏交感神经末梢的突触前膜摄取反映心脏交感神经的分布。

### （三）肿瘤方面的应用

**1. 代谢及核苷酸成像** 目前最常用的肿瘤代谢示踪剂为 $^{18}$F-FDG，还有 $^{11}$C-胆碱、$^{11}$C-醋酸盐、$^{11}$C-蛋氨酸、$^{11}$C-酪氨酸等。另外，最近 $^{18}$F-FLT（$^{18}$F-3′-脱氧-3′-氟代胸腺嘧啶）已经发展成为一种反映肿瘤细胞增殖状态的示踪剂，核酸的合成与代谢可反映细胞分裂增殖状况。$^{18}$F-FLT 是性能较好的核酸代谢对比剂，可特异地被增殖组织摄取，被细胞摄取后由胸腺嘧啶激酶磷酸化而滞留在细胞内，参与 DNA 合成，它诊断肿瘤的特异性高，但灵敏度低。

PET 肿瘤成像临床主要用于：①良恶性肿瘤的鉴别诊断；②恶性病变的病程分析、分期、分级；③已明确诊断原发灶者，寻找全身转移灶或发现转移灶者寻找原发灶；④全身术后残留灶的寻找；⑤复发与瘢痕或坏死组织的鉴别诊断；⑥判断疗效、制订放疗计划等。FDG PET 成像对肺部肿瘤的良恶性鉴别诊断、淋巴结转移的诊断、肺癌分期、肿瘤复发的诊断、预后评估及疗效监测等方面均有重要意义（图 1-6-4-2、图 1-6-4-3）。对乳腺肿瘤可以进行早期诊断、良恶性鉴别、疗效评估、复发监测、远处转移诊断（图 1-6-4-4、图 1-6-4-5），还可为乳腺癌治疗方法的选择提供依据。对结直肠癌的肝转移及肝外转移方面有很高的价值，尤其是在 CEA 升高，但缺乏可靠复发病灶的诊断或常规影像学发现可疑病灶，但难以确定性质或根治性复发病灶切除术前的分期，FDG PET 成像具有不可替代的作用。对食管癌未能确认 $M_1$ 分期者，应首选使用 PET/CT 进行分期；对于适合内科治疗、可切除的原位癌、$T_1 \sim T_4$、$N_{0\sim1}$、$N_x$ 分期或者辅助性放化疗后达到ⅣA 分期者，也应首选使用 PET/CT 进行分期；同时，全面放疗信息也应首选 PET/CT，有助于在放疗定位前确定放疗区域、边界（图 1-6-4-6、图 1-6-4-7）。恶性淋巴瘤对 $^{18}$F-FDG 摄取程度均很高，摄取率与肿瘤细胞的增殖率正相关，并与良恶性程度平行，提示 $^{18}$F-FDG PET 显像有助于判断恶性程度及预后；PET/CT 还用于评价疗效，监测复发；对于怀疑有中枢神经系统受累者，PET/CT 显像可鉴别脑内恶性淋巴瘤与炎症反应（图 1-6-4-8、图 1-6-4-9）。另外，对于头颈部肿瘤（图 1-6-4-10）的早期诊断、准确分期，PET/CT 同样很重要。

2. **受体成像** 肿瘤受体成像所用的放射性核素有 $^{18}$F、$^{124}$I、$^{68}$Ga。目前研究较多的肿瘤受体包括神经多肽受体、类固醇受体与 σ 受体等，已用于多种肿瘤的诊断、分期、治疗方案的选择与预后评价，其中神经多肽受体成像得到了较广泛的临床研究与应用。

3. **乏氧 PET 成像** 乏氧成像是利用乏氧示踪剂进入肿瘤组织后因缺氧而滞留在肿瘤细胞内。目

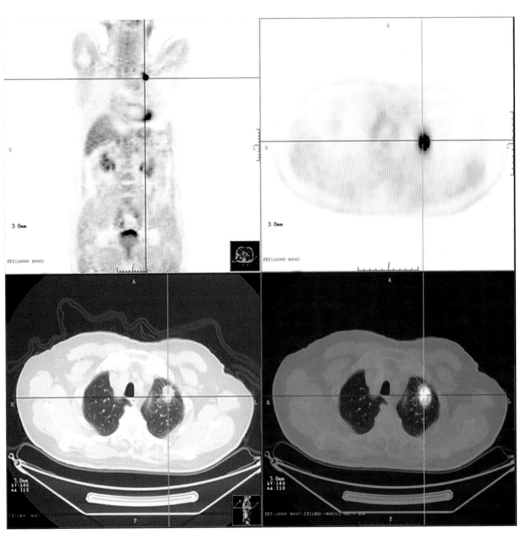

**图 1-6-4-2 肺腺癌的 PET/CT 成像**

男性，87 岁，体检发现左上肺高代谢结节，手术病理证实为低分化腺癌

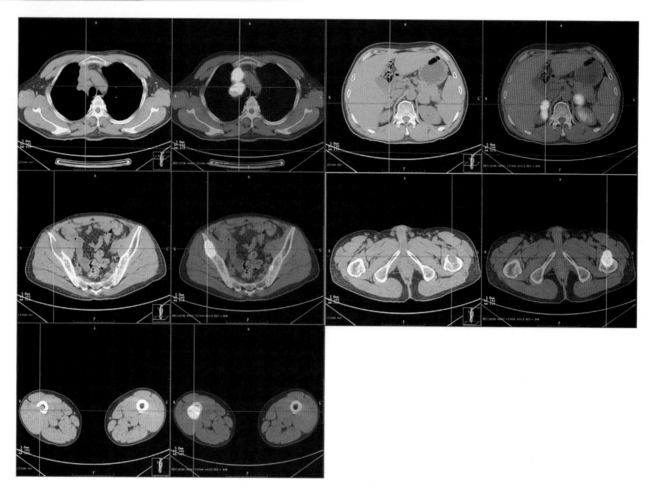

**图 1-6-4-3　肺鳞癌的 PET/CT 成像**

右肺中心型低分化鳞癌，伴多发淋巴结转移、双侧肾上腺转移、多发骨转移

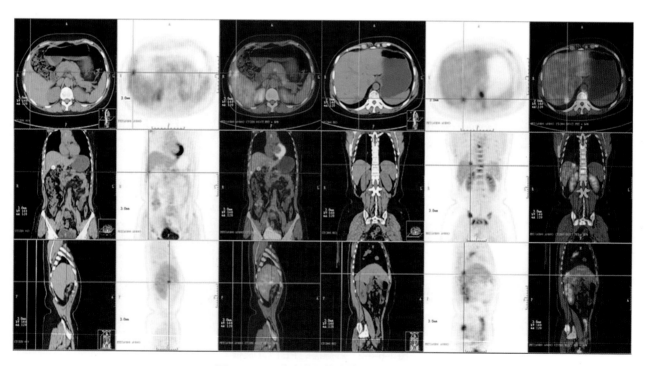

**图 1-6-4-4　乳腺癌肝转移的 PET/CT 成像**

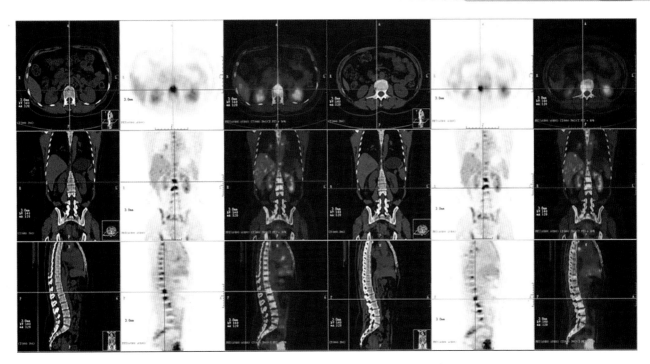

图 1-6-4-5 乳腺癌多发骨转移的 PET/CT 成像

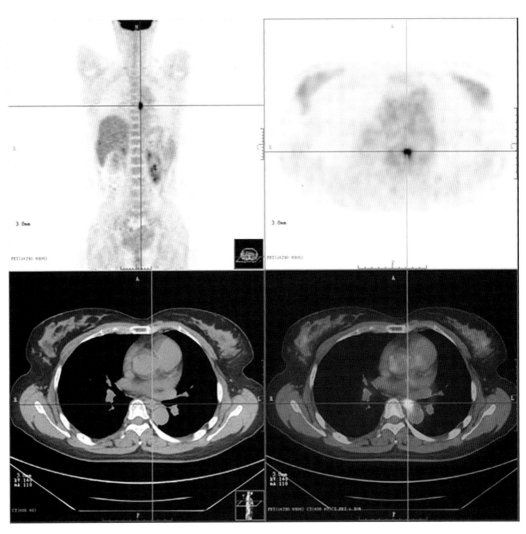

图 1-6-4-6 食管鳞癌的 PET/CT 成像

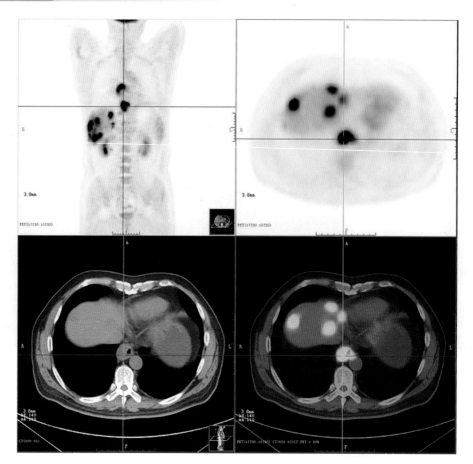

图 1-6-4-7 食管癌转移的 PET/CT 成像

食管癌伴肝转移、淋巴结转移

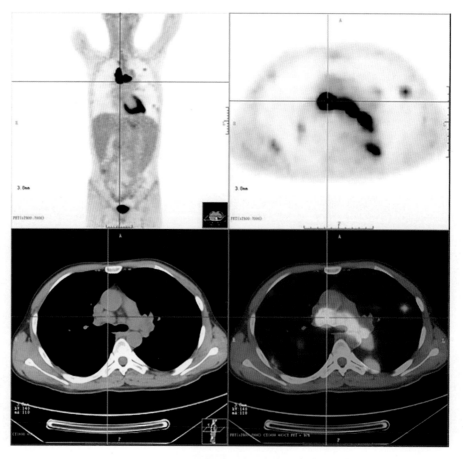

图 1-6-4-8 NK/T 非霍奇金淋巴瘤的 PET/CT 成像

前应用的乏氧示踪剂可分为硝基咪唑类和非硝基咪唑类化合物。乏氧 PET 成像在代谢 PET 成像中占有十分重要的地位，用 F- 硝基咪唑（FMISO）进行乏氧 PT 成像，为肿瘤乏氧状况提供了无创伤性评估的方法，用于测定鼻咽癌、头颈部肿瘤乏氧状态，预测化疗效果，也可区分存活 / 缺血和坏死 / 梗死的心肌等。PET 乏氧成像另外一很有希望的分子探针是 18 氟 - 表阿霉素阿拉伯糖苷（18F-FAZA）——一种具有与 18F-FMISO 相似特性的 PET 乏氧示踪剂，但成像效果可能更好。

**4. 其他代谢成像** 氨基酸代谢、核酸代谢、脂肪酸代谢及胆碱代谢 PET 成像在很多方面能够弥补 FDG PET 的不足（图 1-6-4-11）。如 FET 可区分

炎症和肿瘤，FLT 鉴别诊断某些肿瘤的特异性高于 FDG 以及 11C- 醋酸盐和 F- 甲基胆碱，在前列腺癌鉴别诊断方面优于 18F-FDG，FDG 结合 11C- 醋酸盐可提高肝细胞瘤诊断的灵敏度和准确率等。同样这些代谢 PET 成像也可用于疗效监测和评估。此外，氧代谢（15O- 氧气）成像、骨代谢（Na18F）成像、血流灌注（15O- 水、13N-NH₃、H₂O）成像也可弥补 FDG 的某些不足，在 PET 分子成像中有一定应用价值。

**5. 放射免疫成像** 放射免疫成像（radioimmunoimaging, RII）技术是用放射性核素标记过量的特异性抗体，引入机体后，根据免疫学的基本原理标记抗体与相应肿瘤表面的抗原，通过免疫吸引产生特异性的抗原抗体免疫反应，形成抗原抗体免疫复

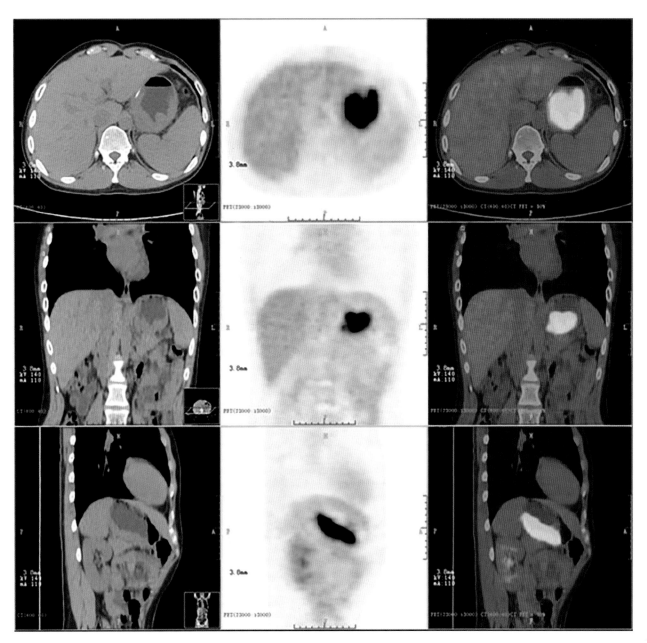

图 1-6-4-9 胃淋巴瘤的 PET/CT 成像

合物，从而使标记抗体在肿瘤部位产生特异性浓聚。放射性核素在肿瘤组织局部的分布增多，然后通过体外探测了解放射性核素在体内的分布情况，通过 RII 可以发现肿瘤的部位、形态、大小、肿瘤灶的多寡以及是否存在转移等，为临床提供科学依据。放射免疫成像从临床试用至今检查患者已达数万例，肿瘤类型涉及结肠癌、卵巢癌、乳腺癌、胃癌、甲状腺癌、肺癌、膀胱癌、黑色素瘤以及淋巴瘤等多种恶性肿瘤，其诊断的灵敏度高达 70%～90%，最小可发现 1cm 甚至小于 1cm 的病灶。

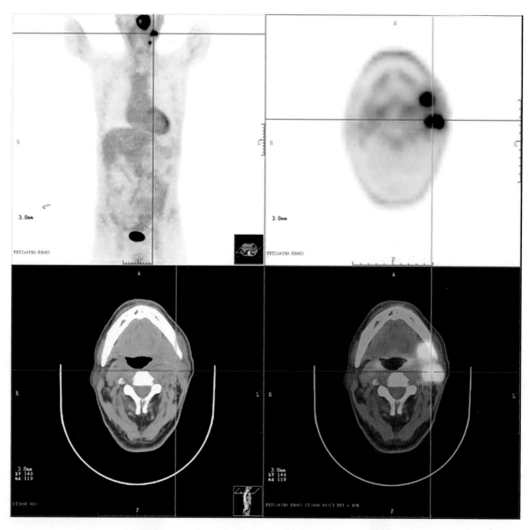

图 1-6-4-10　鼻咽癌淋巴结转移的 PET/CT 成像

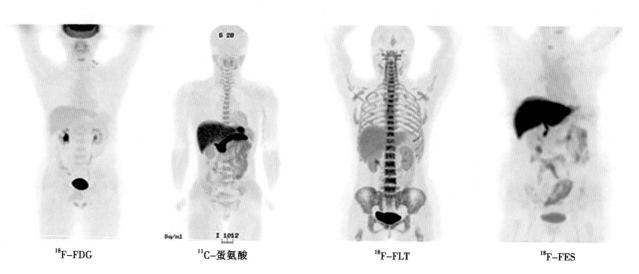

<sup></sup>18F-FDG　　　　　11C-蛋氨酸　　　　　18F-FLT　　　　　18F-FES

图 1-6-4-11　不同正电子放射性药物可获得体内的不同代谢信息

## （四）PET 及 PET/CT 分子成像的优势

在目前的分子成像设备中，从分辨率上来看，MRI 占有绝对的优势；从检测灵敏度上来看 SPECT、PET、PET/CT 和光分子成像仪具有明显优势，其中 PET 系统灵敏度和分辨率均优于 SPECT，而 PET/CT 在时间和空间分辨率上又优于 PET，荧光分子成像具有高灵敏度和分辨率，但是穿透性差，一般仅能用于表浅成像。而就分子成像本身图像而言，检测灵敏度是首先需要考虑的因素。这就是 PET 及 PET/CT 在分子影像学发挥重要作用的原因。与其他分子成像方法相比，PET 具有以下显著优点：①可以动态地获得较快（秒级）的动力学资料，能够对生理和药理过程进行快速成像；②具有很高的灵敏度，能够测定感兴趣组织中 pmol 甚至 fmol 数量级的配体浓度；③可以绝对定量，尽管经常使用半定量方法，但也可以使用绝对定量方法测定活体体内生理和药理参数；④采用示踪量的 PET 药物（示踪剂），不会产生药理毒副作用。

## 三、PET/MR 分子成像的应用

PET/MR 虽然出现的时间较短，但却引导着科研、临床及转化医学等多个领域往更高、更远的方向发展，初步的研究结果显示 PET/MR 在肿瘤疾病、心血管系统、神经系统等方面有明显的优势。

### （一）肿瘤诊疗中的应用

对于诊断评估而言，PET/MR 可能是最适合、最准确的成像方式。与 PET/CT 相比，同步 PET/MR 表现出更高的敏感性与特异性，对于恶性肿瘤、某些良性肿瘤具有良好的检出和鉴别能力，而且在准确、敏锐的检出局部淋巴结转移和肿瘤分期方面都发挥着越来越重要的作用。有研究显示，PET/MR 在病灶定位与局灶性分期的准确性与可靠度方面分别比 PET/CT 提高了 5.1% 与 10%。此外，一体化的 PET/MR 能够为肿瘤的疗效评估及复发检测提供更为敏感、精确的分子、功能信息。

**1. 在胸部肿瘤的应用** 目前，在胸部肿瘤研究中，PET/MR 主要用于食管癌、肺癌及乳腺癌等的诊断、分期及疗效检测。有研究者对食管癌患者展开研究，利用 CT、PET/CT、EUS（超声内镜）及 PET/MR 4 种成像方法，进行了 99 期对比，结果发现在 T 分期的正确率上，PET/MR 与 EUS 的效果相当，而在 N 分期方面，PET/MR 的正确率（83.3%）明显高于 CT（50%）、PET/CT（66.7%）、EUS（75%）3 种检查方法，表明 PET/MR 在食管癌 TNM 分期、疗效评估

和复发检测的准确性方面有明显优势。Rauscher 等研究了 47 个平均直径 10mm（范围 2~60mm）的肺部病灶，研究发现 [18]F-FDG 标记的 PET/MR 肺部病灶成像效果与 PET/CT 相当，并且发现 PET/MR 及 PET/CT 两者的 PET 图像标准摄取值（standard uptake value，SUV）具有较高的线性相关系数。乳腺钼靶和超声难以判断致密腺体中可能存在的肿块，MRI 对软组织的高分辨率使其在乳腺癌诊断以及显示乳腺癌胸壁侵犯方面具有明显的优势。一体化的 PET/MR 同时具备 MRI 的高灵敏度和 PET 的高特异特性，使得其在乳腺癌的早期诊断方面更具潜力。Moy 等在一个前瞻性研究中发现，在乳腺 MR 成像基础上增加 PET 成像，使乳腺癌的检出率由原本的 53% 上升到 97%。

**2. 在腹部与盆腔肿瘤的应用** 目前，PET/MR 在腹部与盆腔肿瘤方面主要研究的是肝癌与前列腺癌，而妇科盆腔肿瘤、胃癌、胰腺癌、结直肠癌等也都成为 PET/MR 的诊疗项目。MRI 与 PET 融合，对于早期诊断原发性肝癌具有高的敏感性，同时，一体化的 PET/MR 对于原发性肝癌的生物学活性、判断患者预后方面有明显优势。[18]F-FDG 在去势抵抗性转移性前列腺癌的诊断中有重要价值，[11]C-choline 在原发前列腺癌和复发中显示相对高的价值，但是在鉴别前列腺炎、高级别上皮内癌变或前列腺增生方面有困难。[11]C-choline PET/MR 可以结合 3D 高清解剖、DWI、动态增强及 MRS，对病变做出明确的诊断，并指导临床穿刺引导。前列腺特异性膜抗原（prostate specific membrane antigen，PSMA）是前列腺癌细胞中高度表达的细胞表面蛋白，[68]Ga-PSMA 相比胆碱示踪剂具有高度特异性。PSMA 会大量累积在膀胱处，而一些小的肿瘤复发容易被 PET/CT 遗漏。临床高度怀疑原发性肿瘤，特别是当前列腺特异性抗原（PSA）非常低时（<1ng/ml），可行 PSMA PET/MR 检查。Lee 等通过对常见的 3 种妇科肿瘤子宫颈癌、子宫内膜癌、卵巢癌 MRI 成像、[18]F-FDG 标记的 PET/CT 成像以及一体化 PET/MR 成像进行研究和对比，结果表明，一体化的 PET/MR 不仅具有良好的成像效果和检出率，并且作为一种新型的技术，具有巨大的应用前景。

**3. 在骨肿瘤的应用** MRI 对骨髓病变非常敏感，[18]F-fluoride 是主要显示血流和成骨活性的示踪剂，也可以用于溶骨性和早期骨髓转移病变。[18]F-fluoride PET/MR 结合 PET 的病变-本底的高对比度和 MRI 序列上的转移病灶骨髓浸润表现，有助于骨转移的

早期发现，并可以用于评估化疗或放疗的疗效。

### （二）心血管系统诊疗中的应用

在心脏领域，由于采集图像时心肌一直在收缩与舒张交替进行，因而一体化的PET/MR在心脏图像采集方面优势较为明显，并且着重于冠心病、心肌病以及心脏炎症方面的研究。一体化的PET/MR能够获得心脏功能和心肌代谢活性、灌注等方面的信息，能够更好地评价心肌梗死和心肌缺血。同时，PET/MR还能够提供更多的动脉粥样硬化斑块组成方面的重要信息。

最近的随机化试验证实了很多冠状动脉疾病进行了不必要的血管造影和支架手术，实际手术之前应该具有更多的证据支持，如血流动力学上冠脉血流的降低。PET/MR可以提供冠状动脉疾病的血管造影和支架介入手术的手术指征。心脏MRI具有优异的软组织对比、更高的分辨率，心室功能分析和心肌活性检查可以发现瘢痕组织等；PET能准确地发现冠脉狭窄，并可获得绝对的心肌血流定量信息。另外，PET/MR在评估缺血相关的左室功能异常疾病经血管再生手术的功能评估，联合PET和MR能更加准确地评估心肌活性和恢复功能。

心脏结节病常用心内膜心肌的组织切片法来进行诊断，创伤较大且取材麻烦，同步PET/MR的高分辨率心肌延迟活性对炎性病变或瘢痕相关病变提供了补充，PET还可以用于其他累及部位的评估。

PET/MR的一个重要潜力是对周围血管甚至是冠脉的动脉粥样斑块的评估。新的示踪剂 $^{18}$F-galacto-RGD可以用于评估斑块炎症和血管再生。PET/MR可以评估组织再生和心肌缺血的治疗评价，双标的肝细胞＋铁粒子可以在肝细胞移植术后评估细胞的传输、存活和迁移。

### （三）神经系统诊疗中的应用

PET/MR在神经系统中的应用较为广泛，其可行性与价值早已被一系列的临床研究所验证。PET/MR已成功用于人脑细小结构的研究，如海马及丘脑等。Afshar-Oromieh等将 $^{68}$Ga-DOTATOC 作为示踪剂，利用PET/MR对脑膜瘤病灶进行扫描，研究中PET/MR检出了所有病灶，并且验证其优于PET/CT成像技术。Ceriani等利用PET/MR检出了乳头状甲状腺癌的颈部肌肉转移，而患者颈部超声、胸部CT与全身 $^{131}$I检查均未见转移，最后经穿刺活检证实为甲状腺癌肌肉转移。有学者认为一体化PET/MR对于诊断癫痫的优势在于减少镇静次数，尤其是对于扫描时不能保持不动的年轻癫痫患者。

目前PET/MR在对良恶性脑瘤、脑缺血、癫痫、吸毒成瘾、老年痴呆等疾病都具有较好的诊疗效果。

（左长京 夏 伟）

## 参 考 文 献

1. 申宝忠. 分子影像学. 2版. 北京：人民卫生出版社, 2010.

2. 黄钢, 申宝忠. 影像核医学与分子影像. 3版. 北京：人民卫生出版社, 2016.

3. 黄钢. 核医学与分子影像. 上海：上海交通大学出版社, 2016.

4. 黄钢. 中华临床医学影像学PET与分子影像分册. 北京：北京大学医学出版社, 2015.

5. 安锐, 黄钢. 核医学. 3版. 北京：人民卫生出版社, 2015.

6. 吴睿, 刘存芳, 葛红光, 等. 医学影像中的分子成像技术. 影像医学与光学, 2018, 36（04）：359-366.

7. 侯利芳, 王玲, 李硕, 等. 超声分子成像：机遇与挑战. 现代生物医学进展, 2016（02）：366-368, 400.

8. 中华医学会核医学分会PET与分子影像学组. 淋巴瘤 $^{18}$F-FDG PET/CT 显像床应用指南（2016）. 中华和医学与分子影像杂志, 2016, 36（5）：458-460.

9. 中华医学会核医学分会. $^{131}$I 治疗分化型甲状腺癌指南（2014 版）. 中华核医学与分子影像杂志, 2014, 34（4）：264-278.

10. 皮厚山, 肖慧, 陈自谦. PET/MR 发展历程及潜在的临床应用价值. 功能与分子医学影像学（电子版）, 2016, 5（1）：855-859.

11. 钱根年. 分子影像设备PET/CT成像系统的技术进展. 功能与分子医学影像学（电子版）, 2019（1）.

12. 柳梅, 冷德文, 范学朋. 多模态分子影像的研究进展. 中国医学影像学杂志, 2018, 26（06）：471-475.

13. 孙夕, 林韩兆, 吴泳仪, 等. 分子成像与肿瘤靶向治疗. 中国肿瘤临床, 2016, 43（11）：475-479.

14. Boellaard R, Delgado-Bolton R, Oyen WJ, et al. FDG PET/CT: EANM procedure guidelines for tumor imaging: version 2.0. Eur J Nucl Med Mol Imaging, 2015, 42（2）：328-354.

15. Verberne HJ, Acampa W, Anagnostopoulos C, et al. EANM procedural guidelines for radionuclide myocardial perfusion imaging with SPECT and SPECT/CT: 2015 revision. Eur J Nucl Med Mol Imaging, 2015, 42（12）：1929-1940.

16. Ibrahim N, Kusmirek J, Struck AF, et al. The sensitivity and specificity of F-DOPA PET in a movement disorder clinic. Am J Nucl Med Mol Imaging, 2016, 6（1）：102-109.

17. Hemant Desai, Salvador Borges-Neto, Terence Z. Wong. Molecular Imaging and Therapy for Neuroendocrine Tumors.

Current Treatment Options in Oncology，2019，20（10）：1-13.

18. Elena Vinogradov. Imaging molecules. Journal of Magnetic Resonance，2019，9（306）：145-149.

19. Xulei Qin，Dong Han，Joseph C. Wu. Molecular imaging of cardiac regenerative medicine. Current Opinion in Biomedical Engineering，2019，9（3）：66-73.

20. Robert E. Ware，Scott Williams，Rodney J. Hicks. Molecular Imaging of Recurrent and Metastatic Prostate Cancer. Seminars in Nuclear Medicine，2019，49（7）：280-293.

21. Chensu Wang，Zhaohui Wang，Tian Zhao，et al. Optical molecular imaging for tumor detection and image-guided surgery. Biomaterials，2018，157（3）：62-75.

22. Laura Mezzanotte，Moniek van't Root，HacerKaratas，et al. In Vivo Molecular Bioluminescence Imaging：New Tools and Applications. Trends in Biotechnology，2017，35（7）：640-652.

23. Matthew O'Donnell. Magnetic nanoparticles as contrast agents for molecular imaging in medicine. Physica C：Superconductivity and its Applications，2018，548（5）：103-106.

24. Julia Brangsch，Carolin Reimann，Federico Collettini，et al. Molecular Imaging of Abdominal Aortic Aneurysms. Trends in Molecular Medicine，2017，23（2）：150-164.

25. Oscar M. P. Jolobe. Molecular imaging should have played a role. European Journal of Internal Medicine，2018，53（7）：e21-e22.

26. Matthieu Pelletier-Galarneau，Terrence D Ruddy. Molecular imaging of coronary inflammation. Trends in Cardiovascular Medicine，2019，29（5）：191-197.

27. José Leite，Roberta Hespanhol，Carlos Alberto Buchpiguel. Molecular Imaging in Genetics. Neuroimaging Clinics of North America，2015，25（2）：17-29.

# 第七章　超声分子成像

## 第一节　概　述

超声分子成像作为一种非侵入、实时、动态、便携、低廉的成像手段和工具受到广泛的临床应用，对其基础方面的研究也逐渐受到重视。特别是随着工业技术和装备制造业的进步，推动了更多的诊断模式发展；同时随着材料、化学、物理、生物、医学以及纳米科学技术的交叉、融合、发展，新的超声探针、超声治疗剂以及诊疗一体化制剂等多功能试剂的开发逐渐兴盛，使超声分子成像这一应用的广度和深度得到极大加深，如疾病应用领域越来越多，如癌症、炎症、心血管疾病、结石、关节、皮肤疾病等。同时其应用范围也不仅仅局限于疾病精确诊断、定位这一层面，更多的研究涉及疾病病理信息定性、定量探测；疾病演变过程监控，疾病分级、确诊等高层次阶段。本节将系统性阐述目前超声分子成像技术的发展历程以及相关超声分子探针以及多功能诊疗一体化制剂的设计、开发和潜在的应用价值。

（徐辉雄）

## 第二节　基本原理和设备

### （一）超声造影技术

超声波遇到散射体（小于入射声波的界面）会发生散射，其散射的强弱与散射体的大小、形状及其周围组织的声阻抗差别相关。超声造影成像利用与声阻抗值显著差异的对比剂，人为增强待查部位与周围组织之间的差异，则血液内的散射信号增强，增强对脏器或病变的显像，以及血流灌注信息。这就是超声造影成像的基本原理。

**1. 超声对比剂的声学特性**　超声探头发出的是一组连续的超声波脉冲，对比剂微泡的外壳在超声波的连续推动下不断发生变形。在超声波正压（正弦波）的作用下，微泡被压缩；而在随后到来超声波负压（负弦波）的作用下，微泡又迅速膨胀。在极低能量的超声波作用下，微泡的压缩 - 膨胀是对称的，回声信号频率与超声发射波相同（基波成像，fundamental imaging）。当超声波能量增强时，微泡的压缩 - 膨胀为非对称性变化，导致回波信号形态畸变，不仅可散射相同频率的回波（基波），尚可产生两倍、三倍、四倍于发射频率的回波（谐波），及 1/2、2/3、1/3 于发射频率的回波（次谐波）。选择性接收谐波信号将有助于提高超声图像的信噪比，使得到的超声造影图像更为清晰，称之为谐波成像（harmonic imaging），目前二次谐波成像（second harmonic imaging）的应用较多，是超声造影的重要成像方法之一。当超声波能量继续增强，高声压时，声场中具弹性外壳的微泡超声对比剂可能爆破裂，产生一种瞬间非线性反应。微泡对比剂的弹性外壳在高声压下爆破裂后，释放出其内的自由气体，具有明显的散射信号特性，可用于超声造影成像。

**2. 超声对比剂特异性成像技术**

（1）二次谐波成像技术：在微气泡产生的背向散射信号中，不仅含有与发射频率相同的基波，还含有两倍于基波频率的二次谐波。二次谐波成像就是在接收回波时，人为抑制基波，重点接收二次谐波信号，从而使背向散射信号的信噪比值显著增加。此技术就是选择性获取二次谐波信号。二次谐波的高振幅对特异性超声成像来说至关重要。例如，组织和微泡的基波频率在信号处理过程中会被特殊的滤波技术抑制掉。只有二次谐波产生的特异性增强信号才被转化为声像图，这个过程衰减了周围组织信号，增强了组织内的对比剂信号，从而改善了图像的信噪比和图像质量。同时，众多超声设备制造商已经将二次谐波成像技术整合到超声成像设备中，作为对比剂特异性成像模式。

（2）多普勒谐波显像技术：谐波信号主要来源于血管内的微泡散射，对比剂微泡经静脉注射进入血液循环后，相当于增加了多普勒信号的来源，使血液中有形成分的声学散射性能和多普勒信号大大增强，显著增强了彩色多普勒、能量多普勒、脉冲多普勒探测血流信号的敏感性。谐波多普勒成像技术不但可以增强血流信号的显示，使原来显像不佳血管显示出来，同时也降低了血管壁波动产生的运动伪像和血管内彩色血流外溢的显像。

（3）间歇式成像技术：在超声波连续实时扫查的作用下，扫查断面内分布的对比剂微泡不断受到破坏，进而使造影信号强度减弱，有效造影时间缩短。间歇式显像技术的出现就是为了克服连续发射声波造成微泡破坏，进而造影显像不佳的问题。其主要原理和方法是：在声波发射时，切面内组织微血管内的微泡破坏，信号减弱；超声脉冲发射间隔时间延长，组织内微泡数量逐渐增多。此时，给予超声辐射时，大量的微泡瞬间破裂，产生高强度散射回声，从而大大增强对比剂的显像。这种成像方式虽然失去了实时显像的优点，但是可提高局部对比剂的显像效果。此外，随着对比剂进入体内时间的延长，间歇式谐波显像的效果也逐渐减弱。这种方法也可用于局部组织血流灌注量的评价。

（4）激励声发射（stimulated acoustic emission，SAE）：是一种特殊类型的特异性成像方式。它利用的是微泡对比剂的这样一种特性，即微泡对比剂在高声压的声场中（通常大于 1MPa），微泡在最大负压的作用下会发生爆裂，微泡内部的自由气体溢出，产生强烈而短暂的宽频、非线性频率信号，该信号与未破坏的微泡信号明显不同，而解剖结构基本不会产生明显的非线性信号。因此能将来源于对比剂的信号单独提取出来，实现高信噪比。这种成像技术不依赖于微泡对比剂在血管中的流动，即使当观察区域中血管内的微泡基本不动时，也能产生强烈的造影效果。静止微泡产生的 SAE 信号的发现代表了超声分子成像诊断这一新领域的重要基础。这些 SAE 信号强度非常高，即便是在几厘米深的组织里也可以探测到单个的超声对比剂微泡，如图 1-7-2-1 所示。

（5）脉冲反相成像技术：是二次谐波成像基础上的衍生产物。这种方法不是采用相对简单的滤波技术，而是在声波发射阶段同时发射两个振幅相同的反向脉冲信号。在接收到的信号中，来源于组织的两个脉冲信号与发射信号相同，两者叠加之后为零。相反，来源于微泡的两个脉冲信号为非线性信号，与发射信号不同，不会被抵消，反而互相加强，提高信噪比，从而改善声学造影图像的质量。另外，

这种技术是利用发射阶段的非线性特征，而不是接收阶段的滤波技术，所以保留了宽频带的信息，得到的是更纯净的来源于微泡的信号。这种宽带技术具有明显的优势，即对比剂的信号强度高，弥补了二次谐波成像时对比效果不足的缺点，同时又可形成具有较高空间分辨率的图像，如图 1-7-2-2 所示。

（6）实时超声造影成像技术：在低机械指数条件下，超声波声速减少可对血管中的微泡产生破坏，因此观察区域的血流灌注状态能被连续地观察，而无须中断超声波的发射，从而实现实时动态观察局部组织血流变化的目的。此外，在低机械指数条件下，组织结构很少能产生谐波成像，这样来源于组织结构的噪音对对比剂信号的影响基本被清除，因此信噪比极高，具有实时、成像方便、敏感、分辨率高等优点，目前在临床上广泛应用，是最具有实用价值的一种成像技术。

**（二）超声对比剂设计理论基础**

虽然目前微泡类超声对比剂在临床上大量使用，但是这类对比剂仍有难以克服的缺陷：首先就是其稳定性比较差，活体内造影持续时间最长也就几分钟，因此现在常用的微泡就是现用现充气；其次就是尺寸比较大，大都在 1～7μm，很难穿过毛细血管壁的内皮壁细胞进入病变组织间隙进行成像，因而目前的微泡类对比剂仅能实现血池显影。为了克服上述两个缺点，目前对比剂的开发开始向结构设计、靶向设计方向转变。另外，智能化设计也是超声对比剂发展的主要方向，现在的超声对比剂除了具有增强超声成像功能之外，更多的功能已经赋予其身上，如载药、多模式成像、增效治疗等。

（1）组分、结构设计：结构化设计是超声对比剂的一个发展方向，由于目前的超声对比剂稳定性不足，特别是在超声作用下发生非线性的压缩膨胀更容易导致微泡的快速破裂，因此，人们尝试各种各样的方法来提高其稳定性，最重要的一个方法就是包裹或沉积一些无机纳米颗粒，一方面抑制气泡的可压缩性，提高稳定性，另一方面也可增强非线性响应特性。Stride 等人从理论上分析了在微泡上沉积一些紧密堆积的金纳米胶粒会对微泡的振动产生的影响，如图 1-7-2-3 所示，发现与没有金纳米颗粒沉积的微泡相比，沉积金纳米颗粒的微泡在 1MHz，25kPa 的声负压作用下，在膨胀压缩过程中形变量明显减小，说明了微泡稳定性得到提高，此外，也可观察到一些新的非线性的高频信号（$2f$、$3f$、$4f$……）出现，同时共振频率也有所增加。

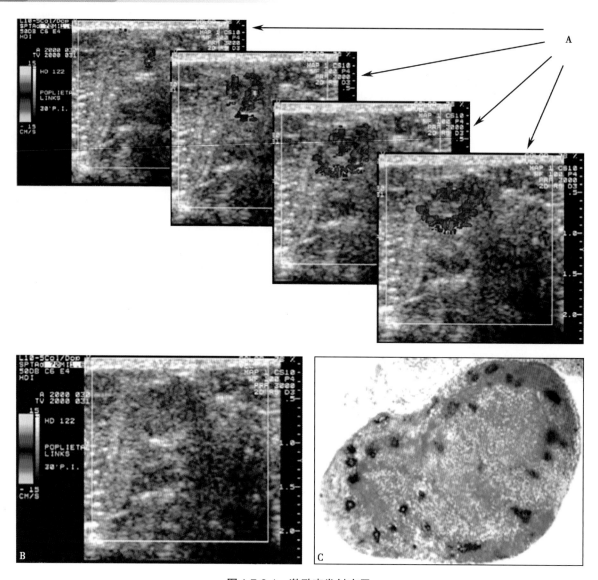

**图 1-7-2-1　激励声发射应用**

A. 静脉注射了 MECA-79MPs 后为第一次扫描时的四张狗的淋巴结超声图像；B. 为在第一次扫描后立即进行第二次扫描的同一淋巴结图像。图 A 中显示的是典型的基于 MP 的 SAE 信号，而在图 B 第二次扫描中没有信号，证明了在第一次扫描过程中已经被破坏。C. 免疫组化中的高内皮微静脉位置对应着图 A 中的 SAE 信号分布

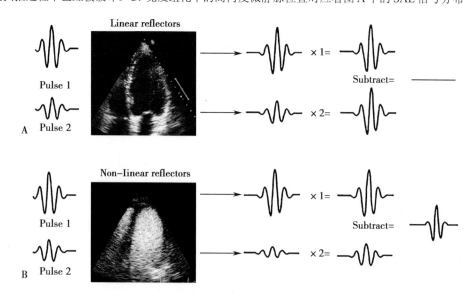

**图 1-7-2-2　脉冲反相谐波成像技术**

造影增强是通过发射两个相同振幅而相位相反的脉冲获得的：线性散射体（心肌）反射超声波的减法不产生信号，和非线性散射体（微球）的叠加信号

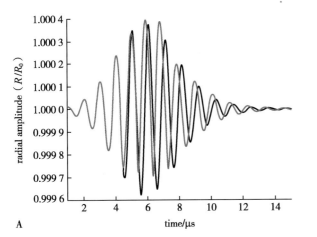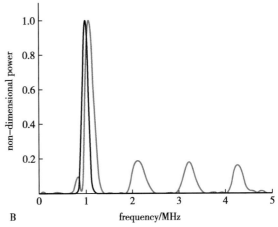

图 1-7-2-3　沉积了纳米颗粒的微泡线性响应的信号放大

A. 微泡材料的模拟半径在 1MHz 的超声频率以及 25kPa 声压下的振动情况；B. 从 A 中振动产生的最大半径处截取出来的散射超声信号的频谱图

东南大学的顾宁教授首先将镧系纳米颗粒接在 PLGA 基微泡表面，随后他们将磁性纳米颗粒 $Fe_3O_4$ 包裹在 PLA[6]、PLGA 壳层中制备出聚合物包裹的 $N_2$ 微泡，用做具有磁靶向性的多功能诊疗系统。进一步地，他们利用脂质体为壳层成功地包裹了全氟丙烷和 $Fe_3O_4$ 纳米颗粒，其中 $Fe_3O_4$ 纳米颗粒包裹在 PLGA 或者磷脂的壳层夹层中；$Fe_3O_4$ 纳米颗粒除了赋予微泡 MR 成像和磁靶向功能外，他们还发现，$Fe_3O_4$ 纳米颗粒可以有效地提高微泡的稳定性，增加非线性响应特性，如图 1-7-2-4 所示。此外，美国宾夕法尼亚大学的 Lee 等利用微流设备成功地制备出包裹 $SiO_2$ 纳米颗粒的微泡，使其稳定性大大提高。

类似于有机超声对比剂中的壳层表面或内部嵌入纳米颗粒，在提高非线性响应特性同时，提高了稳定性，在氧化硅基对比剂表面负载一些纳米颗粒也可提高声阻抗或产生非线性响应信号，增强超声造影成像效果，增加稳定性。Malvindi 等将磁性氧化铁纳米颗粒附着在介孔氧化硅颗粒上，得到的造影成像效果明显增强。此外，磁性氧化铁的存在也使得该对比剂具有 MRI 的功能。我们课题组最近开发了一种表面负载金纳米颗粒的介孔氧化硅空心球作为超声对比剂，也起到了类似的效果。

除了通过纳米颗粒提高稳定性和共振频率，以及增加一些非线性响应特性外，壳层的弹性对对比

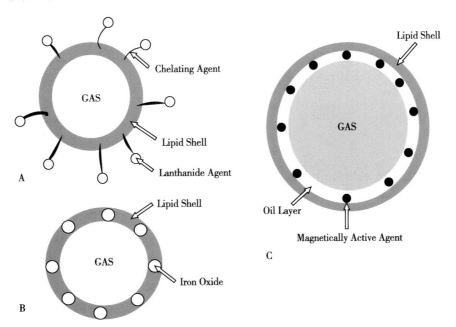

图 1-7-2-4　包裹了不同磁性纳米颗粒的微泡结构示意图

A. 镧系磁性纳米颗粒接在表面；B. $Fe_3O_4$ 嵌在磷脂层中间；C. 磁性试剂装在脂质体微泡油层内。Chelating Agent: 螯合剂；Lipid Shell: 脂质体壳；Oil Layer: 油层；GAS: 气体；Iron Oxide: 四氧化三铁纳米颗粒（$Fe_3O_4$）；Lanthanide Agent: 含镧系元素纳米颗粒；Magnetically active agent: 磁性活性纳米颗粒

剂的稳定性、共振频率、振幅以及压缩膨胀振幅等参数的影响也较大。Soetanto 教授研究了壳层对对比剂共振频率的影响，发现共振频率与颗粒大小、质量等诸多因素有关。Tang 等人将壳层非线性的方程引入微泡动力学模型中，通过实验验证壳层振动非线性特点，证实有助于非线性声波信号在微泡中的传输。Stride 等人发现微泡从周围介质中吸附一些可溶性物质到其表面，然后形成薄的涂层，他们构建出近似的理论模型并深入地研究了高频超声下对微泡动力学行为的影响，结果发现薄涂层的存在极大地改变了微泡振动的振幅、共振特性以及收缩和膨胀中相对振幅的变化。如图 1-7-2-5A 所示，表面吸附薄的涂层后，空气微泡压缩 / 舒张半径与初始尺寸比值从 1.2 降到 1.03 以下，说明吸附的涂层可以极大提高空气微泡的稳定性；此外，100nm 黏滞层涂覆的微泡（图 1-7-2-5B）相比于无黏滞层包覆的微泡，在其收缩和膨胀中相对振幅的变化也降低很多。

Wang 等人通过添加有机硅烷偶联剂与正硅酸乙酯共缩聚，得到的空心氧化硅纳米颗粒壳层弹性大大增加，降低其共振频率，使得壳层产生非线性散射；同时内部包裹全氟己烷后，全氟己烷的声致相变（acoustic droplet vaporation，ADV）过程进一步产生气泡，产生亚谐波信号，进一步增强超声造影成像能力。

除了上述方式外，最近通过增加散射界面数量，构建多次背散射的策略也应用于超声对比剂的设计。例如，Zhang 等人提出了一种单颗粒中双散射策略增强超声成像的设计理念，其原理如图 1-7-2-6 所示，铃铛型纳米颗粒壳层外表面和内核表面都可作为散射界面，当超声波接触到颗粒外表面（第一层散射界面）时，一部分超声波被散射，被超声换能器接收；而透过去的超声波可被内核的表面（第二层散射界面）进一步散射，再一次被换能器接收。因此，可进行两次散射的颗粒相比于仅有一层散射界面的颗粒，造影性能大大提升。

（2）靶向设计：目前的超声靶向成像主要通过不同超声对比剂介导的主动靶向，增强富集量，来增强超声造影成像功能，因此超声靶向成像的关键是制备性能优异的超声对比剂。而目前超声对比剂的靶向机制有两种：被动靶向和主动靶向。被动靶向是通过机体本身固有的防御机制，即利用负责清除异物的巨噬细胞吞噬对比剂获得靶向超声成像或者靶向治疗。主动靶向是通过在超声对比剂表面上装配特异性配体或具有靶向性的单克隆抗体来实现。相对于被动靶向，主动靶向具有高度特异性和靶向性，避免了吞噬细胞对对比剂的破坏。因此主

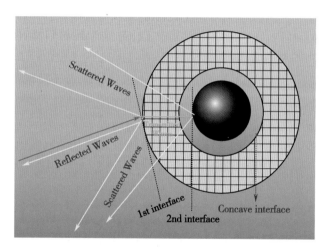

图 1-7-2-6 单颗粒中双散射示意图

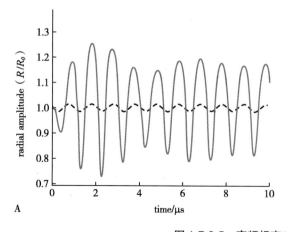

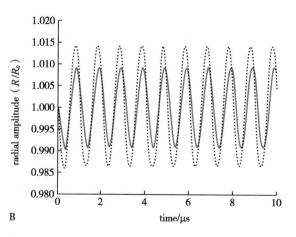

图 1-7-2-5 高频超声对微泡动力学行为的影响

A. 表面涂层对自由空气气泡振动的振幅变化的影响，微泡初始半径在 2.5μm，且激发频率在 1MHz（虚线为表面有涂层的微泡，实线为自由空气气泡）；B. 100nm 厚、黏度为 0.5Pa/s 的液相层对微泡振幅变化的影响（实线为 100nm 黏滞层包裹的微泡，虚线为没有爆过的微泡）

动靶向是目前研究的热点，也是靶向对比剂构建的主要方式。

主动靶向成像是在超声对比剂的表面结合特异性的亲和组件（如配体或抗体），通过配体-受体相互作用（或抗原-抗体相互作用）原理，在体内与需要成像的靶组织特异性结合，以提高超声成像的敏感性和特异性。超声分子成像的概念是在超声造影技术发展的基础上提出的。它并不是传统超声造影概念的简单替代产物，而是提供一种活体模拟免疫组化或原位杂交技术，通过靶向作用于生物分子来突出显示病变组织的显微病理基础，从而反映真正的发病机制，大幅度提高影像诊断的准确性和灵敏性。

Wang 等人通过巯基-马来酰亚胺的偶合化学反应将适配体 sgc8c 与制备超声纳米泡的脂质分子共价连接到一起，然后将该复合物与原脂质分子进行掺杂，制备了一种包裹氟碳气体的靶向纳米气泡，体外实验证实了该纳米气泡对急性淋巴白血病细胞具有很好的靶向性；在接有适配体的外壳层基础上，进一步将纳米气泡中气体换成 PFP，同时负载氨霉素抗癌药，成功地制备出靶向液气相变纳米颗粒，用于超声诊断治疗，如图 1-7-2-7 所示。

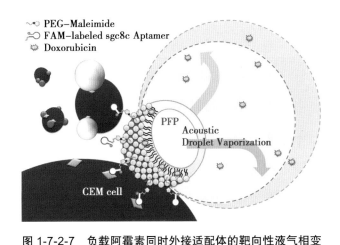

图 1-7-2-7　负载阿霉素同时外接适配体的靶向性液气相变纳米颗粒用于急性淋巴细胞性白血病靶向治疗示意图

PEG-Maleimide: 聚乙二醇-马来酰亚胺；FAM-labeled sgc8c Aptamer: FAM 标记的 sgc8c 适配体；Doxorubicin: 阿霉素；CEM cell: CEM 细胞；PFP: 全氟戊烷；Acoustic Droplet Vaporization: 声致液滴挥发

（3）智能化设计：所谓智能化设计，就是依据一些物理、化学原理，设计相应的超声对比剂，这些对比剂可对疾病微环境或外界刺激做出相应的响应，释放气泡增强超声造影成像。而这些超声对比剂除了可增强超声成像功能外，往往也被赋予了其他功能，如增强超声治疗、影像监控治疗过程、多模式成

像、肿瘤微环境定量监测等。Akatsuka 等人在智能对比剂的研发、设计方面做出了开创性的贡献，首先他们制备了一种 DNA 包覆的具有刺激响应型的智能微泡对比剂。如图 1-7-2-8 所示，当加入寡核苷酸时，交联的 DNA 链开始变得松弛，微泡的体积和弹性都变大，进而提高造影成像效果；随后他们利用相同的技术手段，制备出了壳层表面含有适配体修饰的微泡，当微泡接触凝血酶时，壳层表面的适配体与凝血酶作用，壳层由致密态通过解交联转变为疏松态，壳层弹性增加，造影效果显著提高。

### （三）超声治疗原理

目前的超声对比剂除了增强显像效果以外，因其具有一些独特的物理、化学和生物物理效应，一些集超声造影成像与治疗的诊疗一体化的概念和应用也逐渐发展起来，如增强药物、基因纳米颗粒输运，直接诱导细胞凋亡、坏死以及抑制肿瘤生长，监控疾病演变，调节肿瘤微环境，增强其他治疗方法（如化疗、光动力、声动力等）。而这些治疗方式的实现都离不开增强气泡的声空化效应。例如，超声辐照对比剂气泡时，可使之发生破裂，能使其内部包裹及表面结合的基因及药物在局部释放出来，增加局部的浓度，实现药物输运。下面介绍超声治疗相关的理论基础。

#### 1. 超声治疗的基本原理

（1）超声破坏对比剂的空化效应：含有气体的微泡对比剂在超声波的作用下可产生压缩和膨胀现象。在低声压时，微泡产生对称性压缩和膨胀，呈线性背向散射；在高声压时，微泡产生非对称性压缩和膨胀呈非线性背向散射，并易导致微泡破坏。国外学者研究发现，在低频、高声能的超声波作用下，微泡更容易破坏，因此减少微泡的超声照射时间、强度可减少微泡的破坏。微泡破坏的原因可为微泡的振动或机械作用，或者是两者的共同作用。对比剂微气泡在超声作用下将产生压缩和膨胀现象，称之为超声的空化效应（cavitation）。在低声压下，微泡产生对称性压缩和膨胀，气泡的直径保持相对的恒定而不破裂，可以稳定地重复多次循环，此称为稳态空化（stable cavitation）；在高声压时，微泡产生不对称的压缩和膨胀，当微气泡剧烈地增长到较大的体积时，最终可发生破裂、塌陷，引起局域的能量释放和温度升高，这种现象称为瞬态空化（inertial cavitation），如图 1-7-2-9 所示，并且这种瞬态空化（爆破）可被高速相机记录下来，如图 1-7-2-10 所示。在空化过程中，相应的物理现象也会伴随着发

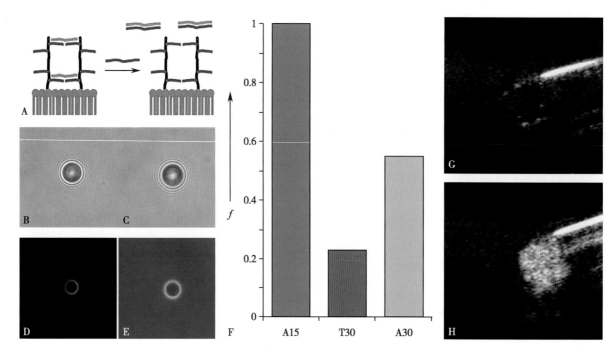

图 1-7-2-8　DNA 包覆的具有刺激响应型的智能微泡对比剂

A. DNA 包覆的智能微泡超声对比剂交联态与解交联态示意图；B、D. 交联态微泡的明场像和绿色荧光显微图像；C、E. 解交联态微泡的明场像和绿色荧光显微图像；F. 未交联的、交联的和解交联的微泡比例；G、H. 交联态和解交联态微泡的造影增强超声图像

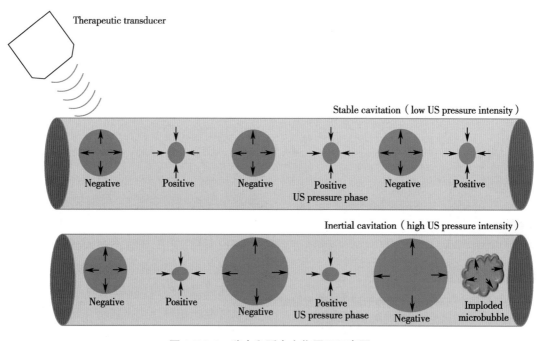

图 1-7-2-9　稳态和瞬态空化原理示意图

Negative：负压；Positive：正压；Stable cavitation：稳态空化；Inertial cavitation：瞬态空化；Positive US pressure phase：正超声声压周期；Imploded microbubble：内爆炸的微泡；low US pressure intensity：低的超声压力强度；high US pressure intensity：高的超声压力强度

生，如声剪切力、局域高温、冲击波、微射流等，如图 1-7-2-11 所示。正是基于空化原理，一些成像、治疗方面的应用研究才得以发展。

空化效应产生的这些生物物理现象，可直接作用于细胞，导致细胞凋亡。例如 Suzuki 等人制备了脂质体基纳米泡，利用该纳米泡空化产生的热量和冲击波可引起肿瘤细胞坏死，进一步引发抗肿瘤的免疫响应，使肿瘤生长得到抑制。Daecher 等人证实微泡联合超声增强的瞬态空化可诱发肿瘤血管内皮细胞凋亡，增强肿瘤对放射治疗的敏感性。

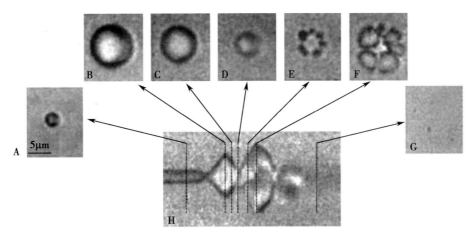

**图 1-7-2-10 瞬态空化的可视化过程**

光学帧图像（A～G）和相应的条纹图像（H）记录了一个微泡在超声作用下在 5 微秒内的振荡和瞬态空化的过程。最初的微泡的直径为 3μm，随后经历了膨胀和收缩的变化，最后由于瞬态空化而破碎消失

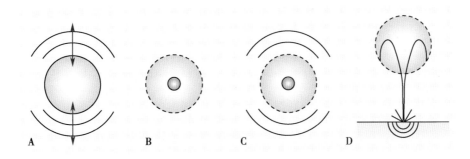

**图 1-7-2-11 空化诱导的生物、物理效应**

A. 声冲流诱导的剪切力；B. 局域高热；C. 冲击波；D. 微射流

（2）超声对比剂提高微血管壁的通透性作用：经外周血管注入微泡对比剂后，超声照射可破坏微泡，同时也可使微血管破裂，内皮细胞间隙增宽，血管壁的通透性增大。在注入后使用超声照射，可直接观察到直径≤7μm 的微血管（多为毛细血管）内的微泡破坏，微血管破裂，邻近组织和细胞的损伤，以及红细胞在破裂处外渗到邻近间质，同时邻近组织内还发现了死亡的细胞。破裂的微血管数以及损伤的细胞数与传播的声能呈正相关，并与使用的机械指数呈线性相关。应用这种效应可实现局部组织的药物传输。微泡破坏引起微血管损伤和药物释放，使局部药物浓度增加，减少副作用。此外微血管的破坏可引起血管新生和血管重构，有助于梗死性血管病的治疗。

（3）超声对比剂提高细胞膜的通透性作用（声孔效应，sonoporation）：在超声辐照下，超声微泡对比剂在细胞膜附近振荡，在其周围产生微射流，微射流在细胞膜产生的剪切力可使细胞膜通透性增加，产生瞬时可逆性或不可逆性孔隙，形成所谓的

声孔效应，如图 1-7-2-12 所示，声孔效应的发生与空化效应诱导的微射流、剪切力密切有关。细胞膜是治疗基因进入细胞需要克服的屏障之一，细胞膜通透性改变是基因转染的前提。应用靶向性超声微泡对比剂可明显提高细胞膜的通透性，提高治疗的靶向性，增加基因及药物在靶区细胞内的浓度，增强了基因在细胞内的转染和表达，而且能明显减少基因和药物治疗的全身副作用。

2. **基本设备** 目前应用于超声分子成像的设备主要是市售的超声仪，其可实时监测超声微泡对比剂在组织中的灌注情况。因为它存有很多的缺点，第一，虽然具有较好的组织分辨力，但微泡爆破增强空化的效应较弱；第二，市售超声仪所发射的声波为连续波，对微泡靶组织再灌注也会产生一定影响；第三，因为不同超声对比剂空化时需要调节超声辐照强度，而市售超声仪难以实现，市售超声仪缺乏靶向定位系统，无法实现携药物 - 基因的超声微泡对比剂在病变组织中的靶向控释。为了解决上述缺点，各研究单位都在进行超声设备的研制和

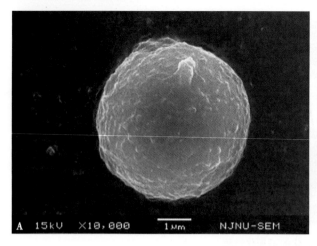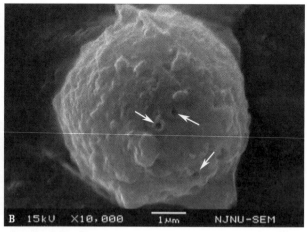

图 1-7-2-12　细胞膜表面的声孔效应

A. 为无超声暴露的细胞形态；B. 为暴露在 1MHz 的中心频率，20s 的暴露时间，20 周的脉冲持续时间，0.5MPa 的声压的工作参数超声下的细胞形态。白色箭头指出了一些由于声孔效应而产生的声孔

开发。其中，王志刚研究团队先后研制出用于控释载药物、基因微泡的低频低强度超声基因转染仪以及低功率聚焦超声分子显像与治疗系统，为靶组织显像、治疗与监控提供了一种新方法。

**3. 应用概况**　随着超声对比剂结构和功能的多样化，其应用领域也变得越来越广泛，因而目前对这类有机基超声对比剂应用研究也扩展到各个层面、各个领域。从理论分析模拟到体外、细胞层面验证再到活体应用评估，从运输治疗、基因转染、响应释放到高强度聚焦超声（high intensity focused ultrasound, HIFU）热疗、声动力学等物理治疗，积累了大量的理论实验数据，为临床引用打下了坚实的基础。

（1）疾病诊断：超声分子成像中，微泡对比剂通常通过静脉注射进入血管，随血液流动，主动结合到靶区，进行特异性的分子成像（图 1-7-2-13），因此，血管相关疾病，如炎症，血栓形成以及肿瘤等是超声分子成像的重要应用领域。

微循环的血管炎症可导致白细胞聚集，而利用白细胞特异性的聚集效应，可实现炎症局部的靶向

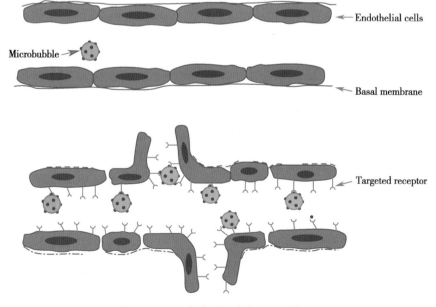

图 1-7-2-13　超声分子成像原理示意图

将结合特定配体的微泡注入到循环中，由于健康毛细血管的靶受体表达较低，因此，微泡不与靶点结合，而是保持在循环中。而在靶血管生成的血管中，由于激活的内皮靶受体过度表达，微泡与受体结合并在血管内积聚。尽管病变血管的基底膜完整性丧失，但由于微泡太大，不能外溢并留在血管腔内。Endothelial cells：内皮细胞；Basal membrane：基底膜；Microbubble：微泡；Targeted receptor：靶向受体

显像。具有靶向功能的超声微泡对比剂可用于监测和评价炎症过程。动脉粥样硬化潜在的病理特征是动脉壁的慢性炎症，因此，炎症在心血管病的初期及进程阶段均起着重要作用。而动脉粥样硬化整个病程中均伴随多种炎症介质的产生，如选择素、血管内皮细胞黏附分子等，而选择性地将这些抗体或配体与对比剂相连接构成复合物，实现从分子层面观察病情变化（图1-7-2-14、图1-7-2-15）。因此在动脉粥样硬化病变中，通过将内皮表面的细胞因子连接到微泡表面，构建成靶向微泡，可有效评价动脉粥样硬化斑块的炎症和斑块内新生血管的形成，在医学领域具有广阔应用前景。此外，超声分子成像

不仅可以对炎症进行早期诊断，也可以与当代治疗新技术相结合，达到诊疗一体化的功能。

血栓形成是指血液中有形成分析出并凝集形成血凝块的过程。受遗传和环境因素的影响，血栓形成的急性期，血小板上通常含有大量血小板糖蛋白受体，而这类受体可与含有RGD序列的肽链或类似物相结合。尽管血栓形成的超声分子成像的研究尚不成熟，但已有一些研究报道靶向超声造影微泡在血栓形成的超声分子成像上有很大应用潜力。Schumann等制备了一种能靶向GPⅡb/Ⅲa受体的脂质体微泡，并通过体外细胞证明该脂质体微泡可以牢固地连接到血凝块上，而且小鼠体内超声分子成

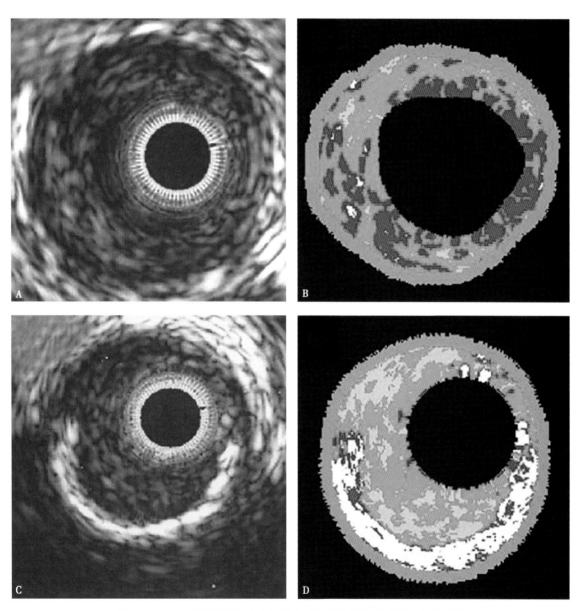

**图1-7-2-14　动脉粥样硬化斑块超声分子成像及相应虚拟组织学成像**

（其中绿色代表纤维性区域、黄色代表脂肪、白色代表致密钙、红色代表坏死区域）

A. 薄帽状纤维粥样瘤的血管内超声灰度图像；B. 与图A对应的彩色编码的虚拟组织学成像，显示大的坏死核心，没有纤维帽形成；C. 纤维钙化性动脉粥样硬化的血管内超声灰度图像；D. 与图C对应的彩色编码的虚拟组织学成像，没有坏死的核心。注意斑块底部的致密钙

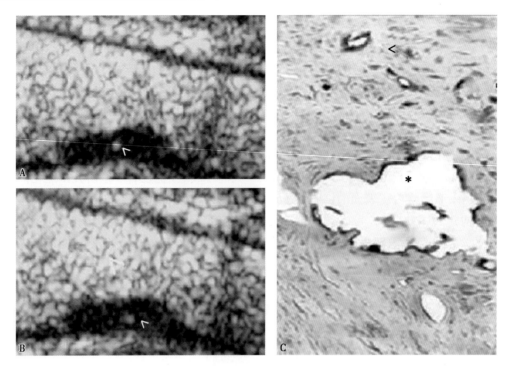

**图 1-7-2-15　超声分子成像检测血管壁硬化斑块**

A 和 B 是颈动脉球内动脉粥样硬化病变的连续超声检查图像，显示斑块内的微泡（白色箭头）。
C. 相应病变纤维帽的免疫组织化学染色，CD31 显示阳性，对应于大的一阶新生血管（星号）和小的二阶新生血管（箭头）

像结果也表明该微泡能很好地连接到小鼠动、静脉的血凝块上，显著增强该区域的超声造影效果，最终达到靶向显影的目的（图 1-7-2-16）。近期研究表明，超声分子成像除了对血栓进行靶向显影外，同时可以用于判断溶栓治疗的效果。有研究报道，将具有靶向功能的连有 scFvs 的微泡注射到 $FeCl_3$ 溶液处理过的小鼠体内，20 分钟后即可见微泡大量在血栓区域聚集，使得靶组织的超声信号得到明显增强，从而证明了该微泡因具备靶向性可实现血栓定

点超声诊断。用尿激酶对血栓处理后再次超声显像，发现血栓发生溶解，尺寸不断减小。此研究表明靶向超声对比剂可以用于实时跟踪溶栓过程，同时可以对溶栓成功与否进行判断。因此，超声分子成像技术能帮助医生更好地评价血栓的治疗效果，从而提高疾病治疗的准确性和效率。

不同肿瘤类型以及肿瘤不同的发展阶段均伴随不同血管标记物的表达。利用血管生成的标记物与微泡相连接，可有效评估肿瘤内局部血管的功

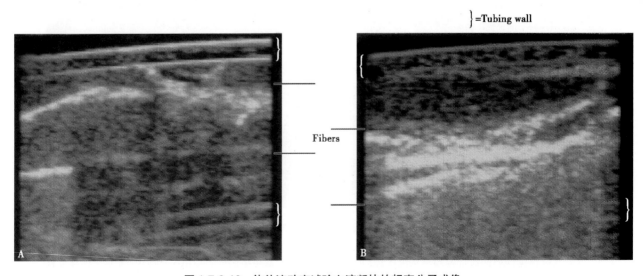

**图 1-7-2-16　体外流动室试验血液凝块的超声分子成像**

A. 暴露于非靶向微泡后的凝块超声分子成像；B. 暴露于靶向微泡后，微泡紧密结合在凝块上

能。Willmann 研究团队通过将 VEGFR-2 与整合蛋白 $\alpha_v\beta_3$ 连接到造影微泡表面，最终得到了具有双重靶向超声对比剂，实现了小鼠皮下卵巢癌移植瘤增强成像的效能（图 1-7-2-17）。该研究发现，与任何单一的靶向造影微泡对比，双重靶向造影微泡具备更强的亲和能力，能更多在肿瘤区域聚集，因而获得的超声图像更为清晰准确。超声分子成像技术将大大提高肿瘤疾病的诊出率和诊断的准确性，在肿瘤的早期诊断中有非常重要的潜在应用价值。

（2）药物、基因、纳米颗粒输运：超声介导药物、基因传输是超声在治疗领域中的一个重要应用，这里的超声主要起一个控制释放的介导作用，而对比剂在这里一方面起到药物载体的作用，另一方面可作为超声波的能量转换器，吸收超声波能量，通过稳态或瞬态空化转化出去，对细胞膜和血管作用，增加其渗透性，甚至是这种空化效应打开血 - 脑屏障，促进药物、基因、纳米颗粒等功能制剂输运到肿瘤以及脑部疾病中。Rapport 等对药物的超声控释、靶向治疗等方面做了大量工作。Hubert 等利用蛋白微泡材料装载基因，利用 HIFU 刺激在实现基因转染等方面做了大量工作。除了介导药物和基因传输外，Mitragotri 等人利用低频超声增加皮肤的渗透性，成功介导大分子蛋白质的皮下传输。

除了超声机械效应介导的药物输运系统，超声热效应介导的药物传输系统也得到了广泛的研究。Xia 等人制备出一种微米级尺寸的聚合物瓶子，进行药物装载，同时以一种温度敏感的相变介质 1- 十四烯醇作为封口材料，成功地实现了温度介导的药物响应释放；进一步以金笼材料为载体，同时装载 1- 十四烯醇和疏水性染料分子，在 HIFU 刺激下实现染料的响应增强释放。此外，在金笼内部单独装载染料后，表面修饰含双硫键化合物的聚合物分子，HIFU 刺激下，双硫键断裂，表面的孔道暴露出来，实现了药物响应性释放。

除了上述的介导药物、基因传输应用外，利用超声独特的生物学性质，一些新的应用也被人们陆续开发出来，如超声促渗，利用超声进行止血，超声溶血栓，以及超声理疗加速伤口愈合等，大大拓展了超声的应用范围，如图 1-7-2-18 所示。

（3）多模式成像：目前，虽然各种医学影像技术可以提供较为准确的解剖学和生理学信息，但各种影像技术均有各自的优缺点，为了实现疾病的早期确诊以及为个性化治疗提供较为准确的依据，可将超声成像与其他成像诊断模式结合，实现优势互补，从而得到更为真实、准确、全面的诊断结果，这是一个发展方向，而目前基于多模式的对比剂正是面向这一要求而吸引了广泛的兴趣。Huynh 等人将脂质体和生物素的螯合物作为外壳，成功地包裹了氟化的气体，制备出一种既可以实现超声成像，又能进行光声成像的微泡。与 $Fe_3O_4$ 结合，可实现超声 / 核磁双模式成像，例如负载 $Fe_3O_4$ 的微泡实现超声核磁双模式成像，负载全氟辛溴烷和 $Fe_3O_4$ 纳米颗粒可实现超声、核磁和 CT 三模式成像，负载 Au 纳米颗粒和 MnO 纳米颗粒的中空介孔氧化硅也可实现超声、核磁、CT 三模式成像。加拿大的 Mainseok 等制备了一种单分散性装载纳米粒子的全氟化碳微泡用于增强超声成像，首先，他们通过微流体技术制备了一种包裹全氟丁烷气体的蛋白 - 脂质微泡，然后，通过静电吸附层层自组装技术，在微泡表面吸附一些功能纳米粒子，其中纳米粒子可以是

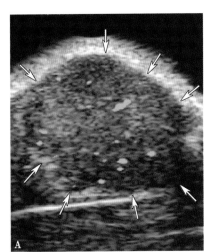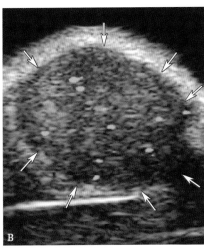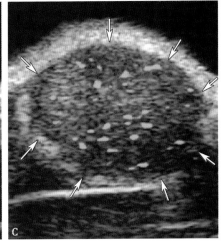

图 1-7-2-17　裸鼠皮下人卵巢腺癌（SK-OV-3）异种移植瘤（白色箭头）静脉注射微泡后的横断面彩色编码超声成像图
A. 静脉注射 VEGFR-2 靶向性微泡后；B. 注射整合素 $\alpha_v\beta_3$ 靶向性微泡后；C. 注射 VEGFR-2 和整合素 $\alpha_v\beta_3$ 双靶向性微泡后

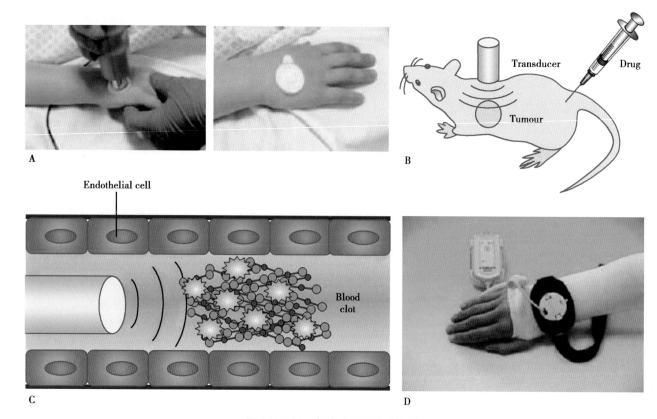

图 1-7-2-18 超声介导的治疗应用

A. 超声介导经皮给药；B. 超声介导靶向药物传输；C. 超声溶血栓；D. 超声理疗促进骨修复。Endothelial cell：内皮细胞；Transducer：换能器；Drug：药物；Tumour：肿瘤；Blood clot：血栓

CdSe/ZnS 量子点（5nm）、金纳米棒、$Fe_3O_4$ 纳米粒子（15nm）或者装载 $Gd^{3+}$ 的介孔二氧化硅粒子。包裹全氟丁烷气体的微泡可用于超声成像，除提高超声图像的对比度之外，微泡表面涂覆的量子点可用于荧光成像，实现了多种诊断为一体的多模式成像，如图 1-7-2-19 所示。

（4）乏氧调控、声动力治疗和空化治疗：根据瞬态空化的原理，聚焦超声可引起溶解的气体产生瞬态空化以及水分解产生羟基自由基，增强 ROS 产生；而声动力治疗是一种依靠声敏剂在超声作用下产生活性氧（ROS）、抑制细胞中 DNA 复制，破坏细胞结构，导致细胞凋亡的化学动力学治疗方法。因此，瞬态空化可以显著增强声动力治疗效果，例如载氧微泡以及刺激响应 $CO_2$ 微泡都可增强有机声敏剂（例如，玫瑰红）的声动力治疗效果。而对于特殊的微泡——载氧微泡，它们除了具备传统微泡的超声造影、增强超声空化，促进药物、基因传输等功能外，作为较为常见的氧输运方式可向乏氧肿瘤输运 $O_2$，改善乏氧微环境，增强乏氧对耗氧治疗方式的敏感性。例如，McEwan 等人制备了一种脂质体微泡，内部包裹 $O_2$ 和 CF6 混合气体，磷脂外壳螯合亲和素，进一步与接有生物素的声敏剂分子——玫瑰红（RB）螯合，得到这种脂质体基微泡声动力治疗剂，如图 1-7-2-20 所示。该声动力治疗剂可向 BxPc-3 胰腺癌实体瘤输运氧气，逆转乏氧微环境，增强声敏剂分子（RB）的声动力治疗效果。

此外，一些外部刺激响应引发的气体释放，也可产生气泡，发生空化效应，直接杀死肿瘤细胞，如 Chung 等人构建了一种内部负载碳酸氢铵的脂质体纳米颗粒，碳酸氢钠可受外界热刺激分解产生 $CO_2$，而 $CO_2$ 气泡在融合、变大过程中发生爆破（瞬态空化），产生的局域高热、冲击波、微射流也可直接导致细胞坏死。

（5）BBB 打开以及脑部疾病诊治：聚焦超声（FUS）能够实现非侵入性、安全性、重复性和靶向性破坏血-脑屏障（BBB），以增强向中枢神经系统（CNS）递送药物或基因，治疗帕金森病、脑胶质瘤等脑部疾病。超声可穿过完整的颅骨激活脑血管中的微泡，利用其空化效应产生的声孔效应，可逆性打开BBB，促进更多的低分子量或是高分子量的治疗化合物进入到脑部。目前第一个脂质体包覆氟碳化合物微泡已经上市，用于超声成像，可检测血栓等。特别是螯合到特异性靶向配体后，实现分子水平的超声成像以及靶向药物、基因传输。

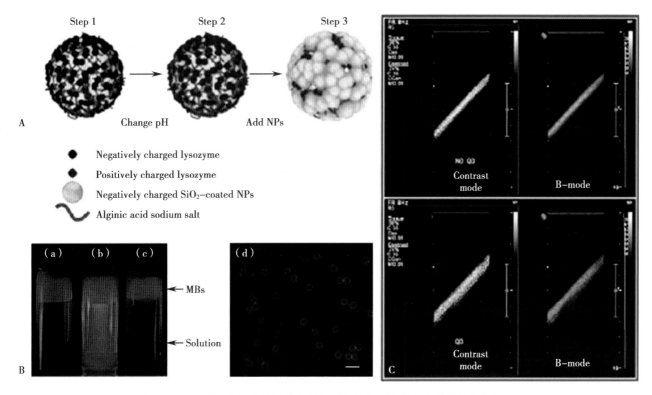

**图 1-7-2-19 装载纳米粒子的全氟化碳微泡用于增强超声成像的体外效果**

A. 纳米颗粒层层自组装修饰微泡示意图；B. 吸附荧光量子点的微泡的荧光图像（365nm 紫外线灯照射），其中（a）空白的微泡，（b）微泡与二氧化硅修饰的量子点的混悬液，（c）除去过量的量子点重悬之后的微泡，（d）装载量子点微泡的荧光显微镜图片；C. 体外超声效果图，上层为无量子点的微泡，下层为装载量子点的微泡。Step 1：步骤 1；Step 2：步骤 2；Step 3：步骤 3；Change pH：改变 pH；Add NPs：加入纳米颗粒；Negatively charged lysozyme：带负电的溶菌酶；Positively charged lysozyme：带正电的溶菌酶；Negatively charged SiO₂-coated NPs：带负电二氧化硅涂覆的纳米颗粒；Alginic acid sodium salt：海藻酸钠盐；MBs：微泡；Solution：溶液；Contrast mode：造影模式；B-mode：B 模式

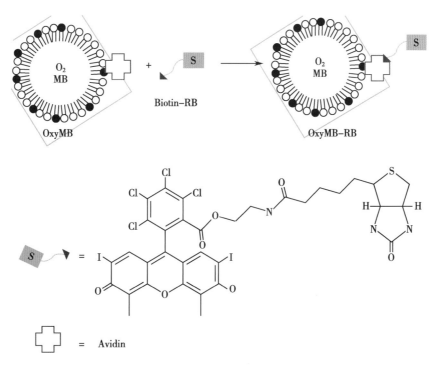

**图 1-7-2-20 通过生物素 - 亲和素链接作用螯合了玫瑰红（RB）的载氧微泡示意图**

S＝声敏剂＝玫瑰红（RB）

随着具有亚毫米精度的 MR 兼容传感器的出现，现在可以将图像引导的经颅 FUS 应用于人脑，并且具有局部定位的效果，大大降低了脱靶效应的风险。广泛的临床前研究已经证明，它可以使得那些通常无法到达大脑的治疗药物到达大脑，并增强脑肿瘤对这些药物的摄取。另外，超声对大脑没有任何不良影响，而且这种方法很容易重复。诸多研究表明 FUS 与微泡结合可以破坏 BBB，但打开 BBB 的确切机制仍然未知，FUS 引起的散热效应和惯性空化效应并不能完全解释，因此需要进一步研究 BBB 开放的机制，从而调控最适宜的参数，达到最佳的治疗效果和最小的副作用。

（6）增强热消融：空化效应可提高能量的利用率，提高热消融效率，因此目前利用微泡、纳米液滴等空化效应可显著增强热消融，其中增强 HIFU 热消融是最典型的一种。HIFU 治疗的原理就是将能量聚焦到靶向区域，从而产生瞬间的高温高压，使组织产生凝固性坏死。但在临床使用中，由于组织对声波能量的散射、吸收等衰减，以及血流对热量的扩散促进作用，为了获得满意的治疗效果，这要求较大的 HIFU 消融功率和较长的时间，因而常常造成皮肤灼伤，给声通道中的正常组织带来极大的危险。为了高效地消融肿瘤组织，同时保证正常组织不受损伤，降低超声空化阈值、增加消融体积，利用超声对比剂瞬态空化效应进行增强治疗得到了广泛的应用。目前已有不同组分、不同尺寸、不同多功能以及不同原理的颗粒、液滴、乳液被开发出

来，用于增强 HIFU 消融，如微泡类对比剂在超声激励下，直接发生爆炸，增强治疗效果；纳米液滴可在 HIFU 热量下首先发生声致相变（acoustic droplet vaporization，ADV）转变，然后瞬态空化进行肿瘤治疗效果的增强。

由于微泡尺寸大，很难通过内皮细胞间隙，进入到肿瘤内，且稳定性差、寿命短，逐渐淡出 HIFU 增效研究。而目前纳米尺寸的液滴、气泡、乳液用于增强 HIFU 消融较为常见。Wang 等人以中空介孔氧化硅为载体，内部负载液态氟碳化合物，利用液态氟碳化合物在 HIFU 高温下的 ADV 过程以及空化效应，增强 HIFU 消融效果，进一步在其表面涂覆金纳米颗粒，使增强效果进一步加强。在 HIFU 消融过程中，这些空化及 HIFU 增效材料在与其他功能性颗粒、分子复合后，可实现超声、核磁等影像手段定位肿瘤并监控消融过程。例如 Zhang 等人制备了负载甲氨蝶呤（MTX）的 PLGA 纳米泡，内部封装有气相内核，表面螯合具有主动靶向肿瘤细胞的单克隆抗体[mAb（HLA-G）]；该靶向纳米泡可以靶向富集于肿瘤处，同时可在诊断超声下实现超声造影成像，而在 HIFU 作用下可发生空化效应，增强肿瘤热消融，同时内部负载的甲氨蝶呤也可以释放出来进一步杀死残余肿瘤，起到协同增效抑瘤的目的，如图 1-7-2-21 所示。

为了实现肿瘤精准消融，利用 MRI、超声、CT 等单模式或多模式非侵入影像导航，在 HIFU 消融前对肿瘤精准定位，可有助于提高 HIFU 消融的安

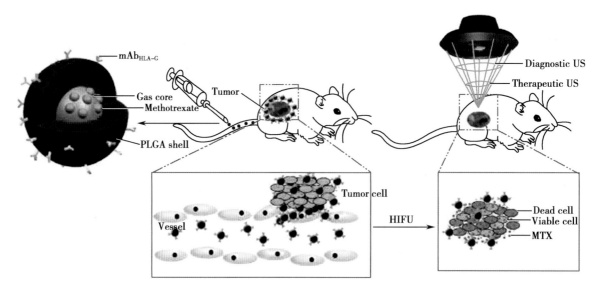

**图 1-7-2-21　表面螯合 mAbHLA-G 单克隆抗体，且内核负载甲氨蝶呤和气体的 PLGA 纳米泡结构以及用于靶向增强 HIFU 消融残余肿瘤原理的示意图**

Gas core：气相核；PLGA shell：PLGA 壳；Methotrexate（MTX）：氨甲蝶呤；Tumor：肿瘤；Tumor cell：肿瘤细胞；
HIFU：高强度聚焦超声；Diagnostic US：诊断超声；Therapeutic US：治疗超声；Dead cell：死细胞；Viable cell：活细胞

全性。德国 Heidelberg 大学的 Huber 教授等人对 MRI 引导的 HIFU 对于乳腺癌肿瘤消融也进行了研究。Feshitan 等人制备了表面螯合 Gd（Ⅲ）的脂质体微泡，实现 MRI 监控的聚焦超声治疗。Ma 等人制备了介孔有机硅 /$Fe_3O_4$ 为壳的空心纳米颗粒，并负载异戊基乙酸，利用异戊基乙酸的易挥发、低沸点特性，增强 HIFU 消融，$Fe_3O_4$ 可作为 MRI 对比剂，对病变实施 MR 影像导航，监控 HIFU 消融过程。Chen 等人在中空介孔氧化硅中原位生成 MnO 纳米颗粒，并负载全氟己烷，实现 MRI 引导的 HIFU 消融。Zhou 等人制备了一种同时包裹 $Bi_2S_3$ 和全氟己烷的纳米颗粒，利用 $Bi_2S_3$ 增强 CT 成像以及全氟己烷 ADV 后增强的超声成像以及增强的空化效应，实现双模式引导下的 HIFU 增效治疗。

近年来，利用空化原理增强其他热消融也较为常见，如光热消融、射频消融、微波消融等。Wang 等人制备了同时负载全氟己烷和 $Fe_3O_4$ 的微球颗粒，在外界交变磁场作用下，$Fe_3O_4$ 可发生磁热转变，引起全氟己烷产生液 - 气相变（ODV），实现磁热的液 - 气相变（MDV）过程，如图 1-7-2-22A。该 MDV 过程产生 PFH 气泡一方面增强超声造影成像（图 1-7-2-22B），另一方面增强磁热消融（图 1-7-2-22C）。此外，他们替换了载体，利用内核为 $Fe_3O_4$ 壳层为介孔氧化硅的铃铛型纳米颗粒负载全氟己烷也可实现一样的功能，如图 1-7-2-23 所示。Zhao 等人制备了负载 PFH

的 PLGA 纳米颗粒，并壳层中负载 $Fe_3O_4$，实现近红外光激发的液 - 气相变，增强超声成像和光热治疗，实现超声 /MRI 引导光热消融。此外，中空普鲁士蓝纳米颗粒以及 Au 纳米壳也可被用于负载液态氟碳化合物，实现 ODV 过程，增强超声成像，进一步利用其空化效应，增强激光消融，实现超声引导的光热消融。例如 Ke 等人制备了 Au 纳米壳封装全氟辛溴烷（PFOB）和 $Fe_3O_4$ 的磁性纳米胶囊，利用 Au 纳米壳的光热转变特性，$Fe_3O_4$ 的 MRI 造影功能以及 PFOB 发生 ADV 过程增强超声成像以及空化效应，实现 MRI 和超声双模式引导的光热消融，如图 1-7-2-24 所示。

Xu 等人制备了包裹液态氟碳化合物且螯合了叶酸靶向配体的脂质体纳米颗粒，构建了微波触发的液 - 气相变过程，利用液滴在微波高热作用下发生的气体相变，增强超声成像，利用其发生空化效应增强微波消融。

在热消融过程中，残余肿瘤的存在是导致肿瘤复发、转移的主要因素。为了解决此问题，热消融联合其他治疗方式（如化疗）也是目前肿瘤治疗的一个发展方向。Ma 等人制备了一种 PLGA 包裹全氟辛溴烷和化疗药物的纳米乳液，并在表面负载一层超薄氧化硅和 PEG 修饰，该纳米乳液中的 PFOB 可在 HIFU 作用下发生 ADV 过程，产生气泡，通过瞬态空化增强 HIFU 消融，同时内部负载的化疗药

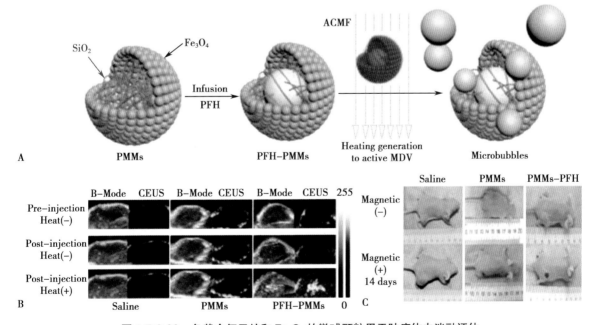

**图 1-7-2-22 负载全氟己烷和 $Fe_3O_4$ 的微球颗粒用于肿瘤体内消融评估**

A. 负载全氟己烷和 $Fe_3O_4$ 的磁性微球结构示意图以及磁热液气相变（MDV）过程；B. MDV 增强超声造影成像；C. MDV 过程产生气泡空化效应增强肿瘤磁热消融效果。PFH：全氟己烷；Infusion：灌注；Heating generation to activate MDV：加热激活磁致液滴挥发；Microbubbles：微泡；ACMF：交变磁场；Pre-injection：注射前；Post-injection：注射后；Heat：加热；B-mode：B 模式；CEUS：造影增强超声模式；saline：生理盐水；Magnetic：磁场

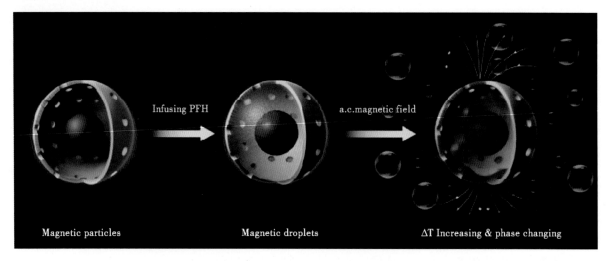

图 1-7-2-23 内核为 $Fe_3O_4$ 壳层为介孔氧化硅且负载全氟己烷的铃铛型磁性纳米颗粒的制备以及 MDV 过程的示意图

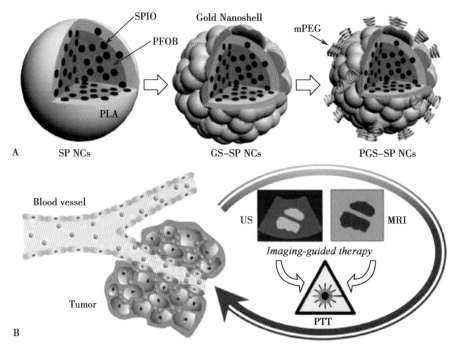

图 1-7-2-24 Au 纳米壳封装全氟辛溴烷（PFOB）和 $Fe_3O_4$ 的磁性纳米胶囊实现双模态成像引导下肿瘤消融示意图

A. Au 纳米壳包封全氟辛溴烷和 $Fe_3O_4$ 的磁性纳米胶囊制备过程示意图；B. 磁性纳米胶囊实现双模态成像引导下肿瘤消融过程示意图。SPIO：超顺磁四氧化三铁；PFOB：全氟辛溴烷；Gold Nanoshell：金纳米壳；NCs：纳米晶；mPEG：单臂聚乙二醇；Blood vessel：血管壁；US：超声；MRI：磁共振成像；Tumor：肿瘤；Imaging-guided therapy：成像引导治疗；PTT：光热治疗

物释放，针对残余肿瘤有很好的效果，最终实现增强的 HIFU 消融和化疗联合治疗新策略，如图 1-7-2-25 所示。

除了液态氟碳液滴的液 - 气相变增强的空化效应促进 HIFU 消融外，目前一些新的方法、策略也被应用于 HIFU 增效以及其他热刺激增效。Zhang 等人以中空介孔氧化硅为载体，内部负载具有固 - 液 - 气三相转变的薄荷醇介质，利用其受热三相转变挥发产生空化的特性增强 HIFU 消融；同时他们以

PLGA 为载体负载制备出纳米胶囊，也可增射频消融。由于薄荷醇可与大量的药物、染料等分子混溶，因此在其中加入抗癌药物，并修饰靶向配体后，他们也可实现 HIFU 消融或射频消融联合化疗的协同治疗。Liu 等人制备了介孔有机硅负载的过氧化氢酶，利用过氧化氢酶催化分解肿瘤处的 $H_2O_2$，产生 $O_2$ 气泡来增强 HIFU 消融。

**4. 成像特点** 超声分子成像是基于现有的超声成像而形成的一种新的成像技术，其通过将具有靶

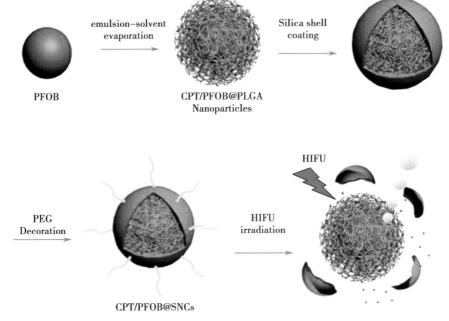

图 1-7-2-25 包覆全氟辛溴烷和化疗药物，且表面负载超薄氧化硅和 PEG 修饰 PLGA 纳米乳液制备过程以及诱发相变增强 HIUF 消融和药物释放的示意图

emulsion-solvent evaporation：乳液 - 溶剂挥发；CPT：喜树碱；nanoparticles：纳米颗粒；Silica shell coating：氧化硅壳涂层；PEG Decoration：PEG 涂覆；HIFU irradiation：高强度聚焦超声辐照；HIFU：高强度聚焦超声

向定位功能的亲和分子连接到超声对比剂的表面构建新型超声对比剂，使其具备主动结合到靶区的能力，从而实现特异性超声成像。因此，超声分子成像既具备超声成像技术的低成本、无放射性、便携性、高空间及时间分辨率的优点，同时又具有靶向对比剂特异性、准确性的特点。不同的病理过程通常会伴随不同抗原或受体分子的高表达，而在正常组织中这些分子一般呈低表达或不表达。基于这一特点，我们可以将特异性亲和分子与对比剂微泡相连，得到特异性的分子靶向对比剂，从而实现对病变组织或器官的靶向显影，因此超声分子成像具有在体定位、定量和可视化的特点。一方面可以辅助医生更好地了解特定疾病的发生发展过程及机制，另一方面也可以提高治疗的效率和准确性。

（徐辉雄）

## 第三节　超声分子成像探针

### 一、概述

近年来，超声分子探针结合了超声的优点，包括高的时间和空间分辨率、相对低的成本、便携性、没有电离辐射，使其在世界各地易于广泛推广。这些超声分子探针结合配体修饰，如识别各种疾病过程中涉及的受体蛋白、抗体或小肽。

分子靶向超声对比剂的化学结构和大小不同于纳米微粒乳剂、亚微米脂质体、充气微泡。所有这些物质都具有在超声场暴露时产生声学信号的主要特征。微气泡的尺寸范围 1~4μm，由白蛋白、脂质或生物聚合物壳组成，并具有气体芯，如室内空气、氮气，或生物惰性气体，如全氟丙烷、全氟丁烷、全氟己烷或六氟化硫。超声波发射后，微气泡的气芯引起非常高的回声反应，与周围组织在超声图像上形成高对比度。同时，该气体水溶性较差，因此以比空气慢得多的速率溶解到周围的溶液中，延长了微泡的有效寿命。静脉注射后，微气泡被内皮吞噬系统（RES）迅速清除，血清半衰期只有几分钟。结合专用的超声成像序列和最新的换能器技术，分子超声允许对高灵敏度的分子靶向表达进行定量评估，这为超声检测包括早期发现癌症或动脉粥样硬化等疾病，以及监测新药物，如抗血管生成剂在分子水平上的治疗效果等开辟了新的应用领域。通过进一步研究设计超声分子成像探针，分子超声可以很快实现临床到人类研究的转化。

### 二、超声微泡对比剂的分类

微泡对比剂由包裹外壳和填充气体组成，根据外壳材料的不同，将微泡对比剂分为：蛋白质类、脂质类、表面活性剂类、高分子聚合物类。在微泡设计时壳材料的选择非常重要，因为外壳是气 - 液交界面的材料，可以避免相邻气泡的融合，改善微泡在储存期间的稳定性，亦可以减缓气体的扩散和溶解，改善对比剂的血液循环时间。

（1）蛋白质类：是应用最早的包裹外壳材料，以白蛋白为主，多数通过人或牛血清白蛋白制成，其次是卵清蛋白。首个微泡对比剂由 Feinstein 等通过超声声振法处理人血白蛋白制成。之后 Feinstein 将专利转让给美国 Molecular Biosystems 公司，1991 年该公司推出了 Albunex® 产品。Albunex® 是第一种经 FDA 批准的商用对比剂，它是通过超声处理白蛋白溶液制成的内含空气的微泡。该微泡经外周静脉注射后能通过肺循环，使左心显影，但由于稳定性差，目前国际已停用。Optison® 是尚在使用的蛋白质类商业对比剂，由人白蛋白外壳和其包裹的全氟丙烷组成，主要用于左心显影。虽然蛋白质外壳制备简单、无毒，但存在稳定性较差、造价较为昂贵、产量较少、在部分人体发生异体蛋白免疫排斥反应等缺点，应用受到一定限制。

（2）表面活性剂类：利用表面活性剂本身能够降低溶液的表面张力、容易起泡的性能，使其广泛应用于微泡的制备研究。只要对人体无毒，可生物降解，不影响血流动力学，壳具有稳定性，阴离子、阳离子、非离子、两性表面活性剂的一种或几种混合物均可用来制备微泡。但由于阴离子和阳离子表面活性剂自身的黏性、表面张力缺陷，目前该类微泡壳主要是非离子表面活性剂，常用的有 Span 和 Tween 系列。表面活性剂壳比白蛋白壳更柔韧，因此也更加稳定。典型代表有德国 Schering AG 公司的 Levovist®，它的包裹外壳含有棕榈酸，能够降低表面张力、抑制气体扩散，从而降低微泡的溶解速率。后来发现磷脂外壳更能提高微泡稳定性，随后 Levovist® 被 SonoVue®、Sonazoid®、Definity® 等取代。

（3）脂质类：脂质壳通常是脂质单层，分子的疏水端朝向气相，亲水端朝向液相，稳定性好。由于易于被配体结合用以靶向造影，磷脂壳被广泛应用于实验研究。与蛋白类和表面活性剂类微泡相比，具有稳定性强、安全性高、显影效果佳等优点。

意大利 Bracco 公司推出的 SonoVue® 是我国唯一批准临床使用的对比剂，它由磷脂单层包裹低溶解度的六氟化硫制成，直径范围在 1～10μm，平均直径 2.5μm，80% 的微泡直径小于 8μm，具有出色的

稳定性和耐压性，如图 1-7-3-1 所示。它以冻干粉形式保存，使用前注入 5ml 生理盐水用力振荡得乳白色悬浮液，经外周静脉注射用于心血管和腹部造影检查，具有良好的成像能力和安全性。BR55 是磷脂壳包裹的靶向微泡对比剂，目前正在临床上进行前列腺癌、卵巢癌、胰腺癌、乳腺癌的成像评估。

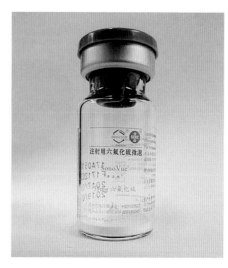

图 1-7-3-1　SonoVue® 实物图

（4）高分子聚合物类：是新型对比剂，一般由可生物降解的聚合物材料和天然高分子材料制成。这类对比剂粒径大小分布集中，散射性好，在人体生物酶的催化下可分解成水和二氧化碳。较厚较硬的外壳是防止内部气体扩散的良好屏障，稳定性强，抗压性好。同时，这也就意味着需要高强度超声的激励才能使该类微泡对比剂破裂产生空化效应。高分子化学的发展使得这一类微泡对比剂的研究越来越多，但目前均处于实验阶段，未投入临床使用。

随着分子生物学的发展，超声造影走向精准化道路，超声分子成像成为了当前超声医学影像学的研究热点。

### 三、常见的超声分子探针

常见的超声分子探针包括：气泡、相变液滴、无机或杂化颗粒、刺激响应产气纳米颗粒。

#### （一）气泡

气泡按尺寸可分为微米级气泡和纳米级气泡。微米级气泡，即微泡。典型的微泡类分子探针包括一个可生物降解的外壳，一个声学核心，以及在外壳上或在特定位置上的配体。迄今为止，只有一种分子靶向的微泡对比剂正在进行临床评估，名为 BR55，平均直径为 1.5μm，由磷脂外壳和全氟丁烷氮气体内芯组成。它靶向血管内皮生长因子受体 2

型（VEGFR-2），可流过整个循环并在 VEGFR-2 过表达的地方积累，从而引起活性血管发生区域的选择性增强。肿瘤脉管系统的孔隙在 380～780nm 之间，由于尺寸限制，靶向微泡型分子探针不能穿过血管进入组织间隙，是一种血池显像剂。为了突破这一尺寸限制，纳米级超声分子探针被不断地开发出来，其穿透力强、分子量小的显著特性使血管外靶组织成像成为可能。

纳米级气泡（直径小于 1μm），由经表面活性剂稳定的磷脂外壳和全氟化碳气体内芯组成。Gao 等开发出 CA-125 靶向的纳米气泡，用于小鼠 CA-125 阳性 OVCAR-3 肿瘤的超声成像。Yang 等开发出 HER2 靶向的纳米气泡，对 HER2 高表达的乳腺癌细胞有高度特异性，能够通过小鼠肿瘤毛细血管并靶向在肿瘤细胞上表达的 HER2 分子，实现肿瘤的超声增强，具有应用于早期诊断 HER2 过表达乳腺癌肿瘤的潜力。

### （二）相变液滴

相变液滴是由有机或无机外壳包封低沸点的液态氟碳化合物组成。它们能够在注射时保持初始形状和直径，在由超声、近红外光、磁、无线电波、微波辐射引起的加热时发生液-气相变，从而在感兴趣区产生微米、纳米级气泡，在超声下观察到选择性增强。Gao 等人开发出一种叶酸受体靶向液态全氟戊烷纳米粒，经静脉注射后能够主动和被动地靶向到小鼠肿瘤区域，在低频聚焦超声的触发下，液滴发生相变转变为气体，可在肿瘤区域观察到 B 模式和 CEUS 模式下的显像增强。

由于液态氟碳化合物常温下呈液态，同时利用它们作为内核制备出的纳米液滴、乳液或者胶粒尺寸都在几十纳米到几百纳米范围内，成像能力有限，虽然有文献报道依靠纳米颗粒的聚集效应可以实现超声造影，然而这需要大量的颗粒聚集，而目前这些纳米颗粒活体中很难逃脱自身免疫系统的吞噬，除了肝脾有大量分布外，其他器官就很少见，因而仅可实现肝、脾增强超声成像。为了克服这一缺陷，一种通过声致相变（ADV）使纳米微乳液相变成微泡，促进超声信号增强、药物释放及热效应治疗的方式被人们开放出来。Rapoport 等人利用 PEG-PLLA 和 PEG-PCL 嵌段共聚物为外壳，成功地制备出包裹 PFP（相变温度 29℃）和药物的纳米液滴，在人体体温和超声共同作用下，PFP 相变，体积增大，造影能力显著增强，如图 1-7-3-2 所示。但是 PFP 由于其发生相变所需能量很大，而诊断超声探头的强度较低，

很难激发使其发生相变，因此其在增强超声成像中应用前景不被看好，在聚焦超声热效应、空化效应治疗以及超声诱导药物传输中较为常见，这是因为 HIFU 可以提供足够的热量引发 PFP 的 ADV 过程。

为了使更多的纳米颗粒聚集到肿瘤处，实现聚集成像和增加治疗效果，特异性主动靶向配体成为另一个选择。除了一部分纳米液滴通过肿瘤血管间隙进入肿瘤组织外，更多的接有该肿瘤靶向配体的纳米颗粒更容易进入肿瘤组织进行靶向成像和治疗，美国犹他大学的 Rapoport 等人在靶向纳米超声对比剂在超声成像、靶向药物、基因传输等方面做了大量的工作。

除了 ADV 外，一些其他热刺激也可引起液滴相变产生气泡，一方面增强超声造影成像，一方面增强物理热消融效果，如交变磁场、近红外光等。此外，一种固-液-气三相变转变的介质再被载体负载后，也被应用于增强超声造影成像，以及增强 HIFU、射频等热消融效果。

### （三）无机或杂化纳米颗粒

无机纳米颗粒是应超声造影成像需要实时、长时间的监控需求而被开发出来的。其中以氧化硅为外表的超声对比剂最为典型，这主要是因为氧化硅及对比剂结构、尺寸、表面化学状态以及组分易于调节。

2009 年，Pei-lin 等人首次利用氧化硅空心球作为超声对比剂，采用 PS 球为模板可制得尺寸均一、壳层较薄的氧化硅空心球，使壳层弹性增加，更有助于超声成像，他们研究发现该方法合成出来的氧化硅空心球具有良好的超声造影效果，如图 1-7-3-3 所示。此外，他们还研究了不同大小和壳层对应的空化阈值，开辟了以氧化硅为代表的无机材料在超声诊疗领域应用的新篇章。虽然，目前在实验室阶段已有诸多文献报道无机材料的超声造影成像，但是单独使用均无法实现造影模式下的信号增强，这主要还是因为其尺寸过小，刚性过大，共振频率至少几百 MHz 以上，远远超出目前临床上医用超声设备换能器频率上限。因此，目前的无机超声对比剂发展一方面需要临床医用超声设备性能改进，如启用更高频率换能器或是开发新型的针对无机材料的成像模式；另一方面需要对无机材料结构、组分调控或是功能化设计，以增加其应用潜力。例如，Wang 等人在中空介孔氧化硅空心球表面负载 Au 纳米颗粒，以此为载体负载一种温敏性液态氟碳化合物，载 HIFU 激励下，除了增强超声成像外，还可以增加 HIFU 的热传导，提高消融治疗效果；之后将表

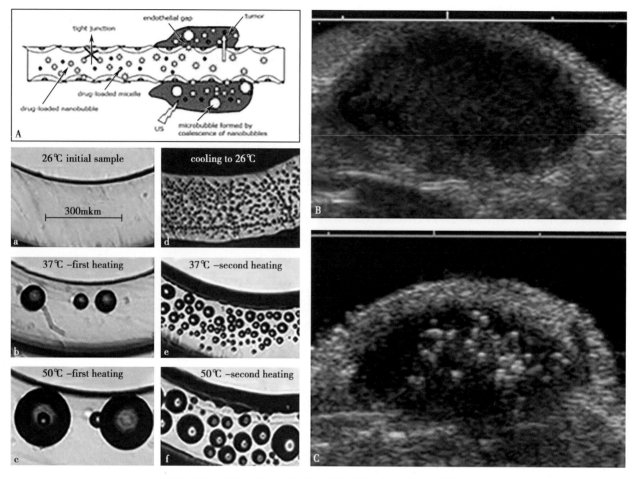

**图 1-7-3-2　包裹 PFP 和药物的纳米液滴通过 ADV 提高造影能力**
A. 纳米液滴血液循环中被动靶向肿瘤间隙进行 ADV 作用示意图,(a～f)模拟血管中纳米液滴在直接加热过程中的相变过程；B、C. 注射纳米液滴前(B)、后(C)的肿瘤处超声图像

面负载的 Au 纳米颗粒替换成具有氧化还原响应的聚合物弹性层，在加入还原剂后从致密态变为疏松态，可显著增加壳层弹性提高造影效果。Zhang 等人提出了一种单颗粒中双散射策略增强超声成像的设计理念，并制备了可进行两次散射的双层界面的铃铛型结构纳米颗粒，该颗粒相比于仅有一层散射界面的颗粒，造影性能大大提升。

**（四）刺激响应产气颗粒**

刺激响应产气颗粒可以在病灶处被内源刺激物——病灶微环境标志物或者外援刺激物（如光、电、次、声等）等刺激，原位产生可增强超声造影成像的气体，实现局域化地增强超声造影成像性能，同时诱发空化效应增强物理治疗效果（如 HIFU、射频、激光、微波等）以及促进药物、基因释放，同时产生的一些气体，如 $O_2$、$CO_2$、NO 等，依靠其特殊的化学、生化性质，也可调节病灶微环境、逆转耐药性、增强疾病动力学治疗效果（如化疗、放疗、光动力治疗、声动力治疗效果等）等作用。此外，如果增加其他的影像监控功能，还可实现诊疗一体化应用。这

方面的研究是目前超声对比剂发展的最高阶段，也是目前吸引研究人数最多的一个研究方向，也产生了诸多开创性的研究成果。依据产生气体类型、产生原理和方式，我们将目前的研究报道做如下分类，并重点介绍。

Wang 等开发了一种探针，由功能化的超顺磁性氧化铁颗粒、生物酶（过氧化氢酶和超氧化物歧化酶）和表面包裹的壳聚糖凝胶组成。经兔耳缘静脉注射后，该探针被动靶向在兔肿瘤组织内，肿瘤内高浓度的过氧化氢能够在生物酶的催化下不断地分解出 $O_2$，超声下能够观察到长达 2 小时的选择性增强。

**1. 刺激响应 $CO_2$ 释放基诊疗系统**

（1）pH 响应的 $CaCO_3$ 基 $CO_2$ 释放系统：$CaCO_3$ 可在肿瘤酸性微环境下分解产生 $CO_2$，同时可也释放被包裹的药物，实现诊疗一体化。这一内源微环境引发的诊疗特性可显著放大诊疗效果，因而受到了广泛的关注。

Manse Kim 等开发了一种负载 $CaCO_3$ 纳米颗粒

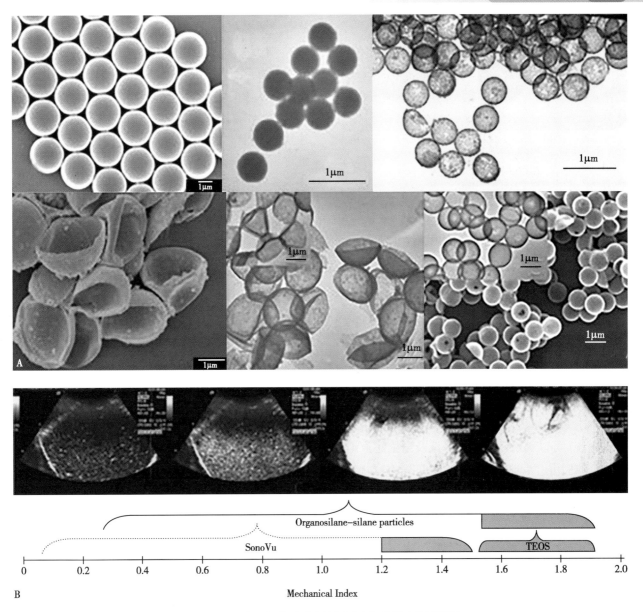

图 1-7-3-3　空心氧化硅球电镜图及良好的超声造影效果
A. 不同硅烷前驱体制备的空心氧化硅球；B. 不同机械指数下超声成像

的藻酸盐凝胶，经静脉注射后被动积聚在小鼠肿瘤内，在瘤内低 pH 环境下，产生 $CO_2$，显示超声信号增强长达 60 分钟。例如 Kim 等人制备了纳米尺寸的 $CaCO_3$ 颗粒，利用其与肿瘤酸性微环境反应、分解产生 $CO_2$ 的特性，实现纳米尺寸肿瘤特异性超声造影成像，这里的 $CaCO_3$ 是对肿瘤酸性微环境的响应，有别于碳酸氢铵基的外源热刺激响应诊疗系统设计理念。将抗癌药物加入到 $CaCO_3$ 纳米颗粒时，$CaCO_3$ 在肿瘤酸性微环境分解下除了产生 $CO_2$ 增强超声成像外，也可实现抗癌药的释放，实现特异性化疗和诊疗一体化，如图 1-7-3-4 所示。

此外，$CaCO_3$ 纳米颗粒可以赋予更多的功能，如 Dong 等人制备了一种同时装载抗癌药物阿霉素（DOX）和配位了 Mn 的 Ce6 声敏剂［Ce6（Mn）］的

$CaCO_3$ 纳米颗粒，并对其进行表面 PEG 修饰，该纳米颗粒可在肿瘤酸性微环境下分解产生 $CO_2$ 增强超声造影成像，并释放阿霉素和 Ce6（Mn）声敏剂，释放的 Ce6（Mn）的 $T_1$ 加权 MRI 也得到增强。因此，该纳米颗粒可实现 MRI 和超声造影成像同时监控阿霉素释放，以及化疗、声动力协同治疗。在这一策略中，$CaCO_3$ 肿瘤处分解 $CO_2$ 除了可增强超声造影成像外，也可发生瞬态空化增强声动力治疗。

（2）温度响应的 $NH_4HCO_3$ 基 $CO_2$ 释放系统：除了 $CaCO_3$ 在内源刺激物——肿瘤酸性微环境下分解，产生 $CO_2$ 实现诊疗一体化外，以 $NH_4HCO_3$ 受热分解产生 $CO_2$ 的外源刺激响应的 $CO_2$ 释放系统近年来也受到关注。由于外源刺激（如光、微波、超声等）都是局域作用在病灶处，因而也可实现局域或

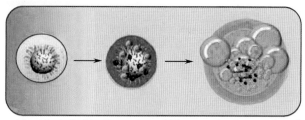

Physiological pH    Tumoral pH    ⁺CO₂ generation & crug release**
（pH 7.4）  （pH 6.8~7.2）

$$CaCO_3(s) \longleftrightarrow Ca_2^+ + CO_3^{2-}$$
$$CO_3^{2-} + H^+ \longleftrightarrow HCO_3^-$$
$$HCO_3^- + H^+ \longleftrightarrow H_2CO_3$$
$$H_2CO_3 \longleftrightarrow H_2O + CO_2(g)$$

图 1-7-3-4   CaCO₃ 基药物释放系统 pH 响应性分解产气和促进药物释放原理示意图

是靶向诊疗一体化，更重要的是，这一外源刺激释放系统不像 CaCO₃ 肿瘤酸性微环境下 CO₂ 释放系统仅能作用于肿瘤，其不受病灶模型限制，因而应用范围更广。

Xia 等人将碳酸氢铵 / 碳酸氢钠和药物包裹在脂质体或 PLGA 内，利用碳酸氢铵 / 碳酸氢钠受热分解产生 CO₂ 作用，成功制备出一种热敏感的 CO₂ 释放系统，可以实现药物热控释以及增强超声造影成像。他们进一步地利用产生 CO₂ 的瞬态空化作用物理性杀死癌细胞，如图 1-7-3-5 所示。

这些工作都是直接加热引发碳酸氢铵分解产生 CO₂，对于实际应用，困难很大。近红外光引发的碳酸氢铵分解离实际应用更进一步，他们在脂质体包裹碳酸氢铵的过程中同时包裹了近红外光热转换剂（如金纳米笼、IR780、Cypate 等）、利用这些光热转换剂在近红外光照射下的光热转变性能提升温度，促进碳酸氢铵分解产生 CO₂ 气泡，一方面增强超声造影成像或是产生瞬态空化治疗肿瘤，另一方面引发负载的药物释放，实现肿瘤化疗。例如，Zhang 等将金纳米棒进入到负载碳酸氢铵的脂质体纳米颗粒中，利用金纳米棒的介导光热效应，使得该颗粒能够在近红外光辐射引起加热的情况下产生 CO₂，用以长达 4 小时的超声造影成像；类似地，Chuang 等人制备了一种包裹金纳米笼（Au NGs）、阿霉素（Dox）和碳酸氢铵（ABC）的热敏性脂质体，并在其表面螯合了 PEG 和 h-MUC1 适配体，且 h-MUC1 适配体由 Cy3 标记的 DNA（Cy3-DNA）和 FITC 标记的 MUC1（FITC-MUC1）适配体组成，FITC 与 Cy3 之间可发生 FrÖst 共振能量转移（FRET），如图 1-7-3-6 所示。当该靶向热敏性脂质体静脉注射后，通过血液循环到达肿瘤，并通过 h-MUC1 适配体介导主动靶向到肿瘤细胞膜。当靶向发生时，h-MUC1 适配体

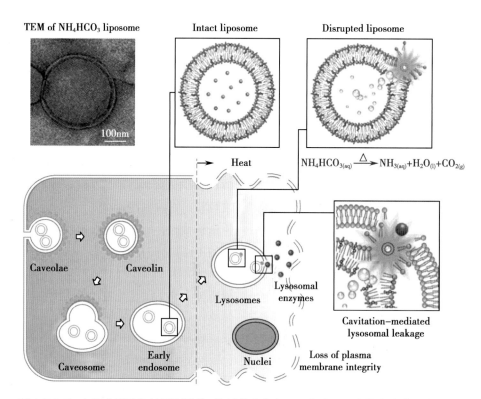

图 1-7-3-5   包裹有碳酸氢铵的脂质体，热刺激后产生 CO₂ 气泡用于空化治疗癌细胞示意图

TEM of NH₄HCO₃ liposome：碳酸氢铵脂质体的透射电镜图；Intact liposome：完整的脂质体；Disrupted liposome：破坏的脂质体；Heat：加热；Caveolae：细胞质膜微囊；Caveolin：小窝蛋白；Caveosome：胞质体；Early endosome：早期内体；Lysosomes：溶酶体；Lysosomal enzymes：溶酶体酶；Nuclei：细胞核；Loss of plasma membrane integrity：质膜完整性丧失；Cavitation-mediated lysosomal leakage：空化介导溶酶体泄露

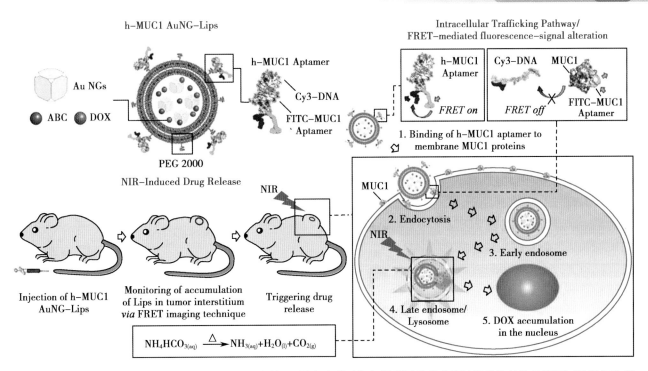

**图 1-7-3-6** 螯合 h-MUC1 适配体，且负载 Au 纳米笼、阿霉素和碳酸氢氨的脂质体纳米颗粒组分和结构示意图以及近红外光引发药物和热量传输示意图和流程图

Au NGs：金纳米笼；DOX：阿霉素；PEG2000：聚乙二醇 2000；NIR-Induced Drug Release：近红外光诱导的药物释放；Cy3-DNA：连接 Cy3 荧光分子的 DNA；h-MUC1 Aptamer：h-MUC1 适配体；FITC-MUC1 Aptamer：异硫氰酸荧光素标记的 MUC1 适配体；NIR：近红外光；Intracellular Trafficking Pathway：细胞内运输路径；FRET：荧光共振能量转移；FRET on：荧光共振能量转移打开；FRET off：荧光共振能量转移关闭；FRET-mediated fluorescence-signal alteration：荧光共振能量转移介导的荧光-信号改变；Injection of h-MUC1-AuNG-Lips：注射 h-MUC1-AuNG-Lips；Monitoring of accumulation of Lips in tumor interstitium *via* FRET imaging technique：荧光共振能量转移成像技术监控脂质体纳米颗粒在肿瘤间质中的富集量；Triggering drug release：引发药物释放；Endocytosis：内吞作用；Early endosome：早期内体；Late endosome/Lysosome：晚期内体/溶酶体；DOX accumulation in the nucleus：细胞核中阿霉素富集

的构象发生变化，导致 Cy3-DNA 解离、断裂，进一步导致 FITC 到 Cy3 的 FRET 过程中断，荧光信号改变。这一 FRET 介导的荧光信号变化策略可监控该热敏脂质体在细胞内的轨迹，待其被细胞靶向吞噬后可适时进行激光辐照，产生 $CO_2$，一方面增强造影成像，另一方面增强空化治疗和化疗。

此外，Zhang 等人基于胺类分子可逆吸附 $CO_2$ 的原理，以中空介孔氧化硅为载体负载精氨酸，在精氨酸吸附 $CO_2$ 后构建了肿瘤酸性微环境和超声响应的"$CO_2$ 纳米炸弹"，该纳米炸弹可在肿瘤酸性微环境下诱导 $CO_2$ 脱附，产生气泡增强超声成像以及产生瞬态空化，如图 1-7-3-7 所示，进而诱导肿瘤坏死，从而抑制肿瘤生长。

**2. 刺激响应 $O_2$ 释放基诊疗系统** 除了刺激性响应 $CO_2$ 释放诊疗一体化系统的构建外，利用 $O_2$ 释放构建诊疗一体化的制剂目前也越来越受到广泛关注。凭借 $O_2$ 具有独特的可调节肿瘤乏氧性能的能力，这些 $O_2$ 释放的多功能诊疗剂还被赋予了改善肿瘤乏氧微环境，抑制耗氧治疗过程耐药性的特性，

提高了它们的治疗效果，如化疗、放射治疗或是声动力、光动力治疗。在设计这些刺激响应 $O_2$ 释放的诊疗一体化系统中，产氧策略的设计十分关键。依据氧气产生、输运策略的不同，供氧方式可分为以下几种：

（1）氟碳载氧：大量研究表明，氟碳化合物具有极强的氧融合能力，因而可大量的存储氧，常用于血液替代品。但是自由的氟碳化合物在血液中很容易被肺部排除，因而目前大多将其包封制备成纳米级别的液滴或是乳液，一方面发生声致相变（ADV）、射频致相变、激光致相变或是磁热致相变增强热消融效果，另一方面其可以携带氧气，改善乏氧微环境。Song 等人利用了氟碳化合物优异的生物安全性和高的溶氧能力构建了一种新策略，即通过纳米氟碳化合物作为氧运输机发生超声引发的肿瘤特异性氧运输，来调节肿瘤乏氧微环境。为此，他们利用人血清蛋白作为稳定的外壳制备出包裹液态氟碳化合物的纳米乳液滴，并鼓泡充氧。将该载氧的纳米乳液滴注射到老鼠血液中，通过血液循环进入到

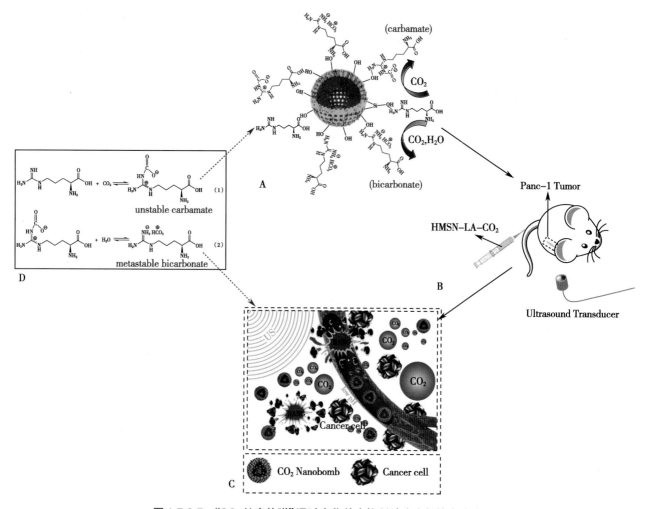

图 1-7-3-7 "CO₂ 纳米炸弹"通过空化效应抑制肿瘤生长技术路线图

A. 双响应 $CO_2$ 纳米炸弹组分、结构示意图；B. 活体治疗示意图；C. $CO_2$ 纳米炸弹治疗机制；D. $CO_2$ 纳米炸弹的制备以及释放 $CO_2$ 化学原理图。unstable carbamate：不稳定的氨基甲酸盐；carbamate：氨基甲酸盐；metastable bicarbonate：亚稳态的碳酸氢盐；bicarbonate：碳酸氢盐；Panc-1 Tumor：Panc-1 肿瘤；Ultrasound Transducer：超声换能器；US：超声，$CO_2$ Nanobomb：二氧化碳纳米炸弹；Cancer cell：癌细胞

肿瘤处，受到局部超声波辐照，氟碳化合物释放 $O_2$，并改善肿瘤乏氧微环境；释放完氧的纳米乳液滴流经肺部血液处，其负载的液态氟碳化合物可以进一步在肺部实现充氧，当充完氧的纳米液滴在流经肿瘤处，经超声辐照释放出来，进一步改善乏氧微环境，如此往复循环，如图 1-7-3-8 所示。改善的乏氧微环境对耗氧的放疗、光动力治疗敏感性大大增加，治疗效果显著增强。

Cheng 等人制备了一种包裹载氧的液态氟碳化合物——全氟己烷和光敏剂分子——IR780 的脂质体基纳米颗粒，如图 1-7-3-9A 所示，该纳米颗粒除了可增强超声造影成像外（图 1-7-3-9B），也可利用全氟己烷溶氧能力携带氧气，改善乏氧微环境，增强 IR780 的光动力治疗效果，如图 1-7-3-9C。

除了改善乏氧、增强治疗敏感性外，Sheng 等人在包裹氟碳化合物脂质体液滴上赋予了更多功能。

他们将具有丰富功能的 FDA 批准的染料——吲哚菁绿（ICG）与载氧全氟辛溴烷共同包裹于脂质体纳米颗粒内，得到一种多功能纳米诊疗剂，如图 1-7-3-10 所示。其原理如图所示，其中该纳米诊疗剂达到肿瘤处后，在外部近红外激光（NIR）激发下 ICG 产生光热，一方面消融肿瘤，另一方面释放 $O_2$，而释放的 $O_2$ 可增强 ICG 的光动力治疗效果；同时 ICG 也可实现荧光、光声造影成像，而全氟辛溴烷可增强 CT 成像效果，实现多模式（光声、荧光、CT）引导下的多模式（光热、光动力）治疗。

（2）$CaO_2$ 基产氧系统：过氧化钙（$CaO_2$）是近期兴起的一种产氧方式。其原理就是利用 $CaO_2$ 酸性微环境下与水反应产生 $O_2$。由于 $CaO_2$ 极易与水反应，因此大多数在采用 $CaO_2$ 供氧方式设计时，需要将其包覆，避免在血液循环过程中与水接触，直到到达肿瘤处，受到肿瘤微环境刺激或是外界超声、近红

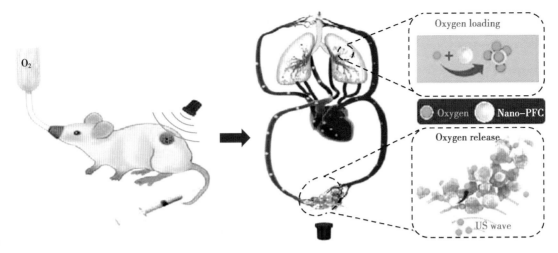

图 1-7-3-8　人血清蛋白包裹载氧液态氟碳化合物纳米乳液滴作为氧运输机在肿瘤处超声引发氧释放以及肺部循环充气示意图

Oxygen：氧气；Oxygen loading：氧气担载；Oxygen release：氧气释放

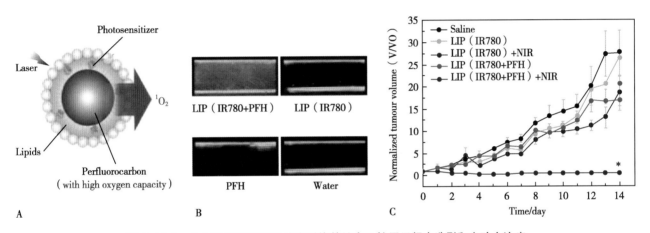

图 1-7-3-9　全氟己烷和 IR780 的脂质体基纳米颗粒用于超声造影和光动力治疗

A. 包裹载氧的液态氟碳化合物——全氟己烷和光敏剂分子——IR780 的脂质体基纳米颗粒结构；B. 增强超声造影成像；C. 光动力治疗抑制肿瘤生长。Laser：激光；Lipids：脂质体；Photosensitizers：光敏剂；$^1O_2$：单线态氧；Perfluorocarbon：氟碳化合物；with high oxygen capacity：具有高的溶氧能力；PFH：全氟己烷；LIP：脂质体；Water：水；NIR：近红外激光

外光刺激释放或是暴露出来，与水接触，产生 $O_2$，而产生的 $O_2$ 气泡空化，可进一步破坏外壳，使得更多 $CaO_2$ 与水接触，进一步产生 $O_2$，改善肿瘤乏氧微环境，提高乏氧肿瘤对耗氧治疗的耐药性。例如，Liu 等人利用 PEG 修饰的磷脂双分子层囊泡为载体内部负载了光敏剂分子——亚甲蓝（MB），疏水的双分子层之间负载了 $CaO_2$。当近红外光辐照时，磷脂双分子层被 MB 产生的单线态氧氧化导致脂质体破坏，$CaO_2$ 与水的接触大大增加，产生大量的 $O_2$；产生的 $O_2$ 一方面改善乏氧微环境，增强其对光动力治疗的敏感性，同时也为 MB 介导的光动力治疗提供氧原料，以便产生更多的单线态氧杀死肿瘤细胞。

（3）过氧化氢酶产氧：过氧化氢酶产氧是较为安全的一种供氧方式，这主要是因为过氧化氢酶是生物体内原有的物质。目前利用纳米载体负载过氧化氢酶和其他功能性制剂（如化疗药物、光敏剂、声敏剂等）构建诊疗一体化系统的研究越来越广泛，多功能化研究也越来越受到重视。Wang 等人在超顺磁 $Fe_3O_4$ 表面原位生长出纳米水凝胶，并同时包裹过氧化氢酶和超氧化物歧化酶，构建出双酶负载的杂化纳米凝胶系统，该系统内的过氧化氢酶和超氧化物歧化酶可分别对肿瘤微环境的 $H_2O_2$ 和超氧阴离子反应生成 $O_2$ 增强超声造影效果，同时 $Fe_3O_4$ 也可实现 $T_2$ 加权的 MRI，实现双模式成像功能。但是这一双酶与肿瘤微环境接触只能依靠自有扩散，无外源刺激加速该双酶催化反应，因而产生的 $O_2$ 速度是缓慢的，导致超声造影增强效果不足。Chen 等人构建了一种内部液相核负载过氧化氢酶和光敏剂——亚甲蓝（MB）的 PLGA 基纳米颗粒，该纳米颗粒同时壳层间嵌入了一种可通过 FRET 过程导致

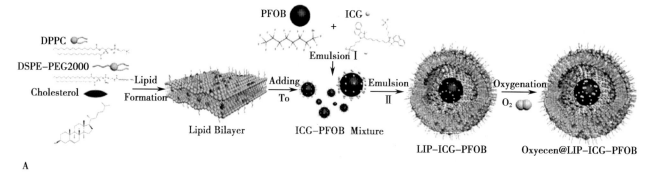

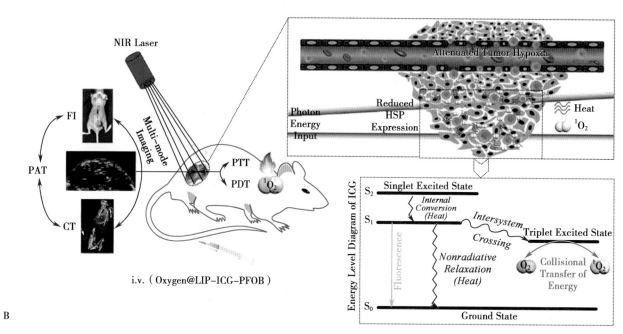

**图 1-7-3-10　负载吲哚菁绿（ICG）与载氧全氟辛溴烷的脂质体纳米颗粒用于肿瘤的诊疗**

A. 负载吲哚菁绿（ICG）与载氧全氟辛溴烷的脂质体纳米颗粒制备过程示意图；B. 多功能脂质体纳米颗粒实现多模态成像引导下的肿瘤光热消融。DPPC：二棕榈酰磷脂酰胆碱；DSPE-PEG2000：磷脂 - 聚乙二醇 2000；Cholesterol：胆固醇；Lipid：脂质体；Formation：形成；Lipid Bilayer：脂质体双层；Adding To：加到；Emulsion：乳化；ICG：吲哚菁绿；PFOB：全氟辛溴烷；ICG-PFOB Mixture：吲哚菁绿 - 全氟辛溴烷混合物；Oxygenation：充氧；NIR laser：近红外激光；Multi-mode Imaging：多模态成像；PAT：光声成像；CT：计算机断层扫描成像；PTT：光热治疗，PDT：光动力治疗；Attenuated Tumor Hypoxia：减轻肿瘤乏氧；Photon Energy Input：光子能输入；Reduced HSP Expression：减少热冲击蛋白表达；Heat：加热；$^1O_2$：单线态氧；Energy level Diagram of ICG：吲哚菁绿的能量水平层级图；Singlet Excited State：单线态激发态；Internal Conversion（Heat）：内转换（热量）；Intersystem Crossing：系统间交差；Triplet Excited State：三线态激发态；Nonradiative Relaxation（Heat）：无辐射弛豫（热量）；Fluorescence：荧光；Collisional Transfer of Energy：能量的碰撞转移；Ground state：基态

MB 淬灭的疏水性分子——BHQ-3。该纳米颗粒在未到达肿瘤处时，其内部的 MB 分子与 BHQ-3 靠近，可发生 FRET，导致 MB 产生单线态氧产生路径关闭；当进入肿瘤时，肿瘤处的 $H_2O_2$ 首先扩散进入纳米颗粒内核与过氧化氢酶反应，产生 $O_2$ 冲破 PLGA 壳层，同时导致 MB 释放出来，且与 BHQ-3 产生一定远的距离，导致 FRET 中断，MB 在近红外光的照射下，产生单线态氧的能力恢复，可实现肿瘤的光动力治疗，其原理图如图 1-7-3-11 所示。此外，利用过氧化氢酶产氧过程中消耗 $H_2O_2$ 的特性除了增强光动力等耗氧治疗效果外，通过合理的设计，其他的特殊治疗策略联合也可成为研究热点，

如光动力与饥饿疗法的联合。Li 等人制备了一种内部同时负载过氧化氢酶和葡萄糖氧化酶的细胞膜伪装的卟啉金属有机框架，过氧化氢酶可消耗 $H_2O_2$ 产生 $O_2$，进一步在卟啉金属有机框架作用下产生单线态氧，实现光动力治疗；而为了维持 $H_2O_2$ 平衡，葡萄糖氧化酶可以持续地消耗癌细胞内的葡萄糖产生 $H_2O_2$，实现饥饿疗法，如图 1-7-3-12 所示。此外，$O_2$ 气泡产生的空化效应也可增强 HIFU 消融。

（4）芬顿、类芬顿反应产氧：以氧化铁和 $MnO_2$ 为代表的芬顿反应、类芬顿反应是目前研究最多的一种供氧方式。针对乏氧肿瘤精准、诊断和高效治疗，利用此原理，以氧化铁或 $MnO_2$ 为载体可构建

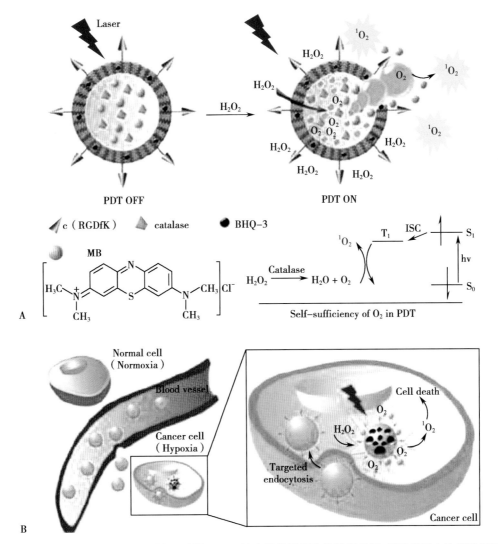

**图 1-7-3-11 载过氧化氢酶和亚甲蓝(MB)的 PLGA 纳米颗粒用于改善肿瘤乏氧,增强光动力治疗效果示意图**

A. $H_2O_2$ 可控释放光敏剂和 $O_2$ 的原理图;B. 光动力高效、选择治疗乏氧肿瘤细胞示意图。PDT OFF:光动力治疗关闭;PDT ON:光动力治疗打开;catalase:过氧化氢酶;Self-sufficiency of $O_2$ in PDT:光动力治疗中氧气自给自足;Normal cell (Normoxia):正常细胞(常氧);Cancer cell(Hypoxia):癌细胞(乏氧);Cell death:细胞死亡;Targeted endocytosis:靶向内吞

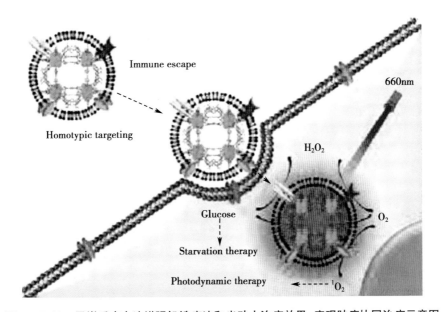

**图 1-7-3-12 雪崩反应方法增强饥饿疗法和光动力治疗效果,实现肿瘤协同治疗示意图**

Immune escape:免疫逃逸;Homotypic targeting:同型靶向;Glucose:葡萄糖;Starvation therapy:饥饿治疗;Photodynamic therapy:光动力治疗

多种诊疗一体化系统。由于氧化铁以及 $MnO_2$ 本身具有 $H_2O_2$ 响应成像、信号放大、病理监控、可视化研究等功能特点，通过组合设计，它们作为载体被赋予了越来越多的功能，同时也可在多种 $H_2O_2$ 含量丰富的疾病中应用，如肿瘤、阿尔茨海默病、炎症性肠病等。Yang 等人制备了普鲁士蓝纳米颗粒，利用普鲁士蓝与 $H_2O_2$ 的芬顿反应产生 $O_2$，实现增强超声造影成像的功能，同时也可作为 MRI 对比剂，实现双模式成像。来自苏州大学的刘庄教授利用此原理，以各种不同的 $MnO_2$ 基纳米结构为载体，构建了一系列的 $MnO_2$ 基诊疗系统。例如，他们制备了一种人血清白蛋白（HSA）包覆的 $MnO_2$ 纳米颗粒，其中同时包覆了光敏剂分子——Ce6 和 Pt 前药，如图 1-7-3-13 所示。该纳米颗粒利用 $MnO_2$ 在肿瘤酸性微环境下，一方面催化 $H_2O_2$ 分解产生 $O_2$ 外，调节乏氧微环境，增强 Ce6 的光动力治疗效果以及化疗效果；另一方面其自身也可被 $H^+$ 攻击、分解产生 $Mn^{2+}$，增强 $T_1$ 加权的 MRI 成像，实现 MRI 引导的化疗和光动力协同治疗增效。

此外，他们制备了介孔空心的 $MnO_2$ 纳米颗粒，并负载光敏剂——Ce6 和化疗药物——阿霉素（DOX）。类似于上述工作，中空的 $MnO_2$ 纳米颗粒被肿瘤细胞吞噬后，发生类芬顿反应产生 $O_2$，以及与 $H^+$ 反应产生 $Mn^{2+}$，产生的 $O_2$ 可以显著改善肿瘤乏氧，而生成的 $Mn^{2+}$ 可显著提高 $T_1$ 加权的 MRI 效果，增强 Ce6 光动力效果和 DOX 的化疗效果。而化疗与光动力治疗后，凋亡、裂解的细胞碎片可激活抗肿瘤的免疫响应，进一步与免疫节点抑制剂（anti-PD-L1）结合，免疫效果进一步增强，除了可协同声动力治疗和化疗抑制一次肿瘤生长外，也可抑制远端肿瘤的生长，为肿瘤抗转移提供了可能性。

（5）其他产氧方式：除了以上产氧方式外，一些特殊的产氧方式也被开发出来，用于改善乏氧微环境，增强耗氧治疗效果。例如 Zheng 等人制备了碳量子点涂覆的氮化碳（$C_3N_4$）纳米颗粒，其可在肿瘤处经过光照光催化分解水产生 $O_2$，实现肿瘤乏氧微环境调控，增强光动力治疗效果。

**3. 刺激响应 NO 释放基诊疗系统** NO 血管弛豫剂，已经在诸多疾病中得到应用。研究表明，作为一种癌症治疗剂，高剂量可引发 RNS 介导的肿瘤凋亡。因此，实现 NO 的可控释放也是一个重要的研究方向。Gu 等人制备出同时包裹磁性颗粒和精氨酸的微球材料，在外界交变磁性作用下，产生热量，壳层通透性变大，释放精氨酸与 $H_2O_2$ 发生氧化还原反应生成 NO 气体，增强超声成像效果。Zhang 等人制备了一种负载精氨酸的纳米颗粒，并利用超声增强肿瘤微环境中 $H_2O_2$ 分解产生高活性氧，氧化精氨酸产生 NO，实现肿瘤局域治疗。

（徐辉雄）

## 第四节 超声分子成像的应用

### 一、肿瘤的超声靶向成像

随着癌症发病率和死亡率的逐年增加，由靶向超声对比剂（targeted ultrasound contrast agent，tUCA）介导的超声靶向成像技术对癌症的预防具有积极影响。尽管目前超声靶向成像仍处于临床前的实验阶段，但已初步展现出其突出的应用价值。它能够在癌症鉴别、疗效监测以及作为基因和药物载体介导癌症靶向治疗等方面发挥重要作用，最终得以实现癌症诊断治疗一体化。靶向超声成像作为一门新兴

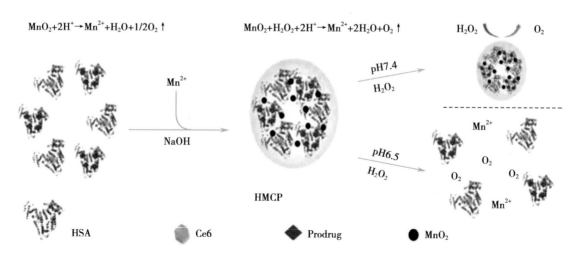

图 1-7-3-13 人血清白蛋白（HSA）包覆的 $MnO_2$、Ce6 和 Pt 前药纳米颗粒制备示意图和作用原理图

学科，是通过超声对比造影技术与靶向超声对比剂相结合，对体内组织器官微观病变进行分子水平成像的方法。超声靶向成像技术的出现，拓展了传统超声成像的应用范围，它不但可以发展成为一种无创性评价各种病变组织和器官的分子影像方法，还可能为基因和药物的靶向释放提供新的技术支持。

靶向超声对比剂（tUCA）主要指在对比剂表面修饰上特异性配体或抗体，通过血液循环在分子水平识别并积聚于靶组织，使靶组织特异性增强的超声对比剂，通过其可实现超声靶向成像。tUCA 可分为微米级 tUCA 和纳米级 tUCA，纳米级 tUCA 指粒径＜1 000nm 的 tUCA，一般为 450～700nm。相对微米级 tUCA，纳米级 tUCA 具有以下优势：①具有更强的穿透性，可穿透血管内皮，克服微米级 tUCA 只能血池成像的局限，使血管外靶向显像成为可能；②血液循环中更长的半衰期，纳米级 tUCA 的粒径小，理论上可逃避单核吞噬细胞系统的识别，延长血液循环时间；③聚集显像，纳米级 tUCA 在血液中回声反射细微，只有大量聚集时才能发生明显增强，因此可减少背景噪音，使对比信号更明显，从而更好地实现靶向成像。本节将从微米级 tUCA 和纳米级 tUCA 介绍肿瘤的超声靶向成像。

**（一）微泡**

传统超声微泡由外壳和气体核心构成，根据外部包裹材料不同，主要分为白蛋白、非离子表面活性剂、糖类、磷脂和可生物降解的高分子多聚合物为外膜成分的五大类超声微泡对比剂。它们生物相容性好、稳定性好，在体内可以通过进入正常的体内新陈代谢过程和直接降解排出体内。微泡内充填的气体通常是空气、氮气、二氧化碳、氟硫气体、氟碳气体等，它们在体内不经过新陈代谢由肺呼出。氟硫气体、氟碳气体等生物惰性气体由于包膜的低扩散性和在血液的低溶解性能够提高微泡在外周循环系统的稳定性，是微泡制备理想的填充气体，其低溶解性致使存在凝聚融合成大气泡造成栓塞的风险。靶向 UCAs 是继包裹空气或氧气的无壳型微泡、包裹空气的人血清清蛋白微泡和包裹全氟化碳等惰性气体的传统微泡之后的第四代对比剂，它将特异性配体（包括多肽、抗体等）连接在微泡外壳，借此实现特异性地与一种疾病过程的生物学标志物结合。

靶向微泡经静脉注入后，浓聚在特异性分子标志物过表达的组织内，超声波入射到微泡上发生背向散射，从而增强回波信号。在低功率超声波激发下，微泡发生压缩、膨胀，其半径出现周期性改变，声阻抗随之发生改变，产生的不对称非线性振荡使微泡充当了回波增强器，进一步增强微泡和周围组织的信噪比。为了更好地区分结合型微泡和循环微泡，提高组织特异性，最简单的方法是等待 10 分钟，此时绝大多数循环微泡已经被肝脾内皮网状系统破坏或者已经溶解，这个时间段也允许靶向微泡更加充分结合到靶点上，另一种更为准确并普遍运用在临床前实验的方法是破坏 - 补充技术，即在微泡破坏前后分别检测成像信号（图 1-7-4-1、图 1-7-4-2）。

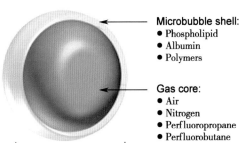

Microbubble shell:
- Phospholipid
- Albumin
- Polymers

Gas core:
- Air
- Nitrogen
- Perfluoropropane
- Perfluorobutane
- Perfluorohexane
- Sulfur hexafluoride

Diameter 1~4μm

A

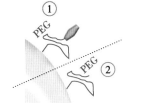

Conjugation chemistry:
- Streptavidin/avidin–Biotin
- Carboxyl–Amine
- Maleimide–Thioether or Cysteine
- Disulfide

Targeting ligand:
- Antibody
- Protein
- Peptide
- Natural or engineered scaffold

B

**图 1-7-4-1 分子靶向微泡的设计**

A. 直径 1～4μm 的核壳结构微球，其壳由各种材料组成，内核包含不同类型的气体；B. PEG 链的修饰稳定微泡壳，形成空间屏障以防止微泡聚集，最小化大分子吸附到微泡表面，并在壳和结合配体之间提供间隔。Diameter 1～4μm：直径 1～4μm；Microbubble shell：微泡壳；Phospholipid：磷脂；Albumin：白蛋白；Polymers：聚合物；Gas core：气相核；Air：空气；Nitrogen：氮气；Perfluoropropane：全氟丙烷；Perfluorobutane：全氟丁烷；Perfluorohexane：全氟己烷；Sulfur hexafluoride：六氟化硫；Conjugation chemistry：螯合化学；Streptavidin/avidin-Biotin：链霉亲和素 / 亲和素 - 生物素；Carboxyl-Amine：羧基 - 氨基；Maleimide-Thioether or Cysteine：马来酰亚胺 - 硫醚或半胱氨酸；Disulfide：二硫键；Targeting ligand：靶向配体；Antibody：抗体；Protein：蛋白质；Peptide：配体；Natural or engineered scaffold：天然或加工的支架

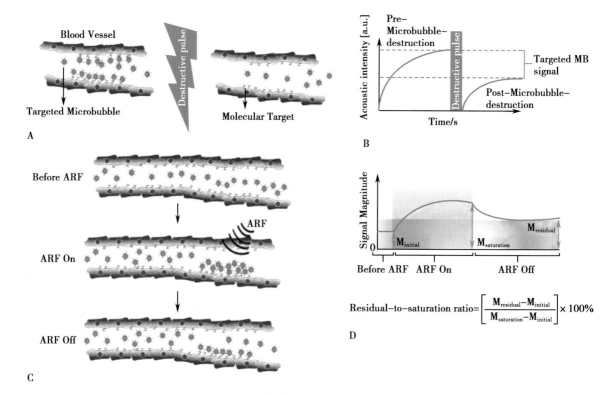

**图 1-7-4-2 超声分子成像信号的量化技术**

A. 在表达分子成像靶（红色）的容器中和注射分子靶向微泡（绿色）后以图形方式显示的破坏 - 补充技术。B. 静脉注射靶向微泡后，视野中的成像信号增加，并且由来自附着和自由循环的微泡信号以及组织背景信号组成。几分钟后，高压破坏性脉冲破坏了光束高度内的所有微泡，并且在另外几秒之后，自由循环的微泡已经补充到视野中。成像信号在破坏之前和之后的差异对应于来自附着的微泡信号（目标 MB 信号）。C. 使用声辐射力评估衰减独立的残余饱和比。在注射分子靶向微泡（绿色）后，声辐射力（ARF）脉冲轻轻地将目标微泡推向血管内皮细胞壁，从而增强微泡的分子靶附着。在终止推动脉冲之后，由于流动剪切力而释放未结合的微泡，并且仅牢固地附着微泡保持附着。D. 初始信号 Minitial 表示在没有黏附微泡的情况下组织的背景信号。在 ARF 脉冲之后，来自局部累积微泡的成像信号增强至完全饱和（饱和度）。在 ARF 脉冲终止后，未附着的微泡漂浮，并且可以测量来自附着的微泡（Mresidual）的成像信号。Blood Vessel：血管壁；Targeted Microbubble：靶向微泡；Molecular Target：分子靶点；Before ARF：声辐射力前；ARF On：声辐射力打开；ARF Off：声辐射力关闭；Acoustic intensity：声强；Pre-Microbubble-destruction：微泡破坏前；Targeted MB signal：靶微泡信号；Post-Microbubble-destruction：微泡破坏后；Time：时间；Signal Magnitude：信号幅度；initial：开始；saturation：饱和；residual：残余；Residual-to-saturation ratio：残余饱和比

靶向微泡要成功地实现靶向作用，需考虑几个因素：微泡的特性、流变学特征及靶向分子特性。目前用于观察及评价靶向微泡超声对比剂的方法主要有体外与体内评价。体外评价方法：①平行板流动腔；②荧光标记法；③流式细胞仪检测；④液相色谱分析；⑤ EIISA 评价其免疫活性；⑥茚三酮实验。体内最常用的方法：①通过目测超声造影，观察病变部位是否有特异性增强显影；②靶部位与周围组织造影后定量分析；③病理组织学检查，包括病理切片观察病变部位特异性荧光物质显影情况，电镜和激光共聚焦显微镜观察微泡在病变部位附着情况。

肿瘤生长依赖于丰富的氧和其他营养物质，为此肿瘤通过新生血管来增加血液供应，使肿瘤生长迅速；同时，新生血管表达大量的特异性抗原，如VEGF、av83 等。因此新生血管形态的成像将为检测肿瘤和判断肿瘤预后以及评估肿瘤对治疗的敏感性提供信息。

Ellegala 等应用与 Leong-Poi 等研究相同的 av-Integrins 单克隆抗体微泡，发现超声造影可定位性评价恶性胶质瘤的新生血管分布，肿瘤的外周新生血管密度最大，这是因为实质肿瘤的生长主要取决于神经血管的生长和 avfl3- 整合素表达（图 1-7-4-3～图 1-7-4-5）。

而 Weller 等利用能与肿瘤新生血管内皮细胞高度结合的三肽精氨酸 - 精氨酸 - 亮氨酸（tripeptide-arginine-arginine-leucine，RRL）作为配体与微泡连接，显示小鼠 PC3 肿瘤，同样发现肿瘤新生血管区域相对正常组织血管区明显增强（图 1-7-4-6）。

Harvey 等实验显示靶向超声造影可能成为早期发现肝肿瘤的影像学新方法。卞爱娜等将单抗

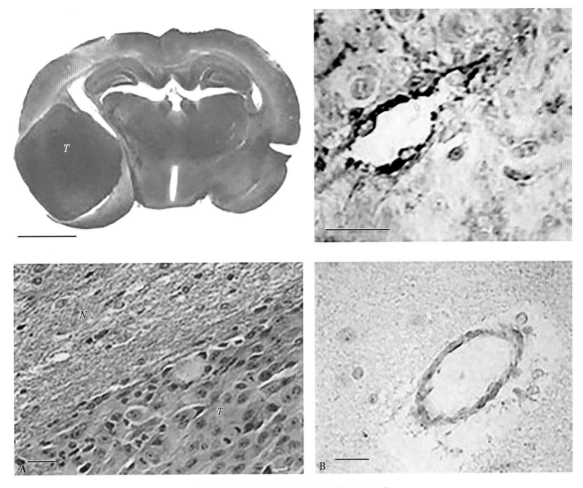

**图 1-7-4-3　胶质母细胞瘤肿瘤组织学**

A. U87MG 植入后 28 天（顶部）和肿瘤（T）与正常（N）组织（底部）之间的界面处的冠状切片的苏木精和伊红染色。比例尺 = 5mm（顶部）和 20μm（底部）。B. 免疫组化证明在肿瘤新血管（顶部）和与肿瘤相邻的非肿瘤组织（底部）中的血管中的 $\alpha_v\beta_3$ 整合素表达（褐色染色）。比例尺 = 15μm

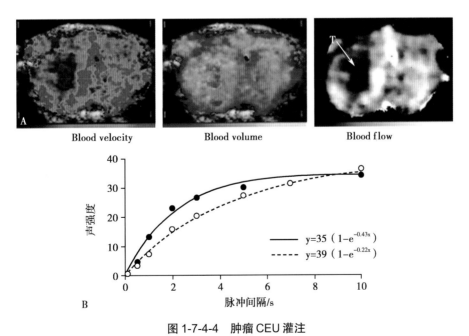

**图 1-7-4-4　肿瘤 CEU 灌注**

A. 参数 CEU 图像描绘了在 U87MG 植入后 28 天来自具有神经胶质瘤肿瘤（T）的大鼠的微血管血流速度（β），血容量（A 值）和血流（A×β）。底部描绘的色标。B. 肿瘤区域（空心圆圈，虚线）和对侧正常区域（实心圆圈，实线）的脉冲间隔与声强度数据。肿瘤的微血管血流速度低于正常区域。

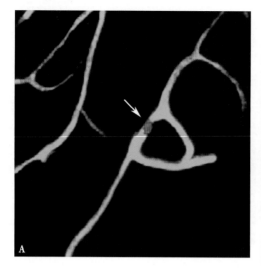
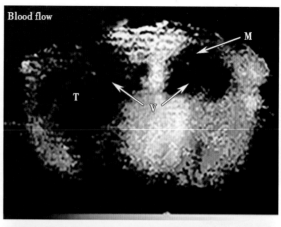
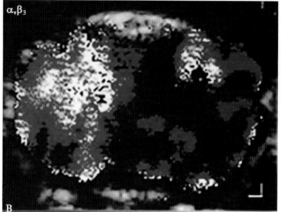

图 1-7-4-5  肿瘤的新生血管分布评估
A. 共聚焦显微镜显示在 U87MG 植入后 28 天，在肿瘤新血管中保留 DiI 标记的 $\alpha_v\beta_3$- 靶向微泡（箭头）。B. U87MG 植入 28 天后来自大鼠的 CEU 图像描绘参数灌注数据（上图），肿瘤解剖位置（T），心室（V）和脑室周围转移（M）以及 $\alpha_v\beta_3$ 靶向微泡的信号增强（下图）

HAb18 结合到自制的脂质体微泡上，在体外试验中能与人肝癌细胞高效特异性结合，下一步研究可望实现肝细胞癌靶向显影。这些研究结果表明超声造影与特异性的靶向微泡结合，不仅能评价新生微血管，且可实现超声对恶性肿瘤及转移灶的早期诊断，并有利于超声引导下活检时对肿瘤组织生长活跃区的准确选择（图 1-7-4-7、图 1-7-4-8）。

超声成像可以清晰地显示除肺和骨骼以外的软组织，具有分辨率高、实时成像、无电离辐射等优点。靶向微泡不仅能够作为超声分子成像对比剂预测放疗效果、显示放射敏感区域、量化评估放疗的生物毒性，还能够通过改善肿瘤细胞环境和运载放射增敏剂进一步提高放疗效果。微泡受到超声辐照破裂时，发生"空化效应"时产生的剪切力通过激活神经酰胺介导的 ASMase 信号诱导内皮细胞凋亡，这种通过超声刺激微泡破坏肿瘤血管内皮细胞的方法可以作为癌症放疗的辅助手段。Tran 等在一项前列腺癌和膀胱癌动物实验上发现，放疗联合超声微泡能够减少肿瘤血流灌注、促进肿瘤细胞死亡和延缓肿瘤生长。若 UTMD 技术联合放疗，血管内皮细胞和肿瘤细胞共同参与的级联死亡信号会加重肿瘤损伤。Ji 等将这种放疗增强剂应用在膀胱癌动物模型上，证实 UTMD 与放疗在体内能产生协同作用，联合治疗对细胞的杀伤力比单纯放疗增强了数十倍。目前的研究证据表明，UTMD 技术能够成功用于增强放疗效果，降低放疗剂量，达到根治癌症的目的，如果使用靶向作用于肿瘤血管内皮细胞的靶向微泡（如 VEGFR-2 靶向微泡），可以进一步提高癌症治疗的靶向性，保护正常组织。BR55 是首个应用于临床诊断中的靶向超声对比剂，它是将靶向 VEGFR-2 的异二聚肽整合到磷脂壳内形成靶向微泡。研究表明，BR55 在乳腺癌、前列腺癌的移植瘤新生血管中有很强的靶向性。目前已在前列腺患者中开展了 BR55 的 0 期临床试验，以期对 BR55 的毒性及有效性进行评价。综上研究所述表明：从对肿瘤新生血管显像的角度来看，用对肿瘤新生血管具有高度亲和力的特异性配体修饰微泡对比剂，能实现超声对恶性肿瘤及转移灶的早期诊断。

### （二）纳米级超声对比剂

微泡由于其微米级尺寸不能被动地渗出到组织间隙内，为了克服这种限制，已经设计了纳米级超声对比剂，例如脂质体、纳米气泡等，用于在血流外的超声触发的药物释放。

1. **纳米气泡**  纳米气泡是纳米尺寸的气泡，纳

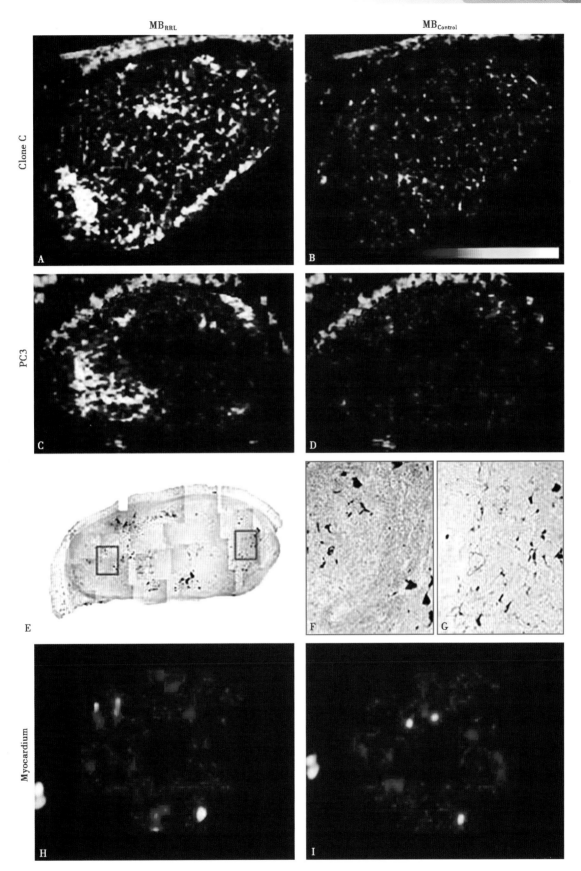

**图 1-7-4-6　MBRRL 用于肿瘤新生血管的评估**

A. 在将与 RRL（MBRRL）螯合的 MB 注射到携带克隆 C 肿瘤的小鼠后 120 秒拍摄的背景扣除的彩色编码超声图像。在彩色区域内，从红色到橙色到黄色到白色的渐变表示通过对比材料的更大信号增强。非彩色编码部分不是背景减去的，并且不影响视频强度数，MBRRL 提高了对比度。B. 在与 A 相同的小鼠中与甘氨酸对照肽（MB Control）缀合的 MB 的相应图像。C、D. 与 A 和 B 中类似的超声图像，但来自具有 PC3 肿瘤的小鼠。E. 对于因子Ⅷ免疫组织化学染色的中线 PC3 肿瘤切片的高分辨率显微照片的拼贴，显示微脉管系统主要定位于肿瘤的外周。细胞用苏木精复染。一些预期的收缩发生在福尔马林固定之后（放大倍数 20 倍）。F、G. 是 E 中所选图像区域的放大图。H、I. 类似于 A 和 B 中的超声图像，但是正常心肌（左心室的短轴视图）

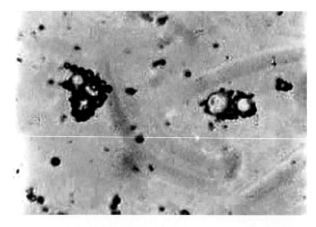

图 1-7-4-7　免疫脂质体微泡与 SMMC-7721 细胞结合的光镜观察（×400）

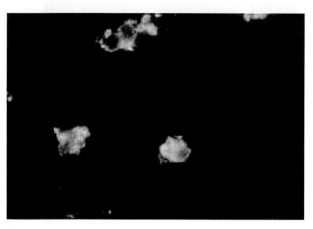

图 1-7-4-8　免疫脂质体微泡与 SMMC-7721 细胞结合的免疫荧光染色（FITC 染色，×400）

米气泡的壳通常由脂质或聚合物组成，用于增强气体损失，溶解和气泡聚结的稳定性，与超声结合的纳米气泡可用于增强药物递送。它们可以用做超声诱导的声孔效应的治疗性空化核，导致在细胞膜中形成瞬时孔以改变细胞渗透性。为此目的，纳米气泡可以与药物溶液共同使用，或者药物可以与气泡结构相关联，充当超声介导的载体，以增强细胞对药物的摄取。

靶向纳米对比剂作为有效的药物和基因递送系统是目前研究的热点，这是由于它们在特定靶向组织中实现细胞毒性剂的最高聚集能力。这种改变药物药代动力学和生物分布的方法可以提高治疗效果，并限制毒副作用，可以被动或主动地实现有针对性的递送。在主动靶向中，载体系统与特异性配体结合，所述特定配体识别在靶组织中过表达的组织或细胞特异性受体。纳米气泡也适用于表面修饰，增强其信号和肿瘤选择性，并减少非特异性毒性。通过表面修饰靶向纳米气泡也被认为是一种有

趣的治疗诊断方法。Jiang 等设计了一种新型赫赛汀靶向纳米气泡系统，有希望作为诊断和评估 Her-2 阳性乳腺癌治疗反应的工具。使用薄膜水合和超声处理方法制备聚乙二醇化的磷脂 - 壳 NBs，然后赫赛汀分子与 PEG 化的 NB 共价结合。NBs-Her 提供了长效对比增强，在体外和体内没有毒性作用，在体外特异性结合肿瘤细胞。重要的是，它们还有效地在体内穿透肿瘤组织并且在表达 Her-2 的肿瘤中潴留更长时间。

实现肿瘤选择性的策略是使用气泡缀合的特异性抗体靶向肿瘤中的配体。纳米气泡可以与亲和体缀合用做靶向探针，以产生纳米尺寸的超声对比剂分子。通过控制磷脂膜的厚度，使用薄膜水化合法制备均匀的纳米级磷脂壳和 $C_3F_8$ 气核 NB，然后将 NB 与生物素化的抗 ErbB2 Affibody 分子缀合，该分子是对 HER2 过表达肿瘤具有高亲和力和特异性的超小蛋白质类型。NB-Affibody 偶联物对 HER2 过表达乳腺癌细胞的高特异性在体外和体内实验均得到证实，证明了 HER2 阳性肿瘤显像的良好超声增强。通过生物素 - 链霉抗生物素蛋白系统构建与特异性抗 PSMA（前列腺特异性膜抗原）纳米抗体偶联的超声纳米气泡，以促进前列腺癌成像。

纳米气泡不仅可以用于肿瘤的靶向成像，还可以通过与化疗药物的结合来治疗肿瘤。Suzuki 等报道了与超声结合能使纳米气泡穿透四种类型的癌细胞能力增加并增强抗癌药物（顺铂和 5-FU）的细胞毒性作用。纳米气泡和超声波可有效提高细胞对顺铂和 5-FU 的敏感性。Gao 等制备了一种聚合物纳米气泡系统，以增加与超声相关的癌细胞的阿霉素敏感性，开发的系统包括可生物降解的嵌段共聚物（PEG-PLLA 或 PEG-PCL）稳定的全氟化碳纳米液滴。在加热至生理温度后，纳米液滴转化为纳米气泡。在肿瘤定向超声的作用下，载有多柔比星的纳米气泡会空化和塌陷，释放包封的药物并提高肿瘤化疗的有效性。Zhang 等开发了聚乳酸 - 羟基乙酸共聚物（PLGA）纳米气泡作为靶向药物载体，或有效的超声对比剂，以及用于 HIFU 消融绒毛膜癌的增效剂。Xie 等也使用了纳米气泡系统与 CPPs 的细胞穿透能力相结合的策略，用于喜树碱（CPT）的靶向递送。CPP 以 CPP-CPT 缀合物的形式包封在 NB 中，以在肿瘤部位实现 CPT 的细胞内递送，并增强其递送效率。利用局部肿瘤超声来实现 CPP-CPT 向肿瘤细胞的特定释放。CPP-CPT NB 在体外 HeLa 细胞中显示出有效的细胞摄取和显著的细胞

毒性。此外,在小鼠全身给药后,与正常 CPT 注射组相比,CPP-CPT NB 超声显示裸鼠异种移植 HeLa 细胞肿瘤具有更高的肿瘤抑制作用,并具有良好的体内安全性。总之,在抗癌药物递送中,纳米气泡具有的特征有易于药物的输送,改善癌细胞系对化学治疗药物的摄取(图 1-7-4-9~图 1-7-4-12)。

**2. 脂质体** 脂质体是囊泡结构,其具有加载亲水和疏水分子的倾向,因此它们适于加载治疗药物和成像剂。Iyer 等人开发了具有 In 作为显像剂并用、靶向间皮瘤的人单链抗体片段标记的免疫脂质体。与其他重要器官相比,开发的脂质体在靶肿瘤组织中表现出较多的聚集。已经开发了用 RGD-TPGS 修饰的用于靶向脑肿瘤的脂质体,并且包封用于治疗的多西紫杉醇(DTX)和用于成像的 QD。RGD 序列是整合素 $\alpha_v\beta_3$ 的已知识别基序,其在活跃增殖的肿瘤内皮细胞中过表达。同一组还报道了转铁蛋

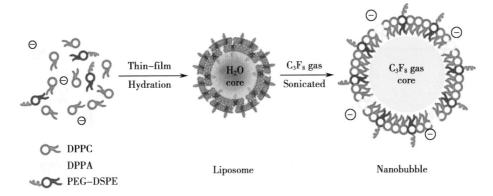

**图 1-7-4-9 用于肿瘤靶向超声成像的纳米气泡的结构和结构转变**

DPPC:二棕榈酰磷脂酰胆碱;DPPA:二棕榈酰磷脂酸;PEG-DSPE:聚乙二醇-磷脂;Thin-film:薄膜;Hydration:水合作用;$C_3F_8$ gas:全氟丙烷气体;Sonicated:声辐照;$C_3F_8$ gas core:全氟丙烷气体内核;Nanobubble:纳米泡;Liposome:脂质体

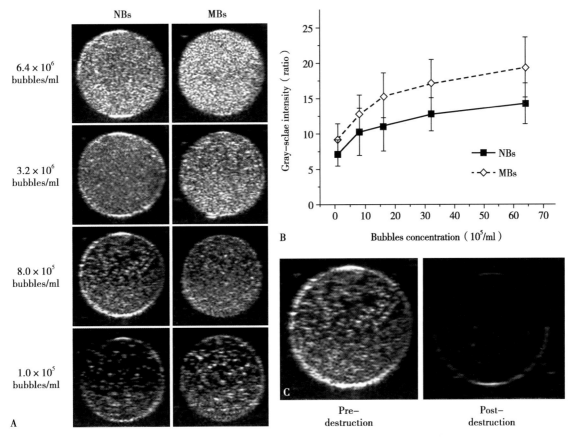

**图 1-7-4-10 在对比脉冲测序模式下,利用高频诊断超声波对纳米气泡(NB)和微泡(MB)进行体外超声图像**

A、B. 超声定量灰阶强度(脱气水的比率变化)。初始灰阶值是从样品孔中的脱气水获得的。NB 在 7MHz 时呈现与 MB 相似的灰阶强度($p = 0.134$)。C. NBs 低频超声暴露前后的破坏。bubbles:气泡;NBs:纳米泡;MBs:微泡;Bubbles concentration:气泡浓度;Gray-sale intensity:灰阶强度;Pre-destruction:破坏前;Post-destruction:破坏后

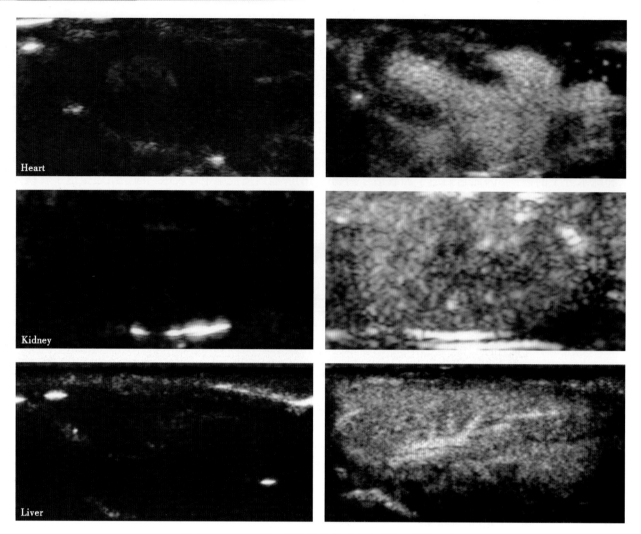

**图 1-7-4-11 正常大鼠各器官的对比脉冲序列模式图像**

与注射前图像相比，纳米气泡注射后的图像（右）在 Sprague-Dawley 大鼠的心脏，肾脏和肝脏中显示出明显的对比度增强（左）

白结合的脂质体靶向脑肿瘤，并封装 QD 用于成像和 DTX 用于治疗目的。

同时脂质纳米 tUCA 是相对成熟的纳米 tUCA，脂质体包裹率高、化学性质稳定、可生物降解，是纳米 tUCA 中一种比较理想的成膜材料，多由二棕榈酰磷脂酰胆碱、二硬脂酰磷脂酰乙醇胺及二棕榈酰磷脂酸等磷脂构成。这类磷脂包裹氟碳等气体构成的磷脂 - 气体壳核结构有良好的对比增强显像作用，且其因较高的气体包裹率，多用于携带靶向药物治疗和基因转染。Yin 等人通过薄膜水化法将上述磷脂按比例混合制成壳膜，包裹 C3F8 气体形成直径约 436.80nm 的氟碳脂质纳米泡，在此基础上以生物素 - 亲和素为桥梁制备以人类表皮生长因子受体 2（human epidermal growth factor receptor-2，HER2）为靶点的纳米级脂质超声对比剂，在体外与卵巢 SKOV3 癌细胞结合后有较明显的超声显像效果（图 1-7-4-13）。

**3. 无机材料纳米靶向超声对比剂** 以无机纳米材料为壳膜的纳米超声对比剂因其良好的组织相容性、生物稳定性、较高的反应活性，有望用于多模态成像成为后起之秀。目前报道较多的是以二氧化硅及纳米金属为外壳包被的对比剂。An 等人用硬模板法制备了直径为 100～400nm 一系列修饰有顺磁性物质 Gd-DTPA 的中空二氧化硅纳米粒，表面连接于前列腺肿瘤 PC-3 细胞靶向结合的多肽配体，结果显示，对比剂在荷瘤小鼠体内肿瘤的靶向显影效果良好。Wang 等人制备了包被纳米金外壳的氟烷聚乙二醇 / 二氧化硅介孔结构纳米粒，可作为超声造影的增强对比剂，还可用于超声介导的细胞坏死和高强度聚焦超声技术治疗。但无机材料的粒径和形态不易控制，制备工艺需进一步优化。

**（三）诊疗一体化**

通过对纳米材料的理性设计和合成，将目前临床上诊断和治疗两个分离的过程 / 功能集成于一个纳米载体，即构成了诊疗一体化纳米平台（theranostic nanoplatforms）。它能够实时、精确诊断病情并同步进行治疗，而且在治疗过程中能够监控疗效并随时

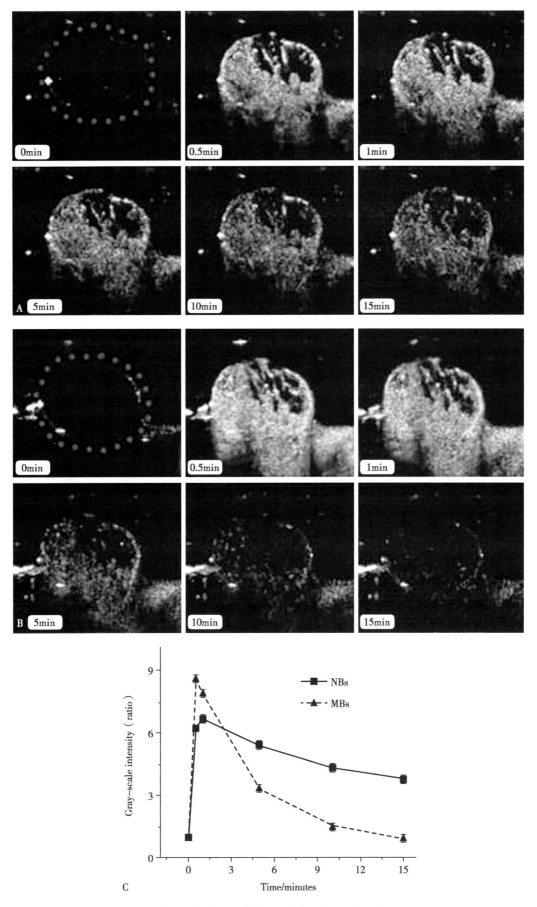

图 1-7-4-12 体内被动靶向性肿瘤超声成像

纳米气泡（A）在不同时间点（0，0.5，1，5，10 和 15 分钟）与微泡（MB）（B）比较，注射之前（蓝色虚线）和
注射纳米气泡（NB）之后的代表性皮下肿瘤图像。C. 注射造影剂后肿瘤增强的相应时间 - 信号强度曲线

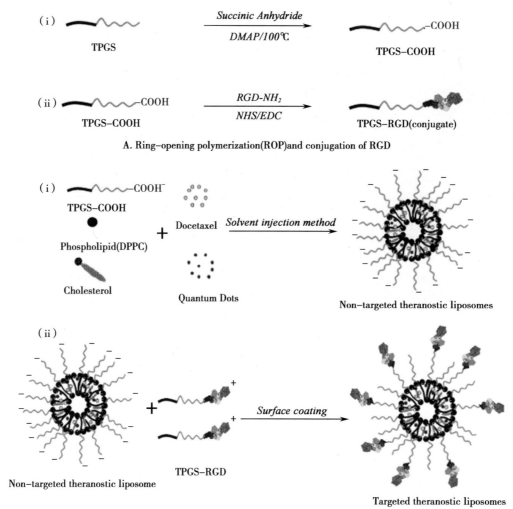

图 1-7-4-13　非靶向和靶向材料制备的示意图

A. 合成（i）TPGS-COOH，（ii）RGD-TPGS；B.（i）非靶向治疗诊断脂质体（DTX-QDs-TPGS-Lps），（ii）靶向转移脂质体（DTX-QDs-RGD-TPGS-Lps）。DMAP：二甲基氨基吡啶；succinic anhydride：琥珀酰酐；Ring-opening polymerization（ROP）and conjugation of RGD：开环聚合和 GRD 螯合；conjugate·：螯合剂；Docetaxel：多烯紫杉醇；Phospholipid：磷脂；Cholesterol：胆固醇；Quantum Dots：量子点；Solvent injection method：溶剂注射方法；Non-targeted theranostic liposomes：非靶向诊疗脂质体；Surface coating：表面涂层；Targeted theranostic liposomes：靶向诊疗脂质体

调整给药方案，有利于达到最佳治疗效果，并减少毒副作用。近五年来，纳米诊疗一体化研究引起国际纳米生物医学领域的广泛重视，相关论文发表迅速增加。这些工作表明，纳米诊疗学有望成为个性化医疗/精准医疗的一种新的重要策略（图 1-7-4-14、图 1-7-4-15）。

构建靶向诊疗一体化纳米平台的常用载体主要包括：①脂质载体，如脂质体纳米粒子；②聚合物载体，如高分子树枝状分子、胶束、聚合物囊泡、嵌段共聚物、蛋白类纳米粒子；③无机载体，如硅基纳米粒子、碳基纳米粒子、磁性纳米粒子、金属类纳米粒子以及上转换纳米材料等。

在纳米载体的选择上一般遵循以下原则：①具有较高的载药率和控缓释特性；②生物毒性较低，不

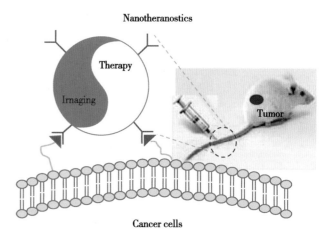

图 1-7-4-14　肿瘤靶向纳米诊疗一体化示意图

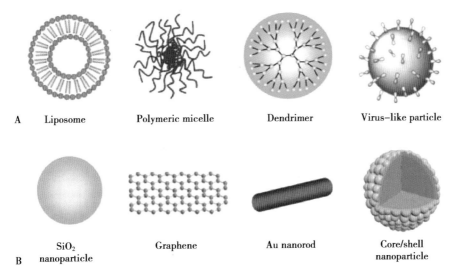

**图 1-7-4-15　常用的纳米平台**

（A）有机结构，例如脂质体、聚合物胶束、树枝状大分子、病毒样颗粒。（B）无机纳米载体，例如二氧化硅纳米粒子、石墨烯材料、金纳米材料和各种核/壳纳米粒子

会产生机体免疫反应；③具有较好的胶体稳定性和生理稳定性；④制备简单、容易规模化生产，成本低。

对肿瘤有效精准治疗是诊疗一体化技术的最终目的。利用诊疗一体化纳米平台可以实现药物的靶向递送和控缓释，显著改善肿瘤的治疗效果，降低毒副作用。纳米载体表面修饰化疗药物、基因、光敏分子等不同的功能性分子，同时结合纳米材料本身具有的特殊性质可将其用于化疗、基因治疗、光热治疗、光动力治疗、放射性治疗、免疫治疗、多种治疗方式联合治疗以及成像指导下的可视化治疗。其中，影像介导的可视化治疗由于其可以追踪药物动力学过程和释放、纳米药物的分布和代谢，已经成为肿瘤治疗的研究热点。但是，诊疗一体化技术的问世还只有10余年，目前尚处于发展的初期，仍面临一些重要挑战，迄今为止还没有实现临床转化应用的报道。因此，未来几年应该重视以下几个方面的研究：①设计、构建新型高效、安全多功能诊疗一体化纳米材料，实现对肿瘤的性质、尺寸、深度等精准诊断；②尽快制订诊疗一体化材料在分散性、稳定性、生物相容性、生物毒性的评估体系，建立相关纳米材料与技术标准，促进纳米诊疗一体化技术的临床转化应用；③拓展诊疗一体化体系在其他重要疾病诊疗中的应用。

**（四）不足与展望**

靶向超声成像在肿瘤的诊治中表现出很多独特的优势，如通过粒径小的靶向超声对比剂可实现血管外显像、靶向性强可实现肿瘤等疾病的靶向诊治等，而且随着研究地不断深入，靶向超声成像正向

着多模态成像、多靶点、多功能方向发展。但靶向超声成像的核心靶向对比剂的研发还处于初级阶段，仍有许多有待解决和优化的问题。如何优化对比剂显像效果及在靶组织的停留时间，如何解决对比剂在体内成像的稳定性及单分散问题，如何提高对比剂与靶点结合的牢固性及实现多靶点结合等，均有待今后在对比剂材料、制备方法、靶点配体选择及超声技术发展等方面进一步深化研究。尽管靶向超声成像真正进入临床应用还有诸多问题需要加以解决，但目前在小型及大型动物上的实验研究结果为向临床应用转化打下了良好的基础，相信随着生物医学工程学和现代分子生物学的不断发展，靶向超声成像有望在将来应用于临床。

## 二、血管栓塞性疾病的超声靶向成像

**（一）血栓的介绍**

血栓是由血液改变、血管受损、血流淤滞使血液发生凝固或血液中的某些有形成分互相堆积，形成的固体质块，可引起局部器官或组织的缺血性坏死以及相应脏器梗死，脱落的栓子可随血液流动引起栓塞、心瓣膜上的血栓形成及机化，导致心瓣膜病、DIC引起全身广泛性出血和休克，是不同疾病、不同原因引起的一组并发症，其发病率高，危害大，甚至有致命的危害。目前早期检测出血栓并加以治疗能大大减少死亡率及其并发症，已成为医学界广泛关注的热点问题。引起血栓形成的因素主要有血管内皮细胞损伤、血流状态的改变、血流减慢和血流产生漩涡改变、血液凝固性增加等。

形成机制：

（1）心、血管内膜损伤：①内膜受到损伤时，内皮细胞发生变性、坏死脱落，内皮下的胶原纤维裸露，从而激活内源性凝血系统的Ⅻ因子，内源性凝血系统被激活；②损伤的内膜可以释放组织凝血因子，激活外源性凝血系统；③受损伤的内膜变粗糙，使血小板易于聚集，主要黏附于裸露的胶原纤维上。

（2）血流改变：血流变慢和血流产生漩涡等。

（3）血液性质改变：主要是指血液凝固性增高，见于血小板和凝血因子增多，如在严重创伤、产后及大手术后。

**（二）现代影像技术检查血栓的方法比较**

过去认为血栓诊断的金标准是静脉造影，但这项检查难度大、繁琐、有创、有射线、对比剂本身具有适应证且费用较高。随着仪器和技术的发展，MRI和多排CT静脉成像对深静脉血栓的诊断也起到一定作用。有报道静脉造影、MRI和多排CT静脉成像对静脉血栓诊断的敏感性分别为90%、96%和97%。二维超声和多普勒超声可对受累血管血栓的部位、大小、回声及血流情况及瓣膜功能做出正确的诊断，新鲜血栓在超声下的回声与血液的回声基本相似，所以在普通超声下还是存在看不清的情况。近年来，随着超声和分子生物学发展研究的不断深入，借助先进的影像技术，利用超声对比剂的显像来提高超声对疾病的临床诊断。有报道超声造影对静脉血栓诊断的敏感性为97%。由于MRI和CT静脉造影的机器大，相对固定无法移动，不能在床旁完成，且费用较高，而超声检查及超声造影有更多的优点：无创、无毒、无放射污染，实时、动态、价廉、快速、可反复进行观察。另外，机器可以移动至床旁，尽管所用机器、个人手法上会有一定程度的差异，但相对比较统一，结果较静脉造影更为可靠且方便。因此目前超声技术已基本取代了静脉造影，成为首选的检查方法。

一般情况下，灰阶超声就可以发现血管内团块状的血栓回声，彩色多普勒血流成像可以显示血栓造成的血流充盈缺损，频谱多普勒可以检测心血管腔内血流速度和状态。但是单纯的二维超声所提供的信息是有限的，可能会造成漏诊误诊，比如部分急性期血栓回声极低，与血液回声相近，常规二维超声因难以分辨容易漏诊；因此需要超声靶向成像来提供更多的信息。相较于常规超声，超声靶向成像在血栓检测方面存在以下优势：超声靶向成像有助于动脉血栓与动脉粥样斑块（软斑）的鉴别，对临床治疗措施的选择意义重大；超声靶向成像有助于微小病灶的检出，有助于临床的治疗或预防；超声靶向成像可检测血管内皮损伤，而血管内皮损伤是血栓形成的常见原因，因而超声靶向成像可能预测血栓形成。

**（三）靶向超声成像的原理**

靶向超声成像是利用超声微泡表面固有的生物学特性或通过对微泡表面进行特殊处理构建成靶向超声微泡，使后者经静脉注入后能靶向性聚集并较长时间滞留于靶组织或靶器官中，再通过对比超声产生分子水平显影的一种新兴的超声成像技术。主动性靶向是通过对普通超声微泡进行特殊处理，在其表面装配具有靶向性的配体（如单克隆抗体）来实现的。由于声学微气泡是一种局限于血管内的对比剂，它与血管内皮细胞的相互作用成为利用靶向性超声成像进行各种疾病研究的基础。另外，靶向性超声对比剂还可携带相关因子（抗体）在靶部位释放，从而达到治疗的作用。目前，靶向性超声微泡的新型成像方法的研究成为医学影像领域的研究热点，也成为国内外研究的热点。靶向性超声对比剂——微泡表面有效黏附结合具有特异性的配体，这类微泡提高了准确性和敏感度，经过血液循环积聚到指定的靶组织部位，从而使靶区域组织在超声影像中得到特异性的增强显影或局部靶向治疗作用。目前，靶向性超声对比剂在临床上主要应用于肿瘤的显像及治疗，粥样斑块的显像等，对于血栓的靶向性研究也有报道。

**（四）亲血栓性靶向对比剂的分类**

血栓超声靶向成像的主要机制是将能与血小板或纤维蛋白（参与血栓形成的主要物质）特异性结合的配体连接在微泡表面，构建靶向微泡，经静脉注射后靶向微泡能与血栓结合，特异性聚集或长时间滞留于血栓处，从而使血栓显像或者在微泡表面连接某些特殊基团，其在血栓环境中可被某些血栓标志物激活而发出信号，从而实现靶向检测血栓。目前报道的用于结合亲血栓性靶向物质的微泡一般是具有生物结合性和微泡囊稳定性的气泡，多为脂质和高分子聚合物，内为氟碳气体，稳定性得到保障。用于亲血栓靶向性对比剂的配体多是针对血栓形成过程中参与的因子而研究的。

目前主要有三种策略来实现血栓的超声靶向成像：以血小板表面受体为靶点构建靶向微泡；以纤维蛋白原为靶点构建靶向微泡；以血栓生化标志物为靶点构建靶向微泡。

**1. 以血小板表面受体为靶点构建靶向微泡** 目前研究比较多的配体主要是 GPⅡb/Ⅲa（血小板糖蛋白Ⅱb/Ⅲa），它属于整合素（integrin）粘连受体家族，主要存在于血小板及其前体细胞巨核细胞表面。未激活时 GPⅡb/Ⅲa 结合位点呈隐藏状态，当血小板活化时，GPⅡb/Ⅲa 受体形态发生改变，结合位点得以毕露，特异性识别纤维蛋白原、纤维连接蛋白及 vWF 上的肽序列致血小板聚集。目前能与活化的 GPⅡb/Ⅲa 受体靶向结合的配体主要有以下三种。

（1）应用含 RGD 或 KGD 序列的肽修饰微泡，使其与血小板表面的 GPⅡb/Ⅲa 受体特异性结合，从而实现血栓的靶向成像。

Unger 等研制了一种携 RGD 线性寡聚肽的靶向微泡 MRX-408，体外研究显示其可与血栓靶向结合并到达血栓深部，实现血栓靶向成像，Takeuchi 等的体内实验结果也证明 MRX-408 能特异性的与血栓结合，使血栓的回声信号明显增强，显著提高了超声对左心房和静脉内血栓的显示，且使血栓大小的测量更加准确。

Hu 等将 RGD 环寡肽连接在微泡表面构建靶向微泡，体外实验证明，与非靶向微泡相比，携 RGD 环寡肽靶向微泡可以增强血栓回声信号强度；体内实验也证明携 RGD 环寡肽靶向微泡可显著增强血栓回声信号强度，靶向微泡组血栓平均信号强度是非靶向微泡组的 3.2 倍（图 1-7-4-16）。

（2）GPⅡb/Ⅲa 抗体：近年来研究发现特异性抗 GPⅡb/Ⅲa 单链抗体（scFv）的部分构型可与活化的 GPⅡb/Ⅲa 受体上的配体诱导部位（ligand-induced binding site，LIBS）特异性结合从而可作为血栓靶向成像的配体。Wang 等在微泡上连接能与 LIBS 特异性结合的单链抗体 GPⅡb/Ⅲa（scFv_anti-LIBS）构建 LIBS 靶向微泡（LIBS-MB），以非特异性单链抗体微泡（control MB）及空白微泡作为对照，进行小鼠预动脉血栓超声成像的体内实验，分别选取微泡注入前、微泡注入 20 分钟后测长血栓区域的超声灰阶强度，结果显示 LIBS-MB 是 control MB 的 6.5 倍。该研究还发现 LIBS-MB 超声靶向成像可以检测体内药物溶栓效果（图 1-7-4-17）。

（3）GPⅡb/Ⅲa 受体拮抗剂：阿昔单抗（Abciximab）是 GPⅡb/Ⅲa 受体拮抗剂，可与血小板 GPⅡb/Ⅲa 受体有效结合，可作为血栓分靶向成像的配体。Alonso 等构建携阿昔单抗的靶向微泡，用于检测血栓超声强度，结果显示无论体外还是体内，携阿昔单抗的靶向微泡组血栓回声均明显增强。Della 等制备携阿昔单抗片段的靶向微泡进行血栓超声分子成像，结果显示该靶向微泡可识别红色血栓及白色血栓，与血栓结合后产生比 SonoVue 更高的信号强度，提高了血栓的可视化程度（图 1-7-4-18、图 1-7-4-19）。

夏红梅等构建的亲血栓性靶向超声对比剂，因 6- 氨基肽抢先与凝血块表面和内部的血小板糖蛋白Ⅱb/Ⅲa 受体结合并达到饱和状态，当携带有 6- 肽的白蛋白靶向微泡到达结合位点时已没有游离的Ⅱb/Ⅲa 受体，而不能结合成相应的配体 - 受体对。造影后目测观察，亲血栓性白蛋白靶向超声对比剂对腹主

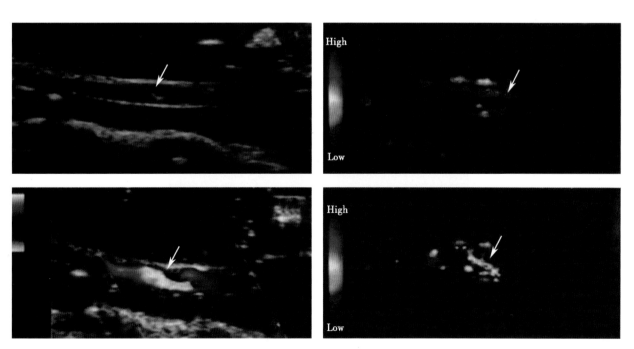

图 1-7-4-16　RGD 环寡肽靶向性微泡用于血栓特异性超声成像

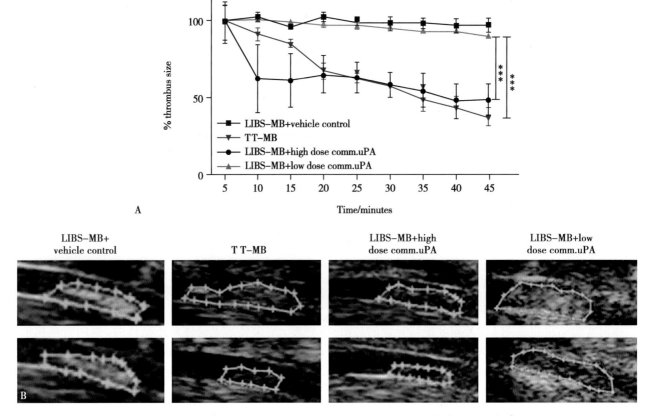

图 1-7-4-17　通过超声分子成像监测出注射 TT-MB 后的血栓溶解治疗效果

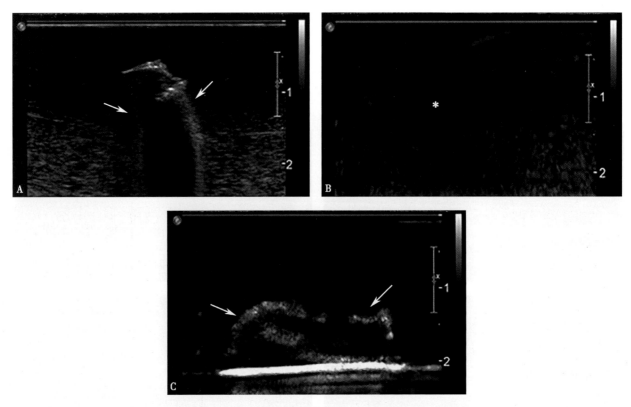

图 1-7-4-18　免疫微泡破坏和再次孵育

A. 用阿昔单抗免疫微泡预温育的人血凝块。免疫微泡附着于血凝块表面（箭头）。B. 具有高 MI（*）的免疫微泡破坏后的血凝块。C. 阿昔单抗免疫微泡第二次重新孵育学凝块后的超声分子成像。与 A 和 B 相比，在浸入新的盐水浴后，血凝块位于不同的位置。箭头显示气泡附着到凝块表面

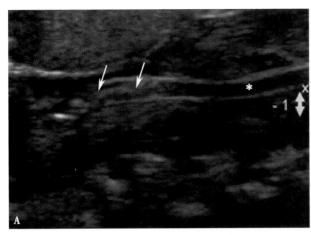 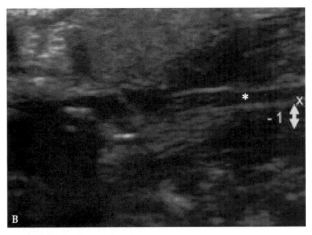

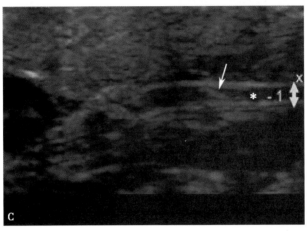

**图 1-7-4-19　血管内血凝块的超声图像**

A. 将凝块（箭头）在阿昔单抗免疫泡中预孵育，在盐水中洗涤，并插入大鼠右侧颈总动脉（*）中。B. 超声泡破坏后血栓回声明显减少，凝块几乎消失。C. 在全身应用 ReoPro 微泡悬浮液期间，观察到对比度再增强，特别是在血栓的近端部分（箭头）

动脉新鲜血栓增强显影达 10 分钟以上，灰阶值为（98.463±6.3）dB，与造影前 0s［灰阶值（18.741±2.86）dB］比较相差非常显著（$p<0.001$）；普通白蛋白对比剂造影后血栓超声显像效果改善不明显，但灰阶值升高为（28.862±2.15）dB，与造影前 0s 比较相差显著（$p<0.05$），与靶向对比剂造影后灰阶值比较相差非常显著（$p<0.001$）（图 1-7-4-20、图 1-7-4-21）。

黄瑞珠等研究显示，血小板活化后高表达 P- 选择素，在一个活化的血小板膜表面上约有高达 10 000 个 P- 选择素分子表达，密度约为 350 个 /μm²。采用亲和素 - 生物素桥接法制备 MBp 和同型对照微泡（MB），应用自制琼脂糖流动腔模型模拟体内高剪切应力血流环境，冲洗前 MBp 组和 MB 组血栓 VI 值无明显差异（$p>0.5$）；冲洗后 VI 值在各时间点 MBp 组均较 MB 组大（$p<0.5$）。冲洗 10 分钟后 MBp 组血栓仍有可视性对比增强，而 MB 组血栓在冲洗 2 分钟后已无可视性对比增强。免疫组化显示血栓表面有明显的 P- 选择素表达。以 P- 选择素为靶标的 MBp 在高血流剪切应力下与血栓的靶向结合稳定可靠，可

用于动脉血栓的超声分子成像（图 1-7-4-22）。

**2. 以纤维蛋白原 / 纤维蛋白为靶点构建靶向微泡**　纤维蛋白原是介导血小板聚集的"桥梁"，在血栓形成中起重要作用，因此携抗纤维蛋白原抗体的微泡可与血栓中的纤维蛋白原特异结合从而实现血栓的靶向成像。Lanza 等制备携抗纤维蛋白抗体的

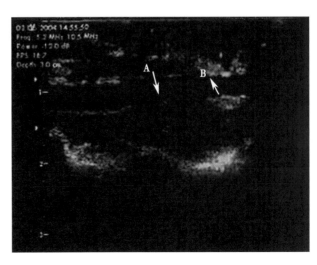

**图 1-7-4-20　普通白蛋白对比剂用于超声增强成像**

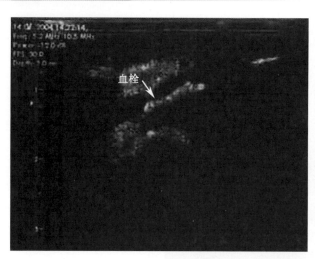
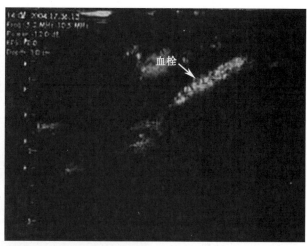

图 1-7-4-21 靶向性对比剂用于超声增强成像

靶向微泡进行血栓成像,体内体外的研究结果均证明靶向微泡可增加血栓回声强度,提高血栓检出的敏感性和特异性(图 1-7-4-23~图 1-7-4-25)。

3. 以血栓生化标志物为靶点构建靶向微泡 有

MBp组　　　　　　MB组

A1　　　　　　　B1

A2　　　　　　　B2

A3　　　　　　　B3

A4　　　　　　　B4

A5　　　　　　　B5

图 1-7-4-22 血栓各时间点的 CEU 图

血栓各时间点 CEU 图像,MBp 组均显著强于 MB 组,MBp 组 10 分钟时仍有可视性对比增强

研究者将某些生化标志物的适配子与微泡偶联,从生化水平实现血栓超声靶向成像。Nakatsuka 等在微泡上连接凝血酶适配子 DNA 交联链构建所谓的"智能微泡",当血栓形成,血液中凝血酶水平升高时,微泡被激活,产生谐波信号,被超声探头探测而显像。研究显示,该"智能微泡"对凝血酶相当敏感,只要血栓形成、血液中凝血酶浓度达到 20nmol/L 时,"智能微泡"即能探测到。

近年来,随着超声诊疗一体化概念的提出以及相应诊疗剂的设计、开发,为血栓的精确诊断和溶栓治疗以及治疗监控的同时实现提供了可能。Xu 等人制备了一种 PLGA 纳米颗粒,其内核负载了全氟己烷和印度墨水,PLGA 壳层中包裹了 $Fe_3O_4$ 纳米颗粒,壳层表面螯合了 EWVDV 短链配体;EWVDV 配体可对血栓表面的 P-选择素特异性靶向识别,内部负载的印度墨水可实现光声成像,壳层中的 $Fe_3O_4$ 可实现 MR 成像,内核中的全氟己烷可在超声作用下发生 ADV 过程产生气泡,一方面增强超声造影成像,另一方面发生空化效应,溶解血栓,最终实现多模式引导下血栓溶解以及监控。

(五)不足与展望

虽然亲血栓性靶向超声对比剂在成像方面具有操作简便、实时成像、无毒副作用、无损伤性、可以动态观察、适用面广等优点,但也存在一些不足,目前这些研究仍处于实验探索阶段,从实验研究到临床应用还有许多问题亟待解决:①靶向血栓微泡的构建还需要进一步的探索并完善,以实现靶向微泡的循环半衰期长,与血栓靶向结合更加牢固,使血栓显像所用的微泡量足够少,毒性最低;②目前,用于探讨血栓超声分子成像和溶栓效率的动物模型不十分理想;③靶向血栓微泡携带溶栓药物的研究

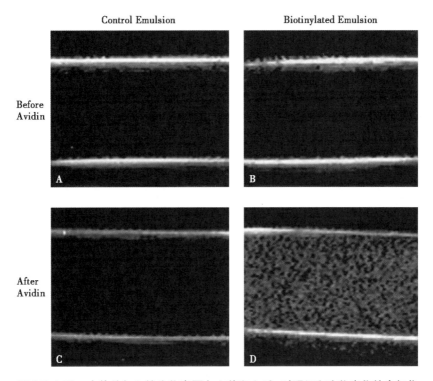

图 1-7-4-23 　在体外加入抗生物素蛋白之前和之后，对照组和生物素化的全氟化碳乳液悬浮液组的超声成像图（7.5MHz）

在加入抗生物素蛋白之前，对照组和生物素化的乳液都没有明显的声反射率（A、B）。加入抗生物素蛋白后，对照组（C）的回声特性没有明显变化，而生物素化的全氟化碳乳液组（D）声反射率快速增加

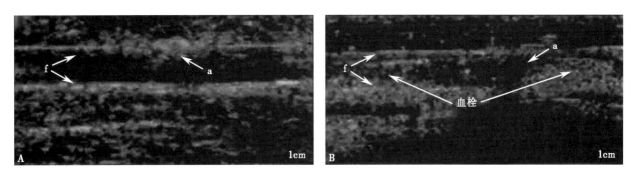

图 1-7-4-24 　生物素化抗纤维蛋白抗体靶向的全氟化碳乳剂的血栓成像

在暴露于生物素化的全氟化碳乳剂之前（A）和之后（B），用生物素化的抗纤维蛋白抗体靶向的犬股动脉血栓的声学增强。使用 7.5MHz 线性阵列聚焦换能器，急性动脉血栓的可视性很差。透壁电极（a）和股动脉（f）的壁边界清楚地描绘（a）。在暴露于生物素化乳液后，血栓很容易可视化。阳极（a）在对比增强血栓的中部产生超声波遮蔽效应

还比较少，需要进一步的探索；④如何选择最佳的超声参数进行诊断和溶栓治疗；⑤靶向血栓微泡应用到人体还需考虑其安全性问题。近年来，随着高分子材料的高速发展和微泡制备工艺的不断完善及对比剂稳定性的提高，微泡超声对比剂会走向个性化的发展，未来的超声对比剂不仅应用于特异性的超声成像，还可以携带药物和治疗基因的载体到达病变部位进行局部治疗，相信上述问题会得到解决，亲血栓性靶向超声对比剂不仅为临床诊断血栓提供了可靠的客观依据，也为治疗血栓性疾病提供了新型的治疗途径，具有广阔的应用前景。随着纳米技术与分子生物学的发展，纳米级的超声对比剂层出不穷，主要包括液态氟烷纳米粒/乳剂，其分子量小、稳定性高、穿透力强（可穿透血管内皮，可显像血管外靶组织），超越了常规对比剂只能显影血管内病变的局限，有力推动超声分子显像与靶向治疗向血管外领域的发展，此外，在显微镜下观察到微泡可以特异性的结合到血凝块上，且这些微泡不仅被血栓周边和表面吸收，还可到达血栓团块的深层，因此，亲血栓靶向超声对比剂显影的意义不仅为敏感度的提高、图像质量的改善，更深一步地延伸到血栓的溶栓治疗。

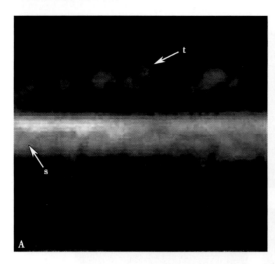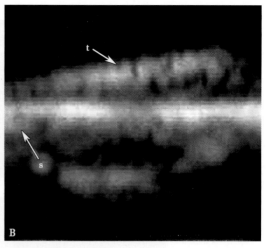

图 1-7-4-25　血浆凝块的超声图像( 7.5MHz )

用抗纤维蛋白单克隆抗体预靶向并在体外暴露于对照或生物素化的全氟化碳乳剂。支撑缝合线和血栓(t)清楚地描绘出来。在与对照或生物素化的全氟化碳乳液温育之前，凝块的声反射率低。对照乳液的应用没有增强对照凝块（A）的声反射率，而生物素化乳液大大增加了目标凝块（B）的回声性。由凝块表面周围的生物素化乳液赋予声学增强，反映了乳液颗粒不能渗透到凝块中

## 三、超声介导的生物屏障开放

血 - 脑屏障（BBB）是由内皮细胞、基膜及星形胶质细胞组成的一个位于脑和微血管之间的物质调节界面，对进出的物质具有选择通透性。BBB 通常可以保护大脑免受毒素侵害，并有助于维持神经元微环境的稳态。然而，它也排除了脑实质中 98% 的小分子药物和大约 100% 的大分子神经治疗药物。因此，血 - 脑屏障成为药物在大脑中开发和利用的主要限制因素。为了克服这些限制，已经探索了不同的方法绕过这些血管屏障，或者通过内源性机制促进其通过，例如：直接注射法、鞘内注射、脑室内注射、通过动脉注射渗透溶液或其他破坏 BBB 的药剂、通过内源性转运机制修饰药物以跨越屏障等。虽然这些方法有一定的效果，但也存在诸多的局限性，具有侵入性、不可控性、个体化差异较大等。最近研究表明，聚焦超声（FUS）与微泡（MB）结合具有打开血 - 脑屏障（BBB）的能力，并且有无创性、局部化和可逆性的优点，该项技术的出现为中枢神经系统的治疗提供了一种新的选择。

经颅 FUS 通常与静脉注射的 MB 结合使用，以诱导 BBB 开放。MB 是很小（1～10μm）的微泡，具有脂质或蛋白质壳状结构，内充斥着一种惰性气体，最常见的是全氟化碳（一种 FDA 批准的超声对比剂）。更为重要的是，循环 MB 可以将开启 BBB 所需的声能降低两个数量级，并将机械效应仅局限于脉管中。这种效应使得低压 FUS 也可诱导 BBB

开放，并且消除了在治疗过程中颅骨过度加热的隐患。在 FUS 脉冲之间延长关闭时间（低占空比），可以使在 FUS 辐射处进行 MB 再灌注和散热。在开启 BBB 用较低的超声压力下，MB 在 FUS 场稳定地振荡，在压缩期间稀疏和收缩期间膨胀，产生作用在血管壁上的机械剪切力和微流动效应，这种现象称为稳定振荡。由于这种稳定振荡所产生的影响更容易预测，因此是 BBB 开放的首选方式。相反，在较高的声压下，MB 会产生不稳定的振荡，最终向内坍陷，在惯性空化过程中产生局部温度升高和高压射流。虽然在这两种情况下 FUS-MB 都可以诱导 BBB 开放，但惯性空泡更为剧烈，并且在正常脑组织中通常可以避免。然而，当潜在的益处大于风险时，它可能被用于检测病变组织，或用于病变部位的治疗。体内外实验证明，MB 稳定振荡所施加的机械力可以导致血管扩张和内陷，以及可以使内皮细胞的细胞骨架发生变化。目前研究认为 FUS-MB 诱导 BBB 的开放的机制有：紧密连接的破坏、诱导的转胞吞作用和声波所致的血管内皮穿孔。

研究表明，FUS-MB 具有较高的安全性，在静脉注射超声微泡对比剂后进行聚焦超声（FUS），可导致 BBB 持续性打开而不会产生病变或明显的神经元损伤。循环的微泡可以将超声效应集中于血管壁，通过扩大紧密连接和激活细胞外机制导致 BBB 打开，而对周围薄壁组织影响不大。通常以低占空比（1%～5%）的短脉冲（1～20ms）超声，持续 0.5～1 分钟用来中断 BBB。通过一些简单的修改来启用

低强度脉冲，使得现有的临床脑聚焦超声（FUS）系统可以用于 BBB 的中断。超声之后 BBB 几乎立即中断，并在数小时后进行指数衰减，由于血管密度的差异，通过屏障到达灰质中的药物的量似乎比白质多得多。

FUS-MB 介导的 BBB 开放可以运输多种治疗剂，并且可以降低所需的全身剂量，少量的药物也可以穿透 BBB 来提高药物的功效和改善安全性。此外，在某些持续存在 BBB 损伤的疾病模型中，FUS 能够均匀、靶向地破坏 BBB 来增加药物递送和改善药物分布。FUS 已经证明能够进行广泛的有效载荷，包括小分子药物，150kDa 抗体，重组蛋白甚至 100nm 脂质体药物载体。随着 FUS 突破 BBB 技术在过去十年中得到改善，从单独的小分子药物（如替莫唑胺）到更大的斑块结合抗体和 100nm 脂

质体药物载体的研究都已经取得了进展。Fan 等人从体外细胞角度研究了超声联合靶向微泡增强的空化效应实现细胞膜发生声孔效应，增强内吞，最终增强基因传输和转染效率（图 1-7-4-26），同时从活体层面上系统性地研究了稳态空化剪切力和瞬态空化的微射流如何作用于脑部血管内皮细胞，增强其渗透性，促进基因药物跨越 BBB（图 1-7-4-27），实现帕金森病高效治疗。

最近一些研究表明，FUS 通过与多种影像手段结合，实现 BBB 跨越过程监控，例如 FUS 联合磁靶向协同跨越 BBB、MR 影像监控跨越 BBB 过程，主动靶向修饰联合 FUS 跨越 BBB 等方法，以进一步提高药物、基因进入 CNS 的递送效率。例如，Fan 等人制备了包裹超顺磁氧化铁（SPIO）和阿霉素（Dox）的微泡复合物，该微泡复合物内部负载

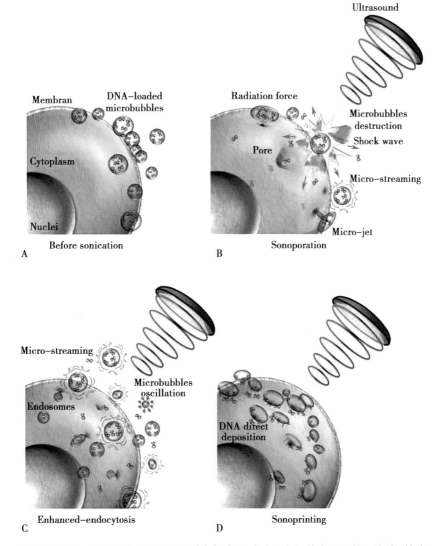

**图 1-7-4-26 体外细胞水平，微泡联合超声通过增强空化效应促进基因传输、转染**

Membran：膜；Cytoplasm：细胞质；Nuclei：细胞核；DNA-loaded Microbubbles：担载 DNA 的微泡；Before sonication：超声前；Radiation force：辐射力；Pore：孔；Microbubble destruction：微泡破坏；Shock wave：冲击波；Micro-streaming：微流；Micro-jet：微射流；Sonoporation：声孔效应；Endosomes：内含体；Microbubbles oscillation：微泡震动；Enhanced endocytosis：增强内吞；DNA direct deposition：DNA 直接沉积；Sonoprinting：声打印

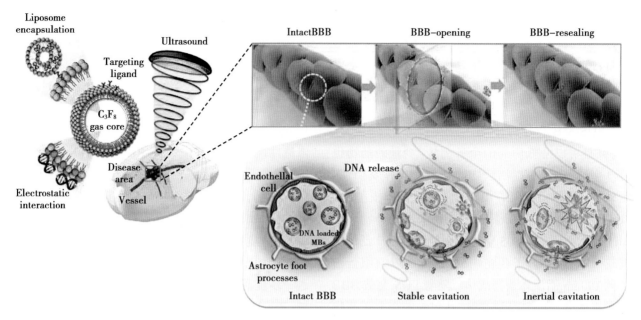

**图 1-7-4-27 活体水平上，微泡联合超声通过增强空化效应促进血-脑屏障（BBB）开放**

Liposome encapsulation：脂质体封装；$C_3F_8$ gas core：全氟丙烷气相核；Targeting ligand：靶向配体；Ultrasound：超声；Electrostatic interaction：静电相互作用；Disease area：疾病区域；Vessel：血管；Intact BBB：完整的血脑屏障；BBB-opening：血脑屏障打开；BBB-resealing：血脑屏障重闭合；DNA release：NDA 释放；Endothelial cell：内皮细胞；DNA loaded MBs：担载 DNA 的微泡；Astrocyte foot processes：星形胶质细胞足突；Stable cavitation：稳态空化；Inertial cavitation：瞬态空化；BBB：血脑屏障

的 SPIO 可以在外界磁场作用下通过磁靶向使药物更多的沉积到脑血管中，进一步在聚焦超声作用下打开 BBB，促进更多的 Dox 进入到脑肿瘤中，同时 SPIO 作为 MRI 对比剂可以监控 Dox 跨越 BBB 的过程和评价其富集效果。

除了微泡较为常用外，一些纳米液滴、纳米泡联合 FUS 也可以实现 BBB 突破，实现药物、基因的传输。例如，Huang 等人制备了一种壳层嵌入 SPIO 的中空有机氧化硅基纳米泡，内部充满了气体；该纳米泡可实现磁靶向和 FUS 联合促进 BBB 开放。

## 四、超声介导的药物与基因递送

超声是一种无创的、可视的治疗诊断模式，可用来追踪药物载体，触发药物释放，提高局部药物沉淀，且有很高的空间精度。超声介导药物或基因传递可以增加治疗效果和降低副作用。近年来，对于超声微泡的研究引起了广泛的关注。与其他方法相比，微泡充当局部药物递送的载体可能在体内或体外改变细胞膜的结构，然后在暴露于超声波时将包封的药物和分子介质（即葡聚糖、pDNA、siRNA 和肽）释放到胞质溶胶中，从而绕过降解的内吞途径。

超声微泡介导基因转染技术是指通过微泡的空化和声孔作用，实现超声波能量在靶向组织处的富集和释放，进而促进此处组织细胞对基因药物的内化，达到高效转染的目的。由于具有无创、高效安

全的特点，超声微泡介导在基因治疗中具有很大的优势和潜力。利用微泡的超声成像功能实现对病变组织诊断成像，利用靶向组织处的超声实现时间空间可控目的基因的释放，利用微泡在超声作用下的"声孔效应"，实现基因对多种生物膜的跨膜传递，达到基因药物的可视化传递与高效可控释放的目的。

超声作用下微泡介导药物传递的机制主要是非热效应和热效应。其中非热效应包括：①细胞膜的声孔效应，微泡在超声介导的药物传递中有多方面的作用。当微泡用做对比剂时，在超声成像中可增加血流与周围组织的对比。当微泡暴露于交替性压缩和稀疏超声波时，经过空化作用可产生局部液体流，称为微射流。微射流可以引起周围血管壁和细胞膜的暂时孔道形成，促进细胞外的基因和药物靶向传递。这一效应也称为"声孔效应"。Prentice 等研究了细胞表面附近的微泡动力学，观察到液体流撞击细胞形成 1 个 $16\mu m$ 的胞膜破裂孔。Fan 等和 Kudo 等使用荧光染料通过破裂胞膜进入细胞时能产生荧光作为声孔效应的指示剂，监测细胞内荧光的时空变化，可见微泡诱导空化部位胞膜被破损，并在几秒内迅速封闭。Zhou 等报道了单个微泡在邻近卵母细胞膜孔道形成中的作用，研究表明，微泡介导孔道的形成是一个高度可控的、有效的、暂时打开细胞膜促进细胞内基因传递的方法。②血管完整性的调节，该机制是通过振动微泡的体积变

化暂时增加血管内皮细胞间隙连接的距离，促进循环药物的外渗。微泡的空化作用引起血管的扩张和收缩，使细胞间空隙增大。③内吞作用，近来研究证实了振动微泡的机械干扰与改变细胞膜的潜能相关，随后影响细胞内通路和刺激内吞活性。Meijering 等证实了微泡在低能超声波作用下能增加体外培养细胞的内吞活性。而热效应则是通过高强度聚焦超声（high intensity focused ultrasound, HIFU）诱导局部组织高温。温度升高可以增加肿瘤组织的血流及影响磷脂双分子层的流动性，直接导致膜渗透性改变，从而显著增加抗癌药物的传递。Watson 等报道在小鼠肿瘤模型中，超声诱导高温能通过降低瘤内压力，增加血管通透性和保留作用来增加纳米颗粒在肿瘤组织内的沉积。

超声联合微泡介导药物或基因传递的机制可能还与其他因素相关。一个特别的药物传递机制被认为基于所谓的接触促进传递，通过载体的磷脂膜传递靶细胞的胞膜，然后直接释放内容物到细胞质。Duvshani-Eshet 等报道治疗性超声作为一种机械力能直接驱动基因通过细胞膜，以及穿过胞质膜到达细胞核。近来，一个被称为"双分子层离子载体"的细胞膜声孔效应的替代机制已被提出，该机制包括成核现象和脂质双分子层之间腔的增大，但这一概念仍需要更多的实验和理论研究进一步支持。

超声微泡作为一种新型的药物或基因载体，在肿瘤治疗方面显示出巨大的潜力，尤其是其靶向性、安全性、有效性及无创性等优点受到了人们的极大关注。超声微泡递送生物活性物质进行靶向治疗的研究取得了大量的研究成果，涉及靶向任何超声适用的组织器官，递送内容包括药物、蛋白、核酸、病毒和生物活性物质，应用范围包括不同种类的微泡、不同的载药或共同给药的方式。超声介导微泡实现肿瘤靶向治疗的前景令人鼓舞，但还存在一些有待研究的问题和难点：①微泡必须既可高效携带药物，同时又可被超声能量破坏；②改善微泡化学组成，以延长微泡在靶器官中的停留时间；③靶向超声微泡携药物和基因的关键技术尚需完善，理想的方法是将基因或药物包裹在微泡中，而不仅是吸附在其表面；④进一步阐明靶向超声微泡的声学特性；⑤拓展靶向超声微泡的应用领域。因此，将微泡应用于药物和基因递送系统是一项具有挑战性的研究。

**应用**

**1. 微泡增强药物、基因、功能性颗粒的输运**　基

于微泡空化效应的超声靶向微泡破坏技术可显著提高增强血管壁、细胞膜通透性，目前已经广泛应用于增强药物、基因的传输。特别是在微泡螯合靶向配体后，传输效率可大大提升。除了向普通具有 EPR 效应的实体肿瘤传输药物、基因外，UTMD 技术也可增强血-脑屏障的通透性，实现脑部疾病（阿尔茨海默病、脑胶质瘤等）的药物、基因治疗以及打开基质屏障，实现胰腺癌的药物或治疗剂的传输，如 Fan 等人制备了负载抗血管生成的药物或基因的靶向微泡，利用 UTMD 技术跨越 BBB，分别实现了药物、基因的传输，成功治疗脑胶质瘤以及帕金森病。

除了增强药物、基因输运外，UTMD 技术联合主动靶向后，也可促进功能性纳米颗粒的输运，例如，Yang 等人制备了一种包裹 $Fe_3O_4$ 纳米颗粒的微泡，通过声空化诱导的声孔效应以及其他相关的细胞生物作用，可实现 $Fe_3O_4$ 纳米颗粒在肿瘤中可控释放；Zha 等人制备了一种负载 CuS 纳米颗粒的微泡，利用微泡的超声造影成像功能以及微泡的增强空化功能，增强 CuS 纳米颗粒输运到肿瘤中，大大提高了 CuS 光热消融肿瘤的效果。

**2. 纳米泡、液滴增强药物、基因输运**　由于微泡尺寸较大，很难通过血管内皮细胞到达肿瘤处。目前，微泡经过瞬态空化在增强血管壁通透性，促进药物进入肿瘤较为常见，而对于后续的增强细胞膜通透性很难实现，这主要是由于第一的瞬态空化增强内皮细胞间隙时微泡都已经破碎。为了克服这一问题，采用纳米泡或是纳米乳液滴 ADV 的由小变大过程目前成为主要研究方向，他们在超声作用下不仅可以增强血管内皮细胞间距，增强细胞膜通透性，促进基因或药物进入肿瘤，更重要的是已进入肿瘤的纳米气泡或是乳液滴 ADV 过程，以及微泡裂解的纳米囊泡也可进一步产生空化，增强细胞膜通透性，进一步促进药物输运和基因转染。纳米泡或是纳米乳液滴技术增强声孔效应有以下两种方式：

一种是采用可通过 EPR 效应穿过肿瘤血管内皮细胞的纳米尺寸气泡或是相变液滴发生 ADV 过程；Yin 等人通过聚合物胶束和脂质体的异质组装制备了超声敏感的、负载 si-RNA 的纳米泡，突破 BBB，实现 si-RNA 的传递、转染，增强脑胶质瘤的治疗；Zhao 等人制备了一种包裹了液态氟碳化合物——全氟己烷和化疗药物——10-羟基喜树碱的脂质体纳米颗粒，并在其表面修饰、螯合穿膜态配体和靶向配体，在其靶向肿瘤细胞后，利用全氟己烷的 ADV 过程增强声动力超声造影成像，同时利用其瞬态空化

效应,一方面直接引起肿瘤细胞坏死,另一方面释放化疗药物实现化疗协同治疗。

另一种是通过 EPR 效应穿过肿瘤血管内皮细胞的纳米颗粒在进入到肿瘤后,受外界激发后原位生成纳米泡。这方面的研究以金纳米结构(如金纳米锥、金纳米颗粒、金纳米壳等)产生的等离子体纳米泡为主,他们可在聚焦超声或是激光辐照下,产生游离的纳米气泡,并经空化效应作用于肿瘤细胞,使细胞膜发生穿孔(声孔效应),促进药物或基因进入到肿瘤细胞中。例如,Lachaine 等人合理设计了一种金纳米壳,该纳米颗粒可在超速激光辐照下产生纳米尺寸的气泡,并增强空化效应,导致细胞穿孔,有助于基因的转染。

由微泡瞬态空化后裂解的碎片可自组装成纳米颗粒或纳米囊泡,实现由大变小的过程,也可促进药物输运到肿瘤中,这是空化在增强药物、基因输运中的一种间接应用方式。例如 Huynh 等人制备了细菌叶绿素 - 脂质体为外壳、内部包裹全氟丙烷(PFP)气体的微泡,该微泡暴露在超声作用下时,微泡爆破(瞬态空化),形成更小的纳米颗粒,而这些纳米颗粒可以通过肿瘤血管内皮细胞间隙,有助于输运药物进入到肿瘤细胞内,如图 1-7-4-28 所示。Blum 等人制备了负载不同氟碳化合物的微泡,

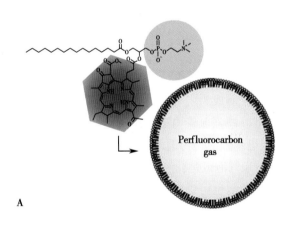

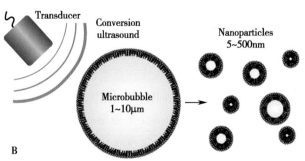

图 1-7-4-28　卟啉微泡由微米级向纳米级转变的示意图

A. 包裹全氟丙烷(PFP)气体的细菌叶绿素 - 脂质体基微泡结构;B. 微泡通过低频、高占空比超声辐照转变成卟啉纳米颗粒示意图

HIFU 作用下形成纳米泡和颗粒继续增强超声成像和 HIFU 治疗,实现由大变小过程。

(徐辉雄)

## 参 考 文 献

1. 申宝忠. 分子影像学. 2版. 北京:人民卫生出版社,2000.

2. 宫玉萍,王志刚. 超声分子显像与治疗及设备的研究. 临床超声医学杂志,2014,16(01):37-40.

3. 郑道文,宾建平,吴平生. 靶向超声造影成像的研究进展. 中华超声影像学杂志,2008,175-177.

4. 缪昭华,李光明,柯亨特,等. 超声分子成像的研究进展. 现代生物医学进展,2014,14(27):5372-5376.

5. 杜永峰,吕方,刘建江. 基于表面活性剂的微泡型超声造影剂. 化工进展,2001,20(9):33-35.

6. 伍星,王志刚,许川山. 纳米级造影剂在超声分子显像与靶向治疗中的研究进展. 中华超声影像学杂志,2006,15(07):539-540.

7. 赵苗,赵云,周军. 靶向超声造影剂在癌症诊疗中的应用前景. 肿瘤防治研究,2017,44(5):360-364.

8. 韦馨. 靶向超声造影剂在制备领域中的研究进展. 临床超声医学杂志,2012,14(12):833-836.

9. 李佳,熊屏,陈亚珠. 超声靶向治疗的研究进展. 中华超声影像学杂志,2012:537-539.

10. 张淼. 纳米级超声造影剂的研究现状与展望. 中国医学影像技术,2011,27(2):405-408.

11. 袁媛. 亲血栓性靶向超声造影剂的研究进展. 医药前沿,2012,2(13):103-104.

12. 胡广全,宾建平. 靶向超声微泡在血栓分子成像及治疗应用的研究进展. 中华超声影像学杂志,2009,18(6):545-546.

13. 夏红梅,高云华,卞爱娜,等. 亲血栓性靶向超声造影剂的鉴定及体外寻靶实验研究. 中国超声医学杂志,2004,20(05):5-7.

14. 夏红梅,高云华,卞爱娜,等. 亲血栓性靶向超声造影剂增强兔腹主动脉新鲜血栓显像的实验研究. 中国超声医学杂志,2004,20(11):14-17.

15. 黄瑞珠,杨莉,胡广全,等. 携 P- 选择素单抗靶向微泡在高剪切应力下体外血栓超声分子成像的效果. 中国超声医学杂志,2010,26(11):966-969.

16. Hauff P,Reinhardt M,Briel A,et al. Molecular targeting of lymph nodes with L-selectin ligand-specific US contrast agent:a feasibility study in mice and dogs. Radiology,2004,231(3):667-673.

17. Barletta G,Del Bene MR. Myocardial perfusion echocardi-

ography and coronary microvascular dysfunction. World J Cardiol, 2015, 7 (12): 861-874.

18. Wang Y, Zhang K, Xua Y-H, et al. Nanosized Hollow Colloidal Organosilica Nanospheres with High Elasticity for Contrast-Enhanced Ultrasonography of Tumors. Acs Biomaterials Science & Engineering, 2018, 4: 248-256.

19. Mullick Chowdhury S, Lee T, Willmann JK. Ultrasound-guided drug delivery in cancer. Ultrasonography, 2017, 36 (3): 171-184.

20. Suzuki R, Oda Y, Omata D, et al. Tumor growth suppression by the combination of nanobubbles and ultrasound. Cancer Science, 2016, 107: 217-223.

21. Daecher A, Stanczak M, Liu J-B, et al. Localized microbubble cavitation-based antivascular therapy for improving HCC treatment response to radiotherapy. Cancer Letters, 2017, 411: 100-105.

22. Zhang C, Teng F, Tu J, Zhang D. Ultrasound-enhanced protective effect of tetramethylpyrazine against cerebral ischemia/reperfusion injury. PLoS One, 2014, 9 (11): e113673.

23. Yuan F, Yang C, Zhong P. Cell membrane deformation and bioeffects produced by tandem bubble-induced jetting flow. Proceedings of the National Academy of Sciences of the United States of America 2015, 112: E7039-E7047.

24. Wang X, Hagemeyer C E, Hohmann J D, et al. Novel single-chain antibody-targeted microbubbles for molecular ultrasound imaging of thrombosis: validation of a unique noninvasive method for rapid and sensitive detection of thrombi and monitoring of success or failure of thrombolysis in mice. Circulation, 2012, 125 (25): 3117-3126.

25. Hyun D, Lu P, Choi S-I, et al. Microscale Polymer Bottles Corked with a Phase-Change Material for Temperature-Controlled Release. Angew. Chem. Int. Ed, 2013, 52: 1-5.

26. Zhang K, Chen H, Li P, et al. Marriage Strategy of Structure and Composition Designs for Intensifying Ultrasound & MR & CTTrimodal Contrast Imaging. ACS applied materials & interfaces, 2015, 7: 18590-18599.

27. Li Y, An H, Wang X, et al. Ultrasound-triggered release of sinoporphyrin sodium from liposome-microbubble complexes and its enhanced sonodynamic toxicity in breast cancer. Nano Research, 2018, 11: 1038-1056.

28. McEwan C, Owen J, Stride E, et al. Oxygen carrying microbubbles for enhanced sonodynamic therapy of hypoxic tumours. Journal of Controlled Release, 2015, 203: 51-56.

29. McEwan C, Kamila S, Owen J, et al. Combined sonody-namic and antimetabolite therapy for the improved treatment of pancreatic cancer using oxygen loaded microbubbles as a delivery vehicle. Biomaterials, 2016, 80: 20-32.

30. Feng Q, Zhang W, Yang X, et al. pH/ultrasound dual-responsive gas generator for ultrasound imaging-guided therapeutic inertial cavitation and sonodynamic therapy. Advanced healthcare materials, 2018, 7 (5).

31. Fan C H, Lin C Y, Liu H L, et al. Ultrasound targeted CNS gene delivery for Parkinson's disease treatment. Journal of Controlled Release, 2017, 261: 246-262.

32. Chang E L, Ting C Y, Hsu P H, et al. Angiogenesis-targeting microbubbles combined with ultrasound-mediated gene therapy in brain tumors. Journal of Controlled Release, 2017, 255: 164-175.

33. Lin C Y, Hsieh H Y, Pitt W G, et al. Focused ultrasound-induced blood-brain barrier opening for non-viral, non-invasive, and targeted gene delivery. Journal of Controlled Release, 2015, 212: 1-9.

34. Abou-Elkacem L, Bachawal S V, Willmann J K. Ultrasound molecular imaging: Moving toward clinical translation. Eur J Radiol, 2015, 84: 1685-1693.

35. Jian J, Liu C, Gong Y, et al. India Ink Incorporated Multifunctional Phase-transition Nanodroplets for Photoacoustic/Ultrasound Dual-modality Imaging and Photoacoustic Effect Based Tumor Therapy. Theranostics, 2014, 4: 1026-1038.

36. Zhang XM, Zheng YY, Wang ZG, et al. Methotrexate-loaded PLGA nanobubbles for ultrasound imaging and Synergistic Targeted therapy of residual tumor during HIFU ablation. Biomaterials, 2014, 35: 5148-5161.

37. Ma M, Yan F, Yao M, et al. Template-free synthesis of hollow/porous organosilica-Fe$_3$O$_4$ hybrid nanocapsules toward magnetic resonance imaging-guided high-intensity focused ultrasound therapy. ACS applied materials & interfaces, 2016, 8: 29986-29996.

38. Zhou D, Li C, He M, et al. Folate-targeted perfluorohexane nanoparticles carrying bismuth sulfide for use in US/CT dual-mode imaging and synergistic high-intensity focused ultrasound ablation of cervical cancer. Journal of Materials Chemistry B, 2016, 4: 4164-4181.

39. Wang R, Zhou Y, Zhang P, et al. Phase-transitional Fe3O4/perfluorohexane Microspheres for Magnetic Droplet Vaporization. Theranostics, 2017, 7: 846-854.

40. Teng Z, Wang R, Zhou Y, et al. A magnetic droplet vaporization approach using perfluorohexane-encapsulated magnetic

mesoporous particles for ultrasound imaging and tumor ablation. Biomaterials, 2017, 134: 43-50.

41. Zhao Y, Song W, Wang D, et al. Phase-Shifted PFH@PLGA/Fe3O4 Nanocapsules for MRI/US Imaging and Photothermal Therapy with near-Infrared Irradiation. ACS applied materials & interfaces, 2015, 7: 14231-14242.

42. Jia X, Cai X, Chen Y, et al. Perfluoropentane-Encapsulated Hollow Mesoporous Prussian Blue Nanocubes for Activated Ultrasound Imaging and Photothermal Therapy of Cancer. ACS applied materials & interfaces, 2015, 7: 4579-4588.

43. Ke H T, Wang J R, Tong S, et al. Gold nanoshelled liquid perfluorocarbon mMagnetic nanocapsules: a nanotheranostic platform for bimodal ultrasound/magnetic resonance imaging guided photothermal tumor ablation. Theranostics, 2014, 4: 12-23.

44. Xu J, Chen Y, Deng L, et al. Microwave-activated nanodroplet vaporization for highly efficient tumor ablation with real-time monitoring performance. Biomaterials, 2016, 106: 264-275.

45. Ma M, Xu H, Chen H, et al. A drug-perfluorocarbon nanoemulsion with an ultrathin silica coating for the synergistic effect of chemotherapy and ablation by high-intensity focused ultrasound. Advanced Materials, 2014, 26: 7378-7385.

46. Zhang K, Li P, Chen H, et al. Continuous cavitation designed for enhancing radiofrequency ablation via a Special radiofrequency solidoid vaporization process. Acs Nano, 2016, 10: 2549-2558.

47. Zhang K, Chen H, Li F, et al. A continuous tri-phase transition effect for HIFU-mediated intravenous drug delivery. Biomaterials, 2014, 35: 5875-5885.

48. Zhang K, Li P, He Y, et al. Synergistic retention strategy of RGD active targeting and radiofrequency-enhanced permeability for intensified RF & chemotherapy synergistic tumor treatment. Biomaterials, 2016, 99: 34-46.

49. Abou-Elkacem L, Bachawal S V, Willmann J K. Ultrasound molecular imaging: Moving toward clinical translation. European Journal of Radiology, 2015, 84(9): 1685-1693.

50. Willmann J K, Bonomo L, Carla Testa A, et al. Ultrasound molecular imaging with BR55 in patients with breast and ovarian lesions: first-in-human results. Journal of clinical oncology: official journal of the American Society of Clinical Oncology, 2017, 35: 2133-2140.

51. Gao Y, Hernandez C, Yuan H X, et al. Ultrasound molecular imaging of ovarian cancer with CA-125 targeted nanobubble contrast agents. Nanomedicine: nanotechnology, biology, and medicine, 2017, 13: 2159-2168.

52. Yang H, Cai W, Xu L, et al. Nanobubble-affibody: novel ultrasound contrast agents for targeted molecular ultrasound imaging of tumor. Biomaterials, 2015, 37: 279-288.

53. Liu J, Shang T, Wang F, et al. Low-intensity focused ultrasound (LIFU)-induced acoustic droplet vaporization in phase-transition perfluoropentane nanodroplets modified by folate for ultrasound molecular imaging. International journal of nanomedicine, 2017, 12: 911-923.

54. Wang X, Chen H, Zhang K, et al. An intelligent nanotheranostic agent for targeting, redox-responsive ultrasound imaging, and imaging-guided high-intensity focused ultrasound synergistic therapy. Small, 2014, 10: 1403-1411.

55. Wang X, Niu D, Li P, et al. Dual-Enzyme-Loaded Multifunctional Hybrid Nanogel System for Pathological Responsive Ultrasound Imaging and T2-Weighted Magnetic Resonance Imaging. ACS nano, 2015, 9: 5646-5656.

56. Kim M, Lee J H, Kim S E, et al. Nanosized ultrasound enhanced-contrast agent for in vivo tumor imaging via intravenous injection. ACS applied materials & interfaces, 2016, 8: 8409-8418.

57. Min K H, Min H S, Lee H J, et al. pH-controlled gas-generating mineralized nanoparticles: a theranostic agent for ultrasound imaging and therapy of cancers. Acs Nano, 2015, 9: 134-145.

58. Dong Z L, Feng L Z, Zhu W W, et al. $CaCO_3$ nanoparticles as an ultra-sensitive tumor-pH-responsive nanoplatform enabling real-time drug release monitoring and cancer combination therapy. Biomaterials, 2016, 110: 60-70.

59. Chen M M, Liu Y Y, Su G H, et al. NIR responsive liposomal system for rapid release of drugs in cancer therapy. International Journal of Nanomedicine, 2017, 12: 4225-4239.

60. Chuang E Y, Lin C C, Chen K J, et al. A FRET-guided, NIR-responsive bubble-generating liposomal system for in vivo targeted therapy with spatially and temporally precise controlled release. Biomaterials, 2016, 93: 48-59.

61. Guo F, Yu M, Wang J, et al. Smart IR780 theranostic nanocarrier for tumor-specific therapy: hyperthermia-mediated bubble-generating and folate-targeted liposomes. ACS applied materials & interfaces, 2015, 7: 20556-20567.

62. Zhang N, Li J, Hou R, et al. Bubble-generating nano-lipid carriers for ultrasound/CT imaging-guided efficient tumor therapy. International journal of pharmaceutics, 2017, 534: 251-262.

63. Zhang K, Xu H, Chen H, et al. $CO_2$ bubbling-based 'nanobomb' system for targetedly suppressing Panc-1 pancreatic tumor via low intensity ultrasound-activated inertial cavitation. Theranostics, 2015, 5: 1291-1302.

64. Song X, Feng L, Liang C, et al. Ultrasound triggered tumor oxygenation with oxygen-shuttle nanoperfluorocarbon to oOvercome hypoxia-associated resistance in cancer therapies. Nano Letters, 2016, 16: 6145-6153.

65. Cheng Y, Cheng H, Jiang C, et al. Perfluorocarbon nanoparticles enhance reactive oxygen levels and tumour growth inhibition in photodynamic therapy. Nature Communications, 2015, 6: 8785-8785.

66. Sheng D, Liu T, Deng L, et al. Perfluorooctyl bromide & indocyanine green co-loaded nanoliposomes for enhanced multimodal imaging-guided phototherapy. Biomaterials, 2018, 165: 1-13.

67. Huang C C, Chia W T, Chung M F, et al. An Implantable Depot That Can Generate Oxygen in Situ for Overcoming Hypoxia-Induced Resistance to Anticancer Drugs in Chemotherapy. Journal of the American Chemical Society, 2016, 138: 5222-5225.

68. Liu LH, Zhang YH, Qiu WX, et al. Dual-stage light amplified photodynamic therapy against hypoxic tumor based on an O-2 self-sufficient nanoplatform. Small, 2017, 13: 1701621.

69. Wang X, Niu DC, Li P, et al. Dual-enzyme-loaded multifunctional hybrid nanogel system for pathological responsive ultrasound imaging and T-2-weighted magnetic resonance imaging. ACS Nano, 2015, 9: 5646-5656.

70. Li SY, Cheng H, Xie BR, et al. Cancer Cell Membrane Camouflaged Cascade Bioreactor for Cancer Targeted Starvation and Photodynamic Therapy. Acs Nano, 2017, 11: 7006-7018.

71. Liu T, Zhang N, Wang Z, et al. Endogenous Catalytic Generation of O-2 Bubbles for In Situ Ultrasound-Guided High Intensity Focused Ultrasound Ablation. Acs Nano, 2017, 11: 9093-9102.

72. Xu J, Zhou J, Zhong Y, et al. Phase transition nanoparticles as multimodality contrast agents for the detection of thrombi and for targeting thrombolysis: in vitro and in vivo experiments. ACS applied materials & interfaces, 2017, 9: 42525-42535.

73. Ho Y J, Chang Y C, Yeh C K. Improving nanoparticle penetration in tumors by vascular disruption with acoustic droplet vaporization. Theranostics, 2016, 6: 392-403.

74. Cao Y, Chen Y, Yu T, et al. Drug release from phase-changeable nanodroplets triggered by low-intensity focused ultrasound. Theranostics, 2018, 8: 1327-1339.

75. Ho Y J, Chiang Y J, Kang S T, et al. Camptothecin-loaded fusogenic nanodroplets as ultrasound theranostic agent in stem cell-mediated drug-delivery system. Journal of controlled release, 2018, 278: 100-109.

76. Zhao H, Wu M, Zhu L, et al. Cell-penetrating peptide-modified targeted drug-loaded phase-transformation lipid nanoparticles combined with low-intensity focused ultrasound for precision theranostics against hepatocellular carcinoma. Theranostics, 2018, 8: 1892-1910.

77. Mannaris C, Teo B M, Seth A, et al. Gas-stabilizing gold nanocones for acoustically mediated drug delivery. Advanced healthcare materials, 2018, 7(12): e1800184-e1800184.

78. Blum N T, Yildirim A, Chattaraj R, et al. Nanoparticles formed by acoustic destruction of microbubbles and their utilization for imaging and effects on therapy by high Intensity focused ultrasound. Theranostics, 2017, 7: 694-702.

# 第八章　光学分子成像

## 第一节　概　述

非侵入性光学成像技术，如荧光成像（fluorescence imaging，FI）或生物发光成像（bioluminescence imaging，BLI）现已成为生物医学研究的重要工具。由于具有检测仪器发展成熟、灵敏度高、分辨率高、对比度高、成像速度快、成像直观和无创检测等优点，光学分子成像技术能够获得一张直观、清晰的静态或动态的图像，来分析细胞或生物体特定区域的特征和状态，甚至该区域内特定分子的表达和/或分布等信息。光学分子成像技术对于探究疾病的发病机制、临床表现、治疗转归，研发疾病（鉴别）诊断策略和新的治疗手段等方面具有重要的实践意义和应用前景。在本章节中，着重介绍光学分子成像的概念和特点、原理及应用。

### 一、光学分子成像的概念

光学分子成像（optical molecular imaging）是指利用光学成像的方法，对细胞或者组织甚至生物体进行成像，来获得活体状态下生物过程中细胞和分子等特定的生物信息，从而实现定性和定量研究，是分子成像技术的重要组成部分。光学分子成像的发展经历了从微观到宏观、从离体到在体、从平面到断层、从单模态到多模态的发展历程。目前该技术已应用于许多临床前研究，包括肿瘤检测、肿瘤发病机制研究、药物疗效评估、靶向药物递送、小动物体内成像等。在临床方面，光学分子成像也已应用于外科手术导航，乳腺癌、大肠癌、宫颈癌等恶性肿瘤的前哨淋巴结活检，术中输尿管、肝胆管等管道系统的显影，同时，光学分子成像联合内镜及腹腔镜的应用极大地促进了微创手术的发展。

### 二、光学分子成像的发展历史

1977 年，杜克大学生理学系 Jobsis 在 *Science* 杂志上发表论文，首次用近红外光对动物大脑皮层中的血氧水平进行了检测，发现血氧中脱氧血红蛋白和氧合血红蛋白分别在特定的近红外区域，即 735nm 和 850nm 处有两个吸收峰，其变化可以反映血红蛋白的载氧情况，建立了近红外光谱技术（near-infrared spectroscopy，NIRS）。该报道引起了生物医学界的广泛重视，自此，多个研究小组对近红外成像技术进行了广泛研究，研究学者尝试向生物体内注射外源性的荧光染料作为对比剂，通过非侵入性的检测方式结合内窥的方法实现光学成像，来分辨肿瘤的正常和异常区域，使光学成像技术有了长足发展。分子影像学建立以后，光学成像技术与之结合发展出一个新的分支——光学分子成像。

光学分子成像技术依赖于光学分子探针的发展。在 20 世纪末，随着生物组织光学和分子生物学的发展，特别是分子探针技术与微弱信号探测技术的深入研究和跨越式发展，促进了利用分子标记物追踪生物过程的在体分子影像技术的发展。其中里程碑式的应用是，1994 年马丁·查尔菲（Martin Charfie）展示了绿色荧光蛋白（green fluorescent protein，GFP）如何作为一种生物标记使用。而结合化学和生物学的纯熟技巧，美国加州大学圣迭戈分校的生物化学及化学系钱永健教授（Roger Tsien）改造了 GFP 基因，使该蛋白发光更明亮、更持续；然后他又创建了可以让科学家在同一时间示踪不同细胞过程的一整套方法。这两位学者与下村修（Osamu Shimomura）一起因发现和改造绿色荧光蛋白而获得了 2008 年诺贝尔化学奖。钱教授在 2009 年世界分子影像大会上，做了大会报告，展示了在荧光显微镜成像引导下切除荧光标记的小鼠肿瘤组织，开启了光学分子成像从活体成像向临床应用转变的新篇章。

萤光素酶是另一类重要的应用于光学分子成像的生物发光物。Dewet 等于 1985 年首次克隆了萤光素酶基因，并成功在大肠埃希菌中表达，继而于

1986 年测定了萤光素酶基因的 cDNA 序列。随后，科学家成功克隆出能在原核和真核系统中表达的各种萤光素酶基因，并被广泛应用到生化、医学等多个研究领域，实现了对细胞和活体内的病毒、RNA 等的实时、定量、无创地检测。

2008 年左右，光学分子影像开始与传统的影像检测手段相结合，形成多模态分子影像系统。光学分子影像这种开放、兼容其他影像手段的能力，不仅促进了光学分子影像技术的发展，也指出了分子影像学发展的新方向。

（张国君　刘　静）

## 第二节　基本原理和设备

### 一、基本原理

光学分子成像技术的形成和发展依赖于生物组织光子学的发展。首先，光信号接收器检测生物组织中特定报告分子产生的反映生命特征的光子，然后将该信号放大，并通过图像处理和分析，实现分子水平上生命过程的可视化（图 1-8-2-1）。

#### （一）光学基础

光是一种辐射电磁波，具有波粒二象性，即波动性和粒子性。根据光的波长范围不同，可将其分为以下几段，如表 1-8-2-1 所示。其中，能引起人类视觉的只有在 400～760nm 范围的可见光，波长由高到低依次是红、橙、黄、绿、青、蓝、紫。

光学成像的过程主要受光吸收和散射的影响，而光吸收和散射的程度又与光的波长及组织深度有关。光吸收是指光线经过某一介质时，光子的能量随介质厚度的增加而减少的现象。光在同一种均匀介质中沿直线传播，而在非均匀介质中，传播方向会随着介质的改变而改变。而光散射则是指当光线照射到不同介质表面时，光线会向不同的方向发射，

偏离入射方向的现象，这将限制光学分子成像的分辨率。

光在物质中传播时，介质对不同波长的光表现出不同程度的吸收。组织对短波长的光吸收能力较强，而这种吸收在活体组织中主要由组织内存在内源性的发色团，如血红蛋白、黑色素、脂质等完成的。因此，光的波长越长，在组织中的穿透能力越强。所以，可见光波范围内，红光（622～760nm）的穿透能力最强。近红外光（near infrared，NIR）是介于可见光和中红外光之间的电磁波，由于波长更长，NIR 在组织中的穿透距离可高达数厘米。而可见光由于光吸收和散射的影响，在组织中的穿透距离仅为 1～2mm。

不同波长的光子被组织吸收的情况不同，在组织中，紫外光、近可见光及红外光吸收较多，而在红光及近红外光（650～950nm）范围内吸收较少。另外，组织和细胞代谢会产生一定的自发荧光，而在 700～900nm 的光波范围内，组织和细胞中所产生的自发荧光强度较低。光学影像技术所应用的光波长范围主要为 400～1 000nm，包括可见光及 NIR 光波范围。而近红外线能穿透几厘米的组织，因此人们对近红外区域的波长更感兴趣。

表 1-8-2-1　不同光线的波长范围

| 波长 /nm | 光线名称 |
| --- | --- |
| 10～200 | 真空紫外线 |
| 200～290 | 短波紫外线 |
| 290～320 | 中波紫外线 |
| 320～400 | 长波紫外线 |
| 400～760 | 可见光 |
| 760～3 000 | 近红外 |
| 3 000～20 000 | 中红外 |
| 20 000～1 000 000 | 远红外 |

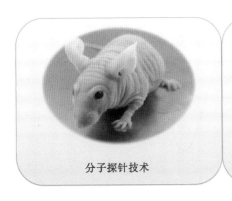
分子探针技术

光学成像技术

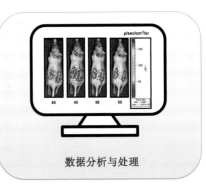
数据分析与处理

图 1-8-2-1　光学分子成像基本原理

## （二）成像基本原理

根据生物组织中光子产生的途径，可将光学分子成像分为荧光成像、生物发光成像和光声成像三种。

**1. 荧光成像** 一般由外部光源激发生物体内的荧光标记物，体内荧光团吸收特定波长的光线后，发出另一波长的光线（图 1-8-2-2）。因此荧光是一种光致发光的现象，当某种物质被入射光照射后，吸收了激发光所给予的能量后进入激发态，但激发态不稳定，立即从激发态跃迁到能量较低的轨道，并发出比入射光的波长更长的发射光，一般比入射光长约 50～150nm；而一旦停止照射，发光现象立刻消失，具有这种性质的发射光即为荧光。根据这一原理，科学家设计出了荧光探针，即将荧光发光物与生物功能相关的蛋白或分子结合，利用特定波长的激发光照射荧光探针，通过光学成像设备捕捉其所发射出的荧光并成像，定性和定量分析相关的细胞或分子信息。根据荧光发光物性质的不同，其又可分为荧光蛋白（如绿色荧光蛋白 GFP、红色荧光蛋白 RFP 等）和荧光染料（如 ZW800、ICG 等）两种。荧光蛋白主要是通过分子克隆技术，将荧光蛋白与相应的生物功能分子结合，通过荧光蛋白的表达量和 / 或定位的变化来反映靶分子的生物学信息。而荧光染料主要是通过化学合成的方法，将荧光染料与靶向性分子直接结合。而上转换荧光成像（upconversion luminescence，UCL）则可将近红外光转换为可见光，即亚稳态能级特性的稀土离子吸收两个或两个以上低能长波光子，而辐射一个高能光子。UCL 采用近红外连续激光作为激发源，因此具有穿透深度深、无生物背景荧光、对生物组织损伤极小等优势。

**2. 生物发光成像** 生物发光成像的信号源是在生物体内特定报告基因表达的蛋白质酶催化作用下的生物化学反应过程中，由化学能转化而成的单一波长的光子，这些被生化作用诱发产生的光子经过与生物体的复杂相互作用，最终透射至体表。而生物发光成像即是指在生物体内通过生物化学反应将化学能转化成光能，通过体外光学成像系统检测，经过信号放大与处理，所呈现出来的生物发光分子图像的过程。而生物发光成像系统常用的报告分子是广泛存在于细菌、真菌、昆虫等生物体内的萤光素酶体系（luciferase），该酶家族包含不同的酶，均通过催化氧化反应产生光子。其中，研究最广泛的是萤火虫萤光素酶（firefly luciferase，Fluc），该酶在 ATP、$O_2$ 和 $Mg^{2+}$ 存在的情况下氧化底物荧光素（D-luciferase），释放能量，产生光子（图 1-8-2-3）。

**3. 光声成像** 光声效应（photoacoustic effect）是指当用短脉冲激光作为激发源照射生物组织时，一部分电磁波能量被组织所吸收，后者的电子从低能级跃迁到高能级而处于极不稳定的激发态，而当电子从高能级向低能级跃迁时，会以光或热量的形式释放能量。Bell 最早于 1880 年发现并报道这一现象。由于当时没有强的光源和灵敏的探测器，Bell 的发现没有得到应用。近年来依赖计算机、超声换能器和脉冲激光出现后，光声成像（photoacoustic imaging，PAI）技术才发展起来，是一种非侵入式、非电离式的新型生物光学分子成像方法。在光声成像中通常选择合适波长的激光作为激发源，使吸收的光子的能量最大效率地转化为热能，当脉冲激光照射到生物组织中时，释放的热量使吸收体局部温度升高，导致热膨胀而产生压力波，这就是光声信号。因此，光声信号的产生过程就是"光能"—"热能"—"机械能"的转化过程（图 1-8-2-4）。与纯光学成像技术不同，光声成像结合了纯光学成像中高选择特性和纯超声成像中深穿透特性的优点，利用超声信号来重建图像信号，提供了较深的成像深度和较高的空间分辨率，因此，光声成像在提供高的组织光学对比度的同时，也提供了较深的成像深度和

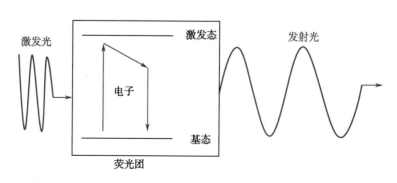

图 1-8-2-2 荧光成像原理

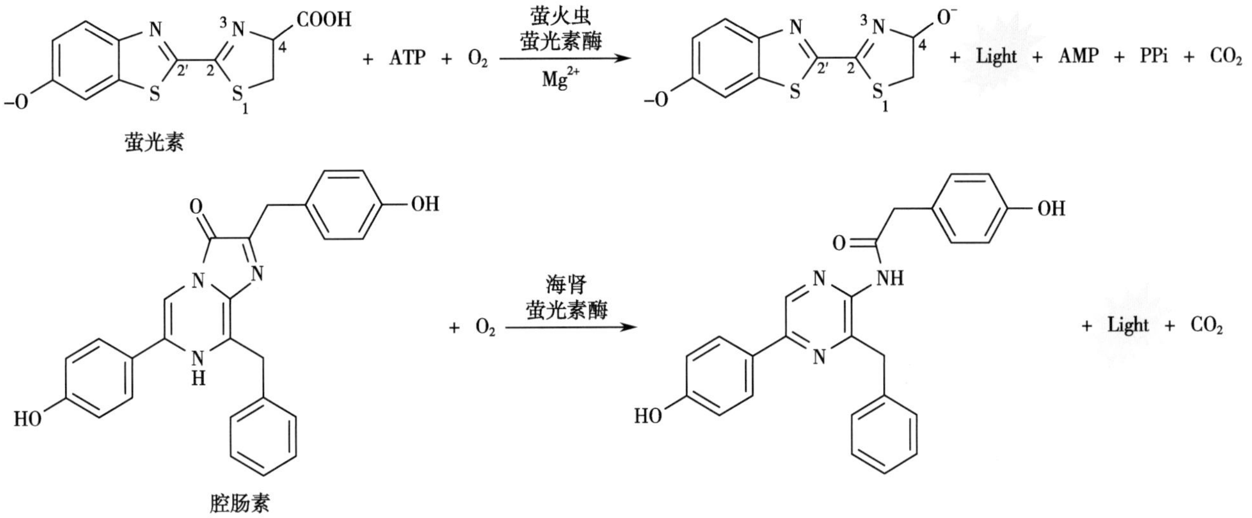

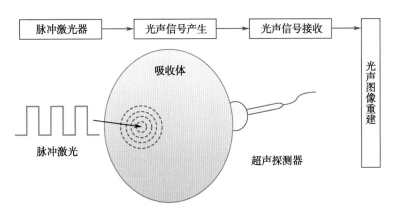

图 1-8-2-3　生物发光成像原理

图 1-8-2-4　光声成像基本原理

较高的空间分辨率。但由于光声成像接收的是来自生物组织的超声波信息，具有超声成像同样的局限，即超声波在传播过程中受到高密度组织（如骨骼等）的干扰很大，所以，目前光声成像的设备难以对如成人大脑等组织进行成像。

## 二、基本设备

为了实现光学分子成像，需要在生物体外用专门的探测设备进行检测。光学分子成像系统，尤其是多模态成像体系，不仅是光学分子成像实现的重要组成部分，也是该学科科学研究和技术革新的关键环节之一。

**1. 光学分子成像设备**　光学分子成像设备的组成、与靶标的探测距离、光学成像的视野等都与具体的分子成像方法有关。虽然不同的成像方法之间的探测原理与探测设备都有一定的差异，但光学分子成像检测系统基本组成部分一般包括 4 个部分：

①避光成像暗箱，内置固定小动物的平台及用于背景成像的 LED 灯，可以控制温度，并与实施气体麻醉的装置相连；②检测装置（即光信号接收器），通常是电荷偶合（charge coupled devices，CCD）摄像机，具有高解析度和强灵敏度，可冷却至 −80℃，以确保低暗电流和低噪音，进行快速实时的数据采集。部分设备镜头稳定性更长，可满足研究者使用同一个镜头进行长时间的曝光成像（无信号增益）或快速动态成像（有信号增益）；③电子设备及计算机，可对所采集的数据进行相应的处理，调整图像，并在获取过程中叠加生物发光和荧光成像；④如果是荧光成像，还需要一个光源，即外部激发光源。部分光学分子成像设备会配备相应的小动物麻醉与监护等辅助设备（图 1-8-2-5）。

生物发光成像系统相对简单，不同装置的差别是由 CCD 检测灵敏性的差异所决定的。荧光成像系统则根据光源不同可分为 3 类：①等幅波（contin-

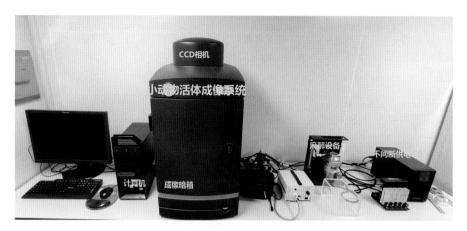

图 1-8-2-5　小动物光学活体成像设备及其不同组成部分

uous-wave，CW），顾名思义，这种系统的光源振幅恒定。由于该系统成像速度快、费用低廉，所以应用广泛，但其在组织中的检测深度有限，仅能对荧光强度进行半定量测定。②时域（time-domain），该系统利用皮秒激光脉冲探测荧光团的强度、持续时间及其在组织中的深度。时域检测方法能够提供最全面的信息，但由于费用高昂、操作复杂、成像速度慢等原因，限制了其应用。③频域（frequency-domain），该系统应用无线电频率（radio frequency，RF）调制的光源、光电倍增管或快速光电二极管等对荧光进行检测，频域技术相对简单、费用较低，信噪比较高。

**2. 光学分子成像设备的发展**　由于在体光学分子影像技术相对于离体成像设备简单、成本低、视野大，能够系统、连续、动态观察生物体内的变化过程，因此，在体光学成像系统的研发进步巨大。自1994年美国科学家钱永健教授开始改造GFP开始，即出现了使用激光器与CCD组合的平面在体荧光成像。美国斯坦福大学Contag等不断改革创新，在光学分子影像方面做出了很多探索性的工作。在多模态成像技术发展的基础上，研究推出的新型小动物活体光学成像系统，同时具备生物发光、荧光、CT结构成像及切伦科夫二维/三维成像功能的系统，能够无创伤地在活体动物水平对疾病的发生发展及治疗、细胞的动态变化、基因的实时表达进行长期观测。基于顶级的硬件配置，系统具备了业内公认最高灵敏度的生物发光及荧光成像性能，同时具备生物发光和荧光三维成像性能的系统，因此能够和其他模式的三维影像系统（如MRI、CT及PET等）联合使用，将不同模式的三维影像进行融合，实现功能性成像与结构性成像的结合。成像仪器和技术的不断完善使成像深度和精度不断提高，促进了临床工作和基础研究的发展（图1-8-2-6）。

我国光学分子成像设备的研发工作也在飞速发展。2009年，中国科学院自动化研究所分子影像研发中心独立自主开发的生物发光成像系统成功交付广州中科恺盛医疗科技有限公司使用并商业化，成为我国具备原始创新的首台有报道的在体光学分子成像设备。在第十八届全国发明展览会上，由中国科学院自动化研究所和广州中科恺盛医疗科技有限公司联合研制的"多模态分子影像系统"获得了世界知识产权组织（WIPO）颁发的"WIPO最佳发明奖"，该奖项为展览会最高奖项（1 740个参展项目中仅有一个），同时还获得了展览会"发明金奖"。该设备能够同时采集激发光荧光成像、Micro CT、生物发光成像三种成像模态，通过不同方式提供不同的生理病理信息，既能互相补充，又能互相促进，适用于不同的领域研究（图1-8-2-7）。该设备实现了在同一生物体上探测多源信号，即多模态在体成像系统，多模态成为在体光学成像系统的发展趋势。

**3. 光声成像设备**　由于光声成像是融合了光学和超声的一种混合型成像技术，其成像设备具有自身的特点，包括：①脉冲激光器，具有光声转换效率高的优点，通常使用调Q的掺钕钇铝石榴石激光器（Q-switch Nd：YAG laser）；②系统机械框架，包括水箱、固定超声换能器的旋转机械臂、控制机械臂旋转的电机等；③超声换能器，根据成像要求不同需考虑成像深度、信噪比和图像分辨率等问题；④前置放大器，由于光声信号强度较弱，在采样前需进行信号放大，同时具备滤波功能；⑤示波器，对经过放大器放大的信号进行采样、平均和存储，并将数据传送到计算机上；⑥计算机，用于控制示波器和机械臂旋转电机，存储采样数据，并利用相应的软件重建光声图像；⑦小鼠固定装置及其他光学器件（图1-8-2-8）。

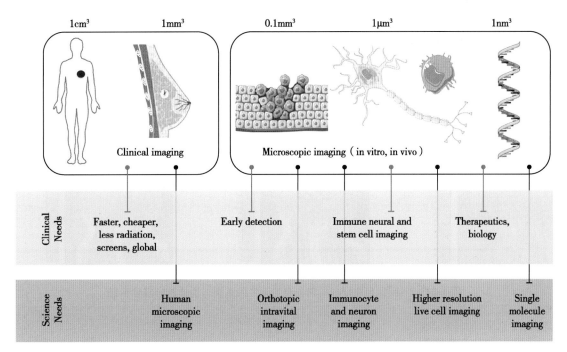

图1-8-2-6 临床和基础研究成像特点

Clinical imaging：临床成像；Microscopic imaging（in vitro, in vivo）：显微成像（体外，体内）；Clinical Needs：临床需求；Faster, cheaper, less radiation, screens, global：更快，更便宜，低辐射，筛查，全面的；Early detection：早期检测；Immune, neural and stem cell imaging：免疫，神经和干细胞成像；Therapeutics biology：生物学治疗；Science Needs：科研需求；Human microscopic imaging：人体微观成像；Orthotopic intravital imaging：原位活体成像；Immunocyte and neuron imaging：免疫和神经细胞成像；Higher resolution live cell imaging：高分辨率活细胞成像；Single molecule imaging：单分子成像

（引自 Ralph Weissleder, Matthias Nahrendorf. Advancing biomedical imaging. Proc Natl Acad Sci USA，2015，112（47）：14424-14428.）

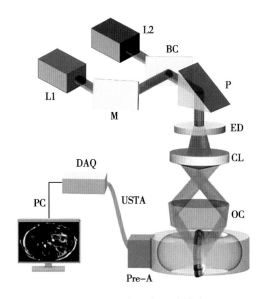

图1-8-2-8 光声成像系统模式图

环形照明全身光声计算机体层成像（photoacoustic computed tomography, PACT）原理图。BC：光束组合器；CL：圆锥透镜；DAQ：数据采集单元；ED：工程扩压器；M：镜子；OC：光学冷凝器；P：棱镜；PC：计算机；Pre-A：前置放大器；USTA：超声传感器阵列；L1/L2 激光器

（引自：Lei Li, Anton A Shemetov, Mikhail Baloban, et al. Small near-infrared photochromic protein for photoacoustic multi-contrast imaging and detection of protein interactions in vivo. Nat Commun, 2018, 9（1）：2734.）

## 三、应用概况

科学家在不同动物疾病模型中证实，活体状态下，应用分子成像能够以高特异性在细胞和分子水平上实现生理和病理生理过程的可视化。虽然MRI和核医学分子成像具有空间分辨率高、成像深度无限制等优点，但成本高昂，使其影像设备在应用上受到较大的限制。光学分子成像技术使用方便、快捷、价格低廉，具有高灵敏度的特征，特别是近红外荧光成像分辨率可达1~2mm，可穿透8cm厚的组织，荧光信号强，可直接发出明亮的光信号。在荧光成像中，可以检测到非常低量的成像剂（纳摩尔到飞摩尔，甚至更少）。虽然由于光在组织中的吸收和散射的影响，光学成像技术的空间分辨率和成像深度存在一定的局限，但在活体小动物、体表或内表面进行无创成像，甚至在人体进行外科手术时进行光学成像监测是切实可行的。近红外荧光基团中，最常用的是吲哚菁绿（indocyanine green, ICG），这是唯一被美国食品药品监督管理局（FDA）批准的无创近红外荧光染料。近年来，基因测序分析、纳米技术、生物分子探针、生物传感器等关键技术获

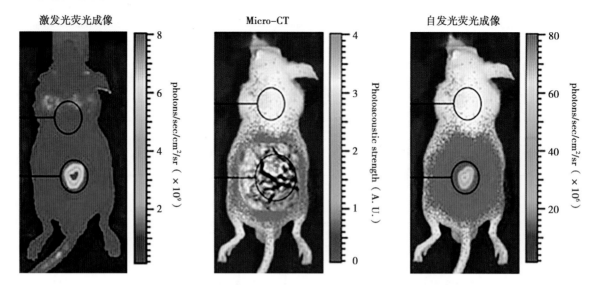

**图 1-8-2-7 我国自主研发的独立自主开发的多模态生物发光成像系统**

图中所示,该仪器可以同时检测三种成像模态,通过不同方式提供不同的生理病理信息,既能互相补充,又能互相促进,适用于不同的研究领域

(引自中国科学院分子影像重点实验室"973"计划项目成果)

得突破性进展,极大地促进了光学分子成像应用研究的发展,使其应用领域进一步扩大,几乎涵盖了生物医学的各个领域。下面将简单列举应用概况,后续章节将详细介绍。

1. **光学分子成像在肿瘤学研究中的应用** 随着对肿瘤,尤其是恶性肿瘤研究的深入,应用传统方法(如肿瘤组织切片等)进行研究已存在诸多限制。分子成像技术,尤其是光学分子成像技术的发展和推动,肿瘤分子生物学研究成为肿瘤学的研究热点与趋势。光学分子成像在探究肿瘤的发生机制、肿瘤的早期诊断、肿瘤治疗新策略及疗效评价等方面应用越来越广泛(图 1-8-2-9)。肿瘤发生发展的多个过程,如肿瘤增殖、代谢、乏氧、新生血管生成、凋亡逃逸等多个层面均可利用特异性的光学探针示踪肿瘤细胞(图 1-8-2-10)。

2. **光学分子成像在药物研发领域的应用** 光学分子影像技术在药物研发领域,尤其是抗肿瘤药物的研发中应用广泛,从初期的药物筛选,到后期的临床试验,光学分子影像技术都发挥了重要作用,带动了对各种疾病治疗新方法前期评价的迅速发展。

药物是通过与机体相应的靶点结合,进而影响该靶点的生物学状态和功能来发挥治疗作用的。如前所述,随着人类基因组计划的完成,以及基因芯片、蛋白质组学等技术的成熟,越来越多的潜在治疗位点被发现。针对每个靶点的候选化合物有很多,但它们与靶点结合的灵敏度和特异性各异,我们需要筛选出有治疗效果、特异性强、灵敏度高的

候选药物。高通量筛选是近几年兴起的一种应用于体外药物活性筛选的方法,该技术改变了传统的药物筛选过程。由于光学分子影像技术灵敏度高、费用较低,具有高通量的优势,目前已被广泛应用于候选药物的高通量筛选。

3. **光学分子成像在其他疾病研究中的应用** 如在心血管疾病治疗中的关键问题,是预测哪些动脉粥样硬化损伤易于破裂,从而导致心肌梗死或中风的发生。目前,临床影像技术主要是监测动脉粥样硬化斑块的解剖和结构特点。由于炎症在动脉粥样硬化发生过程中起着重要作用,那么,若能合成可以检测破裂斑块及血栓炎症过程的光学探针,就可以评价动脉粥样硬化斑块破裂的可能性。

另外,阐明糖尿病病理变化过程、评价药物治疗效果的关键,是利用先进的技术对胰腺进行成像。因此,开发特异性的探针,利用光学分子影像技术对胰岛或β细胞进行无创评价,就成为了研究的重点。

## 四、成像特点

相较其他成像方式,光学分子成像具有明显的优势。利用可见光成像,实现了对宏观和微观世界的可视化,不仅可以观察到单细胞的微细结构,而且光学分子探针的应用和微弱信号探测技术的发展实现了基因表达水平成像和在体成像技术的进步。为了获得空间分布明确的三维成像,断层成像技术取得了较大突破,如扩散光学层析成像技术、荧光分子断层成像技术、生物发光断层成像技术等。光

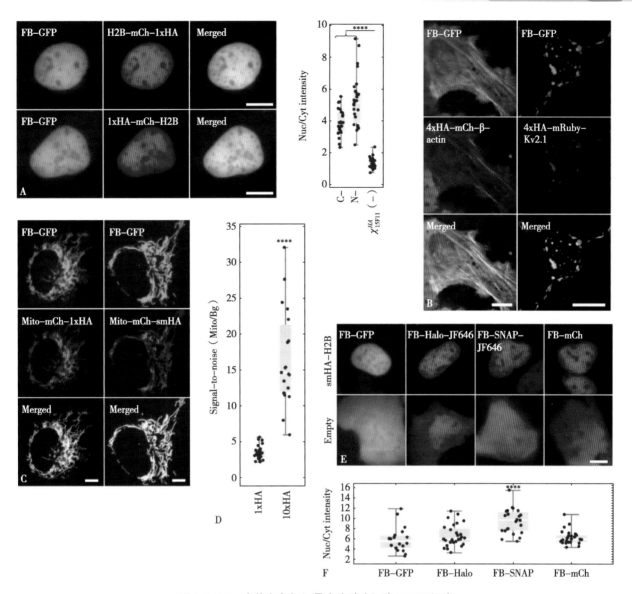

**图 1-8-2-9　在体多色标记骨肉瘤肿瘤细胞 U2OS 细胞**

绿色荧光蛋白 mEGFP 和红色荧光蛋白 mCherry。FB-GFP：FB- 绿色荧光蛋白；H2B-mCh-1xHA：1xHA 标签在碳末端；1xHA-mCh-H2B：1xHA 标签在氮末端；Merged：融合图像；4xHA-mCh-β-actin：FB-GFP 标记的带 HA 标签的胞质蛋白 β-actin；4xHA-mRuby-Kv2.1：FB-GFP 标记的带 HA 标签的膜蛋白 Kv2.1；Mito-mCH-1xHA：FB-GFP 标记的带 1xHA 标签的线粒体蛋白 mitoNEET；Mito-mCH-smHA：FB-GFP 标记的带 10x smHA 标签的线粒体蛋白 mitoNEET；Mito/Bg：所有细胞的线粒体与背景荧光强度比；smHA-H2B：多种荧光融合蛋白特异性标记带 HA 标签的核蛋白 H2B；Nuc/Cyt：所有细胞的细胞核与细胞质荧光强度比

（引自 Ning Zhao，Kouta Kamijo，Philip D Fox，et al. A genetically encoded probe for imaging nascent and mature HA-tagged proteins in vivo. Nat Commun，2019，10（1）：2947.）

学信号探测器与电磁信号探测器的整合推动了光学分子影像与传统医学成像设备的融合，互为相长。光学分子影像与其他分子影像技术，如 CT、MRI、PET、超声相比，具有较高的时间 / 空间分辨率、非辐射、灵敏度高、成像速度快、成本低、可同时检测多个分子等诸多优点。例如当光学分子影像应用于动物实验，可以对同组动物进行实时、动态观测，且可同时检测几个分子事件，节省了实验经费和时间，而且实验结果也更可靠。

光学分子成像也存在一定的缺点和不足：①光学分子探针分子量一般较大，在光的照射下荧光物质所激发出来的荧光强度随着时间推移逐步减弱乃至消失，有一定的时效性。②光学分子探针有一定的细胞毒性。③光子在体内的穿透能力差，在生物组织中传播会被一定程度吸收、散射，限制了活体光学分子成像和临床深部脏器的应用。

而作为新一代的无损医学成像技术，光声成像可以无标记地对单个细胞成像、对血管形态的高分辨成像、对不同组织的成分进行解析和对血液参数高特异性的功能检测。光声成像实现了从细胞到组

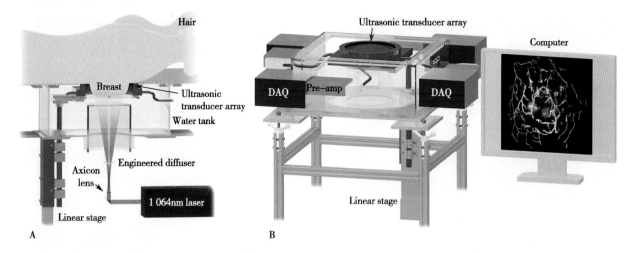

图 1-8-2-10 乳腺光声成像模式图

A. 图像收集系统；B. DAQ 数据收集系统及前放置放大器（移除患者床及光学组件）。Pre-amp：前放置放大器；Axicon lens：锥透镜镜头；Engineered disfuser：工程散射片；Ultrasonic transducer：超声波发射器阵列；Linear stage：线性升降平台；DAQ：Data Acquisition 数据收集系统；Water tank：水箱；1 064nm laser：1 064nm 激光

（引自 Li Lin，Peng Hu，Junhui Shi，et al. Single-breath-hold photoacoustic computed tomography of the breast. Nat Commun，2018，9（1）：2352.）

织结构的多尺度示踪及功能成像。光声成像可以用于研究动物体脑功能、肿瘤细胞转移和肿瘤形态结构，生理、病理特征，血流异常、药物代谢功能、深层荧光蛋白表达、基因活性等方面的内容，为生物医学应用领域提供了重要研究及监测手段，具有良好的发展前景和广泛的生物医学应用潜力。预期光声成像技术将会引起基础生命科学以及临床医学影像领域的变革。

（张国君　刘　静）

## 第三节　光学分子成像探针

### 一、概述

光学分子成像探针分为内源性和外源性两种：内源性光学分子成像探针包括体内固有探针和基因编码探针（图 1-8-3-1）两类。内源性荧光分子成像探针和内源性生物发光成像探针主要是基因编码探针。基于体内固有探针的光学成像仅能够提供有限的生物学信息，而基于基因编码探针或外源分子探针的光学成像，应该避免该类内源性背景光学信号的产生，以提高成像的灵敏度。基于基因编码探针的光学成像被广泛应用于各个研究领域，包括细胞与病原体示踪、蛋白质相互作用成像、酶活性成像、生物传感器、蛋白表达水平示踪、启动子活性监测、转基因动物、基因治疗等。

外源性光学分子成像探针基于小分子染料和纳

米材料制备而成，分为被动靶向、主动靶向和可激活光学分子探针 3 种类型。被动靶向光学分子探针直接使用小分子染料和纳米材料作为分子探针，可以对血管、肿瘤、淋巴结等进行成像；主动靶向光学分子探针是将多肽、蛋白、抗体或片段、适配子、小分子化合物等靶向分子与小分子染料或纳米材料连接构建而成，能够识别疾病的特异靶点；可激活光学分子探针在特定的环境下（如：pH、酶、活性氧等）会产生光学信号的变化（图 1-8-3-2）。

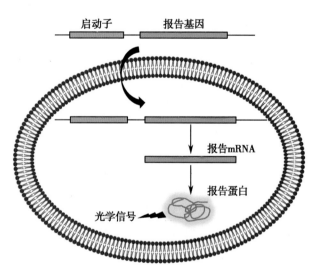

图 1-8-3-1 基因编码探针示意图

### 二、内源性光学分子成像探针

1. **内源性荧光分子成像探针**　内源性荧光分子成像探针主要是各类基因编码荧光蛋白。黄素蛋白、

298

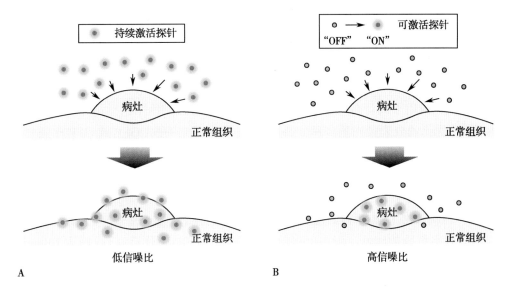

图 1-8-3-2　持续激活光学分子探针和可激活光学分子探针示意图

A. 持续激活光学分子探针，需足量的探针聚集至病灶，才能获得较好的信噪比；B. 可激活光学分子探针，光学信号只存在于病灶部位，具有更高的信噪比

绿色荧光蛋白（GFP）样蛋白、视玫红质、光敏素是自然存在的一些荧光蛋白。研究者又将这些荧光蛋白用于新型荧光蛋白的开发、荧光生物传感器和光遗传工具等（图 1-8-3-3）。近红外荧光蛋白（NIR FP）更适用于深层组织和小动物活体成像。目前，基于荧光蛋白的成像技术在多个方面有了显著进展。例如：单

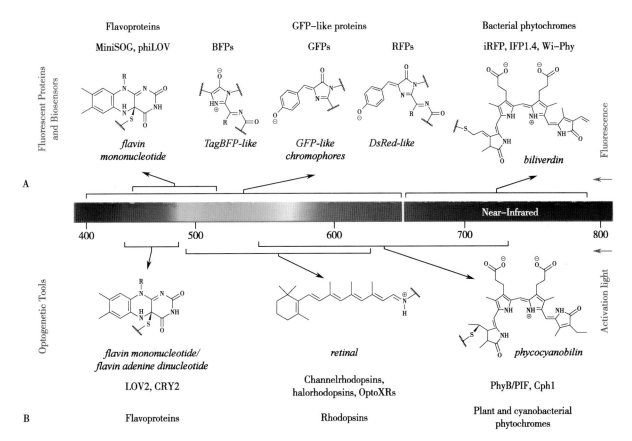

图 1-8-3-3　各类荧光蛋白、荧光生物传感器和光遗传工具的生色团结构汇总

A. 以下荧光蛋白和荧光生物传感器的生色团结构：黄素蛋白（MiniSOG、phiLOV），绿色荧光蛋白（GFP）样蛋白（BFP、GFP、RFP），细菌光敏素（iRFP、IFP1.4、Wi-Phy）等；B. 以下光遗传工具的生色团结构：黄素蛋白（LOV2、CRY2），视玫红质（光敏感通道、嗜盐菌视紫红质、OptoXR），植物和蓝藻光敏素（PhyB/PIF、Cph1）（引自：Kiryl D Piatkevich, Fedor V Subach, Vladislav V Verkhusha. Engineering of bacterial phytochromes for near-infrared imaging, sensing, and light-control in mammals. Chem Soc Rev, 2013, 42（8）: 3441-3452.）

体红色荧光蛋白用于各种融合改造；具有高动态范围的可逆光激活红色荧光蛋白用于光激活定位显微镜（PALM）技术和光致变色荧光共振能量转移（FRET）技术；将更有效的红移 FRET 荧光蛋白组合和基于置换荧光蛋白的优化设计应用于具有高动态范围的基因编码传感器研究；优化的分裂荧光蛋白和分裂突变体组合用于多个蛋白相互作用研究的多色标记；可逆分裂荧光蛋白用于蛋白相互作用的动态观测；增强的光毒性荧光蛋白用于肿瘤光动力学治疗；单体光毒性荧光蛋白应用于发色基团辅助激光失活（CALI）技术；具有优良性能的红色、远红和近红外荧光蛋白应用于活体成像和多色标记和 FRET 技术。

2. **内源性生物发光分子成像探针**　内源性生物发光分子成像探针主要是各类基因编码萤光素酶，萤光素酶能够与底物发生化学反应产生光。萤光素酶的种类包括：来源于萤火虫、叩头虫、苹果蝇蛆等昆虫类生物，以萤光素为底物的萤光素酶；来源于海肾、海洋桡足类、长腹水蚤、细角刺虾等海洋类生物，以腔肠素为底物的萤光素酶；来源于细菌的以细菌萤光素为底物的萤光素酶；来源于海萤、钩鞭藻、磷虾等海洋生物的以萤光素为底物的萤光素酶；来源于帽贝、环节虫、真菌等生物，以萤光素为底物的萤光素酶。其中，萤火虫萤光素酶和叩头虫萤光素酶是广泛使用的萤光素酶。研究者还优化了萤光素酶的密码子，使其更适合在哺乳动物细胞表达；构建了萤光素酶突变体，以提高其发光强度和延长其发光波长；合成了一系列萤光素和腔肠素的衍生物，增加化合物的稳定性，并提高发光强度、延长发光波长。

常用的萤光素酶汇总表见表 1-8-3-1。

3. **内源性光声分子成像探针**　包括体内固有的生色团和基因编码的生色团。氧合血红蛋白、脱氧血红蛋白、水、脂质、黑色素、胶原蛋白等均有特定的吸收光谱，属于体内固有的生色团（图 1-8-3-4）。基因编码的生色团包括：β- 半乳糖甘酶、酪氨酸酶等产生色素的酶；GFP 或 GFP 样荧光蛋白、无荧光的 GFP 样色蛋白、基于细菌光敏色素的 NIR FP 等荧光蛋白或色蛋白；Dronpa、BphP1 等可逆的光激活荧光蛋白（图 1-8-3-5）。BphP1 是沼泽红假单胞菌光敏色素的全长，是一种敏感的基因编码光声分子成像探针，具有以下优点：吸收峰达 760nm，适用于深层组织光声成像；能够抵抗光漂白，适用于纵向成像；

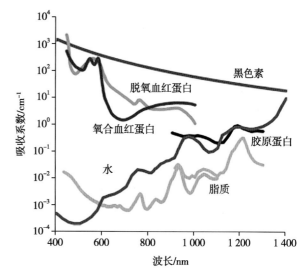

**图 1-8-3-4　各种体内固有光声生色团的吸收光谱**

氧合血红蛋白，红色；脱氧血红蛋白，绿色；水，蓝色；脂质，黄色；黑色素，棕色；胶原蛋白，黑色（引自 Judith Weber, Paul C Beard, Sarah E Bohndiek. Contrast agents for molecular photoacoustic imaging. Nat. Methods, 2016, 13（8）: 639-650.）

表 1-8-3-1　常用的萤光素酶汇总表

| 名称 | 发射波长 /nm | 分子量 /kD | 底物 | 辅助因子 | 密码子优化 |
|---|---|---|---|---|---|
| 北美萤火虫萤光素酶 | 600 | 62 | D-Luciferin | $O_2$, $Mg^{2+}$, ATP | 是（Luc2） |
| 北美萤火虫萤光素酶 | 618 | 62 | D-Luciferin | $O_2$, $Mg^{2+}$, ATP | 是（PpyRE8/9） |
| 意大利萤火虫萤光素酶 | 620 | 64 | D-Luciferin | $O_2$, $Mg^{2+}$, ATP | 是（L.it RE） |
| 叩头虫萤光素酶 | 红色：613 | 64 | D-Luciferin | $O_2$, $Mg^{2+}$, ATP | 是（CBred） |
| | 绿色：537 | | | | 是（CBG99, CBG68） |
| 海肾萤光素酶 | hRLUc 480 | 36 | Coelenterazine | 无 | 是（hRLuc） |
| | hRluc8 480 | 36 | Coelenterazine | 无 | 是 |
| | hRluc8.6 535 | 36 | Coelenterazine | 无 | 是 |
| 高斯萤光素酶 | 480 | 20 | Coelenterazine | 无 | 是（hGluc） |
| NanoLuc 萤光素酶 | 460 | 19 | Furimazine | 无 | 是（Nluc） |
| 海萤萤光素酶 | 460 | 62 | Cypridina luciferin | 无 | 是（Cluc, Vluc） |
| 水母发光蛋白 | 460 | 62 | Coelenterazine | $O_2$, $Ca^{2+}$ | 是（opAEQ） |
| 细菌萤光素酶 | 490 | 41, 37 | $FMNH_2$, RCHO | $O_2$ | 是（LuxAB） |

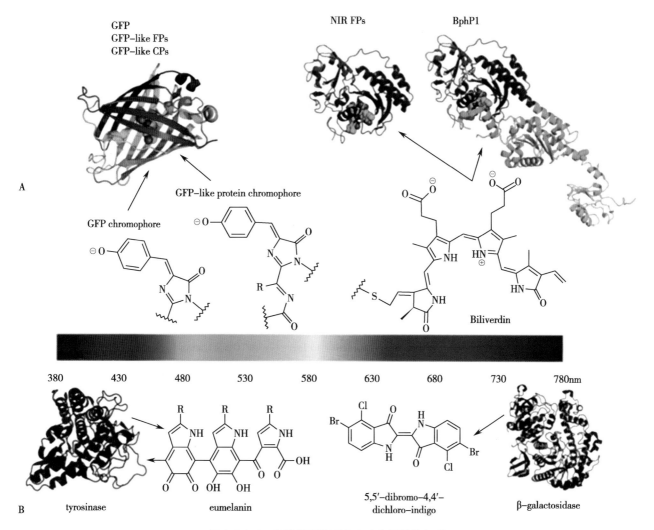

图 1-8-3-5　各类基因编码光声生色团结构汇总

A. GFP、GFP 样荧光蛋白、GFP 样色蛋白、NIR FP、BphP1 等的生色团结构；B. 酪氨酸酶、β- 半乳糖甘酶等的生色团结构（引自：Chengbo Liu, Xiaojing Gong, Riqiang Lin. Advances in Imaging Techniques and Genetically Encoded Probes for Photoacoustic Imaging. Theranostics，2016，6（13）：2414-2430.）

易于光转化；生色团的产生不依赖氧气，适用于缺氧组织成像。DrBphP-PCM 是对 BphP1 进行改造获得的，分子量更小、折叠更好、光转化对比度更高。

### 三、外源性光学分子成像探针

**1. 外源性荧光分子成像探针**　外源性荧光分子成像探针分为被动靶向、主动靶向和可激活荧光分子探针 3 种类型，基于小分子荧光染料和纳米材料制备而成。量子产率高、光吸收率低（即消光系数低）的小分子荧光染料和纳米材料更适合荧光分子成像。硫酸奎宁是发现的第一种小分子荧光染料，后续研究者又发现或合成了一系列具有不同发射波长的小分子荧光染料，如荧光素、罗丹明、花青染料、BODIPY 染料等。NIR 荧光染料又被分为 NIR 一区（700～1 000nm）和 NIR 二区（1 000～1 700nm）荧光染料。花青染料、BODIPY 染料和小多环染料

是常用于荧光分子成像的 NIR 一区荧光染料，花青染料和 D-A-D 染料（图 1-8-3-6）被广泛用于改造合成 NIR 二区荧光染料。用于荧光分子成像的纳米材料包括：由二氧化硅和有机改性二氧化硅制成的纳米颗粒（NP）、疏水及亲水有机聚合物、半导体有机聚合物、量子点，碳质纳米材料如碳（量子）点、碳纳米团簇和纳米管、纳米金刚石、上转换材料、金属颗粒、金属氧化物等。纳米颗粒的涂层和表面修饰可以使纳米颗粒发出荧光或提高纳米颗粒的性能。研究者还开发出单壁碳纳米管、量子点、稀土纳米颗粒等纳米材料用于 NIR 二区荧光分子成像。

**2. 外源性光声分子成像探针**　外源性光声分子成像探针也分为被动靶向、主动靶向和可激活光声分子探针 3 种类型，基于小分子染料和纳米材料制备而成。量子产率低、光吸收率高（即消光系数高）的小分子染料和纳米材料更适合光声分子成像（图 1-8-3-7）。

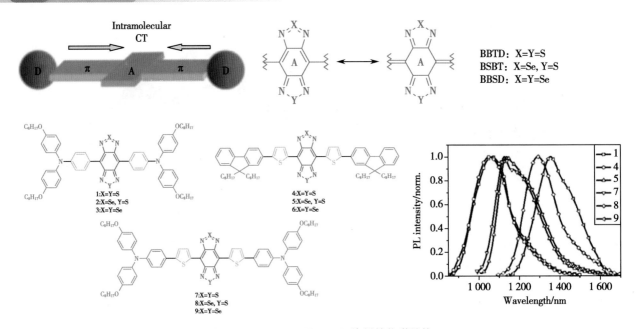

图 1-8-3-6　NIR 二区 D-A-D 染料的化学结构

（引自 Young-Kwang Jung，Ji-Hwan Lee，Aron Walsh. Correction to Influence of Rb/Cs Cation-Exchange on Inorganic Sn Halide Perovskites：From Chemical Structure to Physical Properties. Chem Mater，2017，29（10）：4603.）

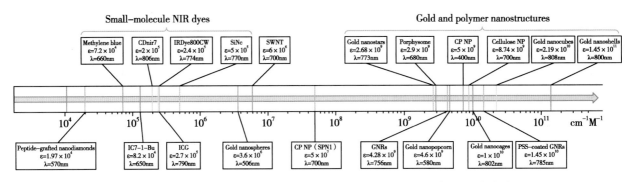

图 1-8-3-7　用于光声分子成像的各类小分子染料和纳米材料的消光系数（ε）

λ 代表峰值吸收波长（引自 Judith Weber，Paul C Beard，Sarah E Bohndiek. Contrast agents for molecular photoacoustic imaging. Nat Methods，2016，13（8）：639-650.）

花青染料、D-A-D 染料是常用的光声成像小分子染料，在这 2 种染料基础上改造合成的 NIR 二区染料用于光声成像是目前研究的热点之一。也有研究将罗丹明、亚甲蓝、伊文思蓝等染料用于光声成像。用于光声分子成像的纳米材料包括：星形、三角形、棱镜形、纳米壳、纳米笼等形态的金纳米颗粒，碳纳米管、石墨烯等含碳纳米材料，共轭聚合物、基于卟啉的聚合物、包裹染料的聚合物等聚合物类纳米材料。相对于可激活荧光分子探针，报道的可激活光声分子探针比较少。有研究设计了蛋白水解酶激活的光声分子探针，将淬灭剂与小分子染料或纳米颗粒通过蛋白水解酶切割肽段连接，当没有蛋白水解酶存在时，光声成像检测到两个吸收峰；当蛋白水解酶切割连接肽段时，光声成像只能检测到一个吸收峰。

（陈嘉耀　李 丹）

## 第四节　荧光分子成像

### 一、基于荧光蛋白的荧光分子成像

绿色荧光蛋白（GFP）来源于水母，研究者对其进行改造获得了增强型绿色荧光蛋白（EGFP）、蓝色荧光蛋白（BFP）、青色荧光蛋白（CFP）和黄色荧光蛋白（YFP）等。两种最重要的野生型红色荧光蛋白（RFP）分别来自于珊瑚和海葵，在天然条件下它们是四聚体蛋白。后续研究运用蛋白质工程技术将这两种荧光蛋白改造成二聚体或单体衍生物，以及发射波长覆盖蓝光到远红光的一系列突变体。在其他腔肠动物和非腔肠动物体内也发现了荧光蛋白的存在。细菌光敏色素（BphP）、蓝细菌光敏色素

（CBCR）和别藻蓝蛋白（APC）具有近红外（NIR）吸收光谱，研究者以这些蛋白为模板开发出了一系列近红外荧光蛋白（NIR FP）。NIR FP更适用于深层组织和小动物活体成像。以下将介绍基于荧光蛋白的荧光分子成像应用。

**1. 细胞、病原体示踪** 荧光蛋白标记细胞或病原体后，可以通过活体荧光成像示踪细胞或病原体在体内的生物学过程。活体荧光成像广泛应用于干细胞、肿瘤、病原微生物、药物疫苗开发、免疫等领域。通过活体监测干细胞在体内的分布、定植、存活、增殖、分化等过程，可以评价其修复组织、治疗疾病的效果，进一步优化治疗策略；通过活体示踪肿瘤在体内的生长、转移、治疗响应等过程，可以探讨肿瘤发生发展机制、评价治疗效果；另外，通过活

体荧光成像还可以监测细菌、病毒、寄生虫等病原体感染机体过程、高通量筛选药物和疫苗、示踪免疫细胞等（图1-8-4-1）。

**2. 蛋白质相互作用成像** 基于荧光蛋白检测蛋白相互作用的荧光分子成像方法包括Förster共振能量转移（FRET）和双分子荧光互补（BiFC）。FRET是将供体荧光蛋白和受体荧光蛋白分别与目标蛋白融合表达，如果观察到荧光能量由供体荧光蛋白向受体荧光蛋白转移，则表明目标蛋白发生了相互作用。BiFC是将荧光蛋白分子的两个互补片段分别与目标蛋白融合表达，如果荧光蛋白活性恢复则表明目标蛋白发生了相互作用，其后发展出多色荧光互补技术（图1-8-4-2）。

**3. 酶活性成像** 基于荧光蛋白检测蛋白水解

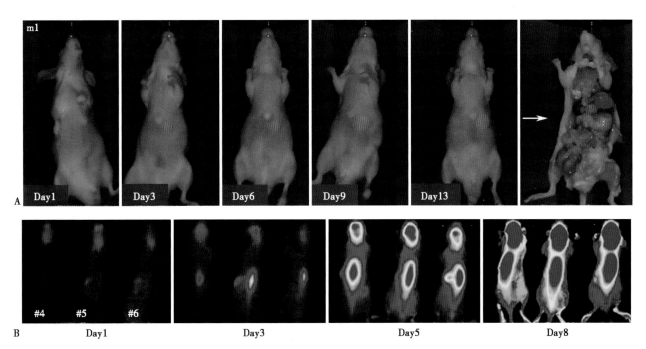

**图1-8-4-1 基于荧光蛋白的分子成像用于肿瘤和病毒的示踪**

A. 尾静脉注射近红外荧光蛋白iRFP标记的黑色素瘤U2OS细胞后，活体荧光成像示踪其在肝脏的转移（引自Li Lin, Jun Xia, Terence T W Wong, et al. In vivo deep brain imaging of rats using oral-cavity illuminated photoacoustic computed tomography. J Biomed Opt, 2015, 20（1）: 016019.）; B. 肌肉注射iRFP720标记的狂犬病毒株1 088后，活体荧光成像示踪其通过脊髓向脑播散的过程（引自Minori Isomura, Kentaro Yamada, Kazuko Noguchi, et al. Near-infrared fluorescent protein iRFP720 is optimal for in vivo fluorescence imaging of rabies virus infection. J Gen Virol, 2017, 98（11）: 2689-2698.）

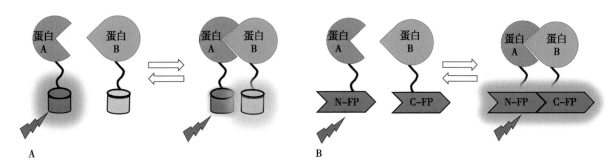

**图1-8-4-2 基于荧光蛋白的分子成像用于蛋白质相互作用检测**

A. FRET报告基因检测蛋白质相互作用示意图；B. BiFC报告基因检测蛋白质相互作用示意图。

酶活性的荧光分子成像方法包括 FRET、近红外荧光蛋白酶报告基因(iProtease)和翻转 GFP(FlipGFP)。FRET 是将供体荧光蛋白和受体荧光蛋白通过蛋白水解酶切割肽段连接,当没有蛋白水解酶存在时,荧光能量由供体荧光蛋白向受体荧光蛋白转移,产生 FRET 信号;当蛋白水解酶切割连接肽段时,供体荧光蛋白和受体荧光蛋白分离,供体荧光蛋白荧光信号增强,FRET 信号减弱。iProtease 的设计方法如下:将近红外荧光蛋白 IFP 的 N 端与 C 端通过蛋白水解酶切割肽段连接,而 PAS 和 GAF 结构域之间断开,即环状变换;变换的蛋白 N 端与 C 端分别加入 GFP 片段;截短 PAS 和 GAF 之间的序列;当蛋白水解酶切割连接肽段时,半胱氨酸通过硫醚键与胆绿素连接,介导胆绿素结合在 GAF 结构域,从而发出近红外荧光,无论有无蛋白水解酶,GFP 都有荧光。FlipGFP 的设计方法如下:将 GFP 的第 10 个 β 折叠片(β-10)与第 11 个 β 折叠片(β-11)用蛋白水解酶切割肽段连接,改变它们的空间排布,使得 GFP 无法

发出荧光;当蛋白水解酶切割连接肽段时,β-10 与 β-11 的空间排布恢复,GFP 发出荧光(图 1-8-4-3)。

4. **光激活荧光蛋白成像** 有一些荧光蛋白,在特定激发光的照射下,荧光会发生强度由弱变强(即光激活)或荧光颜色由绿变红(即光转换),被称为光激活荧光蛋白(PAFP),分为可逆的 PAFP 与不可逆的 PAFP 两种。根据 PAFP 的特性,可以选择性照射特定区域并检测该区域荧光信号,该方法能够提高成像的信噪比、分辨率;PAFP 还能够实现细胞、细胞器和蛋白的时空示踪。

5. **其他** 基于荧光蛋白的应该分子成像还能够应用于生物传感器、蛋白表达水平示踪、启动子活性监测、转基因动物、基因治疗等方面的研究。

## 二、基于小分子荧光染料的荧光分子成像

1. **被动靶向荧光分子成像** 吲哚菁绿(ICG)的发射波长约 800nm,是被唯一批准用于外科手术的小分子近红外荧光(NIR)对比剂。低浓度的 ICG

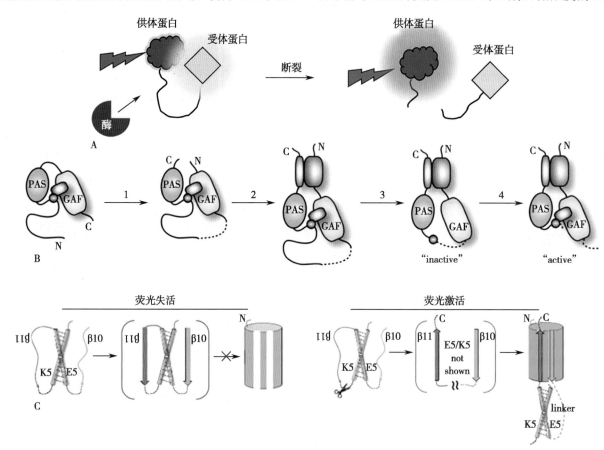

**图 1-8-4-3 基于荧光蛋白的分子成像用于蛋白水解酶活性检测**
A. FRET 报告基因检测蛋白水解酶活性示意图;B. iProtease 报告基因检测蛋白水解酶活性示意图,1. 环化变换,2. N 端与 C 端分别加入 GFP 片段,3. 截短 PAS 和 GAF 之间的序列,4. 蛋白水解酶剪切(激活)(引自 Tsz-Leung To, Beverly J Piggott, Kalpana Makhijani, et al. Rationally designed fluorogenic protease reporter visualizes spatiotemporal dynamics of apoptosis in vivo. Proc Natl Acad Sci USA, 2015, 112(11): 3338-3343.); C. FlipGFP 报告基因检测蛋白水解酶活性示意图(引自 Qiang Zhang, Antonino Schepis, Hai Huang, et al. Designing a Green Fluorogenic Protease Reporter by Flipping a Beta Strand of GFP for Imaging Apoptosis in Animals. J Am Chem Soc, 2019, 141(11): 4526-4530.)

已被用作标记前哨淋巴结（SLN），并且在穿透深度和灵敏度方面优于亚甲蓝。2009 年，Ishizawa 等开展 ICG 的临床试验，用于鉴别肝细胞癌（HCC）患者的微小转移病灶，并报道最大检测深度为 8mm。后续的研究表明，ICG 对切除的原发性肝癌或结直肠癌肝脏转移灶的识别率几乎达到 100%。还有一些临床研究使用 ICG 检测乳腺癌、胃癌等其他实体瘤（图 1-8-4-4）。

亚甲蓝在充分稀释时可变成发射波长在 700nm 的 NIR 染料。虽然临床上未被批准作为 NIR 染料使用，但有临床研究将亚甲蓝用于甲状旁腺腺瘤和副神经节瘤的术中成像。也有临床研究将荧光素用于脑和脊柱肿瘤的术中导航，荧光素的组织穿透能力较差。欧洲已批准将 5- 氨基乙酰丙酸（5-ALA）作为导航探针用于辅助肿瘤的切除，有临床研究表明，5-ALA 术中导航可以提高恶性胶质瘤患者 6 个月无进展生存率。另外，CH1055、CH-4T 等 NIR 二区小分子荧光染料也可应用于小动物的荧光分子成像。

2. **主动靶向荧光分子成像** 多肽、蛋白、抗体或片段、适配子、小分子化合物等靶向分子与小分子荧光染料连接即构成能够特异识别疾病靶点的分子探针。针对肿瘤细胞生物标志物（PSA、EGFR、HER2、EphB4、Axl、GRP78 等）、肿瘤新生血管标志物（VEGFR、Integrin $\alpha_v\beta_3$ 等）等靶点，研究者构建了主动靶向荧光分子探针并进行了小动物活体荧光成像，用于疾病的早期诊断、分子分型、治疗监测、术中导航等（图 1-8-4-5）。其中一些荧光分子探针用于临床试验研究，如：基于 ASYNYDA 多肽的荧光探针用于食管腺癌成像；c-Met 受体靶向的 GE-137 荧光探针用于结直肠癌早期病变的成像；叶酸受体 -α 靶向的荧光探针用于卵巢癌的术中导航。

3. **可激活探针的荧光分子成像** 可激活荧光分子探针在正常情况下保持非荧光状态，当被特定的分子靶标激活时才发出荧光，可以减少背景信号并改善信噪比。该类荧光分子探针的设计机制包括光诱导电子转移（PeT）、Förster 共振能量转移（FRET）、聚集荧光猝灭（ACQ）和聚集诱导发光（AIE）等机制（图 1-8-4-6）。设计基于 FRET 原理的可激活荧光分子探针需要相应的供体 / 配体对，包括 Cy5.5/NIRQ820、Cy5/QSY21、Alexa Fluor 647/QSY 21 等。该类荧光分子探针的成像靶标包括细胞内外的 pH、酶、活性氧（ROS）等（图 1-8-4-7）。

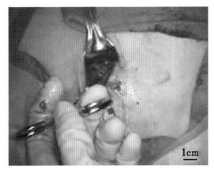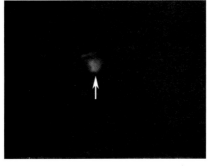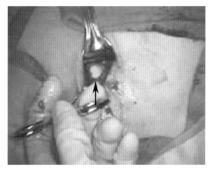

**图 1-8-4-4　ICG 在临床术中导航中的应用**

ICG- 人血清白蛋白（HSA）用于乳腺癌前哨淋巴结显像（引自 Susan L Troyan, Vida Kianzad, Summer L Gibbs-Strauss, et al. The FLARE intraoperative near-infrared fluorescence imaging system: a first-in-human clinical trial in breast cancer sentinel lymph node mapping. Ann Surg Oncol，2009，16（10）：2943-2952.）

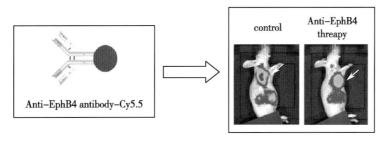

**图 1-8-4-5　EphB4 靶向的结肠癌荧光分子成像**

使用人源化 EphB4 抗体标记 Cy5.5 构建分子探针，用于小动物结肠癌的荧光分子成像并监测 EphB4 靶向治疗效果（引自 Dan Li, Shuanglong Liu, Ren Liu, et al. Targeting the EphB4 receptor for cancer diagnosis and therapy monitoring. Mol Pharm，2013，10（1）：329-336.）

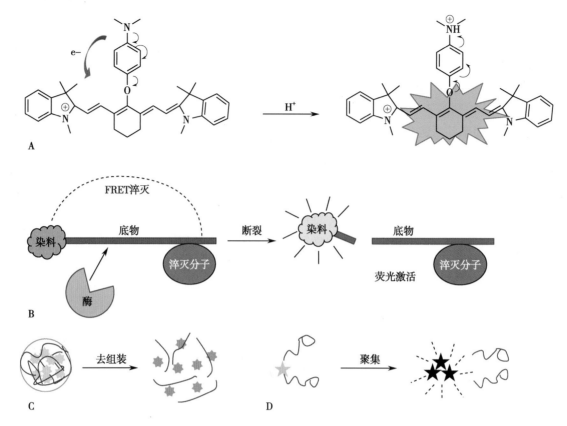

图 1-8-4-6  可激活荧光分子探针原理示意图

A. 光子诱导电子转移（PeT）；B. Förster 共振能量转移（FRET）；C. 聚集猝灭（ACQ）；D. 聚集诱导发射（AIE）

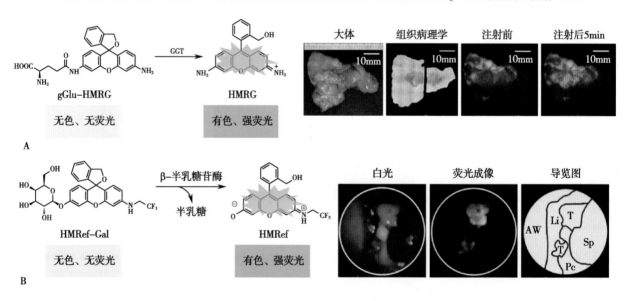

图 1-8-4-7  肿瘤可激活探针的荧光分子成像

A. γ- 谷氨酰转肽酶（GGT）激活的荧光探针用于临床乳腺癌微小病灶的识别（引自 Hiroki Ueo, Yoshiaki Shinden, Taro Tobo, et al. Rapid intraoperative visualization of breast lesions with γ-glutamyl hydroxymethyl rhodamine green. Sci Rep, 2015, 5: 12080.）；B. β 半乳糖苷酶激活的荧光探针用于小鼠卵巢癌腹膜转移灶的识别（引自 Daisuke Asanuma, Masayo Sakabe, Mako Kamiya, et al. Sensitive β-galactosidase-targeting fluorescence probe for visualizing small peritoneal metastatic tumours in vivo. Nat Commun, 2015, 6: 6463.）

## 三、基于纳米颗粒的荧光分子成像

**1. 被动靶向荧光分子成像**  肿瘤血管通透性增强和淋巴回流的缺失产生增强渗透滞留（EPR）效应，可以使纳米颗粒选择性靶向肿瘤组织。10～100nm 的纳米颗粒可以逃脱肾脏的滤过，在长时间循环后积聚在肿瘤中。纳米颗粒在肿瘤中的聚集程度取决于纳米颗粒的性质和肿瘤的类型，包括纳米颗粒直径、表面修饰、循环半衰期，肿瘤的血管密度、血管新生程度和血管通透性等。荧光纳米颗粒类型包括：荧光掺杂二氧化硅或溶胶凝胶、疏水及亲水聚合物、半导体聚合物量子点、量子点、其他碳纳米材料、上转换发光纳米颗粒、金属纳米颗粒等。该类纳米颗粒已用于临床前肿瘤、淋巴结、血管等成像研究（图1-8-4-8）。

2. **主动靶向荧光分子成像** 基于荧光纳米颗粒的主动靶向探针能够在被动靶向的基础上进一步增加在肿瘤的聚集和内吞，从而增加分子成像的特异

性和选择性。许多靶向分子用于修饰和功能化荧光纳米颗粒，如小分子、多肽、适配体、抗体及其片段等。通常，靶向分子与纳米颗粒的连接分为两个步骤，第一步是表面活化，第二步是共轭结合。体内外荧光分子成像都表明，相对于被动靶向纳米颗粒，主动靶向的纳米颗粒的摄取更强。最佳表面靶向分子密度的确定和靶向分子脱落等问题有待进一步解决（图1-8-4-9）。

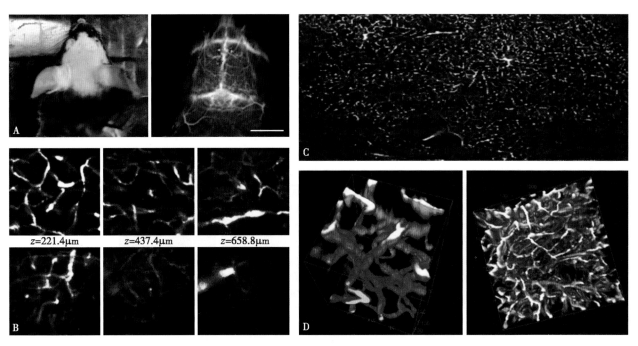

**图1-8-4-8 近红外二区纳米材料 p-FE 用于小鼠脑血管成像**
A. 小鼠头部明场和近红外二区荧光成像；B～D. 小鼠脑血管的离体共聚焦成像（引自 Hao Wan，ingying Yue，Shoujun Zhu，et al. A bright organic NIR-II nanofluorophore for three-dimensional imaging into biological tissues. Nat Commun，2018，9（1）：1171.）

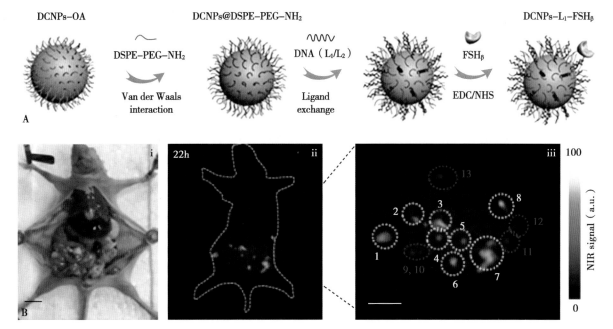

**图1-8-4-9 卵泡刺激素（FSH_β）多肽修饰的近红外二区稀土纳米颗粒用于小鼠转移卵巢癌的术中导航**
A. FSH_β 多肽修饰的稀土纳米颗粒探针制备示意图；B. 注射探针后，小鼠转移卵巢癌近红外二区成像，可以清晰显示转移病灶的位置及大小（引自 Peiyuan Wang，Yong Fan，Lingfei Lu，et al. NIR-II nanoprobes in-vivo assembly to improve image-guided surgery for metastatic ovarian cancer. Nat Commun，2018，9（1）：2898.）

**3. 可激活探针的荧光分子成像** 基于纳米颗粒的可激活荧光分子探针的设计原理包括 Förster 共振能量转移（FRET）、纳米颗粒表面能量转移（NSET）、聚集荧光猝灭（ACQ）和聚集诱导发光（AIE）等机制。基于 FRET 原理的可激活纳米荧光分子探针的供体和受体分别是荧光染料和纳米颗粒，聚合物、半导体纳米材料、量子点、碳纳米材料、上转换发光纳米颗粒等均可以作为受体。与 FRET 效应相比较，NSET 具有更低的背景和更长的分子间距离（约 20nm），金纳米颗粒可以作为供体构建基于 NSET 原理的可激活荧光分子探针（图 1-8-4-10）。

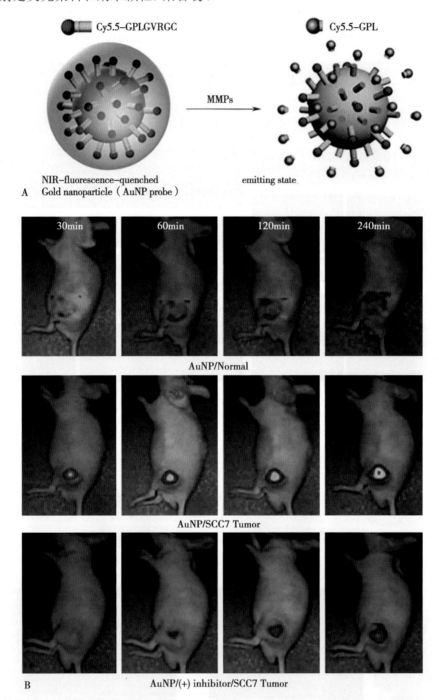

图 1-8-4-10 基于金纳米颗粒的可激活荧光分子探针用于肿瘤的活体荧光成像
A. 可激活荧光分子探针的设计示意图；B. 荧光分子探针在正常组织、鳞状细胞癌 SCC7 肿瘤、MMP-2 抑制剂处理的 SCC7 肿瘤的活体荧光成像，结果显示，该探针能够对 SCC7 肿瘤进行特异成像（引自 Seulki Lee，Eui-Joon Cha，Kyeongsoon Park，et al. A near-infrared-fluorescence-quenched gold-nanoparticle imaging probe for in vivo drug screening and protease activity determination. Angew Chem Int Ed Engl，2008，47（15）：2804-2807.）

（陈嘉耀 麦青 李丹）

## 第五节　生物发光成像

### 一、萤光素酶与其产生荧光的原理

生物发光是自然界中存在的一种生命现象，常见的发光生物有发光细菌、发光萤火虫、发光鱼、发光水母等，在深于1 000m的海洋下尤为多见。生物发光过程依赖萤光素酶催化的化学反应过程。萤光素酶（luciferase）是自然界中能够产生生物荧光的酶的统称，其中最有代表性的是一种学名为Photinus pyrali'的萤火虫体内的萤光素酶。在相应化学反应中，荧光的产生是来自于荧光素的氧化，有些情况下反应体系中也包括三磷酸腺苷（ATP）。没有萤光素酶的情况下，荧光素与氧气反应的速率非常慢，而钙离子的存在常常可以进一步加速反应（与肌肉收缩的情况相似）。

由于生物发光的高量子产量和荧光素相对无毒性，已经开发了多种体内外的分析应用技术，包括不同分析物的测试、免疫反应、基因表达分析、药物筛选、生物系统成像等。与荧光发光不同，生物发光系统的检测不需要外部光的照明，而是在黑暗的背景下进行，因此，在检测过程中，没有光源漂移、光散射干扰和背景荧光的干扰，该方法非常敏感，可提供良好的空间分辨率（图1-8-5-1）。

荧光素或萤光素酶不是特定的分子，而是所有能够产生荧光的底物和其对应的酶的统称，虽然它们各不相同。能够控制发光的不同生物体用不同的萤光素酶来催化不同的发光反应。最为人所知的发光生物是萤火虫，而其所采用不同的萤光素酶与其他发光生物如萤光菇（发光类脐菇，Omphalotus oleariu'）和许多海洋生物都不相同。在萤火虫中，发光反应所需的氧气是从被称为腹部气管（abdominal trachea）的管道中输入的。一些生物，如叩头虫，含有多种不同的萤光素酶，能够催化同一萤光素底物，而发出不同颜色的萤光。萤火虫有2 000多种，而叩甲总科（包括萤火虫、叩头虫和相关昆虫）则有更多，因此它们的萤光素酶对于分子系统学研究很有用。目前研究得最透彻的萤光素酶是来自Photinini族萤火虫中的北美萤火虫（Photinus pyrali'）。

生物发光依赖于上述化学反应，需底物和酶的存在，因此CCD相机无需滤光片，所有检测的光子均由组织直接发出。生物发光技术基于编码萤光素酶的报告基因，所编码的酶能够在特定底物的存

在下发射光子，例如萤火虫萤光素酶Fluc的底物D-luciferin或海肾萤光素酶Rluc的底物肠腔素，其发射光波长范围为485～613nm。

生物发光的主要优点之一是不依赖于激发光（与荧光成像相比，减少了光子的衰减、散射和扩散），且由于体内内源分子直接发光而没有背景信号，使光信号定量更加精确，研究结果依赖于表达萤光素酶的细胞数量或酶化学发光反应程度。当然生物发光也存在一定的不足，与荧光成像相比，生物发光需要底物注射、发射的光子穿透性低、所需捕获时间长（生物发光成像时间范围为1秒～5分钟，而荧光成像时间范围为1～60秒）。此外，尽管大量体内外研究采用生物发光报告基因技术，但该项继续需要细胞工程和基因工程技术改造萤光素酶结构，新合成的报告基因分子较大，使其应用受限。以下将举例说明萤光素酶报告基因成像的原理和应用。

### 二、萤光素酶报告基因成像

萤光素酶可以在实验室中用基因工程的方法生成和改造，并用于多种不同的实验。萤光素酶的基因可以被合成并插入到生物体中或转染到细胞中。研究者利用基因工程已经使得小鼠、家蚕、马铃薯等一些生物可以合成萤光素酶。间接体外成像是一种强大的研究手段，可以对整个动物体中的细胞群落进行分析，即将不同类型的细胞（骨髓干细胞、T细胞等）标记上（即表达）萤光素酶，就可以用高敏感度的CCD相机进行对动物体内进行活体观察而不会伤害动物本身。

**1. 细胞示踪**　这种方法简单直观，无需改造报告基因质粒，直接通过转染或慢病毒感染的方法采用萤光素酶报告基因标记肿瘤细胞，可以直接快速地测量各种肿瘤模型中肿块的生长和转移过程，并对肿瘤治疗过程中癌细胞的变化进行实施观测和评估。活体生物发光成像能够无创地定量检测小鼠活体的原位肿瘤、转移瘤以及自发瘤。同时，通过给予荷瘤小鼠不同剂量、不同给药时间、不同给药途径，可以直观、连续地观察抗肿瘤药物的最佳给药剂量、给药时间和给药途径，从而制订合适的剂型和治疗方案（图1-8-5-2）。同理，将萤光素酶标记的造血干细胞植入脾及骨髓，可利用在体成像系统实时观测活体动物内干细胞造血过程的早期事件及动力学变化，可观察流体细胞在体内的动向和变化，更快捷地得到免疫系统中病原的转移途径，实时、动态监测放疗及化疗的效果。

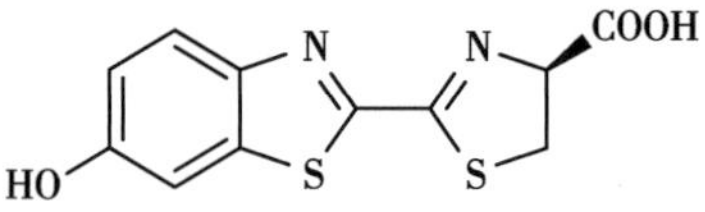

1.1
D–luciferin
McElroy 1957

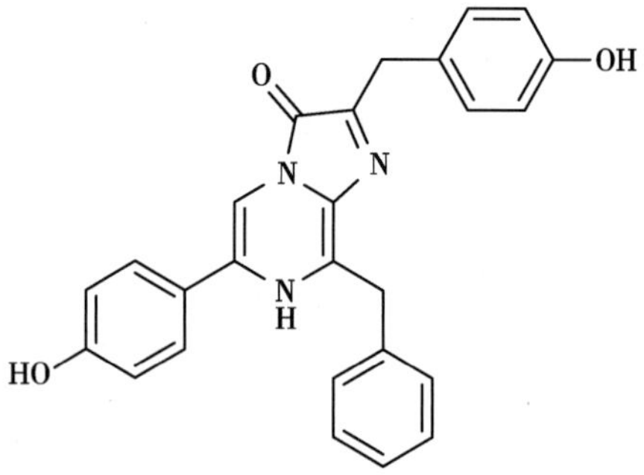

2.1
coelenterazine
Inoue 1976

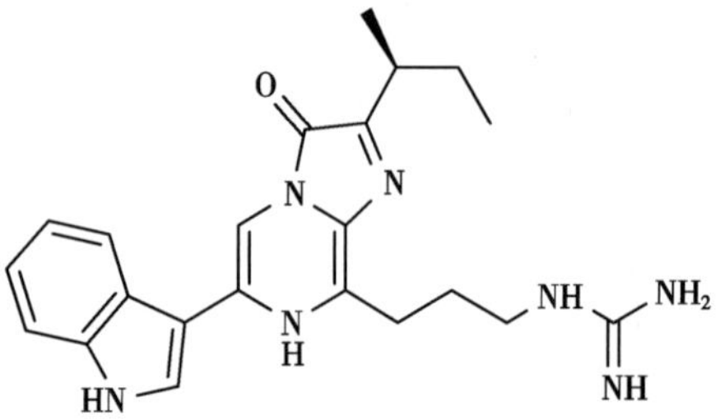

4.1
*Cypridina* luciferin
Shimomura 1957

3.1
bacterial luciferin
Cormier 1963

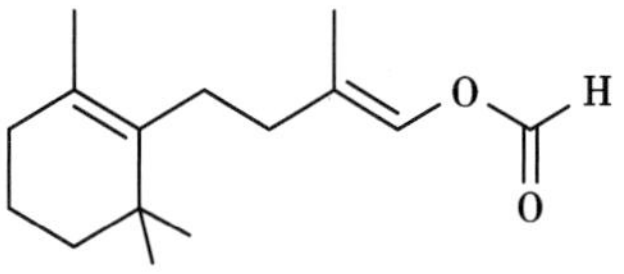

5.1
*Latia* luciferin
Shimomura 1968

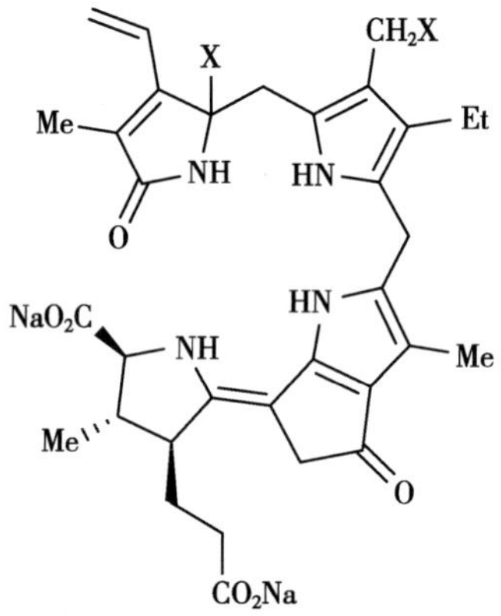

7.1
X=OH krill luciferin
X=H dinoflagellate luciferin
Nakamura 1989

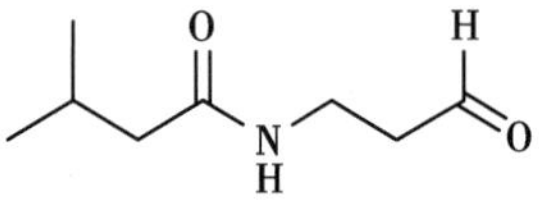

6.1
*Diplocardia* luciferin
Ohtsuka 1976

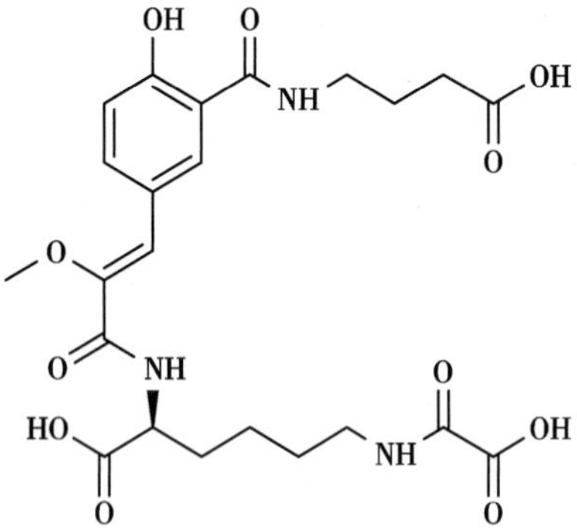

8.1
*Fridericia heliota* luciferin
Petushkov, Yampolsky 2014

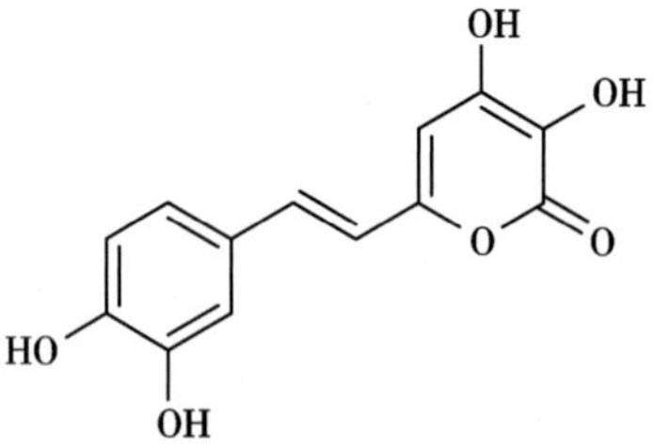

9.1
fungal luciferin
Purtov, Yampolsky 2015

图 1-8-5-1 萤光素酶催化的 9 种底物荧光素的化学结构式

（引自 Zinaida M Kaskova，Aleksandra S Tsarkova，Ilia V Yampolsky. 1001 lights：luciferins，luciferases，their mechanisms of action and applications in chemical analysis，biology and medicine. Chem Soc Rev，2016，45（21）：6048-6077.）

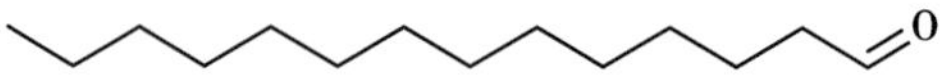

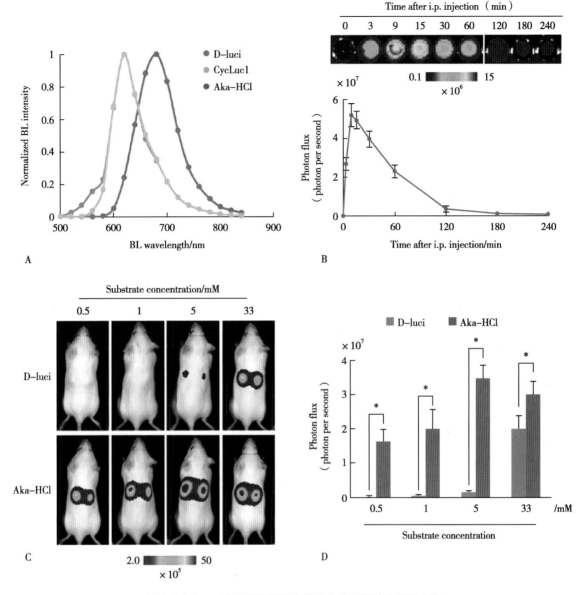

**图 1-8-5-2　一种新型的荧光素模拟物的深部肿瘤组织成像**
A. 皮下肿瘤的生物发光光谱；B. 血清中 AkaLumine-HCl 的半衰期；C. 腹腔注射 D- 荧光素或 AkaLumine-HCl
15 分钟后生物发光成像图；D. 定量分析
（引自 Takahiro Kuchimaru，Satoshi Iwano，Masahiro Kiyama，et al. A luciferin analogue generating near-infrared
bioluminescence achieves highly sensitive deep-tissue imaging. Nat Commun，2016，7：11856.）

2. **病毒示踪**　病毒的传播效率对疾病风险评估
至关重要，利用生物发光成像实时监测病毒感染和
传播动态可以直观的研究病毒的传播能力。利用
具有复制能力的流感病毒构建可以编码萤光素酶的
H1N1 病毒，研究者可以在呼吸道和全身症状不明
显的情况下实时观察到肺部以外的发光现象，并识
别传统方法无法识别的动物感染，显著提高病毒学
和血清学检测的速度和敏感性（图 1-8-5-3）。因此，
流感感染的生物荧光成像可迅速确定宿主内传播、
宿主间传播和病毒载量，揭示病毒的感染动态和流
行潜力，对抗病毒药物的易感性、疫苗的有效性、传
导性和致病性研究具有重要意义。

3. **蛋白示踪**　分子和细胞光学成像通常是利用
光学探针标记相应的分子，即利用基因工程的方法形
成荧光素酶等标记的融合蛋白，通过相应的载体转
染入细胞内表达。融合蛋白技术可以通过生物发光
技术特异性的示踪不同疾病标志物蛋白，准确确定目
标蛋白在细胞内的定位，或在体的定位（图 1-8-5-4）。
而基因工程通常在表达萤光素酶的质粒或慢病毒载
体的基础上进行，可在体直观反映目标蛋白的表达
情况（图 1-8-5-5）。

4. **蛋白质 - 蛋白质相互作用**　生化事件大多是
通过大型蛋白质复合物完成的。这些分子复合物是
由一些相互作用的蛋白质构成的。这些蛋白质 - 蛋

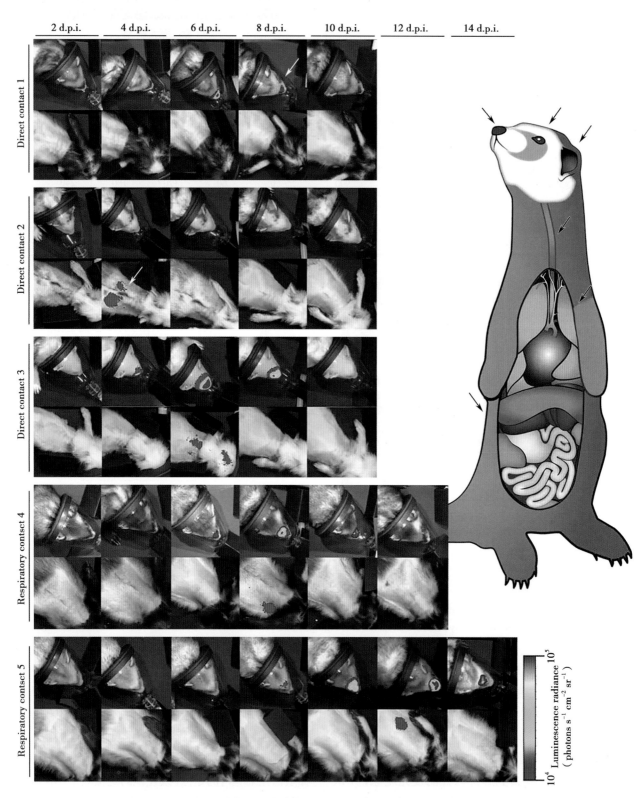

图 1-8-5-3 利用生物发光成像技术观察流感病毒在雪貂体内的实时感染和传播

（引自 Erik A Karlsson，Victoria A Meliopoulos，Chandra Savage，et al. Visualizing real-time influenza virus infection，transmission and protection in ferrets. Nat Commun，2015，6：6378.）

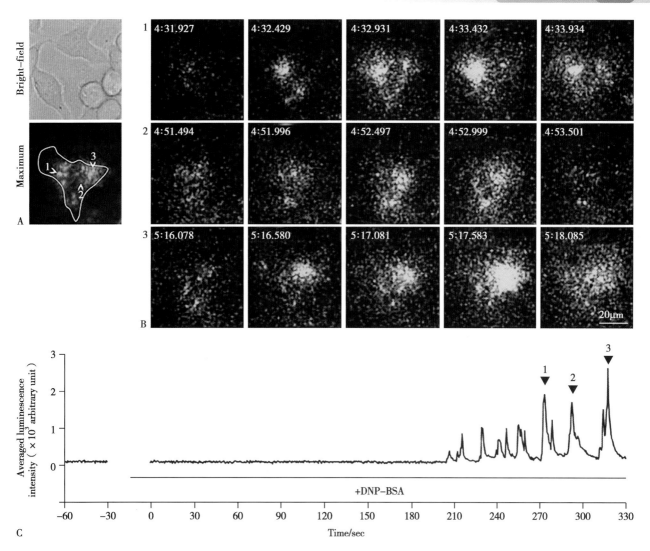

图 1-8-5-4 　细胞外基质 RBL-NPY-GLase 细胞分泌 NPY-GLase 融合蛋白的生物发光成像

A. RBL-NPY-GLase 细胞的白光和生物发光图像；B. 连续分泌 NPY-GLase 融合蛋白的生物发光图像；C. 在"最大值"图像中，分泌 NPY-GLase 融合蛋白的光强随时间的变化而变化

（引自 Satoru Yokawa，Takahiro Suzuki，Ayumi Hayashi，et al. Video-Rate Bioluminescence Imaging of Degranulation of Mast Cells Attached to the Extracellular Matrix. Front Cell Dev Biol，2018，6：74.）

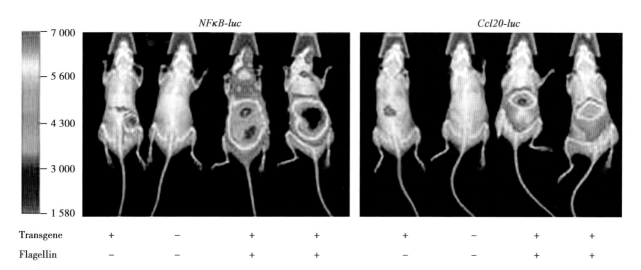

图 1-8-5-5 　融合蛋白 Ccl20-luc 在体反映肝脏对验证刺激的特异性反应 *NFκB-luc* 和 *Ccl20-luc-IRES-eyfp* 转基因小鼠静脉注射鞭毛蛋白（10μg）后 4 小时成像，荧光素酶活性用伪彩标度表示。非转基因小鼠和 PBS 处理转基因小鼠作为对照

（引自 Martina Crispo，Laurye Van Maele，Julien Tabareau，et al. Transgenic mouse model harboring the transcriptional fusion ccl20-luciferase as a novel reporter of pro-inflammatory response. PLoS One，2013，8（11）：e78447.）

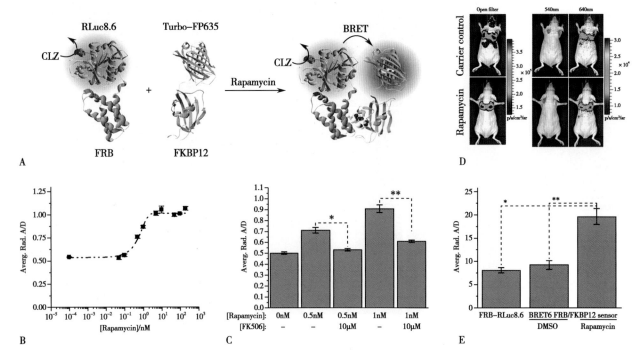

图 1-8-5-6 编码 BRET6 传感器的特征

A. BRET6 传感器的原理图，监测雷帕霉素诱导的 FRB-FKBP12 的相互作用；B. HT1080 细胞中 BRET6 传感器显像与雷帕霉素剂量的关系曲线；C. FK506 可以抑制雷帕霉素诱导的 FRB-FKBP12 的相互作用；D. 稳定表达 BRET6 传感器的 HT1080 细胞在裸鼠肺中的生物发光图像；E. 量化裸鼠肺成像模型中 BRET6 传感器的光亮度

（引自 Anca Dragulescu-Andrasi，Carmel T Chan，Abhijit De，et al. Bioluminescence resonance energy transfer（BRET）imaging of protein-protein interactions within deep tissues of living subjects. Proc Natl Acad Sci USA，2011，108（29）：12060-12065.）

白质相互作用对于促进细胞的生物活性至关重要。分裂萤光素酶互补试验使两个或多个相互作用蛋白的研究成为可能。在该技术中，萤光素酶两个域中的每一个都附着在两个相互作用蛋白的每个伙伴上。在这些蛋白质的相互作用中，萤光素酶片段彼此靠近并形成互补的萤光素酶，产生发光信号。裂解萤光素酶是分析生化代谢物的有效工具，将其功能结构域或完整蛋白质插入到萤光素酶的内部片段中，受体配体结合，从而导致发射信号的变化。

Dragulescu-Andrasi 等利用生物发光共振能力转移（Bioluminescence resonance energy transfer，BRET）在活体动物深部组织检测蛋白间的相互作用，即 BRET6 传感器，可以有效的在体监测蛋白 - 蛋白间的相互作用及肿瘤的转移情况（图 1-8-5-6）。

由于萤光素酶可以分成 N 和 C 两段蛋白质而无酶活性，将 N 端和 C 端与另外两个蛋白质融合，如果这两个蛋白质在体内可以相互作用的话，那么萤光素酶的 N 端和 C 端将在空间上靠近而恢复酶活性（图 1-8-5-7），因此，裂解萤光素酶是定量研究蛋白质相互作用和检测相关蛋白酶在细胞和活体动物中是否存在相互作用的最新成像工具。

5. **酶活性成像** 凋亡相关蛋白 caspases 等酶活性依赖识别并切割底物片段，基于上述萤光素酶 N 端和 C 端的空间上靠近方有酶活性的结构基础，研究者将具有酶切活性蛋白可识别序列插入萤光素酶 N 端和 C 端之间，将两者分隔开，萤光素酶几乎没有活性；当相关生物学事件发生时，酶活性被激活。2010 年，Wang 等首次报道使用裂解萤光素酶策略检测丙型肝炎病毒蛋白酶的活性，其中两个相互作用的多肽分别融合到萤光素酶的片段上，并插入一个蛋白酶裂解位点。Coppola 等在两个萤光素酶片段之间插入了 caspase 裂解位点（DEVD），通过蛋白酶的水解功能，使两个相互作用的萤光素酶多肽片段彼此接近（图 1-8-5-8），可以在体检测 caspase 3/7 的光信号（图 1-8-5-9）。但这种方法存在一定的不足，由于不希望未相互作用的萤光素酶互补，发光信号仅比背景强两到三倍。为了防止这种情况，插入的序列必须保持萤光素酶片段彼此远离，此外，还包含一个切割位点。

6. **启动子调控作用** 基于萤光素酶的分子已成为研究克隆启动子 DNA 片段的宝贵工具，用于验证潜在启动子片段在各种细胞环境中调控萤光素酶报告基因表达的能力，及判定结合元件的功能域。Solberg 等利用双萤光素酶报告系统来研究小鼠胚胎衍生神经干细胞中 Tcf3 的启动子片段，长约 6.7kb。原理如图 1-8-5-10，在该系统中，由克隆的 mTcf3 启动子 DNA 片段（包括转录起始位点）调控 Fluc 的表达，同时共转染单纯疱疹病毒胸苷激酶启动子调控

的 Rluc 作为对照。该双报告基因体系采用了内参控制，将实验的可变性最小化（图 1-8-5-11）。而 Lee 等将该技术应用到在体监测乏氧诱导因子 HIF-1 的转录活性，直观反映柔毛霉素（DNR）或阿霉素（DXR）对肿瘤新生血管生成的抑制作用，在体无创的监测治疗效果（图 1-8-5-12）。

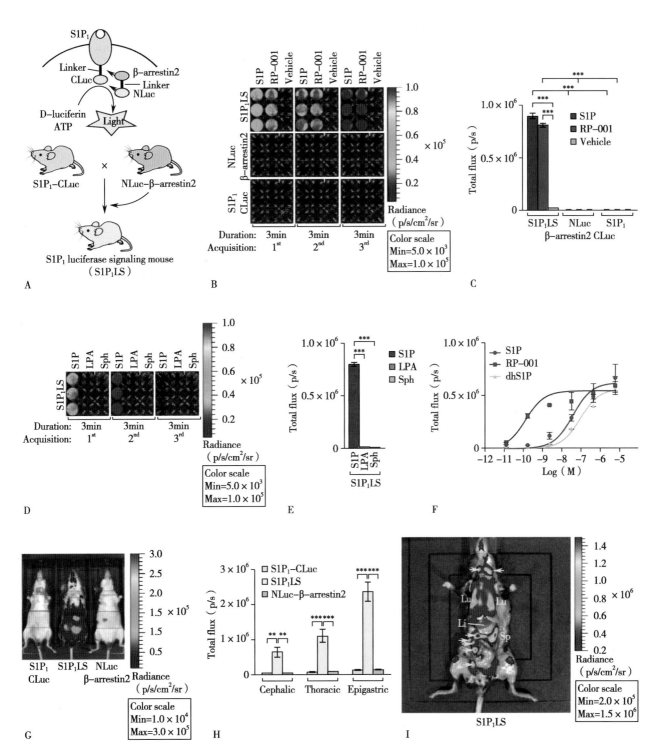

图 1-8-5-7　利用裂解萤光素酶技术在体监测 G 蛋白偶连受体的活性

A. 裂解萤光素酶的模式图；B、D. 细胞水平显像蛋白相互作用；C、E. 量化图；F. 剂量依懒性相关性；G、I. 在体成像显示蛋白相互作用；H. 量化图

（引自 Mari Kono，Elizabeth G Conlon，Samantha Y Lux，et al. Bioluminescence imaging of G protein-coupled receptor activation in living mice. Nat Commun，2017，8（1）：1163.）

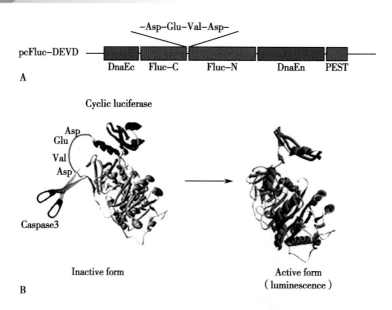

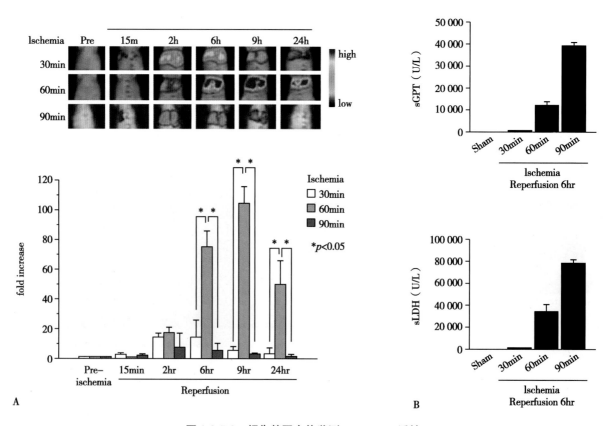

图 1-8-5-8　研究 caspase 3 功能的成像策略

A. Fluc-N 和 Fluc-C 分别表示萤光素酶的 N 端和 C 端,所构建的萤光素酶报
告基因中间插入 caspase 3 剪切片段,即 pcFluc-DEVD(AdpcFluc);B. 报告
基因监测 caspase 3 功能的原理图。Asp-Glu-Val-Asp:天冬氨酸 - 谷氨酸 - 缬
氨酸 - 天冬氨酸;Cyclic luciferase:环状萤光素酶;Fluc-C:萤光素酶的 C 端;
Fluc-N:萤光素酶的 N 端;Caspase3:剪切酶;luminescence:发光;Inactive
form:惰性;Active form:活性

(引自 Michitaka Ozaki, Sanae Haga, Takeaki Ozawa. In vivo monitoring of liver
damage using caspase-3 probe. Theranostics,2012,2(2):207-214.)

图 1-8-5-9　报告基因在体监测 caspase 3 活性

A. 生物发光成像结果显示,肝脏缺血损伤诱导 caspase 3 的活化;B. 缺血 - 再灌注损伤 6 小时后,血清中 GPT 和 LDH 的水
平,提示在缺血加重再灌注后肝损伤,报告基因可直接观察器官状况的变化,阐明器官功能和损伤的动态性

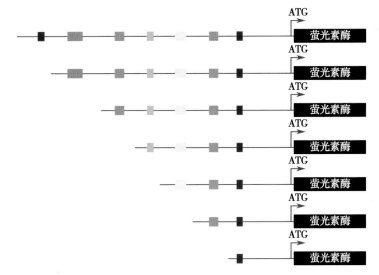

图 1-8-5-10 克隆基因启动子的 DNA 片段，用以调控萤光素酶报告基因的活性

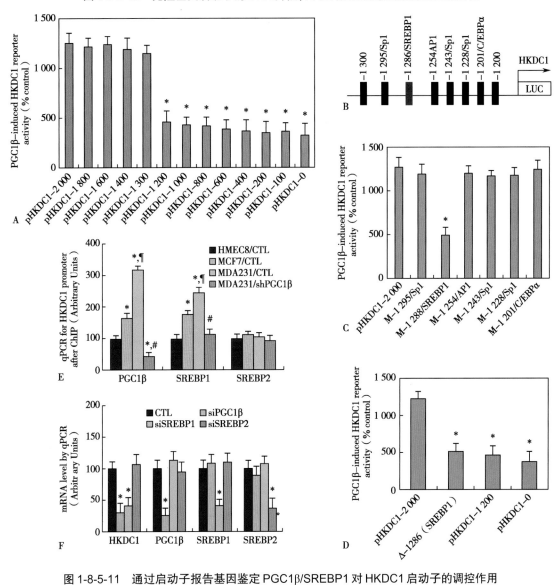

图 1-8-5-11 通过启动子报告基因鉴定 PGC1β/SREBP1 对 HKDC1 启动子的调控作用

A. 转染 HKDC1 不同长度启动子报告基因质粒，并检测萤光素酶活性；B. HKDC1 启动子结合模式图；C. 潜在结合位点突变质粒结果；D. 截断突变质粒结果；E、F. ChIP 检测结果。PGC1β-induced HKDC1 reporter activities：PGC1β 引起的 HKDC1 活性基因活性；qPCR for HKDC1 promoter after ChIP：qPCR 扩增并测定 −1 300～−1 100 范围内的 HKDC1 启动子活性；mRNA level by qPCR：qPCR 分析 mRNA 水平

（引自 Xiaoli Chen，Yang Lv，Ying Sun，et al. PGC1β Regulates Breast Tumor Growth and Metastasis by SREBP1-Mediated HKDC1 Expression. Front Oncol，2019，9：290.）

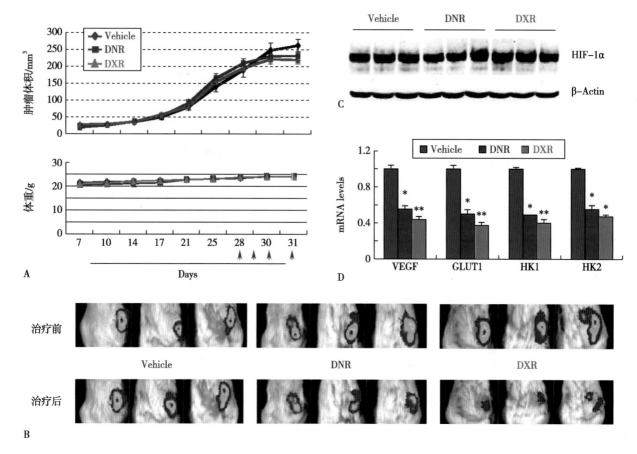

图 1-8-5-12　在体监测柔红霉素( DNR )或阿霉素( DXR )对肝癌异种移植瘤 HIF-1 转录活性的影响

A. 构建小鼠移植瘤模型后，分别尾静脉注射对照(蓝色)、DNR(红色)或 DXR(绿色)，每周监测两次小鼠体重和肿瘤体积；
B. 治疗前(第 27 天)和治疗后 4 小时(第 30 天)，用 Xenogen 显像萤光素酶的活性；C、D. 治疗 4 小时后处死小鼠，分析 HIF-1α
蛋白含量(C)和 VEGF、GLUT1、HK1 及 HK2 的 mRNA 表达水平(D)

(引自 KangAe Lee，David Z Qian，Sergio Rey，et al. Anthracycline chemotherapy inhibits HIF-1 transcriptional activity and tumor-induced mobilization of circulating angiogenic cells. Proc Natl Acad Sci USA，2009，106(7)：2353-2358.)

## 三、生物发光成像的应用现状

　　基于上述报告基因的原理，科学家们不断地推陈出新，合成和改造了各种光学成像报告基因体系，使生物发光成像应用于现代生物医学研究领域的各个方面(图 1-8-5-13)。报告基因技术的成熟为生物发光成像提供了特异性的分子探针，奠定了光学分子影像学从理论研究到科学实践转变的基础。报

告基因是表型易于检测并易于与内源性背景蛋白相区别的一类基因。理想的报告基因应在所研究的细胞内无内源性表达，检测系统灵敏、快速、简单、可定量、重复性好且安全。生物发光检测使用的萤光素酶合成是报告基因技术的典型产物。Fluc 灵敏度高，检测线性范围宽达 7～8 个数量级，能透过生物膜，是应用于活体生物成像研究最广泛的报告分子。

　　报告基因技术和探测急速的飞速发展推动着光

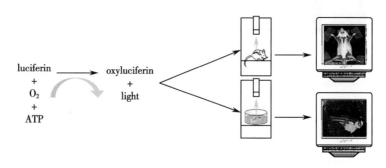

图 1-8-5-13　连接暗箱的超灵敏冷却 CCD 相机组成的发光仪器

学成像技术的发展，并逐步走向应用。不同的萤光素酶具有不同的光谱曲线，利用基因工程技术在基因层面进行标记，并通过对这些探针的基因改良和合并，研究探索出新的具有较好光谱的探针，满足了生物发光成像在生物研究中的需求。生物发光技术可用于肿瘤诊断和治疗等各方面的研究。使用传统方法（如 CT、MRI 等）诊断时，只有当疾病导致生物组织发生结构性或功能性变化时才能对病灶部位成像，而生物发光成像可在早期没有明显症状的情况下对病灶进行成像，使得尽早治疗有了可能。

随着光学分子成像在生物学研究领域的不断深入，广泛使用的二维光学分子成像技术只能得到定性或者在一定时间内的信号强度相对变化的定量结果，而不能对所观察目标进行定量的三维观察，越来越不能满足生物医学研究的需要，而生物发光成像可以对体内细胞和分子水平的生物过程进行定性或定量的检测，在体非侵入式地对体内的生物自发光光源的分布进行定量定性分析，从而在大量的生物医学研究和应用中检测分子和细胞水平上的生物活动。由于报告基因需通过转染或感染的方式进入体内，目前生物发光成像现尚未用于人体临床研究。

## 四、活体生物发光成像的主要影响因素

如何获得高质量高清晰度的生物发光成像的图片，对于研究结果分析和进一步实验方案的调整具有重要意义。影响活体生物发光成像的因素有哪些呢？

**1. CCD 的性能** 如前所述，CCD 是小动物活体成像系统的重要组成部分，其性能直接决定了所捕获图像的质量。而 CCD 的性能主要从以下三方面来考虑：①分辨率，主要取决于相机像素的多少和 CCD 尺寸的大小；②速度，主要与图像信噪比、灵敏度和读出率有关；③强度，参照指标为动态范围，其变化以 bit 值来表示，用来描述生成的图像所能包含的颜色数。

因此，大像素点能够增加灵敏度，像素面积越大，对光越灵敏，然而像素点增大，则分辨率明显下降，导致图像清晰度差；小像素点能够增加分辨率，然而单位像素的面积越小，感光性能越低，信噪比越低，动态范围越窄。信噪比不仅与 CCD 本身有关，更与系统的整体配置和环境密切相关，其中温度是研究人员所关注的重要影响因素之一。一般情

况下，温度越低，因温度产生的暗噪声也就越低；但当温度降低到一定程度时，出现的乱真电荷会增加暗电流的值。因此，温度对 CCD 来讲，并非越低越好，而是有一个最佳值，既降低了温度带来的噪声，又不会引起乱真电荷的增加。

**2. 实验所采用的细胞和基因的表达情况** 实验所采用的细胞系不同，其表达蛋白的能力也不同，如人肾上皮细胞系 293，有多种衍生株，其极少表达细胞外配体所需的内生受体，且比较容易转染，是一个很常用的表达研究外源基因的细胞株。

而报告基因通常需采用重组基因或融合蛋白技术，所改造的基因的表达情况直接影响生物发光的强弱，由于该表达过程是由质粒或慢病毒载体上的启动子所调控的，因此，载体本身的特性也会影响荧光的检测，在启动子的选择上最好选择强启动子。

**3. 底物浓度和温度的影响** 哺乳动物生物发光是将萤光素酶基因整合到细胞染色体 DNA 上以期表达萤光素酶。通过外源（腹腔或静脉注射）给予底物相应的底物，即可在数分钟内产生发光现象。由于这种酶必须在 ATP 和氧存在的条件下，催化底物的氧化反应才能发光，因此只有在活细胞内才会产生发光现象，且发射光强度与所标记细胞的数目呈线性相关。

由于萤光素酶是酶催化底物的生化反应，因此，生物发光成像必然受到体内底物浓度和动物体温的影响。在给动物注射底物时，底物浓度的高低和总量的多少都会对成像的快慢和荧光的强弱造成影响。通常活体成像系统的暗箱和检测平台都可以保持良好的恒温状态，使成像时动物的体温可以恒定在 37℃。

综上所述，在活体成像过程中，想要获得高质量的图片，首先要构建带有强启动子的融合表达蛋白，这是整个活体成像的第一步，也是最重要的一步；其次，严格控制实验过程中的细胞个数、底物浓度和环境温度；第三，针对表达量较低的报告基因，可以适当考虑延迟曝光时间，获得累加效应；第四，延长曝光时间的同时，可以适当增加 bit 值，即采用高大像素点进行拍摄，以获得更多的光子信号。总之，了解小动物活体成像的原理以及影响因素后，研究人员可相应调整实验方案以期获得更高质量的图片，促进生物医学研究领域的发展。

（张国君　刘　静）

# 第六节 光 声 成 像

## 一、光声成像的原理与优势

### （一）光声成像定义

光声成像是一种新兴的以光为媒介、以光声效应为物理基础，非侵入式的集成了光学成像及超声成像的混合式显像技术，具有高光学对比度及高超声分辨率的特点。它是通过脉冲激光器发射激光照射生物组织，机体组织特异性分子在几纳秒内吸收光子产生热膨胀，发射超声波，超声信号被放置在机体组织外的超声换能器所探测，超声波与声学检测器一起被接收，通过数据采集和相应的重建算法得到生物组织光吸收的分布图谱，最终形成图像，可以获得从细胞器到器官的生物结构的多尺度、多对比图像。光声成像的空间分辨率依据成像深度的不同而变化，约为成像深度的 1/200，成像深度最大可达 7cm；可以对解剖学、功能学、分子及流体动力学成像，是一种新型、无创的活体生物医学成像模式。

### （二）引言

光学成像具有依据组织化学组成的不同而光吸收不同的特性，可以区分不同组织结构，获得不同组织细胞的光谱学信息。经过组织的光子能量能被机体组织的生物分子所吸收，产生热膨胀，引起压力波，光子能量转换成超声波，对于生物组织，因为超声波散射比光学散射弱大约 2~3 个数量级，所以光声断层成像（photoacoustic tomography，PAT）可以在组织深处实现高空间分辨率，理论上可以对更深的机体组织成像。

PAT 是一种利用光学吸收对比度和超声波分辨率的新兴强大光学成像模式，突破了一个 TMFP 成像深度的基本障碍，已经成为生物医学成像领域发展最快的领域之一。PAT 在过去十五年中发展非常迅速，已经应用于肿瘤学、眼科学、皮肤病学、胃肠病学、神经学、血管生物学和心脏病学，突出了生物学覆盖细胞器、细胞、组织和器官中 4 个主要长度尺度 PAT，显示了其微观及宏观成像的可扩展性能。PAT 具有丰富的光声对比，用于检测组织解剖结构和功能，以及细胞及机体组织代谢、分子和遗传过程，可为各种疾病的早期诊断、病情分期及临床疗效评估等提供重要的科学依据。

### （三）PAT 的优势

PAT 就是这样一种能通过检测感应到的压力波来形成光声断层图像的技术。从光学到超声波能量的转换带来几个优点。第一，机体组织的声散射比光散射值小约 1 000 倍，这使得 PAT 突破了光学扩散极限。第二，PAT 能够使用相同的对比度，对细胞器到器官大小不等的生物结构进行多尺度高分辨率成像。第三，PAT 能激发不同光学波长的不同化学成分的生物分子，使 PAT 图像展示出更加丰富的光学对比度。第四，PAT 图像光学吸收灵敏度高，比共聚焦显微镜灵敏度大 2 个数量级。第五，PAT 具有天然的无背景干扰，这是因为光声测得的是光吸收，光声振幅与光吸收成比例，因此，非吸收性组织成分不存在背景。第六，PAT 与荧光成像原理不同，激发光子不会泄漏到探测器中。第七，PAT 与光学相干断层扫描和超声检查不同，PAT 无斑点。第八，常规超声成像和 PAT 都是基于超声检测，前者仅测量机械对比度，后者测量光学和热弹性比。

### （四）PAT 成像原理

光声成像原理：Alexander G. Bell 在 1880 中发现的光声效应，直到 20 世纪窄谱激光的出现，光声才受到重视。PAT 的原理如图 1-8-6-1 所示。

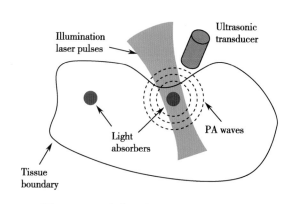

**图 1-8-6-1　光声影像的作用及原理示意图**
（引自：Junjie Yao，Lihong V Wang. Photoacoustic tomography：fundamentals，advances and prospects. Contrast Media Mol Imaging，2011，6（5）：332-345.）

光声效应从由纳秒脉冲激光照射的组织内的目标开始。脉冲能量被目标部分吸收，并转换成热量，产生局部瞬态温度 $\Delta T$ 升高，产生热弹性膨胀，引起初始压力 $p_0$ 升高，$p_0 = \beta \cdot \Delta T / \kappa$，其中 $\beta$ 和 $\kappa$ 分别表示热膨胀系数和等温压缩性。大约 1mK 的升温可以导致 800Pa 的压力升高，这超过典型超声换能器的噪声水平。压力作为超声波传播，称为光声（PA）波，并且由放置在组织外部的超声换能器检测，然后从它们的到达时间解析超声波的起源来形成 PA 图像。因此，PAT 非常敏感，在提供高信噪比同时，不会对机体组织造成热损伤。声脉冲在组织中传播，通过超声换能器检测压力波，可以获得光学吸收的高分辨率断层图像，PA 信号幅度与局部吸收系数和局部能量密度的乘积成比例。

**（五）PAT 成像模式**

PAT 大致分为三种类型：基于光栅扫描的光声显微镜（PAM），基于逆重建的光声计算机断层扫描（PACT）和光声内镜（PAE），有时还包括和混合 PAT 具有其他成像模式的系统。PAM 和 PAE 分辨率为微米级，可以对毫米深度组织成像，而 PACT 可同时用于微观和宏观成像。

**1. 基于光栅扫描的光声显微镜（PAM）**（图 1-8-6-2）

PAM 通常与照射激光束共焦放置的单个聚焦超声换能器，以共聚焦的形式进行光学激发和超声波检测，其中超声信号的飞行时间提供深度信息，最大程度优化灵敏度。无需机械扫描，每个激光脉冲能产生一维深度分辨率图像，二维横向扫描产生三维图像。声波传导时间决定了其轴向分辨率，双焦点的重叠决定了其横向分辨率。根据光学或超声波聚焦机制，PAM 又分为光学分辨率（OR）和声学分辨率（AR）PAM。OR-PAM 的光学聚焦比声学聚焦更紧密，因此系统分辨率由光学聚焦提供，光学聚焦可以容易地限制光声激发以获得高横向分辨率，同时保持成像深度；另外，声学聚焦可以提高检测灵敏度。由于光学波长比声学波长短得多，OR-PAM 可以轻松实现高空间分辨率，横向分辨率可达几百纳米至几微米，能进行亚细胞结构或细胞成像。该系统能够对体外容器内甚至体内单个毛细血管的血红蛋白氧饱和度（SO_2）进行体内无标记功能成像。

在 OR-PAM 中，通过显微镜物镜聚焦后激光束在组织中激发。光学声束组合器是由两个夹着薄硅油层的棱镜组成，位于物镜下方，以同轴与共焦对

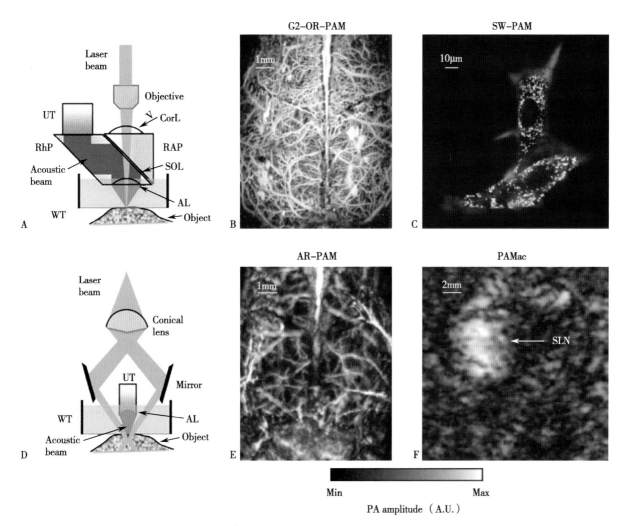

**图 1-8-6-2 经典的光声显微镜**

A. 第 2 代光学分辨的光声显微镜；B. 老鼠的皮层血管的活体成像图；C. 黑色素瘤细胞的光声成像；D. 暗视野下的声音分辨的光声成像；E. 暗视野下的声音分辨的老鼠皮层血管的光声成像；F. 老鼠前哨淋巴结的光声成像

（引自 Junjie Yao，Lihong V Wang. Photoacoustic Microscopy. Laser Photon Rev，2013，7（5）：758-778.）

准光学激发和声学检测。由于棱镜玻璃和硅油之间光学折射性是相匹配的，而它们之间的声阻抗不匹配，这样能使光学传输但声反射。为了声学检测，将凹面声学透镜研磨到菱形棱镜的底部。将与所接收的声波相匹配的宽带宽的未聚焦超声换能器附接到菱形棱镜的顶部。光透射非常理想，而固液界面将85%的入射声能从纵波转换为剪切波。因为还没有高灵敏度的检测剪切波的方式，所以使用菱形棱镜在第二倾斜表面处重新获得纵波。然而，与传统的光学显微镜一样，OR-PAM通常遵循由光子散射引起的一个TMFP限制。

由于是光栅扫描，PAM通常会受到成像速度慢的影响。为了改善这一点，已经有学者提出了不同的扫描方式来代替传统的机械扫描。这些包括使用Galvo反射镜的光学扫描（2Hz帧速率），使用音圈电机的机械扫描（15Hz帧速率）等，此外，光声成像需要采集海量数据并进行大规模的信号处理，这也限制了光声成像的速度，影响光声成像技术在临床疾病进行实时监测。计算机GPU并行计算提供了快捷、有效的数据处理方案，也为光声成像临床转化提供必要的保障。

2. **基于逆重建的光声计算机断层扫描** 对于超出光学扩散极限深度和高达几毫米的深度组织样本，利用低得多的声学散射AR-PAM能实现高分辨率（图1-8-6-3）。声学聚焦提供了系统分辨率，尽管是漫射光激发，但是通过衍射限制声学检测，可以实现数十微米的横向分辨率。在AR-PAM中，通过暗场照明实现光激发。首先，环形照明消除了来自组织表面其他明显的干扰信号。其次，环形孔是超声换能器与光学激发同轴和共同定位的理想选择。该系统在体内的横向分辨率可达45μm，成像深度为3mm。通过检测血红蛋白，获得表皮和深层真皮中人皮肤微血管的解剖图像。如果要进一步将成像深度从毫米提高到厘米，以进行宏观成像，需要在低脉冲重复频率下使用更高能量的激光。

尽管改进了空间分辨率和成像速度，但PAM通常具有有限的焦深并且还不具备视频速率成像能力。为了加速数据的采集，最先进的超声波阵列探测器已用于PACT。光束激发整个感兴趣区域（ROI），超声阵列同时检测光、声波，然后，使用逆算法（基于时间分辨的声信号进行光声源的复杂三角测量的方法）重构高分辨率图像。大多数超声阵列是一维的，二维分辨率的图像源于重建，而正交分辨率源于圆柱声学聚焦，可沿着正交维度进一步平移成像平面

以进行3D成像。因此，根据感兴趣器官的解剖结构，可以线性地或圆形地配置超声阵列。

在线性阵列PACT中，多模光纤束分叉到手持式超声阵列的侧面，用于暗场光学照射，如AR-PAM。单个激光脉冲产生2D图像。临床超声成像系统已经能与PACT同时成像。该系统具有400μm的轴向分辨率和1mm的横向分辨率，已用于亚甲蓝标记的前哨淋巴结无创小动物体内功能成像，最近也已用在人类乳腺癌患者中。

圆形阵列PACT用于容纳圆形物体，例如大脑、外围关节、小动物的全身。阵列包围ROI，以检测所有方向传播的光声波，这与线性阵列PACT中的部分视图检测不同，全视图检测具有高质量图像、没有缺失边界。

3. **基于旋转扫描的光声内镜检查** 见图1-8-6-4。

尽管PACT的穿透深度可以达到几厘米，但人体心脏、胃肠道、胆道及支气管等内部器官深度仍然超出了PACT的极限范围，而这些内部空腔器官的非侵入性断层摄影成像在临床实践中非常有用。除了纯光学和超声内镜检查，光声内镜（PAE）是满足这种临床需求的另一种有前途的解决方案。PAE的关键规格是探头尺寸和成像速度。第一个PAE由Yang等人设计，并应用于动物研究（图1-8-6-5）。这款PAE探针的直径为4.2mm，横截面扫描速度为2.6Hz。近来，在离体大鼠结肠的背部区域，运用PAE已经能达到7mm的成像深度。

4. **光声断层成像与其他成像模式相结合** 结合互补对比可以提高诊断的准确性（图1-8-6-6）。由于PAT出色的光学吸收对比度，PAT技术已集成到各种其他成像模式中，形成真正的多模态体系，这是光声成像发展的一个重要方向。例如X线、超声（US）成像（机械对比度），如将光声成像与血管内超声成像结合形成血管内光声成像技术，与光散射对比度（OCT）结合实现高分辨率及功能成像，和MRI（磁对比度）、拉曼成像结合可进行多模式肿瘤分子成像。共聚焦显微镜（散射/荧光对比度），双光子显微镜（荧光对比度）。这种多模态系统中的不同模态对相同的成像区域进行成像，生成的图像能更全面地对生物学事件进行多方面的解析。

**（六）光声成像质量的影响因素**

依据光声成像公式：$P_0(z) = \Gamma \mu_a F_0 \exp(-\mu_0 z)$，式中$P_0(z)$为光声信号强度值，$\mu_a$是光吸收系数，$F_0$是入射光强度，$\mu_0$是超声衰减系数，z为传播距离，$\Gamma$为比例常数。

光声信号强度与入射光的强度及观测对象的光吸收成正比。激励光源在成像质量上起着重要作用，目前以 Nd∶YAG 激光器最常用，分为时域激光（脉冲激光）及频域（连续激光）。应该根据被检测目标的光谱学性质选择激光，根据成像方式选择单波长激光、双波长激光还是多波长激光，根据成像速度选择激光器的重复频率，根据信噪比及生物安全性，选择相应的激光能量。

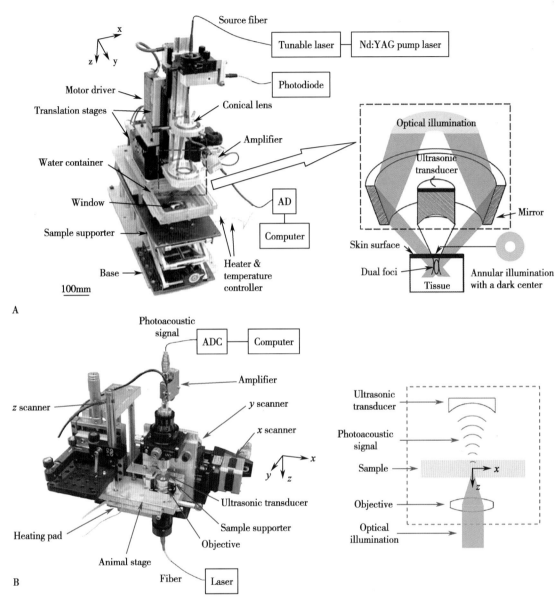

**图 1-8-6-3　基于光声的计算机断层成像**

A. 暗场声分辨 - 光声显微镜（AR-PAM）示意图。左图：利用 Nd∶YAG 激光器输出的 6ns 激光脉冲通过光纤传送到扫描仪，产生 PA 波。激光脉冲的能量由光电二极管检测以进行校准。来自光纤的激光束通过锥形透镜以提供环形照明区域，然后弱聚焦到组织内，焦点区域与组织内的超声焦点同轴重叠。在光学透明介质中，光学焦点直径为 2mm，比超声焦点宽得多。组织表面上的光学照明是具有暗中心的甜甜圈形状，使得在超声视场内不会在那里产生强光声信号。在超声换能器的每个位置记录光声波 2ms，然后基于软组织中的声速（1.54mm/ms）将其转换成一维（1D）深度分辨图像。然后，在步长为 50mm 的水平（x-y）平面上对光 - 超声焦点进行光栅扫描产生三维（3D）图像。右图：扫描细节图。镜底和超声换能器浸入水中，水箱底部的窗口用光学和超声透明的一次性聚乙烯膜密封。在将商用超声波凝胶涂抹在样品上的感兴趣区域进行声学耦合之后，将样品放置在水容器和样品载体之间以进行成像。其横向分辨率为 15μm，轴向分辨率为 45μm，在活体动物体内的最大穿透深度为 3mm。AD：模数转换器。B. 光学分辨 - 光声显微镜（OR-PAM）示意图。左图：激光器产生波长为 532nm、脉宽为 1.5ns的脉冲（λ）。脉冲耦合到单模光纤，单模光纤以 1.23nA 连接到光学物镜。样品被物镜聚焦的激光脉冲照射，超声换能器以透射模式检测到所产生的时间分辨光声波。然后以 1GHz 的采样率对信号进行放大和数字化。物镜和换能器在 x-y 平面以光栅方式机械扫描。扫描结束后，将每个时间分辨信号的最大幅度投影到 x-y 扫描平面，得到最大幅度投影（MAP）图像。右图：光学物镜和超声换能器的共焦结构，细胞器能级分辨率为 220nm，穿透深度为 200μm

（引自 Junjie Yao，Lihong V Wang. Photoacoustic tomography: fundamentals, advances and prospects. Contrast Media Mol Imaging, 2011，6（5）：332-345.）

光声成像的质量也与光声探头的频带、探测距离、探测方向相关。研究显示，当探测器频带小于2MHz时，分辨率降低非常明显。吸收体间距相对探测器距离越大，成像亮度差异越明显，吸收体越远离探测器，则重建图像变形越明显。吸收体与探测器方向呈45°的夹角时，成像效果好，而采用全方位探测扫描，成像效果最好。重建图像也经常会受到图像伪影的影响。由于超声在水中有较好的穿透

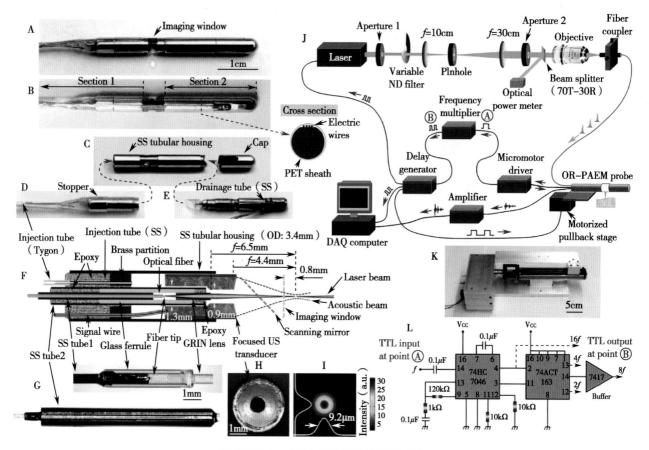

图 1-8-6-4　光声内镜的探针及周围系统

A、B. 显示成像窗侧（A）和桥侧（B）的 OR-PAEM 探头照片；C. SS 管状外壳和远端盖的照片（SS: stainless steel，不锈钢）；D. 光学照明和声学探测单元的照片；E. 扫描镜和微电机单元的照片；F、G. 图中元件的结构示意图，扫描镜和塑料膜（成像窗口）的虚拟位置由两条彩色虚线表示；G. GRIN 透镜单元在被 SS 管包围之前（上）和之后（下）的照片；H. 超声（US）换能器的前视图；I. 激光束在焦距处的强度分布；J. 整个装置的示意图；K. 机动化回收台；L. 倍频器电路图

（引自：Joon-Mo Yang, Chiye Li, Ruimin Chen, et al. Optical-resolution photoacoustic endomicroscopy in vivo. Biomed Opt Express，2015，6（3）：918-932.）

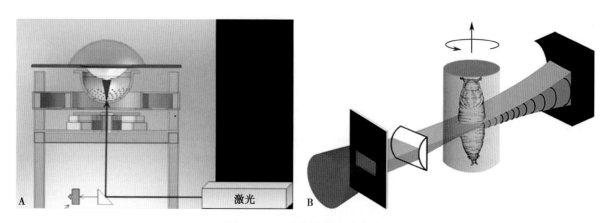

图 1-8-6-5　小型化的光声内镜

A. 光声内镜的探针示意图；B. 光声内镜换能器的核心

（引自 Junjie Yao，Lihong V Wang. Photoacoustic tomography: fundamentals, advances and prospects. Contrast Media Mol Imaging，2011，6（5）：332-345.）

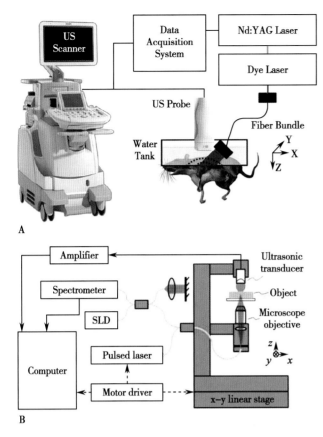

图 1-8-6-6 光声成像与其他成像结合

A. 光声成像与超声成像结合示意图。光纤束连接到超声探头上，用于光传输。超声探头的成像平面与目标区域上的矩形光束同轴对准。原始光声和超声（US）信号被传输到特定的数据采集系统，用于图像显示和后处理，实现双模态成像。X=X轴，Y=Y轴，Z=Z轴。B. 光声成像与光学相干断层扫描结合示意图。吸收和散射对比度图像都是从一个类似倒置光学显微镜的统一平台上获得。两种成像模式中使用的光信号通过单模光纤传送到检测平台。从光纤尖端出来的光信号首先由非球面透镜重塑，然后通过显微镜物镜聚焦到物体中（SLD：超辐射二极管；黄色实线：单模光纤；箭头实线：数据流；箭头虚线：系统控制信号流）

（引自：Yao J, Wang LV. Photoacoustic tomography: fundamentals, advances and prospects. Contrast Media Mol Imaging, 2011, 6（5）: 332-345.）

性，因此，大多数的光声成像装置都是以水作为超声的传播媒介，但如果水深控制不好，将产生伪影，影响重建图像的质量。

## 二、光声成像的应用现状

### （一）体内多尺度 PAT：细胞器、细胞、组织和器官

光与声之间的结合赋予 PAT 独特的魅力，可以充分利用光学和超声波的尺度，扩展其空间分辨率和成像深度。OR-PAM 的横向分辨率：$R_{L,OR}=0.51 \cdot \lambda / NA$，其中 $\lambda$ 表示光学波长，NA 表示显微镜物镜的数值孔

径。改变 NA 可以将横向分辨率从亚 $\lambda$ 到几个 $\lambda$，改变相应的成像深度。如：采用 1.23NA 和 532nm 波长，横向分辨率为 220nm，成像深度为 100μm，可以在体内对单个黑素体进行亚细胞成像。NA 减半至 0.63，成像深度增加 4 倍，而横向分辨率仍为亚微米：500nm。NA 降低至 0.1，成像深度增加 3 倍，达到光学扩散极限，横向分辨率可达 2.6μm，可以对毛细血管中流动的各个红细胞进行体内无标记功能成像。就如传统的光学显微镜一样，可在单个 OR-PAM 系统中，组合不同 NA 的多个光学物镜，方便调节放大率。此外，可以集成 OR-PAM 和 AR-PAM 系统以扩展单个设备的实用性范围。

AR-PAM 或部分视图 PACT 的横向分辨率：$R_{L,AR}=0.71 \cdot v_s / (NA \cdot f_0)$，其中 $v_s$ 表示声速，NA 表示声学数值孔径，$f_0$ 表示光声中心频率。中心频率 $f_0$ 由激光脉冲宽度、目标组织深度和超声换能器的频率响应确定。AR-PAM 的中心频率为 50MHz，NA 为 0.44，横向分辨率为 45μm，成像深度为 3mm，这能满足人体皮肤损伤检测。如将中心频率降低至 5MHz，可使成像深度扩展至 4cm，并使横向分辨率放宽至 560μm。因为该分辨率处于人裸眼分辨范围之内，所以这种仪器称为光声宏观镜（PAMac）。临床上，基于线性超声阵列的 PACT 系统频率为 4~8MHz，成像深度达 7cm，亚毫米横向分辨率 720μm。在高超声频率下 PACT 也可以进行显微成像。如 PACT 对人类乳房脉管系统成像。

PAM 或部分视图 PACT 的轴向分辨率始终取决于声学信号的到达时间。$R_A = 0.88 \cdot v_s / \delta f$，其中 $\delta f$ 是光声带宽，与 $f_0$ 成近似比例。到目前为止，在各种目标深度的 PAT 成像系统中，轴向分辨率可达 15~640μm。可以用 $\delta f$ 类似地估计全视图 PACT 的 2D 平面内分辨率。在光学扩散极限内，OR-PAM 的成像深度与所选择的横向分辨率成近似比例；超出光扩散限制，成像深度主要由频率相关的声衰减决定。由于 $f_0$ 和 $\delta f$ 都是与预期成像深度成反比，因此横向和轴向分辨率与成像深度成比例。对于这两种模式，成像深度与最佳空间分辨率的比率大致为 200 的常数，使得 PAT 在所有 4 个长度尺度上成为高分辨率模态。空间分辨率和成像深度之间的最佳权衡取决于应用需求。

### （二）体内多对比度 PAT：解剖学、功能、代谢和分子/遗传过程

机体生物组织对光吸收的差异反映了组织代谢的差异和病变病理特征，这是因为不同生理/病理

状态的生物组织对特定的光吸收值不同。通过光学波长的选择，PAT 可以对各种内源性或外源性光子吸收剂进行探测，以揭示生物系统的解剖、功能、代谢和分子/遗传过程。下面从内源性、外源性光声对比剂方面及动态对比（血流及稠度变化）阐述其生物运用。

**1. 内源性对比剂成像**　血红蛋白、黑色素、水、脂质和 DNA/RNA 是重要的解剖学和功能性对比剂。

（1）血红蛋白的光声断层成像：血红蛋白是主要的氧载体，对于组织细胞的代谢至关重要。在可见光范围内（450～600nm），血液中大部分的光学吸收源于氧合血红蛋白（HbO_2）和脱氧血红蛋白（HbR），血液与周围组织的吸收系数比高达 $10^6$，因此，红细胞灌注的脉管系统 PAT 成像几乎无背景干扰。此外，由于 PA 信号幅度取决于 HbO_2（C_{ox}）和 HbR（C_{de}）的浓度，因此，可以通过求解线性方程式进行光谱测量，以量化 $C_{ox}$ 和 $C_{de}$。从而推导出总血红蛋白浓度（HbT）和血红蛋白的氧饱和度（SO_2），也可以通过分析声谱来推导 HbT 和 SO_2（图 1-8-6-7）。

1）小动物全身光声断层成像：小动物，特别是小鼠，广泛用于人类疾病的临床前研究（图 1-8-6-8）。具有高空间分辨率的小动物的非侵入性全身成像系统对于诸如肿瘤转移、药物递送和胚胎发育的系统研究具有非常重要的价值。

Laufer 等人进行了转基因小鼠胚胎脉管系统的全身 PACT 显像。头部、心脏和脊髓的脉管系统图像清晰可见（图 1-8-6-8），可以纵向研究基因敲除对血管畸形发展的影响。布莱希特等人通过 3D 断层扫描清楚地显示血液丰富的内部器官，例如肝脏、脾脏和肾脏，以及大小脉管系统。Buehler 等开发了一种新型 PAT 扫描仪，能够快速进行全身成像。该系统通过视频速率数据采集解析小鼠肾脏解剖结构，与相应的组织学结果一致。

2）高分辨率功能的微脉管系统光声断层成像：心血管系统远端微血管向周围组织细胞输送氧气、体液和营养物质，并收集代谢废物。因此，任何微

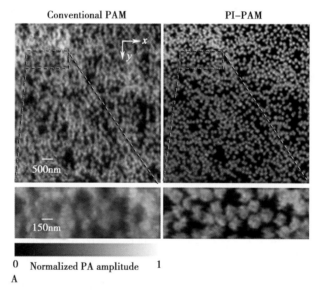

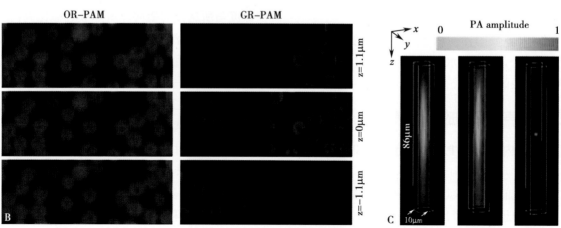

**图 1-8-6-7　光声成像对血红蛋白的成像**

（引自 Junjie Yao, Lihong V Wang. Photoacoustic Microscopy. Laser Photon Rev, 2013, 7(5): 758-778.）

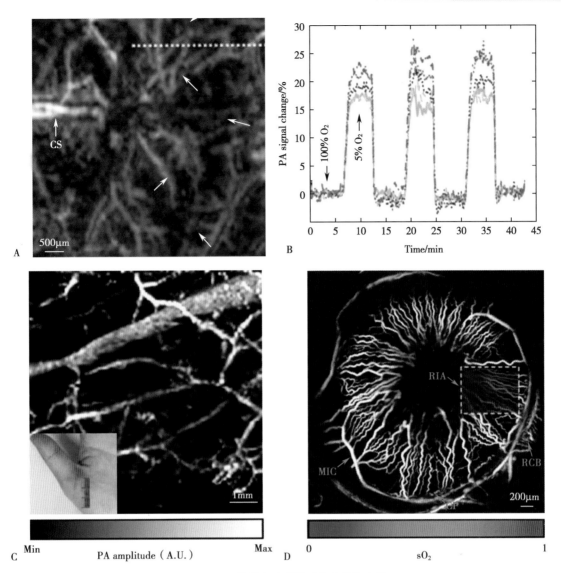

图 1-8-6-8　典型光声成像对临床前的应用

（引自 Ryan F Hess，Pamela L Gordon，C Drew Tait，et al. Synthesis and structural characterization of the first quaternary plutonium thiophosphates：K（3）Pu（PS4）2 and APuP2S7（A = K，Rb，Cs）. J Am Chem Soc，2002，124（7）：1327-1333.）

血管相关参数都具有重要的临床病理生理意义。由于其 PAT 高空间分辨率和内源性血红蛋白吸收对比度，PAT 非常适用于微血管成像。

小鼠大脑活动的非侵入性，高分辨率 PAT 可能有助于理解人类神经系统疾病的病理机制。通过 OR-PAM 获得小鼠皮质脉管系统和血管 - 血管 SO₂。可以很好地识别主要的血管标志物。功能性脑 PAT 成像的强大能力将极大地促进神经学研究进展。

3）人体乳房的光声断层成像：乳腺癌为女性癌症死亡的主要原因之一。目前，乳房 X 线摄影术是用于大规模定期筛查的主要工具，有助于更早筛查出乳腺癌，提高乳腺癌患者的存活率。然而，除了终身多次筛查导致的电离辐射剂量累积外，对乳腺致密的年轻女性而言，乳房 X 线照相术对早期肿瘤

的敏感性较低。为了解决这些问题，已经出现了基于非电离辐射的检查技术，例如超声、MRI 和 PAT。在这些技术中，PAT 在对比度、灵敏度和成本效益方面具有天然优势。由肿瘤周围和内部生成的相关微血管系统在 PAT 上能形成优势对比。比如在波长 1 064nm 的激光照射下，乳腺癌组织和周围正常组织之间的光吸收差异高达 3 倍以上，Ermilov 等使用 PAT 对人类乳腺癌进行成像。初步临床研究表明，在 20 例通过活组织检查确诊的乳腺癌患者中，PAT 检测到 18 例，而乳房 X 线摄影仅检测到 14 例。

（2）黑色素的光声断层成像：黑色素瘤是皮肤癌中最重要的"杀手"，如果能早期发现黑色素瘤就有治愈希望。研究者已经使用黑色素（黑素体中的光吸收分子）作为对比剂，进行非侵入性黑色素瘤

成像。黑色素的吸收是700nm，约是水的1 000倍，使PAT能够检测到深层组织中的早期黑色素瘤。

（3）水的光声断层成像：水是人体中含量最多的化学物质（占体重的57%）。体内水分含量可以反映疾病的不同状态。水在920～1 040nm的光谱范围内，具有比其他机体组织成分更强的吸收，因此，PAT是一种进行高灵敏度、高分辨率水成像的有前景的工具。PAT可用于低浓度的水检测，例如脂肪中的水检测。

（4）脂质的光声断层成像：大多数心血管疾病（cardiovascular disease，CVD）是由动脉粥样硬化引起的，其特征是在动脉壁内积聚的斑块。脂质是动脉粥样硬化斑块中的常见成分，其位置和面积与疾病的进展密切相关。PAT非常适合脂质成像：与水基组织成分相比，脂质在1 150～1 250nm之间具有明显的吸收光谱。人体主动脉含有富含脂质的斑块，在1 200nm处PAT成像。由于脂质的强吸收，可以清楚地识别斑块。光谱PAT是用于动脉粥样硬化中脂质检测的有前景的工具。

（5）细胞核的光声断层成像：细胞核是细胞活动最主要的调控器。与正常细胞相比，癌细胞DNA复制异常，导致核形态异常，因此，细胞核的成像在癌症诊断中起关键作用。传统成像需要组织切片和组织学染色，这不适用于体内研究。由于核酸（细胞核中DNA和RNA的主要成分）在紫外线范围的强吸收特性，因此，核酸是核成像天然的内在对比剂。Yao等人通过激发266nm处的DNA和RNA，实现了第一个无标记PA离体和体内细胞核图像，称为UV-PAM，并进行了小鼠唇上皮细胞核和肠绒毛中的细胞核离体成像，裸鼠耳缘皮肤细胞核体内成像。OR-PAM最近还实现了单个细胞核的无创成像，这可以使体内无标记部分替代离体HE染色组织学标本。因此该技术可能是癌症早期检测和术中分界的潜在技术。

2. **外源性对比剂成像** 使用外源对比剂的化学和分子光声断层成像：尽管生物组织中的内在对比剂具有相当的优势，但外源对比剂可以扩展PAT的使用范围，将PAT的范围扩展到分子和遗传领域。到目前为止，光学吸收的有机染料、纳米粒子、报告基因、荧光蛋白、微泡和纳米气泡已成功应用于PAT成像。

有机染料，如吲哚菁绿（ICG）、亚甲蓝（MB）、伊文思蓝（EB）和刚果红等广泛应用于PAT中，包括大脑皮层结构增强扫描、肾脏灌注、脑血流动力

学监测、肿瘤靶向、前哨淋巴结（SLN）检测、毛细血管增强和淀粉样蛋白斑染色。这些染料通常具有近红外范围内的峰值吸收波长，而该波长范围的血液和水具有弱吸收，因此可以改善穿透深度。有研究使用MB作为SLN显像，成像深度大于2cm，这是PAT临床转化的重要一步。除了增加穿透深度，当与其他功能配体结合时，有机染料可以特异性地靶向感兴趣的细胞位点，例如肿瘤细胞膜。有机染料因其分子尺寸小（通常约1nm）可迅速从身体中清除。因此，是最有临床转化潜能的外源性对比剂。

纳米粒子在PAT应用中具有很大前景，研究已经证明它们可通过靶向特定位点而有效地递送治疗剂。由于纳米粒子的特性——具有高度的尺寸依赖性，因此，可通过调整粒子的几何形状和尺寸来优化其吸收光谱，使得它们的吸收谱比有机染料更灵活。此外，靶向纳米粒子可以显著改善PAT的成像特异性。到目前为止，已经探索了不同种类的纳米粒子，包括纳米笼、纳米壳、纳米棒、纳米管、纳米球和纳米线，作为不同应用的PAT对比剂，如大脑皮质成像、SLN显像、巨噬细胞成像、动脉粥样硬化和实体肿瘤靶向、纳米粒子增强PAT已成为生物医学研究的热门话题。

报告基因产物可以在遗传水平检测生物过程的PAT，正如LacZ基因-编码蛋白β-半乳糖苷酶的常见报告基因所证明的那样。将用LacZ基因转染的胶质肉瘤细胞接种到Sprague-Dawley大鼠中，随着肿瘤的生长，LacZ基因表达β-半乳糖苷酶，将局部注射的乳糖样底物代谢成高度吸收的蓝色产物，为体内遗传PAT成像提供对比。运用报告基因的荧光蛋白，实现了PAT体内成像。

由于荧光蛋白完全重新定义了生物学家研究细胞和亚细胞进展的方式，PAT的深层荧光蛋白成像扩展了我们使用这些蛋白的方式。多光谱PAT技术能够检测高光散射生物体内的荧光蛋白。Razansky等证明了在体内解决mCherry蛋白的组织特异性表达的可行性，并对成年斑马鱼进行全身光谱PA成像，得到了mCherry蛋白表达的准确位置，其中红色对应于表达mCherry蛋白的脊柱（图1-8-6-9）。在深度>1mm时，PAT图像分辨率优于40μm，而共焦显微镜几乎不能穿透500μm。

3. **流体动力学的光声断层成像** 流动是生物医学成像的重要对比，提供了许多有用的病理生理信息。除了前面提到的静态对比外，PAT还可以动态对比成像：血流（血流动力学对比）。最近发现的光声

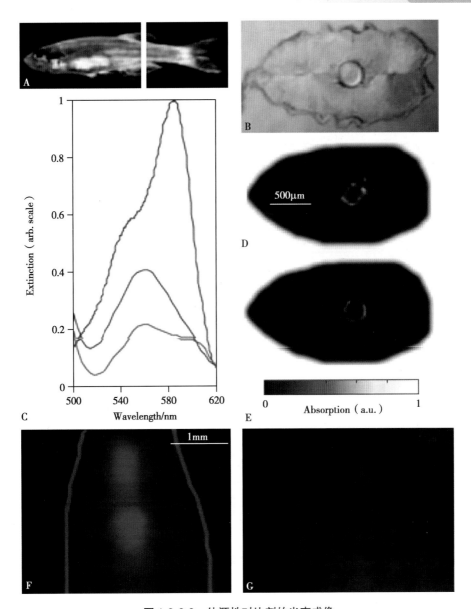

图 1-8-6-9 外源性对比剂的光声成像

（引自 Junjie Yao，Lihong V Wang. Photoacoustic tomography：fundamentals，advances and prospects. Contrast Media Mol Imaging，2011，6（5）：332-345.）

多普勒效应为流动的 PAT 奠定了基础，出现了活体小鼠血流速度和方向的功能性 PAT 图像。凭借 PAT 出色的可扩展性，多普勒 PAT 桥接了基于散射的光学和超声技术之间的空间差距。更重要的是，血管内血液和血管外背景之间的高光学吸收对比度极大地提高了检测灵敏度。

**4. 温度变化的光声断层成像** 组织温度监测对于热疗是必不可少的。由于初始光声压力取决于平衡温度，因此，PAT 为组织深处的高分辨率温度成像提供了潜在的手段。最近的组织体模实验表明，初始光声压力随着平衡温度每增加 1℃，增加 5% 敏感性，使得灵敏度达到 0.1℃。

总之，结合 PAT 的静态和动态对比，可实现体内分子及功能的显像。实际上，PAT 是使用内源性对比来测量所有参数的唯一方式，包括容器直径、总血红蛋白浓度、$SO_2$、感兴趣的组织体积和氧代谢速率所需的血流速度（$MRO_2$）。最近，PAT 实现了活体小鼠中 $MRO_2$ 的无标记绝对定量。

**（三）展望**

预计 PAT 将在生物学和医学中得到广泛应用。主要的临床前应用包括血管生成、微循环和肿瘤微环境的成像、药物反应、脑功能、生物标志物和基因活动。最初的临床应用包括黑色素瘤成像、胃肠道内镜检查、血管内导管成像、新生儿脑成像、乳腺癌检测、前列腺癌检测、用于癌症分期的引导前哨淋巴结穿刺活检、早期化疗反应成像、热疗中的剂量测定、体内无标记组织学、血液灌注成像、血液氧合成像和组织代谢成像（图 1-8-6-10）。虽然，临床前

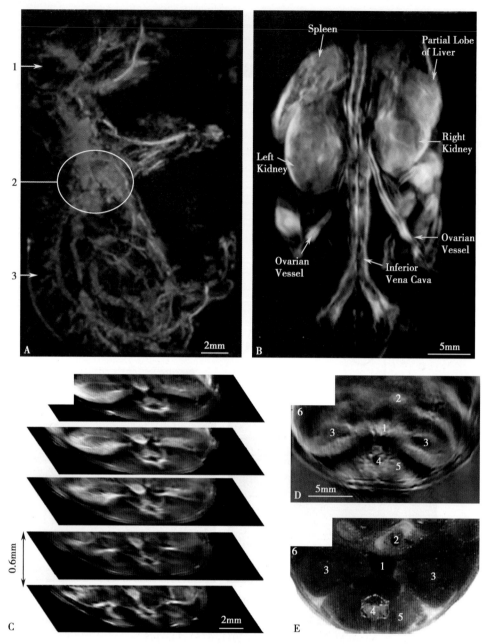

图 1-8-6-10 　光声成像对人体的全身成像

（引自 Junjie Yao, Lihong V Wang. Photoacoustic tomography: fundamentals, advances and prospects. Contrast Media Mol Imaging, 2011, 6(5): 332-345.）

PAT 系统已经比较完善，但临床系统需要通过严格的验证和艰苦的监管批准才能上市。

　　仅基于内源性对比，PAT 能够进行体内代谢成像。从小动物到人类的 PAT 对代谢研究的进展将彻底改变代谢疾病，特别是癌症和脑疾病的筛查、诊断和治疗。代谢 PAT 为理解代谢途径提供了工具。由于代谢亢进是癌症的典型标志，因此代谢 PAT 可以在最早阶段进行体内癌症筛查，而无需使用外源性对比剂。

　　PAT 通过一致的光学吸收对比将多个长度尺度的复杂生物系统连接起来，为研究提供了前所未有

的机会。在目前的实践中，细胞器和细胞的微观生物结构通常使用光学显微镜成像，而组织和器官的宏观结构使用非光学模态（例如 X 射线计算机断层扫描）成像。它们截然不同的成像机制使得微观和宏观图像的相关性具有挑战性。PAT 能够弥合微观和宏观领域之间的差距。未来，多尺度 PAT 的实验观察将促进系统生物学的理论模型的发展，其解释甚至可预测多尺度的生物现象。此外，PAT 很可能会加速微观实验室理论发现到宏观临床实践的转化进程。

　　PAT 仍需要应对多种技术挑战，以最大限度地

发挥其对生物医学的影响。

（1）改进激光器：对于基于光谱学的高速多对比度 PAM 或 PAE，必须开发在每个扫描位置具有快速波长调谐的高重复激光器。PAE 探针需要进一步小型化以适合通用内镜或血管内导管。对于深穿透 PACT，需要具有视频速率脉冲重复的高能激光器。然而，通过使用时间反转的超声编码（TRUE）光学聚焦来改善光穿透，可以降低所需的激光能量。

（2）优化算法：还需要复杂的算法来完善分子量化并抑制伪影。

（3）新型对比剂的开发：发现并开发具有临床实用价值的内源性及外源性对比剂，将促进其临床应用的快速转化。这种快速增长的成像技术的进一步发展将彻底改变基础生命科学和临床患者的诊疗模式。

（容鹏飞）

## 参 考 文 献

1. 汪立宏，吴新一. 生物医学光学：原理和成像. 合肥：中国科学技术大学出版社，2017.

2. Wang LV，Hu S. Photoacoustic tomography: in vivo imaging from organelles to organs. Science，2012，335（6075）：1458-1462.

3. Yao J，Kaberniuk A A，Li L，et al. Multiscale photoacoustic tomography using reversibly switchable bacterial phytochrome as a near-infrared photochromic probe. Nat Methods，2016，13（1）：67-73.

4. Akers WJ，Kim C，Berezin M，et al. Noninvasive photoacoustic and fluorescence sentinel lymph node identification using dye-loaded perfluorocarbon nanoparticles. ACS Nano，2011，5（1）：173-182.

5. Pan D，Pramanik M，Senpan A，et al. Molecular photoacoustic tomography with colloidal nanobeacons. Angew Chem Int Ed Engl，2009，48（23）：4170-4173.

6. Yang JM，Li C，Chen R，et al. Catheter-based photoacoustic endoscope. J Biomed Opt，2014，19（6）：066001.

7. Li C，Wang LV. Photoacoustic tomography and sensing in biomedicine. Phys Med Biol，2009，54（19）：R59-R97.

8. Filonov GS，Krumholz A，Xia J，et al. Deep-tissue photoacoustic tomography of a genetically encoded near-infrared fluorescent probe. Angew Chem Int Ed Engl，2012，51（6）：1448-1451.

9. Yao J，Wang LV. Breakthrough in Photonics 2013: Photoacoustic Tomography in Biomedicine. IEEE Photonics J，2014，6（2）：0701006.

10. Lovell JF，Jin CS，Huynh E，et al. Porphysome nanovesicles generated by porphyrin bilayers for use as multimodal biophotonic contrast agents. Nat Mater，2011，10（4）：324-332.

11. Zhang Y，Cai X，Wang Y，et al. Noninvasive photoacoustic microscopy of living cells in two and three dimensions through enhancement by a metabolite dye. Angew Chem Int Ed Engl，2011，50（32）：7359-7363.

12. Zhang YS，Yao J，Zhang C，et al. Optical-resolution photoacoustic microscopy for volumetric and spectral analysis of histological and immunochemical samples. Angew Chem Int Ed Engl，2014，53（31）：8099-8103.

13. Wang Y，Hu S，Maslov K，et al. In vivo integrated photoacoustic and confocal microscopy of hemoglobin oxygen saturation and oxygen partial pressure. Opt Lett，2011，36（7）：1029-1031.

14. Hsu HC，Wang L，Wang LV. In vivo photoacoustic microscopy of human cuticle microvasculature with single-cell resolution. J Biomed Opt，2016，21（5）：56004.

15. Yeh C，Liang J，Zhou Y，et al. Photoacoustic microscopy of arteriovenous shunts and blood diffusion in early-stage tumors. J Biomed Opt，2016，21（2）：20501.

16. Wang LV，Yao J. A practical guide to photoacoustic tomography in the life sciences. Nat Methods，2016，13（8）：627-638.

17. Li W，Brown PK，Wang LV，et al. Gold nanocages as contrast agents for photoacoustic imaging. Contrast Media Mol Imaging，2011，6（5）：370-377.

18. Xu Z，Zhu Q，Wang LV. In vivo photoacoustic tomography of mouse cerebral edema induced by cold injury. J Biomed Opt，2011，16（6）：066020.

19. Yao J，Maslov KI，Zhang Y，et al. Label-free oxygen-metabolic photoacoustic microscopy in vivo. J Biomed Opt，2011，16（7）：076003.

20. Hai P，Zhou Y，Zhang R，et al. Label-free high-throughput detection and quantification of circulating melanoma tumor cell clusters by linear-array-based photoacoustic tomography. J Biomed Opt，2017，22（4）：41004.

21. Rao B，Soto F，Kerschensteiner D，et al. Integrated photoacoustic，confocal，and two-photon microscope. J Biomed Opt，2014，19（3）：36002.

22. Wang LV，Gao L. Photoacoustic microscopy and computed tomography: from bench to bedside. Annu Rev Biomed Eng，2014，16：155-185.

23. Xia J，Yao J，Wang LV. Photoacoustic tomography: princi-

ples and advances. Electromagn Waves (Camb), 2014, 147: 1-22.

24. Liu Y, Lai P, Ma C, et al. Optical focusing deep inside dynamic scattering media with near-infrared time-reversed ultrasonically encoded (TRUE) light. Nat Commun, 2015, 6: 5904.

25. Ma C, Xu X, Liu Y, Wang LV. Time-reversed adapted-perturbation (TRAP) optical focusing onto dynamic objects inside scattering media. Nat Photonics, 2014, 8 (12): 931-936.

26. Yao Z, Zhang BS, Prescher JA. Advances in bioluminescence imaging: new probes from old recipes. CurrOpin Chem Biol, 2018, 45: 148-156.

27. Azad T, Tashakor A, Hosseinkhani S. Split-luciferase complementary assay: applications, recent developments, and future perspectives. Anal Bioanal Chem, 2014, 406 (23): 5541-5560.

28. Brugler MR, Aguado MT, Tessler M, et al. The transcriptome of the Bermuda firewormOdontosyllisenopla (Annelida: Syllidae): a unique luciferase gene family and putative epitoky-related genes. PLoS One, 2018, 13 (8): e0200944.

29. Magalhaes CM, Esteves da Silva JC, Pinto da Silva L. Chemiluminescence and bioluminescence as an excitation source in the photodynamic therapy of cancer: a critical review. Chemphyschem, 2016, 17 (15): 2286-2294.

30. Martelli C, Lo Dico A, Diceglie C, et al. Optical imaging probes in oncology. Oncotarget, 2016, 7 (30): 48753-48787.

31. Azad T, Tashakor A, Hosseinkhani S. Split-luciferase complementary assay: applications, recent developments, and future perspectives. Anal Bioanal Chem, 2014, 406 (23): 5541-5560.

32. Wang L, Fu Q, Dong Y, et al. Bioluminescence imaging of Hepatitis C virus NS3/4A serine protease activity in cells and living animals. Antiviral Res, 2010, 87 (1): 50-56.

33. Coppola JM, Ross BD, Rehemtulla A. Noninvasive imaging of apoptosis and its application in cancer therapeutics. Clin Cancer Res, 2008, 14 (8): 2492-2501.

34. Solberg N, Krauss S. Luciferase assay to study the activity of a cloned promoter DNA fragment. Methods Mol Biol, 2013, 977: 65-78.

35. Chen Z, Wang X, Pacheco S, et al. Impact of CCD camera SNR on polarimetric accuracy. Appl Opt, 2014, 53 (32): 7649-7656.

36. Lin D, Wang J, Yang L, et al. Real-time synchronous CCD camera observation and reflectance measurement of evaporation-induced polystyrene colloidal self-assembly. Langmuir. 2014; 30 (14): 3949-3956.

37. Yang M, Baranov E, Li XM, et al. Whole-body andintravital optical imaging of angiogenesis in orthotopicallyimplanted tumors. Proc Natl Acad Sci USA, 2001, 98 (5): 2616-2621.

38. Klohs J, Wunder A, Licha K. Near-infrared fluorescentprobes for imaging vascular pathophysiology. Basic Research in Cardiology, 2008, 103 (2): 144-151.

39. Weissleder R, Mahmood U. Molecular imaging. Radiology, 2001, 219 (2): 316-333.

40. Bouchard R, Sahin O, Emelianov S. Ultrasound-guided photoacoustic imaging: current state and future development. IEEE Trans UltrasonFerroelectr Freq Control, 2014, 61 (3): 450-466.

41. Ho CJ, Balasundaram G, Driessen W, et al. Multifunctional photosensitizer-based contrast agents for photoacoustic imaging. Sci Rep, 2014, 4: 5342.

42. Gibson AP, Hebden JC, Arridge SR. Recent advances indiffuse optical imaging. Phys Med Biol, 2005, 50 (4): R1-R43.

43. Kim C, Song KH, Gao F, et al. Sentinel lymph nodes and lymphatic vessels: noninvasive dual-modality in vivo mapping by using indocyanine green in rats--volumetric spectroscopic photoacoustic imaging and planar fluorescence imaging. Radiology, 2010, 255 (2): 442-450.

44. Carr JA, Franke D, Caram JR, et al. Shortwave infrared fluorescence imaging with the clinically approved near-infrared dye indocyanine green. Proc Natl Acad Sci USA, 2018, 115 (17): 4465-4470.

45. Martelli C, Lo Dico A, Diceglie C, et al. Optical imaging probes in oncology. Oncotarget, 2016, 7 (30): 48753-48787.

46. Zheng M, Zhao P, Luo Z, et al. Robust ICG theranostic nanoparticles for folate targeted cancer imaging and highly effective photothermal therapy. ACS Appl Mater Interfaces, 2014, 6 (9): 6709-6716.

47. Surasi DS, Bhambhvani P, Baldwin JA, et al.[18]F-FDG PET and PET/CT patient preparation: a review of the literature. J Nucl Med Technol, 2014, 42 (1): 5-13.

48. Tao J, Diaz RK, Teixeira CR, et al. Transport of a fluorescent analogue of glucose (2-NBDG) versus radiolabeled sugars by rumen bacteria and escherichia coli. Biochemistry, 2016, 55 (18): 2578-2589.

49. De Francesco EM, Maggiolini M, Musti AM. Crosstalk between Notch, HIF-1alpha and GPER in Breast Cancer EMT. Int J Mol Sci, 2018, 19（7）: 2011.

50. Lo Dico A, Martelli C, Valtorta S, et al. Identification of imaging biomarkers for the assessment of tumour response to different treatments in a preclinical glioma model. Eur J Nucl Med Mol Imaging, 2015, 42（7）: 1093-1105.

51. Naczynski DJ, Stafford JH, Turkcan S, et al. Rare-Earth-Doped nanoparticles for short-wave infrared fluorescence bioimaging and molecular targeting of alpha Vbeta3-expressing tumors. Mol Imaging, 2018, 17: 1536012118799131.

52. Pliss A, Kuzmin AN, Kachynski AV, et al. Biophotonic-probing of macromolecular transformations during apoptosis. Proc Natl Acad Sci USA, 2010, 107（29）: 12771-12776.

53. Chen CY, Baker SC, Darton RC. The application of a hight-hroughput analysis method for the screening of potential biosurfactants from natural sources. J Microbiol Methods, 2007, 70（3）: 503-510.

54. McCann TE, Kosaka N, Mitsunaga M, et al. Biodistribution and excretion of monosaccharide-albumin conjugates measured with in vivo near-infrared fluorescence imaging. Bioconjug Chem, 2010, 21（10）: 1925-1932.

55. Glaudemans AW, Slart RH, Bozzao A, et al. Molecular imaging in atherosclerosis. Eur J Nucl Med Mol Imaging, 2010, 37（12）: 2381-2397.

56. Chang K, Francis SA, Aikawa E, et al. Pioglitazone suppresses inflammation in vivo in murinecarotid atherosclerosis: novel detection by dual-targetfluorescence molecular imaging. Arterioscler Thromb Vasc Biol, 2010, 30（10）: 1933-1939.

57. Shimizu K, Mitchell RN, Libby P. Inflammation and cellu-larimmune responses in abdominal aortic aneurysms. Arte-rioscler Thromb Vasc Biol, 2006, 26（5）: 987-994.

58. Sheth RA, Maricevich M, Mahmood U. In vivo optical-molecular imaging of matrix metalloproteinase activity in abdominal aortic aneurysms correlates with treatment effects on growth rate. Atherosclerosis, 2010, 212（1）: 181-187.

59. Park SY, Wang X, Chen Z, et al. Optical imaging of pancre-atic beta cells in living mice expressing a mouse insulin I promoter-firefly luciferase transgene. Genesis, 2005, 43（2）: 80-86.

60. Hara M, Wang X, Kawamura T, et al. Transgenic mice with green fluorescent protein-labeled pancreatic beta-cells. AmJ Physiol Endocrinol Metab, 2003, 284（1）: E177-E183.

61. Cassidy PJ, Radda GK. Molecular imaging perspectives. Journal of the Royal Society Interface, 2005, 2（3）: 133-144.

62. Jobsis FF. Noninvasive, infrared monitoring of cerebral and myocardial oxygen sufficiency and circulatory parameters. Science, 1977, 198（4323）: 1264-1267.

63. Heim R, Prasher DC, Tsien RY. Wavelength mutations and posttranslational autoxidation of green fluorescent protein. Proc Natl Acad Sci USA, 1994, 91（26）: 12501-12504.

64. Matz MV, Fradkov AF, Labas YA, et al. Fluorescent proteins from nonbioluminescent Anthozoa species. Nat Biotechnol, 1999, 17（10）: 969-973.

65. de Wet JR, Wood KV, Helinski DR, et al. Cloning of firefly luciferase cDNA and the expression of active luciferase in Escherichia coli. Proc Natl Acad Sci USA, 1985, 82（23）: 7870-7873.

66. Imamura T, Saitou T, Kawakami R. In vivo optical imaging of cancer cell function and tumor microenvironment. Cancer Sci, 2018, 109（4）: 912-918.

67. Zhang BS, Jones KA, McCutcheon DC, et al. Pyridone luciferins and mutant luciferases for bioluminescence imag-ing. Chembiochem, 2018, 19（5）: 470-477.

68. Nicolson F, Andreiuk B, Andreou C, et al. Non-invasive in vivo imaging of cancer using surface-enhanced spatially offset raman spectroscopy（SESORS）. Theranostics, 2019, 9（20）: 5899-5913.

69. Kim S, Lee ES, Lee SW, et al. Site-specific impairment of perivascular adipose tissue on advanced atherosclerotic plaques using multimodal nonlinear optical imaging. Proc Natl Acad Sci USA, 2019, 116（36）: 17765-17774.

70. Fakurnejad S, van Keulen S, Nishio N, et al. Fluorescence molecular imaging for identification of high-grade dysplasia in patients with head and neck cancer. Oral Oncol, 2019, 97: 50-55.

71. Ying Y, Mao S, Krueger CJ, et al. Live-cell imaging of long noncoding RNAs using molecular beacons. Methods Mol Biol, 2019, 2038: 21-33.

# 第九章 影像基因组学

## 第一节 概　　述

医学影像技术的发展对肿瘤的诊断、分级、治疗、术后监测及疗效评估具有重要意义，其中，常用的影像手段包括计算机体层成像（computed tomography, CT）、正电子发射断层成像（positron emission tomography, PET）以及磁共振成像（magnetic resonance imaging, MRI）等，这些成像方式具有非侵入性、高分辨率、时空连续性等特点，在展现复杂疾病表型差异的过程中具有独特的优势，逐步突显出了影像诊断技术在临床上的重要作用。

基因组学（genomics）是阐明整个基因组的结构、结构与功能的关系以及基因之间相互作用的科学，从整体水平上探索全基因组在生命活动的作用及其内在规律和内外环境影响机制。基因组学能为一些疾病提供新的诊断、治疗方法，用于评估病人疾病复发的个体危险率以及治疗效果，这有助于医生获得更多的治疗信息并进行个性化医疗。在医学影像技术发展与基因组学辅助诊断的有机融合下，产生了新的影像组学方法，即影像基因组学（radiogenomics）。影像基因组学通过从海量病人影像数据中提取的特征信息来量化肿瘤的复杂性，它既可以有效地解决此类疾病难以量化评估的问题，也具有重要的临床价值。影像基因组学融合影像、基因、临床等信息等，对临床疾病进行辅助诊断、分析和预测。影像组学作为医、工交叉学科的产物，应用先进的计算机方法来解决临床具体问题，具有潜在的临床应用前景。

影像基因组学作为一个新兴研究领域，近年来发展迅速。它将影像学和遗传学结合起来，用以研究不同基因型的病变的差异，在医学及相关领域都得到了广泛应用。影像基因组学是研究疾病的影像学特征与其基因表现型、基因突变和包括个体基因表达和特殊基因亚型表达检测在内的基因组相关特征关系的一门科学。它通过定量化分析影像数据，将疾病影像数据和基因组数据整合，并挖掘两者之间的联系，从而发现能够反映基因多态或表达的影像特征，在此基础上建立基于影像特征的非侵入式疾病诊断方法。影像基因组学是目前生物医学研究中最有前景的研究领域之一，它将更多疾病特征更有效地描述出来，进而指导疾病的诊断、治疗及预后评估。

影像基因组学重点研究医学影像数据与疾病分子特征之间的联系，其研究方法及应用领域如图 1-9-1-1。第一，影像基因组学的第一步是数据提取，包括从生物组学数据（基因组、转录组学和表观组学等）中提取基因型特征以及从多模态影像数据（CT、MRI 和 PET 等）中提取能反映个体健康状态的定量影像表型特征。第二，基因型特征与定量表型特征的关联与融合分析。这一步可以通过统计学分析方法或者机器学习的方法完成。第三，实现疾病的非侵入式诊断、预后预测和疗效评估。利用前两步采集的数据及统计分析结果，对现有影像数据进行分析，进而实现对疾病的非侵入式诊断、预后预测及疗效评估等。

2000 年，德国波鸿鲁尔大学的 Heinz 教授首次将基因组数据与影像数据结合起来，联合基因功能变异和单光子发射计算机体层成像术（single photon emission computed tomography, SPECT），衡量遗传对大脑多巴胺代谢的影响。随后，越来越多的学者开始研究基因数据与影像数据的关联。影像基因组学这个名词首次是于 2002 年在 Radiother Oncol 杂志中提出的，并于 2003 年在欧洲治疗放射学与肿瘤学学会的一篇文章中再次提出。最初，影像基因组学的提出是为了研究基因与肿瘤放疗之间的关系。随后，有学者在此方面进一步做了一系列研究，通过分析利用非侵入性影像技术获得的肿瘤形态和生理学特征与基因表达的特定模式之间的相关性，将

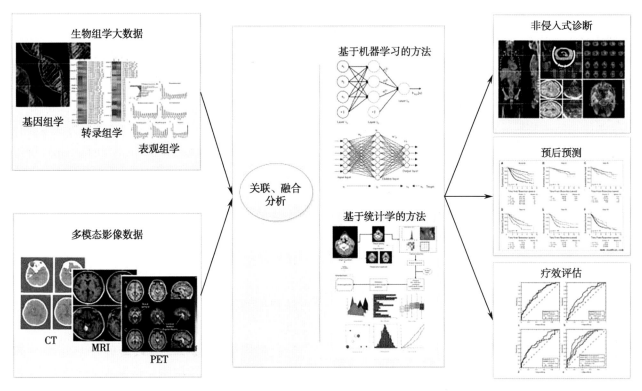

图 1-9-1-1　影像基因组学的研究方法及应用

"影像基因组学"理解为一种建立基因表达谱数据与放射影像学特征间关联的新技术。由于肿瘤的发生及发展是一个极为复杂的过程，无论是在基因组还是表观意义上，肿瘤都呈现了高度的异质性。许多研究表明，基因表达标签有助于肿瘤分型、预测预后和评估治疗后反应，但是依靠外科手术检测肿瘤的基因表达谱存在潜在的风险与并发症，而常规的影像成像只能提供重要的解剖和形态信息。2009年，影像基因联盟于英国成立。影像基因组学可高通量、自动地分析大量影像数据，例如 CT、PET、MRI 图像等，从图像中提取它们的特征并量化，将影像组学与基因组学信息整合起来，从而更深入地了解肿瘤的生物学性质，开发基因检测的成像替代物。

2011 年，美国科学院、美国工程院、美国国立卫生研究院及美国科学委员会共同提出"迈向精准医学"的倡议，著名基因组学家 Maynard V. Olson 博士发表报告《走向精准医学》，提出了将遗传关联研究和与临床医学紧密接轨，实现对疾病的精准治疗和有效预警。2015 年，美国提出了"精准医学计划（precision medicine initiative，PMI）"，呼吁个体化基因组学研究，通过整合病人的个人基因信息制订个体医疗方案，加速人类对复杂疾病的研究。精准医学与传统的标准治疗方案相比，它是依据每位病人的个体差异来调整疾病的预防和治疗方法，是一种根据病人的不同，进行医疗方法定制的医疗模

型。不同于原有的"一刀切"的治疗方法，在这种模式下，精准医学的检查会深入到最微小的分子和基因组水平，根据病人的这些信息的不同来对诊疗手段进行适当的调整和改变。广义上的精准医疗是应用现代遗传技术和生物医学信息技术，结合病人的生活环境和临床数据，实现精准的疾病分类和诊断，制订具有个性化的疾病预防和诊疗方案。利用先进的生物信息技术，如 DNA 芯片、DNA 测序技术等，使获得大规模的组学数据成为可能，尤其是以 DNA 测序为核心衍生出的各种生物组学检测技术，为研究者从分子水平认识疾病提供了数据支撑。精准医学的发展同时促进了影像基因组学的发展。利用各种先进生物组学检测技术，更好地从分子、基因水平认识疾病，收集病人的基因组、转录组、表观基因组等信息，并将获得的基因组信息与影像数据相结合，进行综合分析和系统挖掘，促进影像基因组学的飞速发展。

（王　滨）

## 第二节　探索与研究现状

近年来，影像基因组学获得了快速的发展，其主要原因有：①全球范围内许多研究组利用影像学手段，获得了成千上万的病例的结构及功能影像数据。现存的样本量足以提出并验证特定基因与疾病

发生、进展及预后等信息直接的关联。②基于体素分析的基因组学方法的出现使分析特定基因对特定脑区成像的影像成为可能。这些方法使我们更加明确基因对解剖结构的影响，并将其投射到 3D 图像上。③几种被认为稳定性差，可重复性弱的成像手段，例如功能磁共振成像（functional MRI，fMRI），事实证明，在大样本个体数据收集过程中，具有很好的可行性。通过对健康成年人的功能磁共振研究发现，任务态相关的脑激活以及静息态的脑功能连接都与遗传相关，并且这些现象具有高度的可重复性，这就为进一步研究特定基因与上述表现的相关性研究提供了基础。其他类型的 MRI 成像，例如弥散张量成像（diffusion tensor imaging，DTI），对水沿神经通路的方向性扩散十分敏感，利用此特性也可以获得大量有用的影像学信息。

影像基因组学的发展所面临的挑战

**1. 影像数据的获取**　主要包括影像数据的采集及数据资源共享两个难题。医院常用的影像设备包括 CT、MRI、PET 等，这些成像设备由于生产厂家不同，在图像采集和重建协议上都有很大的差异，缺乏统一的标准规范协议。影像基因组学纳入研究组的影像数据需要有相同或较为相似的采集参数，并保证采集的影像数据不会受到采集数据所用的设备品牌、型号以及成像参数的影响。另外，入组影像数据以薄层采集数据为佳，以保留更多的疾病影像信息。以肿瘤为例，虽然国内肿瘤病人较多，但具体到每个医院的肿瘤病人就诊量则较少，每个医院对影像数据的采集参数可能存在较大差异，导致符合入组条件的病人影像数据可能与其他病人数据采集条件一致性差，使实际入组的影像数据量急剧减少。因此，影像基因组学的影像数据采集需要从数据量和入组规范中寻找一个折中点，在保证影像数据有类比意义的前提下，保障数据量，为大样本、多特征、多序列和多方法的研究提供保障。

**2. 图像分割算法**　图像分割是影像基因组学中影像数据处理的第一步，通过图像分割，将病变区域与其他正常组织分离，便于进行下一步肿瘤特征提取。以肿瘤影像数据的图像分割为例，由于肿瘤的异质性和不规则性，针对特定肿瘤的精准分割是一个巨大挑战。近几年，效果较好的分割方法主要包括滑降区域生长法（region growing method）、图割法（graph cut method）、半自动分割算法（semiau-tomatic segmentation）、基于容量 CT 的分割法（volu-metric CT-based segmentation）等，人工跟踪分割法（manually traced segmentation）常被当作"金标准"，但人工跟踪分割法工作量大，不能解决图像有效分割这一难题，因此，高精度、全自动特定肿瘤分割算法将是未来的发展趋势。

**3. 疾病的特征提取与量化**　目前影像基因组学中常用的疾病影像数据特征提取与量化方法主要包括肿瘤直方图强度（tumor intensity histogram）、肿瘤形状特征（shape-based feature）、纹理特征（texture-based feature）、小波特征（wavelet feature）等。为了便于分析，通常采用机器学习或者统计学方法来实现图像的特征提取与量化，但从影像数据中挖掘特异性特征进行分析只提取了采集的影像信息中的一部分。因此，更科学、更准确和更标准的特征提取方法和挖掘各层信息的手段仍是我们今后的突破难点。

**4. 影像基因组学数据库的建立**　包括影像学数据库以及生物组学数据库。影像不仅仅是图片，也是重要的数据，数据库的建立是影像基因组学进一步发展的重要工作。一个高精度的预测模型必须有庞大的数据库支持，所以多中心、标准化的数据库也是影像基因组学应用到临床的保证。

**5. 大数据分类**　主要通过利用不同特征的相关性对已有数据进行分类。影像学特征与生物学特征关联性分析主要通过机器学习以及统计学方法分析。疾病的诊断、预后预测及疗效评估是影像基因组学方法最终要实现的结果。

随着影像技术以及生物技术的不断进步以及研究水平的提高，影像基因组学在 CT、MRI、PET 等方面都有很多新的进展。影像及基因数据库的特征数据不断累积，理论化方法也在不断增多。对影像基因组学的研究以及应用领域非常广泛，包括肿瘤学及精神疾病等各种复杂疾病的诊断、疗效评价、预后预测等。

影像基因组学在肿瘤的研究中发挥着重大作用。虽然，从 CT、PET、MRI 等传统成像方法可以获得一些肿瘤异质性等重要信息，但通过这些方法仍旧无法获得肿瘤的遗传学及预后等信息。随着定量影像技术的发展，对肿瘤的发生发展不仅可以做定性的判断，还可以做空间性的定量描述，不仅可以反映结构、功能、生物化学信息，还可以反映代谢、凋亡等情况。影像基因组学可以通过调控基因表达，将临床宏观的组织结构成像扩展到分子和基因组水平成像。例如，通过研究癌症病人特定基因表达或关闭时其在影像学上的表现，可以对肿瘤的发生、分期、转移等进行概率定量预测。利用影像基因组学分析方法对肿瘤进行预测的准确率要比传统的影像学评估方法明显提高。影像基因组学在肿瘤的预后评估中也获得应用。已有报道利用影像基因组学模型预测早期非小细胞肺癌的 3 年无复发生存期 DFS，并对病人进行危险因素分析，获得良好的相关性。

影像基因组学还可用于指导肿瘤的个体化治疗。化学疗法是临床上常用的肿瘤治疗手段，其由于对癌细胞杀伤效果好而得到广泛应用。但化学疗法在杀伤癌细胞的同时，对正常组织器官也造成巨大的副作用，同时，耐药性癌细胞的出现也是化疗所面临的一个巨大的问题。增大药物剂量来解决细胞耐药的问题通常不是最为有效的解决方案，且常伴有严重的副作用。通过影像基因组学，可以预测个体的药物反应和潜在的对某种药物的耐药性，从而指导肿瘤的个体化治疗。例如，研究发现，增强 CT 的特定影像表现与肝细胞癌对阿霉素的敏感性有密切关联。疾病治疗前利用影像基因组学，在初始成像时就可以向临床医师提供关于诊断、疾病对某种特定治疗的反应、疾病预后等信息，使临床医师对肿瘤病人的治疗能做出更加明智、准确的选择。

我国乳腺癌发病率在女性恶性肿瘤中居第一位，乳腺癌已经成为当前社会的重大公共卫生问题。早期诊断对乳腺癌的治疗及预后具有重要意义。乳腺癌 MRI 基因组学研究较为深入，主要包括针对个体基因的探索性分析、肿瘤生物学性质探索、成像替代物开发以及乳腺癌的预测及预后等。对于乳腺癌的 MRI 影像基因组学的报道始于 2012 年，研究者对 10 位同时进行乳腺 MRI 检查又进行基因表达检测的乳腺癌病人的 MRI 信息及个体基因信息进行了整合探索，为后面建立乳腺癌 MRI 影像基因组学概念模型奠定了基础。在此基础上，乳腺癌 MRI 影像基因组学获得了发展，并进一步将其应用到了乳腺癌分子亚型分型、乳腺癌疗效及预后预测中。

疾病治疗疗效评价也是影像基因组学在临床上获得应用的一个重要方向。恶性肿瘤具有高度的异质性，其表型与基因表达情况决定了肿瘤对治疗方案的反应，因此，利用影像基因组学的方法，可以将疾病的临床分期、分型与生物学因子及基因型整合，对肿瘤的治疗反应及疗效进行评估。

疾病的预后是病人最为关注的问题之一，在临床上也越来越受到重视。然而，疾病的预后信息医生只能凭借个人经验来给出。2014 年，有学者从

1 000 多例肺癌和头颈癌病人的 CT 数据中提取出定量影像特征，并进行了定量分析，发现其影响特征与基因表达模式显著相关，并且具有很好的预后价值，实现了利用影像数据，预测病人的预后。

（王 滨）

## 第三节 前景展望

延长恶性肿瘤病人的生存期以及提高病人生存质量是目前研究的重要课题。术前新辅助化疗配合手术被认为是提高癌症病人生存率的有效手段。早期判断肿瘤对新辅助化疗有无反应非常重要，这样就能鉴别出更可能从化疗获益的病人，协助制订个体化的治疗方案，新辅助化疗疗效的预测是近年来研究的热点问题。影像基因组学是判断肿瘤对新辅助化疗有无反应的重要手段。例如，应用基因芯片技术预测乳腺癌新辅助化疗。Oncotype Dx 和 MannaPrint 基因芯片是已获得美国 FDA 认证的多基因表达谱，正在应用于临床。另外，也有案例通过 PET/CT 成像、磁共振弥散加权成像（diffusion weighted imaging, DWI）、动态增强磁共振成像（dynamic contrast enhanced MRI, DCE-MRI）等，监测早期特定指标变化，为新辅助化疗的预测提供客观准确的依据。

随着医学影像技术以及生物医学信息技术的迅速发展，将得到更全面更高质量的影像学数据以及基因型数据。全球范围内的研究合作及资源共享，将进一步促进影像基因组学的飞速发展。影像学数据方面，以 MRI 为例，从早期的 0.35T 的低场系统，到后期 0.5T、1.0T 的中场系统，到现在的 1.5T、3.0T 的高场系统普遍应用于各医院，收集获得的 MRI 影像数据图像的质量也在不断提高。另外，分子影像技术的快速发展对传统医学的诊断方式也带来了巨大的影响。利用分子影像学检查技术，可以克服传统的临床疾病影像学诊断上只能从器官或者组织水平检测病变发生的缺点，进一步在分子水平进行成像。分子影像技术使我们可以对生物过程进行细胞以及分子水平的非侵入式的定量实时研究，从而了解疾病的发生机制与分子生物学特征。同时，基因测序技术也获得了迅猛的发展，在第二代测序技术的基础上，衍生了包括基因组测序数据、转录组测序数据、表观遗传组测序数据和宏基因组测序数据为主的多组学数据。目前三维基因组学技术及方法已渐成熟，能从空间结构上实现三维基因定量研究，这也进一步促进基因组学与影像组学的进步。基因

组测序能够从血液或唾液中分析测定基因全序列，使研究者能够分析个体基因组之间的遗传差异，锁定个人病变基因，从而进一步认识由这种差异导致的复杂疾病预防、诊断和治疗的差异。转录组测序的研究对象为特定细胞在某一功能状态下所能转录出来的所有 RNA 的总和，主要包括 mRNA 和非编码 RNA。转录组测序研究是基因功能及结构研究的基础和出发点，通过新一代高通量测序，全面快速地获得某一物种特定组织或器官在某一状态下的几乎所有转录序列信息，可以进一步解读不同生理或病理条件下基因表达与结构的差异，已广泛应用于基础研究、临床诊断和药物研发等领域。表观遗传组研究基因的核苷酸序列不发生改变的情况下，基因表达的可遗传的变化，研究如何对基因组进行修饰与组装，包括 DNA 甲基化、组蛋白修饰、基因印记和染色质重塑等都可以对基因进行调控，此外环境的变化也可以导致基因表观修饰的变化。宏基因组研究人体基因组与肠道微生物之间的关系。利用基因组、转录组、表观组和宏基因组多组学整合的大数据，可以从不同层次对疾病进行致病机制以及防治技术的研究。

影像基因组学作为一种新兴的研究方法，通过从不同模态的影像数据以及生物学数据中提取高通量的特征，获得大量有用信息，例如组织特性、疾病早期表现、疾病对特定治疗方案的反应、病人预后等，并将病人的影像特征、临床分型、临床分期、生物学因子表达等信息整合在一起。与组织活检相比，影像基因组学有明显的优势，不仅无创，减少了活检给病人带来的痛苦，同时提高了工作效率，具有易实现、成本低、可定量、可重复的优势，成为临床医师更加信赖和认可的方法，从真正意义上发展为一种辅助诊断的工具，影像基因组学在临床上获得广泛关注和应用成为必然趋势。

（王 滨）

# 第二篇

# 应　用　篇

# 第一章 肿瘤分子成像

## 第一节 肿瘤分子生物学基础

人体是由数以万亿计的细胞所构成,细胞间存在着复杂的调控机制。肿瘤是以细胞异常增殖为特点的一大类疾病,种类繁多,生物学行为和临床表现复杂。随着分子和细胞生物学的研究发展,目前的研究成果显示肿瘤形成是一个十分复杂的过程,是细胞生长与增殖的调控发生严重紊乱的结果。

### 一、肿瘤的发生

肿瘤的发生和形成是机体在环境致瘤因素(生物、物理、化学等因素)和遗传易感因素作用下,细胞生长与增殖的调节和控制发生严重紊乱,机体细胞异常克隆性增殖的结果。

细胞的生长和增殖受许多调节因子的调控,特别是生长因子、生长因子受体、信号转导蛋白和转录因子等。肿瘤形成与这些调节因子的基因发生异常有关。大量的研究表明,肿瘤形成具有复杂的基因改变和分子基础。最重要的肿瘤细胞生物学特征与相应的基因/分子改变包括以下十个方面:原癌基因激活使肿瘤细胞获得持续的增殖信号;肿瘤抑制基因的灭活或丢失导致肿瘤细胞中生长抑制信号丢失或受阻;代谢重编程,转向无糖酵解,促进细胞快速增殖;凋亡调节基因异常或自噬导致的抵抗细胞死亡;控制细胞老化的基因失常、端粒酶再激活、干细胞自我更新相关基因活化导致细胞无限增殖能力/细胞永生化;血管生成因子和抗血管生成因子的平衡紊乱导致持续的血管生成;细胞黏附分子和细胞外基质改变、上皮-间质转化获得侵袭和转移能力;免疫逃避、肿瘤细胞诱导的免疫抑制逃避机体免疫系统的监视和 DNA 修复基因缺陷所致基因组不稳定性;肿瘤微环境中的炎症细胞分泌促增殖因子、破坏生长抑制因子等肿瘤微环境的改变促进肿瘤炎症;基因组不稳定和突变。

近年来的研究还显示,表观遗传调控和非编码 RNA 功能异常,与上述各种基因/分子变化关系密切。环境致瘤因素和遗传因素作用于这些基因/分子的结构和功能,改变细胞的生物学特性,导致肿瘤。

### 二、肿瘤的侵袭与转移

侵袭和转移是恶性肿瘤最主要的生物学特征,也是导致患者死亡的主要原因。肿瘤侵袭是指恶性肿瘤细胞从其起源部位沿组织间隙或神经束衣向周围组织浸润的过程,其标志是肿瘤细胞突破基底膜。肿瘤转移是指恶性肿瘤细胞从原发部位侵入淋巴管、血管或体腔,迁徙到其他部位,继续生长,长出与原发瘤相同类型的肿瘤,这个过程称为转移。通过转移形成的肿瘤称为转移性肿瘤或继发肿瘤,原发部位的肿瘤称为原发肿瘤。

#### (一)肿瘤转移的学说

恶性肿瘤转移是一个复杂的过程,某一组织器官转移灶的建立,取决于肿瘤细胞的转移能力、组织器官的特性,以及宿主状况等诸方面。关于肿瘤转移的主要学说有:

1. "种子与土壤"学说 该学说最早在 1889 年由 Paget 提出,把肿瘤细胞比作种子,肿瘤的微环境如组织器官比作土壤,肿瘤细胞只在适宜的土壤里生长。种子分布是随机的,肿瘤的微环境(土壤)影响恶性肿瘤(种子)的分布和移动,正是由于扩散的肿瘤细胞与特定部位微环境之间的相互作用,使得恶性肿瘤在第二器官发展为转移,这种"土壤"能进一步调节"种子"细胞的生长和分化。现代的观点认为,肿瘤细胞向器官特异性地转移要具备三个条件:靶器官血管内皮细胞表达特异性表型;靶器官基底膜成分表达特异性的基底膜蛋白;靶器官内具有特异性地刺激细胞移动及增殖的细胞因子存在。人体大部分转移瘤细胞由于受到免疫机制的杀伤或者转移瘤细胞局部环境不适宜而不能存活;只有少数细胞具有活力,在转移部位组织生长繁殖,形成转移瘤。

2. **"肿瘤异质性"理论** 该理论认为由于瘤细胞遗传性状的不稳定,大多数恶性肿瘤最初虽属单克隆起源,但在不断增殖演进过程中,会发生异质性,造成该肿瘤内瘤细胞亚群表型的多样性,如瘤细胞的侵袭性、生长速率、转移能力、对激素的反应性,以及抗肿瘤药物的敏感性等,导致瘤细胞的转移潜能有高低之分。其中与肿瘤转移直接相关的就是瘤细胞的转移潜能,具有高转移潜能的瘤细胞易发生转移。

此外,目前的一种新的假说"转移前环境学说(pre-metastatic niche)"认为,在肿瘤细胞到达靶器官之前,会释放出若干因子,激活骨髓来源细胞(Bone-Marrow-Derived Cells, BMDCs)的 VEGFR1<sup>+</sup> 造血祖细胞(hematopoietic progenitor cells, HPCs)等,这些细胞会先于肿瘤细胞到达靶器官,在那里营造一个适宜转移瘤细胞生存及增殖的微环境,迎接肿瘤细胞的到来。对于肿瘤转移学说的认识、深入研究和了解,有助于深入了解恶性肿瘤转移的机制,发现新的肿瘤治疗靶标,也为肿瘤转移的临床治疗提供了新的思路。

**(二)肿瘤侵袭和转移的分子机制**

1. **肿瘤转移相关基因** 肿瘤转移涉及多个信号转导通路的异常,这些通路的异常与癌基因、抑癌基因的改变有关。目前研究表明,至少有 10 余种癌基因、抑癌基因被证实与肿瘤转移过程有较高的相关性。

(1)肿瘤转移促进基因:Nicolson 运用差减 cDNA 文库的方法发现肿瘤转移相关基因 1(metastasis associated gene, MTA1)的 mRNA 在具有高度转移能力的大鼠乳腺癌细胞系 13762NF 中高表达。进一步的研究表明 MTA1 基因在进化过程中高度保守,人和大鼠 MTA1 蛋白产物的同源性达到 96%。在人 MTA1 蛋白的羧基末端,即残基 696~705 处包含一个富含脯氨酸的序列(LPPRPPPPAP),这一段序列与 SH3(src homology3)结合位点的序列 XPXXPPPFXP 或 XpFPpXP 完全一致。另外,在该蛋白中还发现一个锌指结合区,一个亮氨酸拉链区,并富含 SPXX 序列,这些结果表明它可能是 DNA 结合蛋白或核转录因子。免疫荧光检查发现该蛋白确实定位于胞核,是诱导染色质重塑的组蛋白脱乙酰酶复合体的成分之一。研究发现人乳腺癌细胞系 MDA-MB-43 和 MDA-MB-231 经 MTA1 的反义核酸处理后,生长

能力显著降低,体外试验中肿瘤细胞浸润能力显著降低。然而,MTA1 蛋白对肿瘤细胞生长侵袭和转移的影响的具体机制尚需深入研究。

(2)肿瘤转移抑制基因:肿瘤转移抑制基因是指一些基因编码的蛋白酶能够直接或间接地抑制具有促进转移作用的蛋白,从而降低癌细胞侵袭和转移能力的一类基因。转移抑制基因在体内可以特异性地抑制转移形成,而不影响原发肿瘤的生长。目前研究较多的肿瘤转移抑制基因包括 KAL1、CD44、KISS1、BRSM1、nm23-H1、nm23-H2、组织金属蛋白酶抑制物(tissue inhibitor of metalloproteinase, TIMP)基因和肿瘤转移抑制基因 -1(tumor metastasis suppressor gene-1, TMSG-1)等,它们的功能仍需要更深入的研究。

1)nm23:nm23 基因是研究者们运用克隆消减杂交的方法在恶性黑色素瘤细胞系中分离鉴定出的第一个转移抑制基因,包括 nm23-H1 和 nm23-H2 两个同源体。编码的 nm23 蛋白为核苷二磷酸激酶(nucleoside diphosphate kinase, NDPK)。NDPK 通过信号转导影响肿瘤细胞微管的组合从而影响细胞微管、微丝等细胞骨架蛋白的活动,通过参与调解细胞内微管系统的状态抑制癌的转移。此外,nm23 蛋白影响 G 蛋白的信号传递,最终控制细胞增殖和蛋白结合 GDP 的磷酸化过程。nm23 蛋白对焦磷酸异戊烯的磷酸化作用,可以降低肿瘤细胞运动能力。亦有报道认为,nm23 蛋白的组氨酸蛋白激酶活性与细胞运动的抑制作用有关。有研究者发现,两个低转移潜力细胞系中的 nm23 mRNA 水平显著高于相应的转移能力高的细胞系,在蛋白水平也有相似的发现。亦有研究者研究了若干肿瘤中的 nm23 发现,在部分乳腺、胃、卵巢、宫颈、肝脏和恶性黑色素肿瘤中,nm23 具有转移抑制的作用,其表达水平与转移成负相关;在神经母细胞瘤和白血病中,研究者们发现 nm23 是一个分泌型蛋白,具有分化抑制作用,nm23 的表达水平与肿瘤的侵袭性相关。

2)MAP:丝裂原活化蛋白(mitogen-activated protein, MAP)激酶在细胞的生长分化和转化中具有重要的作用,目前已知的 MAP 激酶包括胞外信号调节激酶(extracellular signal regulated protein kinase, ERK)、c-Jun 氨基端激酶(c-Jun NH<sub>2</sub>-terminal kinase, JNK)和 p38 三类。MMK4 可被 ERK 和 p38 双重激活,受多种细胞外应激信号的调节,在人类多个组织中广泛表达。激活的 ERK 和 p38 信号通道参与细胞凋亡、分化和增殖等多个重要生理和病

理过程的调节。因此,有研究者认为,许多不利于肿瘤转移的局部因素,通过激活 MMK4 信号通道,抑制肿瘤转移的形成。

3) *KAL1*: *KAL1* 基因编码的蛋白属于四次穿膜蛋白(tetraspanin)超家族的包膜蛋白。tetraspanin 位于细胞表面,充当调节黏附、生长、分化、迁徙运动的大分子蛋白复合物组织者。将该基因导入 AT6.1 Dunning 大鼠前列腺癌细胞后,与对照组相比,实验性肺转移的发生率降低了 66%。临床研究也发现在转移性和高分级的肿瘤中,该基因的表达降低。另外,在肝癌、胰腺癌、结肠癌、食管癌、卵巢癌、乳腺癌等恶性肿瘤中,均发现该基因表达降低与转移相关。KAI1 抑制肿瘤转移的机制可能通过干扰某些与转移关系密切的膜蛋白相互作用而发挥其转移抑制作用,这些蛋白包括上皮钙黏素(E-cadherin)、整合素 β1、表皮生长因子受体等。动物实验发现,整合素 β1 和表皮生长因子受体可以增加自发性转移实验小鼠体内转移灶的数目,并促进转移的肿瘤细胞在继发部位的生长。

4) *CD44*: *CD44* 基因是研究前列腺癌转移时发现的转移抑制基因,定位于 11p13。CD44 分子是一个跨膜蛋白,通过与特异性的细胞外基质分子结合而介导细胞的黏附。研究发现,外源性 CD44 的导入显著降低了动物实验中转移灶的形成。在体内,该基因具有多个不同的亚型,其中,只有 *CD44-s* 才具有转移抑制作用。研究发现,*CD44-s* 在前列腺癌和神经母细胞瘤中具有转移抑制作用,其具体的转移抑制的机制不明确,有研究者认为可能与微转移部位的细胞间的接触抑制有关。

5) *BRSM1*: *BRSM1* 是最新发现的转移抑制基因,在乳腺癌及恶性黑色素瘤细胞中,该基因的表达可恢复细胞间正常的缝隙连接,这种效应在转移的调节中可能具有重要的作用。研究发现,肿瘤细胞间缝隙连接的破坏在前列腺癌、乳腺癌和恶性黑色素瘤等的临床进展中具有促进作用。而细胞间的缝隙连接功能恢复对肿瘤细胞的生长具有明确的抑制作用。*BRSM1* 基因通过增加原发肿瘤细胞间的信息传递,达到抑制转移肿瘤细胞生长的效应。

6) *KISS-1*: *KISS-1* 定位于 1 号染色体,编码一个含有 54 个氨基酸的多肽,是 G 蛋白偶联膜受体的内源性配体。在体外可抑制 hOT7T175 转染的 CHO 细胞的趋化和浸润;动物实验中,它可抑制转染 hOT7T175 恶性黑色素瘤 B16-BL6 细胞的肺转移。临床研究也发现,该蛋白表达缺失与胃癌转移

能力密切相关。

7) *TIMP*: 是一类相对分子质量相对较低的蛋白酶家族,属分泌蛋白类,可专一地抑制基质金属蛋白酶(matrix metalloproteinase,MMP),目前已鉴定出四个成员即 *TIMP-1*、*TIMP-2*、*TIMP-3*、*TIMP-4*,它们分别定位于人 Xp11.3-Xp11.23、17q25、22q12.1-q13.2 及 3p25。TIMP 分子结构上存在功能不同的 N 端和 C 端,前者是抑制 MMP 的关键部位;后者则在蛋白定位以及与 MMP 前体结合成复合物的过程中起关键作用。TIMP 以 1∶1 的比例与不同的 MMP 共价结合,抑制后者的活性。

8) *TMSG-1*: 也被称为 *LASS2*,是一个新发现的肿瘤转移抑制基因。*TMSG-1* 基因位于染色体 1q21.2,cDNA 全长为 2kb,编码的蛋白质含 380 个氨基酸,分子质量为 45kDa,包含有 HOX、TLC 两个功能域,定位于癌细胞的细胞膜和细胞质,在促进肿瘤细胞凋亡、抑制肿瘤细胞浸润和转移中起着重要的作用。*TMSG-1* 抑制肿瘤的机制主要可能与液泡质子 ATP 酶和神经酰胺有关。

**2. 肿瘤侵袭和转移的机制**　肿瘤侵袭和转移的机制研究不仅是目前研究的热点,而且可为肿瘤治疗取得突破进展打下基础。然而恶性肿瘤细胞从原发灶游出,穿破基底膜和间质,再穿破基底膜进入血管和淋巴管,迁徙至远处器官并重新生长,此侵袭和转移需要经过一系列步骤,机制复杂,特别是分子机制有待进一步彻底阐明。目前已知其与瘤体内压力增加、瘤细胞黏着性下降、细胞黏附分子减少、癌细胞与基底膜的黏着增加、细胞外基质降解和瘤细胞的迁移等有关(图 2-1-1-1,图 2-1-1-2)。

(1)压力作用:原发瘤中瘤细胞不断增殖,致使肿瘤体积增大,瘤体内压力增加。压力的增加还可由于邻近的淋巴管阻塞,或因周围组织间液的化学组成异常而产生渗透压改变,导致局部水肿而引起。肿瘤内及其周围压力的增加,有利于瘤细胞沿着周围组织的自然间隙进行平面上和空间内的浸润。

(2)瘤细胞黏着性下降:实验表明,恶性肿瘤细胞的相互黏着力(mutual adhesiveness)比正常细胞降低。有认为钙通过静电荷排斥、参与细胞间交联或影响与细胞运动有关的微丝与微管的形成和活动导致瘤细胞黏着力下降。黏着力降低可能助长恶性细胞的浸润和形成转移的能力。

(3)细胞黏附分子减少:细胞黏附分子(cell adhesion molecules,CAMs)是一类介导细胞 - 细胞、细胞 - 细胞外基质黏附的跨膜糖蛋白。其主要功能为细胞

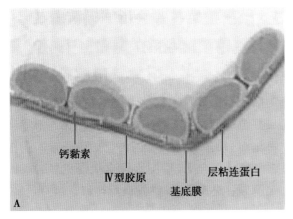
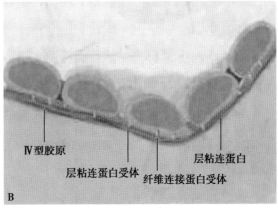
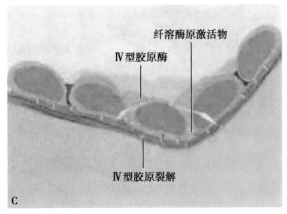
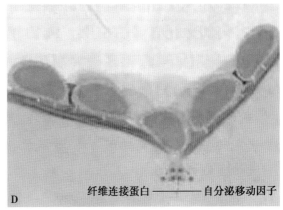

图 2-1-1-1　恶性肿瘤局部浸润的机制示意图
A. 细胞间连接松动；B. 黏着；C. 降解；D. 移出

表面受体，有时则是互为受体，如淋巴细胞功能相关抗原 -1（lymphocyte function associated antigen-1，LFA-1）与细胞间黏附分子 -1（intercelluar adhesion molecule-1，ICAM-1）。按其结构和功能，CAMs 可分为五大类：整合素家族（integrin family）；免疫球蛋白超家族（immunoglobulin superfamily）；选择素家族（selectin family）；钙依赖黏附素家族（cadherin family）；未分类，如 CD44。正常上皮细胞有各种CAMs，如上皮钙黏素（E-cadherin），它们之间的相互作用有助于使细胞黏附在一起，阻止细胞移动。癌细胞表面 CAMs 减少，使细胞彼此分离。

（4）癌细胞与基底膜的黏着增加：正常上皮细胞与基底膜的附着和极向的维持是通过上皮细胞基底面的一些分子介导的，如整合素（integrin）/ 层粘连蛋白（laminin，LN）受体，癌细胞表达更多的 LN受体，并分布于癌细胞的整个表面，结合 LN 和 Ⅳ 型胶原，使癌细胞与基底膜的黏着增加，有利于癌细胞与细胞外基质相互作用。恶性肿瘤细胞在侵袭过程中，与宿主组织成分发生多次黏附，这一现象与细胞黏附分子有密切关系。

（5）细胞外基质降解：细胞外基质（extracellular matrix，ECM）是由蛋白聚糖、糖蛋白凝胶，以及包埋于该凝胶中构成三维网架结构的各型胶原纤维和弹性纤维组成。细胞外基质起着支持和将不同组织分隔的作用。癌细胞本身分泌或诱导间质细胞（如成纤维细胞和炎症细胞）产生蛋白酶，如基质金属蛋白酶、Ⅳ 型胶原酶、组织蛋白酶 D 和纤溶酶原激活物，溶解细胞外基质成分（如 Ⅳ 型胶原），使基底膜局部形成缺损，有助于癌细胞通过。此外，降解产物还具有化学趋化性、促血管生长和细胞生长等作用。

（6）瘤细胞的迁移：肿瘤细胞具有运动的能力，有两种运动方式，即随意运动和定向运动。前者由化学动力学驱动，后者由于化学趋向性所致。瘤细胞的运动受很多因素的影响，如来自宿主的扩散因子、生长因子、细胞外基质成分，以及来自肿瘤本身的肿瘤分泌因子等。癌细胞借细胞内的肌动蛋白细胞骨架系统做阿米巴样运动，通过基底膜缺损处移出。癌细胞穿过基底膜后，进一步溶解间质结缔组织，在间质中移动。到达血管壁时，又以类似的方式穿过血管的基底膜进入血管。肿瘤细胞产生的细胞因子如自分泌移动因子（autocrine motility

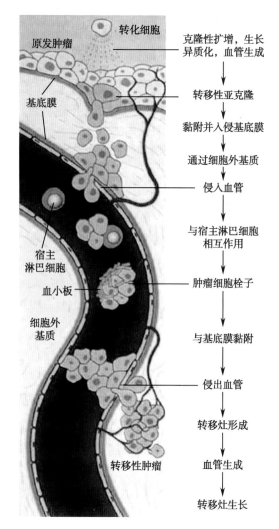

图 2-1-1-2　恶性肿瘤局部浸润和血行转移的机制示意图

factor)、基质成分的降解产物和某些生长因子(如胰岛素样生长因子Ⅰ和Ⅱ)对癌细胞有化学趋化作用。间质细胞还可分泌旁分泌因子,如肝细胞生长因子,介导癌细胞的移动。

**(三)肿瘤的转移途径**

恶性肿瘤的侵袭和转移是一个复杂的过程,其转移主要有 3 种途径:经淋巴道转移、经血行转移、种植性转移。各转移过程分述如下:

**1. 淋巴道转移**　瘤细胞沿淋巴道转移是肿瘤常见的转移途径。上皮性恶性肿瘤、肉瘤均可以淋巴道转移。肿瘤细胞自瘤体脱落,侵入淋巴管(图 2-1-1-3,图 2-1-1-4),随淋巴流到达局部淋巴结(区域淋巴结)(图 2-1-1-3,图 2-1-1-5)。其转移过程可包括以下阶段(以上皮组织起源的恶性肿瘤为例):①癌细胞穿透上皮基底膜,侵入结缔组织间隙;②癌细胞开始向淋巴管靠近,并接触管壁;③瘤细胞穿过淋巴管内皮基底膜进入管腔;④癌细胞在淋巴管内移动;⑤癌细胞通过输入淋巴管到达汇流区淋巴结,在淋

巴结内滞留;先聚集于边缘窦,之后累及整个淋巴结;⑥癌细胞在淋巴结内继续生长,可破坏窦壁内皮,穿出淋巴窦,然后在淋巴结实质内增殖,破坏淋巴结的正常结构,最终致使淋巴结大部或全部结构为癌组织所代替。局部淋巴结发生转移后,可继续转移至淋巴循环下一站的其他淋巴结。淋巴结转移可进而引起血行转移,因淋巴结内正常即存在淋巴管 - 静脉吻合支,癌细胞可直接侵犯静脉或最后经过胸导管进入血流,继发血行转移。

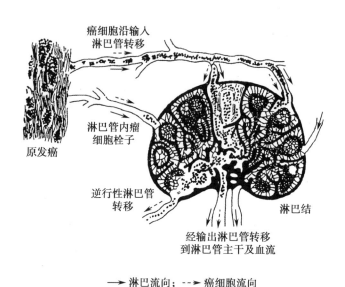

⟶ 淋巴流向; --⟶ 癌细胞流向

图 2-1-1-3　肿瘤的淋巴道转移模式图

**2. 血行转移**　瘤细胞侵入血管后,可随血流到达远处的器官,继续生长,形成转移瘤。恶性肿瘤细胞通过血行转移的基本步骤如下:在细胞黏附分子的调节下,一些肿瘤细胞的能动性增加,可从原发部位分离脱落,进而浸透组织基底膜,并可穿透间质内血管壁;瘤细胞自血管壁游离或形成细胞聚集体,脱落进入血液循环,绝大部分肿瘤细胞被迅速清除;存活的瘤细胞随血液循环运行到达靶器官,在该器官小血管内与内皮细胞黏附或暴露于内皮下基底膜,继之有血小板和纤维蛋白在细胞周围聚集,从而在该器官内滞留;瘤细胞可在血管腔内增殖,但大部分瘤细胞再穿过血管壁,先与细胞外基质黏附后,进入靶器官实质同实质细胞发生黏附,然后在该处生长形成微小转移灶;微小转移灶长至一定体积时,瘤组织内即有新生血管或血管生成,使其获得血供,瘤体逐渐长大形成转移瘤。由于静脉壁较薄,同时管内压力较低,故瘤细胞多经静脉入血。侵入体循环静脉的肿瘤细胞经右心到肺,在肺内形成转移瘤(图 2-1-1-6)。侵入门静脉系统的肿瘤细胞,首先发生肝转移(图 2-1-1-7)。

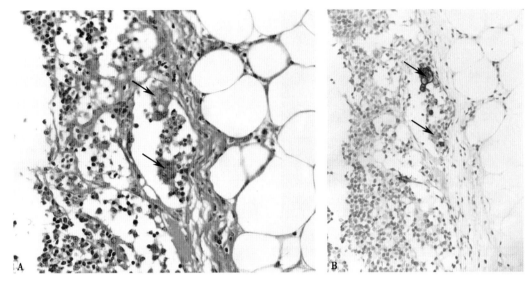

图 2-1-1-4　肿瘤的淋巴道转移

浸润性癌组织中的扩张淋巴管，其中可见侵入淋巴管中的肿瘤细胞团

A. HE 染色标本中可见侵入淋巴管的肿瘤细胞团（箭头）；B. 相应标本角蛋白免疫组织化学染色淋巴管内的肿瘤细胞（箭头）

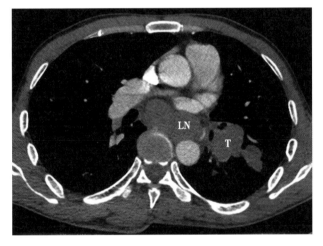

图 2-1-1-5　肿瘤淋巴道转移 CT 图

左肺下叶中央型肺癌（T）经淋巴道转移至纵隔淋巴结（LN）

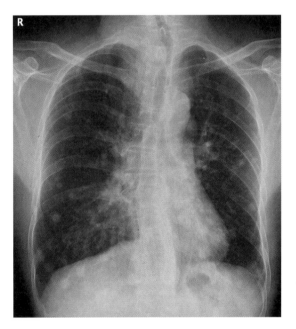

图 2-1-1-6　肺内血行转移瘤的 X 线片

双肺可见多发大小不等的类圆形转移性肿瘤结节

　　**3. 种植性转移**　主要指发生于胸腹腔等体腔内器官的肿瘤细胞种植于浆膜面所引起的转移，有时可在黏膜面，偶尔还可发生在特殊的医源性条件下。最常见于腹腔器官的恶性肿瘤。

　　**（四）肿瘤侵袭和转移的分子成像研究**

　　**1. 磁共振分子成像**　磁共振技术已应用于临床前及临床观察肿瘤血管新生、肿瘤干细胞的示踪等领域。

　　**2. 核医学分子成像**　脱氧葡萄糖（fluorodeoxyglucose，FDG）PET/CT 是临床肿瘤学领域应用最广泛的核医学手段，用于探测转移灶，观察抗肿瘤效果。原发肿瘤和转移瘤中存在着不同程度的乏氧细胞，乏氧细胞对放化疗不敏感，乏氧成像可能会预测肿瘤治疗预后。随着新的新生血管核放射性药物的开发，核医学血管新生成像用来观测肿瘤血管新生，尤其在评价抗新生血管药物的治疗效果方面，将尤其重要。

　　**3. 光学分子成像**　光学分子成像目前主要应用于临床前研究，光学分子成像技术取得长足的进步，绿色荧光蛋白（green fluorescence protein，GFP）、生物发光光学分子成像、报告基因成像、近红外线光学成像等在临床上的应用还有待进一步开发。

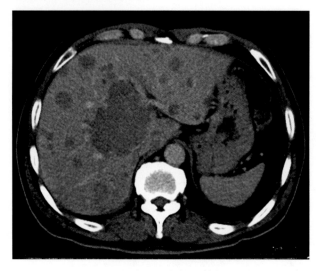

**图 2-1-1-7　经血行转移至肝内的多发转移瘤的 CT 图**

肝内可见多发大小不等的转移性肿瘤

### 三、肿瘤实质与肿瘤间质

肿瘤组织在显微镜下形态复杂多样，根据肿瘤组织结构确定肿瘤的类型和性质。肿瘤组织可分为实质和间质两部分（图 2-1-1-8）。肿瘤实质是克隆性增殖的肿瘤细胞，其细胞形态、形成的结构或其产物是判断肿瘤的分化方向、进行组织学分类和命名的主要依据，肿瘤的生长代谢特性及肿瘤对机体的影响都取决于实质的性质。间质由纤维结缔组织、血管及数量不等的单核 - 淋巴细胞组成。不同种类的肿瘤，间质的量可不同。各种肿瘤的间质作用基本相同，不具特异性，对肿瘤实质起营养和支持保护作用；此外，间质构成的肿瘤微环境也与肿瘤细胞相互作用，对肿瘤细胞的生长、分化和迁移能力有重要影响。

### 四、肿瘤血管生成

通常情况下，在组织形成和器官发生这些生理过程中，血管生成是受到精细调控的，而且这种情况下的血管形成也是暂时的，当上述生理过程结束后，血管生成即会停止。促进和抑制血管生成的信号分子通常处于"势均力敌"的平衡状态。肿瘤细胞诱导持续的新生血管生成能力是肿瘤持续生长的重要基础。肿瘤血管生成由血管生成因子和抗血管生成因子共同控制。癌细胞获得持续的新生血管生成能力就是通过打破这种平衡状态开始的，肿瘤中血管生成因子和抗血管生成因子出现紊乱。在诸多类型的肿瘤研究中发现，一些促进血管形成的信号分子如血管内皮生长因子（vascular endothelial growth factor，VEGF）和成纤维细胞生长因子（fibroblast growth factor，FGF）的表达水平都远高于相应的正常组织对照，而一些起抑制作用的信号分子如血小板应答蛋白 -1（thrombospondin-1）或 β 干扰素（interferon-β）的表达则下降。

肿瘤直径达到 1～2mm 后，若无新生血管生成以提供营养，则不能继续生长。实验研究表明肿瘤有诱导血管生成的能力。肿瘤血管生成是一个极其复杂的过程，一般包括血管内皮基质降解、内皮细胞移行、内皮细胞增殖、内皮细胞管道化分支形成血管环和形成新的基底膜等步骤。肿瘤细胞本身及炎症细胞（主要是巨噬细胞）能产生血管生成因子如 VEGF 诱导新生血管的生长。血管内皮细胞和成纤维细胞表面有血管生成因子受体。血管生成因子与其受体结合后，可促进血管内皮细胞分裂和

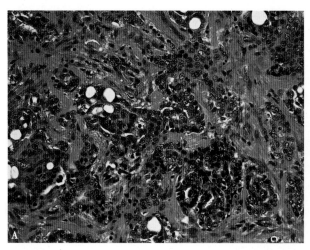
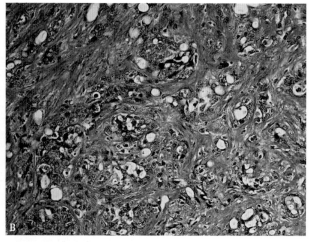

**图 2-1-1-8　肿瘤的实质与间质**

大鼠胰腺癌。A. 导管样生长的肿瘤细胞构成其实质（HE 染色，×200），其间的纤维结缔组织等为间质；B. 显示间质结缔组织中的带状蓝色染色的胶原（Trichrome 染色，×200）

毛细血管出芽生长。最近研究还显示,肿瘤细胞本身可形成类似血管、具有基底膜的小管状结构,可与血管交通,作为不依赖于血管生成的肿瘤微循环或微环境成分,称为"血管生成拟态(vasculogenic mimicry)"。由于肿瘤组织这种新生血管结构及功能异常,且血管基质不完善,这种微血管容易发生渗漏,因此肿瘤细胞不需经过复杂的侵袭过程可直接穿透血管,进入血流并在远隔部位形成转移。此外,针对肿瘤血管生成,选取靶点设计探针,是运用分子成像手段对肿瘤进行研究的重要领域。抑制肿瘤血管生成或"血管生成拟态",是抗肿瘤的重要课题和肿瘤治疗的新途径。

## 五、肿瘤的细胞物质代谢和酶学改变

细胞代谢的改变是肿瘤的一个重要特征,肿瘤代谢的改变最早由诺贝尔奖得主 Otto Warburg 于 1924 年发现:相比于正常成熟细胞,肿瘤细胞以更高的效率吸收更多的葡萄糖来产生能量和满足快速生长需求。即使在供氧充足的情况下,肿瘤细胞也主要是通过糖酵解途径(而非三羧酸循环和氧化磷酸化途径)来分解摄入的过量葡萄糖,这一过程伴随大量的乳酸产生。这就是著名的 Warburg 效应。尽管近年研究表明 Warburg 效应并不适用于所有肿瘤,但是应用氟代脱氧葡萄糖正电子发射断层成像($^{18}$F-fluorodeoxyglucose positron emission tomography,$^{18}$FDG-PET)技术通过标记肿瘤细胞葡萄糖的吸收来实现肿瘤显像已经在临床上被广泛应用(图 2-1-1-9)。

与正常细胞相比,肿瘤细胞因其基因或者表观遗传的改变,导致许多代谢通路发生紊乱。在肿瘤的发生发展过程中,肿瘤代谢改变是一个复杂的过程,原癌基因激活、抑癌基因失活,以及信号通路的异常活化在转录和翻译后修饰等多个水平上调节代谢酶或代谢调控蛋白,通过影响其活性、亚细胞定位、稳定性、自噬等多种机制引起细胞代谢流的改变,导致糖代谢、磷酸戊糖途径、线粒体生物合成、谷氨酸代谢、脂代谢,以及其他代谢过程都在发生不同程度的变化。因此,最近 Pavlova 等总结了已知肿瘤代谢的六大特性:葡萄糖与氨基酸摄取的失控(deregulated uptake of glucose and amino acids)、营养获取途径的投机性(use of opportunistic modes of nutrient acquisition)、利用糖酵解/三羧酸循环的中间产物合成生物大分子与 NADPH(use of glycolysis/TCA cycle intermediates for biosynthesis and NADPH production)、氮源需求增加(increased demand for nitrogen)、代谢物驱动的基因表达失控(alterations in metabolite-driven gene regulation)、代谢物与微环境相互作用(metabolic interactions with the microenvironment)。很少有肿瘤显示所有六个特性,大多数显示几个。个体肿瘤表现出的特定代谢特性可能最终有助于更好的肿瘤分类、并有助于指导诊断和治疗。

### (一)恶性肿瘤物质代谢及酶活性改变的一般特征

恶性肿瘤生长迅速,其物质代谢发生了一系列特征性改变,主要表现为:①合成代谢增加,分解代谢减少;②合成代谢通路中的一些关键酶在增殖迅速的组织中(如胚胎和恶性肿瘤等)增高,其中不少已成为肿瘤的标志;③一些在组织分化后才出现的特殊途径的酶减少,是组织去分化的标志,其中有些可成为肿瘤的负标志;④出现一些转化相关(transformation linked)酶,为细胞恶变的指标,只要正常细胞发生转化,一般总可触发此类酶活性的改变;⑤出现一些演进相关酶,其活性与肿瘤恶性程度平行相关。在分化越差、恶性程度越高的肿瘤,酶活性的改变越明显。

### (二)恶性肿瘤中几种重要的酶学改变

1. **糖代谢中酶的改变** 恶性肿瘤中的糖代谢是酵解抑制氧化。无论在有氧还是无氧的条件下均有活跃的糖酵解,主要的分子机制是胞液中糖酵解的关键酶——丙酮酸激酶的活性升高及其同工酶谱改变。在糖异生作用通路中的 4 个关键酶——丙酮羧化酶、磷酸烯醇式丙酮激酶、果糖二磷酸酶和葡萄糖 -6- 磷酸酶的活性显著下降,可降至正常的 1% 以下,致使糖异生作用几乎消失。此外,由单糖合成糖原的相关酶类活性降低,促进糖原分解的酶类活性也降低。

2. **氨基酸代谢中酶的改变** 肿瘤组织中蛋白质合成代谢增强,氨基酸分解代谢减弱,催化氨基酸分解代谢的酶如谷氨酸脱氨酶、谷氨酸草酰醋酸脱氨酶、酪氨酸转氨酶等活性显著降低。

3. **核苷酸代谢中酶的改变** 嘧啶核酸的合成通路中酶活性普遍增高,特别是有关胸腺嘧啶核苷酸合成的酶以及核糖核苷酸还原酶的活性升高更为显著,其活性与肿瘤的生长速度成正相关。在嘌呤核苷酸合成通路中也有不少酶的活性升高。

4. **核酸代谢中重要酶的改变**

(1)拓扑异构酶:在 DNA 复制时,拓扑异构酶能通过单链断裂、解旋、重新连接等机制解开 DNA

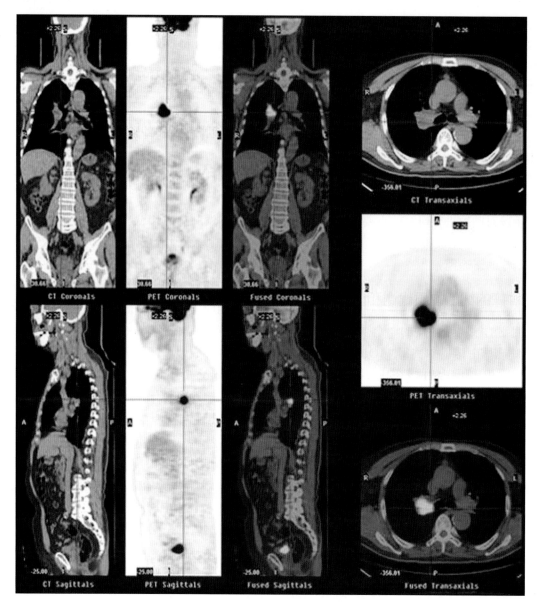

图 2-1-1-9 $^{18}$FDG-PET 显示高代谢的右肺上叶肿瘤

CT coronals：CT 冠状位图，PET coronals：PET 冠状位图，fused coronals：CT 和 PET 融合冠状位图；
CT sagittals：CT 矢状位图，PET sagittals：PET 矢状位图，fused sagittals：CT 和 PET 融合矢状位图；CT
transaxials：CT 轴位图，PET transaxials：PET 轴位图，fused transaxials：CT 和 PET 融合轴位图

的超螺旋，有利于 DNA 的复制。拓扑异构酶有Ⅰ、
Ⅱ两型，Ⅰ型在肺癌、结肠直肠癌、前列腺癌、卵巢癌
和恶性淋巴瘤中表达增高；Ⅱ型在乳腺癌、卵巢癌和
淋巴瘤中明显表达。

（2）端粒酶：随着细胞不断分裂、染色体复制次
数增加，细胞核染色体末端的端粒 DNA 序列呈进
行性缩短，导致细胞老化和死亡。后来发现有一种
酶能使端粒延长，即端粒酶（图 2-1-1-10）。除生殖
细胞外，体细胞中绝大多数不表达端粒酶，但在许
多恶性肿瘤以及转化细胞中却能表达端粒酶，以维
持端粒的长度而使细胞存活。端粒酶的表达可能是
细胞恶变的重要原因。

**5. 蛋白激酶和蛋白磷酸酯酶的改变**

（1）蛋白激酶：蛋白激酶是一类使蛋白质（包括
酶）发生磷酸化的酶。如磷酸化位于蛋白质丝氨酸
或苏氨酸残基的羟基上，称为丝氨酸蛋白激酶，主
要包括依赖 3'- 环磷酸腺苷（cyclic adenosine mono-
phosphate，cAMP）的蛋白激酶 A（protein kinase A，
PKA）、依赖于甘油二酯、磷脂和钙离子的蛋白激酶
C（protein kinase C，PKC），以及依赖于钙调蛋白和
钙离子的蛋白激酶（cytidine monophosphate kinase，
CMPK）。如磷酸化位于蛋白质酪氨酸残基的酚羟基
上，即称为酪氨酸蛋白激酶（tyrosine protein kinase，
TPK）。蛋白激酶中 PKA 主要存在于胞液中，而 PKC

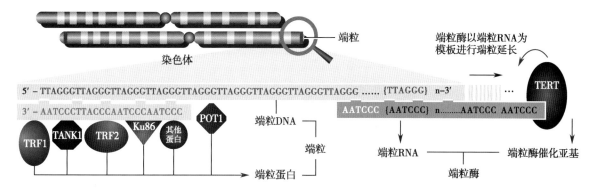

图 2-1-1-10　端粒酶抑制染色体末端 DNA 的进行性缩短

和 TPK 主要位于细胞膜。蛋白激酶在细胞对激素、神经递质、细胞因子和生长因子等细胞外信息向细胞内传递过程起着重要作用。如很多肽类激素通过细胞膜上的相应受体激活膜内侧的腺苷酸环化酶，使 ATP 转变成 cAMP，后者激活 PKA，引起一系列蛋白质磷酸化而活化或抑制，发挥其生理功能。又如某些生长因子也可通过受体的膜外部分激活膜内层的 TPK，而 TPK 通过自身磷酸化再将生长因子信号传递至下游分子，如 ras、src、磷脂酶 Cγ（phospholipase C γ，PLCγ）；另一些细胞增殖因子也可以通过 G 蛋白而活化 PLC，使肌醇磷脂水解，生成第二信使甘油二酯和三磷酸肌醇，再在丝氨酸磷脂和钙离子配合下激活 PKC。TPK 和 PKC 各自可使一类蛋白质发生磷酸化，即引起级联效应，对生长因子等细胞外信号做出生理反应。

近年来发现蛋白激酶还与细胞的增殖和分化有密切关系，如 PKA、PKC 和 TPK 这 3 种蛋白激酶活化后，都可通过间接的机制促进蛋白质和 DNA 的合成，以及某些细胞基因如 c-myc、c-fos 的转录。但 PKA 的活性增加常在细胞分化性增殖及良性增殖时发生，而去分化性恶性增殖则往往伴有 TPK 和 PKC 的活性上升。如在肝癌中，PKC 在胞液和颗粒组分中的含量可分别为正常肝中的 8.5 倍和 5.9 倍。其他一些恶性肿瘤，如乳腺癌、卵巢癌、恶性胶质瘤等中也可见到受体性 TPK 的表达增强。

（2）蛋白磷酸酯酶：蛋白磷酸酯酶是一组使磷酸化蛋白脱磷酸的酶类。其生理作用与蛋白激酶相反，也可分成丝（苏）氨酸蛋白磷酸酯酶（protein serine/threonine phosphatase，PS/TP）和蛋白质酪氨酸磷酸酯酶（protein tyrosine phosphatase，PTP）两大类，分别水解连接在丝（苏）氨酸和酪氨酸上的磷酸基团。PTP 可以减少蛋白质中酪氨酸残基的磷酸化，已发现在某些恶性肿瘤如结肠癌和胰腺癌中一种受体型 PTP 活性增高。PTP 的升高可能是对 TPK 过量表达的对抗，使蛋白质酪氨酸的磷酸化不致过多。

**（三）恶性肿瘤中同工酶谱的改变**

1. **同工酶的概念**　同工酶是指同一种属中能催化相同反应而具有不同结构和理化性质的酶蛋白。在个体发育过程中，各组织的同工酶谱随着组织代谢的分化而变化，胎儿期、新生儿期和成年期中同一组织的同工酶谱常有很大区别。有些同工酶在胎儿较早期即有明显活性，出生前后在某些组织中的活性随分化发育而降低，但也可在一些组织中继续存在，成为原始型或胎儿型同工酶。另一些同工酶在晚期胎儿组织或出生后的少数特定组织中开始生成，其活性随组织分化发育而增高，称为分化型或成年型同工酶。

2. **恶性肿瘤中同工酶谱改变的类型**

（1）胎儿型表达：肿瘤主要表达在胎儿期存在的同工酶类，称为胎儿型表达。如成年肝主要表达 Ⅳ 型己糖激酶、B 型醛缩酶和 L 型丙酮酸激酶，但在肝癌后此三型酶谱减少，而 Ⅱ、Ⅲ 型己糖激酶、A 型醛缩酶和 $M_2$ 型丙酮酸激酶胎儿型同工酶增多。

（2）胎盘型表达：恶性肿瘤表达胎盘中存在的同工酶称为胎盘型，表达最典型的是谷胱甘肽 S-转移酶（glutathione S-transferase，GST），其可分为 α（碱性）、μ（中性）和 π（酸性）。GST-π 在肾脏和胎盘，尤其是胎盘中大量存在，但在许多恶性肿瘤中亦有不同程度的表达，特别是癌前病变、化生和分化较好的肿瘤中表达更高。

（3）异位型表达：一种组织恶变后产生其他成年组织的基因表达产物称为异位型表达。

在恶性肿瘤中表达的胎儿型及胎盘型同工酶见表 2-1-1-1。

表 2-1-1-1　肿瘤组织中表达的胎儿型及胎盘型同工酶

| 同工酶 | 个体发育中表达 | 肿瘤中的表达 |
| --- | --- | --- |
| 己糖激酶（Ⅱ型） | 胎肝、胎盘 | 肝癌 |
| 己糖激酶（Ⅲ型） | 胎肝、新生儿肝 | 肾癌、乳腺癌、横纹肌肉瘤 |
| 醛缩酶（A 型） | 胎肝、胎肠 | 肝癌、十二指肠腺癌 |
| 醛缩酶（C 型） | 早期胎肝、胎肌 | 肝癌、横纹肌肉瘤 |
| 丙酮酸激酶（$M_2$ 型） | 胎肝、胎肌、胎盘 | 肝癌、横纹肌肉瘤、脑瘤 |
| 果糖 -1,6- 二磷酸酶（肌型） | 胎肝 | 肝癌 |
| 糖原磷酸化酶（胎儿型） | 胎肝、胎肌、胎盘 | 肝癌 |
| 3- 磷酸甘油脱氢酶（阳极型） | 胚胎、早期胎儿 | 腹水型肿瘤 |
| 醇脱氢酶（阳极型） | 胎肝 | 肝癌 |
| 支链氨酸转氨酶（Ⅰ型） | 胎肝、胎盘 | 肝癌 |
| 支链氨酸转氨酶（Ⅲ型） | 胎盘 | 肝癌 |
| 谷氨酰胺酶（肾型） | 胎肝 | 肝癌、乳腺癌 |
| DNA 聚合酶 | 胎肝 | 肝癌 |
| 己糖胺酶（A 型） | 胎肝 | 肝癌 |
| 碱性磷酸酶（Regan 型） | 晚期胎盘 | 多种肿瘤 |
| 碱性磷酸酶（非 Regan 型） | 绒毛膜、早期胎盘 | 多种肿瘤 |
| 谷胱甘肽 S- 转移酶（A 型） | 胎肝 | 肝癌前病变、高分化肝癌 |
| 谷胱甘肽 S- 转移酶（P 型） | 胎盘 | 多种恶性肿瘤 |
| 谷胱甘肽 S- 转移酶（π 型） | 胎盘 | 胃肠道肿瘤 |
| 葡糖醛酸转移酶（O 型） | 晚期胎儿 | 肝癌前病变 |

## 六、细胞信号转导与肿瘤

生物体内各种细胞在功能上的协调统一是通过细胞间相互识别和相互作用来实现的。一些细胞发出信号，而另一些细胞则接收信号并将其转变为自身功能变化，这一过程称为细胞通信。细胞针对外源信息所发生的细胞内生物化学变化及效应的全过程称为信号转导。这是实现细胞间通信的关键过程，该系统由受体、酶、通道和调节蛋白等构成。通过信号转导系统，细胞能感受、放大和整合各种外界信号。信号转导自 1980 年 Rodbell 提出这个概念后被广泛采用，是生命科学研究领域的热点和前沿。细胞信号转导过程发生障碍或异常，必然会导致细胞生长、分化、代谢和生物学行为的异常，甚至引起肿瘤的发生。各种致癌因素直接或 / 和间接通过细胞信号转导系统调控细胞的生物学行为，细胞信号转导系统的紊乱在肿瘤细胞的发生、发展、分化、转移等方面扮演着重要角色。

### （一）细胞信号转导的基本成分

#### 1. 细胞外因子

（1）生长因子：是一大类种类繁多，以刺激细胞生长为特征的多肽。

（2）细胞因子：其种类多样，主要特点是其受体本身都不具有激酶活性。主要包括白介素家族、血细胞刺激因子家族和干扰素家族等。

（3）肿瘤坏死因子：其主要生理功能是引起细胞的凋亡。

（4）激素、神经递质等：其种类繁多，结构各异，但均通过 G 蛋白连接受体传递信号，常见的有生长激素、乙酰胆碱和肾上腺素等。

（5）抗原：包括各种内源性和外源性的抗原。

（6）黏附因子：在肿瘤侵袭和转移过程中起到重要的作用。

#### 2. 细胞膜受体

膜受体为跨膜蛋白，至少含有一个跨膜区，一般情况下，肽链的两端分别位于细胞膜的两侧，N 端在细胞外，C 端在细胞内。

（1）G 蛋白偶联受体：这一类受体具有 7 段跨膜的 α- 螺旋结构，其本身不具有酶活性，也不直接导致第二信使的生成，而是与鸟苷酸结合调节蛋白（G 蛋白）相偶联，通过后者触发多种细胞内信使系统，继而作用于信号酶或离子通道，引起生物效应。目前已知 G 蛋白偶联受体的数目已经超过 1 000 个，是最大的受体家族，包括激素受体、神经递质受体和生长因子受体等。

（2）酪氨酸激酶受体：这类受体中都含有酪氨酸激酶的肽链序列。根据肽链序列的相似性和其他一些结构上的特点，可将这类受体分成若干家族：①表皮生长因子受体（epidermal growth factor receptor，EGFR）家族，其膜外部分具有 2 个半胱氨酸富集区；②胰岛素受体家族，膜外区有二硫键连接受体的不同亚基；③血小板衍生生长因子受体（platelet-derived growth factor receptor，PDGFR）家族，膜外区有 5 个与免疫球蛋白相似的区域；④成纤维细胞生长因子受体（fibroblast growth factor receptor，FGFR）家族，膜外区只有 3 个与免疫球蛋白相似的区域；⑤纤维连接素受体家族，膜外区具有类似纤连蛋白（fibronectin）Ⅲ型的重复序列；⑥神经细胞生长因子受体家族，膜外有 2 个免疫球蛋白相似区域，2 个半胱氨酸富集区和 1 个亮氨酸富集区；⑦肝细胞生长因子受体家族，膜外一小段肽链经蛋白酶水解后通过二硫键与受体相连。此外，还有最近发现的 Axl 受体家族和 Tie 受体家族，以及一些不能分类的其他酪氨酸激酶受体（如 Ros、Ltk）等。

（3）蛋白酪氨酸激酶联系的受体：此类受体本身并不具有酪氨酸激酶的活性，但胞质侧含有蛋白酪氨酸激酶的结合位点，与配体结合后构象改变，可结合并激活 JAK 类蛋白酪氨酸激酶，从而启动细胞内的信号转导过程。其配体主要有生长激素、红细胞生成素、干扰素和白细胞介素等。

（4）细胞因子受体：主要包括淋巴细胞表面受体[如 T 细胞受体（T cell receptor，TCR）、B 细胞受体（B cell receptor，BCR）]，白介素受体，细胞凋亡诱发受体[如 Fas、肿瘤坏死因子（tumor necrosis factor，TNF）受体]。

（5）黏附因子受体：主要包括钙黏素家族、整合素家族、免疫球蛋白超家族、选择素和其他未分类（如 CD44）等。

（6）其他受体：除上述受体外，还有丝氨酸/苏氨酸激酶受体、鸟嘌呤核苷酸环化酶受体、酪氨酸磷酸酯酶受体、离子通道等。

**3. 联结蛋白**　联结蛋白本身不具有催化活性，但含有一些特殊的结构，对于许多蛋白的相互结合，尤其是胞内不同功能的蛋白形成复合体时，它们发挥极其重要的作用。典型的蛋白质结合区域主要有 SH2 区、SH3 区、PH 区，以及死亡结构域（death domain，DD）区等。

**4. G 蛋白**　许多膜蛋白触发的信号转导是由 G 蛋白介导的，其具有结合鸟苷酸（GDP、GTP）和水解 GTP 的特性，在信号转导中将膜受体和胞内的效应分子偶联在一起，从而对调节细胞内信号通路方向有重要作用。G 蛋白有两种构象：与 GTP 结合时的激活型和 GDP 结合时的钝化型。通常情况下，绝大多数 G 蛋白是与 GDP 结合的钝化型。与 GDP 结合的 G 蛋白能与各种各样的受体相互作用，这种相互作用增加了受体与配体的结合亲和力。一旦受体与配体结合，受体被激活，G 蛋白就从与 GDP 结合的钝化型转为与 GTP 结合的激活型。被激活的 G 蛋白与效应蛋白相互作用，改变第二信使的浓度，从而发生信号转导效应。如此这般，配体与受体短短几毫秒时间的接触可以延长为几十秒，乃至更长时间的反应，使输入的信号可以被大大地放大。

**5. 第二信使分子**　第二信使是相对于细胞外的第一信使（即生长因子、激素等）而言的。第二信使是指受体被激活后在细胞内产生的介导信号转导通路的活性物质。细胞内的第二信使可以激活各种各样的专一的蛋白质磷酸化酶。它们有的将功能蛋白质的丝氨酸和苏氨酸残基磷酸化，有的将底物磷酸化。已经发现的第二信使有许多种，其中最重要的有：cAMP、环鸟苷酸（cyclic guanosine monophosphate，cGMP）、二酰甘油（diacylglycerol，DAG）、肌醇三磷酸（inositol triphosphate，IP3）和 $Ca^{2+}$ 等。G 蛋白偶联受体的激活与第二信使的生成密切相关。

**6. 细胞内受体**　一般都含有 3 个功能域：N 端是转录激活结构域，中部是 DNA（或抑制性蛋白 Hsp90）结合域，C 端是激素结合域。中部结构域是高度保守富含 Cys 的区域，具有 2 个锌指结构重复单位。

**（二）细胞内主要的信号转导途径**

**1. G 蛋白介导的信号转导途径**　G 蛋白可与鸟嘌呤核苷酸可逆性结合。由 α、β 和 γ 亚基组成的异三聚体在膜受体与效应器之间起中介作用。小 G 蛋白只具有 G 蛋白 α 亚基的功能，参与细胞内信号转导。信息分子与受体结合后，激活不同 G 蛋白，有以下几种途经：①腺苷酸环化酶途径，通过激活 G 蛋白不同亚型，增加或抑制腺苷酸环化酶（adenylate cyclase，AC）活性，调节细胞内 cAMP 浓度。cAMP 可激活蛋白激酶 A（PKA），引起多种靶蛋白磷酸化，调节细胞功能。②磷脂酶途径，激活细胞膜上磷脂酶 C（PLC），催化质膜磷脂酰肌醇 4,5-双磷酸（phosphatidylinositol 4,5-bisphosphate，PIP2）水解，生成肌醇三磷酸（inositol triphosphate，IP3）和甘油二酯（diglyceride，DG）。IP3 促进肌浆网或内质网储存的 $Ca^{2+}$ 释放。$Ca^{2+}$ 可作为第二信使启动多种细胞反应。$Ca^{2+}$与钙调蛋白结合,激活$Ca^{2+}$/钙调蛋白依赖性蛋白激酶或磷酸酯酶,产生多种生物学效应。DG与$Ca^{2+}$能协调活化蛋白激酶C(PKC)。

**2. 受体酪氨酸蛋白激酶信号转导途径** 受体酪氨酸蛋白激酶(receptor tyrosine protein kinase,RTPK)超家族的共同特征是受体本身具有酪氨酸蛋白激酶(TPK)的活性,配体主要为生长因子。RTPK途径与细胞增殖肥大和肿瘤的发生关系密切。配体与受体胞外区结合后,受体发生二聚化后自身具备TPK活性并催化胞内区酪氨酸残基自身磷酸化。RTPK的下游信号转导通过多种丝氨酸/苏氨酸蛋白激酶的级联激活:①激活丝裂原活化蛋白激酶(mitogen-activated protein kinase,MAPK);②激活蛋白激酶C(PKC);③激活磷脂酰肌醇3-激酶(phosphatidylinositide 3-kinase,PI3K),从而引发相应的生物学效应。

**3. 非受体酪氨酸蛋白激酶途径** 此途径的共同特征是受体本身不具有TPK活性,配体主要是激素和细胞因子。其调节机制差别很大。如配体与受体结合使受体二聚化后,可通过G蛋白介导激活PLCβ或与胞质内磷酸化的TPK结合激活PLCγ,进而引发细胞信号转导级联反应。

**4. 受体鸟苷酸环化酶信号转导途径** 一氧化氮(nitric oxide,NO)和一氧化碳(carbon monoxide,CO)可激活鸟苷酸环化酶(guanylate cyclase,GC),NO可与GC活性中心的$Fe^{2+}$结合,改变酶的构象,导致GC活性增强,增加cGMP生成,cGMP激活蛋白激酶G(protein kinase G,PKG),磷酸化靶蛋白发挥生物学作用。

**5. 核受体信号转导途径** 细胞内受体分布于胞质或核内,本质上都是配体调控的转录因子,均在核内启动信号转导并影响基因转录,统称核受体。核受体按其结构和功能分为类固醇激素受体家族和甲状腺素受体家族。类固醇激素受体(雌激素受体除外)位于胞质,与热激蛋白(heat shock protein,HSP)结合存在,处于非活化状态。配体与受体的结合使HSP与受体解离,暴露DNA结合区。激活的受体二聚化并移入核内,与DNA上的激素反应元件(hormone response element,HRE)相结合或其他转录因子相互作用,增强或抑制基因的转录。甲状腺素类受体位于核内,不与HSP结合,配体与受体结合后,激活受体并以HRE调节基因转录。

**(三)细胞信号转导异常与肿瘤**

**1. 促细胞增殖的信号转导过强**

(1)细胞外信号分子如生长因子产生增多(自分

泌机制):多种肿瘤组织能分泌生长因子[转化生长因子α、血小板衍生生长因子(PDGF)、血管内皮生长因子(VEGF)、成纤维细胞生长因子等],且细胞上具有相关受体。

(2)受体的改变:肿瘤中某些生长因子受体表达异常增多如酪氨酸蛋白激酶受体,表皮、神经及血管生长因子受体等,且表达量与生长速度相关。研究发现在多种肿瘤组织中发现有编码表皮生长因子受体(EGFR)的原癌基因*C-erb-B*的扩增及EGFR的过度表达。此外,多种肿瘤组织中证实有RTK及EGFR的组成型激活突变。

(3)细胞内信号转导蛋白的改变:如小G蛋白在信号转导中起重要作用。Ras蛋白的基因突变,使Ras自身GTP酶活性下降,造成Ras-Raf-MEK-ERK通路的过度激活,导致细胞的过度增殖与肿瘤的发生。

**2. 抑制细胞增殖的信号转导过弱** 生长抑制因子受体减少、丧失,受体后信号转导通路异常,造成细胞的生长负调控机制减弱或丧失,导致肿瘤的发生、发展。如TGFβⅡ型受体和Smad的突变可使TGFβ的信号转导障碍,使细胞逃脱TGFβ的增殖负调控从而发生肿瘤。

## 七、细胞凋亡与肿瘤

### (一)概述

细胞凋亡(apoptosis)是1972年英国Aberdeen大学病理系Kerr教授和Wyllie在研究中观察到一种不同于坏死的细胞死亡方式。借用古希腊语,花瓣或树叶从花或树上掉落或凋落,就把它称作细胞凋亡。在细胞凋亡一词出现之前,胚胎学家已观察到动物发育过程中存在着程序性细胞死亡(programmed cell death,PCD)。PCD是在发育过程中定时出现的生理性刺激诱导的细胞死亡,用于选择性地清除多细胞动物体内一些无用的或危险的细胞。依据形态学不同,程序性细胞死亡可划分为凋亡(apoptosis)、自噬(autophagy)、肿胀性死亡3种形式。PCD是功能上的概念,凋亡是形态上的概念。自20世纪80年代来,通过Wyllie、Horvitz、Vaux等人的工作,表明细胞凋亡是细胞生物体内普遍存在的现象,具有重要的生理和病理学意义。此时人们开始认识到Kerr的发现及观点的重要性,细胞凋亡的概念也因此得到普遍的承认。细胞凋亡对肿瘤的发生、发展及转移和肿瘤治疗及疗效评估等具有重要意义。

**（二）基本概念**

细胞凋亡是在生理和病理条件下，由基因控制的自主有序的细胞死亡过程。生理条件下，凋亡用以清除单个细胞，继而由巨噬细胞内吞，最后再由溶酶体执行降解功能。细胞凋亡是一种特殊的细胞死亡方式，具有明显的形态学和生物化学特征。细胞凋亡有生理性的也有非生理性的。在细胞受到凋亡诱导因素的作用时，经历凋亡信号转导、凋亡基因的激活、凋亡实施、凋亡细胞被清除等阶段，需时约数分钟到数小时不等。与细胞坏死不同，细胞凋亡与细胞坏死的区别有：①染色质聚集、分块、位于核膜上，胞质凝缩，最后核断裂，细胞通过出芽的方式形成许多凋亡小体；②凋亡小体内有结构完整的细胞器，还有凝缩的染色体，可被邻近细胞吞噬消化，因其始终有膜封闭，没有内容物释放，故不会引起炎症；③线粒体无变化，溶酶体活性不增加；④内切酶活化，DNA 有控降解，凝胶电泳图谱呈梯状；⑤凋亡通常是生理性变化，而细胞坏死是病理性变化。

**（三）细胞凋亡的分子机制**

对哺乳动物细胞凋亡的基因调控过程目前还不十分清楚，研究表明与细胞增殖有关的原癌基因和抑癌基因都参与对细胞凋亡的调控。其中研究较多的有 *bcl-2*、*c-myc*、*p53*、*Ice*、*Fas/APO-1* 等。细胞凋亡经典的途径是死亡受体途径（Fas-Fas 配体）和线粒体途径。

**1. 细胞凋亡相关基因**

（1）*myc* 基因：在许多人类恶性肿瘤细胞中都发现有 *c-myc* 的过度表达，它能促进细胞增殖、抑制分化。*c-myc* 还参与细胞凋亡的控制，在凋亡细胞中 *c-myc* 也是高表达。*c-myc* 对增殖和凋亡的调节是一样的，作为转录调控因子，一方面激活那些控制细胞增殖的基因，另一方面也激活促进细胞凋亡的基因，给细胞两种选择：增殖或凋亡。当生长因子存在，*bcl-2* 基因表达时，促进细胞增殖，反之细胞凋亡。

（2）*bcl-2* 基因：即细胞凋亡抑制基因，名称来源于 B 细胞淋巴瘤 / 白血病 -2（B-cell lymphoma/Leukemia-2，bcl-2），最早由 Tsujimoto（1985）从伴有 14、18 染色体易位的淋巴瘤细胞中发现，在正常人体内位于 18 号染色体，在患者易位于 14 号染色体。*bcl-2* 是目前发现的与凋亡关系密切的原癌基因之一，能够编码 bcl-2α（26kD）和 bcl-2β（22kD）两种蛋白质，是膜的整合蛋白，主要存在于线粒体外膜、核膜及部分内质网中，它很少与其他生化机制已清楚

的蛋白同源。bcl-2 蛋白在正常组织自身稳定方面起重要作用，bcl-2 多出现在胸腺髓质细胞、记忆 B 淋巴细胞及寿命长的干细胞群里，如皮肤、结肠、前列腺和子宫内膜中，但很少出现在分化末期的上皮细胞中。

*bcl-2* 的功能相当于线虫中的 ced9，bcl-2 家族包括 bcl-2、bax、bad、bcl-x 等。*bax* 基因是 *bcl-2* 基因家族的一员，其产物是一种与 bcl-2 同源的相关蛋白，能拮抗后者的生物学活性。*bax* 的主要作用是加速细胞凋亡，并与 bcl-2 一起调节细胞凋亡。bcl-2 家族的成员通常以二聚体的形式发挥作用，bcl-2/bcl-2、bcl-2/bax 和 bcl-2/bcl-xL 抑制细胞凋亡，而 bax/bax，bax/bad 和 bcl-2/bax-xs 促进细胞凋亡。*bad* 也属 *bcl-2* 基因家族，是 bcl-2/bcl-xL 相关死亡促进因子，作为 bcl-2/bcl-xL 异二聚体伴随分子而促进细胞凋亡。bcl-x 通过剪切可形成 bcl-xL 和 bcl-xs 两个产物。bcl-xL 与 bcl-2 同源，抑制细胞凋亡，而 bcl-xs 作用类似 bax，诱导细胞凋亡。

（3）*Fas* 基因：*Fas* 又称作 APO-1，属 TNF 受体和 NGF 受体家族。1993 年人白细胞分型国际会议统一命名为 CD95。*Fas* 基因编码产物为分子量 45kDa 的跨膜蛋白，分布于胸腺细胞、T 淋巴细胞、B 淋巴细胞、NK 细胞、内皮细胞、上皮细胞，以及皮肤角质形成细胞等。Fas 蛋白与 Fas 配体组成 Fas 系统，两者的结合导致靶细胞走向凋亡。

（4）ICE 蛋白酶家族：ICE 蛋白酶参与 Fas 和 TNFR1 诱导的细胞凋亡，ICE 与线虫细胞凋亡基因 *ced-3* 同源，迄今已发现了 11 个同源基因，1996 年后这些家族成员统称为胱天蛋白酶（caspase），能选择性地切割蛋白质使其失活或激活。ced-4 在哺乳动物中的同源体为凋亡蛋白酶激活因子 1（apoptosis protease activating factor-1，Apaf-1），Apaf-1 具有激活 caspase3（CPP32）的作用，而这一过程又需要其他两个蛋白质因子的参与：细胞色素 c（Apaf-2）、Apaf-3。

（5）*p53* 基因：是一种抑癌基因，其生物学功能是在 G 期监视 DNA 的完整性。如有损伤，则抑制细胞增殖，直到 DNA 修复完成。如果 DNA 不能被修复，则诱导其凋亡，研究发现丧失 *p53* 功能的小鼠胸腺细胞对糖皮质激素诱导的凋亡反应和正常细胞相同，而对辐射诱导的凋亡不敏感。

**2. 细胞凋亡的信号通路**（图 2-1-1-11）

（1）死亡受体途径（Fas-Fas 配体诱导的细胞凋亡）：Fas 具有三个半胱氨酸丰富的膜外区和一个称

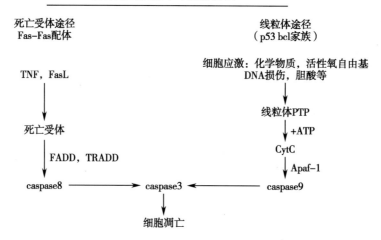

各种凋亡诱导分子（细胞内/外）

死亡受体途径　　　　　　　　　　线粒体途径
Fas-Fas配体　　　　　　　　　　（p53 bcl家族）

　　　　　　　　　　细胞应激：化学物质，活性氧自由基
　　　　　　　　　　　　　　　DNA损伤，胆酸等

TNF, FasL　　　　　　　　　　线粒体PTP
　　　　　　　　　　　　　　　　│+ATP
死亡受体　　　　　　　　　　　　CytC
　　│FADD, TRADD　　　　　　　│Apaf-1
caspase8 ──→ caspase3 ←── caspase9
　　　　　　　　│
　　　　　　细胞凋亡

**图 2-1-1-11　细胞凋亡信号通路途径示意图**

TNF：肿瘤坏死因子，FADD：Fas 相关死亡结构域蛋白，TRADD：肿瘤坏死因子受体
I 相关死亡结构域蛋白，caspase：含半胱氨酸的天冬氨酸蛋白水解酶，Cyt C：细胞色
素 C，ATP：腺嘌呤核苷三磷酸，PTP：通透性转换孔，Apaf-1：凋亡酶激活因子 1

为死亡结构域（death domain，DD）的胞内区，CD95 的配体 CD95L 是 TNF 家族的一员，当 CD95L 或其他配体与 CD95 结合，CD95 三聚化使胞内的 DD 区形成一种构象，它可以与接头蛋白 Fas 相关死亡结构域蛋白（Fas-associated protein with death domain，FADD）的 DD 区结合，而后 FADD 的 N 端死亡效应结构域（death effector domain，DED）就能与 caspase8 前体蛋白和 CAP3（cytotoxicity-dependent APO-1-associated proteins）结合，对 caspase8 前体蛋白进行切割，成熟的 caspase 是由两个分子量分别为 10kD 和 20kD 的亚基组成的异源二聚体，这两个亚基紧密结合在一起，从而形成一个催化结构域。

caspase 选择性切割羧端含天冬氨酸残基的 4 肽结构。在 CD95 诱导的凋亡中，caspase8 扮演了重要角色，caspase8 前体蛋白通过自身剪切转变成活性形式，然后激活 caspase3、caspase7，接着 caspase3 激活 caspase6。caspase3、caspase6 参与核的凋亡。在小鼠和人体内发现了一种称为 caspase 激活的 DNA 酶（caspase-activated Dnase，CAD）的蛋白，CAD 存在于胞质中，并且与 ICAD/DFF-45 蛋白结合，这就阻止了 CAD 进入细胞核降解 DNA。caspase 可以降解 ICAD/DFF-45，这样就释放出 CAD，使它能够进入细胞核降解 DNA。这几种 caspase 同时降解多种胞内蛋白，包括：结构蛋白、信号蛋白、转录调控蛋白、周期蛋白等。

（2）线粒体途径：在凋亡诱导因素的作用下，线粒体内膜跨膜电位下降（ΔΨmt↓），进而线粒体内外膜之间的通透性转换孔（permeability transition pore，

PTP）开放和线粒体膜的通透性增高，导致细胞色素 c 被释放到胞质中，细胞色素 c 在胞质中可以激活 caspase9，后者再激活 caspase3（图 2-1-1-11）。

Bcl-2 家族蛋白是线粒体凋亡途径的重要调控因子。Bcl-2 家族分为两类，一类是抗凋亡的，主要有 Bcl-2、Bcl-xL、Bcl-w、Mcl-1。一类是促进凋亡的，主要包括 Bax、Bak、Bad。Bcl 家族中的大多数都可以形成同源或异源二聚体，如 Bax 与 Bcl-2 可以形成异源二聚体，细胞中 Bax 和 Bcl-2 的比例就决定了细胞是否死亡的命运。凋亡抑制蛋白家族的两个主要成员：Bcl-2、Bcl-xL 都作用于线粒体从而抑制凋亡。Bcl-2 对线粒体释放的细胞色素 c 有抑制作用，而细胞色素 c 对 caspase 有激活作用。Bcl-2 抑制凋亡的实验中，细胞色素 c 都没有释放。那么 Bcl-2 是如何影响线粒体的呢？最近对 Bcl-xL 单体的结构和功能研究发现它和可以形成离子通道的一些毒素非常相似。随后的电生理实验表明 Bcl-2、Bcl-xL 都可以在人工脂膜上形成离子通道。它们可能通过调节跨膜的电化学梯度而对细胞凋亡进行调节，它们也可能是 PTP 的组分，当 PTP 打开时引起细胞凋亡。

**（四）细胞凋亡的检测方法**

**1. 形态学检测**

（1）HE 染色：该技术简单、快速。凋亡细胞或凋亡小体在 HE 染色的切片中可以看到核染色质浓缩成团块、核深染、胞质嗜酸性、细胞表面有"出芽"现象等形态学特征。

（2）透射电镜观察：可显示凋亡细胞的许多形

态学特征尤其是膜结构和细胞器变化。①凋亡早期，染色体核边集，在核膜周围边聚形成新月体形，随之染色体发生固缩，呈电子密度增强，核形不规则。核膜表面凹凸不平，核发生碎裂。细胞体积变小，细胞质浓缩，其内的细胞器保存较好，或轻度增生。线粒体数目轻度增加和轻度肿胀，细胞质可见空泡增多，细胞膜保持完整。细胞膜表面微绒毛和伪足减少或消失。②凋亡晚期，可见膜包裹内有较完整细胞器和细胞核碎片的凋亡小体。

（3）荧光显微镜观察：Hoechst33258、Hoechst33342等DNA特异性染料，染料染色后显微镜下观察。

**2. 生化检测**

（1）琼脂糖凝胶电泳：细胞凋亡时主要生物学特征是其染色质发生浓缩，染色质DNA在核小体单位之间的连接处断裂，形成180～200bp或其整数倍数组成的寡核苷酸片段。通过提取DNA，凝胶电泳，紫外光下可见梯形电泳图谱（DNA ladder）。

（2）原位末端标记技术：将渗入到凋亡细胞的外源性核苷酸（生物素标或荧光标）在末端脱氧核苷酸转移酶的作用下，与断裂的单链DNA（single-stranded DNA，ssDNA）或双链DNA（double-stranded DNA，dsDNA）聚合，再通过显色系统显示。通常的方法是末端脱氧核苷酸转移酶介导的dUTP缺口末端标记（terminal deoxynucleotidyl transferase-mediated dUTP-biotin nick end labeling，TUNEL）。常用的标记和显色系统包括生物素标记的dUTP、地高辛标记的dUTP、荧光素标记的dUTP。显色系统为辣根过氧化物酶标记的抗生物素抗体和二氨基联苯胺（diaminobenzidine，DAB）（图2-1-1-12），辣根过氧化物酶标记的抗地高辛抗体和DAB，荧光素标记的dUTP（FITC-dUTP），流式细胞仪或荧光显微镜观察。但该技术不能区分凋亡、坏死、自溶性死亡的细胞，必须结合凋亡细胞的形态学特征加以判断。通常凋亡细胞成单个或少数几个孤立地分布在组织中；具有凋亡细胞的核特征，核固缩，显示一个或多个染色体团块，或凋亡小体；周围或局部无炎症反应。

**3. 流式细胞仪（flow cytometer）检测**

（1）PI单染：细胞凋亡之初，由于核酸内切酶的激活，将DNA从核小体间切断，产生游离寡核苷酸片段。这些片段弥散到胞质中，但是细胞膜完整，不能离开胞细。在直方图上，$G_0/G_1$期前有一个亚二倍体峰（图2-1-1-13A）。用于检测晚期凋亡，但不能判断是晚期凋亡还是坏死。

（2）Hoechst33342/PI双染色：凋亡细胞膜在早

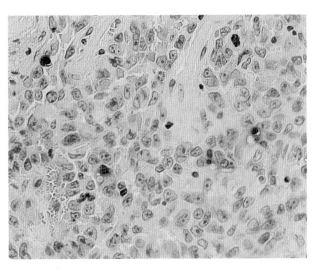

**图2-1-1-12　TUNEL染色的小鼠胰腺癌组织中的凋亡细胞**

期是完整的，但细胞膜的通透性已有增加，因此进入早期凋亡细胞的Hoechst比正常细胞多；而EB、PI等不能进入凋亡细胞，即正常细胞不经固定，对EB、PI是拒染的。而坏死细胞早期就被破坏，能被这些染料染色。在双变量流式细胞仪散点图上正常细胞Hoechst（-），PI（-）；凋亡细胞Hoechst（+），PI（-）；坏死细胞Hoechst（+），PI（+）。

（3）Annexin V/PI双染色（图2-1-1-13B）：磷脂酰丝氨酸（phosphatidylserine，PS）主要存在于细胞膜内侧，细胞凋亡时，它移向细胞外侧，可能与PS膜内外转位酶的早期激活有关。Annexin V是一种$Ca^{2+}$依赖磷脂结合蛋白，对PS有高度亲和性。PS外翻不是凋亡细胞所特有，坏死细胞也可发生。两种细胞的区别在于早期凋亡细胞细胞膜是完整的，而坏死细胞膜完整性受到破坏，可用PI区分。早期凋亡细胞：Annexin V-FITC（+），PI（-）；坏死细胞和晚期凋亡继发性坏死细胞：Annexin V-FITC（+），PI（+）；机械性坏死及非特异性染色：Annexin V-FITC（-），PI（+）；正常细胞：Annexin V-FITC（-），PI（-）。

**4. 线粒体膜势能（ΔΨmt）的检测**　线粒体荧光染料如JC-1、Rodamine 123、TMRM等对线粒体膜电位非常敏感，其荧光的增强或减弱说明线粒体内膜电负性的增高。JC-1为亲脂性阳离子荧光探针以单体形式存在，可发出绿色荧光（527nm），若以多聚体形式存在，可发出红色荧光（590nm）。JC-1可透过正常细胞膜以单体状态进入胞内，正常健康线粒体的膜电位（ΔΨ）具有极性，JC-1依赖于ΔΨ的极性被迅速摄入线粒体内，并形成多聚体，发出红色荧光（590nm，线粒体）和绿色荧光（527nm，胞质）。而细胞发生凋亡时，线粒体跨膜电位被去极

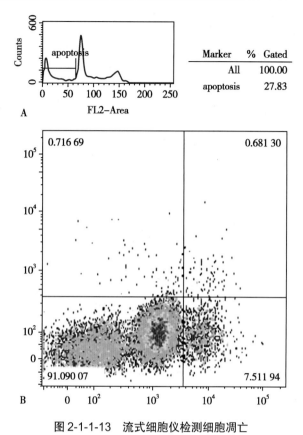

图 2-1-1-13　流式细胞仪检测细胞凋亡

A. PI 单染（apoptosis：凋亡，counts：细胞数，FL2-Area：FL2 信号通道曲线下面积，Marker%Gated：标记细胞占门内细胞的比例，All：总细胞数）；B. Annexin V-FITC/PI 双染色

化，JC-1 从线粒体内释放，线粒体内红光强度减弱（590nm），以单体的形式存在于胞质内而发绿色荧光（527nm）。因此在双色滤光片下观察，正常细胞为"高绿高红"，凋亡细胞为"高绿低红"。

**5. 其他**　其他的检测方法包括 caspase 活性检测（检测 caspase2、3、6、7 活力）和 MTT 分析等。

### （五）细胞凋亡与肿瘤

随着研究的不断进展，越来越多的研究结果表明，影响凋亡的因素与肿瘤的发生、治疗密切相关。细胞凋亡及其机制的研究不仅推动了肿瘤分子与细胞生物学的研究，而且也为肿瘤的防治提供新的途径和手段，为攻克肿瘤展示了新思路。

细胞凋亡对肿瘤起负调控作用。肿瘤的发生和发展不仅是由于细胞增殖速度加快，而且与细胞死亡速率下降有关。细胞凋亡在大多数恶性肿瘤发病学上占有重要地位。动物实验表明，在实验性肝癌、结肠癌和膀胱癌的多阶段实验模型的发病始动、促进和进展三个时期都涉及细胞凋亡的异常。细胞凋亡与肿瘤发生的可能机制目前认为有：①基因水平上诱导凋亡基因如 *P53*、*bax*、*c-myc* 等的失活以及凋亡抑制基因（如 *bcl-2*）的过度表达；②机体免疫反应

诱导肿瘤细胞凋亡的功能不全；③宿主因子如细胞黏附分子、肿瘤生长因子等抑制肿瘤细胞的凋亡；④前癌细胞凋亡机制不全；⑤细胞凋亡与肿瘤的转移可能也有关系，如基底细胞癌极少转移，可能与肿瘤细胞凋亡明显有关，但具体机制有待进一步研究。在恶性肿瘤的发病过程中，细胞凋亡的异常发生机制涉及细胞凋亡信号途径的所有方面，目前研究深入的是凋亡抑制基因和凋亡活化基因的异常。与凋亡和肿瘤相关的基因包括：① *P53* 基因，*P53* 基因具有肿瘤抑制作用。野生型 *P53* 基因能使细胞周期停止在 $G_1$ 期，抑制细胞繁殖，从而抑制细胞的生长和诱导细胞的凋亡，发挥肿瘤抑制作用；突变型 *P53* 基因无此功能，结果抑制了细胞凋亡导致多种肿瘤的发生。② *Fas* 基因，当 T 淋巴细胞被激活后可表达 Fas 及 FasL，引起细胞凋亡。③ *bcl-2* 基因家族，是细胞凋亡的重要调节者。*bcl-2* 位于凋亡活动的中心，是细胞凋亡的抑制剂，可保护肿瘤细胞免受各种诱导剂诱发的凋亡过程，乃至肿瘤的形成。此外，细胞凋亡与肿瘤的发展也有关系，不同的肿瘤，肿瘤细胞的凋亡程度不尽一致。

细胞凋亡不仅与肿瘤的发生有关，而且与肿瘤的治疗也密切相关。许多研究表明，射线、某些药物、细胞因子等均可诱导和影响细胞凋亡。放射治疗引起的凋亡率与肿瘤自发的基础凋亡率呈对应关系，放疗越敏感的肿瘤，其基础凋亡率越高。因此通过多种手段使得促进凋亡基因表达，可以提高肿瘤的放射敏感性。临床使用的许多抗癌药均可在不同类型的敏感细胞中诱导细胞凋亡。此外，细胞凋亡与肿瘤的耐药有关，肿瘤细胞的抗凋亡是多药耐药的一个新机制，实质是凋亡途径不能被活化。

（陈旺生　王　悍　郑林丰）

## 第二节　肿瘤间质的分子成像

肿瘤组织是由肿瘤细胞及周围复杂的肿瘤间质构成。肿瘤细胞即肿瘤实质，是肿瘤的主要成分。肿瘤间质主要成分为细胞外基质、间充质细胞及由血管、淋巴管、神经等成分构成的网状结构。肿瘤间质对肿瘤的生长有着重要的支持作用。肿瘤间质通过各种分子信号通路广泛影响肿瘤的生成、发展、侵袭和转移等生物学行为。肿瘤细胞通过自分泌和旁分泌各种生长因子、蛋白酶与肿瘤间质相互作用，将间质由"静止"状态激活，从而增强肿瘤的迁移、侵袭、残存和增殖。通过对这种双向作用机制的深

入研究,发现了许多新的肿瘤诊断、治疗靶点。目前迫切需要能够活体、直观、无创地检测肿瘤间质的分子成像方法。肿瘤间质的分子成像主要包括肿瘤相关淋巴管成像、肿瘤蛋白酶活性成像和肿瘤细胞外基质成像。本节主要介绍以上三种成像方式。

## 一、肿瘤相关淋巴管成像

淋巴结转移是大多数恶性肿瘤播散的早期事件,也是判断预后的重要依据。而肿瘤淋巴管的生成是肿瘤淋巴结转移的必要条件。研究表明,肿瘤可以诱导淋巴管新生,这些新生淋巴管可以促进肿瘤的淋巴道转移。相对于肿瘤的血管生成(angiogenesis),肿瘤的淋巴管生成(lymphangiogenesis)研究较少。肿瘤淋巴管生成是指在肿瘤组织周围或组织内形成新的毛细淋巴管,为宿主脉管胚胎主静脉或已存在的淋巴管通过芽生及进一步分化从而形成新的毛细淋巴管的过程。淋巴管生成和血管生成的过程相似,同样可由淋巴管内皮细胞分化而成,在趋化因子和大量生长因子的作用下,淋巴管内皮细胞迁移、增殖和构成管腔,形成新的淋巴管。与正常淋巴管相比,肿瘤淋巴管主要由内皮和少量结缔组织构成,管壁较薄弱,内皮细胞间连接较疏松,有较大的间隙,基底膜不完整或缺如,这些特点使肿瘤细胞极易进入淋巴管而向远处转移。近来的研究证明,肿瘤细胞可以通过表达淋巴管生成的调控因子 VEGF-C、VEGF-D 和 VEGFR-3 等诱导淋巴管生成,并促进肿瘤细胞的淋巴道转移。

### (一)淋巴系统的结构和功能

淋巴系统由薄壁、低压的淋巴管,沿淋巴管分布的淋巴结、淋巴腺组织集合体(如脾脏和胸腺)及循环的淋巴细胞等组成。通过调节组织间隙的液体吸收,吸附巨噬细胞为淋巴细胞循环提供通道。淋巴系统维持着血浆容积,防止组织压力增加,并在免疫系统功能中起着重要作用。淋巴管在功能和超微结构上与其相对应的血管明显不同。与血管结构相比,淋巴管的管壁更薄,这是由于淋巴管内皮细胞的细胞质数量极少所致。淋巴管内皮细胞含有比血管内皮细胞更少的紧密连接,这也许是淋巴管具有更大渗透性的原因所在。在形态学上,毛细淋巴管和毛细血管有很多相同之处,也有许多不同之处。和毛细血管一样,毛细淋巴管也有一层内皮细胞,内皮细胞中也有怀布尔-帕拉德小体(Weibel-Palade body),对血管性假血友病因子(von Willebrand factor)和血小板内皮细胞黏附分子也有免疫反应。但毛细淋巴管内皮细胞之间连接并不紧密,它们之间的间隙较大,毛细淋巴管没有连续的基底膜并缺乏关联的周边细胞。毛细淋巴管以锚丝固定于周围组织中,管内的压力只稍高于间质压力,靠周围组织的收缩和松弛来推动淋巴液的流动。毛细淋巴管内径是毛细血管内径的 3 倍,形状更加不规则,在组织的横断面上常见管壁塌陷。淋巴管通过网状纤维和胶原与细胞外基质相连接,当组织间隙的液体和压力增加时,连接的组织纤维变得伸展,从而开放淋巴管的内腔。当淋巴管的内腔增宽时,正常情况下相互重叠的内皮细胞可分开,有效地开放细胞间的通道,帮助液体和大分子吸收进入淋巴管。

目前对于恶性肿瘤淋巴管的来源仍不清楚,有学者认为肿瘤淋巴管是由循环血管内皮干细胞渗入已有的淋巴管进而增殖分化而成的。循环血管内皮干细胞是血管内皮细胞中来源于骨髓的一个亚群,它们还可以渗入血管参与肿瘤血管生成。这种细胞表达干细胞样表型,表达 CD34 和血管内皮生长因子受体 2(VEGFR-2),此外还表达干细胞标记物 CD133,利用该特点可以将它们标记和筛选出来。总的来说肿瘤相关淋巴管内皮细胞来自宿主间质或者骨髓来源的循环干细胞。

### (二)淋巴管生成的分子机制

肿瘤在形成新生淋巴管的过程中涉及很多分子调节机制。受体酪氨酸激酶血管内皮细胞生长因子受体-3(VEGFR-3)介导的信号途径在调节淋巴管新生过程中极为关键。VEGFR-3 在小鼠胚胎发育早期的血管内皮细胞有表达,但从妊娠中期后主要表达在淋巴管内皮细胞。已知的 VEGFR-3 配体有 VEGF-C 及 VEGF-D,其在血管内皮与间充质细胞等多种细胞中均有表达。利用靶向 VEGFR-3 配体结合区的条件性基因敲除小鼠的研究证实,配体介导的 VEGFR-3 激活在淋巴管生长中起重要作用。在成体组织中,VEGFR-3 几乎仅特异表达于淋巴管内皮细胞上;VEGFR-2 在血管以及淋巴管内皮细胞上均有表达。VEGFR-2/3 均可以被 VEGF-C/D 激活。在结构上,VEGF-C 和 VEGF-D 有 60% 的相同序列,它们都含有 VEGF 同源结构域(VEGF-homology domain,VHD),该结构域含受体结合位点。VEGF-C 和 VEGF-D 以前体蛋白的形式合成,具有活化 VEGFR-3 的生物学特性,但不能激活 VEGFR-2。经过逐步蛋白水解后产生的成熟型 VEGF-C 和 VEGF-D 对 VEGFR-3 的亲和力大大提高,并能结合激活 VEGFR-2。成熟的 VEGF-C、VEGF-D 与受体结合后诱导 p42/p44 丝裂原活化蛋白激酶（mitogen-activated protein kinase，MAPK）和蛋白激酶 B（protein kinase B）发生磷酸化，增加基因转录和调控细胞增殖。临床与实验研究认为 VEGF-C 是淋巴管生成的主要调节物，并且已经有若干研究表明肿瘤 VEGF-C 的表达水平与其淋巴结转移存在正相关。在动物模型中 VEGF-C 的过表达强烈刺激肿瘤内或者瘤周淋巴管形成，并且显著促进淋巴结转移。它同时还促进肿瘤细胞从区域向远处淋巴结或器官转移。VEGF-C 对淋巴管的影响主要是通过广泛表达于淋巴管内皮细胞的 VEGFR-3 发挥作用的。此外 VEGF-C 还可以与 VEGFR-2 结合并使其激活，该受体主要表达于血管内皮细胞表面发挥促进血管生成的作用，但是在淋巴管内皮细胞中也表达，只是稳定性比较差，它的激活可以促进淋巴管的新生。VEGF-D 也可以与以上两个受体结合并促进肿瘤淋巴管新生。体内与体外实验证明 VEGF-C/VEGF-D 与受体结合后使受体激活，刺激淋巴管内皮细胞增殖，存活、移行而发挥促淋巴管生成的作用。

此外，VEGF-A、FGF-2、PDGF、血管紧张素（angiotensin）1 和 2（Ang-1、Ang-2）、肝细胞生长因子（hepatocyte growth factor，HGF）、胰岛素样生长因子 1/2（insulin-like growth factor 1/2，IGF1/2）等也是近年来发现的与淋巴管生成密切相关的因子。VEGF-A 的主要功能是促进肿瘤血管生成，它的表达水平与肿瘤淋巴结转移密切相关。VEGF-A 通过结合并激活 VEGFR-2 发挥促血管生成作用，此外 VEGFR-2 也在淋巴管内皮细胞表面表达并具有促淋巴管生成的特性，因此 VEGF-A 也具有促淋巴管生成的作用。VEGF-A 还是炎症细胞的一个潜在的化学趋化物质，炎症细胞可以分泌 VEGF-C/VEGF-D，由此可见 VEGF 还可以通过间接激活 VEGF-C/VEGF-D/VEGFR-3 信号通路发挥促进淋巴管生成的作用。有实验显示 FGF-2 既可以促进血管生成，又可以促进淋巴管生成。此外，临床资料表明 FGF-2 的表达与恶性肿瘤的分级、分期、淋巴结转移，以及淋巴管浸润存在正相关。FGF-2 促淋巴管生成作用可能是通过间接介导 VEGF-C/VEGF-D/VEGFR-3 信号途径实现的，因为使用 VEGFR-3 的中和抗体可以抑制 FGF-2 的促淋巴管生成作用。PDGF 也具有促淋巴管生成作用，其中 PDGF-BB 作用最强，PDGF 促进淋巴管新生是通过激活酪氨酸受体实现的，且促淋巴管生成作用与 VEGF-C/VEGF-D/VEGFR-3 通路无关，因为阻断该途径并不影响 PDGF 发挥作用。

在胚胎以及成人组织中，Ang-1 与 Ang-2 参与血管和淋巴管的形成、稳定和成熟。它们的受体 Tie-2 表达于血管和淋巴管内皮细胞表面。在动物实验模型中 Ang-1 促进淋巴管的萌芽、增殖与成长。目前仍没有证据表明 Ang-2 可以直接诱导淋巴管生成，其作用可能是介导淋巴管成熟。有实验研究表明 HGF 也是一种淋巴管生成因子，HGF 诱导淋巴管生成是通过 VEGF-C/VEGF-D/VEGFR-3 途径发挥作用的，因为 HGF 的促淋巴管生成作用可以被可溶性 VEGFR-3 所阻断。但是在组织炎症状态下淋巴管可以高表达 HGF 受体，这提示 HGF 也可能有直接促进淋巴管生成的作用。

体内外实验显示 IGF1/2 可以刺激人类与小鼠原发肿瘤的淋巴管内皮细胞增殖和转移，这种作用是由淋巴管内皮细胞表面的 IGF 受体直接介导。此外 IGF 可以上调 VEGF-A 表达，这也增强了 IGF 的促淋巴管生成作用。

综上所述，VEGF-C/VEGF-D/VEGFR-3 途径是最主要的也是研究最多、最清楚的促淋巴管生成的途径，其他因子如 VEGF-A、FGF-2、HGF 等也从某种程度上间接通过该途径发挥作用。

## （三）淋巴管系统的标志物

1. VEGFR-3　血管内皮细胞生长因子受体 3（vascular endothelial growth factor receptor-3，VEGFR-3）属于酪氨酸激酶受体家族，是第一个被发现的淋巴管内皮标志物，为高度糖基化的单链跨膜糖蛋白。在肿瘤的脉管生成中，VEGFR-3 主要表达于淋巴管内皮细胞。有观点认为在胚胎发育早期 VEGFR-3 主要表达于心血管系统，而在成年后则只限于表达在淋巴内皮上，在某些病理情况下，也可见 VEGFR-3 表达于新生血管的情况。因此，VEGFR-3 具有血管和淋巴管的双重表达功能，使其在标记脉管的特异性研究中受到限制。

2. LYVK-1　淋巴管内皮透明质酸受体 1（lymphalic vessel endothelial hyaluronan receptor-1，LYVE-1）是淋巴管内皮细胞及巨噬细胞表面特异性膜蛋白，为淋巴管内皮透明质酸的特异性受体。利用免疫组化技术，发现 LYVE-1 表达于不同组织来源的类似淋巴管的内皮细胞质内，但也表达于炎症组织中巨噬细胞的一个亚群内和肝脏、脾脏血管窦内皮细胞内。有观点也认为 LYVE-1 主要表达在淋巴管内皮细胞的表面，在血管内皮细胞一般无表达。

3. Prox-1　同源异形盒蛋白 1（prospro homeobox

protein，Prox-1）是一种同源转录因子，同源结构域蛋白在细胞发育分化及机体器官形成过程中起着关键性作用，其在多种内皮细胞上均有表达，但在内皮细胞中仅在正常或肿瘤组织的淋巴内皮细胞被检测到，因此被用于淋巴管标记物。傅仲学等通过在大肠癌中应用 Prox-1 标记淋巴管，显示 Prox-1 在肿瘤中高表达，Prox-1 的过度表达诱导淋巴管内皮细胞的分化和生成，是预测肿瘤淋巴结转移影响的有效因子。

4. D2-40　D2-40 存在于胚胎睾丸和睾丸生殖细胞肿瘤中，是一种分子量为 40kD 的糖蛋白，其标记淋巴管的特异性被认为是最强的。陶立生等通过用不同淋巴管标记物标记胃癌中的淋巴管，认为 D2-40 能更敏感和特异地预测肿瘤的淋巴管微转移，具有更好的临床应用价值。

## （四）肿瘤淋巴管生成的分子机制

VEGF-C、VEGF-D 被普遍认为是淋巴管生长因子，而 VEGFR-3 二聚体胞外区第二个 Ig 结构域是 VEGF-C、VEGF-D 的结合部位，当逆向排列的 VEGF-C、VEGF-D 同源二聚体与 VEGFR-3 结合后，迅速使 VEGFR-3 磷酸化，引起下游分子 Shr、Grb2 磷酸化，通过 MAPK 信号途径促使淋巴管内皮细胞增生、迁移和存活，从而形成新的毛细淋巴管。因此，目前关于肿瘤淋巴管生成和淋巴结转移关系的研究多集中于 VEGF-C、VEGF-D 及其受体 VEGFR-3 的表达上。刘爱东等通过流式细胞术检测大肠癌中 VEGF-C 和 VEGFR-3 的表达，认为 VEGF-C/VEGFR-3 调控系统与肿瘤的淋巴管生成及淋巴结转移密切相关。张志勇等则认为 VEGF-D/VEGFR-3 在肿瘤中的表达升高与促进淋巴管生成和淋巴结转移、复发转移和预后不良有关。近些年来，国内学者也在关注此通路的影响因素，如 NF-κBp65 的影响已得到肯定。

## （五）肿瘤淋巴管生成的分子成像

随着荧光材料的发展，无创的活体淋巴管显影得到很大的发展。近年来，高度特异性的淋巴组织靶向性分子成像探针的研制技术进展很快，为淋巴管的研究开辟了一个新领域。这些高特异性的标记物包括平足蛋白（podoplanin）、Prox-1、LYVE-1 和 VEGFR-3 等。Prox-1 是同源异型核转录因子基因产物，与胚胎淋巴管芽的生长，内皮细胞的表型改变紧密相关，是淋巴管发育不可缺少的因子。LYVE-1 是一种特异性较高的淋巴管内皮特异性受体。研究发现两种标志着肿瘤淋巴管生成相关的因子——VEGF-C 和 VEGF-D，它们都属于血管内皮生长因子家族。最近许多研究都表明肿瘤 VEGF-C 表达水平与肿瘤淋巴结转移具有明显的相关性。虽然人们早就认识到肿瘤相关淋巴管与肿瘤细胞转移密切相关，但对其在转移诸多环节中的具体作用仍存在争议，这就迫切需要一种新型成像技术，用来在活体内对肿瘤相关淋巴管的生成过程和功能进行动态成像，将淋巴组织靶向分子与荧光材料结合使在活体水平明确淋巴管的生成过程成为可能（图 2-1-2-1）。

随着分子成像技术的不断发展，尤其是磁共振等先进成像设备的出现，以及新的分子成像探针的设计合成，分子影像学利用其自身优势填补了这一研究方法的空缺，并且逐渐改变了我们对淋巴管生成和肿瘤细胞淋巴管转移机制方面的认识。若想实现对淋巴管转移灶的早期发现、诊断和早期治疗，就必须通过活体成像对正常淋巴组织和肿瘤组织的淋巴管进行鉴别。

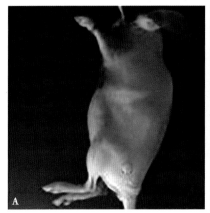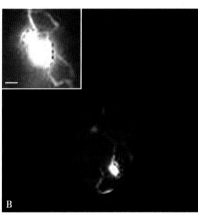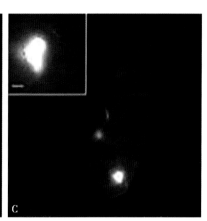

VEGF-C-B16F10

**图 2-1-2-1　抗 VEGF-C 近红外荧光肿瘤淋巴管成像**
A. 荷瘤鼠的白光像；B. FITC 葡聚糖荧光成像；C. ICG 荧光成像

某些恶性肿瘤，例如乳腺癌，由于其淋巴引流方向较为明确，因此较容易判断前哨淋巴结，并确定淋巴结转移的顺序。所谓的前哨淋巴结就是癌症转移最先浸润的一个或一组淋巴结。肿瘤细胞为葡萄糖高利用率细胞，应用氟 -18 标记的氟代脱氧葡萄糖（fluorodeoxyglucose，$^{18}$F-FDG），$^{18}$F-FDG-PET 可以显示肿瘤相关淋巴结（图 2-1-2-2A）。然而，除了肿瘤，炎性病变也会提高对 $^{18}$F-FDG 的摄取，因此 $^{18}$F-FDG-PET 显示肿瘤相关淋巴结的特异性就不强。前列腺癌为了满足磷脂酰胆碱合成，增加了胆碱（choline）的吸收，针对前列腺癌这一特点，研究者设计了 $^{11}$C-Choline PET/CT，该技术对于前列腺癌盆腔淋巴结转移灶的检出优于磁共振技术（图 2-1-2-2B、C）。许多转移性上皮癌过表达上皮细胞黏附分子（epithelial cell adhesion molecule，EpCAM）。Hall 等人开发并标记抗 EpCAM 单克隆抗体与 PET、$^{64}$Cu 结合，可无创地发现前列腺癌模型中的转移性淋巴结（图 2-1-2-3）。

尽管活体显微镜检查和光学成像技术有诸多优势，但在活体、动态地对肿瘤 - 宿主组织交界区的无创研究仍是很大的挑战。宏观的淋巴管造影和微观的活体荧光显微镜检查在分辨率上有很大的差距。近年来，随着 MRI 分子成像技术和 MRI 分子探针合成技术的不断进步，新型的磁共振分子成像技术弥补了这一差距。通过磁共振分子成像可获得高空间分辨率的（100～250mm）肿瘤 - 宿主组织交界区的图像，包括肿瘤细胞外基质内淋巴系统和血管外运输的图像，光学成像却很难做到如此全面的肿瘤成像，尤其是深部肿瘤组织的淋巴管光学成像。

最近研究中发明了一种新型 MRI 分子探针——生物素化的 BSA-Gd-DTPA，该探针可通过淋巴管漏出最终进入瘤周的淋巴系统。通过注射可与生物素特异性结合的亲和素，可将血管间隙内生物素化的探针全部清除掉，对外渗的探针却没有任何影响，因此可通过 MRI 活体监测探针被淋巴系统摄取的全过程。

了解生物大分子在实体肿瘤细胞外基质内的运输、活动和清除过程及其影响因素，对肿瘤浸润和转移的研究十分重要。为研究 albumin-Gd-DTPA 在间质内的传递和运输，以检测细胞外基质完整性，我们建立了两种不同侵袭能力的人乳腺癌肿瘤模型，通过研究大分子对比剂的动力学特征，对血管化作用（血管容积、渗透性 / 表面积比率）、淋巴转运功能（大分子液体运输率，引流 / 潴留体积分数）进

行了研究，目的是研究这些因素对乳腺癌淋巴结转移的作用。我们发现在侵袭能力不同的两组乳腺癌模型中，血管和血管外运输的 MRI 参数和荧光显微镜下淋巴系统的形态有明显的区别，同时其淋巴结转移和肺转移的潜力也有很大的差别。这些数据与淋巴结转移过程中的淋巴管引流作用一致，表明淋巴结转移潜力与 ECM 完整性降低和肿瘤细胞侵袭力增加相关。ECM 重构使肿瘤细胞和血管外流体的移动能力增加，为肿瘤转移提供便利条件。肿瘤

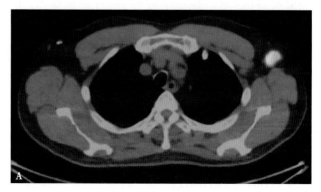

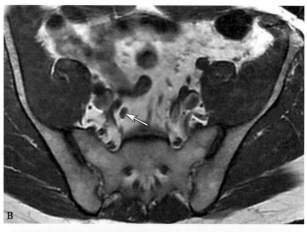

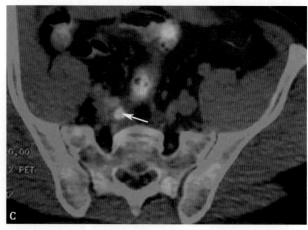

**图 2-1-2-2　肿瘤相关淋巴结成像**

A. $^{18}$F-FDG-PET 腋窝肿瘤转移性淋巴结成像；B. 前列腺癌盆腔磁共振 $T_1$WI 成像（箭头所指为假阴性淋巴结）；C. $^{11}$C-Choline PET/CT 显示前列腺癌盆腔转移性淋巴结与假阴性的 MRI 成像对比（箭头所指为假阴性淋巴结）

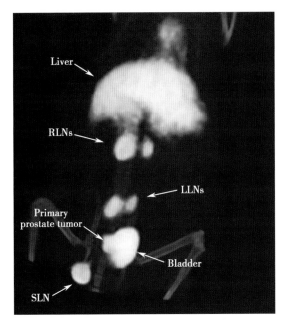

**图 2-1-2-3　抗 EpCAM-PET/CT 显示前列腺癌模型中的转移性淋巴结**

Liver 肝脏；Bladder 膀胱；Primary prostate tumor 原发性膀胱癌；SLN 前哨淋巴结；LLNs 侧淋巴结；RLNs 局部淋巴

淋巴结转移也可能是通过瘤内淋巴系统完成的。由于肿瘤细胞阻塞瘤内淋巴管，导致探针大分子进入肿瘤受阻，并存在运输障碍。MRI 技术的独特优势在于可在活体明确肿瘤血管生成和淋巴相关运输的时间和空间关系。基于繁殖体的磁共振探针的合成大大加速了微磁共振淋巴造影技术的进展。繁殖体介导的磁共振探针的应用可实现全部鼠淋巴系统的整体成像，包括淋巴结。微磁共振淋巴管造影（micro magnetic resonance lymphangiography，micro-MRL）时利用探针技术将小鼠整个淋巴系统（包括淋巴结）进行成像。在过度表达白细胞介素-15 的转基因鼠模型上利用 micro-MRL 可以很容易探测到异常增大的淋巴结，并可引导手术切除，对淋巴结内的细胞类型和受体表达进行进一步分析。

## 二、肿瘤蛋白酶活性成像

侵袭与转移能力的活化是恶性肿瘤的另一标志性特征，癌细胞会在形态及与其他细胞或细胞基质黏附上发生特征性的改变，这与细胞外基质和基底膜的降解有关。而越来越多的证据表明，包括基质金属蛋白酶（matrix metalloproteinase，MMP）和组织蛋白酶在内的细胞外蛋白酶是参与这个过程的关键分子。所以，多种类型的肿瘤表现出 MMP 的高表达与活性增加。其中，以 MMP-2 和 MMP-9（又分别称为明胶酶 A 和明胶酶 B）的研究最为透彻。

$^{111}$In 放射性标记的 CTT（通过噬菌体肽库筛选技术筛选出序列为 CTTHWGFTLC 的环肽，用于抑制 MMP-2 和 MMP-9 的活性）被用于肿瘤组织 MMP-2 和 MMP-9 表达强度的检测，研究者发现，肿瘤组织与癌旁正常组织 MMP-2 和 MMP-9 表达强度的差异可以从放射性探针的信号差异中显示出来。另一种策略是通过例如荧光共振能量转移（fluorescence resonance energy transfer，FRET）的原理，利用底物类的探针检测活体或组织中基质金属蛋白酶的水解活性，以进一步评估肿瘤的生物学行为或抑制剂治疗的疗效。Weissleder 实验室首先做了此类尝试，他们将含有蛋白水解切割位点的多肽和供体荧光团、受体荧光团同时连接到线性共聚物上，将这种可激活的探针作为蛋白酶活性以及抑制剂在荷瘤小鼠中疗效评价的检测手段。另有研究者将 MMP 底物多肽与荧光基团、淬灭基团共同修饰来设计可激活探针。这类修饰策略可能在敏感性上有着无以比拟的优势，因为探针在被蛋白酶水解之前仅有极微弱的背景值。但潜在的底物特异性差、体内稳定性欠佳也是这类探针设计亟待解决的问题。纳米探针可能是解决可激活探针体内稳定性欠佳的良好方案，一些纳米粒子修饰的 MMP 可激活探针也已被报道。Li 等发现用纳米粒子修饰的 MMP 与近红外染料标记胶原结合探针可以特异性地靶向荷瘤小鼠的肿瘤（图 2-1-2-4）。

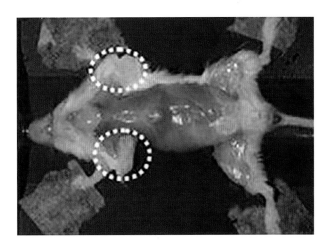

**图 2-1-2-4　MMP 与近红外染料标记胶原结合探针显示荷瘤小鼠的肿瘤**

溶酶体是一种携带多种蛋白酶（包括自溶素）的细胞器，在肿瘤的转移和侵袭中起重要的作用。有人开发出一种 6-O- 氨基葡萄糖标记的荧光探针，该探针由于糖基化水平很高，可特异性地集聚于溶酶体蛋白中，因此可用无创性的光学分子成像研究溶酶体运输在乳腺癌侵袭和转移中的作用。研究还表明，肿瘤的酸性环境是造成肿瘤内溶酶体的运输发生显著异常的主要原因。

### 三、肿瘤细胞外基质成像

实体肿瘤的发生发展过程伴随结缔组织增生（desmoplasia）与纤维化，表现为细胞外基质的过量沉积及其组织形式的异常、成纤维细胞的活化和富集，以及炎症细胞的浸润。结缔组织增生与纤维化不仅是实体肿瘤的重要特征性病理变化，同时也是恶性肿瘤发展的重要驱动力量。纤维化的组织发生肿瘤的概率大大增加。结缔组织增生、组织纤维化与肿瘤的发展及预后密切相关。对于肿瘤外基质成分的研究表明，许多肿瘤外基质存在特异性纤维蛋白沉积，如乳腺癌、前列腺癌、肺癌及脑肿瘤等，并且良、恶性肿瘤间质中纤维蛋白的含量不同。肿瘤外基质中纤维蛋白的沉积与肿瘤的浸润生长、转移密切相关。大量沉积的纤维蛋白可以作为区分肿瘤和正常组织的生物标记。多种实体肿瘤外基质均存在纤维蛋白沉积的共性特征。因此，以肿瘤间质纤维蛋白为成像热点，有利于弥补成像灵敏度的不足并有望建立适用于多种类型实体瘤的成像方法。纤维蛋白是实体瘤间质的结构组分之一，许多种人类和动物肿瘤的间质中都可见纤维蛋白的沉积。Starmans 等利用 [111]In 标记的纤维蛋白靶向探针对乳腺癌小鼠模型进行单光子发射计算机断层成像（single photon emission computed tomography，SPECT），发现放射性核素标记的纤维蛋白原和抗纤维蛋白原纤维蛋白抗体注入肿瘤动物模型体内后，选择性地在肿瘤内聚积（图 2-1-2-5）。

随着新型成像技术的不断发展，包括从二次谐波发生显微术（second harmonic generation microscopy，SHG）成像到原子力显微术（atomic force microscopy，AFM）成像，产生了许多可用来直接观察肿瘤细胞和细胞外基质相互作用的成像技术，成像的分辨率从毫米级上升到纳米级。例如，使用共聚焦屈光显微镜能评估 I 型胶原和细胞外基质的宏观性质并进行定量研究。在该研究中，通过共聚焦显微镜结合光的反向散射原理，实现了在连续焦面上对胶原蛋白结构进行成像，并可重建为三维图像，而不需要对样本进行任何的免疫组化染色。Campagnola 等最早提出了在激光扫描显微镜中进行小鼠耳部内源性蛋白结构的成像中使用 Nonmaski 立体光学微分干涉对比，其中的光学路径长度梯度棱镜经历一个生产 Nonmarski 立体图像对比度的过程，这个过程也被用来动态跟踪细胞诱导基质重塑，因此，肿瘤细胞外基质成像已经成为研究热点。

（王培军　李铭华）

## 第三节　肿瘤血管生成成像

实体肿瘤生长的营养物质的获取方式为血管依赖性，1971 年 Folkman 首先提出血管生成在肿瘤生长和转移过程中必不可少。当肿瘤生长至 2~3mm³，细胞数在 $10^7$ 个左右时，则必须依赖于肿瘤新生血管的形成。近年来，MRI、CT、放射性核素和光声等成像技术和设备不断发展，分辨率不断提高，成像水平从解剖、功能到分子水平不断拓展（表 2-1-3-1）。肿瘤血管生成的活跃程度对肿瘤组织病理分级、放射治疗方案制订以及预后判断都有重要的价值，因此

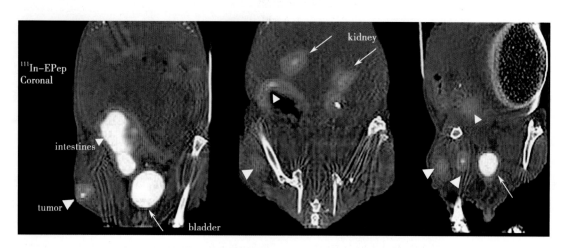

**图 2-1-2-5** [111]In 标记的纤维蛋白靶向探针显示乳腺癌小鼠的肿瘤
intestines 肠；tumor 肿瘤；bladder 膀胱；kidney 肾脏；大三角为肿瘤

表 2-1-3-1　不同影像模式工作参数及成像水平

| 成像模式 | 空间分辨率 | 时间分辨率 | 成像深度 | 灵敏度/(mol·l⁻¹) | 成像水平 |
|---|---|---|---|---|---|
| MRI | 25~100μm | 分钟~小时 | 无限制 | $10^{-5}\sim10^{-3}$ | 解剖 - 功能 - 分子成像 |
| CT | 5~200μm | 分钟 | 无限制 | — | 解剖 - 功能 - 分子成像 |
| PET | | 10秒~分钟 | 无限制 | $10^{-12}\sim10^{-11}$ | 功能 - 分子成像 |
| SPECT | 0.5~1.5mm | 分钟 | 无限制 | $10^{-11}\sim10^{-10}$ | 功能 - 分子成像 |
| 生物发光 | 3~5mm | 秒~分钟 | 1~2mm | $10^{-17}\sim10^{-15}$ | 分子成像 |
| 荧光发光 | 2~3mm | 秒~分钟 | <1mm | $10^{-12}\sim10^{-9}$ | 分子成像 |
| 超声 | 50~500μm | 140毫秒~秒 | Mm~cm | — | 解剖 - 功能 - 分子成像 |

前述成像手段在肿瘤血管生成的基础和应用研究日益增多。本节主要介绍常用的 MRI、CT、放射性核素和光声等成像技术在肿瘤血管生成方面的应用。

## 一、磁共振肿瘤血管生成靶向成像

MRI 具有高空间分辨率、软组织分辨率高和多序列、多参数、多方位成像，以及无电离辐射等优点，可以同时获得组织的解剖和生理信息以及多个理化指标，是一种很理想的评价肿瘤血管演变的成像方式。MRI 对肿瘤血管生成的研究内容包括评价肿瘤组织的血浆 / 血流量、肿瘤灌注、毛细血管通透性，以及相关肿瘤血管生成特异性分子成像等，在进行这些研究时，通常需要注射对比剂。常用的对比剂分为内源性对比剂和外源性对比剂。根据外源性对比剂的分子特点，又可分为小分子对比剂成像、大分子对比剂成像和靶向对比剂成像。由于小分子对比剂可以迅速分布于细胞外间隙，又被称为非特异性对比剂或细胞外间隙对比剂（extracellular-fluid-space agents，ECF agents）。最常用的是钆喷酸葡胺（Gd-DTPA）的细胞外间隙非特异性对比剂，毒性很小。而大分子对比剂（macromolecular contrast medium，MMCM）可以在血管内保持较长时间而不易渗漏至血管腔外，又被称为血池性对比剂（blood pool contrast medium）。靶向对比剂则因其靶向性作用于肿瘤血管生成相关的物质而得名。内源性对比剂主要是自由扩散的水分子和去氧血红蛋白，通过应用对血管内水分子或去氧血红蛋白引起的不均匀磁场敏感序列如动脉自旋标记（arterial spin labeling，ASL）进行成像。

国内外有关肿瘤血管生成的 MRI 靶向外在对比剂的研究，主要集中于 Gd³⁺ 类对比剂（主要产生 $T_1$ 正性对比效应）和超顺磁性氧化铁（superparamagnetic iron oxide，SPIO）微粒对比剂（主要产生 $T_2$ 负性对比效应）。

肿瘤血管生成靶向成像有主动靶向和被动靶向两种策略。肿瘤血管被动靶向 MRI 的实现主要是通过设计合适粒径或分子量的顺磁性配合物，或通过修饰现有水溶性小分子钆螯合物，从而使对比剂能够被特定组织识别，并在其内富集。肿瘤新生血管发育很不完全，内皮细胞连接松散，基底膜不完整因而血管通透性高，这使得某些不能通过正常血管壁的大分子物质却能很轻松地穿过肿瘤血管壁，漏到血管外肿瘤组织中。设计穿透肿瘤血管壁而不能透过正常血管的肿瘤特异性 MRI 对比剂成为 MMCM 的又一应用研究方向，大分子对比剂（MMCM）由于具有较大的分子尺寸，无法穿过血管内皮间隙漏到血管外，因而在血管内停留时间延长，表现出了持续的增强效应。以不同分子量的聚乙二醇（polyethylene glycol，PEG）为核，Raatschen（2006 年）、Cyran（2008 年）分别以 Gd-DTPA、Gd-DOTA 为影像探针获得了肿瘤血管特异性漏出的 MRI 对比剂。MR 被动靶向血管成像主要是通过配 - 受体结合反应，实现对比剂定向到达肿瘤靶组织的目的。研究发现，肿瘤血管内某些受体如血管内皮细胞生长因子受体（VEGF-R）、血小板衍生生长因子受体（PDGF-R），以及某些整合素家族分子（主要是 αvβ3）呈高表达，以满足肿瘤血管生成的需要。针对这些靶向分子的 MR 血管靶向成像不断被研究和报道。Sipkins 等（1998 年）在较早的研究中就应用纳米材料包裹 Gd³⁺，先将生物素化的 LM609 抗体与兔 Vx-2 肿瘤血管内 αvβ3 结合，再将与亲和素结合的 Gd³⁺ 顺磁性脂质体颗粒引入。通过生物素 - 亲和素信号放大系统作用，进行磁共振分子成像。Winter 等采用脂质包裹的全氟碳纳米颗粒包封 Gd 剂。每一纳米颗粒可携带大量顺磁性 Gd 剂分子（> 90 000Gd³⁺/ 颗粒），同时，将颗粒与 RGD 肽共价连接，这又使得每个颗粒上的配体数量增加近十倍，通过这两种方式可极大地提高 MRI 信号的强度。研究使用该纳米颗粒对兔 Vx-2 种植肿瘤进行成像，在注射药物后 2 小时，靶向颗粒与肿瘤血管内 αvβ3 结合，使得肿瘤周边组织信号增高 126%。该研究还显示，尽管该纳米颗粒直径可达 270nm，部分颗粒可进入肿瘤新生血管内，而无间质外漏发生。免疫组化结果证实，αvβ3 的分布与 MRI 显示的新生血管范围一致（图 2-1-3-1）。Schmieder AH（2013 年）采用 αvβ3 靶向性的 Gd-DOTA-PE 和 Gd-DTPA-BOA 顺磁性纳米颗粒，在兔 Vx-2 肿瘤的靶向血管成像，观察到随时间延长，新生血管对比度增强的时间、程度和模式变化。

## 二、磁共振肿瘤血管高分辨成像

随着 MRI 软硬件的不断发展，高分辨率 MRI 通常指应用 1.5T 或 3.0T 的 MRI 设备，以较高空间分辨率（0.2～0.9mm）和高信噪比的成像技术。近年来磁共振血管成像技术发展迅速，可供选择的磁共振血管成像（magnetic resonance angiography，MRA）技术有多种，如时间飞跃法、相位对比法和对比剂增强法。此外，作为传统管腔成像技术的补充和优化，磁共振血管壁成像（vessel wall magnetic resonance imaging，VW-MRI）技术已逐渐成熟。因此，磁共振血管成像已发展成为全面评价血管的现代成像技术，可以对血管解剖、生理及病理生理（血流动力学、微循环等）等进行定量和定性分析。目前，对比增强磁共振血管成像（contrast enhanced MRA，CE-MRA）通过对比剂缩短 $T_1$ 的作用显示高信号的血管，最大信号重建和容积再现可显示完整的血管树，可敏感显示肿瘤供血血管和肿瘤内血管，是最敏感的成像技术（图 2-1-3-2），提示未来 MRI 作为一种无创的定量评价肿瘤血管生成的方法是可能的。

## 三、CT 血管生成肿瘤靶向和高分辨成像

CT 血管成像（computed tomography angiography，CTA）是近年发展起来的静脉注射对比剂后扫描，配合三维重建技术显示血管性病变的一种新的检查手段，是一种无创性血管成像技术，操作简单安全，无严重并发症，图像直观，其成像效果取决于扫描层厚、螺距及增强效果。图 2-1-3-3 为兔肿瘤模型的 CTA 肿瘤血管生成图像。国内王悍研究组结果显示 3D-CTA 结合 4D-CE-MRA 能动态观察肿瘤血管生成、变化进程。活体观察到肿瘤血管生成从单一细小的胚芽到增多、增粗、不规则的血管环绕肿瘤，直到形成扭曲、紊乱的血管团包绕肿瘤的规律。这对于抗肿瘤血管生成分子靶向药物疗效的活体影像学评价等具有重要意义。由于血管或者肿瘤内的对比剂浓度与 CT 增强值呈正比，肿瘤中增强 CT 值与对比剂的聚集量存在着线性关系，因此可通过恰当的数学模型来计算肿瘤灌注参数。随着 CT 设备软硬件的发展，CT 成像的时间分辨力大大提高。因而可以在获取动态增强 CT 值的基础上，建立恰当的数学模型从而可更精确地描绘对比剂在肿瘤中的变化，计算出灌注成像参数（灌注值、血管容积、血管通透性等）来直接量化评估组织的血供状况。

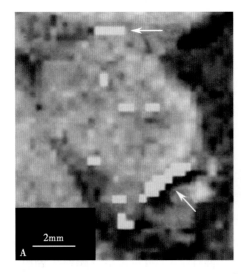
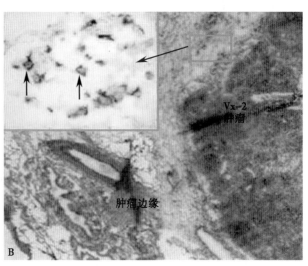

**图 2-1-3-1 靶向 αvβ3 兔肿瘤血管 MR 成像**

A. Vx-2 肿瘤 MRI $T_1$ 加权像，黄色区为注射对比剂探针后 2 小时 MRI 信号增强区域，主要位于肿瘤周边，与血管、肿瘤组织的边界所在部位一致（白箭头）；B. HE 染色（低倍），左上为局部高倍镜观察，显示肿瘤边缘的新生血管（黑箭头），其位置和分布与 MRI 信号增强部位相关

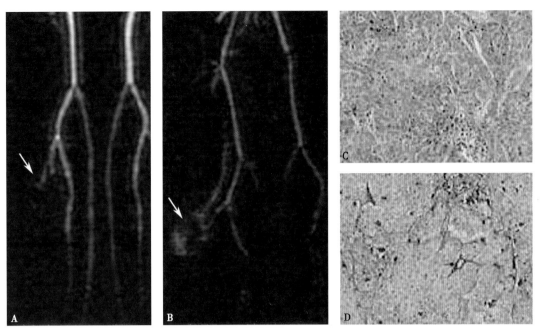

图 2-1-3-2　兔 Vx-2 下肢肿瘤的高分辨 CE-MRA 成像

A、B. 高分辨率 CE-MRA 图像显示接种后 4 天、16 天的肿瘤血管（箭头）；C、D. 分别为接种 4 天的肿瘤标本的 HE 染色和 CD31 血管内皮特异性抗原免疫组织化学染色，显示肿瘤内部的新生血管多数没有血管腔，缺乏完整的内皮细胞组成的管壁，仅见极少许新生血管腔和不完整的内皮细胞管壁结构

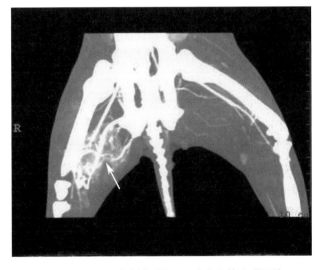

图 2-1-3-3　兔肿瘤模型的 CT 肿瘤血管生成图像

肿瘤接种后 14 天 CTA 显示右下肢肿瘤部位的增粗、扭曲、聚焦的肿瘤血管（白箭头）

## 四、放射性核素肿瘤血管生成靶向成像

采用放射性示踪剂法测量由肿瘤血管生成引起的生理和功能变化，定量观察与血管生成有关的生理参数包括血流、血容量、氧摄取、毛细血管通透性和糖代谢，是较早的显示肿瘤血管生成功能改变的一种影像方法。在肿瘤的 PET 和 SPECT 检查中应用的示踪剂有：$^{18}$F-FDG（通过测量的摄取量反映肿瘤组织葡萄糖摄取和磷酸化程度），$^{99m}$Tc、$^{15}$O-H$_2$O、$^{133}$Xe 生理盐水（监测肿瘤血流），$^{15}$O-O$_2$（观察肿瘤氧代谢），$^{125}$I 或 $^{131}$I- 清蛋白（研究肿瘤毛细血管通透性），$^{15}$O-CO 或 $^{11}$C-CO（测量肿瘤血容量）。

整合素 αvβ3 属细胞黏附受体，是整合素家族中重要的成员，由 α、β 两条链通过非共价键连接而形成的异二聚体跨膜糖蛋白，广泛表达于肿瘤组织新生血管内皮细胞及部分肿瘤细胞膜上，而在成熟血管内皮细胞和绝大多数正常组织中不表达或极少量表达。整合素 αvβ3 的配体——RGD 肽，是一类含有精氨酸 - 甘氨酸 - 天冬氨酸（Arg-Gly-Asp）序列的短肽，广泛存在于生物体内，其中 ECM 和血液中的黏附蛋白是人体中最常见的含 RGD 序列的蛋白质，主要包括纤维蛋白原（fibrinogen，Fg）、层粘连蛋白（laminin，LN）、玻连蛋白（vitronectin，Vn）、胶原（collagen）等。RGD 肽作为整合素与其配体相互作用的识别位点，介导细胞与 ECM 及细胞间的黏附作用。因此，整合素 αvβ3 受体通过与相应配体 RGD 肽特异结合介导肿瘤细胞黏附和移行，在肿瘤生长、浸润、转移特别是肿瘤诱导的血管生成过程中发挥重要作用。αvβ3 的放射性核素成像是目前肿瘤血管生成成像中较为成熟、应用也最多的技术。多项研究采用放射性核素标记的 RGD 肽单体、多聚体，对包括前列腺癌、乳腺癌、骨肉瘤、黑色素瘤、胶质瘤及胰腺癌等多种人或鼠肿瘤血管 αvβ3 进行在体或体外成像，常用的放射性核素有铜 -64、铟 -111、锝 -99m 和碘 -125（$^{64}Cu$、$^{111}In$、$^{99m}Tc$ 和 $^{125}I$）等。经蛋白质印迹法（Western blot，WB）、免疫组织化学等方法研究证实，这类 RGD 肽分子探针能够与肿瘤新生血管上的 αvβ3 特异高亲和性的结合。但是，RGD 肽单体探针在体内药物生物学分布、药物代谢、肿瘤摄取亲和性及程度、廓清率等多个方面仍存在较大缺陷。因此，有研究采用 RGD 多聚体探针进行成像。Li 等（2007 年）应用 $^{64}Cu$ 分别标记 DOTA-RGD 四聚体和八聚体，在人胶质母细胞瘤移植模型和 c-neu 肿瘤鼠模型（整合素 αvβ3 阳性）成像，结果显示，与 RGD 四聚体类似物相比，RGD 八聚体具有更高的整合素 αvβ3 结合亲和力和特异性（50% 抑制浓度分别为 35nmol/L 和 10nmol/L）；八聚体探针的肿瘤摄取率及滞留率也明显优于四聚体。其主要原因是多聚体 RGD 肽通过多价效应，增强受体与配体的相互作用，提高了整合素的识别能力。Mitra 等（2005 年）将 RGD 肽与 N-（2- 羟丙基）甲基丙烯酰胺［N-（2-hydroxypropyl）methacrylamide，HPMA］等共聚物共轭连接，放射性核素标记后用于人前列腺癌鼠模型的成像。这类分子探针由于和大分子的共聚物结合，其分子直径增大，局限于血管内而减少或避免了血管外间隙的渗漏，降低血管外显影，从而提高了肿瘤血管成像的特异性以及肿瘤 / 正常组织间的信号对比。

基于血管内皮生长因子（vascular endothelial growth factor，VEGF）家族及其受体的放射性核素肿瘤血管生成靶向成像是目前另一成熟的技术。VEGF 是重要的血管生成正性调节因子，现已发现的 VEGF 家族成员包括 VEGF-A、VEGF-B、VEGF-C、VEGF-D、VEGF-E 及胎盘生长因子（placenta growth factor，PLGF）。VEGF 家族与肿瘤关系密切，VEGF 与血管表面的特异性受体结合后，可产生多种生物学功能。目前认为 VEGF 在血管生成过程中处于核心地位，是已知活性最强、专属性最高的血管生成因子，在肿瘤生长的各个环节中起着重要作用。VEFG 可以与三种特异性的受体（VEFGR）结合：VEFGR-1、VEFGR-2 和 VEFGR-3，前两者主要在血管内皮细胞和造血细胞表面表达，后者表达于淋巴管内皮细胞。VEGFR 与相应 VEGF 结合后均可表现酪氨酸蛋白激酶活性，介导信号的转导过程。SPECT 较 PET 更早应用于 VEGF/VEGFR 分子成像。但是与 SPECT 相比，PET 成像具有更高的敏感性，PET/CT 使得图

像分辨率得到提高，临床应用更为直接、便利和广泛。常用的放射性核素有 $^{125}I$、$^{111}In$、$^{99m}Tc$ 和 $^{64}Cu$ 等。Stollman 等（2008 年）用 $^{111}In$ 或 $^{125}I$ 标记的特异性抗 VEGF 单克隆抗体贝伐珠单抗（bevacizumab）进行 VEGF-A 表达的成像。Nagengast 等（2007 年）对人 SKOV-3 卵巢肿瘤裸鼠分别注射 $^{89}Zr$ 标记的 bevacizumab 和非特异性抗体 IgG 后行 PET 成像，结果显示 168 小时后肿瘤 $^{89}Zr$-bevacizumab 摄取明显高于 $^{89}Zr$-IgG。此外，诸多研究均使用放射性核素标记的各种 VEGF 亚型作为配体对 VEGFR 进行相应的靶向成像。VEGF-A 亚型 $VEGF_{121}$ 及 $VEGF_{165}$ 的应用最多。$^{123}I$ 标记的 $VEGF_{121}$ 和 $VEGF_{165}$ 已应用于人胃肠道、胰腺等多种肿瘤的 SPECT 成像，并对探针体内分布、肿瘤摄取率和累积率等进行分析。Cai 等（2006 年）利用 $^{64}Cu$ 标记的 $VEGF_{121}$ 对人 U87MG 胶质瘤 VEGFR 表达进行 PET 成像，$^{64}Cu$-DOTA-$VEGF_{121}$ 能快速、特异性和显著地被体积较小的 U87MG 肿瘤摄取，而体积较大的 U87MG 肿瘤摄取率明显较低，仅肿瘤周边散在摄取，摄取率低于 3%～4%ID/g。此外，研究发现在肿瘤血管生成及肿瘤演进过程中 VEGFR-2 的作用较 VEGFR-1 更为重要，最近有较多关于 VEGFR-2 特异性的 VEGFR 成像的研究。研究人员通过 DNA 重组技术合成了 $VEGF_{121}$ 的变异体 $VEGF_{DEE}$，与 $VEGF_{121}$ 相比，$VEGF_{DEE}$ 与 VEGFR-1 亲和性降低 20 倍，而与 VEGFR-2 的亲和性无明显减低。$^{64}Cu$-DOTA-$VEGF_{DEE}$ 肾脏摄取显著低于 $^{64}Cu$-DOTA-$VEGF_{121}$，从而降低了肾毒性，有利于药物探针的临床应用。Mitran 等（2018 年）使用双互补位亲合体（affibody）共轭物在小鼠多形性胶质母细胞瘤中进行 VEGFR-2 的放射性核素显像。结果显示：抗 VEGFR-2 亲合体偶联物［$^{111}In$］In-NODAGA-$Z_{VEGFR-2}$-$Bp_2$ 在体内特异性靶向 VEGFR-2，并在小鼠肾小球基底膜（glomerular basement membrane，GBM）原位模型中显现其表达。与其他 VEGFR-2 成像探针相比，［$^{111}In$］In-NODAGA-$Z_{VEGFR-2}$-$Bp_2$ 的肿瘤与血液比率更高，提示［$^{111}In$］In-NODAGA-$Z_{VEGFR-2}$-$Bp_2$ 是用于胶质母细胞瘤中肿瘤血管生成的体内非侵入性可视化的潜在探针。

## 五、肿瘤血管光声成像

### （一）肿瘤血管超声成像

1. **概述** 超声成像具有空间和时间分辨率高、检查成本低、无放射性照射等优点，为基础与临床研究中较常用的血管成像检查手段。彩色多普勒

血流图（color Doppler flow imaging，CDFI）是在二维声像图的基础上，用彩色图像实时显示血流的方向和相对速度的技术，可以分析肿瘤内外血流的动态变化，应用于术前评估肿瘤的血管生成和抗血管生成疗效等。能量多普勒超声（power Doppler ultrasonography，PDU）不受流速、血管方向、声束探测角度的影响，显示的信号范围广，可显示极低的血流，有利于末梢血流、低速血流信号的显示。三维彩色血管能量成像（three-dimensional color power angiography，3D-CPA）可动态、全面显示肿块周边及内部肿瘤血管丛的立体结构，完整显示肿瘤血管的走行及分支情况，对肿块血供的认识更客观、全面。超声造影技术发展迅速，通过一些声学对比剂（如长效氟烷脂质对比剂、肿瘤特异性靶向对比剂）结合三维造影技术，可以增强肿瘤的二维灰阶影像，提高诊断敏感性和特异性。但是超声用于肿瘤血管成像也有一定的局限性：如检测敏感性较低，穿透性较弱等，因此需要进一步研究新的特异性靶向探针，提高生物信号、改进超声探测方法。

**2. 利用超声微泡（microbubble）表面结合特定的 αvβ3 或 VEGF/VEGFR 进行成像。**

近年来，诸多研究进行了针对 αvβ3、VEGF/VEGFR 的超声靶向成像。尺寸在 $1\sim5\mu m$ 之间的稳定微泡作为超声对比剂已经在临床常规中使用，通过对微泡进行改进，如使特定配体与微泡表面的附着成为可能、改变微泡的血液半衰期使其足够长，以便能够在靶标处结合和积累且目标持久时间足够长以便为其检测生成合适的时间窗口，通过破坏性以及新的敏感粒子声学定量（sensitive particle acoustic quantification，SPAQ），可达到超声血管内分子靶向成像的目的。多种不同的配体可以与微泡偶联，从抗体及其片段到小肽、肽模拟物、适体和凝集素。Ellegala 等（2003 年）采用无胸腺大鼠脑内接种人胶质瘤，接种后 14 天、28 天，进行增强超声（contrast-enhanced ultrasound，CEU）成像，注射锯鳞肽（echistatin，一种含有 RGD 肽段的抗血小板凝集素）包被的微泡对比剂。结果显示，超声微泡可以与整合素 αvβ3 特异性结合。经激光共聚焦显微镜观察，注射微泡后，肿瘤血管内可见与 αvβ3 结合的微泡，而未见非 αvβ3 结合的微泡。微泡绝大多数聚集于肿瘤的新生小血管内（直径 <15μm），偶见于肿瘤边缘的较大血管内，而血管外间隙以及正常组织内均未见微泡残留。由于肿瘤周边 αvβ3 相对高表达，肿瘤微血管血容量较大，因此微泡对比剂

的信号也最高（图 2-1-3-4）。本研究表明具有靶向 αvβ3 微泡的 CEU 以非侵入性的方式检测早期肿瘤血管生成。该技术与血容量和血流速度的变化相结合，可以提供肿瘤血管生成信息并可潜在用于诊断应用。Palmowski 等（2008 年）设计了靶向血管内皮生长因子受体 2（VEGFR-2）和 αvβ3 整合素的氰基丙烯酸酯微泡，并使用定量体积超声扫描技术量化它们在小鼠鳞状细胞癌异种移植物（HaCaT-ras-A-5RT3）中的聚集。在肿瘤中，VEGFR-2 和 αvβ3 整合素结合微泡明显聚集。分子超声进一步表明在肿瘤生长期间 VEGFR-2 和 αvβ3 整合素表达显著增加，并且在基质金属蛋白酶抑制剂处理后标记密度显著降低。组织学数据表明，生长过程中肿瘤中 VEGFR-2 和 αvβ3 整合素浓度的增加与内皮细胞表达上调有关，而其在治疗中的减少与相对血管密度的降低有关。Palmowski 及其同事在此证明了在未治疗的肿瘤生长期间 VEGFR-2 和 αvβ3 整合素的上调，以及抗血管生成治疗后两种标志物的下调。提示此靶向超声可用于肿瘤血管生成的纵向研究和治疗效果的敏感性评估。在随后的研究中（2009 年），在大鼠前列腺癌模型中运用靶向 αvβ3 血管分子超声（图 2-1-3-5），相同的组观察了粒子治疗后的血管生成标志物表达的变化。放射治疗上调肿瘤新生血管中的 ICAM-1 和 αvβ3 整合素表达。分子超声可以指示这些标志物的调节，因此可以帮助确定个体化治疗方案中的最佳药物和时间点。Korpanty 等（2007 年）将亲和素与超声微泡结合，并将生物素化的抗 VEGFR-2 抗体与之作用，制备成相应的分子探针，用于人胰腺癌肿瘤（MiaPaca-2）成像。行抗 VEGFR-2 治疗（2C3 抗体）后，注射探针行超声成像。结果显示，与对照治疗组肿瘤（注射非特异性抗体治疗）比较，2C3 治疗组肿瘤的强化程度明显减低，尤其在肿瘤周边部，超声信号减低更为显著。免疫荧光结果证实，2C3 治疗肿瘤血管 VEGFR-2 的表达显著减低。Wang 等（2017 年）在 C3H/NeJ 小鼠中观察到，鳞状细胞癌肿瘤细胞接种后 14 天，注射携带 VEGF121 的微泡（MB VEGF）靶向 VEGFR-2 后，注射后 4.5 分钟肿瘤内存在超声图像视频强度增强（17.3dB ± 9.7dB），明显高于对照和其他组织。前述研究均表明，超声靶向血管分子成像可检测肿瘤血管生成，并可进行动态纵向研究、定量分析、监测肿瘤血管治疗疗效等。

**（二）肿瘤血管光学成像**

常用的光学成像技术有荧光成像和生物发光

成像。光学成像具有多功能、高敏感性、成像过程相对简单等特点，但受到空间分辨率和组织探测深度等限制。由于组织对荧光的高吸收及散射效应，曾限制了光学成像在组织成像中的应用。然而，近年来，近红外荧光成像（near infrared fluorescence，NIFR）的应用解决了这一难题。各种生物活性分子

对于近红外光（700～900nm）的吸收率均很低，因此荧光的组织穿透性高，易于探测接收。光学成像目前也成为了肿瘤血管成像中一种重要的技术手段。

Chen 的研究组（2005 年）利用 Cy5.5 花青染料与 RGD 肽连接（RGD-Cy5.5），人胶质瘤大鼠皮下

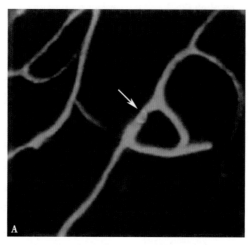

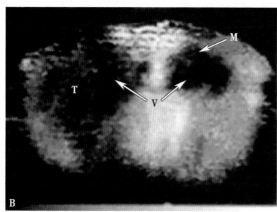
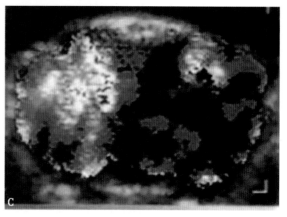

图 2-1-3-4 U$_{87}$MG 肿瘤 αvβ3 靶向超声分子成像

A. 激光共聚焦显微镜显示：U$_{87}$MG 肿瘤注射 DiI- 标记 αvβ3 微泡后，肿瘤新生血管内的微泡影（箭头）；B. 增强超声图像，灌注参数图；T 为肿瘤，V 为脑室，M 为室旁转移瘤；C. αvβ3 靶向微泡引起信号明显增强

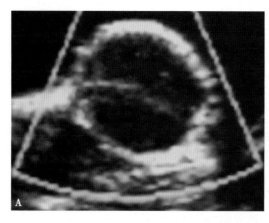
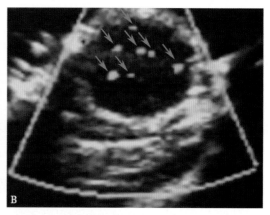

图 2-1-3-5 分子超声靶向大鼠前列腺癌

A、B. 在注射非特异性微泡（A）和靶向 αvβ3 的微泡（B）后 7 分钟皮下植入大鼠前列腺癌，使用破坏性成像技术 SPAQ，在肿瘤内检测到大量的多普勒信号（蓝箭）

模型注射后进行荧光成像。结果显示注射后 30 分钟～24 小时，肿瘤与周围背景荧光间的差异显著，可清晰显示其边界，于 2 小时肿瘤荧光摄取率达到峰值，而周围正常组织摄取及清除均较快。经测定 RGD-Cy5.5 与 αvβ3 间具有中等程度的亲和性。由于 Cy5.5 染料的组织穿透性略低，该研究仅能对皮下接种的肿瘤进行光学成像。同时，由于花青染料能非特异性沉积于肿瘤组织，进入血管周围间隙，因此，该对比剂并非高度特异性的分子探针。

Backer 等（2007 年）采用单链 VEGF 与花青染料 Cy5.5 结合制备光学对比剂 scVEGF/Cy，对鼠 4T1 和人 MDA-MB-231 乳腺肿瘤进行近红外成像。研究首先采用生物发光成像技术（bioluminescence imaging，BLI）确定肿瘤边界，之后用灭活 VEGF/Cy 进行荧光成像，结果显示，BLI 确定的肿瘤范围内未见有肿瘤药物摄取；而用活性的 scVEGF/Cy 进行成像，可见局部选择性的摄取作用。如注射 scVEGF/Cy 时同时注射 10 倍剂量的 scVEGF 拮抗，则成像的信号明显减弱。以上结果也证实成像过程中 VEGF 受体结合的重要作用。但是，研究同时发现，通过 BLI 成像和荧光成像两种方法确定的肿瘤边界并不一致，分析原因可能是 BLI 成像依赖于肿瘤荧光素的摄取及代谢，其成像的范围并不一定与肿瘤的组织学边界一致；而肿瘤组织会导致周围正常组织血管结构发生改变，可能是导致 scVEGF/Cy 在肿瘤边界之外摄取的原因。同时，未与 scVEGF 结合的花青染料可以非特异性的沉积于肿瘤内，因此，对于这类荧光染料在特异性的血管成像中的作用还需进一步研究。

量子点（quantum dots，QDs）是一种无机荧光半导体纳米材料，具有多种重要的光学性质，如高量子产量、较宽的吸收光谱和较窄的发射光谱等。有研究利用 RGD 肽结合的 QDs 进行近红外成像显示了与 αvβ3 结合的高特异性和亲和性。同时，QDs 分子直径较大，有效地防止了血管外渗漏，因此可以仅对血管内皮上的 αvβ3 进行显影。但是基于量子点的成像，由于潜在毒性作用、药物分子尺寸相对较大、循环半衰期较短等缺点，还需进一步研究和改进才能应用于临床。

## 六、肿瘤血管生成成像意义

传统的评价肿瘤血管的影像学检查方法包括增强 CT、增强 MRI、超声，以及血管造影等技术，它们可以不同程度地间接反映肿瘤血管的功能特点。传

统的定量分析肿瘤血管生成的"金标准"——微血管密度（micro-vascular density，MVD）计数因其有创性、对准确取材的依赖性且无法对肿瘤血管生成活性进行功能评价等缺点，并不是一种理想的检查手段。因此，寻找一种无创、快捷、在活体上可重复实施、能显示肿瘤全貌的检查方法，用于评价肿瘤血管生成、抗血管生成疗效和预测预后，具有临床实际意义。

随着影像学技术的发展与进步，现代医学影像学逐渐呈现出由形态转向形态 - 功能 - 分子成像，由宏观转向微观这样一种趋势。各种功能影像技术应运而生，并为非侵入性地定量评价肿瘤血管生成提供了可能。PET、SPECT、US、MRI、多层螺旋 CT 等成像技术能够从肿瘤的血流动力学改变如血流速度、血管容积、血管通透性等参数来间接定量评估肿瘤微血管生成及其功能状态，但其缺乏特异性且难以对血管生成过程进行直接定量评估，其应用价值有一定限度。利用新生肿瘤血管表面的特异性标记物选择性靶向肿瘤血管，定量分析新生血管的结构和功能情况，还可以确定血管生成抑制因子及刺激因子在时间及空间上的分布，并对其进行长期、无创的监测，从而为病变早期检测、治疗药物筛选、治疗方案规划、疗效评估、疾病预后等提供大量的重要信息。未来的肿瘤血管生成成像在设备不断提高和各种探针不断研发和优化的基础上，将会为肿瘤的研究、诊断、治疗提供更多的信息。

（王 悍 郑林丰）

## 第四节 肿瘤细胞凋亡成像

细胞凋亡（apoptosis）或程序性细胞死亡（programmed cell death，PCD），是一个自然、有序、耗能的过程，可导致细胞死亡而不引起炎症反应。它不仅与胚胎发育、个体形成、器官细胞动态平衡有关，还与肿瘤发生关系密切。对细胞凋亡机制的研究发现一系列控制凋亡发生的家族蛋白和凋亡效应蛋白分子。有些抑癌基因的过量表达可诱导细胞发生凋亡，而与细胞生存相关的癌基因的激活则可抑制凋亡，细胞凋亡异常和肿瘤的发生发展有着密切的关系。

基于凋亡细胞的独特形态学特征和生物化学特征，可以用不同的成像方法将凋亡细胞与活细胞和坏死细胞区别开来。本节重点介绍两种凋亡特异性靶点的分子成像技术。

## 一、胱天蛋白酶为靶点的细胞凋亡成像

凋亡的启动一般由蛋白水解酶激活,包括天冬氨酸特异性胱天蛋白酶(caspase,又称半胱氨酸蛋白酶)的活化等。caspase 被认为是细胞凋亡的中心环节和执行者。

有 3 条不同的途径能导致凋亡:①死亡受体的活化;②生长因子的退化;③由于 DNA 损害导致 $P53$ 诱导的凋亡。第 2 条路径中细胞色素 c 是从线粒体中释放出来的,并且受到 Bcl-2 蛋白质家族调控。当与关键酶胱天蛋白酶 caspase3 有关的 caspase 级联活化时,将自动导致细胞死亡。caspase3 是一个重要的成像靶点。

光学成像的荧光探针也可以探测 caspase3 的活性。当 caspase3 抑制剂存在时,可观察到荧光信号强度显著降低。

放射性核素标记或近红外线荧光成像的方法可以检测细胞内 caspase 活性并评价 caspase 抑制剂的疗效。$^{99m}Tc$-ethylenedicysteine($^{99m}Tc$-EC)在 N2S2 螯合剂研究方面取得了成功。EC 可以用高纯度、稳定的放射性化学物质方便有效地标记,并通过肾小管主动转运排泄。

## 二、膜联蛋白 V 为靶点的细胞凋亡成像

细胞膜组分的变化发生在凋亡的开始,以磷脂酰丝氨酸(phosphatidylserine,PS)突然表达为标志。而磷脂酰丝氨酸在一般情况下只在膜内小叶(leaflet)和膜外小叶中出现。在凋亡期 PS 持续表达,也使它成为分子成像的目标。膜联蛋白 V(Annexin V)是一种人类内生蛋白,具有与位于凋亡细胞胞膜脂质外层的磷脂酰丝氨酸(PS)结合的特性,有高亲和力。在凋亡的终末阶段期,细胞内磷脂酰丝氨酸(PS)在细胞表面上表达并且可由 Annexin V(对磷脂酰丝氨酸有高亲和性分子)进行标记。

目前,已经通过闪烁计数的方法应用 $^{99m}Tc$ 标记的 Annexin V 开始对活体细胞凋亡进行研究,有望于临床对器官移植后免疫排斥反应的检测和肿瘤放化疗治疗的疗效进行评价。然而,这种方法的空间分辨率很低,而且具有放射性,阻碍了其发展。FITC-膜黏连蛋白 V 是最近广泛用于流式细胞仪监测的一种试剂,主要是用于心肌细胞凋亡的活体研究。

已有学者合成用于 Annexin V 凋亡成像的核医学分子成像探针 $^{99m}Tc$-HYNIC Annex V。试验结果显示,$^{99m}Tc$-HYNIC Annex V 生物学分布和辐射剂量理想,是安全的放射性药物。应用 $^{99m}Tc$-HYNIC Annex V 凋亡成像观察单次化疗患者的疗效,证实该法可作为肿瘤治疗疗效监测和患者预后评估的指标。多项研究表明,凋亡成像的阳性率与肿瘤对治疗的反应明显相关,对 15 例单个病灶的患者进行 1 年的随访也显示,Annexin V 的摄取与病情的发展及存活时间密切相关。Annexin V 在肿瘤的基因治疗中有很好的应用前景。

虽然体外监测凋亡的技术已较为成熟,但是选用何种影像学对比剂、如何标记 Annexin V 并进行体内示踪及对凋亡进行定量仍是目前研究的热门。现已成功地通过核医学、超声、荧光成像探针对凋亡进行成像,并开展 Annexin V 凋亡成像的初步临床试验,在体内探测到细胞凋亡。

理想的凋亡成像需要高亲和力的配体,该配体必须能够在体内血液循环中被快速地清除。而 Annexin V 介导的凋亡成像的基础是:通过膜黏连蛋白 V 与暴露在细胞膜表面的磷脂酰丝氨酸基团紧密结合,这与细胞的内化活动有关。另外,膜黏连蛋白 V 的分子量很小,只有 36kD,可以被肾脏滤过,降低血液中标记物的背景噪声,所以 Annexin V 是理想的凋亡成像的配体。研究证实,Annexin V 和近红外线荧光染料形成的分子探针并没有使整个化合物的分子量显著增大,对膜黏连蛋白 V 的性质几乎没有影响,保持了膜黏连蛋白 V 的高亲和力和特异性。应用近红外线荧光成像活体观察肿瘤凋亡有以下几个优势:①相对可见光成像,近红外线有更高的透射率,可观察更深层的组织;②激发荧光产生的散射光干扰低;③非电离辐射作为荧光的激发光源。此外,近红外线荧光成像可对同一实验动物多次成像,且成像结果可靠。通过对有活性的荧光染料 Annexin V 分子探针的检测,可以提供对肿瘤细胞凋亡水平的半定量试验数据,对凋亡的过程进行评价。

(黄 涛)

## 第五节 肿瘤乏氧成像

### 一、肿瘤乏氧的概念

实体肿瘤中因为肿瘤细胞的迅速生长,对氧的需求也急剧增加,同时肿瘤血管壁不成熟、结构紊乱,高组织间隙压力及贫血等原因导致肿瘤氧的供应和氧的消耗之间失去平衡,无法为肿瘤组织提供

足够的氧，从而导致肿瘤组织内广泛存在着乏氧状况。20 世纪 50 年代，Gray 与 Thomlinson 等通过研究肿瘤的坏死与血管结构关系，报道了肺癌中存在乏氧区域及其对放疗的影响。Hockel 等研究显示正常宫颈的氧分压（$PO_2$）为 48mmHg，宫颈癌患者的 $PO_2$ 明显降低，低达 11mmHg，还显示肿瘤内部乏氧与其大小、病理类型、分期、分级、部位，以及其他肿瘤学特征无明显关系。此后的多项研究显示肿瘤的乏氧与肿瘤的大小、分级、坏死区域的大小，以及血液内血红蛋白状况没有明显相关性。高达 50%～60% 的进展期实体肿瘤内部存在乏氧或无氧区域，肿瘤内的乏氧分布不均匀，不同肿瘤之间的乏氧水平差异大于同一肿瘤内部的乏氧水平的差异，局部复发肿瘤的乏氧程度较原发肿瘤的乏氧程度为明显，但是原发肿瘤和转移瘤之间的乏氧程度却没有显著性差异。到目前为止尚没有明确的阈值来定义乏氧，大部分研究将 $PO_2 < 10mmHg$ 认为是乏氧。

## 二、肿瘤乏氧的类型

乏氧依据其产生的原因可以分为急性乏氧、慢性乏氧及贫血性乏氧（图 2-1-5-1）。

Brown 于 1979 年首次探讨了肿瘤急性乏氧的相关概念及影响因素。急性/灌注性乏氧（acute/perfusion-limited hypoxia）是指灌注不足导致的氧输送障碍。由于肿瘤血管网结构和功能异常或肿瘤组织间液压升高，血管内血流暂时减少或阻滞，导致血管周围邻近的细胞乏氧。这种由于血管原因所致的短暂血流中断、血管周围细胞乏氧通常是短暂且周期（数秒至数分钟）性出现，故称为急性乏氧。急性乏氧又可以分为缺血性乏氧（ischemic hypoxia）和血氧不足性乏氧（hypoxemic hypoxia）两种亚型。缺血性乏氧指的是血管内血流短暂性中断所引起的严重的完全性灌注异常，可以因为血管内血栓形成、肿瘤侵犯血管等原因所致。血氧不足性乏氧指的是肿瘤微血管内氧含量短暂性严重地降低，如微血管内的红细胞数发生波动或一过性的血浆流等原因所致。

在 Schwarz 等人研究的基础上，Gray 与 Thomlinson 对慢性乏氧进行了较为详尽的阐述。慢性/弥散性乏氧（chronic/diffusion-limited hypoxia）即远离滋养血管的肿瘤细胞因超过了氧的有效弥散距离（>70～100μm）而处于乏氧状态。这种超过了功能性血管有效供氧范围而引起的乏氧通常是较为固定和长期存在的，故称为慢性乏氧。

贫血性乏氧（anemic hypoxia）是指肿瘤或治疗相关的氧输送能力减弱。研究显示，当血红蛋白 >8g/L 时，正常组织均能得到足够的氧供给；而在 4～8g/L 之间时，正常组织可通过增加血流而代偿，但肿瘤组织因为肿瘤血管结构等原因则可能无法得到有效的代偿，从而不可避免导致肿瘤乏氧。据 Becket 等的研究，肿瘤组织较肌肉组织对贫血造成的乏氧更为敏感，通过纠正贫血可增加氧供，有效提高肿瘤的疗效。

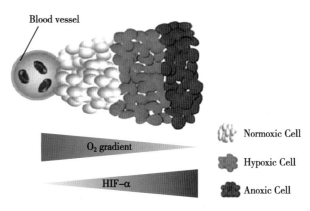

图 2-1-5-1 实体肿瘤内部乏氧分布示意图

## 三、肿瘤乏氧分子成像的现状与进展

肿瘤乏氧的检测方法分为体外检测和活体检测两大类方法。

### （一）体外肿瘤乏氧检测方法

体外肿瘤检测方法包括内源性肿瘤乏氧标志物的测定和外源性肿瘤标志物测定。

1. **内源性肿瘤乏氧标志物测定** 主要依赖于肿瘤乏氧后发生的一系列蛋白和基因表达变化。许多肿瘤组织对乏氧适应性的改变主要通过乏氧诱导因子-1（hypoxia-inducible factor-1，HIF-1）进行调节，它被认为是乏氧状态下氧平衡调节的中枢。HIF-1 是由 HIF-1α 和 HIF-1β 亚单位组成的杂二聚体蛋白，亚单位 HIF-1α 水平与氧分压的关系非常密切。正常氧分压条件下，HIF-1α 会被 von Hippel-Lindau 肿瘤抑制蛋白迅速降解。而在乏氧状态下 HIF-1α 便与 von Hippel-Lindau 肿瘤抑制蛋白分离，变得稳定，积聚成较高水平与 HIF-1β 形成异二聚体。该二聚体转入细胞核与启动子区含有乏氧反应单元的靶基因 DNA 结合（图 2-1-5-2），这些靶基因包括：*CAIX*、*GLUT-1*、*VEGF*、*EPO* 等，使肿瘤细胞能适应乏氧环境，同时也产生恶性程度更高的细胞表型。目前可能用于检测肿瘤乏氧的内源性肿瘤乏氧标志物包括：

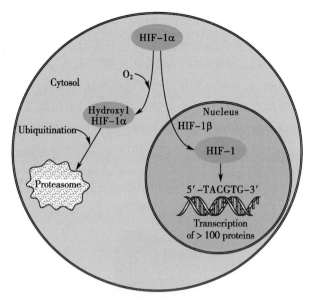

图 2-1-5-2 氧诱导因子 -1α( HIF-1α )在有氧及无氧状态下的代谢过程示意图

（1）HIF-1α：高 HIF-1α 表达明确地与乳腺癌、头颈部肿瘤、食管癌、胃癌、肺癌等其他类型肿瘤的预后成负相关性，但是宫颈癌的预后与 HIF-1α 表达的关系未明确，不同的研究结果不尽相同。

（2）HIF-2α：目前对 HIF-2α 的研究相对较少，有研究认为其高表达和头颈部肿瘤的预后没有相关性，也有研究认为其高表达与肿瘤的生存率和局部控制率相关。最近的研究表明在膀胱癌中其分布于基底细胞而在肿瘤细胞内却没有表达。

（3）葡糖转运蛋白 -1（glucose transporter-1，GLUT-1）：是 HIF-1α 的目标基因，GLUT-1 的检测更为直接。其高表达已经被证实与许多类型的实体肿瘤（如乳腺癌、头颈部肿瘤、胃癌、卵巢癌、膀胱癌等）的不良预后相关。

（4）碳酸酐酶Ⅸ（carbonic anhydrase Ⅸ，CAⅨ）：也是 HIF-1α 的目标基因，与肿瘤细胞的存活和侵袭性相关，与大部分肿瘤的预后成负相关性。

（5）其他 HIF-1α 的目标基因：血管内皮生长因子（vascular endothelial growth factor，VEGF）在肿瘤的血管生成中起重要作用，但是其除了受乏氧的诱导外，其他的一些肿瘤微环境改变（如糖的缺乏、细胞外的酸性 pH 等）也会对其生成产生影响。许多研究表明 VEGF 的表达与肿瘤乏氧缺乏明显的相关性。

**2. 外源性乏氧标志物测定** 2- 硝基咪唑（如哌莫硝唑，EF5）类物质被用于外源性乏氧标志物。因为其在乏氧细胞内发生化学变化产生胺衍生物，能与蛋白质的巯基端共价性结合。这些变化可以通过

免疫组化的方法检测出肿瘤的乏氧程度，通常在动物处死前数分钟经静脉注入哌莫硝唑，然后处死动物，检测肿瘤内哌莫硝唑的分布情况，了解肿瘤的乏氧情况。因其只与有活性的肿瘤细胞结合，所以和用氧电极法测得的肿瘤内部乏氧分布情况的相关性不佳。其与肿瘤预后的相关性没有氧电极法检测的肿瘤乏氧的相关性强，可能与其不与肿瘤的坏死部分相结合有关。研究显示，肿瘤的坏死部分会有肿瘤相关巨噬细胞及巨噬细胞释放的细胞活素类物质，而这些成分与肿瘤预后存在较为明显的相关性。因活体外的乏氧检测方法只能检测活检或手术切除肿瘤的内源性和外源性标志物，并且不能提供肿瘤整体乏氧分布情况，在临床应用方面有很大的局限性，对肿瘤治疗的指导作用受到一定限制。

**（二）活体肿瘤乏氧检测方法**

活体检测方法分为有创性和无创性两大类。

**1. 有创性活体肿瘤乏氧检测方法** 用氧电极测量肿瘤内的氧分压水平，主要分为极谱描记法微电极测量法和荧光探针测量法。氧电极测量法目前被认为是测定肿瘤内乏氧状况的"金标准"，能直接准确地测量肿瘤内氧分压情况，目前已有许多临床实验已经证实了其测量结果和肿瘤的治疗效果有很强的相关性，但是它在实际应用中也存有许多的局限性。如：①因为肿瘤内部氧分压的分布是不均匀的，所以需要多点多通道进行测量，需要很大的工作量，且不能反映肿瘤氧分压分布情况的全貌；②用氧电极进行测量时，氧电极在肿瘤内部位置位于肿瘤的坏死区还是活性区不能确定，同时也不能区分测量得出的肿瘤乏氧情况是急性还是慢性的乏氧情况；③氧电极的测量对人体深部和其他难以测量区域的肿瘤乏氧检测会有一定的限制。此外用极谱描记法微电极测量时还会消耗肿瘤内测量点的部分氧气。故氧电极法在临床的应用上会有较多的限制。

**2. 无创性活体肿瘤乏氧检测方法** 适用于临床的主要包括光学成像法：磷光成像（phosphorescence imaging）、近红外光谱成像（near-infrared spectroscopy，NIRS）；正电子发射断层成像（positron emission tomography，PET）；磁共振成像（magnetic resonance imaging，MRI）。

（1）磷光成像法：1988 年，Rumsey WL 等利用磷光淬灭进行氧分压检测应用的研究。该技术包括将磷光材料注入血管内，分叉光导仪将激发光从光源聚焦到组织表面，在组织表面用磷光计进行检测。磷光计获得的数据通过校准及解卷积，得出采

样区域的 $PO_2$ 的直方图。该技术需要将水溶性的荧光探针注入血管内。目前应用较多的是 MESO- 四（羧基苯基）卟吩钯（Pd-meso-Tetra（4-carboxyphenyl）porphyrin），其寿命为 650μs。磷光成像有以下优点：①近红外光可以穿透几毫米至几厘米厚度的组织；②该技术每次测量都可以得到一个直方图；③其为"实时"测量，让重复测量成为可能；④时间分辨率只有几秒或更少；⑤使构建组织每个区域中乏氧组织体积分数的轮廓图成为可能；⑥该方法给出了组织氧合变化（时间上和空间上）的大小和可视化精确表示；⑦响应时间快（毫秒级）、动态范围宽，低氧状态下检测准确及高度特异性。该成像方法也存在一定局限性，主要是要在血管内注入外部探针（荧光体），并且其得到是血管的 $PO_2$，而非肿瘤组织 $PO_2$，因此需要结合其他非血管成像法进行综合评估。目前已有应用该方法测量肿瘤、视网膜、小鼠的心脏、血管及大脑等部位 $PO_2$ 的相关研究报道。

（2）近红外光谱成像：1977 年，Jobsis 首次证明了 NIRS 用于评估活体组织中氧的供应和消耗的可能性。目前，该技术被广泛用于通过测量血红蛋白（Hb）饱和度来研究组织氧合的动态变化。近红外光谱在近红外区域使用可见光（700～1 000nm），该可见光容易通过生物组织、骨骼和肌肉。在该范围内的能量被 Hb、肌红蛋白（MB）和细胞色素 c 氧化酶吸收。在肌肉组织中，主要是 Hb 吸收，而 10% 为 MB 吸收，2%～5% 为细胞色素 c 氧化酶吸收。因此，NIRS 信号主要由血管（小动脉、毛细血管和小静脉）中的血红蛋白吸收光获得。在小血管中吸收最小，而大血管则完全吸收。因此血管特异性来自大血管和小血管之间的光吸收差异。由于氧化血红蛋白和去氧血红蛋白的吸收光谱不同，可以通过记录光谱变化然后将相对吸光度与发色团的光谱拟合来确定这些物质的浓度。

近红外光谱成像技术为无创性检测方法，具有极好的时间分辨率、低成本。对于临床研究，其最大的优点是能够进行实时测量及其可重复性，从而可以研究病变组织的治疗和进展过程中的血氧变化情况。其缺点是它并非测量组织的 $PO_2$，它提供的是血管内氧合（氧饱和度）的信息，该信息代表氧输送和消耗间的平衡。同时由于是扩射光的测量，尽管重建方法做了各种改进，NIRS 的空间分辨率还是有一定的欠缺。

目前 NIRS 主要用于外周血管疾病的临床研究和涉及肌肉氧合的研究，尤其是在运动生理学领域。

此外，NIRS 还用于脑氧合情况和血流测量，是监测缺血性和出血性脑卒中的一种有价值的工具。

（3）PET 成像：PET 的乏氧成像可以在活体内重复进行无创性肿瘤整体评估，可以监测治疗过程中肿瘤乏氧情况的时间和空间分布变化情况。PET 的乏氧成像是通过特异性的乏氧示踪剂实现的。理想的乏氧示踪剂必须满足以下几个特征：无毒、体内稳定、制备简单及具有可重复性；选择性地浓聚于乏氧组织或细胞中，靶 / 本底值尽可能大；生物半衰期适于显像，且在乏氧组织中有一定的滞留时间；在血液及正常组织中分布均匀、清除速率快；在患者可承受的辐射剂量内显像质量高，注射与显像时间间隔短；对乏氧有特异性，能够区分正常、乏氧、缺氧和坏死。目前使用的乏氧示踪剂各有优势，但尚不能满足所有这些要求。目前使用的 PET 乏氧示踪剂主要为两大类：①非硝基咪唑为基础的示踪剂 Cu-Diacetyl-bis（N4 -methylthiosemi-carbazone）（Cu-ATSM）。②硝基咪唑为基础的示踪剂，包括 MISO 衍生物类（18F-MISO，18F-FETNIM，18F-HX4 等）、ETA 衍生物类（18F-FETA，18F-EF5 等）、DORA 衍生物类（18F-FAZA 等）。

18F-MISO 是目前评价最好、应用最广泛的乏氧示踪剂，可作为 PET 乏氧成像的"金标准"。华盛顿大学的 Janet Rasey 研究小组率先合成了 18F-MISO，并证明了其在体内进行乏氧成像的可行性。其具有亲油性特性，可以自由通过细胞膜。18F-MISO 在肿瘤 $PO_2$<10mmHg 时通过与细胞内大分子特异性的结合而积聚于肿瘤的乏氧区域，从而反映肿瘤内的乏氧程度，其在组织中积聚主要依赖于硝基还原酶的活性。通过 PET 显像可检测大量集聚于肿瘤乏氧细胞中的 18F-MISO 化合物，从而定量判断肿瘤的乏氧程度。研究表明，乏氧条件下细胞与 18F-MISO 结合的速度是常氧条件下的 28 倍。18F-MISO PET 成像的总时间约为 25 分钟，在注射 18F-MISO 后 75～150 分钟成像。与氧电极测量获得的乏氧分布不同，18F-MISO 仅对存在乏氧状态的活性细胞敏感，而因坏死区的电子传递链没有活性使 18F-MISO 无法在坏死区域积聚；所以 18F-MISO 检测到的是有活性组织的乏氧状态，而坏死组织的乏氧状态不能通过 18F-MISO 进行检测。18F-MISO PET 成像的图像信噪比一般，为了能更好地、较为敏感地显示乏氧区域，常需测得成像时静脉血样的摄取值，计算肿瘤 / 血液（T/B）比值图，正常的组织的（T/B）比值 <1，T/B≥1.2 可以较为肯定地说明组织内存在乏

氧情况。正常肝脏对 $^{18}$F-MISO 的高摄取和与泌尿系统 $^{18}$F-MISO 正常排泄使其在评价肝脏肿瘤及膀胱周围组织乏氧状况存在一定的限制。多项研究通过极谱描记法微电极法与 $^{18}$F-MISO PET 的对照，$^{18}$F-MISO 摄取和组织内氧水平之间存在相关性。但是也有少部分研究，如一项 C3H 乳腺癌移植瘤模型的研究中，两种方法之间没有发现相关性。这可能与存在低氧状态的肿瘤坏死可以通过使用电极评估来识别为缺氧，但 $^{18}$F-MISO 却无法显示肿瘤坏死部分的乏氧情况有关。目前也有多项关于肿瘤组织对 $^{18}$F-MISO 乏氧显像剂的摄取与表达乏氧相关因子的相关性研究。Sato 等对 32 例口腔鳞癌患者行 $^{18}$F-FDG 及 $^{18}$F-MISO 的对照研究显示，发现 *HIF-1α* 表达与 $^{18}$F-MISO 摄取相关，但并未发现与 FDG 摄取有相关性。Bekaert 等发现 $^{18}$F-MISO 的摄取与脑胶质瘤分级相关，而高摄取组 *HIF-1α* 及 *VEGF* 表达明显多于低摄取组。目前 $^{18}$F-MISO PET 已经成功用于检测肺癌放疗后乏氧分布状态的改变，也已经

在评价多种肿瘤放化疗后的预后方面得到了较为广泛的应用。总之，$^{18}$F-MISO 可以显示肿瘤内活性组织不同程度的乏氧状态，但是其高亲脂性的特性导致其清除缓慢，甚至需要注射后 4 小时以上的延迟成像才可以获得乏氧及非乏氧组织的最佳对比度。此外，因其相对较低的肿瘤背景比等因素的影响，促使了各种新型 PET 乏氧示踪剂的研究（图 2-1-5-3）。

$^{18}$F-FETNIM 是一种亲水性强、毒性低、正常组织摄取较低的肿瘤乏氧显像剂，$^{18}$F-FETNIM 在脑和骨骼中分布较少，在肾和肠中分布较多，且体内清除率高，是近年来的研究热点。$^{18}$F-FETNIM 的周围组织代谢率、脱氟率和乏氧组织代谢率均适用于 PET 乏氧成像，且优于 $^{18}$F-MISO，是一种高度稳定、耐用的放射性显像剂，其肿瘤 / 血液放射性摄取比及肿瘤 / 肌肉比值均较 $^{18}$F-MISO 高。然而芬兰 TurKu 大学应用其进行的人头颈部肿瘤的临床试验显示 $^{18}$F-FETNIM 在组织的早期摄取值受局部血流灌注的影响较大，变异度较大。通过对头颈

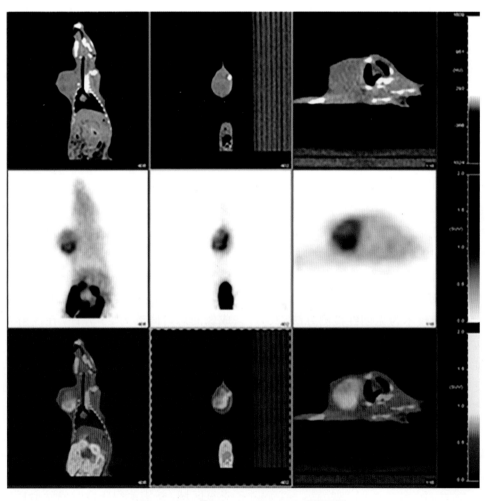

**图 2-1-5-3　$^{18}$F-FMISO PET/CT 成像图片**

大鼠右侧腋窝 Walker-256 肿瘤内可见信号浓聚，分布不均匀，下缘较明显，同时肠道内也可见明显信号浓聚

部肿瘤、非小细胞肺癌及宫颈癌的多项研究表明，<sup>18</sup>F-FETNIM 可以准确地反映肿瘤乏氧和氧合状态，且其摄取值的高低可以作为肿瘤预后的因素之一。<sup>18</sup>F-FETNIM 作为第二代肿瘤乏氧显像剂，具有良好的应用前景。

<sup>18</sup>F-FAZA 较 <sup>18</sup>F-MISO 亲油性低，故具有更好的药代动力学特性。其能快速清除，同时又能快速地进入细胞内，其支链是一个五元环，可特异性聚集于乏氧细胞内。较 <sup>18</sup>F-MISO 相比，其肿瘤/肌肉放射性摄取比值、肿瘤/血液放射性摄取比值均较高。与 <sup>18</sup>F-MISO 相比，<sup>18</sup>F-FAZA 在肿瘤中的摄取较低，但具有更快的血液和非靶组织清除率，且主要经肾脏排泄，肠道内放射性低，对于腹部肿瘤的乏氧显像具有一定优势。在 Peter MacCallum 癌症中心及慕尼黑技术大学首次进行了 <sup>18</sup>F-FAZA 应用于人类头颈部肿瘤乏氧评价的临床试验。目前已有多项研究证实 <sup>18</sup>F-FAZA 作为乏氧显像剂的可行性以及较高的图像质量，并可根据其显像结果确定乏氧区，从而制订放疗方案，并且研究显示其高摄取是肿瘤预后不良的独立预测因子。

<sup>18</sup>F-HX4 制备方法简单、方便、安全、可靠，可以选择性地于恶性肿瘤区域浓聚，可用于肿瘤组织乏氧情况的检测。其主要经肾脏及胆囊排泄，与肠道无关。对于头颈部肿瘤，<sup>18</sup>F-HX4 注射后 55~80 分钟时即可显示良好的肿瘤/肌肉（T/M）放射性摄取比值，研究显示 90 分钟的图像可以获得足够的肿瘤乏氧信息，而其他显像剂可能需要等待 120 分钟后才可进行乏氧显像。一组肺癌患者的 <sup>18</sup>F-HX4 与 <sup>18</sup>F-FMISO 对照研究显示，两者在肿瘤内的摄取分布基本相仿，同时 T/M 比相似，且随显像时间的延长略微增高，较短的等待时间（约 90 分钟）即可进行显像。<sup>18</sup>F-HX4 具有更高的乏氧组织敏感性和特异性，在一定程度上克服了 <sup>18</sup>F-FMISO 清除率慢、乏氧区域和周围正常组织对比不明显、成像时间晚等缺陷。有研究显示 <sup>18</sup>F-HX4 的 $SUV_{max}$ 值与肿瘤的内源性乏氧指标 CA IX 有明显的相关性，显示了其可能可以较好地反映肿瘤内乏氧情况。<sup>18</sup>F-HX4 作为近年来新研究的乏氧示踪剂，具有较好前景。

Cu-ATSM 是另一个很有研究前景的 PET 乏氧显像剂，它是放射性铜与 ATSM［二乙酰基双（N4）-甲硫基氨基脲，diacetyl-bis（N4-methylthiosemi-carbazone）］的螯合物。Cu（Ⅱ）-ATSM 是一种中性亲脂性分子，具有高度的膜渗透性。其在乏氧区的积聚主要是因为低氧分压引起的肿瘤氧化还原

环境的改变（NADH 升高），在乏氧细胞内，Cu（Ⅱ）-ATSM 被还原为 Cu（Ⅰ）-ATSM 并滞留在细胞内。Cu 共有四种不同的正电子发射核素，并有各自的半衰期：<sup>60</sup>Cu（$t_{1/2}$ = 0.40 小时），<sup>61</sup>Cu（$t_{1/2}$ = 3.32 小时），<sup>62</sup>Cu（$t_{1/2}$ = 0.16 小时），<sup>64</sup>Cu（$t_{1/2}$ = 12.7 小时）。<sup>60</sup>Cu-ATSM PET 目前已经在临床的宫颈癌、肺癌等部分肿瘤对治疗的反应评价中得到了广泛的应用，而长半衰期（12.74 小时）的 <sup>64</sup>Cu-ATSM 也已被批准应用于临床，使观察大范围的乏氧分布成为了可能。目前已有 Cu-ATSM 在肿瘤乏氧成像中评估的价值的研究。大鼠胶质瘤模型的 Cu-ATSM 与极谱电极测量局部肿瘤氧分压的对照研究显示：肿瘤内低 $PO_2$ 与 Cu-ATSM 的集聚有明显相关性，并且由于 Cu-ATSM 具有较高的背景间隙，故其信噪比更高。尽管也可观察到 Cu-ATSM 在体内的非特异性保留，但与硝基咪唑相比，Cu-ATSM 有较高的肿瘤摄取，其注入示踪剂后 20 分钟就可以获得高质量的图像。在 Cu-ATSM 应用于多种类型恶性肿瘤的乏氧成像研究中发现：Cu-ATSM 在某些类型肿瘤中确系有价值的缺氧示踪剂，但是在大鼠纤维肉瘤、大鼠前列腺癌、小鼠鳞状细胞癌等肿瘤中却显示无明显相关性。所以 Cu-ATSM 可以作为某些类型肿瘤的乏氧示踪剂，但是目前无法作为通用型乏氧示踪剂。

PET 成像能直接地反映肿瘤细胞的乏氧情况，能提供肿瘤整体的乏氧情况，在临床应用上也已经证实了其应用价值。但是 PET 成像的信噪比欠佳、对组织细微解剖结构的显示需要结合其他影像学方法（如 CT、MRI）、成像的时间长、不能进行肿瘤治疗的实时监测、价格昂贵、存在一定的电离辐射等缺点限制了其在临床上的应用范围。

（4）MRI：MRI 在肿瘤乏氧的检测方法包括灌注加权成像（perfusion weighted imaging，PWI），血氧水平依赖（blood oxygenation level dependent，BOLD）成像和磁共振波谱成像（magnetic resonance spectroscopy，MRS）等。

血管生成在肿瘤的进展和转移中起重要的作用，乏氧会刺激 VEGF 等血管活性物质的生成。在肿瘤区域内，因为血流、营养物质的释放和氧消耗间的不一致性，乏氧的部分往往是血管生成活跃的地方。PWI 通过对经过毛细血管的对比剂进行跟踪，按照一定的数学模型的计算，获取一系列的功能参数如：局部血容量（BV）、局部血流量（BF）、平均通过时间（MTT）等来反映肿瘤血管部分特征。Copper 等在宫颈癌病例中的氧微电极测定和 DCE-MRI

的对照研究发现，两种方法有较为显著的相关性。Robinson 等对 GH3 泌乳素瘤和 RIF-1 纤维肉瘤的对照研究中发现 GH3 肿瘤的血容量（BV）是 RIF-1 的 4 倍，而肿瘤在吸入卡波金（Carbogen）气体后的 BOLD 信号变化 GH3 较 RIF-1 更为明显，两者有明显的相关性。虽然 PWI 方法简单，已经成为临床常规的成像方法，但是其有一定的局限性，首先对比剂注射速率受到一定的限制，对比剂会发生血管外渗出，还有临床上使用的对比剂不仅影响 $T_2$ 时间，也影响 $T_1$ 时间，其浓度与信号的强度变化不成比例，所以除了中枢神经系统外组织的 PWI 测量结果是相对值，在不同研究组之间、或前后对照研究方面缺乏定量的可比较性。近年来出现的基于 $T_1WI$ 的 DCE-MRI 技术不仅可以提供定性分析，还可以通过计算提供定量的血流参数的指标，反映的主要是对比剂进入血管内引起的 $T_1$ 时间缩短效应，其定性分析基于时间 - 信号强度曲线的形态进行分析，常用于肿瘤的定性和肿瘤对治疗反应的评价。半定量分析通过多种指标对组织强化进行分析，如起始强化时间、强化曲线的平均和初始上升梯度、最大信号强度、对比剂浓度下积分面积、固定时期的信号增强曲线等。定量分析利用拟合多种已知的药物动力学模型（如 Tofts 模型，Buckley 模型等）对时间 - 信号强度曲线进行数学分析计算得出一系列参数：对比剂容积转换常数（volume transfer constant of the contrast agent，$K^{trans}$），单位组织漏出间隙比例（$v_e$），比率常数（$K_{ep}$），三者之间的关系为 $K_{ep}=K^{trans}/v_e$。定量的血流动力学参数使不同患者和不同研究中心的数据对比成为可能，并且对肿瘤治疗后强化曲线的变化提供更深层次的研究。研究显示，DCE-MRI 可以定量地判断组织内血流情况，与 VEGF 的表达密切相关，在人类胃癌、兔 VX2 等肿瘤的研究均显示了 DCE-MRI 与 VEGF 之间存在明显的相关性。但是无论是 PWI 还是 $T_1WI$ DCE-MRI，反映的是肿瘤血管结构情况，而血管结构仅是肿瘤乏氧其中的一个影响因素，不能直接反映肿瘤细胞的乏氧情况。在肿瘤的乏氧检测方面的应用存在较大的限制。

BOLD-MRI 反映的是组织内自身的自旋 - 晶格、自旋 - 自旋弛豫时间，BOLD 效应受血管内血流及红细胞内去氧血红蛋白的影响。去氧血红蛋白是顺磁性物质，其比例的变化将会影响磁共振 $T_2^*$ 的时间，从而影响信号强化的变化。乏氧状态下组织内去氧血红蛋白含量增多，导致 $T_2^*$ 时间缩短，$T_2^*$ 信号降低，$R_2^*$（$1/T_2^*$）增大。去氧血红蛋白与含氧血红蛋白比例取决于氧分压，因此 $T_2^*WI$ 信号的强度可以反映组织氧合水平。BOLD 对血管内及灌注血管周围的 $PO_2$ 非常敏感。通过应用合理的磁共振序列，如多回波（Multi-echo）GRE 序列可以尽可能地消除血流对 $R_2^*$ 的影响。BOLD-MRI 反映的主要是肿瘤的急性乏氧，而慢性乏氧区域因为血管的距离比较远，BOLD 效应一般不能很好地反映。BOLD-MRI 与乏氧检测的"金标准"之间有很好的相关性。Chopra 等在前列腺癌患者的研究中显示 BOLD-MRI 的 $R_2^*$ 与 $PO_2<5mmHg$ 之间存在负相关性。作者在分析中指出，由于氧解离曲线的非线性特性，致使去氧血红蛋白浓度与 $PO_2$ 变化缺乏一一对应，BOLD 上的信号表达与肿瘤或组织中的 $PO_2$ 水平也难以一一对应。因此，评价绝对的信号弛豫时间与 $PO_2$ 的关系存在固有的复杂性，这种信号的改变具有较高敏感性，但特异性相对较低。目前用于肿瘤乏氧研究的 BOLD 成像主要用于观察肿瘤在应用氧增敏剂［如全氟碳（PFC）］或高浓度氧（如 Carbogen：95% $O_2$/5% $CO_2$）后的 $T_2^*$ 或 $R_2^*$（$1/T_2^*$）信号变化情况，若肿瘤发生较为明显的信号变化（$T_2^*$ 时间的延长），则该区域的血流灌注良好，同时血管的直径能够通过红细胞，即氧气能通过血流中的氧合血红蛋白输送到肿瘤乏氧的区域内。以往的研究表明约 50%～60% 的人体肿瘤在吸入 Carbogen 气体后有 $R_2^*$ 的变化，其中的原因非常复杂，但是肿瘤的灌注差异性和血管的红细胞运输能力是其中确定的因素。乏氧的肿瘤如伴有高的血管密度同时血管的管径较粗则对 Carbogen 气体会有反应，反之则没有反应。此外肿瘤血管的成熟程度也是其中的原因之一，成熟的血管才会对血管扩张和收缩的刺激有反应。目前已有多项关于 BOLD 在肿瘤放疗计划和方案的制订、肿瘤放疗疗效的实验研究。BOLD-MRI 不需要对比剂的应用、能实时成像，有良好的时间分辨率和空间分辨率，但其是非定量的，$R_2^*$ 值的变化与肿瘤内氧分压的变化之间并不呈线性关系，反映肿瘤血管内去氧血红蛋白的含量而非直接反映肿瘤细胞的乏氧情况，同时肿瘤内的血流、pH、血液内血红蛋白的含量、温度等均可能影响 BOLD 的信号变化。此外，含有 $CO_2$ 成分的 Carbogen 气体吸入可能会导致部分患者的呼吸不适。以上的种种原因均可能影响其作为肿瘤乏氧检测的临床应用（图 2-1-5-4，图 2-1-5-5）。

MRS 的基本原理是化学位移作用和 J- 耦合现象，可将含有同种原子核的不同化合物，或同一化

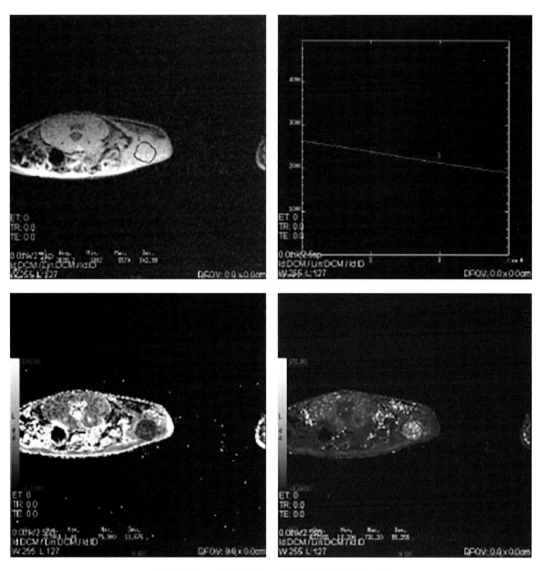

图 2-1-5-4　大鼠 Walker-256 肿瘤的 BOLD 成像

测得肿瘤内 $R_2^*$ 信号不均匀

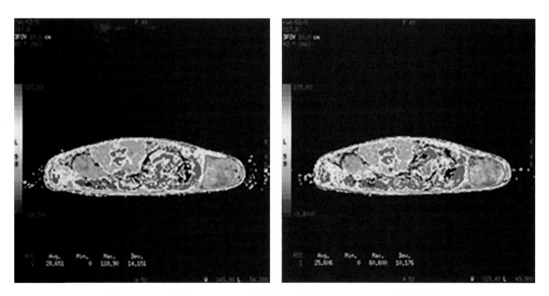

图 2-1-5-5　吸入 Carbogen 前后 SD 大鼠 Walker-256 $R_2^*$ 值的变化

吸入前 $R_2^*$ 值为 28.651，吸入 Carbogen 后 $R_2^*$ 值下降为 25.606

合物中不同的分子基因在频率轴上区别开来，并对这些特定的化合物做系列分析。理论上，多种原子核可做波谱分析，包括 $^1H$、$^{31}P$、$^{19}F$、$^{23}Na$、$^3He$ 等，目前应用较多的是前三种。肿瘤组织糖酵解占优势，且酵解的程度与恶性程度呈正比。这种反巴斯德（Crabtree）效应所产生的大量乳酸盐可通过 $^1H$ MRS 检测到，作为乏氧的指示剂。乳酸峰在 $^1H$ MRS 谱线上约位于 3.1ppm 处，因 $^1H$ MRS 谱线较窄，常被脂质及胆碱峰掩盖，通过特殊序列设计，目前在新型 1.5T MRI 扫描仪上已经能够对其进行定量测定。$^{31}P$ MRS 谱灵敏度较高，可直接观测与细胞能量代谢密切相关的含磷代谢物，活体 $^{31}P$ MRS 则可通过测定含 $^{31}P$ 分子如磷酸肌酸、磷酸腺苷等的相对比例来间接评估肿瘤的氧合水平，或根据无机磷酸盐 Pi 的化学位移计算得到肿瘤细胞内的 pH 值。研究显示生长较快的肿瘤细胞内组织 pH 值呈酸性，这类肿瘤内部的氧供应与氧消耗常不均衡而导致乏氧。新近研究发现 $^{19}F$ MRS 也能测定组织的 pH 值，但 $^{19}F$ 核磁目前还没能成熟应用于临床。此外，基于 MRI 技术的肿瘤乏氧成像方法还有电子顺磁共振及氧增效磁共振等，但这些成像方法目前均未在临床上得到应用。

### 四、肿瘤乏氧成像的临床意义

肿瘤的乏氧对肿瘤的影响是双方面的。一方面，乏氧降低肿瘤细胞蛋白质合成，从而抑制细胞增殖和导致细胞死亡；同时改变各个细胞周期细胞的分布比例，静止期的细胞增多，对放疗和化疗产生抵抗；乏氧还可导致 P53 积聚导致细胞凋亡增加，同时会触发 P53 无关的旁路细胞凋亡途径引起细胞死亡。总之，乏氧可以导致细胞周期停滞、分化停止、细胞凋亡和坏死等。另一方面，乏氧导致部分肿瘤细胞发生蛋白组学和基因组学的改变，从而适应肿瘤的低氧、低营养状态，这部分适应乏氧状态的肿瘤细胞为更富有侵袭性的表型，这类细胞无限制的生长导致肿瘤的局部侵袭性增强，肿瘤细胞向周围扩散，并侵入血管或淋巴管发生远处转移，使肿瘤预后不良。

乏氧的肿瘤细胞对放疗敏感性明显降低，氧合好的细胞对放疗的敏感程度是乏氧细胞的 2.5～3 倍，因此常规剂量的放疗对肿瘤的乏氧部分疗效欠佳，往往导致肿瘤的残留和复发。乏氧的肿瘤组织细胞对化疗的反应也较差，可能因为以下的原因：①乏氧引起肿瘤细胞的分裂减少，大部分细胞处于

静止期，而大部分化疗药物对分裂期的细胞更为敏感。②与乏氧相关的灌注异常同样也会影响化疗药物的输送和释放。③基因扩增导致众多弹性蛋白的诱导作用，会使乏氧的肿瘤细胞对许多化疗药物产生抵抗作用。总之，肿瘤的乏氧使肿瘤对放疗和化疗的反应降低，从而影响肿瘤的疗效，对肿瘤的预后产生负性相关的影响。多项研究显示乏氧明显的肿瘤均显示更强的侵袭性、转移能力及更差的预后。

因此，肿瘤乏氧的检测对肿瘤治疗计划的制订和预后判定有非常重要的作用。对肿瘤组织乏氧状态进行客观评估有助于诊断疾病，明确病变范围和恶性程度，根据病灶内的乏氧分布情况和程度制订个体化治疗方案，预测肿瘤疗效和判断其预后。尽管随着现代分子生物学和影像学的发展，我们对疾病的认识进入到分子水平，肿瘤乏氧检测技术有了极大提高，但目前大多数研究均处于基础研究阶段，有待于进一步进行相关临床应用的研究。

（张盛箭）

## 第六节 肿瘤受体成像

### 一、磁共振肿瘤受体成像

肿瘤细胞受体靶向成像是基于肿瘤细胞的生物学特性和代谢特征，以肿瘤细胞上特异性表达或过量表达（与正常组织细胞的表达量有数量级的差异）的生物学大分子作为靶点，利用对比剂和肿瘤细胞选择性的结合，与周围未标记的组织形成鲜明的对比，从而实现特异性的肿瘤成像，从而达到早期诊断和监测肿瘤复发的目的，从而为相关基础及临床研究提供参考与指导。

随着人们对肿瘤发生、发展分子机制的深入研究，以及分子影像学、高分子聚合物技术等的迅猛发展，各种肿瘤靶向显像剂受到广泛关注，成为研究热点。肿瘤靶向标记是将标记物与合适的载体，经化学方法结合为靶向探针，根据机体某些生理功能的特性，有选择性地将探针传递到肿瘤细胞所特有的分子靶点上，进而对肿瘤进行特异性成像，提高肿瘤的检出率。根据目前的研究，特异性肿瘤靶向载体主要有如下几类：①叶酸，即维生素 $B_9$；②抗体，包括 EGF、VEG 等多种细胞生长因子的单克隆及多克隆抗体；③含有精氨酸 - 甘氨酸 - 天冬氨酸（RGD）序列的蛋白和多肽及类似物；④转铁蛋白；⑤其他小分子多肽及酶等。

### （一）叶酸受体靶向的 MRI 对比剂

叶酸受体（folate receptor，FR）是一种通过糖基磷脂酰肌醇（glycosyl phosphatidyl inositol，GPI）连接在细胞膜上的糖蛋白。它在正常组织中保守表达，而在大多数肿瘤细胞中过度表达，如人卵巢癌细胞、胃癌、肝癌等。利用叶酸受体与叶酸及其类似物高亲和力结合的特性，将叶酸偶联显像剂靶向输送到肿瘤组织，从而实现肿瘤细胞的特异性靶向成像。肿瘤细胞的生长需要获取大量能量，所以叶酸受体在多数肿瘤内高表达，将对比剂经叶酸修饰取得了较好的肿瘤细胞靶向效果。Meier 等在叶酸受体表达阳性的 MDA-MB-231 乳腺癌细胞动物模型注射 P1133［叶酸受体靶向性超微超顺磁性氧化铁颗粒（ultrasmall superparamagnetic particles of iron oxide，USPIO），单 USPIO 核心］24 小时后观察到肿瘤区信号明显，叶酸介导的超微超顺磁性氧化铁颗粒（USPIO）对于人乳腺癌 MCF 7 细胞表面叶酸受体的靶向性及 MR 成像的可行性降低，结果显示 P1133 结合 MRI 可作为对乳腺癌预后判断的非侵入性检测手段。此外，叶鸣等将叶酸受体（FR）靶向的、载紫杉醇（PTX）的相变纳米粒对比剂（FR-PTX-PNPCA）注射入载卵巢癌移植瘤的裸鼠中，结果显示经静脉注射 FR-PTX-PNPCA 能靶向裸鼠卵巢癌移植瘤，并显著增强其超声显影，为肿瘤的精准医疗提供了一种有前途的、多功能的分子探针。刘仁勇等提出采用点击化学偶联法对荧光二氧化硅纳米粒子表面进行叶酸功能化修饰，构建叶酸受体靶向的荧光纳米探针，细胞成像结果表明这种叶酸受体靶向的荧光纳米探针能够有效地标记叶酸受体呈阳性的人宫颈癌细胞（HeLa）。该研究提出点击功能化的纳米探针的合成方法相比于传统通过酰胺化反应制备的方法而言，对相应配体的生物学活性影响小、更简单、反应条件温和、产率高，该方法有望发展成为一种制备多功能生物荧光纳米探针的通用方法。

### （二）以趋化因子受体 4 为靶点

趋化因子受体 4（C-X-C motif chemokine receptor 4，CXCR4）是一种跨膜受体，在人体大部分的组织细胞中均有表达，它参与多种信号通路，能够抑制细胞凋亡、促进增殖和趋化迁移。研究证实在多种恶性肿瘤中 CXCR4 过量表达，包括非小细胞肺癌、胰腺癌、乳腺癌、胆囊癌、直肠癌、口腔鳞癌、黑色素瘤等，并且肿瘤的早期转移和预后与 CXCR4 表达量成正相关，以此为基础可以利用 CXCR4 靶向的对比剂检测高表达 CXCR4 的恶性肿瘤，提高肿瘤检出率。He 等用羧甲基亚胺把 CXCR4 单克隆抗体和 USPIO 生物偶联，制备生物标记物靶向纳米颗粒对比剂 CXCR4-USPIO，在 4 例胰腺癌细胞株（ASPC-1、BXPC-3、CFPAC-1、PANC-1）实现靶向特异性 MR 成像，且 $T_2$ 增强率和 $\Delta R_2$ 值与 CXCR4 多肽相对灰度值（Western 印迹法测得）、平均荧光信号强度（激光扫描共聚焦显微镜检测）成显著正相关，CXCR4-USPIO 纳米颗粒的 $T_2$ 增强比和 $\Delta R2$ 值可以半定量地评价细胞 CXCR4 的表达水平。朱亮等将趋化因子受体 4（C-X-C motif chemokine receptor 4，CXCR4）与多肽 Pep12（biotin-Pep12）特异性结合，构建以 CXCR4 为靶点的磁共振靶向对比剂，体外 3 种恶性肿瘤细胞的靶向磁共振成像结果显示 Pep12-USPIO 能够造成肿瘤细胞悬液磁共振 $T_2/T_2^*$ 值降低（$p < 0.01$），并且 $\Delta R_2/\Delta R_2^*$ 值与肿瘤细胞 CXCR4 表达水平成显著的正相关。从而有可能使对比剂在肿瘤区域浓聚显像，通过测量磁共振的 $T_2$ 值和 $T_2^*$ 值推断肿瘤 CXCR4 表达量，进而预测肿瘤恶性程度和转移潜能。该研究仅在细胞株水平进行了初步的检测，下一步将通过小动物荷瘤模型进一步检验其药代动力学参数及活体成像能力。该研究采用新型多肽 Pep12 替换单克隆抗体，小多肽分子的相对分子质量远小于单克隆抗体是相对分子质量，与 USPIO 颗粒拼接后颗粒直径未发生数量级的改变，对其体内代谢和分布特性几乎不产生影响。

### （三）靶向肿瘤新生血管成像

血管内皮生长因子（VEGF）及其受体（VEGF receptor，VEGFR）是肿瘤血管生成最重要的靶分子，参与机体所有（胚胎发育、生理、病理）的血管生成，也是迄今研究最多且最深入的肿瘤新生血管标志分子。刘勇军等研究设计血管内皮生长因子受体（VEGFR）靶向、聚 L-赖氨酸（PLL）-二乙烯三胺五乙酸（DTPA）-钆（Gd）的 MRI 对比剂（PLL-DTPA-GD，VPDG），体外 MRI 研究显示 VPDG 具有较高的 $T_1$ 弛豫率，体内 MRI 结果表明 VPDG 能显著增强人肝癌细胞和人乳腺癌细胞的信号强度，延长诊断时间（从 1 小时到 2.5 小时），并且 VPDG 细胞毒性低，是一种很有前途的大分子对比剂，具有较高的特异性，有望用于肿瘤的诊断。整合素是一类由 α 亚基和 β 亚基组成的异源二聚体，目前研究表明，影响肿瘤血管生成的整合素主要包括 4 种：αvβ3、αvβ5、α5β1 和 α2β1。其中，αvβ3 是最引人关注的肿瘤血管新靶标，αvβ3 在部分恶性肿瘤新生血管上选择性地大量表达，而在正常静止的血管不表达或者微量表达。丁永梅等采用化学交联法制备 cRGD-USPIO MRI 显影剂用于人肺腺癌细胞 A549 裸鼠移植瘤 MR 显像，动物体内 MRI 诊断结果显示，与 USPIO 组比较，cRGD-USPIO 组肿瘤信号明显降低（$p<0.01$）。目前的研究中，除通过 αvβ3 整合素受体的单克隆抗体靶向外，已有研究利用对 αvβ3 整合素受体具有高度选择性与亲和力的 RGD 小分子多肽靶向肿瘤新生血管，获得良好效果，且环形 RGD 多肽相比线性 RGD 多肽具有更好的亲和性、稳定性和受体特异性。在 Mulder 等进行的多模态肿瘤新生血管靶向 MR 成像中，以 RGD 为靶向的探针注射后肿瘤边缘新生血管 MRI 信号的变化与肿瘤新生血管密度成正相关。靶向肿瘤新生血管成像作为无侵入性的检测方法，能够提供恶性肿瘤的分级、预后判断、药物的筛选等多方面的信息。

**（四）其他不同靶向的对比剂**

通常，血液中 30nm～54μm 的颗粒会被网状内皮系统（reticuloendothelial system，RES）视为异物而清除，超微超顺磁性氧化铁颗粒（ultrasmall super-paramagnetic particles iron oxide，USPIO）颗粒直径通常在 40nm 以下，可逃避 RES 的吞噬，其血液半衰期大为延长，易于在细胞间通透移动，作为阴性 MRI 显影剂近年已投入临床使用。USPIO 作用原理是干扰局部磁场的均匀度，加速质子的失同步相位，使 $T_1$ 和 $T_2$ 时间缩短，由于这类对比剂的颗粒较大，质子很难靠近而受到内区域不成对电子的影响，故对 $T_1$ 信号的影响较弱，主要影响 $T_2$ 信号，影响效应在 $T_2$WI 和梯度回波序列（gradin echo，GE）图像上表现为信号减低，即负增强。Jinho Park 等利用超微超顺磁性氧化铁颗粒（SPIONs）与 EDB 特异性肽结合（APT_EDB-SPIONs）注射入过表达水平靶 EDB 蛋白的体内 Lewis 肺癌模型中，MRI 清楚地显示 APT_EDB-SPIONs 特异性地聚集在肿瘤部位，并且证实了纳米颗粒在肿瘤组织内的分布与表达 EDB 的区域有很好的相关性。之后，孙玉锦等也在纤连蛋白结构域 B（EDB）高表达的人乳腺癌起始细胞中，利用 APT_EDB-SPIONs 进行 MR 成像，证实其具有靶向成像能力，并且还可以为肿瘤起始细胞的生物学行为研究提供一种动态监测手段。潘迪等制备叶酸介导的偶联 3-氨基丙基-三甲氧基硅烷（APTMS）的 USPIO（FA-APTMS-USPIO）与乳腺癌细胞 MCF-7 孵育后进行体外 MR 成像显示 $T_2$ 信号降低显著，结果表明 FA-APTMS-USPIO 对 MCF-7

细胞有良好的靶向性。转铁蛋白受体（transferrin receptor，TfR）是一种跨膜糖蛋白，主要作用是负责细胞内铁的摄取。乳铁蛋白（lactoferrin，Lf）属于转铁蛋白家族，拥有转铁蛋白 60%～80% 的序列。

随着 MR 成像设备及纳米技术的发展，以及人们对肿瘤细胞发生、发展机制研究的深入，传统对肿瘤的成像方法已经不能满足临床诊断、分期、治疗以及预后评估的需求。MR 成像也从传统非特异成像向利用与靶组织特异性结合的对比剂进行靶向成像发展，MR 分子成像将会进一步为疾病的诊断和治疗提供更多的帮助。针对不同的受体、特异性靶点开发安全性好、敏感性高的对比剂成为研究需要突破的地方。目前研究中，大多特异性显像剂在动物肿瘤模型中都取得了显著的进展，但未应用于人体肿瘤成像，可能是因为从小动物过渡到人体试验所需要的对比剂量会大幅度增加，对合成对比剂造成困难。对比剂的安全性、靶点连接的准确性和特异性，以及在保证显影质量的前提下提高合成对比剂的效率、降低成本也是亟待解决的问题。相信随着对这些问题的研究和解决，靶向肿瘤成像研究会不断深入，人类将会进一步攻克肿瘤道路上的难关，为全球肿瘤患者带来福音。

## 二、放射性核素肿瘤受体成像

受体（receptor）是指分布于细胞膜或细胞内一些能与生物活性物质（如药物、神经递质、激素、抗体等）特异性识别和结合的生物大分子。放射性核素肿瘤受体成像（radionuclide tumor receptor imaging）是利用放射性核素标记的具有肿瘤靶向的生物活性物质即配体（ligand）或配体类似物，与肿瘤组织中某些高亲和力的受体产生特异性的结合，通过成像设备显示其分布和功能的技术。核素受体成像集配体-受体高特异性和核素示踪技术高灵敏性于一身，由于体内受体的含量极少，如每克脑组织内受体含量约为 $10^{-2}$mol，目前其他的显像技术无法显示，而核素受体成像为在生理情况下研究人体受体的分布（定位）、数量（密度）和功能（亲和力）提供了无创性手段。

核素肿瘤受体成像包括：①多肽介导的受体成像，如生长抑素（somatostatin，SST）受体显像诊断神经内分泌肿瘤、整合素（integrin）受体显像用于评价肿瘤新生血管等；②类固醇激素介导的受体成像，如雌激素受体显像（estrogen receptor scintigraphy，ERS）用于乳腺癌的诊治，[$^{18}$F]氟代雌二醇（$^{18}$F-fluo oestradiol,$^{18}$F-FES)显像能很好地预测抗雌激素的疗效;③小分子受体成像,如叶酸受体(folate receptor,FR)显像诊断高表达叶酸的部分肿瘤。

核素肿瘤受体成像具有亲和力与特异性高、血液清除速度快、肿瘤与正常组织对比度高、免疫反应低等显著优点,在恶性肿瘤的诊断和鉴别诊断、分期、治疗方案选择、预后评价及新型受体显像剂研发等方面发挥独到的作用。

受体成像的进展促进了受体介导的核素内照射治疗进展。配体与对应的膜受体结合,除了发生生物效应以外,还可以通过内化(internalization)过程与受体一起进入细胞内,进入细胞质的配体和受体经溶酶体分解而受体再循环至细胞膜,因此受体可以成为有效的载药工具。用放射性核素标记的放射性配体可以靶向结合到肿瘤细胞,达到治疗的目的。近年来,以镓-68/镥-177($^{68}$Ga/$^{177}$Lu)显像和治疗为代表的肽受体介导的放射性核素治疗(peptide receptor radionuclide therapy,PRRT)和放射性配体治疗(radionuclide ligand therapy,RLT)是临床核医学诊疗一体化研究的热点。

## 三、光学肿瘤受体成像

**1. 基于 ASYNYDA 多肽的荧光探针用于食管腺癌成像** 美国密歇根大学 Wang 课题组利用噬菌体展示技术筛选出能特异结合人食管腺癌细胞 H460 细胞膜的多肽 ASYNYDA,其与 H460 的亲和力是巴雷特(Barrett)食管细胞 Q-hTERT 的 5.3 倍。ASYNYDA 的 C 末端通过 GGGSK 接头与异硫氰酸荧光素(FITC)连接,构成了 ASY*-FITC 探针。对 17 名患者的食管组织切片进行离体检测,结果显示:对照探针 GGG*-FITC 在良性病变及食管腺癌中的荧光强度无统计学差异,而 ASY*-FITC 探针可以区分高级别不典型增生及食管腺癌。在 25 例患者中,通过内镜直视局部喷洒探针后进行内镜检查,结果显示:食管腺癌病灶的荧光强度比 Barrett 食管和正常鳞状上皮的荧光强度高 3.8 倍,成像灵敏度和特异性分别为 75% 和 97%。动物和临床研究均证实了该多肽的安全性。ASY*-FITC 探针可用于指导组织活检和食管腺癌的早期检测,在其他上皮来源(如膀胱、结肠、肺、胰腺、胃等)的肿瘤中也有潜在的应用前景。

**2. c-Met 受体靶向的 GE-137 荧光探针用于结直肠癌早期病变的成像** 荷兰莱顿大学的 Hardwick 课题组通过 M-13 噬菌体展示文库筛选出一种具 26

个氨基酸水溶性的环形多肽(AGSCYCSGPPRFEC WCYETEGT),其对人 c-Met 的胞外结构域有高亲和力,并且不会产生与肝细胞生长因子(HGF)的竞争性作用,也不会影响 HGF 刺激细胞增殖的作用。利用 GGGK 接头将此多肽与 Cy5 染料连接,构成了 GE-137 荧光探针。小鼠肿瘤模型结果表明,GE-137 能够被 c-Met 阳性的结直肠癌肿瘤特异摄取,并且剂量为 0.18mg/kg 的 GE-137 即可提供足够的成像对比度。在 15 名结直肠癌高风险患者中静脉注射 GE-137,分别用白光和荧光系统观察,共检测出 101 处病变,其中 17 处病变只能在荧光成像中识别,这些病变通常都是比较小(<6mm),或者缺乏息肉样的形态(图 2-1-6-1)。本研究表明,静脉使用 c-Met 靶向的 GE-137 荧光探针用于结直肠癌早期病变的成像是可行且安全的。

**3. 叶酸受体 -α 靶向的荧光探针用于卵巢癌的术中导航** 90%~95% 的上皮性卵巢癌过表达叶酸受体 -α。德国慕尼黑工业大学 Ntziachristos 课题组和荷兰格罗宁根大学 Gooitzen 课题组合作,将叶酸通过乙二胺接头连接 FITC,构成分子量为 917kD 的叶酸 -FITC 探针。在 4 位卵巢癌手术患者中静脉注射叶酸 -FITC 探针,结果显示:荧光成像观察到的病灶数目(平均数 34)明显高于肉眼观察到的病灶数目(平均数 7)($p<0.001$),并且病理学检查证实了荧光成像阳性的病灶为卵巢癌。该研究表明,实时荧光成像引导切除 <1mm 的卵巢癌病灶是可行的。另外,在这些患者的播散性肿瘤病灶中,特异性荧光信号在注射后 8 小时仍能检测到(图 2-1-6-2)。

**4. 基于 CD47 单克隆抗体的荧光探针用于膀胱癌的成像** CD47 是一种人类大部分实体肿瘤的表面标志物,其中包括膀胱癌,大约 80% 的膀胱癌患者表达 CD47。CD47 主要与信号调节蛋白 α 结合,抑制巨噬细胞对肿瘤细胞的吞噬。美国斯坦福大学 Liao 课题组制备了 FITC 或量子点($Qdot_{625}$)标记的 CD47 单克隆抗体(anti-CD47-FITC、anti-CD47-$Qdot_{625}$),用于膀胱癌的诊断,其中 FITC 可以用共聚焦显微内镜检查,$Qdot_{625}$ 则用蓝光膀胱镜检查。成像的具体过程如下:首先通过尿道导管将荧光探针灌注进入膀胱内部,孵育 30 分钟后,再用生理盐水进行膀胱灌洗以清除多余的探针,然后进行膀胱镜检。通过镜下观察,区分膀胱正常与可疑的膀胱上皮,并穿刺活检进行组织病理学检查。穿刺的 35 处可疑病灶中,29 处病灶确诊为膀胱癌(敏感性 82.9%);而穿刺的 84 处判定为良性病变中,76 处经

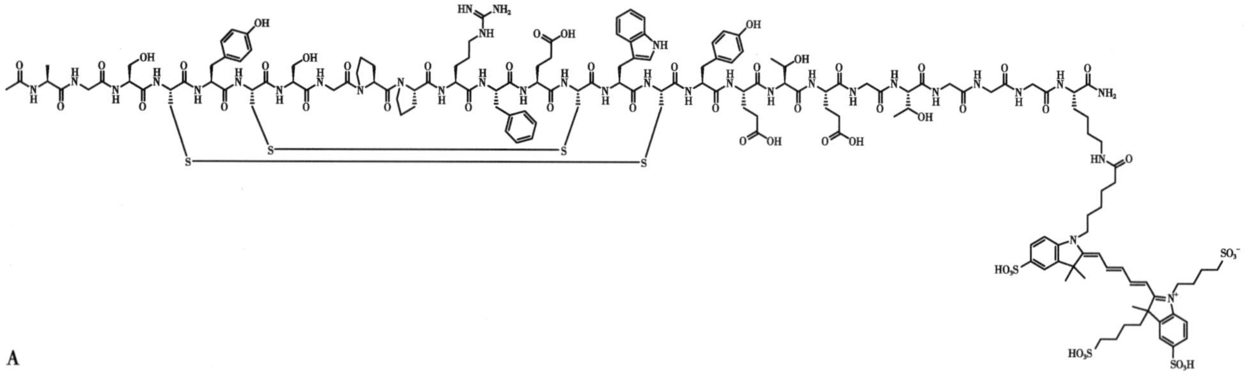

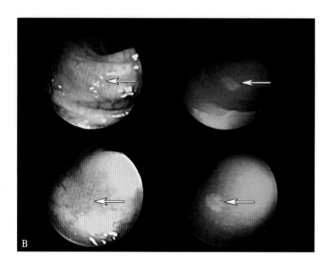

A

B

图 2-1-6-1 c-Met 受体靶向的 GE-137 荧光探针用于结直肠癌早期病变的成像

A. GE-137 荧光探针的化学结构；B. 结直肠癌高风险患者静脉注射 GE-137 后，结肠腺瘤性息肉内镜下白光与荧光对比（箭头）

（引自 Burggraaf J，Kamerling IM，Gordon PB，et al. Detection of colorectal polyps in humans using an intravenously administered fluorescent peptide targeted against c-Met. Nat Med，2015，21（8）：955-961.）

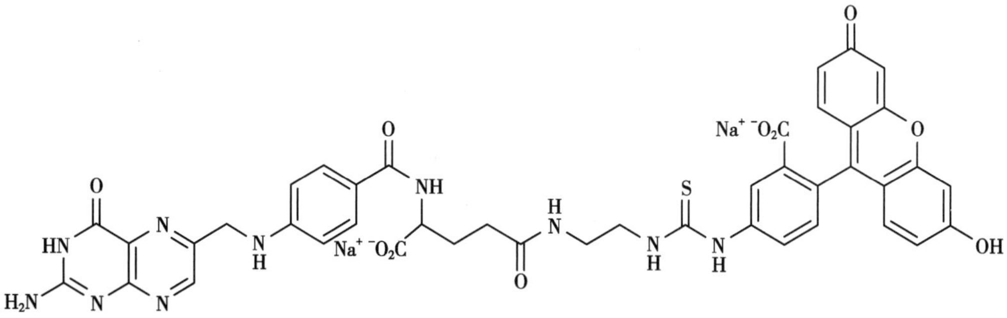

A

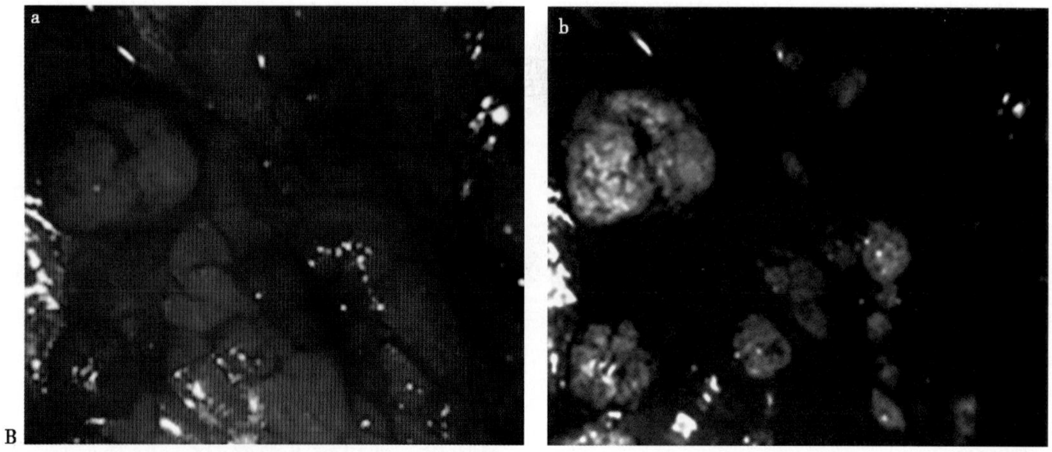

a

b

B

图 2-1-6-2 叶酸受体 -α 靶向的荧光探针用于卵巢癌的术中导航

A. 叶酸 -FITC 荧光探针的化学结构；B. 卵巢癌手术患者静脉注射叶酸 -FITC 探针后，肉眼观察和荧光成像对比

（引自 van Dam GM，Themelis G，Crane LM，et al. Intraoperative tumor-specific fluorescence imaging in ovarian cancer by folate receptor-α targeting：first in-human results. Nat Med，2011，17（10）：1315-1319.）

过病理切片确诊为良性（特异性 90.5%）。该研究结果表明，利用基于 CD47 单克隆抗体的荧光探针，可以直接观察肿瘤的部位，提高膀胱癌的诊断率并改善切除效果（图 2-1-6-3）。

（陈嘉耀 李 丹）

## 第七节 肿瘤代谢和功能成像

### 一、¹⁸F-FDG PET 成像在肿瘤早期诊断中的应用

正电子发射断层成像（positron emission tomography，PET）是利用 ¹¹C、¹³N、¹⁵O、¹⁸F 等正电子核素标记或合成相应的显像剂，引入机体后定位于靶器官，这些核素在衰变过程中发射正电子，这种正电子在组织中运行很短距离后，即与周围物质中的电子相互作用，发生湮没辐射，发射出方向相反、能量相等（511keV）的两个光子。PET 显像是采用一系列成对的互成 180° 排列并与符合线路相连的探测器来探测湮没辐射光子，从而获得机体内正电子核素的断层分布图，显示病变的位置、形态、大小、代谢和功能等，对疾病进行诊断。PET 对恶性肿瘤的诊断是基于核素示踪原理，利用恶性肿瘤细胞的一些特有的生物学、生理学及生物化学代谢特点进行诊断。例如，恶性肿瘤增殖快、代谢旺盛，具有高度的糖酵解能力，以及蛋白质、DNA 合成明显增加等；有些恶性肿瘤，如乳腺癌、前列腺癌、神经内分泌肿瘤等的肿瘤细胞存在某些受体（如雌激素、雄激素、生长抑素受体等）或抗体高表达。利用恶性肿瘤这些病理生理改变，采用正电子核素标记脱氧葡萄糖、氨基酸、核苷酸、受体的配体及抗体等为显像剂，经 PET 显像以解剖图像方式，从分子水平显示机体及病灶组织细胞的代谢、功能、血流、细胞增殖和受体分布状况等，为临床提供更多的生理和病理方面的诊断信息。PET 诊断恶性肿瘤多属于肿瘤阳性显像，突出病灶，肿瘤显示清楚。

PET/CT 是将 PET 和 CT 两个已经相当成熟的影像技术相融合，实现了 PET 和 CT 图像的同机融合。使 PET 的功能代谢影像与螺旋 CT 解剖形态影像两种显像技术的优点融于一体，形成优势互补，一次成像既可获得 PET 图像，又可获得相应部位的 CT 图像及 PET/CT 的融合图像，既可准确地对病灶进行定性，又能准确定位，PET 和 CT 影像可以相互印证，相互补充，使 PET/CT 的诊断效能及临床实用价值更高。X 线 CT 扫描数据可用于 PET 图像的衰减校正，大大缩短了 PET 检查时间。PET/CT 显像主要应用于恶性肿瘤的诊断及鉴别诊断、临床分期与再分期、疗效评价、监测复发与转移及指导放疗靶区勾画等方面，对肿瘤标志物增高或发现转移灶，而 B 超、CT、MRI 及纤维内镜等临床常规检查未发现原发灶的患者更具有优势。

#### （一）头颈部肿瘤

¹⁸F-FDG PET/CT 显像在头颈部肿瘤诊断和临床分期方面的灵敏度和特异性高，在美国，头颈部肿瘤 ¹⁸F-FDG PET/CT 显像较早列入医保支付范畴。国内的临床应用研究也显示，¹⁸F-FDG PET/CT 在头颈部肿瘤的显像和诊断方面具有重要的临床实用价值。

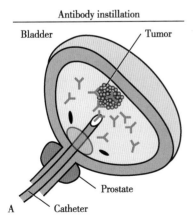 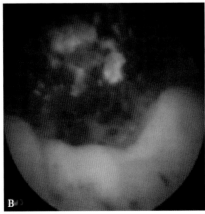 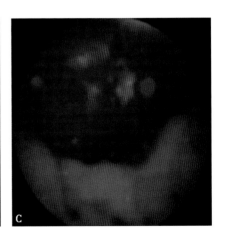

**图 2-1-6-3 基于 CD47 单克隆抗体的荧光探针用于膀胱癌的成像**

A. 膀胱癌抗体灌注（Antibody instillation）成像，通过尿道导管（Catheter）将荧光探针灌注进入膀胱（Bladder）内部示意图；
B、C. 膀胱癌患者病灶肉眼观察和荧光成像对比
（引自 Pan Y, Volkmer JP, Mach KE, et al. Endoscopic molecular imaging of human bladder cancer using a CD47 antibody. Sci Transl Med, 2014, 6(260): 260ra148.）

1. **鼻咽癌** 大量临床研究结果证实,鼻咽癌原发灶 $^{18}$F-FDG PET/CT 显像 PET 表现为高代谢病灶,CT 于相应部位可见软组织肿块或组织增厚。鼻咽癌原发病灶 PET 的影像可表现为结节状、团块状或厚片块状高代谢病灶,CT 可表现为鼻咽部软组织增厚或软组织肿块,鼻咽腔形态改变;病灶位于侧壁者,常可同时见同侧咽隐窝和/或咽鼓管内口狭窄、甚至消失。

对大量鼻咽癌初诊患者和鼻咽部炎症患者的 PET/CT 影像进行分析,以鼻咽部软组织肿块或组织增厚处 PET 显像呈结节状、块状代谢增高,同时软组织肿块与高代谢病灶位置相匹配,作为鼻咽癌 PET/CT 诊断标准,灵敏度为 96.0%,特异性为 85.7%。鼻咽癌 FDG 浓聚程度高,SUV 值明显高于炎症组。PET/CT 融合图像将高代谢病灶在鼻咽部 CT 上进行融合对位显示,能较 CT 清楚地显示病灶及病灶的侵犯位置及范围,对精确立体放疗有重要的指导价值。

2. **喉癌** $^{18}$F-FDG PET/CT 对喉癌诊断的灵敏度、特异性和准确性高达 98%、92% 和 94%。特别是 PET/CT 的应用克服了 PET 解剖定位不准确的缺点,提高了病灶定位和诊断准确性,使其临床价值进一步提高。PET/CT 能更准确地显示肿瘤病灶及其对周围组织的侵犯,还可真实地显示病灶内肿瘤分布的非均质性改变,但是喉部炎症及注射 $^{18}$F-FDG 后说话过多均可出现喉部放射性浓聚影;单侧声带麻痹时,健侧声带代偿过度振动发声也可出现健侧声带放射性浓聚,应当注意加以鉴别。

$^{18}$F-FDG PET/CT 在头颈部肿瘤诊断中的优势在于定位准确,可以准确显示头颈部肿瘤的位置、病灶的边界及其对周围组织的侵犯,对局部组织活检、手术治疗及精确放射治疗均有重要的临床价值。PET/CT 有助于分辨生理性浓聚和炎症,PET/CT 能较 PET 更容易地将其明确为生理性浓聚而非急性炎症或肿瘤。但在头颈部肿瘤中,用 $^{18}$F-FDG PET/CT 进行腮腺病灶良、恶性鉴别存在较大的困难。部分腮腺混合瘤及沃辛(Warthin)瘤可以出现明显 FDG 摄取,从而使 $^{18}$F-FDG PET/CT 诊断腮腺恶性肿瘤的特异性受到明显的影响。

**(二)肺部肿瘤**

肺部肿瘤 $^{18}$F-FDG PET/CT 显像能提供病灶代谢方面的信息,对肺部孤立性结节良、恶性鉴别具有重要价值。对肺部单个结节的诊断,经荟萃分析汇总后,显示 PET/CT 的灵敏度为 95%,特异性为 82%,诊断比值比为 1.3。尽管 PET 其诊断效能较高,但是还是有一定局限性。

1. **假阳性问题** 部分增殖快、代谢高的良性病变,如活动性肺结核、隐球菌性肉芽肿、肺脓肿、结节病等也可出现 $^{18}$F-FDG 高摄取,导致假阳性结果。尤其在我国肺结核患者相对较多,应注意排除活动性肺结核的干扰。这也是 $^{18}$F-FDG 的局限性所在,研制新的显像剂有助于克服这一问题。

2. **假阴性问题** 临床工作中恶性肿瘤对 $^{18}$F-FDG 低摄取并不多见,但有时也会出现假阴性结果。受仪器空间分辨率以及肺呼吸运动的影响,对于微小病灶 PET 难以检出,而且小于 PET 空间分辨率的小病灶的放射性浓聚程度常被低估。对于一些生长及代谢缓慢的恶性肿瘤,如类癌、结节型细支气管肺泡癌、部分高分化腺癌可出现假阴性结果。另外,糖尿病患者血糖水平过高也有导致假阴性的可能。

3. **分辨率问题** 目前临床用的高排 PET/CT 实现了 PET 功能代谢影像与 CT 解剖形态影像的同机图像融合,两者优势互补、相互印证大大提高了 PET/CT 对肺癌的诊断价值。特别是随着 PET/CT 技术的改进,PET 的空间分辨率得到明显提高。

4. **综合分析** 肺部孤立性结节或肿块的良、恶性鉴别对临床十分重要,它直接关系到患者的治疗及预后。在进行鉴别诊断时,SUV 是一个重要的半定量分析指标,但由于少部分肺部良性病变的 SUV 与肺癌有部分交叉,因此,必须结合病灶的位置、大小、形态及病灶内的放射性分布进行定性分析,同时要了解患者的病史、临床症状、体征及其他客观检查结果进行全面综合分析,特别应当重视同机 CT 提供的影像学信息。

另外,$^{18}$F-FDG PET/CT 显像从分子水平显示肿瘤组织的葡萄糖代谢情况,属于肿瘤阳性显像,为肿瘤的良、恶性鉴别提供科学依据;同时由于肿瘤阳性显像可以明显突出肿瘤病灶,对于纵隔、肺门等解剖结构复杂部位淋巴结转移灶的检出具有明显的优势,特别是对 CT、MRI 难以检出的小淋巴结转移灶更有重要的临床价值,而且一次静脉注射 $^{18}$F-FDG 可以很方便地进行全身显像,这对于了解肺癌病变的全身累及范围、准确进行临床分期具有重要的临床意义,为临床确定治疗方案的决策提供科学依据。

**(三)腹盆腔肿瘤**

1. **胰腺癌** 有研究系统性回顾了 PET/CT 诊断胰腺恶变的准确性,其中指出在 CT 增强检查阳性、阴性和不能确诊的患者中,PET/CT 均表现出较好的诊断效能。在 CT 增强检查阳性的患者中，PET 的汇总灵敏度和特异性分别为 92% 和 68%；在 CT 增强检查阴性的患者中，PET 的汇总灵敏度和特异性分别为 73% 和 86%；而在 CT 增强检查不能确定良恶性的患者中，PET 的汇总灵敏度和特异性分别为 100% 和 68%。此研究认为，虽然 PET 显示出附加的诊断价值，但其准确性仍不同程度地依赖于之前的 CT 增强检查结果，因此其临床应用还需进一步的前瞻性研究和成本效应分析。一般来说对于检测胰腺癌，$^{18}$F-FDG PET/CT 和 CT 增强检查的灵敏度无显著性差异（单独使用普通 CT 增强检查的灵敏度为 81%）；PET/CT 的特异性高于 CT 增强检查，但差异也无显著性（单独使用普通 CT 增强检查的特异性为 66%）。

2. **结肠直肠癌** 原发灶的诊断，临床首选纤维结肠镜检查，可在直视下观察病变情况，并且能同时活检获得病理学检查结果。$^{18}$F-FDG PET/CT 显像对结肠直肠癌原发灶的检出灵敏度高，但 $^{18}$F-FDG PET/CT 全身显像的主要临床应用价值在于能同时评价肿瘤与周围组织的关系、局部有无淋巴结转移、其他脏器有无浸润破坏或转移，全面了解病变的累及范围，进行准确的临床分期，为临床选用合理的治疗方案提供科学依据。对于手术治疗前及手术治疗后的患者，明确转移灶的有无及数量、全面了解病变的全身累及范围，准确进行临床分期对选择治疗方案具有重要意义；特别是对于血清癌胚抗原（carcinoembryonic antigen，CEA）增高，而临床纤维肠镜、B 超、CT、MRI 等检查又找不到病灶者，$^{18}$F-FDG PET/CT 更具优势；由于恶性肿瘤的转移灶与原发灶具有相似的代谢特点，均表现为高代谢病灶，而且注射一次 $^{18}$F-FDG 就可以进行全身显像检查，因此，PET/CT 全身显像不仅能早期检出肿瘤原发灶，而且能全面了解病变全身的累及范围，为临床准确分期、选择恰当的治疗方案提供客观依据。

值得注意的是病灶太小、部分黏液腺癌、囊腺癌及印戒细胞癌等可出现假阴性结果；增生活跃的结肠腺瘤、肉芽肿及某些感染性病灶可出现假阳性。部分患者结肠、直肠可出现不同程度的沿肠管走行的生理性放射性浓聚影，对于出现局限性生理性浓聚的患者局部延迟显像有助于鉴别。通常对于怀疑结肠直肠癌的患者，在注射 $^{18}$F-FDG 前口服泛影葡胺对比剂有助于 CT 对肠道的观察。必要时可进行肠镜检查及活组织病理学检查以明确诊断。

3. **宫颈癌** PET/CT 显像对宫颈癌诊断、复发、转移灶探测均有较高的灵敏度和特异性，肿瘤对周围侵犯显示比较清楚。对于手术治疗后患者，局部解剖结构往往紊乱，CT 和 MRI 显示不清，局部瘢痕组织往往与早期复发较难鉴别，PET 对鉴别治疗后瘢痕和早期复发具有明显优势，如果病灶 $^{18}$F-FDG 高摄取，应高度怀疑为术后复发。

炎性肉芽肿、活动性结核等对 $^{18}$F-FDG 与肿瘤一样有较高的摄取能力，表现为浓聚影。绝经前女性卵巢和子宫功能活跃，子宫或卵巢会出现随着月经周期变化的 $^{18}$F-FDG 生理性的摄取，有时甚至浓聚程度很高，出现假阳性结果，干扰诊断，因此，应当注意加以鉴别。$^{18}$F-FDG 经肾排泄，膀胱尿液中的放射性会影响邻近部位病灶的检出，采用延迟显像方法可以排除膀胱尿液的放射性干扰。

PET/CT 在早期宫颈癌诊断中存在不足，主要是由于 PET 分辨率的限制，对 $^{18}$F-FDG 摄取不高的小病灶检出困难。因此，对小病灶，PET/CT 结果阴性者并不能除外早期宫颈癌的可能，应结合临床及其他检查综合进行分析，以免漏诊。

4. **卵巢癌** 一般卵巢癌原发病灶 FDG 高摄取，PET/CT 显像表现为高代谢病灶，病灶显示清楚，同时可评价病变对周围的侵犯情况。但是，部分卵巢癌组织结构及成分复杂，病理学表现为囊性、实性及囊实性混杂等，$^{18}$F-FDG PET/CT 显像主要显示的是肿瘤组织细胞的葡萄糖代谢变化，因此，病灶的表现也不相同。一般囊性改变液性成分表现为 $^{18}$F-FDG 摄取不高或低于周围正常组织，而囊壁表现为 $^{18}$F-FDG 高摄取，但如果囊壁太薄，由于 PET 的空间分辨率有限，囊壁的高代谢改变可能不明显。实性卵巢癌表现为 $^{18}$F-FDG 高摄取，病灶显示清楚。囊实性混杂的卵巢癌病灶，通常液性成分表现为 $^{18}$F-FDG 摄取不高或低于周围正常组织，而实性成分表现为 $^{18}$F-FDG 高摄取。另外，年轻女性卵巢和子宫功能活跃，会出现随着月经周期变化的 $^{18}$F-FDG 生理性的摄取，有时甚至 $^{18}$F-FDG 浓聚程度很高，干扰对卵巢癌的诊断。

**（四）淋巴瘤**

大量 $^{18}$F-FDG PET/CT 对恶性淋巴瘤诊断研究结果表明，$^{18}$F-FDG PET/CT 对于诊断恶性淋巴瘤具有重要的临床价值。因此，在美国等西方国家，恶性淋巴瘤 $^{18}$F-FDG PET/CT 显像是最早被列为医疗保险付费的 PET 检查项目之一。$^{18}$F-FDG PET/CT 显像的诊断灵敏度为 71%～100%，特异性为 69%～100%，阴性预测值 80%～100%。尤其在检测弥漫大 B 细胞淋巴瘤、套细胞淋巴瘤、滤泡淋巴瘤和霍奇金病等方面具有非常高的灵敏度（皆近于 100%）。

1. **结外脏器的侵犯** 恶性淋巴瘤易侵犯结外脏器，Ⅲ～Ⅳ期非霍奇金淋巴瘤结外侵犯占 55.8%。明确有无结外侵犯对恶性淋巴瘤的分期及预后判断具有重要的意义。在检测结外脏器、组织淋巴瘤侵犯方面，$^{18}$F-FDG PET/CT 较传统显像技术具有较明显的优势。$^{18}$F-FDG PET/CT 检测恶性淋巴瘤在腮腺、乳腺、肺、肝、肾上腺、肾、胃肠道及子宫、睾丸等脏器、组织侵犯方面都具有明显的优势，但总的来说，检测灵敏度和准确性与病灶的 $^{18}$F-FDG 摄取高低及肿瘤的恶性度密切相关。与其他脏器、组织相比，PET/CT 在检测骨髓、脾及中枢神经系统恶性淋巴瘤侵犯方面有明显的优势。

2. **骨髓侵犯** 恶性淋巴瘤骨髓浸润较常见，有骨髓侵犯的恶性淋巴瘤预后不良。骨髓活检或细胞学检查的阳性率分别为 14.8% 和 13.5%，两者联合应用时为 21.1%。恶性淋巴瘤骨髓侵犯可以表现为局灶性骨髓浸润，也可表现为弥漫性骨髓侵犯。髂嵴骨髓活检对弥漫性骨髓侵犯易获得阳性结果，而对于局灶性骨髓侵犯，髂嵴骨髓活检易造成漏诊。PET/CT 显像为全身性检查，一次检查即可显示全身骨 / 骨髓代谢情况，可灵敏地发现局灶性病变。在霍奇金淋巴瘤患者行治疗前骨髓穿刺及 $^{18}$F-FDG PET/CT 扫描，PET/CT 比常规扫描（骨髓活检 +CT 扫描）多检测出 4.9%～13.4% 的骨髓侵犯。但是当恶性淋巴瘤患者出现全身骨髓弥漫性代谢增高，须与化疗后或近期使用集落刺激因子、促红细胞生成素等因素导致骨髓增生活跃或炎症、感染导致的骨髓代偿性增生鉴别。对于惰性淋巴瘤，$^{18}$F-FDG PET/CT 对骨髓侵犯的检出率较低，联合骨髓穿刺是非常有必要的。

3. **脾侵犯** 原发于脾的恶性淋巴瘤较少，脾恶性淋巴瘤侵犯多为继发，非霍奇金淋巴瘤约占 20%，而霍奇金淋巴瘤约占 30%～40%。CT 是常用的检查方法，但是它只能根据脾大小及密度变化来判断是否有恶性淋巴瘤侵犯，而部分脾侵犯者脾大小是正常的，且部分脾增大者却没有肿瘤侵犯，所以 CT 诊断恶性淋巴瘤的灵敏度只有 57%，而 $^{18}$F-FDG PET/CT 探测治疗前恶性淋巴瘤脾侵犯的灵敏度可达 100%。

4. **中枢神经系统侵犯** 中枢神经系统（包括颅脑及脊髓）恶性淋巴瘤侵犯约占中枢神经系统肿瘤的 4%～7%。$^{18}$F-FDG PET/CT 显像由于正常脑实质存在 $^{18}$F-FDG 明显高摄取，因此在检测多种颅内恶性肿瘤方面灵敏度都较低，但是颅内恶性淋巴瘤（多数为 B 细胞性淋巴瘤）由于其侵袭性强，$^{18}$F-FDG 摄取程度常明显高于正常脑实质而易于检出。由于正常情况脊髓 $^{18}$F-FDG 摄取较低，脊髓淋巴瘤侵犯者 PET 和 PET/CT 也易于检出。原发中枢神经淋巴瘤 $^{18}$F-FDG PET/CT 显像研究提示其在检查中枢神经系统侵犯方面具有较高的灵敏度（颅脑为 87%，脊髓为 80%），不同于其他颅内恶性肿瘤。

## 二、$^{18}$F-FDG PET/CT 成像在肿瘤分期中的应用

PET/CT 因其能在分子水平上反映人体的生理或病理变化，灵敏地探测疾病早期的代谢异常，可以早期发现病灶，$^{18}$F-FDG PET/CT 发现的病灶可以进行精确定位，避免或减少了对 PET 阴性肿瘤或小病灶的漏诊。PET/CT 是全身显像，一次检查可以提供淋巴结、脑、肺、肝、肾上腺和骨骼等全身各器官或组织有无转移的信息，有助于肿瘤精确的临床分期，为制订科学的临床治疗方案提供依据。以诊断淋巴结转移为例，$^{18}$F-FDG PET/CT 更准确，这是因为 CT 或 MRI 诊断转移的标准是淋巴结的增大（> 1cm），其中不乏由于慢性炎症引起的淋巴结增大，或将已受到肿瘤组织侵及的正常大小的淋巴结判为正常；而 PET 则根据淋巴结的代谢活性判断是否为转移，比单纯考虑病变大小更为准确。放化疗损伤可导致肿瘤周围组织水肿、纤维化和坏死而形成肿块，其临床表现和 CT、MRI 所见很难与残留的肿瘤鉴别。$^{18}$F-FDG PET/CT 显像则对两者的鉴别有重要价值。大多数情况下，PET/CT 对多种不同类型肿瘤的 TNM 分期和治疗后再分期准确性要优于单纯 PET 和 CT 影像。

### （一）鼻咽癌

由于鼻咽癌解剖位置隐蔽，早期症状不典型，临床上容易延误诊断，仅有 30% 的患者首诊时处于早期，因此对初诊鼻咽癌的患者需要准确评价分期。

鼻咽癌常见咽后间隙和颈部淋巴结转移，60%～80% 患者初诊时即可触及颈部包块。而在体检认为颈部无转移的患者中，高于 15%～20% 的患者有潜在的颈部淋巴结转移。转移灶一般位于上颈部自乳突下至锁骨上区，常以胸锁乳突肌为中心分布。晚期患者可有腋下、纵隔、腹膜后甚至腹股沟等处淋巴结转移。

CT 或 MRI 诊断主要根据淋巴结的大小。但肿大淋巴结不一定是转移灶，炎症、手术及放化疗等均

可致淋巴结反应性增大；而正常大小的淋巴结也可能是转移灶，因此仅以大小作为判断标准可出现一定的假阳性和假阴性。$^{18}$F-FDG PET/CT 诊断淋巴结转移主要依据有无明显代谢增高，淋巴结出现高于周围正常组织者的放射性浓聚为阳性。由于恶性病灶代谢速率常明显高于良性病灶和正常组织，因而能较准确判断病灶的性质。值得注意的是，由于 $^{18}$F-FDG PET/CT 在鼻咽部、颌下腺、腮腺等有不同程度的生理性摄取，颈部炎性淋巴结也可表现为高代谢，所以 PET 可出现假阳性结果；对于恶性程度低和体积小的转移灶，PET 也会出现假阴性。但总体上 PET/CT 具有 PET 的高灵敏度和 CT 的高分辨率，明显提高了对淋巴结分期的准确性，同时也使鼻咽癌原发病灶对周围浸润的评价更准确。荟萃分析显示，$^{18}$F-FDG PET/CT 显示转移淋巴结的灵敏度为 79%，特异性为 86%。而将 PET 和传统影像检查对比汇总后发现，PET 的灵敏度和特异性均比传统检查高出 5%~7%。因此，$^{18}$F-FDG PET/CT 能有效地评价鼻咽癌患者在治疗前的颈部淋巴结转移情况。

## （二）肺癌

$^{18}$F-FDG PET/CT 根据 CT 的解剖信息评价肺癌对胸壁、周围血管、支气管及纵隔的侵犯，结合 PET 提供的生物学信息提高了对 T 分期的准确性。对肿瘤原发病灶，CT、PET、整合性 PET/CT 诊断正确率分别为 58%、40%、88%，分期不正确的比例分别为 22%、20%、2%；另外 PET/CT 对胸壁和纵隔受侵犯情况的检测也优于前两种方法。$^{18}$F-FDG PET/CT 由于能准确显示肺内、胸膜及纵隔内病变的肿瘤活性程度，还有助于穿刺活检或胸腔镜活检选择最佳的部位，提高这些创伤性检查的成功率。

$^{18}$F-FDG PET/CT 由于是在呼吸状态下获得的，由于呼吸运动的影响，肺内 1cm 以下的小结节因容积效应可能被遗漏，而且受 PET 分辨率的影响，这些小结节 FDG 常表现为假阴性。而肺内小结节的检出和准确定位对于肺癌的分期具有重要意义。因此，在 $^{18}$F-FDG PET/CT 诊断时需仔细对照标准胸部 CT 图像，可在常规显像后加扫低剂量标准 CT 扫描，从而在准确诊断疾病的同时最大限度减少患者的辐射剂量。

针对于 N 分期，CT 主要依靠淋巴结的大小判断转移，一般以 10mm 为标准，而有的转移淋巴结体积并不增大，因此区分肿大的淋巴结是否由肿瘤转移或炎性增生引起、小的淋巴结有否肿瘤的转移尚有缺陷，因而限制了 CT 的诊断价值。研究表明，

$^{18}$F-FDG PET/CT 在淋巴结分类及分期上优于 CT，单纯 $^{18}$F-FDG PET/CT 即使在 1cm 以下有时也可对淋巴结的良恶性进行区分。因此欧洲胸外科医师协会（European Society of Thoracic Surgeons, ESTS）指南建议：PET 分期后，$N_1$ 患者在根治术前须行系统的淋巴结取样活检，大多数 $N_0$ 分期的非小细胞肺癌在没有危险因素的情况下直接考虑手术。美国国家综合癌症网络（National Comprehensive Cancer Network, NCCN）指南将 $^{18}$F-FDG PET/CT 纳入 I 期肺癌治疗前分期评价的同时，术前纵隔镜的推荐级别降为 2B 类。须考虑行有创分期的危险因素有：中央型肺癌、右上叶腺癌、高代谢肺癌（$SUV_{max}>10$）、原发灶低代谢（$SUV_{max}<2.5$）且纵隔淋巴结 >1.6cm；具备 1 种或多种危险因素的 $N_0$ 期患者需考虑术前系统纵隔淋巴结取样活检的必要性。

对于 PET 阳性淋巴结行纵隔镜活检，将有助于提高转移淋巴结的检出率。随着肺癌 PET 分期经验的累积，从研究内容和分析深度上，目前注重研究阳性转移淋巴结的规律。原发灶代谢越高，阳性淋巴结转移的概率就越大；当原发肿瘤 $SUV_{max}>5.3$ 时，阳性纵隔淋巴结提示转移的准确性高于 92%。肺癌的淋巴转移有一定的规律，右上叶最常转移至纵膈淋巴结 2R 和 4R 区，右中叶至第 7 组，右下叶至 4R 和第 7 组，左上叶至第 5 和第 6 组，左下叶至第 5 和第 7 组。上纵隔淋巴结假阳性率低，前上纵隔淋巴结真阳性率高于后下纵隔淋巴结。周围型腺癌 $N_2$ 假阴性率低，周围型鳞癌 $N_2$ 假阳性率低。根据淋巴回流的优势路径，综合分析原发肿瘤的部位、病理类型、代谢水平和纵隔淋巴结转移规律，可个体化地区分和预测不同组 $^{18}$F-FDG 阳性淋巴结发生转移的危险度，有针对性地指导有创纵隔分期。

对于 M 分期，肺癌远处转移对决定能否手术及其预后起关键作用，常见的转移部位为肝、肾上腺、骨骼和脑等。终末期肺癌患者尸检发现，肺癌胸外转移占 93%。PET 全身显像是发现肺癌胸外转移的一种很有效的方法。PET/CT 兼有 CT 能提供精确解剖结构的优势，可以对 PET 发现的异常浓聚区进行准确定位，并结合 CT 对应部位结构的改变综合分析 PET 结果，减少 PET 的假阳性。

肺癌肝内转移通常为非孤立性病灶，而且多数病灶由 B 超或 CT 检查可得到诊断。值得注意的是，肝脓肿、肝寄生虫病等也可出现 $^{18}$F-FDG 摄取的假阳性。一般双侧的肾上腺肿大或肿块基本可以确定为转移，如为单侧肿块则需排除腺瘤后方可诊断。

<sup>18</sup>F-FDG PET/CT 是一种评价肾上腺占位的有效方法，其对肾上腺转移的检出灵敏度高。CT 上诊断不明确的病灶如果 <sup>18</sup>F-FDG PET/CT 上阴性，通常不是转移灶。但对肾上腺的小病灶判断时要特别小心。PET 诊断肾上腺转移的特异性为 80%～100%，部分肾上腺腺瘤也有 FDG 的摄取，阳性预测值为 67%，而阴性预测值高达 93%。腺瘤常是低摄取，等于或低于肝的摄取，而转移灶常是高摄取。必要时要对 FDG 摄取阳性的肾上腺病灶做病理证实。PET/CT 可以检出部分由于瘤内出血或坏死导致的 PET 假阴性的转移瘤。骨显像是临床诊断骨转移灶的常规方法，其灵敏度高，大约为 90%，但缺乏特异性，如外伤、代谢性骨病、骨质疏松、关节病、关节炎等均可出现骨显像的假阳性。<sup>18</sup>F-FDG PET/CT 诊断肺癌骨转移的灵敏度与骨显像相似，但其特异性更高，可达 98%。美国 NCCN 肺癌临床实践指南指出对肺癌的骨转移诊断 <sup>18</sup>F-FDG PET/CT 可取代骨显像。但一般意义的全身 PET 显像并不包括下肢和颅骨，因此这些部位的转移病灶 PET 会遗漏。建议对晚期肿瘤全身转移及黑色素瘤应进行真正意义的 PET 全身显像。中国肺癌骨转移诊疗专家共识中指出：骨扫描列第一位检查项目，对有条件的患者可考虑推荐 PET/CT，对有症状但 PET/CT 阴性者可再行骨扫描。

### （三）肝癌

<sup>18</sup>F-FDG PET/CT 检测原发性肝细胞肝癌（hepatocellular carcinoma，HCC）的灵敏度较低，一般为 50%～70%，这是由于不同分化程度的肝癌细胞葡萄糖 -6- 磷酸酶有不同活性，分化较好的肝癌细胞内含有较高水平的葡萄糖 -6- 磷酸酶，可将进入肿瘤细胞并经己糖激酶催化生成的 6- 磷酸 -<sup>18</sup>F-FDG 水解，生成 <sup>18</sup>F-FDG，继而通过细胞膜被肿瘤细胞清除，因此 <sup>18</sup>F-FDG PET/CT 显像出现假阴性结果。局灶性肝结节增生和肝腺瘤 FDG 代谢一般正常。胆管细胞癌 <sup>18</sup>F-FDG PET/CT 显像多呈阳性，显像灵敏度和特异性可达 90% 以上，浸润性硬化性胆管癌与黏液性腺癌 <sup>18</sup>F-FDG 可为假阴性。由于 PET 空间分辨率的限制及部分容积效应的影响，病灶太小是导致 <sup>18</sup>F-FDG PET/CT 假阴性常见的原因之一。肿瘤大小明显影响灵敏度，1～2cm 的病灶 <sup>18</sup>F-FDG PET/CT 灵敏度为 27.2%。在 HCC 肺转移患者中，<sup>18</sup>F-FDG PET/CT 显像发现肺转移灶的 FDG 摄取变异较大，PET 对最大径 <10mm 的肺转移灶探测灵敏度为 35.6%，对最大径 >10mm 的肺转移灶探测灵敏度为 63.6%。

### （四）乳腺癌

腋窝淋巴结是否转移是影响乳腺癌患者预后的一个重要因素。对于进展期乳腺癌，PET 可以较准确地诊断腋窝淋巴结的转移，进行准确术前分期，以进一步指导治疗。原发灶大于 2cm 的进展期乳腺癌，<sup>18</sup>F-FDG PET/CT 诊断腋窝淋巴结转移的灵敏度和特异性均较高。荟萃分析结果显示，灵敏度为 63%，但 <sup>18</sup>F-FDG PET/CT 比前哨淋巴结活检的灵敏度和特异性均低，且由于较多的假阴性，目前临床上 PET 仍不能取代前哨淋巴结活检。

进展期乳腺癌及复发患者易发生内乳淋巴结及纵隔淋巴结的转移，临床对这些部位的淋巴结并不进行常规穿刺活检。<sup>18</sup>F-FDG PET/CT 诊断内乳及纵隔淋巴结转移的灵敏度、特异性和准确性分别为 85%、90% 和 88%。远处转移是影响乳腺癌患者预后的重要因素，同时也是决定治疗方案的关键因素。乳腺癌远处转移常见的部位是肺、肝和骨骼。PET/CT 具有一次显像可以检查全身的优点，是诊断乳腺癌远处转移比较灵敏的方法。与常规骨扫描相比，<sup>18</sup>F-FDG PET/CT 特异性更高，对溶骨性病灶检测灵敏度高，而对成骨性病灶 PET 灵敏度略差。<sup>18</sup>F-FDG PET/CT 诊断乳腺癌骨转移，灵敏度和特异性分别为 81%，93%，而骨显像的灵敏度和特异性分别为 78%、79%，因此认为 <sup>18</sup>F-FDG PET/CT 比骨显像特异性更高。

### （五）淋巴瘤

淋巴瘤准确的临床分期有利于制订合理的治疗方案及估测预后。<sup>18</sup>F-FDG PET/CT 显像是淋巴瘤临床分期的首选方法，通过探测到形态学上未发生变化的病灶而影响临床分期，通过改变分期来影响淋巴瘤患者的治疗方案。<sup>18</sup>F-FDG PET/CT 与增强 CT 相比在 NHL 和 HD 临床分期、再分期以及诊断结外淋巴瘤具有明显优势。NCCN 指南（2009 年）中指出，HL 的诊断 PET/CT 完全取代了 CT，且相应部位不需再行诊断性 CT 检查；PET 可用于分期、再分期以及 HL 随访；标准化疗 2～4 疗程中 PET 检查是预后的敏感指标，且是评价化疗方案很好的独立因素。当怀疑惰性淋巴瘤发生转化时，<sup>18</sup>F-FDG PET/CT 可指导选择最佳活检部位，但并不能替代活检，<sup>18</sup>F-FDG PET/CT 不能提供病理诊断，但可提示哪个淋巴结是最佳活检淋巴结，治疗后复查 <sup>18</sup>F-FDG PET/CT 的预测价值显著优于其他预后因素。

（蒋　涛）

## 三、磁共振 DWI 与 ADC 定量在肿瘤诊断中的应用

### （一）DWI 成像基本原理

DWI 与传统的 MRI 技术不同，它主要依赖于水分子的布朗运动，而非组织的自旋质子密度、$T_1$ 值和 $T_2$ 值。组织中水分子扩散是指细胞内外水分子随机的热运动，当这种运动完全随机无限制时，称为各向同性（isotropy）扩散，而当水分子的运动方向及与幅度受生物膜及大分子的限制时称为各向异性（anisotropic6）扩散。成像方法是在 180°脉冲的两侧对称地施加一对运动敏感梯度，这两个梯度场的方向相反、强度和持续时间完全相同（即弥散敏感梯度场）。对于弥散运动低的水分子，第一个梯度脉冲所致的质子自旋去相位会被第二个梯度脉冲完全再聚合，梯度场的施加并不会引起这些质子的信号衰减；而对于弥散运动强的水分子，第一个梯度脉冲所致质子号的衰减。如果水分子在敏感梯度场方向上弥散越自由，则在弥散梯度场施加期间弥散距离越大，经历的磁场变化也越大，则组织的信号衰减越明显。水分子扩散的程度用扩散系数（diffusion coefficient，DC）来表示，DC 值越大，扩散的速率越大，反之则越小。

### （二）DWI 成像技术

早期的 DWI 成像主要应用于脑部成像，时间长，对呼吸运动、肠蠕动等高度敏感，故在腹部的临床应用受限。随着 MRI 技术的不断发展和完善，目前已采用了多种技术克服以上不足，包括屏气技术、呼吸和心电门控、快速梯度回波和平面回波成像等，使 DWI 在腹部的检查中趋于成熟。由于其快速及高信噪比，自旋回波 - 平面回波成像技术（spin echo-echo planar imaging，SE-EPI）被广泛用于上腹部 DWI，为了突出病灶对比度，通常要结合一定的脂肪抑制技术如频率选择或反转恢复，而并行采集技术的应用可以进一步抑制由于高速梯度切换所带来的图像扭曲伪影和缩短扫描时间。为了减少由 EPI 带来的磁敏感伪影及模糊效应，并且增加 DWI 的稳定性和提高其对上腹部病灶定量及定性的诊断率，三维 DWI、呼吸门控 DWI、呼吸门控背景抑制 DWI、自由呼吸背景抑制 DWI 都在探索性研究中。

### （三）b 值和 ADC 定量

DWI 中组织信号强度的衰减主要与以下因素有关：弥散敏感梯度场强大小、弥散敏感梯度场持续时间、两个弥散敏感梯度场的间隔时间及组织中水分子的弥散程度。弥散敏感梯度场强强度越大，组织信号衰减越明显；弥散敏感梯度场持续的时间越长，组织信号衰减越明显；两个弥散敏感梯度场的间隔时间越长，组织信号衰减越明显；组织中水分子的弥散程度越大，组织信号衰减越明显。上述因素中的前三项都与弥散敏感梯度场有关。在 DWI 技术中，施加的弥散敏感梯度场参数称为 b 值，或弥散敏感系数。在常用的 SE-EPI 序列中，b 值 = $\lambda^2 G^2 \delta^2 (\Delta - \delta/3)$，式中：$\lambda$ 代表磁旋比，G 代表弥散梯度脉冲的强度，$\delta$ 代表梯度脉冲持续时间，$\Delta$ 代表两个梯度脉冲间隔时间，b 值的单位是 $s/mm^2$。b 值对 DWI 的影响很大，b 值越高对水分子弥散运动越敏感。通过对施加弥散敏感梯度场前后的信号强度检测，可以计算组织的 DC。但在活体组织中弥散系数受许多微循环因素影响，如液体流动、细胞的渗透性、温度、毛细血管灌注和细胞膜通透性的方向，同时又受宏观因素如呼吸、血管搏动、肠蠕动等生理活动的影响，因此通过信号值直接计算所得的弥散系数不仅仅反映水分子的弥散运动，而称之为表观弥散系数（apparent diffusion coefficient，ADC），用其来代替真正的弥散系数，后者常大于前者。计算公式如下：ADC = $\ln(SI_{低}/SI_{高})/(b_{高} - b_{低})$，式中 $SI_{低}$ 表示低 b 值 DWI 上组织的信号强度（b 值可以是 0），$SI_{高}$ 表示高 b 值 DWI 上组织的信号强度，$b_{高}$ 表示高 b 值；$b_{低}$ 表示低 b 值，$\ln$ 表示自然对数。低 b 值时所得的 ADC 值受灌注效应影响较大，导致测量结果偏大；高 b 值则能更精确反映弥散状况及测量 ADC 值。目前多采用一个脉冲序列使用 2 种或 3 种不同 b 值来测量组织的 ADC 值或拟合出 ADC 图，进而对疾病进行诊断及鉴别诊断，这种临床上常用的模型称为单值数模型。然而，在生理条件下，DWI 信号强度与 b 值之间的关系并非是线性的。双指数模型弥散加权成像采用 Levenberg-Marquardt 算法对 DWI 图像的信号进行拟合，公式如下：$Sb/S0 = f \times \exp(-b \times D1) + (1 - f) \times \exp(-b \times D2)$，Sb 和 S0 分别为施加扩散敏感梯度与不施加扩散敏感梯度时的信号强度；f 为灌注分数（perfusion fraction），代表体素内微循环灌注相关的扩散效应占总体扩散效应的百分比；D* 为假性扩散系数（pseudo diffusion coefficient），代表体素内微循环灌注相关扩散效应，又称灌注相关扩散或快速扩散；D 为扩散系数，代表体素内单纯的水分子扩散效应，又称慢速扩散。

### （四）ADC 定量分析在肿瘤中的应用

ADC 定量分析在脑内肿瘤应用最早，可以用于

表皮样囊肿和蛛网膜囊肿的鉴别，脑脓肿和胶质瘤转移瘤的鉴别；可以对不同病理类型的肿瘤进行定量研究，包括良恶性胶质瘤、淋巴瘤、髓母细胞瘤、脑膜瘤、转移瘤等，结果证实，ADC值与肿瘤的细胞构成/密度成负相关；ADC定量分析有助于胶质瘤术前分级，高级别胶质瘤ADC值低于低级别胶质瘤ADC值；可以检测肿瘤非手术治疗后反应，作为肿瘤治疗效果的早期指标。

腹部DWI中ADC值的测量与组织病理诊断的相关应用较多。如由于极低的弥散受限，肝肾单纯囊肿的ADC值较高，但是复杂囊肿由于含有碎片沉淀物、富蛋白黏液或血液，致使水分子弥散受限增加，其ADC值就会相应降低。炎性病变的ADC值随炎性进展的状态不同而不同，急性炎症由于炎性细胞的渗出和血管通透性增加导致的水肿致使水分子弥散受限，ADC值也会相应降低；而慢性炎症由于炎性肉芽肿及纤维成分的增加，水分子的弥散受限更加明显，ADC值降低更为明显。肿瘤组织的ADC值变化较大，与肿瘤组织内细胞丰富程度、肿瘤间质内纤维含量及血流灌注情况相关。近来报道，先天单纯囊肿、简单假性囊肿与胰腺背景在DWI上为等信号，而脓肿、包虫囊肿及囊性肿瘤如黏液性囊腺瘤（癌）在DWI上相对于胰腺背景为高信号，先天单纯囊肿与简单假性囊肿的ADC值要低于脓肿、包虫囊肿及囊性肿瘤的ADC值。也有报道认为导管内乳头状黏液肿瘤与其他囊性肿瘤的ADC值无差异。胰腺癌的ADC值也与癌组织内细胞及间质的成分不同而不同，当癌细胞散在于疏松的纤维组织内，如水肿的纤维或胶原纤维较癌细胞及黏液成分多时，肿瘤组织的ADC值高于正常胰腺组织；当致密纤维和丰富细胞堆积混杂时，肿瘤组织的ADC值低于正常胰腺组织，而且也用于胰腺肿瘤的鉴别（图2-1-7-1）。DWI及ADC定量也适合研究肾脏局灶性病变，特别对肾功能不全的患者具有重要的临床应用价值，具有很高的可重复性，对微观结构变化的敏感性高，使之成为肾脏疾病诊断和治疗随访的重要工具。但是DWI成像在鉴别乏脂肪AML、嗜酸细胞腺瘤和肾脏恶性肿瘤方面仍存在一定的不足之处，需要结合形态学图像和临床病史。

DWI成像无需使用对比剂，是一种特别适合研究肿瘤性病变的检查技术，特别是单指数模型具有很高的可重复性，对微观结构变化的敏感性高，使之成为肿瘤诊断和治疗随访的重要工具。但是

DWI成像在临床应用方面仍存在一定的不足之处，为了提高DWI成像的诊断准确性，需要结合形态学图像和临床病史。由于各研究采用的b值、MRI机器、采集技术和病例数的不同，各研究中心的结果和结论不完全一致，因此，需要更大规模的病例对照研究来进一步证实DWI成像诊断和鉴别诊断肿瘤性病变的能力。

## 四、磁共振PWI与ASL成像在肿瘤诊断中的应用

### （一）磁共振PWI

1. PWI基本原理 磁共振PWI是用来反映组织的微血管分布及血流灌注情况的一类磁共振检查技术，可以提供血流动力学方面的信息，近年来受到了广泛的重视。根据成像原理，PWI主要分为对比剂首过法灌注成像及动脉血质子自旋标记技术PWI，目前主要用于脑部。

对比剂首过法PWI又称磁敏感性对比剂动态团注示踪磁共振成像，是基于指示剂稀释原理，应用最早、最广的灌注成像技术。经静脉团注对比剂后，在对比剂首次通过受检组织时采用快速扫描序列成像，而获得一系列的动态图像。顺磁性对比剂首次通过受检组织时，主要集中在毛细血管内，组织血管腔内的磁敏感性增加，引起局部微观磁场的均匀性发生变化，邻近氢质子横向弛豫加快，导致$T_1$和$T_2$或$T_2^*$值短暂的缩短。MRI上表现为$T_1$信号的增强，$T_2$或$T_2^*$信号的降低。快速的成像技术可以测得这种团注对比剂造成的组织信号的快速变化。在血-脑屏障完整的情况下，对比剂首过期间，主要存在于微血管内，血管外很少，血管内外浓度差最大，信号的变化主要受血管内对比剂浓度影响，故能反映组织血液的灌注情况，间接反映组织的微血管密度。

动脉血质子自旋标记技术PWI是一种利用血液作为内源性示踪剂的磁共振PWI方法。该技术是采用反转脉冲标记动脉血中的氢质子，并将标记前后采集的图像进行对比，从而获得能够反映组织血流灌注情况的检查方法。大多采用减影的方法分析标记前后信号的差别，首先在成像层面供血动脉的流入侧施加反转脉冲，使血中质子的磁化矢量发生反转，经过一定时间的延迟反转时间，当标记的血液流入成像层面时成像从而得到标记后的图像，然后在其他参数都相同的情况下不施加反转脉冲再对相同层面成像，得到未标记的图像，用标记后的

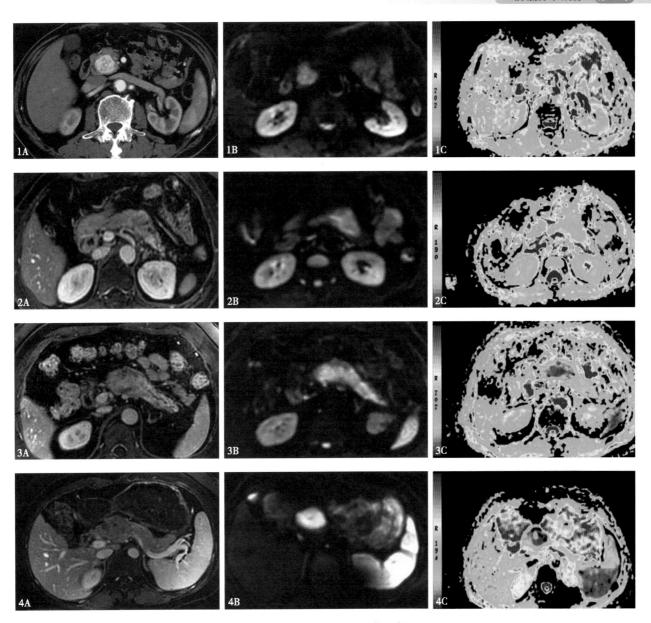

**图 2-1-7-1　胰腺肿瘤的影像学表现**

图 1~4 分别为胰腺神经内分泌肿瘤、肿块型胰腺炎、胰腺癌和实性假乳头状瘤的增强 CT 或磁共振成像、DWI 图和 ADC 图，ADC 从高到低分别为神经内分泌肿瘤（图 1A~1C）、胰腺癌（图 2A~2C）、肿块型胰腺炎（图 3A~3C）及实性假乳头状瘤（图 4A~4C）

图像减未标记的图像即可得到灌注图像。测量标记前、后图像的信号改变，就能对脑血流量作定量和定性的分析。根据质子的标记方式可分为连续式动脉自旋标记（continuous arterial spin labeling，CASL）和脉冲式动脉自旋标记（pulse arterial spin labeling，PASL）。与 CASL 不同，PASL 不是连续标记通过某一层面的血流，而是通过一个短射频脉冲标记一个大的血容量。虽然 CASL 图像的对比度好，但为了减少射频脉冲产生的能量，标记的层面和采集的时间都会受到限制。

　　**2. PWI 扫描序列**　为了能捕捉到迅速的对比剂首过过程，使信号强度的变化能更真实地反映组织血流灌注情况，时间 - 信号强度曲线符合组织的实际信号变化，减少弥散的影响因素，就要求提高时间分辨率，采用快速扫描序列。目前灌注所用的主要有两种对比，即 $T_1WI$ 和 $T_2^*WI$。当团注的顺磁性对比剂流经毛细血管床时，会导致周围组织信号强度发生变化，$T_1WI$ 和 $T_2^*WI$ 均可检测到这些变化，但两者的机制不同，$T_1WI$ 血管内和细胞外间隙中的对比剂因自由电子自旋与质子自旋的偶极 - 偶极作用增强了邻近质子的弛豫，引起 $T_1$ 缩短。而 $T_2^*WI$ 通过聚集在血管内对比剂产生的磁化率效应，导致组织和含有对比剂的血液出现磁化率的差异，形成内在的微观磁场梯度，引起周围组织

$T_2^*$ 缩短，信号强度下降。$T_2^*WI$ 对肿瘤的诊断及鉴别诊断具有重要价值，而 $T_1WI$ 通过定量和半定量分析，是评价血流信息的最佳选择。EPI 的应用，保证了图像时间和空间分辨率优质的结合。通过 $T_1$ 加权脉冲序列（IRSE-EPI、FLASH）采集，即动态弛豫率对比反映血管的通透性，通过 $T_2^*WI$ 脉冲序列（GRE-EPI）采集，及 $T_2$ 加权脉冲序列（SE-EPI）序列，评价局部血容量。

### 3. 磁共振 PWI 测量参数及其意义

（1）脑血容量：目前磁共振 PWI 主要用于脑部，当血 - 脑屏障完整时，认为首过的对比剂仅位于血管内，不向血管外间隙扩散，符合单室模型。脑部 PWI 常用的参数为脑血容量（cerebral blood volume，CBV），脑血流量（cerebral blood flow，CBF），平均通过时间（mean transit time，MTT）。CBV 指的是单位体积脑组织中的血管腔容积；CBF 指的是单位时间内通过单位体积脑组织的血流量；MTT 指的是血液流过一定体积脑组织的平均时间，三者关系为 CBF=CBV/MTT。根据示踪剂稀释原理，先利用采集的动态数据根据公式：$\triangle R_2 = -\ln(St/S_0)/TE$，其中 St 代表信号时间曲线上 t 时间点的信号强度，$S_0$ 代表增强前的平均信号强度，TE 代表回波时间，计算出每一个像素的 $T_2$ 弛豫率 $\triangle R_2$，获得信号强度 - 时间（SI-T）曲线，根据非扩散型示踪剂的动力学原理，在血 - 脑屏障完整的情况下，$\triangle R_2$ 相对聚集量（relative concentration）与组织内对比剂聚集量之间存在着近似的线性关系，即能将 SI-T 曲线拟合成浓度 - 时间曲线，对浓度 - 时间曲线进行对比剂再循环校正，就能得到真正反映组织对比剂浓度变化的关系曲线，而曲线下的面积就是脑血容量值，通过数学积分，以相应的灰度或色彩显示不同的数字矩阵，即得到脑血容量图（cerebral blood volume map，CBV-Map）。在 CBV-Map 上可以获得感兴趣区的平均脑血容量值。由于在数据后处理时无法获得动脉输入函数，感兴趣区血容量的测定通常以正常脑白质的血容量为参照，因此磁共振 PWI 只能获得脑血容量的相对值做半定量分析，即相对脑血容量值（relative cerebral blood volume，rCBV）。与 CBF 和 MTT 相比，CBV 在脑部病变中的应用更广。

（2）信号强度 - 时间曲线：由信号强度 - 时间曲线产生的灌注参数包括峰值时间、最大信号强度差及最大斜率和最大斜率图。峰值时间指的是感兴趣区内组织 MRI 信号达到最大值的时间；最大信号强度差指的是达峰值时的信号值与平扫或者是曲线基线部分的信号值之差；最大斜率和最大斜率图指的是根据公式：$SS=[(SI_{end}-SI_{prior})/SI_{baseline} \times T] \times 100$（%/S），其中 SS 代表最大斜率，$SI_{end}$ 和 $SI_{prior}$ 分别代表每个像素 SI-T 曲线上差别最大的相邻两点，$SI_{baseline}$ 代表增强前同一像素的平均信号强度，T 为时间分辨率，计算机计算每一像素 SI-T 曲线的最大斜率，也就是首过斜率，再将所得的数值组成新的数字矩阵，并用相应的灰度显示出来所得到的图像，称为最大斜率图或首过斜率图（first-pass imaging，FP-Imaging）。在 FP-Imaging 上可以测定感兴趣区的最大斜率的平均值，或者通过 SI-T 曲线直接计算获得最大斜率，可以提供组织血流灌注的定量信息，与组织血管分布程度有良好的相关性。

### （二）磁共振 PWI 与肿瘤血管生成

**1. 血管通透性模型原理简介** 肿瘤一般由三种成分组成：实质细胞，血管，以及由结缔组织构成的间质部分。埋藏在间质内的血管均为新生血管，其丰富程度，特别是向间质内渗透血氧的速度强弱，对肿瘤生长速度快慢有决定性作用。假设动脉血管中的小分子（对比剂）以浓度 Cp 流入成像体素，并且以速度 $K^{trans}$（transfer constant）向间质细胞渗透。同时，间质内的分子也会以速度 $K_{ep}$ 被血管收集并流出体素，同时定义肿瘤间质占整个体素的百分比为 Ve。此三个参数满足如下关系：

$$K_{ep}=K^{trans}/Ve \qquad （式1）$$

分析最终成像体素内的总对比剂浓度 $C_t$ 随时间的变化的原因，可以获得如下关系：

$$dC_t/dt = K^{trans}C_p - K_{ep}C_t \qquad （式2）$$

即信号的变化是由总血管输入的浓度 $C_p$ 乘以 $K^{trans}$ 的总量进入到体素内，并以总信号浓度乘以 $K_{ep}$ 的总量流出体素。解此方程就可以获得信号强度满足如下关系：

$$C_t(t)=K^{trans}[C_p(t) \otimes e^{(-K_{ep}*t)}] \qquad （式3）$$

如果考虑到血管内的信号还占总信号的一定比例，并且假设血管占总体素的比例为 $f_{PV}$，则最终的体素内实际对比剂浓度变化公式为：

$$C_t(t)=K^{trans}[C_p(t) \otimes e^{(-K_{ep}*t)}]+f_{PV}C_p(t) \qquad （式4）$$

公式 3 与公式 4 分别称为两室模型和三室模型。分别对应生成血管密度较低（两室）和密度较高（三室）的肿瘤模型。三室模型可以计算出血管在体素内的比例参数 $f_{PV}$，但需要更准确更多时间点的数据去拟和。

分析公式 4 所需要的数据可以发现，依靠磁共振动态增强成像技术，并且使用对比剂浓度与 $T_1$ 呈正比的 Gd-DTPA 对比剂，可以靠获得的动态图像计算得到实际的 $C_t(t)$，但前提是必须对组织进行 $T_1$ 信号强度校正。同时，可以靠与肿瘤邻近的供血血管的信号变化，获得 $C_p(t)$ 的数据。使用这些已知数据，再通过多参数的曲线拟和计算，就可以获得反映肿瘤血管通透性的 $K^{trans}$，反映肿瘤间质比例的 Ve，以及反映血管密度的 $f_{pv}$ 这三个关键指标。

最后要指出的是，血管通透性计算模型分为大分子对比剂（俗称血池对比剂）模型与小分子对比剂模型（例如临床常用的 Gd-DTPA）。一般分子量在 5～90kD 的对比剂被认为符合大分子对比剂模型。理论上分子量越大的对比剂，越能准确反映新生血管的血流灌注特性，使用其计算出的血管密度 $f_{pv}$ 也越准确。而小分子对比剂能更准确地描述血管渗透的过程，及用它计算获得的 $K^{trans}$ 相对客观。这里介绍的公式及下述引用文献均是以小分子对比剂模型近似后获得的结果，并不能应用在大分子对比剂实验上。

**2. 血管通透性的磁共振实现** 通过以上的理论分析可以得知，要使用 Gd-DTPA 作为对比剂，计算出肿瘤血管渗透速度 $K^{trans}$，需要能反映肿瘤完整强化过程的 $T_1$ 动态增强图像，以及此图像完全一致的肿瘤原始 $T_1$ 值图（$T_1$ Map）。动态增强 $T_1$ 一般有基于快速自旋回波的 FSE 序列或基于绕相梯度回波的 fSPGR 序列。两者也均有计算 $T_1$ Map 的方法。但由于基于 FSE 的序列成像时间较长，易受运动干扰，所以临床上使用 LAVA/Vibrant 等序列更为普遍。若要计算 $T_1$ Map，则还需要使用翻转角不同而其他扫描参数（如 TR，TE，矩阵）完全相同的序列作为辅助图像。这样可以在不明显增加扫描时间的前提下，获得满足计算 $K^{trans}$ 的全部扫描数据。

**3. 临床应用研究** 通常，CBV、CBF 及 MTT 的灌注参数只有应用在有完整血-脑屏障的神经系统才相对准确，并不适用血供方式同神经系统完全不同的肿瘤系统，SI-T 曲线所产生的峰值时间、最大信号强度差及最大斜率和最大斜率图等灌注参数可以大体提供组织血流灌注的信息，与肿瘤组织微血管密度有一定的相关性，由于其操作便捷，比较广泛应用于临床肿瘤的诊断与鉴别。但研究者报道，尽管 SI-T 曲线与 $K^{trans}$ 相关，而在乳腺癌治疗前后只有 $K^{trans}$ 变化 50% 以上，SI-T 曲线才会发生变化，另外，反映肿瘤血管功能的 SI-T 曲线其至半定量参数钆剂曲线下面积其实是 $K^{trans}$、Ve 及 $f_{pv}$ 之间复杂变

化的体现，所以它们并不能完全而准确地解释肿瘤血管功能。

关于肿瘤微血管密度与 $T_1$ 对比磁共振 PWI 参数相关度报道不一。Schlemmer HP 等报道，应用 $T_1$ 对比磁共振 PWI，前列腺癌的 $K^{trans}$ 明显高于正常外周带前列腺组织，灌注参数 $K_{ep}$ 与癌组织微血管密度高度相关。结肠癌动物模型 $T_1$ 对比磁共振 PWI 参数与肿瘤微血管密度相关性研究显示肿瘤边缘的 $K^{trans}$ 高于肿瘤中央区组织，且灌注参数 $K^{trans}$ 与癌组织微血管密度高度相关。人恶性胸膜间皮瘤的 $T_1$ 对比磁共振 PWI 参数 $K_{ep}$ 与肿瘤组织微血管密度中度相关。人宫颈癌的 $T_1$ 对比磁共振 PWI 参数 $K_{ep}$ 与癌组织微血管密度及淋巴微侵袭相关。但是，也有报道人宫颈癌的 $T_1$ 对比磁共振 PWI 参数 $K_{ep}$ 与癌组织微血管密度不相关，但是高 $K_{ep}$ 的患者预后明显比低 $K_{ep}$ 的患者差，而癌组织微血管密度与患者预后无关，认为磁共振 PWI 灌注参数并不一定总是要与组织病理学相关，但是却可以预测患者疗效，因为作为反映血管状态的"金标准"微血管密度仅仅是肿瘤组织某个时间点的解剖信息，而磁共振 PWI 参数反映的不仅仅是肿瘤组织解剖信息，还包括功能信息。应用两室模型，MCF7 人乳腺癌细胞异位移植裸鼠的 $T_1$ 对比 PWI 参数 $K^{trans}$，与肿瘤微血管密度高度相关，肿瘤周边区的 $K^{trans}$ 明显高于中央区；人乳腺恶性肿瘤的血管通透性参数 $K_{ep}$ 明显高于良性肿瘤，且与肿瘤微血管密度相关，Ve 两者之间无统计学差异；但也有报道人乳腺癌磁共振 $T_1$ 对比 PWI 的功能参数与微血管密度无关。胰腺癌的 $K^{trans}$ 与 $K_{ep}$ 低于正常胰腺及邻近胰腺组织，而 Ve 高于正常胰腺组织，胰腺癌的 $K^{trans}$ 及 $K_{ep}$ 与远端炎症区无统计学差异（图 2-1-7-2）。

反映肿瘤血管生理功能信息的 $T_1$ 对比磁共振 PWI 参数通常包括血液灌注、血管壁通透性、血管壁-间质表面积及细胞外血管外间质容量，而要实现这些目标，动态增强磁共振数据应有足够高的时间分辨率，并能够测量组织增强前 $T_1$ 值及血浆内磁共振对比剂浓度的变化率，另外参数定量模型包括单室、二室及三室模型都会影响 PWI 参数的结果，诸多因素均会导致不同研究之间的不可比性及不可重复性。

实体瘤临床疗效评价标准（response evaluation criteria in solid tumor，RECIST）是广泛的以肿瘤最大直径变化来评价肿瘤疗效的标准，并根据肿瘤变化大小分为完全有效（complete response，CR）、部分有

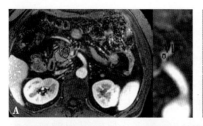
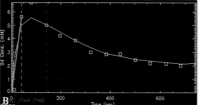
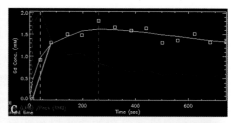
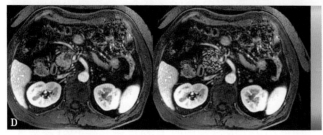
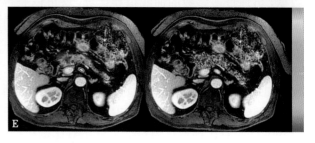

**图 2-1-7-2　胰腺癌 T₁ 对比增强 PWI**

A. 胰腺癌 PWI 参数定量中邻近胰腺、癌灶及动脉标记；B. 胰腺癌 PWI 参数定量中标记动脉及病灶的 Gd 含量时间曲线；C. 胰腺癌 PWI 参数定量中标记动脉及邻近胰腺的 Gd 含量时间曲线；D. 胰腺癌与邻近胰腺组织的 $K^{trans}$ 分析比较，胰腺癌的 $K^{trans}$ 0.860 低于邻近胰腺 4.800；E. 胰腺癌与远端炎症 PWI 参数定量中癌组织、炎症区及动脉标记，与胰腺癌相比较，远端炎症区的 $K^{trans}$ 高低不等，较为混杂

效（partial response，PR）、稳定状态（stable disease，SD）及进展状态（progressive disease，PD）。但是，这种以肿瘤大小作为疗效随访的标准难以满足近年来肿瘤个体化放化疗及靶向治疗疗效随访的目的，其局限性越来越明显：主观性强、可重复性差，以及肿瘤治疗过程中无法评价早期疗效而不能指导药物剂量的调整。随着临床检查如 CT、MRI 及 PET 的广泛应用及扫描技术的进步，迫切需要能够反映肿瘤细胞及其微环境生理功能的信息来代替 RECIST 标准，从而指导肿瘤放化疗并实现肿瘤的个体化治疗。基于 T₁ 对比的磁共振 PWI 绝对定量参数 $K^{trans}$、$K_{ep}$、Ve 及 $f_{pv}$ 能够反映肿瘤解剖及生理信息，反映肿瘤细胞赖以生存的微环境生物生理活性，因此该技术有望实现肿瘤个体化治疗及疗效检测的目的。应用 T₁ 对比 PWI 检测抗肿瘤血管治疗药物（靶向 VEGF 受体）对人 HT29 大肠癌异位移植裸鼠的早期疗效，发现治疗前后血管功能参数 Gd-DTPA 浓度时间曲线下面积下降 31%，组织病理学显示微血管密度治疗组统计学上明显低于对照组。应用 T₁ 对比 PWI 检测抗肿瘤血管治疗药物 RO0281501 对人 H460a 非小细胞肺癌异位移植裸鼠的早期疗效，发现治疗前后血管功能参数 $K_{ep}$ 在治疗 7 天后明显下降，组织病理学显示微血管密度治疗组统计学上明显低于对照组。应用 T₁ 对比 PWI 检测抗肿瘤血管治疗药物 ZD6474（靶向 VEGF 受体）对人 PC-3 前列腺癌异位移植裸鼠的早期疗效，发现治疗前后 ZD6474 剂量为 25mg/kg、50mg/kg 及 100mg/kg 时，$K^{trans}$ 统

计学上均明显下降，在剂量为 50mg/kg 及 100mg/kg 时，Ve 统计学上均明显下降。应用 T₁ 对比 PWI 检测晚期结直肠癌患者疗效，发现治疗前 $K^{trans}$ 与血清 VEGF 水平高度相关，放化疗有效患者的血管通透性参数 $K^{trans}$ 统计学上高于放化疗无效患者，而治疗后 $K^{trans}$ 明显下降，血管通透性参数 $K_{ep}$ 在乳腺癌新辅助化疗一个疗程后明显下降。但也有研究者报道 T₁ 对比 PWI 中肿瘤血管功能参数并不能检测直肠癌疗效。

T₁ 对比 PWI 作为肿瘤疗效的潜在临床检测手段，在临床的广泛应用仍面临许多问题。磁共振序列参数没有标准化，这会影响到数据采集的空间与时间分辨率，影响动态增强前后组织信号强度的稳定性，另一个难点是不同部位肿瘤所导致伪影程度不同，如胸腹部肿瘤相对于头颈部肿瘤稳定性差，伪影多，扫描序列也就不同；数据采集时，用于 T₁ 校准的 1/2 翻转角数据采集也不统一；肿瘤功能参数计算模型不一致，如单室、二室及三室模型的选择问题；肿瘤输入血管标记问题；肿瘤兴趣区选择问题；非定量、半定量及定量参数不统一，如最大增强度、最大斜率、信号强度 - 时间曲线、对比剂浓度时间曲线下面积及 $K^{trans}$、$K_{ep}$、Ve 及 $f_{pv}$；独立的数据后处理软件，这些均可造成不可避免的误差，影响 T₁ 对比 PWI 的稳定性。因此，标准化的扫描参数、计量模型的统一、数据后处理程序的标准化等对 T₁ 对比 PWI 的稳定非常重要，而且可重复性试验的验证对其临床广泛推广必不可少。另外，临床上数据

后处理软件均为其肿瘤血管功能单层图,需要肿瘤血管功能容积图则更为全面适用。

(姚秀忠)

## 第八节　肿瘤基因成像

### 一、癌基因成像

采用反义基因显像可以对癌基因进行直接成像:反义寡核苷酸是一种能够通过杂交机制与细胞核糖核酸(RNA)结合的小核酸链,被广泛用作检测或阻断特定 RNA 序列的试剂,它是非经典放射性药物之一,常用作核医学癌基因直接成像。

#### (一)反义 c-Myc

c-Myc 是细胞核的原癌基因,属于癌基因 myc 家族。c-Myc 癌蛋白是一种转录因子,也是许多靶基因编码启动和维持转化状态必需的蛋白质,控制 c-Myc 基因转录、翻译、与其他 myc 网络成员的相互作用,并与各种转录共调节因子和组蛋白修饰酶相互作用。c-Myc 基因在白血病、Burkitt 淋巴瘤、肺癌及乳腺癌等恶性肿瘤中高表达。许多方法可抑制 c-Myc 活性,实验数据表明,即使短暂抑制 c-Myc 表达也足以永久地阻止肿瘤生长并诱导肿瘤消退。因此,反义 c-Myc 与分子影像的结合,具有临床疗效监测的价值。Watanabe 等运用 $^{111}$In 标记的硫代磷酸酯反义寡核苷酸监测 N-Myc 过表达的人神经母细胞瘤的治疗效果,发现这是一种靶向肿瘤并递送放射性药物分子,同时监测疗效的有效方法。Zheng 等运用脂质体包埋的 $^{99m}$Tc 标记的反义寡核苷酸作为示踪剂,在小鼠结肠癌模型中运用也取得了较好的效果。

#### (二)反义 erbB2

erbB2 是另外一种原癌基因,属于 erb 家族成员,是酪氨酸激酶重要的受体。虽然它没有特定的配体,但它通过异二聚化与家族中的其他受体一起向下游传递信号,在多种细胞反应如增殖、分化和黏附中起重要作用。erbB2 在乳腺癌、胃癌中以 DNA 水平扩增,相关的磷蛋白不仅可以作为新的治疗靶标,而且可以作为患者的替代标志物来评估抑制 erbB2 的化合物活性。erbB2 与分子影像结合,对其信号传导通路的理解及临床疗效监测具有很好的基础及临床研究价值。Fujibayashi 等运用短半衰期放射性核素标记的反义寡核苷酸,形成标记稳定的 $^{111}$In-IBE- 寡核苷酸,作为检测异常基因表达的放射性药物。体内生物分布数据表明,$^{111}$In-IBE- 寡核苷酸用于肿瘤显像是可行的。

### 二、抑癌基因显像

p53 定位于 17 号染色体,编码长度为 393 个氨基酸残基的 p53 蛋白,是多种恶性肿瘤中常见的突变基因。其中,野生型对肿瘤细胞的生长起负性调节作用,属于抑癌基因;而突变型则具有致癌活性。其抑癌活性主要通过调节肿瘤细胞的周期、DNA 修复、细胞分化、细胞自噬、细胞凋亡等发挥抗肿瘤的生物功能。

p53 基因表达水平是监测放、化疗敏感性的一个有效手段,通过与影像结合,特别是与多模态影像结合,能精准、无创地评价 p53 的表达水平。

Ju 等利用基因工程小鼠癌症模型,将编码 p53$^{R172H}$ 和 KRAS$^{G12D}$ 的两个癌基因与编码增强型绿色荧光蛋白(enhanced green fluorescence protein,eGFP)和萤火虫萤光素酶两个报告基因一起表达。小鼠实时生物发光成像显示,随着时间的推移,生物发光信号不断增强,信号强度与肿瘤大小表现出很强的相关性,该转基因小鼠模型有望用于可视化监测体内肿瘤发展,以及研究 p53$^{R172H}$ 和 KRAS$^{G12D}$ 之间的致癌协同作用。Kim 等构建了人工增强子(p53RE)控制下的顺式人钠碘同向转运体(human sodium iodide symporter,hHIS)报告基因,利用质粒转染人肝癌细胞系 SK-Hep1 后建立移植瘤模型,并用 $^{99m}$Tc- 高铁酸盐进行核素显像。基于 $^{99m}$Tc- 高铁酸盐 / 顺 -p53RE-hNIS 的核素成像具有足够的灵敏度,用于检测 p53 信号转导通路中基因的转录上调。

Eiblmaier 等报道了 p53 基因在将 $^{64}$Cu 转运到肿瘤细胞核中的潜在作用,运用 p53 表达阳性或阴性的人结肠癌细胞系进行细胞内化和核定位研究,发现 $^{64}$Cu 能通过非特异性受体介导的摄取机制大量进入 p53 阳性细胞,而 p53 阴性细胞中非常少。Tonnessen-Murray 等在乳腺癌化疗疗效检测中发现,活体动物成像显示 Trp53 +/+ 肿瘤报告基因的表达水平在化疗期间和化疗后发生变化。因此在化疗不同时期,通过活体动物成像监测 p53 的表达可以反映化疗的疗效。

Aung 等构建了一个多西环素调控的双向载体,该载体含有编码红色荧光蛋白和 p53 的报告基因。p53 基因与双向载体偶联,实现了 p53 基因转录的可控性,证实了氟 -2- 脱氧 -D- 葡萄糖(FDG)-PET 报告系统精确评价 p53 基因治疗疗效的能力,这可能对 p53 基因治疗的改进有一定的影响。

## 三、报告基因成像

### （一）报告基因成像的定义

报告基因成像是分子成像中临床转化的重要部分。通过与报告探针组合，细胞表达的报告蛋白可以通过成像装置检测到特定信号，以间接反映活体受试者中报告基因表达的具体情况。

### （二）报告基因构建策略

为了使报告蛋白可视化，应构建含有报告基因的重组质粒或在特定启动子控制下的基因，将其转染到靶细胞中。报告基因直接插入到细胞的 DNA 中，被改造的靶细胞应具有报告基因的转录和翻译功能，从而确保报告基因的转录和翻译仅在活细胞中发生并同样传递给子细胞，通过测定报告蛋白活性或使报告信号可视化来评估报告蛋白的量。通过将报告基因置于启动子的控制下，可以动态成像显现报告蛋白的量。通过对累积报告蛋白特定成像信号的测量，提供启动子活性的间接信息。因此，报告基因是表达产物易于鉴定并且满足以下特征的基因：已经完成了完整的基因序列的克隆，并且该基因的相关表达产物在受体细胞中不存在，或其表达量不足以通过成像模式进行检测，并且可以定量。在活体受试者中，当报告蛋白与相应的探针结合并且引起特定成像信号的积累时，通过成像装置可以间接地反映报告基因的表达情况。

要成功地构建报告基因，关键问题是选择安全的转导途径，将外源基因转移到感兴趣的细胞中，其中，转染阶段和表达载体是影响感染功效的关键因素。就转染载体而言，分为病毒转染载体及非病毒转染载体，其中病毒转染的方法在报告基因中已经广泛运用，有效性高，包括：腺相关病毒载体系统、逆转录病毒、慢病毒等。其中，腺相关病毒载体系统似乎是最有前途的载体系统，因为它具有低背景信号干扰和高转基因表达水平。非病毒转染载体如 piggyBac（PB）转座子系统，具有较高转座酶活性的大载量和稳定的报告基因表达，是将来发展的方向。

理想的报告基因应该具有以下属性：①它应该是无毒的，非免疫原性的，并且在细胞中是非代谢性的；②报告蛋白和探针应特异性表达于转染的细胞，同时，报告蛋白表达和成像信号应该高度相关；③报告基因大小有特定的要求（<2kb），这便于操作，构建报告载体并表现出稳定的表达；④该探针易透过膜，易于标记，并且具有快速清除特性。

### （三）报告基因显像的分类

依据分子成像模式进行报告基因显像的分类，分为：

1. **光学成像（optical imaging，OI）**　光学成像技术主要包括荧光成像、生物发光成像及切伦科夫光学成像。光学成像设备对光学分子探针发出的光信号进行分析处理，得到光学分子探针的位置与浓度信息，从而实现对光学分子探针相关的生理过程成像。

（1）荧光成像（fluorescence imaging，FLI）：绿色荧光蛋白（green fluorescent protein，GFP）基因是荧光成像技术常用的报告基因，由于 GFP 光谱位于可见光能量较低的绿光部分，组织穿透深度有限；显像信噪比较低；需要外源性光源激发荧光等不足，促使开发了很多新的变体。比如增强型绿色荧光蛋白（eGFP），用于提高荧光的稳定性和亮度，而不改变其荧光或融合蛋白的功能；此外，还开发了具有更长发射波长的基因工程突变红色荧光蛋白（RFP），这些突变蛋白荧光信号更强、毒性低、组织穿透深度大，更适合报告基因成像。

（2）生物发光成像（bioluminescence imaging，BLI）：BLI 报告基因包括萤火虫萤光素酶、海肾萤光素酶和高斯萤光素酶基因等，其中应用最广泛的是萤火虫萤光素酶。靶细胞表达的报告基因产物作用于特定底物（如 ATP、萤光素），通过酶 - 底物催化的化学反应将一部分化学能量转化为不同波长的可见光，电荷耦合器件相机可以从外部的有利位置捕捉组织或器官发出的光子进行成像。基于萤光素酶的报告系统已经被用于癌细胞的检测和肿瘤生长的评估、体内淋巴细胞的运输以及利用萤光素酶互补进行配体受体结合的成像。与 FLI 相比，BLI 用于活体动物成像时具有更高的灵敏度、更低的背景噪声且经济实惠。然而，光子穿透组织会产生衰减仍是这类研究中的一个主要难题，使其只能局限于小动物活体体表成像，成像深度的原因限制了其在临床转化中的应用。

（3）切伦科夫光学成像（Cerenkov luminescence imaging，CLI）：切伦科夫光学成像是基于切伦科夫效应（即放射性核素在产生高能射线的同时产生可探测光）的新兴分子影像技术，继承了核医学成像的高灵敏和光学分子影像的低成本特征。miRNA 与肿瘤发生、发展密切相关，是一种新型的肿瘤生物标记物，作为基因表达的关键调控因子，肿瘤中异常表达的 miRNA 可以作为潜在的成像靶点。目前，基于 miRNA 报告基因调控肿瘤细胞对放射性核素的摄取，利用核素显像与 CLI 建立了肿瘤细胞中 miRNA 表达的可视化检测方法，为临床肿瘤检测、诊断提供了新的途径。

**2. 光声成像（photoacoustic imaging，PAI）** 光声成像是一种新兴的无辐射、非侵入性成像技术，通过对超声信号的检测来间接反映不同组织光能量吸收的差异，克服了纯光学成像技术在成像深度与分辨率上不可兼得的缺陷。PAI 报告基因可分为三类：①催化显色反应的酶蛋白；②自发光荧光蛋白或色素蛋白；③特定波长激发光选择性激发的光控开关蛋白。常见的 PAI 报告基因有以下几种：

（1）β- 半乳糖苷酶基因（*lacZ* 基因编码）：β- 半乳糖苷酶是一种参与乳糖代谢的大肠杆菌酶，可将无色 5- 溴 -4- 氯 -3- 吲哚半乳糖苷（X-gal）分解为蓝色 5,5- 二溴，4,4- 二氯靛蓝，该产物在 600～700nm 波长具有较强光吸收。因此向不产生色素的细胞中转入 *lacZ* 基因并加入成像底物 X-gal 后，利用 PAI 即可实现细胞可视化。

（2）酪氨酸酶基因：具有组织特异性的酪氨酸酶基因仅在黑色素细胞和黑色素瘤细胞中表达，是黑色素合成的限速酶，该酶合成的黑色素可以螯合各种金属离子，颜色介于棕色到黑色之间，具有良好的吸光度。不同于 β- 半乳糖苷酶，酪氨酸酶的底物酪氨酸广泛存在于生物体内，将酪氨酸酶作为报告基因导入靶细胞后，不需要额外注入底物即可达到良好的光声成像效果。

（3）荧光蛋白基因：荧光蛋白家族是从螠虫纲和珊瑚类动物中分离出的一类同源性蛋白，在外界光源激励下即可自发荧光。Razansky 等利用多光谱光声断层成像技术，对表达绿色荧光蛋白（GFP）和红色荧光蛋白（Cherry）的转基因斑马鱼大脑组织成功实现三维成像。但 GFP 和 Cherry 荧光量子效率较高，在近红外"光学窗口"的吸光值较低，基于二者的 PAI 报告成像系统仅能应用于相对透明的斑马鱼和果蝇蛹。

（4）色素蛋白基因：色素蛋白（chromoproteins）是一类非荧光蛋白，无辐射弛豫，光稳定性强，PAI 信号生成效率高。已有研究者利用色素蛋白基因设计了一种 PAI 传感器，成功检测了细胞凋亡过程中 caspase 的活性。

（5）细菌光敏色素基因：细菌光敏色素蛋白（bacterial phytochrome photoreceptors，BphPs）是由光敏色素基因编码的一种光受体蛋白，利用能吸收远红外光谱的线性四吡咯胆绿素（biliverdin，BV）作为色素分子，BV 是血红素降解产物，普遍存在于真核生物体内。BV 在光受体蛋白中以吸收红光的 Pr 态和吸收远红光的 Pfr 态存在，这两种不同的吸光态可随光照改变互相切换。在 730～790nm 波长激光照射下，BV 由 Pfr 态转换为 Pr 态，PAI 图像中的蛋白质和背景血液的信噪比大大提高。利用导入光敏色素基因的肿瘤细胞建立肿瘤模型，可实施较深部位组织肿瘤 PAI 增强成像。

**3. 核医学成像（nuclear medicine imaging）** 核医学成像是目前广泛应用的报告基因显像技术，报告基因编码的蛋白质与放射性核素标记的分子相互作用，并捕获放射性核素标记的分子，从而导致放射性核素的局部积累，通过核医学成像反映报告基因的表达水平。基于核医学成像的报告基因具有临床转化的潜能，是当前报告基因显像发展的焦点。常见的有：

（1）以酶为基础的报告基因：单纯疱疹病毒 1 型 - 胸苷激酶（Herpes simplex virus 1 thymidine kinase，HSV1-TK），及其突变型 HSV1-sr39TK。其作用机制是以酶的反应底物为报告探针，放射性核素标记的底物进入表达 HSVl-TK 的转基因细胞后，被该基因的表达产物磷酸化，磷酸化的胸腺嘧啶核苷类似物可作为 DNA 复制的抑制剂，阻断 DNA 聚合并导致细胞死亡，而且不能穿透细胞膜进行下一步分解代谢而滞留在细胞内，以供核素报告基因显像。利用 PET 或 SPECT，可以通过观察滞留的磷酸化胸苷类似物（即底物或探针）的正电子或 γ 发射来定位 HSV1-TK 基因表达，累积的磷酸化胸苷类似物的量级反映了 HSV1-tk 酶活性。

（2）以受体为基础的报告基因

1）生长抑素受体（somatostatin receptor，SSTr）：具有七个跨膜结构域的 G 蛋白偶联跨膜受体，生长抑素与所有的人源 SSTr（hSSTr）亚型都有很高的亲和力。生长抑素类似肽奥曲肽与 hSSTr2 亚型也表现出极佳的亲和力，运用放射性核素标记奥曲肽后可作为 hSSTr 的放射性配体。hSSTr 与放射性核素标记多肽的结合，不仅可以起到抑制肿瘤的作用，还可起到早期诊断的作用，其作为报告基因也广泛用于生长抑素类似物抗肿瘤的药物研究开发，以其作为特异性靶点来结合放射性核素标记的治疗药物。目前开发的放射性配体有 [123]I-Tyr3- 奥曲肽、[94m]Tc-Tyr3- 辛酸酯和 [111]In-DTPA-D-Phe- 奥曲肽等。

2）多巴胺受体 D2：多巴胺 D2 受体作为成像报

告基因的机制是放射性核素标记配体与 D2 特异性结合后导致核素聚集后显像。其配体主要有 $^{18}F$-氟乙基螺环酮、$^{123}I$-碘苯酰胺、$^{11}C$-雷氯必利等。然而，由于细胞膜上的 D2 受体表达水平较低，该系统存在较高非特异性背景的潜在问题。此外，细胞内的环磷酸腺苷（CAMP）会通过刺激许多意想不到的信号级联来干扰 D2 的激活，从而影响报告基因的成功表达，目前已经开发出突变型的 D2 受体报告基因来阻断 cAMP 信号。

（3）钠碘同向转运体（sodium iodide symporter, NIS）：钠碘同向转运体是一种跨膜糖蛋白，主要存在于甲状腺滤泡细胞基底膜上，是甲状腺组织摄取碘的功能基础。与使用放射性标记配体的 D2 受体和 HSV1TK 系统不同，NIS 系统直接使用各种放射性探针，如放射性碘和 $^{99m}Tc$。NIS 转染的细胞系和由这些细胞系建立的动物肿瘤模型能在很短的时间内摄取足够数量的放射性核素用于核医学报告基因成像。然而，甲状腺、胃和尿路中自然产生的 NIS 会扰乱对图像的解读，细胞中放射性核素的快速外流也限制了 NIS 报告系统的应用。

4. **磁共振成像（magnetic resonance imaging, MRI）** MRI 报告基因成像的优势在于特定信号可以与软组织解剖结构和功能组织信息共同匹配，因此已成为一个活跃且日益增长的科学研究领域。目前 MRI 报告系统主要包括以酶、铁相关蛋白、化学交换饱和传递（chemical exchange saturation transfer, CEST）对比剂等为基础的报告基因。

（1）基于酶的报告基因：β-半乳糖苷酶是由大肠杆菌 *lacZ* 基因编码的一种酶，催化 β-D 半乳糖苷水解。2-氟-4-硝基酚-β-D-半乳葡萄糖苷是一类对 β-半乳糖苷酶高度敏感的新型磁共振活性分子，其切割产物 2-氟-4-硝基苯酚产生的磁共振波谱化学位移足以用磁共振成像观察。酪氨酸酶则是另一种酶报告基因，该酶参与黑色素的生物合成。由于黑色素对铁有较高的亲和力，将酪氨酸酶报告基因导入肿瘤细胞后建立肿瘤模型，即可实现基于铁的 $T_2$ 增强磁共振成像。

（2）基于铁相关蛋白的报告基因：以铁相关蛋白作为磁共振分子成像报告基因已经相当成熟。比如人转铁蛋白受体（transferrin receptor, TfR），这是一种主要位于细胞膜上的跨膜糖蛋白，通过与转铁蛋白（Tf）的作用来介导铁的吸收，同时 TfR 已经被证实在多种恶性肿瘤中表达增加。目前，利用 TfR 作为报告基因，以超顺磁性氧化铁与转铁蛋白结合

的复合物作为 MR 成像分子探针，在大鼠脑胶质瘤移植模型中已经成功获得基于 TfR 的磁共振分子成像。此外，铁蛋白重链（ferritin heavy chain, FTH）也是一种常用的报告基因，FTH 具有亚铁氧化酶活性，可以促进铁的氧化与渗入，作为一种功能性磁共振报告基因已经成为研究热点。

（3）基于 CEST 的报告基因：其原理是利用射频脉冲选择性饱和特定物质（例如蛋白质或多肽的酰胺质子、葡萄糖、黏多糖等），然后与周围未被饱和水质子发生化学交换作用，将饱和信号转移到水质子上，引起水质子磁共振信号的改变。从而通过 MRI 检测水的信号，间接反应特定物质的相关信息。目前已经合成一些基于 CEST 的对比剂，如 Gilad 等设计了一种赖氨酸丰富的蛋白质（lysine rich-protein, LRP）报告基因，通过特定频率射频脉冲饱和 LRP，在细胞和动物水平成功实现磁共振增强成像。

5. **多模态报告基因成像系统** 上述每一种报告基因成像模式都有其固有的优点及缺点，因此，结合多种模态成像是将来发展的方向。构建多模态报告基因系统是多模态报告基因成像的关键，其策略通常是将几个报告基因组装在一起，形成重组 DNA 构建体，常用的有以下五种策略。

（1）融合基因载体：多个基因连接并位于共同启动子的下游，形成单个阅读框，编码序列产生单一融合蛋白。

（2）双顺反子策略：在两个基因序列之间插入内部核糖体进入位点元件，相互连接的两个报告基因均在单个启动子的控制下产生"表达盒"，通过 mRNA 转化为两种不同的报告蛋白质。该策略运用广泛，但双顺反子策略常导致两种基因表达水平的不平衡，内部核糖体进入位点下游基因的表达通常低于上游基因的表达。

（3）双向转录系统：启动子位于载体中心，并被两个报告基因所包围，以双向方式共同表达两种不同产物。

（4）两个外源基因制成两个载体，将其共转染到相同的细胞中，缺点是转染率相对较低，无法精确控制转染效率。

（5）多个报告基因构建成单个载体，每个基因由其自身的启动子控制，并独立地表达其相应的报告蛋白质。

目前，多模态报告基因成像系统研究已取得很多进展。如用 GFP 和人铁蛋白报告基因（myc-hFTH）构建双报告载体，利用表达双重报告分子（GFP/hFTH）

的转基因肿瘤细胞建立皮下肿瘤模型。通过光学设备可监测到肿瘤发出绿色荧光；同时，肿瘤细胞内报告基因表达的铁蛋白缩短了 $T_2/T_2^*$ 弛豫时间，产生明显的 MRI 信号变化。MRI 报告基因与光学报告基因协同，使体外及体内深部组织中的肿瘤双模态成像成为可能。也有研究者构建了三模态成像系统，如 TYR-$^{18}$F-5-FPN 系统，融合了光声、MRI 及 PET 三种模态的成像体系。

（容鹏飞）

# 第九节 磁共振波谱成像与肿瘤诊断

## 一、磁共振波谱成像原理

磁共振波谱成像（magnetic resonance spectroscopy，MRS）是在核磁共振（nuclear magnetic resonance，NMR）波谱学的基础上发展起来的，利用 NMR 基本成像原理、化学位移和自旋耦合现象测定人体能量代谢和体内化合物含量，描述特定组织代谢过程与疾病的内在关系，是目前临床上无创性定量分析组织器官、物质代谢、生化改变及代谢物的医学影像技术。

### （一）MRS 基本原理

MRS 利用 NMR 现象和分子化学位移分析物质结构和含量。在一定主磁场强度 $B_0$ 下，某种质子（如 $^1$H）具有共振频率 $\omega_0$，称拉莫尔频率。而质子所处的体内复杂生化环境中含有许多额外磁场源，后者改变了质子的拉莫尔频率，MRS 能检测到质子所处的特定生化环境中的微观变化，表现为不同的 MRS 波峰。其中，化学位移和 J-耦合这两个关键概念与质子所在的化学环境中磁场相互作用密切相关，是 MRS 成像的物理基础。

1. **化学位移** 环绕质子运动的电子产生与主磁场 $B_0$ 相反的磁场，使质子的实际磁场强度小于外加主磁场，即电子屏蔽效应。其导致不同化学环境下的质子产生与拉莫尔频率稍偏移的共振频率，这种共振频率的偏差称为化学位移，与磁场强度有关，是 MRS 的成像基础，单位是百万分率（parts per million，ppm）。

2. **J-耦合** 化学环境相同的原子核应共振于同一频率，在谱图上呈现为单峰。当分辨率达到一定水平即可看到单峰分裂为多重峰，这是因为自旋核受到附近的非等效核产生的磁场影响，当自旋核与附近的核弱耦合的共价键少于三个时，其共振峰可分裂成多组，称为 J-耦合或自旋-自旋耦合，强度由

耦合常数 J 表示，单位为 Hz，其强度与共价键多少有关，不依赖于主磁场强度。

MRS 图中，质子根据其共振频率或化学位移等效分离，谱线横轴代表化学位移，即频率，探测到的化合物表现为在特定频率上的峰；纵轴代表化合物的信号强度，峰高反映某种化合物的存在，峰值下面积反映该化合物的量。同种原子核在不同化合物中进动频率不同，在 MRS 图上表现为频率轴上不同位置的峰。

### （二）MRS 成像基本技术方法

1. **水峰抑制** 水在生物组织中广泛存在且含量高（约 $30\sim55\text{mol/L}$），在 MRS 中远高于细胞代谢物的信号。水峰抑制可提高 MRS 探测的灵敏度，从而检出含量较低的细胞代谢物、提高分辨率并缩短测量时间。最常用的水峰抑制法是通过化学位移选择性饱和技术（chemical shift selective saturation，CHESS）$90°$ 射频脉冲激发水峰，利用磁场梯度破坏水的横向磁化强度。

2. **定位技术** 为得到特定部位的 MRS 信号，必须采用特殊的定位技术，按采样容积不同，分为单体素和多体素波谱技术。单体素波谱技术可在短时间内直接得到波谱图像，获得更好的匀场效果和波形，包括点分辨光谱序列（point-resolved spectroscopy sequence，PRESS）和激励回波采集模式（stimulated echo acquisition mode，STEAM）。多体素技术常用化学位移成像（chemical shift imaging，CSI）可在单次测量中收集多个相邻感兴趣体积的光谱，进行三维相位编码，实现空间定位，从而获得覆盖较大范围的无数小体素的波谱，降低平均容积效应，且信号强、信噪比高。

CSI 技术虽然在弥散分布的不均质疾病中具有一定优势，但是它降低光谱分辨率，产生化学位移伪影及体素出血伪影，易被脂质及水的信号污染。而单体素技术的一维数据尽管在空间上受到限制，但其磁场均匀性更好，信噪比更高，可产生明确的峰值和均匀的水抑制效果，较多体素技术更稳定，因此应用更广泛。

3. **量化分析法** MRS 量化分析主要有相对定量和绝对定量。用数学方法计算 MRS 信号中各成分的比重，找出所有峰并计算峰下面积（即峰强度），MRS 峰下面积与贡献该峰的等效 H 核数量呈正比。早期多采用相对定量法，通常以总肌酸为分母，以代谢物比率估算浓度，定量不准确。MRS 技术的不断发展使绝对定量成为可能，经过校准，以标准单

位(如毫摩尔/千克湿重)计量代谢物浓度,直观分析代谢物浓度与疾病的内在关系。

**(三)MRS常见代谢产物的共振峰**

1. NAA(N-乙酰天门冬氨酸) NAA主要由神经元产生,未成熟的少突胶质细胞和星形胶质细胞祖细胞也可产生极少量NAA,由神经元线粒体中的天冬氨酸和乙酰辅酶A合成,与机体基本代谢过程密切相关,是衡量神经元密度、功能及活性的主要标志。NAA波峰位于MRS波谱2.01ppm处。导致神经元受损丢失的病变(如神经胶质瘤、脑缺血、退行性病变)均会使NAA含量减低、波峰降低。

2. Cho(胆碱) MRS测得的Cho峰位于3.22ppm处,是含有代谢物三甲基胺基团N-($CH_3$)$_3$的Cho复合波峰,又称为总胆碱(tCho)峰或三甲胺(TMA)峰。Cho主要由细胞内的磷酸胆碱和甘油磷酸胆碱产生,在细胞膜的磷脂代谢中起重要作用。肿瘤细胞增殖过程中细胞膜不断破坏、更新,导致Cho峰显著升高。

3. Cr(肌酸和磷酸肌酸) 肌酸由肾脏、肝脏和胰腺中的氨基酸合成,被活跃的跨膜肌酸转运蛋白转入细胞,经三磷酸腺苷转化为磷酸肌酸,是一种高能磷酸化合物,是细胞内三磷酸腺苷的能量储备,是有氧能量代谢的标志。在Cr缺乏综合征、脑卒中、肿瘤、创伤时,位于3.02ppm处Cr峰明显降低。

4. Lac(乳酸) Lac是无氧糖酵解的最终产物,是缺氧或线粒体功能障碍的标志。Lac峰位于1.33ppm,显示为双峰,只出现在脑卒中、高级别肿瘤、脓肿、线粒体疾病、炎症反应和巨噬细胞浸润等病理条件下。

5. mI(肌醇) mI是一种重要的细胞渗透性调节剂,参与磷酸肌醇的信号转导途径,仅存在于神经胶质中,是神经胶质的标记物。炎性疾病引起胶质细胞增生或胶质细胞体积增大时,位于3.56ppm的mI峰相应升高;创伤和一些退行性病变(如神经胶质增生、星形细胞增多症、阿尔茨海默病、痴呆)也可导致该峰升高;肿瘤、感染时mI峰明显降低,因而可用于脑肿瘤的鉴别诊断。

6. **谷氨酸类化合物峰** 在2.2~2.6ppm和3.6~3.8ppm处存在谷氨酸、谷氨酰胺、γ-氨基丁酸、天冬氨酸和葡萄糖的重叠峰,MRS难以将其分开(特别是1.5T),故称谷氨酸类化合物峰(Glx)。谷氨酸是大脑含量最丰富的神经递质,位于神经元。谷氨酰胺是谷氨酸的主要衍生物,位于星形胶质细胞。两者都参与神经递质的降解和调控。γ-氨基丁酸是一

种来源于谷氨酸的重要抑制性神经递质。在缺氧缺血性损伤、肝性脑病、精神分裂症和癫痫中Glx明显升高。

7. Lip(脂质) 在病理条件下且回波时间较短时,位于0.9ppm和1.3ppm的Lip峰显示明显,提示组织坏死,高级别肿瘤、脓肿、急性炎症和急性脑卒中均可表现为Lip峰升高。

8. **其他代谢产物** 某些代谢物,如牛磺酸、N-乙酰天冬氨酰谷氨酸、鲨肌醇、乙醇胺、组氨酸、糖原等,MRS难以检测到。还有一些代谢物,如丙酮、苯丙氨酸、琥珀酸、丙酮酸、丙氨酸、甘氨酸和苏氨酸,在疾病状况下含量增加,可以被量化并检测出来,但在临床实际中应用较少。

## 二、磁共振波谱成像在肿瘤定性诊断中的应用

对于部分不典型肿瘤,仅通过常规影像技术的形态学表现诊断困难,MRS作为MRI的一种补充,可无创性获取肿瘤代谢信息并从生物学角度评估肿瘤类型,最早主要评价中枢神经系统疾病,近年来随着技术的不断发展,其应用范围逐渐扩展到其他系统恶性肿瘤,如前列腺癌、乳腺癌、软组织肿瘤、宫颈癌、卵巢癌,以及淋巴结转移等。MRS检测常用的原子核包括$^1$H、$^{31}$P、$^{13}$C、$^{19}$F等。生物体内的化合物几乎均含有$^1$H,因而$^1$H的检测敏感度最高、应用最广。本节主要探讨$^1$H-MRS在脑肿瘤、前列腺癌、乳腺癌的应用。

**(一)脑肿瘤**

常规CT、MRI仅能提供脑肿瘤的位置、大小及形态等信息,增强MRI病灶的强化程度也不一定与肿瘤的恶性程度相关。因此,临床急需更精准的方法在术前明确肿瘤内代谢最活跃、最具代表性的区域的分型和恶性程度。

与正常脑实质相比,脑肿瘤Cho峰明显升高,Cr峰中度减低,NAA峰明显减低(图2-1-9-1)。$^1$H-MRS检测到的Cho信号是磷酸胆碱、磷脂酰胆碱、甘油磷酸胆碱等组成的复合波。Cho参与细胞膜的合成与降解,是肿瘤高细胞密度的体现。NAA仅存在于神经系统,是神经元密度和活力的标志,导致神经元损伤和丢失的病变都可导致NAA峰降低。Cr在低代谢状态时含量升高,而在高代谢状态下时含量减低。Cho峰升高和NAA峰降低的程度均与肿瘤的浸润范围有关。目前公认Cho峰是脑肿瘤的特异性标志,Cho峰升高及Cho/Cr比值增高均提示脑肿

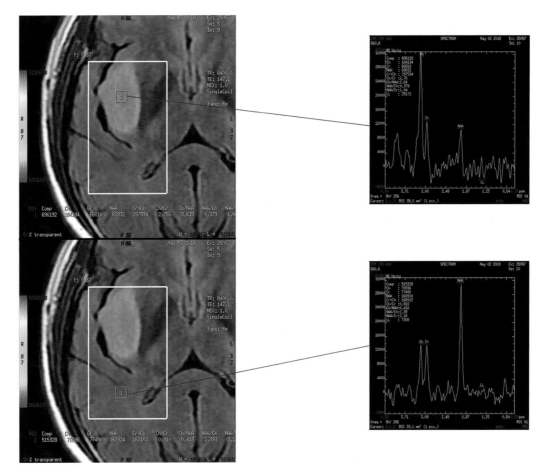

图 2-1-9-1　弥漫型星形胶质细胞瘤（男，46 岁）

MRS 示右侧岛叶病灶 NAA 峰明显降低、Cho 峰明显升高，Cho/Cr 与 Cho/NAA 比值分别为 2.76、2.64；
正常脑实质 Cho/Cr 与 Cho/NAA 比值分别为 0.91、0.418

瘤，几乎所有脑肿瘤 Cho/Cr 比值均大于 2。部分非肿瘤性病变 Cho/Cr 比值也可大于 2，但其 Cho 峰一般不高于正常对照侧。

利用代谢产物的信号变化，$^1$H-MRS 可有效地辅助常规 MRI 鉴别诊断不同类型的脑肿瘤。胶质瘤 NAA 峰一般随恶性程度的增加而减低；由于缺乏 Cr 激酶，脑转移瘤的 Cr 峰往往较高级别胶质瘤更低，甚至完全消失，且两者 Cho/Cr 比值有显著差异；淋巴瘤的 Cho 峰可高于正常脑组织 3 倍，可伴有高耸的 Lip 波（是淋巴瘤的 MRS 诊断标志，可能与其富含脂质有关）。

此外，$^1$H-MRS 还可评估脑肿瘤恶性程度。有研究表明，胶质瘤恶性程度越高，Cho/NAA 及 Cho/Cr 的比值也越高，且因为能提供更大区域的代谢信息，胶质瘤 $^1$H-MRS 提示分级优于穿刺活检。在 $^1$H-MRS 检测 Cho/NAA 比值最高的区域穿刺活检能显著增加阳性率、提高诊断准确性。

$^1$H-MRS 还用于脑非肿瘤性病变的诊断。癫痫 MRS 一般表现为 NAA 峰降低、Cho 峰和 Cr 峰升高（图 2-1-9-2），且患病时间越长、发病次数越多，这一变化越显著。脑梗死 MRS 可出现以下特征性改变：早期常规 MRI 未见异常时，在 $^1$H-MRS 即可见 Lac 峰；发病大于 24 小时且梗死灶在 $T_2$WI 上呈高信号者，Lac 峰的范围常大于 $T_2$WI 的病灶范围；通常在 Lac 峰出现后，梗死灶才出现 NAA 峰下降，据此可与脑肿瘤鉴别。

（二）前列腺癌

MRI 对前列腺癌（prostate cancer，PCa）定位、分期有重要作用。$^1$H-MRS 能从分子水平提供组织的代谢信息，是辅助诊断 PCa 的有效手段。

前列腺 MRS 检测的主要代谢物包括 Cho、Cr、多胺和柠檬酸盐（Cit）。由于 PCa 细胞增殖导致细胞膜合成和降解速度加快，Cho 峰明显升高。PCa 的多胺峰显著低于良性前列腺组织，但 1.5T MRI 难以将其与 Cho 峰和 Cr 峰区别开来。Cit 为精液的主要成分，由前列腺合成、储存和分泌，因此前列腺内 Cit 的浓度达到血浓度的 240～1 300 倍，正常前列腺和良性前列腺增生的 Cit 含量都较高，而 PCa 的

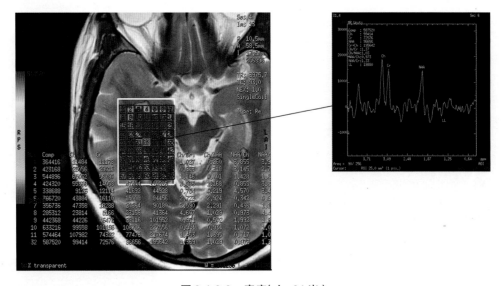

图 2-1-9-2　癫痫（女，31 岁）

MRS 示右侧海马区 NAA 峰降低、Cho 峰稍升高，Cho/Cr 与 Cho/NAA 比值分别为 1.37、1.03

Cit 含量明显减低。常以 Cho 和 Cr 含量与 Cit 的比值［即（Cho + Cr）/Cit］作为鉴别前列腺良、恶性病变的指标，PCa 该比值一般大于 2，有研究显示，该比值与 PCa 的 Gleason 评分之间有相关性。因此，MRS 能为前列腺良恶性病变的诊断及鉴别诊断提供代谢信息。

**（三）乳腺癌**

增强 MRI 作为一种非侵入性检查手段对乳腺癌具有较高的诊断灵敏度，但其特异度从 37% 到 97% 不等。[1]H-MRS 有助于乳腺良、恶性病变的鉴别诊断，使 MRI 检测乳腺癌的特异度从 70% 上升至 92%。Cho 峰是提示乳腺病变良、恶性的重要指标，正常乳腺组织不出现 Cho 峰。由于胆碱激酶和磷脂酶 C 活性增加所介导的细胞膜磷酸卵磷脂分解代谢增加，乳腺癌细胞的 Cho 及其代谢物含量明显升高。出现 Cho 峰诊断乳腺癌的敏感度与特异度分别为 83% 和 85%。乳腺单体素 [1]H-MRS 与常规 MRI 检查能够同时进行，增加扫描时间不超过 10 分钟，且两者联合能显著提高诊断阳性率，降低良性病变穿刺率。尽管 [1]H-MRS 在乳腺癌的诊断中特异度较高，但敏感度较低，且单体素定位成像使单次 [1]H-MRS 只能评估一处病灶，空间分辨率较低。

**（四）[1]H-MRS 在其他部位的应用**

近年来，随着波谱技术的不断发展，[1]H-MRS 的应用范围也逐渐扩展到其他部位的恶性肿瘤评估中。

**1. 头颈部肿瘤**　已有研究用 [1]H-MRS 定位和评估头颈部肿瘤治疗。Mukherj 等在体内、外研究中均证实了未经治疗的头颈部鳞癌 Cho 与 Cr 的比值（Cho/Cr）明显高于正常组织。King 等也验证了 [1]H-MRS 评估小于 1cm³ 的原发性鼻咽癌和隐性鼻咽癌的可行性，并进一步证实病变区 Cho/Cr 比值较周围正常颈部肌肉增高。此外，还有研究发现甲状腺癌与正常甲状腺的质子波谱存在显著差异，从而验证了 [1]H-MRS 可有效鉴别大于 1cm³ 的甲状腺恶性肿瘤。

最近，Van Zijl 等的研究显示有效的放疗可使头颈部转移淋巴结中异常代谢波完全消失。Star-Lack 课题组的一项研究发现，未经治疗的头颈部恶性肿瘤转移淋巴结中 Cho/Cr 比值显著高于正常组织，且 Lac 和 Cho 的信号强度在一定程度上反映了组织的氧合状态，从而进一步验证了 [1]H-MRS 在头颈部恶性肿瘤分期和疗效监测具有潜在应用价值。

**2. 妇科肿瘤**　宫颈癌活检组织标本的 MRS 以流动的三酰甘油为特征性代谢物。Lee 等利用定制的阴道内表面线圈检测浸润性宫颈癌的 [1]H-MRS 表现，结果显示，可以通过鳞癌的三酰甘油波峰（1.3ppm）或腺癌独有的波峰（2.0ppm）鉴别浸润性宫颈癌与正常宫颈组织。最近，Mahon 等使用阴道内线圈探讨宫颈癌在体 [1]H-MRS，并对手术组织标本行高分辨率魔角旋转（high-resolution magic-angle spinning，HRMAS）MRS，同样证实了在体 [1]H-MRS，流动的三酰甘油可明确宫颈癌的存在。

随着磁共振和波谱技术的不断发展，MRS 有望在疾病尤其是肿瘤的诊断和鉴别诊断中发挥更大的作用。

**（五）其他类型 MRS 的应用**

**1. 磷磁共振波谱成像（[31]P-MRS）**　许多含磷化合物参与细胞能量代谢和生物膜有关的磷脂代谢，

因而 $^{31}$P-MRS 也广泛用于研究组织能量代谢和生化改变，为评估组织生物能量和膜磷脂的代谢提供一种新方法。重要的磷代谢物包括磷酸单酯、磷酸二酯、磷酸肌酸、无机磷酸盐、三磷腺苷。

有研究发现，正常组织 $^{31}$P-MRS 中磷酸胆碱（phosphocholine，PC）与磷酸乙醇胺（phospho ethanol amine，PE）的比值（PC/PE）较低，而部分恶性肿瘤的 PC/PE 比值明显升高，恶性肿瘤的 PC/PE 比值高于良性肿瘤；在化放疗期间和放化疗后，PE 峰值较 PC 峰值明显增加；提示 $^{31}$P-MRS 在良恶性肿瘤诊断、鉴别诊断及疗效监测有一定价值。Dixon 等研究了 22 例淋巴瘤肝浸润患者的 $^{31}$P-MRS 表现，指出 $^{31}$P-MRS 可准确评估淋巴瘤浸润肝脏的程度，并监测病灶对化疗的反应情况。还有研究表明 $^{31}$P-MRS 可能有助于评估头颈部恶性肿瘤的治疗反应。许多研究提示，与正常组织相比，肿瘤的磷脂生化代谢能量和 pH 均有一定的改变，但 $^{31}$P-MRS 灵敏度较低，极大地限制了其在临床的广泛应用，目前仅限于体积较大且表浅的肿瘤。

**2. 碳磁共振波谱成像（$^{13}$C-MRS）** 碳原子几乎存在于所有的生化复合物中，因而其在 MRS 中的应用也为学者所关注。在体 $^{13}$C-MRS 的典型特征是出现自由脂肪酸（三酰甘油）的共振峰，一般用于检测心肌糖原和氨基酸的代谢情况，多用 $^{13}$C 标记的酶作用物以提高其检测效率。目前临床应用局限，亟待进一步的技术开发。

**3. 氟磁共振波谱成像（$^{19}$F-MRS）** 人体氟含量低于 MRS 检出基线，需借助外源性氟化合物。但氟核与质子核的磁旋比和自旋频率相近，从而减少了许多技术上的挑战。$^{19}$F-MRS 多用于检测心肌代谢中氟标记物的含量变化，能准确测量心肌氧张力，评估缺血心肌细胞内钙离子浓度的变化，但其应用并不广泛。

**（六）小结**

MRS 是目前无创性研究人体器官组织代谢及生化改变，并对相应化合物定量分析的影像技术。结合形态学和功能学 MRI，MRS（尤其是 $^{1}$H-MRS）已常规应用于脑肿瘤、癫痫、脑卒中、阿尔茨海默病等中枢神经系统疾病的诊断，以及乳腺癌、前列腺癌的临床分期、疗效监测等。随着技术的不断发展，MRS 的应用将进一步扩展。当前，国内外对 MRS 的研究方兴未艾，我们有理由相信在不久的将来，MRS 可以不断突破技术挑战，联合常规 MRI 及其他分子影像技术，更有效地获取肿瘤生物学信息，

并在肿瘤的诊断、治疗评估、疗效监测等方面发挥作用。

（任 静）

# 第十节 肿瘤治疗效果监测与评估

## 一、常用的肿瘤治疗效果监测与评估方法

影像学是监测和评估肿瘤治疗效果的常用手段，包括 CT、磁共振成像（magnetic resonance imaging，MRI）和正电子发射断层成像（positron emission tomography，PET）等。CT 操作简便、征象易读，是肿瘤治疗效果监测与评估较为常用的手段；MRI 无辐射损伤且可提供功能影像参数，可密切观察短期疗效；PET 的分子影像学参数能反映肿瘤内部的代谢改变，在形态学变化之前，即可观察到肿瘤的代谢活性改变。

**（一）传统影像学评效标准的现状及存在问题**

**1. 实体瘤临床评效标准（response evaluation criteria in solid tumor，RECIST）** RECIST 是国际公认的评价实体肿瘤疗效的形态学标准，其治疗缓解（partial response，PR）的标准是（>1cm 的实体肿瘤）靶病灶长径缩小超过 30%；增大超过 20% 则为病情进展（progressive disease，PD），该标准相对客观且应用方便。然而，不同于传统化疗，目前主流的治疗方法如靶向治疗治疗肿瘤时，肿瘤的影像学征象变化较为特殊：治疗有效者较早发生组织成分改变且形式多样，可表现为囊变、黏液变、出血、坏死等，而肿瘤体积缩小可不明显。甚至由于肿瘤囊变或黏液变，液性成分显著增多，肿瘤体积明显增大。而 RECIST 标准仅考虑肿瘤体积变化，无法反映靶向治疗后的早期肿瘤组织成分改变，尤其无法客观评估囊变致体积增大的病例，其评价肿瘤靶向治疗疗效的价值备受质疑。

**2. Choi 标准及其衍生标准** 针对 RECIST 标准面临的问题，Choi 等结合病灶的增强 CT 值变化率，提出了评价和监测实性肿瘤疗效的新标准——Choi 标准。CT 值（单位为 Hounsfield unit，HU）是反映肿瘤治疗后组织学改变的半定量指标。肿瘤治疗后组织变性、坏死囊变或黏液变，血供减低，对比剂在肿瘤内部的分布减少，导致增强后 CT 值较治疗前降低。Choi 标准规定：治疗后强化 CT 值较治疗前下降超过 15%，即便体积增大，亦应认为治疗有效。与 RECIST 标准相比，Choi 标准可更好预测

肿瘤进展时间（time to tumor progression，TTP），后续研究证实了同样规律，并验证了 Choi 标准中增强后 CT 值降低的意义，支持 Choi 标准。

然而，Choi 标准尚处于临床验证阶段，后 Choi 时代陆续提出类似的肿瘤评效标准。大致分为两类：①通过测量肿瘤活性区的体积改变，进而评估疗效，可解决坏死囊变导致的形态学评价偏倚。然而，如何确定肿瘤活性区，主观性较强，某些病变的测量难度较大。该类标准多用于肝肿瘤靶向治疗或化疗，包括欧洲肝脏研究学会（European Association for the Study of the Liver，EASL）标准、肝癌治疗反应评价标准（Response Evaluation Criteria in Cancer of the Liver，RECICL）、实体瘤临床评效标准修正版（modified RECIST，mRECIST）和实体瘤体积临床评效标准（volumetric RECIST，vRECIST）、欧洲肝脏研究学会定量（quantitative EASL，qEASL）标准。②联合 CT 值和形态学指标，客观评价肿瘤治疗后的坏死囊变。如测量肝脏肿瘤强化活性成分的 mRECIST 标准，联合长径和 CT 值变化的 Choi 修正版（mChoi）标准，用于肾癌评效。此外，还有结合肿瘤大小和 CT 密度（Size and Attenuation CT，SACT）标准，以及联合形态、CT 密度、大小和结构等主客观指标（Morphology，Attenuation，Size and Structure，MASS）的肾癌评效标准等。

上述新标准在一定程度上弥补 RECIST 标准的缺陷，但由于采用多种参数联合评效，不利于统一标准进行多中心大样本验证，且标准过多也造成临床医生实际操作时的困惑。鉴于 Choi 标准及相关衍生标准尚处于多中心临床验证阶段，应用时可结合具体病例的情况，尤其对明显囊变、出血或黏液变导致体积增大的病例，可积极纳入 Choi 标准或其他联合标准作出更客观的评价，同时适当缩短复查评效间隔，以确认治疗效果。

然而，CT 的软组织分辨率较低，存在生物辐射损伤，不宜在短期内（数天或数周）反复扫描，评效时间相对滞后。在肿瘤治疗后很短的时间窗内，部分患者对治疗快速反应，随后肿瘤快速进展，Choi 标准应用 CT 评效可能错过调整临床治疗方案的最佳时机。已有研究发现 Choi 标准在评价胃肠道间质瘤二线（舒尼替尼）和三线（瑞格非尼）药物疗效的效能甚至不如 RECIST 标准。

**（二）高级影像学评效标准的应用现状及存在问题**

依靠 CT 形态学指标评价肿瘤治疗效果存在较

大局限，与此同时，功能成像技术进展迅速，众多研究者转而关注功能影像领域。PET 研究较早且得到广泛认可，并被应用于预测肿瘤预后以及早期评价肿瘤疗效。恶性肿瘤生长迅速，需更多葡萄糖供能，摄取更多 $^{18}$F- 氟代脱氧葡萄糖（$^{18}$F-fluorodeoxy-glucose，$^{18}$F-FDG），因此，PET 标准摄取值（standard uptake value，SUV）高的肿瘤生长迅速，预后较差。Nakaigawa 等发现，治疗前 $SUV_{max}$ 值小于 8.8 的肾癌患者，靶向治疗预后较好。此外，靶向治疗或抑制 VEGF，阻断细胞供养路径；或阻断细胞信号转导通路，抑制肿瘤细胞增殖，均可直接或间接降低细胞代谢活性，减少 $^{18}$F-FDG 摄取，根据靶向治疗过程中的 SUV 变化，也可早期判断疗效，更为重要的是，这些代谢改变往往发生在形态学变化之前。根据索拉非尼 - 卡培他滨靶向治疗结直肠癌转移一个周期后的 SUV 改变，可早期筛选治疗无效患者。胃肠道间质瘤靶向治疗 1 周，有效组 SUV 显著下降，无效组 SUV 则显著升高；甲磺酸伊马替尼（格列卫）靶向治疗胃肠道间质瘤 24 小时或 3 天即显著降低 SUV。美国国家综合癌症网络（National Comprehensive Cancer Network，NCCN）指南中也已明确提出胃肠道间质瘤靶向治疗 2～4 周，通过 PET 扫描即可预测效果。

医学影像图片蕴含大量信息，人工判读往往难以深度挖掘所有信息，近年来医学影像结合理工科的图像纹理和人工智能，成为计算机辅助诊断的可能新策略。图像纹理分析通过自动提取和分析医学影像的图像特征，获取大量量化指标如灰度分布、体素的空间关系以及纹理不均质性等，提供医生无法主观评判的信息，用于定量预测肿瘤治疗效果。其优势在于超越医生的主观经验，提高医学图像信息的利用度，深入发掘影像图像蕴含的丰富信息。Goh 等研究显示转移性肾癌患者接受酪氨酸激酶治疗 2 个周期后，增强 CT 的纹理变化是进展时间的独立影响因素，影像组学能提供肿瘤治疗的早期反应指标。Kickingereder 等分析了 172 例患者的 4 842 个 MRI 定量纹理特征，建立影像组学模型，显示影像组学可辅助临床筛选抗血管生成靶向治疗获益的患者，并强调其作为一种新技术，可以较低成本改善临床治疗决策，未来应用值得期待。然而，影像组学和人工智能将在何种程度提高或影响肿瘤治疗效果的影像判断，尚需大量临床研究的证实。

## 二、$^{18}$F-FDG PET 成像在肿瘤评疗中的应用

95% 以上的临床 PET 采用 $^{18}$F-FDG 作为肿瘤显像示踪剂，美国放射学会、核医学会等于 2004 年和 2006 年分别出台了 PET 及 PET/CT 的肿瘤显像操作程序指南，详述了 PET 及 PET/CT 在肿瘤显像中的操作程序及注意事项，$^{18}$F-FDG PET 的重要应用就包括监测恶性肿瘤的治疗效果。1999 年欧洲癌症研究和治疗组织（European Organisation for Research and Treatment of Cancer，EORTC）的 PET 研究组发表了依据 $^{18}$F-FDG PET 的 SUV 评价肿瘤疗效的标准。在此基础上，Wahl 等发表了 PET 实体瘤疗效标准（PET response criteria in solid tumor，PERCIST）1.0。

PERCIST 将 PET/CT 检查作为评价的重要参考，能反映肿瘤的代谢情况，对 RECIST 评价困难的不可测量病灶（所有直径 <20mm 或螺旋 CT<10mm 病灶、皮肤或肺的癌性淋巴管炎、影像学不能确诊和随诊的腹部肿块和囊性病灶），特别是对骨病灶、放疗后改变及食管病变等，提供了新的评价标准，能更客观地反映病变状况。

PERCIST 1.0 对靶病灶的评效标准如下：

1. **完全代谢缓解**（complete metabolic response，CMR） 可测量靶病灶的 $^{18}$F-FDG 摄取完全消失，低于肝脏平均摄取值，且不能与周围血池本底相区别。其他病灶全部消失，摄取值与血池本底水平相当。需记录可测量区域标准瘦体重摄取值（SUV lean，SUL）降低的百分比及治疗后时间（周），如 CMR-90,4。如果 RECIST 标准判断为疾病进展，应随访验证。

2. **部分代谢缓解**（partial metabolic response，PMR） 可测量靶病灶的 $^{18}$F-FDG SUL 峰值降低至少 30%；SUL 绝对值下降至少 0.8 倍 SUL 单位，而不关心肿瘤 $^{18}$F-FDG 摄取范围是否缩小，应记录 SUL 降低的百分数及治疗开始后时间（周），如 PMR-40,3，无新病灶出现。

3. **代谢进展**（progressive metabolic disease，PMD） 肿瘤 $^{18}$F-FDG 的 SUL 峰值增加 30%，且肿瘤峰值 SUL 较基线增加 >0.8 倍 SUL 单位，有典型肿瘤影像表现，需除外炎症或治疗效应；或 $^{18}$F-FDG 肿瘤的可见摄取范围扩大；或出现新病灶，摄取增加，具备肿瘤影像特征，但需除外炎症或治疗效应。除了内脏新病灶及 RECIST 1.1 版确认的 PMD 外，其他情况的 PMD 均应随访 1 个月加以确认。应记录 SUL 峰值变化百分比、治疗后的时间（周）及是否有新病灶及其数量。

4. **代谢稳定**（stable metabolic disease，SMD） 不是 CMR、PMR 或 PMD，应记录目标病灶的 SUL 峰值及近期治疗后时间（周），如 SMD-15,7。

由于 SUL 是连续变量，仅用简单标准评价会丢失许多信息，必须记录 SUL 降低的百分比及检查时间，如 CMR-90,1 可能好于 CMR-90,10，后者的疗效可能曾是 SMD-20,1。

相比 1999 年 EORTC 的 PET 评效标准，PERCIST 具有如下特点：①采用 SUL 取代 SUV，体重是计算 SUV 的重要参数，由于脂肪对 $^{18}$F-FDG 摄取较少，可导致 SUV 偏高，故 Zasadny 与 Kim 提出用 SUL 代替体重，以减少误差。②PMD 的判定标准不同，PERCIST 是下降 30%，欧洲标准是下降 25%。③对病灶 $^{18}$F-FDG 摄取的测量不同，PERCIST 采用病灶感兴趣区（region of interest，ROI）内单一最小单元（1.2cm × 1.2cm）的 SUL 峰值，替代传统 $SUV_{max}$ 或 $SUV_{mean}$ 指标。④需测量肝脏的基础摄取值，肝脏异常时，则需测量降主动脉 Z 轴方向 2cm 范围内的血池 $SUV_{mean}$，病灶 SUV > 肝脏摄取值 + 1.5SD 或 >2.0× 血池 $SUV_{mean}$。⑤记录更详细，包括 SUL 升高或下降的百分比、测量的时间及新发病灶数目。⑥引入全病灶糖酵解（total lesion glycolysis，TLG）的概念，TLG = 肿瘤代谢体积 × $SUV_{mean}$（ROI）。TLG 结合了病灶容积与代谢的双重信息，当存在超过 5 个可测量病灶时，可采用 TLG 作为评效指标。

采用 EORTC 与 PERCIST 标准评价伊立替康加西妥昔单抗治疗转移性结直肠癌的效果，发现两种标准的结果高度一致。Stefano 等纳入了 20 例Ⅳ期非小细胞肺癌（non-small cell lung cancer，NSCLC）患者，在厄洛替尼治疗前、治疗后 48 小时及 45 天行 PET/CT 检查，EORTC 标准能够评价无病生存（disease free survival，DFS）及总生存（overall survival，OS），但不能预测哪些患者治疗有效，PERCIST 标准则能预测治疗有效的患者。Ziai 等纳入 29 例小细胞肺癌（small cell lung cancer，SCLC）患者，PERCIST 及 EORTC 标准的评效结果完全一致。

越来越多的研究支持 PERCIST 评效标准优于 RECIST 标准。51 例局部晚期食管癌患者新辅助化疗后接受手术治疗，化疗前及化疗完成后 2 周行 PET/CT 检查，PERCIST 标准能评价所有患者，且评价结果与无瘤生存（Disease Free Survival，DFS）及总体生存（Overall survival，OS）显著相关；因 CT 病变显示不清，RECIST 不能评价 5 例患者，且

评价结果与 DFS 及 OS 并无显著相关。由此可见，采用 PERCIST 标准评价食管癌的疗效优于 RECIST 标准。

Agrawai 等采用 RECIST 1.1 及 PERCIST 标准评价节拍式化疗对 43 例肿瘤患者的疗效，32 例评价一致，11 例评价不同，节拍式化疗时肿瘤存在休眠状态，用 PERCIST 评价疗效可能更合适。此外，PERCIST 能较好评价头颈部鳞癌靶向治疗的短期疗效，对临床研究意义重大。PERCIST 1.0 评价大肠癌放疗有效者的局控率及无进展生存期（progress free survival, PFS）明显好于无效者，但 OS 相近。

虽然 PERCIST 代谢评效标准比 RECIST 形态标准更精确，但研究结论尚需在更大样本临床人群中加以验证，随着 PET 分子探针的多样化和有针对性的应用，PERCIST 在评估肿瘤疗效方面的应用前景值得期待。

## 三、磁共振扩散加权成像与表观扩散系数定量在肿瘤治疗效果评估中的应用

目前常用的抗肿瘤治疗包括放疗、化疗、新辅助治疗、分子靶向治疗等。抗肿瘤治疗有效时，肿瘤细胞内外生化环境及血供已遭破坏，治疗导致的水肿造成肿瘤体积假性增大。必须等水肿消退，才能评估肿瘤的真实体积变化，因此临床上评估疗效的时间点多设为治疗 4 周后，但很多肿瘤在治疗后极早期即发生改变，为制订和调整治疗计划提供了丰富的信息。因此，判断肿瘤的近期疗效对临床治疗具有十分重要的意义，可指导执行治疗计划和调整个体化治疗策略，或终止无效治疗，以避免毒副作用及不当治疗造成的肿瘤加速生长及耐药性。

MRI 软组织分辨率高，且无电离辐射，短期内可反复应用。其中扩散加权成像（diffusion weighted imaging, DWI）是相对成熟且颇具应用前景的功能影像检查方法。DWI 测量肿瘤组织内水分子的扩散运动是否受限，进而无创检测组织的微观结构改变。DWI 最初主要应用于诊断颅脑病变，由于运动及磁敏感伪影等的影响，其体部应用受限。随着 MRI 软硬件开发及新成像序列的出现，如多通道线圈、平面回波成像、并行采集技术、磁敏感编码技术等，DWI 成像时间明显缩短、伪影减少，其应用已扩大到胸、腹及盆部肿瘤的近期疗效评估及判断预后。此外，DWI 不仅无创、无辐射、无需注射对比剂或示踪剂，而且检查扫描时间短（3～5 分钟）并可在短期内重复检查，检查成本较低。

### （一）DWI 监测和评估肿瘤疗效的机制

DWI 的物理基础是分子热运动（或称布朗运动），通过测量施加扩散敏感梯度场前后的组织信号强度改变，来检测活体组织内水分子扩散运动受限制的程度和方向，间接反映微观组织的结构改变，能先于形态学改变检测出组织内水分子的运动变化，进而以表观扩散系数（Apparent Diffusion Coefficient, ADC）值来量化水分子运动。

DWI 通过施加扩散敏感梯度产生，扩散敏感梯度的变化则通过改变扩散敏感因子 b 值来实现。ADC 值计算公式：$ADC = In (S_0/S_1)/(b_1 - b_0)$，$S_0$ 为 b 值取 0s/mm$^2$ 时的 DWI 信号强度，$S_1$ 为不同 b 值时的 DWI 信号强度，$b_1$ 为不同的 b 值，$b_0$ 为 0s/mm$^2$。b 值较小时，可获得较好的信噪比和对比噪声比，但 DWI 的扩散权重较弱，组织微循环灌注造成的假性扩散对 ADC 值影响较大，进而掩盖病变内的水分子扩散差异，影响 ADC 值反映水分子扩散的准确性。b 值越大，DWI 的扩散权重越大，微循环灌注对 ADC 值的影响越小，ADC 值能更精确反映水分子扩散，但图像背景噪声明显，影响病变的显示，降低了诊断准确度。此外，由于扫描设备、成像参数及扫描部位的差异，b 值选择尚无定论，但选择 b 值的基本原则是既要保证 ADC 测量的准确性和稳定性，又要保证较好的图像质量以满足临床需要，较真实反映组织的水分子扩散，目前用于评价人体内病变的 b 值一般介于 0～1 000s/mm$^2$。

ADC 值可定量反映组织间的水分子扩散。活体组织内水分子扩散受限与组织细胞密度及胞膜完整性有关：细胞密度大、细胞外间隙减少和组织间液压力升高、细胞内结构改变等，均可限制水分子活动，表现为 DWI 信号升高，ADC 值降低。反之，细胞密度较小或胞膜不完整，细胞外间隙较大，水分子较易扩散，扩散受限较小，则 DWI 信号较低，ADC 值较高。当细胞内外的大分子分布改变及膜结构完整性受损时，组织水分子扩散能力改变，DWI 信号表现异常。

肿瘤细胞较其起源组织更加紧密，肿瘤内水分子扩散受限，DWI 信号相对较高、ADC 值相对较低。有效的抗肿瘤治疗诱导细胞凋亡、坏死和溶解，肿瘤细胞密度降低，细胞膜破坏，细胞外间隙增大，促进肿瘤组织内水分子扩散，表现为 DWI 信号相对降低、ADC 值升高。这些变化与抗肿瘤治疗、肿瘤消长或生长速度密切相关，因此 DWI 可通过肿瘤治疗前后的信号（ADC 值）变化来评估肿瘤对治疗的

反应。动物实验和部分人体肿瘤治疗研究显示，有效的抗肿瘤治疗可升高肿瘤组织的 ADC 值，ADC 值与其病理变化（坏死和凋亡等）相关。

**（二）DWI 监测和评估肿瘤疗效的应用**

头颈癌、宫颈癌、直肠癌和肝脏转移瘤化疗或放疗 2 周后 ADC 值显著升高。有些报道中显示 ADC 值升高的时间点可在 3 个月或以上，尽管肿瘤治疗后 ADC 值显著变化的时间点尚不统一，目前基本接受 ADC 值是肿瘤疗效监测和评估的较为简便可靠的生物学指标。

随着新辅助治疗的进行，肿瘤细胞坏死，细胞密度降低，水分子更易扩散，ADC 值逐步增高，因此，ADC 值与疗效评价具有一定的相关性。在直肠癌患者新辅助治疗研究中，治疗前后肿瘤的 ADC 值均发生不同程度的改变：治疗前 ADC 值和治疗前后 ADC 变化值用于评价疗效的灵敏性均高达 91%，高于治疗后 ADC 值（70%）；但特异性分别为 73% 及 86%，低于治疗后 ADC 值（90%）。此外，病理完全缓解（pathologic complete response，pCR）患者治疗后 ADC 值和治疗前后 ADC 变化值均显著高于非 pCR 患者，其判断 pCR 的准确性为 87%。上述研究表明，DWI 可反映新辅助治疗对直肠癌细胞微环境的影响。尽管 ADC 值有可能成为判断 pCR 的量化指标，但其效果尚需大样本临床验证，ADC 值还不能作为评价 pCR 的临床指标。

有效的化学治疗后 3～90 天即可观察到肿瘤组织 ADC 值升高，这个时间窗相对较宽，反映了化疗周期内持续的细胞毒作用，而且治疗前与治疗后 2 周及其后的 ADC 值差异对评估疗效具有重要意义。Sharma 等发现晚期乳腺癌患者接受 1 个周期新辅助化疗后 ADC 值升高，与治疗前 ADC 值差异显著，而化疗 2 个周期后才能观察到肿瘤体积及最大径的显著改变。由此可见，根据 1 或 2 个化疗周期后 ADC 值的改变，可判断某些肿瘤的近期疗效，而传统影像判断标准（如 RECIST）需等疗程结束或更长时间才能做出判断。需要注意的是，在骨转移瘤的疗效评估中，正常成人骨髓因含大量脂肪而 ADC 值较低，有效治疗后，转移瘤区域骨重建及脂肪新生，加重组织水分子扩散受限，ADC 值反而较治疗前更低。此外，治疗后肿瘤区域持续扩散受限，应考虑残余肿瘤的可能，有学者正探讨化疗后残存肿瘤组织的 ADC 值演变，及其对残存肿瘤与治疗后组织改变的鉴别诊断意义。

一般在放射治疗开始后 1～4 个月左右可观察到肿瘤组织内 ADC 值升高，治疗前后 ADC 值也差异显著。在脑肿瘤的放疗中，最早在放疗 1 周即可观察到 ADC 值升高，治疗 3 周内 ADC 值升高往往提示疗效较好。联合放化疗治疗宫颈癌、头颈部癌和直肠癌等肿瘤，治疗 1～2 周内即观察到 ADC 值升高，但这种早期变化可能并非放化疗效应的简单叠加。放疗诱导肿瘤组织纤维化，但活体组织纤维化对肿瘤 ADC 值演变的影响尚无定论。放化疗联合治疗直肠癌 4 周，导致细胞毒性水肿和组织纤维化，ADC 值持续降低。与此相反，直肠癌治疗后 pCR 者的肿瘤组织发生纤维化，但其 ADC 值显著升高。因此，放疗致纤维化最终导致 ADC 值增高还是降低，可能与组织相关的炎性浸润、水肿和胶原蛋白及成纤维细胞的增生反应有关。此外，放疗导致的 ADC 改变可能持续很久，需进一步阐明放疗后纤维化的组织病理学改变对 ADC 值演变的影响。但是，在肿瘤治疗过程中局部 ADC 值持续降低，仍高度提示肿瘤复发。

分子靶向药物通过特定信号通路抑制肿瘤生长、诱导肿瘤细胞死亡，这些药物抗肿瘤机制各不相同，导致不同的 ADC 值演变规律，但目前尚缺乏大量临床资料。抗血管生成的靶向药物降低肿瘤组织微循环灌注，缓解脑胶质母细胞瘤的血管性水肿，ADC 值降低。索拉非尼靶向治疗肝癌 1 周后，因为治疗导致肿瘤出血，ADC 值一过性急剧降低，随着抗肿瘤治疗的进行，ADC 值显著升高。

根据 ADC 值还可预测肿瘤的治疗反应。对直肠癌、脑胶质瘤、宫颈癌和胃癌肝转移的研究显示，ADC 值较低的肿瘤，往往对放化疗更敏感，疗效更好。其生物学基础可能是：肿瘤 ADC 值较高，反映肿瘤包含较多坏死组织，胞膜破坏更严重，区域血流灌注差，肿瘤细胞多暴露在乏氧及酸性环境中，降低了其对放化疗的敏感性，这些都提示高侵袭肿瘤表型。然而，目前并未达成一致，Wang 等研究了局部晚期乳腺癌患者的新辅助化疗，发现治疗有效组前的 ADC 值明显低于无效组，提示化疗前 ADC 值较低的乳腺癌对化疗更敏感；而 Nilsen 等开展的同样研究则显示治疗前 ADC 值的高低并不能有效预测最终疗效。依据头颈部鳞状细胞癌治疗前 ADC 值预测治疗效果也同样存在争议，这种分歧是否与 b 值选择或病理类型相关，尚需进一步研究证实。

**（三）DWI 监测和评估肿瘤疗效的局限**

应当看到，目前关于 DWI 评估肿瘤治疗效果的研究结论尚不一致，导致这些差异的原因包括：采用的 b 值不同、样本量各异、ADC 值的测量重复性与稳定性，以及 ROI 的描绘方法不同。因此，单纯应用 DWI 和 ADC 值评价疗效尚不能满足临床需要，还需联合其他方法辅助判断。采用功能扩散图和 ADC 直方图等，有可能提高 ADC 值的疗效评价效能，但这些新测量方法仍处于初步研究阶段，结合影像组学和人工智能技术，充分挖掘图像的内在信息，将有可能提高诊断准确度，这些都是现在的研究热点和有可能取得突破的研究领域。

DWI 技术作为快速成像技术，能够提供肿瘤形态学及其相关的细胞密度构成和细胞膜完整性等功能信息参数，对揭示治疗前后肿瘤细胞的功能改变更敏感，有助于判断近期疗效，指导制订临床治疗策略及个体化治疗方案。随着 MRI 及数据分析技术的不断进步和完善，DWI 必将在肿瘤疗效监测和评估中展现出更广阔的应用前景。

## 四、磁共振灌注加权成像与动脉自旋标记成像在脑肿瘤治疗效果评估中的应用

磁共振灌注加权成像（perfusion weighted imaging，PWI）是脑灌注的无创测量技术，反映组织的微血管分布和血流灌注情况。目前常用的 PWI 包括两种成像方法：一种无需外源性对比剂，使用可自由扩散的水质子作为内源性示踪剂成像，即动脉自旋标记（arterial spin labeling，ASL）；另一种需要外源性对比剂，即动态磁敏感对比增强灌注加权成像（Dynamic Susceptibility Contrast-Perfusion Weighted Imaging，DSC-PWI），经静脉注射顺磁性对比剂如钆-二乙烯五胺乙酸（Gd-DTPA）后，对单一层面进行快速重复成像，可观察对比剂到达脑组织前、首次通过及流出脑组织后，脑组织的信号动态改变，得出时间-信号强度曲线。通过分析感兴趣区的时间-信号强度曲线可推知脑组织的血液供应和血流动力学变化，得到有关脑局部血流动力学信息。从而计算出局部相对脑血容量（relative cerebral blood volume，rCBV）、相对脑血流量（relative cerebral blood flow，rCBF）和平均通过时间（mean transit time，MTT）。

恶性程度高的脑肿瘤常侵犯正常脑实质，MRI 平扫和增强很难精准确定病灶范围。PWI 检查获得的 rCBV 图能直观显示肿瘤对周围结构的侵犯，更准确勾画肿瘤边界及向周围脑组织的浸润程度，并指导手术及后续治疗。高级别肿瘤放疗坏死和肿瘤复发时均存在显著占位、坏死以及血-脑屏障破坏，常规 MRI 扫描难以鉴别。

Barajas 等发现复发胶质瘤的平均、最大及最小 rCBV 和相对峰高（relative peak height，rPH）明显高于胶质瘤放疗后坏死，而复发性胶质瘤的最大、最小及平均信号恢复百分比（percentage of signal-intensity recovery，PSR）明显低于胶质瘤放疗后坏死；在 γ 刀放射治疗脑转移瘤患者，也得出类似结论。提示通过肿瘤灌注差异有可能鉴别肿瘤复发与放疗后坏死，为准确判断病情及确定后续治疗方案提供影像学依据。

ASL 利用动脉血中的水分子作为内源性对比剂，通过预饱和脉冲或反转脉冲磁化标记成像层面内动脉血管上游的血液，标记的动脉血经过一段延迟时间进入成像层面，标记的质子与组织中的质子交换和相互作用，然后采集相互作用之后的图像，通过标记图像与未标记图像之间的减影获得信号差异，这一信号差即反映了组织灌注血流量（blood flow，BF）。ASL 不需要注射对比剂，是一种完全无创的灌注成像技术。ASL 按照标记方法分为连续式 ASL（continuous ASL，cASL）、脉冲式 ASL（pulse ASL，pASL）。近年研究中的热点是伪连续式 ASL（psudo-continuous ASL，pcASL），是 cASL 的特殊衍化。pcASL 减弱了标记层面与成像层面之间的磁化传递效应，提高了图像信噪比和 BF 的测量准确性。随着技术的进步和 3.0T MRI 的日渐普及，ASL 对脑肿瘤的临床研究逐渐增多。

### （一）胶质瘤复发与治疗相关改变的鉴别诊断

Ozunar 等采用单层脉冲式 ASL 序列，发现 ASL 鉴别肿瘤复发与放射性坏死的敏感性较高（94%），但特异性较差（50%），可能是因为一层 6mm 的成像图可能遗漏部分病变。Seeger 等和 Choi 等报道的敏感性、特异性和准确性分别是 53.9%、84.6%、69.2% 和 72.6%、79.4%、64.3%。因此，ASL 获得的 BF 可能是鉴别肿瘤进展与治疗相关改变的有价值指标。

### （二）ASL 和胶质瘤预后评估

Rau 等发现动态磁敏感加权成像（dynamic suspective imaging，DSC）在预测胶质瘤患者无进展生存期的敏感性和特异性最高。而 ASL 预测无进展生存的敏感性和特异性仅为中等。而另一项研究提示肿瘤最大血流量（mCBF）低的胶质瘤患者，其无进展生存时间明显长于 mCBF 高的患者，而且 mCBF 是独立于肿瘤组织学分级的预测因素。因此，CBF 可能在判断患者预后方面具有潜在价值，但尚需大样本的后续研究证实。

## 五、CT 灌注成像在肿瘤治疗效果评估中的应用

### （一）CT 灌注成像应用基础

采用 CT 灌注成像评估肿瘤治疗效果，其实质就是研究肿瘤内部的血流灌注特点。应用 CT 灌注成像，通过分析血流动力学参数的演变规律并绘制时间 - 密度曲线（time-density cure，TDC），综合分析即可较为客观地评价肿瘤微循环及血管再生情况，其中 TDC 对肿瘤的诊断与鉴别具有重要参考价值。Jackson 等已成功用 CT 灌注成像定量评估肿瘤的微血管性能，直接观察到肿瘤血管内的湍流以及扭曲血管，为肿瘤血管的血供分析以及预后评价提供了有价值的影像指标。因此，灌注成像不仅可区分肿瘤内成分以及精确评价肿瘤的实际大小，而且可定量评估肿瘤的血流动力学。

在不同组织或同一种疾病的不同时期，由于微血管密度不同，灌注值各异。肿瘤新生血管情况是评价肿瘤生长、转移、良恶性及恶性程度的重要指标，采用免疫组化方法测定肿瘤内微血管密度可以判断肿瘤的恶性程度。快速生长的肿瘤组织必须以某种方式从宿主体内摄取大量营养，其生长可分为两期：①血管前期，肿瘤细胞处于休眠状态，病灶首先从周围血管获得正常扩散的营养，当肿块直径 >20mm 时，肿瘤即进入下一期，即血管期。②血管期，血管营养物的正常扩散远不能满足肿瘤的生长需求，肿瘤释放大量促血管生长因子，诱导肿瘤血管生成。新生毛细血管内皮间连接疏松，基膜发育不完全，相邻内皮细胞间隙大，通透性较高。肿瘤新生血管的不断形成，引起炎性反应，肿瘤新生毛细血管及炎性反应均可改变血流灌注及血管通透性。性质不同或性质相同而恶性程度迥异的肿瘤，其血流动力学特点也不尽相同，所以血流灌注及血管通透性各异；肿瘤治疗后反应、复发、纤维化等情况引起的血流灌注及血管通透性都不尽相同。Miles 等认为，CT 灌注成像不能直接测量组织微血管密度，但可通过组织的灌注信息反映上述改变。

### （二）脑肿瘤疗效评估

芮春朵等纳入 20 例脑转移瘤患者，全脑放射治疗前后分别行常规 CT 及 CT 灌注检查，发现绝大部分脑转移瘤体实质区放疗前的 rCBV、rCBF 明显升高，rMTT 略有升高，rTTP 略有降低，少数较小的脑转移瘤（直径 <15.0mm）没有明显的 CT 灌注异常。放疗后大部分脑转移瘤体积不同程度的缩小；

瘤体实性区的 CBF、rCBF、rCBV 明显降低。

### （三）肺部肿瘤疗效评估

耿军祖等纳入 19 例肺癌患者，放射治疗前后分别行 16 层螺旋 CT 灌注成像扫描，同时于放疗后 3 和 6 个月行常规 CT 扫描，以观察肿瘤的形态改变。放疗后，13 例肺癌肿瘤 CBF 显著降低，MTT 显著升高，随访观察瘤体组织显著缩小或消失；5 例患者放疗前后 CBF 和 MTT 均无显著变化。提示 CT 灌注成像可定量评价放疗前后肺癌的血流灌注改变，并可早期预测放疗效果。

### （四）直肠肿瘤疗效评估

多层螺旋 CT 灌注成像能有效评价直肠癌患者放化疗前后的肿瘤血管灌注变化，对判断直肠癌放化疗疗效具有重要价值。刘于宝等纳入 20 例肠镜证实的 $T_2$～$T_4$ 期直肠癌患者，于放化疗前后分别行多层螺旋 CT 灌注扫描，发现直肠癌组织 BF 显著升高、MTT 显著降低；放化疗后，直肠癌组织 BF 明显降低、MTT 明显升高，与治疗前差异显著；放化疗有效者和无效者的肿瘤组织 BF 及 MTT 差异显著。提示 CT 灌注成像可定量评价直肠癌治疗前后的血流灌注改变，并可早期预测肿瘤的放疗效果。

### （五）乳腺癌疗效评估

乳腺癌发展与危害不容忽视，同时，乳腺癌又是一种可以治愈的癌症，其预后与治疗时的病期早晚关系密切。乳腺癌内血管生成明显增多，微血管密度明显高于正常，血管通透性明显增高。现代乳腺癌治疗理念是科学和人文结合，治疗趋势包括微创手术、立体放疗和靶向药物治疗，以及以抗肿瘤血管生成治疗为主的生物治疗。肿瘤治疗后，残余瘤很常见，采用常规方法无法准确区别残余瘤与病灶纤维化，并且对肿瘤的治疗效果评价能力有限。既往通过长期对比复查常规 CT 征象，判断肿瘤是否复发。而根据常规 CT 征象诊断肿瘤复发时，疾病已经高度侵袭，患者已有明显临床症状。此外，传统 CT 不能区分肿瘤的活动性和病理分级，而 CT 灌注成像可通过病灶的灌注参数判断肿瘤微血管密度，继而评价肿瘤的活动性、病理分级及预后。荟萃分析 43 个独立研究机构的研究结果，发现乳腺癌的高微血管密度与乳腺癌患者的生存时间密切相关，但目前尚缺少疗效评估的系统指标。

谢海涛等分析了 25 例初诊肺癌患者，发现化疗后缓解和未缓解组患者在化疗后早期未见明显的病灶大小改变，而 BV 差别显著。局部晚期直肠癌化疗前后，缓解与未缓解组的 BF、MTT 差异显著，提

示 BF、MTT 可用于预测直肠癌化疗的早期疗效。在胃癌、乳腺癌等领域的相关研究也证实部分 CTP 灌注参数变化与疗效明显相关。在所有淋巴瘤亚型中 BV、BF、PS 治疗后均明显下降；在较大肿瘤中 BV 下降更明显；有治疗反应组较无治疗反应组 BV、BF、PS 下降更明显，且 BF 下降 <15% 是鉴别无治疗反应的有效标准，敏感性达 100%，特异性 95%。

多层螺旋 CT 肿瘤灌注成像通过不同参数，直观反映肿瘤灌注，并较客观地量化肿瘤组织内部的血流动力学改变，结合轴位图像和多平面重建、表面重建等多种后处理技术，可同时显示肿瘤的形态和功能，可为肿瘤的定位、定性及分期提供更多有价值的信息。此外，仅需外周静脉注入对比剂，就可定量分析肿瘤的灌注，尤其适合肿瘤患者的检出和放、化疗后的动态随访观察。但作为一种新的成像理论和成像技术，对灌注参数的探讨尚无大样本临床研究，亦无有关组织的正常值的报道；对肿瘤灌注参数的分析也有待病理组织学和免疫组织化学等方面的进一步证实。

（王 文）

# 参 考 文 献

1. 王春萌，师英强，吴江宏，等. 伊马替尼治疗胃肠间质瘤疗效评估标准研究. 中国实用外科杂志，2011（4）：308-310.

2. 梁晓，张红梅，叶枫，等. 扩散加权成像在预测直肠癌术前放化疗疗效中的价值. 中华肿瘤杂志，2016，38（2）：133-137.

3. 谢海涛，黎庶，初金刚，等. CT 灌注参数变化对肺癌化疗早期疗效的观察与评估. 中国临床医学影像杂志，2012，23（10）：699-702.

4. 陈杰，周桥. 病理学. 3 版. 北京：人民卫生出版社，2015.

5. 费学宁，刘丽娟，朱森，等. 叶酸受体介导的肿瘤靶向光学成像技术. 化学进展，2011，23（8）：1728-1736.

6. 叶鸣，翟蓓，刘莹，等. 叶酸修饰的载药相变纳米粒体内靶向显影肿瘤的实验研究. 临床超声医学杂志，2017，19（9）：580-583.

7. 刘仁勇，张忠平. 点击功能化的叶酸受体靶向荧光纳米探针用于肿瘤细胞成像. 分析化学，2017，45（12）：1956-1962.

8. 朱亮，刘健，雷晶，等. 以趋化因子受体 4 为靶点的恶性肿瘤靶向特异性磁共振对比剂的构建及体外成像. 协和医学杂志，2013，4（3）：286-293.

9. 丁永梅，周彩存，赵印敏，等. cRGD-氧化铁纳米粒的构建及应用于核磁共振成像诊断中的动物研究. 肿瘤，2010，

10. 潘迪，严飞，郑海荣，等. 叶酸介导 APTMS 包被的超小超顺磁性氧化铁的制备及体外 MR 成像. 中国医学影像技术，2012，28（5）：838-842.

11. 安锐，黄钢. 核医学. 3 版. 北京：人民卫生出版社，2015.

12. 李少林，王荣福. 核医学. 8 版. 北京：人民卫生出版社，2013.

13. 丁玉芹，周建军，曾蒙苏. 磁共振扩散加权成像在肾局灶性病变中的应用进展. 泌尿外科杂志（电子版），2016，8（2）：51-55.

14. Kudo M, Ueshima K, Kubo S, et al. Response Evaluation Criteria in Cancer of the Liver（RECICL）（2015 revised version）. Hepatology Research, 2016, 46（1）: 3-9.

15. Lencioni R, Llovet J. Modified RECIST（mRECIST）Assessment for Hepatocellular Carcinoma. Seminars in Liver Disease, 2010, 30（01）: 052-060.

16. Tacher V, Lin M, Duran R, et al. Comparison of Existing Response Criteria in Patients with Hepatocellular Carcinoma Treated with Transarterial Chemoembolization Using a 3D Quantitative Approach. Radiology, 2016, 278（1）: 275-284.

17. Nathan PD, Vinayan A, Stott D, et al. CT response assessment combining reduction in both size and arterial phase density correlates with time to progression in metastatic renal cancer patients treated with targeted therapies. Cancer Biology & Therapy, 2010, 9（1）: 15-19.

18. Smith AD, Lieber ML, Shah SN. Assessing tumor response and detecting recurrence in metastatic renal cell carcinoma on targeted therapy: importance of size and attenuation on contrast-enhanced CT. Ajr American Journal of Roentgenology, 2012, 194（1）: 157.

19. Smith AD, Shah SN, Rini BI, et al. Morphology, Attenuation, Size, and Structure（MASS）criteria: assessing response and predicting clinical outcome in metastatic renal cell carcinoma on antiangiogenic targeted therapy, AJR American journal of roentgenology, 2010, 194: 1470-1478.

20. Schramm N, Englhart E, Schlemmer M, et al. Tumor response and clinical outcome in metastatic gastrointestinal stromal tumors under sunitinib therapy: Comparison of RECIST, Choi and volumetric criteria. European Journal of Radiology, 2013, 82（6）: 951-958.

21. Shinagare AB, Jagannathan JP, Kurra V, et al. Comparison of performance of various tumour response criteria in assessment of regorafenib activity in advanced gastrointestinal stromal tumours after failure of imatinib and sunitinib.

European Journal of Cancer，2014，50（5）：981-986.

22. Nakaigawa N，Kondo K，Tateishi U，et al. FDG PET/CT as a prognostic biomarker in the era of molecular-targeting therapies：max SUVmax predicts survival of patients with advanced renal cell carcinoma. BMC Cancer，2016，16（1）：67.

23. Woff E，Hendlisz A，Garcia C，et al. Monitoring metabolic response using FDG PET-CT during targeted therapy for metastatic colorectal cancer. European Journal of Nuclear Medicine and Molecular Imaging，2016，43（10）：1792-1801.

24. Gillies RJ，Kinahan PE，Hricak H. Radiomics：Images Are More than Pictures，They Are Data. Radiology，2015，278（2）：151169.

25. Sala E，Mema E，Himoto Y，et al. Unravelling tumour heterogeneity using next-generation imaging：radiomics，radiogenomics，and habitat imaging. Clinical Radiology，2017，72：3-10.

26. Kickingereder P，GoTz M，Muschelli J，et al. Large-scale radiomic profiling of recurrent glioblastoma identifies an imaging predictor for stratifying anti-angiogenic treatment response. Clinical cancer research，2016，22：5765-5771.

27. Hyun O J，Wahl R L. PERCIST in Perspective. Nuclear Medicine & Molecular Imaging，2018，52（1）：1-4.

28. Skougaard K，Nielsen D，Jensen BV，et al. Comparison of EORTC criteria and PERCIST for PET/CT response evaluation of patients with metastatic colorectal cancer treated with irinotecan and cetuximab. Journal of Nuclear Medicine，2013，54（7）：1026-1031.

29. Ziai D，Wagner T，El Badaoui A，et al. Therapy response evaluation with FDG-PET/CT in small cell lung cancer：a prognostic and comparison study of the PERCIST and EORTC criteria. Cancer Imaging，2013，13：73-80.

30. Agrawal A，Purandare N，Shah S，et al. Response assessment in metronomic chemotherapy：RECIST or PERCIST? Indian journal of nuclear medicine，2014，29：74-80.

31. Lambregts DMJ，Rao S，Sassen S，et al. MRI and diffusion-weighted MRI volumetry for identification of complete tumor responders after preoperative chemoradiotherapy in patients with rectal cancer：a bi-institutional validation study. Annals of Surgery，2014，262（6）：1034.

32. Kim SH，Lee JY，Lee JM，et al. Apparent diffusion coefficient for evaluating tumour response to neoadjuvant chemoradiation therapy for locally advanced rectal cancer. International Journal of Medical Radiology，2011，21（5）：987-995.

33. Curvo-Semedo L，Lambregts DM，Maas M，et al. Rectal cancer：assessment of complete response to preoperative combined radiation therapy with chemotherapy-conventional MR volumetry versus diffusion-weighted MR imaging. International Journal of Medical Radiology，2011，260（3）：734.

34. Blackledge MD，Collins DJ，Nina T，et al. Assessment of treatment response by total tumor volume and global apparent diffusion coefficient using diffusion-weighted MRI in patients with metastatic bone disease：a feasibility study. PLoS ONE，2014，9（4）：e91779.

35. Rau MK，Braun C，Skardelly M，et al. Prognostic value of blood flow estimated by arterial spin labeling and dynamic susceptibility contrast-enhanced MR imaging in high-grade gliomas. Journal of Neuro-Oncology，2014，120（3）：557-566.

36. Julia F，Benjamin B，Christian B，et al. Prognostic value of blood flow measurements using arterial spin labeling in gliomas. PLoS ONE，2014，9（6）：e99616.

37. Hansen ML，Fallentin E，Lauridsen C，et al. Computed tomography（CT）perfusion as an early predictive marker for treatment response to neoadjuvant chemotherapy in gastro-esophageal junction cancer and gastric cancer-a prospective study. Plos One，2014，9（5）：e97605.

38. Pavlova NN，Thompson CB. The emerging hallmarks of cancer metabolism. Cell Metabolism，2016，23（1）：27-47.

39. Wang J，Qin B，Chen X，et al. Ultrasound molecular imaging of angiogenesis using vascular endothelial growth factor-conjugated microbubbles. Mol Pharm，2017，14（3）：781-790.

40. Oh JK，Park JM. Iron oxide-based superparamagnetic polymeric nanomaterials：design，preparation，and biomedical application. Progress in Polymer Science，2011，36（1）：p168-189.

41. Rhodes LV，Short SP，Neel NF，et al. Cytokine receptor CXCR4 mediates estrogen-independent tumorigenesis，metastasis，and resistance to endocrine therapy in human breast cancer. Cancer Research，2011，71（2）：603.

42. Liu Y，Wu X，Sun X，et al. Design，synthesis，and evaluation of VEGFR-targeted macromolecular MRI contrast agent based on biotin-avidin-specific binding. International Journal of Nanomedicine，2017，12：5039-5052.

43. Melemenidis S，Jefferson A，Ruparelia N，et al. Choudhury RP，molecular magnetic resonance imaging of angiogenesis in vivo using polyvalent cyclic RGD-iron oxide microparticle conjugates. Theranostics，2015，5（5）：515-529.

44. Park J，Kim S，Saw PE，et al. Fibronectin extra domain B-specific aptide conjugated nanoparticles for targeted cancer imaging. Journal of Controlled Release，2012，163（2）：111-118.

45. Sun Y，Kim HS，Park J，et al. MRI of breast tumor initiating cells using the extra domain-B of fibronectin targeting nanoparticles. Theranostics，2014，4（8）：845-857.

46. Sturm MB，Joshi BP，Lu S，et al. Targeted imaging of esophageal neoplasia with a fluorescently labeled peptide：first-in-human results. Science Translational Medicine，2013，5（184）：184ra61-184ra61.

47. Burggraaf J，Kamerling IM，Gordon PB，et al. Detection of colorectal polyps in humans using an intravenously administered fluorescent peptide targeted against c-Met. Nat Med，2015，21（8），955-961.

48. Pan Y，Volkmer JP，Mach KE，et al. Endoscopic molecular imaging of human bladder cancer using a CD47 antibody. Science Translational Medicine，2014，6（260）：260-148.

49. Xu XX，Li B，Yang HF，et al. Can diffusion-weighted imaging be used to? differentiate brain abscess from other ring-enhancing brain lesions? A meta-analysis. Clinical Radiology，2014，69（9）：909-915.

50. Chen SD，Hou PF，Lou L，et al. The correlation between MR diffusion-weighted imaging and pathological grades on glioma. European Review for Medical & Pharmacological Sciences，2014，18（13）：1904-1909.

51. Zakaria R，Pomschar A，Jenkinson MD，et al. Use of diffusion-weighted MRI to modify radiosurgery planning in brain metastases may reduce local recurrence. Journal of Neuro-Oncology，2017，131（3）：549-554.

52. Yao XZ，Kuang T，Wu L，et al. Comparison of diffusion-weighted MRI acquisition techniques for normal pancreas at 3.0 Tesla. Diagnostic and Interventional Radiology，2014，20（5）：368-373.

53. Henry KE，Ulaner GA，Lewis JS. Human epidermal growth factor receptor 2-targeted PET/single- photon emission computed tomography imaging of breast cancer：noninvasive measurement of a biomarker integral to tumor treatment and prognosis. PET Clin，2017，12（3）：269-288.

54. Ju HL，Calvisi DF，Moon H，et al. Transgenic mouse model expressing P53R172H，luciferase，EGFP，and KRASG12D in a single open reading frame for live imaging of tumor. Scientific Reports，2015，5（1）：8053.

55. Crystal TM，Ungerleider NA，Rao SG，et al. p53 mediates vast gene expression changes that contribute to poor chemotherapeutic response in a mouse model of breast cancer. Translational Oncology，2018，11（4）：930-940.

56. Li M，Wang Y，Liu M，et al. Multimodality reporter gene imaging：Construction strategies and application. Theranostics，2018，8（11）：2954-2973.

57. Kim HS，Cho HR，Choi SH，et al. In vivo imaging of tumor transduced with bimodal lentiviral vector encoding human ferritin and green fluorescent protein on a 1.5T clinical magnetic resonance scanner. Cancer Research，2010，70（18）：7315-7324.

58. Brader P，Serganova I，Blasberg RG. Noninvasive molecular imaging using reporter genes. J Nucl Med，2013，54（2）：167-172.

59. Brunker J，Yao J，Laufer J，et al. Photoacoustic imaging using genetically encoded reporters：a review. J Biomed Opt，2017，22（7）：10.1117/1.JBO.22.7.070901.

60. Liu C，Gong X，Lin R，et al. Advances in imaging techniques and genetically encoded probes for photoacoustic imaging. Theranostics，2016，6（13）：2414-2430.

61. Grootendorst MR，Cariati M，Kothari A，et al. Cerenkov luminescence imaging（CLI）for image-guided cancer surgery. Clinical & Translational Imaging，2016，4（5）：353-366.

# 第二章 神经系统分子影像

## 第一节 脑组织灌注成像

### 一、磁共振PWI脑灌注成像

#### （一）概述

灌注即毛细血管血流，是指单位时间内流入人体组织内的血流量。磁共振灌注加权成像（magnetic resonance perfusion weighted imaging，MR-PWI）是一种在分子水平反映组织微血管分布和血流灌注情况的功能性成像方法，对微血管系统敏感，能定量分析脑血流动力学变化，具有高空间分辨率和时间分辨率，无放射性且操作相对简单等优点，已广泛应用于评价卒中、脑肿瘤和神经变性等中枢神经系统疾病。

为了有效提取血流动力学信息，需要在血管与组织之间自由扩散的示踪剂。根据是否注射外源性对比剂将灌注分为外源性示踪剂灌注成像和内源性示踪剂灌注成像。前者需要注射顺磁性对比剂，如Gd-DTPA，团注外源性对比剂后根据其对纵向或横向弛豫的影响又分为$T_1$-加权动态对比度增强磁共振成像（dynamic contrast enhanced MRI，DCE-MRI）和$T_2/T_2^*$加权动态磁化率对比度成像（dynamic susceptibility contrast MRI，DSC-MRI）。后者指动脉自旋标记（arterial spin labeling，ASL），根据标记方式的不同分为连续式动脉自旋标记（continuous arterial spin labeling，CASL）和脉冲式动脉自旋标记（pulse arterial spin labeling，PASL）。PWI常用序列包括DSC-PWI和DCE-MRI，这两种技术通过静脉团注对比剂使局部毛细血管内磁敏感性增加致局部磁场不均匀，质子自旋去相位，引起$T_2$、$T_2^*$或$T_1$值的明显缩短，获得一系列动态影像，通过定量指标反映局部灌注情况。

#### （二）基本概念

DSC-PWI也被称为对比剂追踪术或对比剂首过灌注成像，是脑灌注最常用的方法，其后处理软件简便易行。该技术是经静脉推注对比剂，当对比剂首次通过脑组织时，采用快速扫描序列获得一系列动态图像。首过灌注成像可反映组织的微血管分布及血供情况，是目前临床最常用的灌注技术。其基本原理为顺磁性对比剂的磁敏感效应导致信号衰减，根据对比剂稀释原理将MRI信号变化转变为钆剂浓度-时间曲线，由此计算出脑血容量（cerebral blood volume，CBV）、脑血流量（cerebral blood flow，CBF）和平均通过时间（mean transit time，MTT）、达峰时间（time to peak，TTP）等参数。其中CBV是神经肿瘤学最常用的参数，也是评价脑肿瘤最有效的方法。由于CBV、CBF受MRI扫描仪、团注对比剂量和速率、成像序列和参数、受检者的血容量和心输出量等因素影响，实际工作中多采用相对CBV（relative CBV，rCBV）、相对CBF（relative CBF，rCBF）。但DSC很难进行绝对定量，存在磁敏感伪影（如血液代谢产物、钙化、金属、空气和骨）和操作者依赖性。DCE-PWI是在对比剂注入前、中、后采集$T_1$WI图像，由此产生的时间信号强度曲线（time-signal intensity curve，TIC）反映了组织灌注、血管通透性和血管外间隙，可从不同角度检测脑微血管，定量评价血-脑屏障和微血管通透性及脑肿瘤的血管。常规增强MRI仅能显示单个时间点的对比增强，而DCE-PWI反映了对比剂在组织中的流入、峰值、流出等血流动力学改变，显示了微血管水平上组织的本质特性。DCE-PWI基于两室药代动力学模型，基本原理是先测定基线$T_1$图，获得DCE图像，然后将增强MRI信号转化为钆剂浓度-时间曲线，测量血管输入功能和常用参数：容量转移常数（volume transfer constant，$K^{trans}$）、速率常数（rate constant，$K_{ep}$）、血管外细胞外间隙容积分数（extravascular extracellular volume fraction，$V_e$）。其中$K^{trans}$最常用，取决于血流量和通透性，被广泛应用于脑肿瘤的检测。当通透性高时，钆剂流出受限，此时 $K^{trans}$ 主要反映血流量；在通透性极低的情况下，钆剂很难漏出到血管外间隙，此时 $K^{trans}$ 主要反映通透性。DCE 缺点为图像采集困难，后处理软件复杂且存在操作者依赖性。

### （三）临床应用

1. **正常人脑血管灌注参数**　正常成年人脑 CBF 值为 40～60ml/（100g·min），研究表明，人脑不同部位的 CBF 值存在差异，并有年龄依赖性和性别、左右侧别差异。

2. **缺血性脑梗死**　PWI 技术最初应用于急性缺血性脑血管病的早期诊断及缺血半暗带（ischemic penumbra，IP）的研究。在脑梗死超急性期（3 小时内）及急性期（6 小时内），缺血期毛细血管灌注压降低，血流通过缓慢，MTT 延长，局部脑血管调动血流储备力（开放侧支循环、扩张血管），即通过增加 rCBV 以维持 rCBF。当毛细血管灌注压进一步降低，脑血流储备力难以补偿血流灌注不足，则 rCBV 与 rCBF 均会降低。如果治疗及时，责任血管再通，

梗死区出现血流再灌注，可表现为 MTT 缩短或正常，rCBV 增加，rCBF 正常或轻度增加（图 2-2-1-1）。

急性缺血性脑梗死发生时，缺血半暗带是指介于梗死区及正常脑组织之间的一部分区域，其病理改变位于功能改变与形态损害之间，如果及时治疗，脑血流量及时恢复，半暗带内的缺血性损害可能被挽救。通常以 PWI/DWI 不匹配区域作为判断影像学"缺血半暗带"的依据。PWI/DWI 范围比较时，可出现以下 4 种情况：① DWI＜PWI，因为 DWI 所显示异常区域可能代表梗死核心，而 PWI 所显示区域可能包括梗死核心和半影区，提示积极治疗可能减少最终梗死的范围。② DWI＞PWI，可能是在发病早期责任血管部分或完全自发性再通所致。③ DWI≈PWI，脑梗死面积较大，且缺乏侧支循环，几乎不存在缺血半暗带。④ DWI 正常，PWI 显示灌注缺损，提示一过性缺血而无脑梗死（图 2-2-1-2）。

近年来由于 ASL 技术的发展，由于无需注入外源性对比剂及无创性、可重复性、成像速度快等优点，在临床上的应用也越来越广泛。Huck 等对亚急

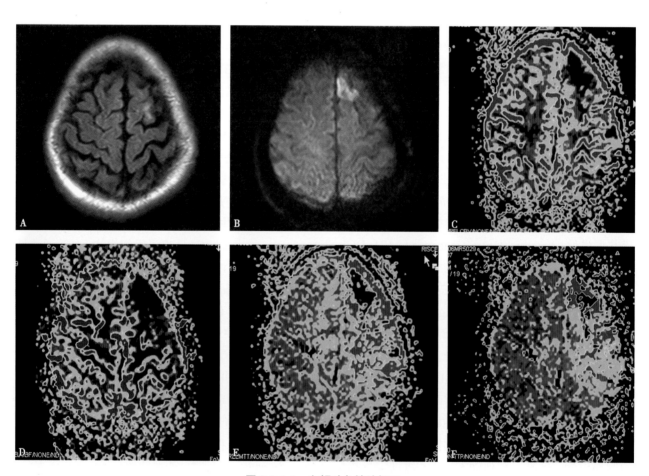

**图 2-2-1-1　左额叶急性脑梗死**

男性，56 岁，突发右侧肢体无力 4 小时。A. FLAIR 示左额叶小片稍高信号影，边界欠清；B. DWI 示左额叶明显高信号；C、D. 左侧额颞叶 rCBV、rCBF 降低；E、F. 梗死核心区域 MTT、TTP 降低，缺血半暗带内 MTT、TTP 升高。DWI＜PWI，提示积极治疗可能减少最终梗死的范围

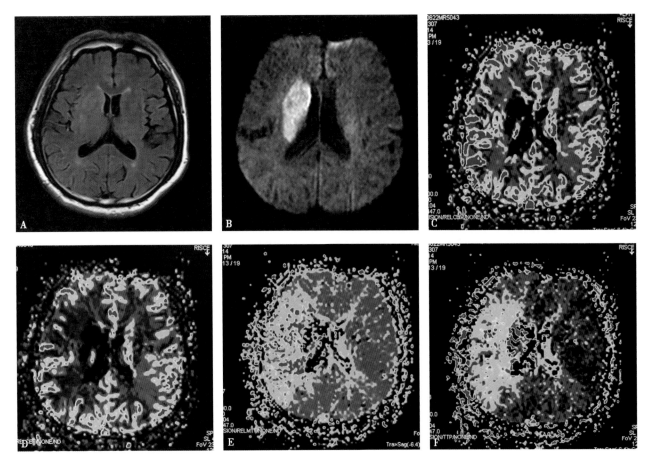

**图 2-2-1-2　右侧基底节区急性脑梗死**

男性，74岁，突发左侧肢体无力5小时余。A. FLAIR 示右侧基底节区小片稍高信号影，边界欠清；B. DWI 示右侧基底节区明显高信号；C、D. DWI 高信号区域即梗死核心区 rCBV、rCBF 显著降低，右侧大脑中动脉供血区 rCBV、rCBF 较对侧减低；E、F. 梗死核心区域 MTT、TTP 降低，右侧大脑中动脉供血区 MTT、TTP 升高。DWI＜PWI，提示积极治疗可能减少最终梗死的范围

性脑缺血的 ASL 和 DSC 的对比研究表明，ASL 在显示小梗死及不完全性缺血灶的效果已接近 DSC，但 ASL 所测得的 CBF 值稍低于 DSC，容易把部分短暂脑缺血发作误诊为急性脑梗死。Huang 等对急性脑缺血的 ASL 和 DSC 的对比研究表明，ASL 可能高估了灌注缺损区域。

3. **胶质瘤**　胶质瘤是成人最常见的原发性脑肿瘤，常规 MRI 能为胶质瘤的诊断和治疗提供重要的解剖和功能信息。PWI 可以对肿瘤微血管分布及血流灌注情况进行定性和定量分析，常应用于胶质瘤的临床研究。

肿瘤的恶性程度与其微血管结构、肿瘤细胞增殖密切相关，准确评估肿瘤血供及微循环状态对胶质瘤的诊断非常重要。术前对胶质瘤进行正确的诊断并分级，对制订最佳治疗方案有重要作用。常规 MRI 增强扫描不能对胶质瘤进行完全准确的分级。而 PWI 可以无创性地评估肿瘤的血管增殖情况。Cotton 等研究表明，如果肿瘤的最大 rCBV 值

比正常脑白质高2倍，则高级别胶质瘤（high grade glioma，HGG）可能性大；最大 rCBV 值比正常脑白质低1.5倍，则低级别胶质瘤（low grade glioma，LGG）可能性大；而最大 rCBV 值为正常脑白质的 1.5～2.0 倍，则认为该肿瘤有潜在的侵袭性。Hilario 等对49例弥漫性胶质瘤患者进行 DSC 和 DCE 成像，结果显示 IDH 突变的高级别肿瘤显示较低的渗透性和 $K^{trans}$ 值，并认为 DSC 和 DCE 提供的通透性参数均能为胶质瘤分级提供有效信息（图 2-2-1-3，图 2-2-1-4）。

此外，少突胶质细胞瘤的 rCBV 值明显高于同级别的星形细胞瘤，Saito 等研究发现星形细胞瘤的平均最大 rCBV 值明显低于少突星形细胞瘤及少突胶质细胞瘤（rCBVmax 值分别为 2.01±0.68、4.60±1.05、6.17±0.87）；而且Ⅱ级少突星形细胞瘤及少突胶质细胞瘤的 rCBV 值均大于Ⅲ级星形细胞瘤，可见仅凭 PWI 对胶质瘤进行分级存在一定的局限性（图 2-2-1-5）。

胶质瘤患者的生存时间主要与胶质瘤的级别、

患者年龄、临床特点、临床治疗方案等有关，PWI 可用于预测患者生存期。Furtner 等对 2 例 LGG 和 16 例 HGG 患者的肿瘤灌注与无进展生存期的相关性进行研究，发现低灌注组（其中 2 例为 HGG）的平均无进展生存期明显高于高灌注组，平均无进展生存

存期分别为（772.5±290.9）天、（181.8±129.8）天。Akgoz 等对 68 例胶质母细胞瘤患者肿瘤灌注与生存期进行相关性分析，发现肿瘤基础 rCBV 值＜2.0 时，中位无进展生存期和总生存期分别为 329 天、690 天；当基础 rCBV 值≥2.0 时，中位无进展生存期

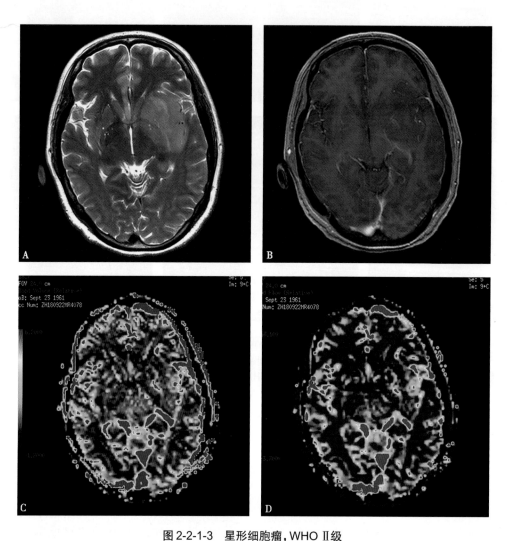

**图 2-2-1-3 星形细胞瘤，WHO Ⅱ级**

女性，56 岁。A. T₂WI 示左颞岛叶高信号影，边界欠清；B. 增强后 T₁WI 示少许斑片状强化；C、D. 病灶区域 rCBV、rCBF 升高

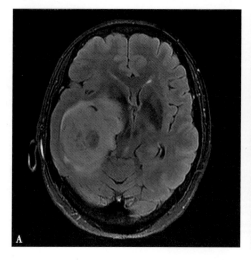
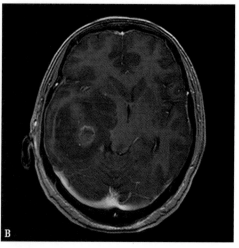

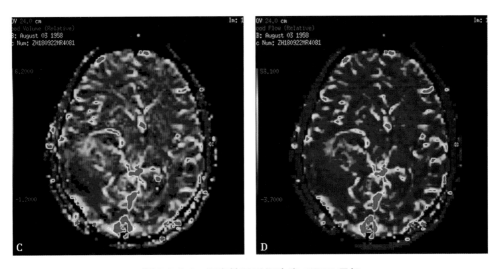

图 2-2-1-4 间变性星形细胞瘤，WHO Ⅲ级

女性，60 岁。A. $T_2$-FLAIR 示右侧颞叶高信号病灶，内见片状低信号；B. $T_1$WI 示增强后环状强化；C、D. 病灶部分区域灌注增加，rCBV、rCBF 升高

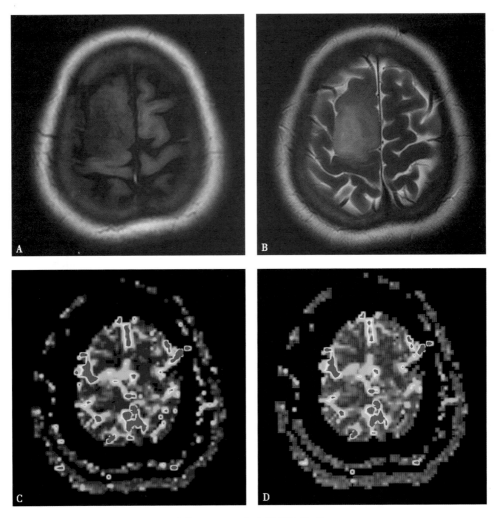

图 2-2-1-5 少突胶质细胞瘤

女性，36 岁。A、B. 右侧额顶叶见 $T_1$WI 低信号、$T_2$WI 高信号病灶；C、D. 病灶灌注增加，rCBV、rCBF 升高

和总生存期分别为 147 天和 422 天。PWI 影像组学对通过 DSC-PWI 获得的 rCBV 数据直方图进行再处理、计算可用于预测患者生存率：rCBV 峰度值高于或低于 1 的受试者（分别为 1 021 天和 576 天）和 rCBV 峰度值高于或低于 2.45（分别为 802 天和 408 天）（图 2-2-1-6）。

**4. 鉴别诊断** PWI 可用于胶质瘤与单发转移瘤的鉴别诊断。无明确原发肿瘤时，颅内孤立性转移瘤与 HGG 的表现有很多相似之处，难以鉴别。两者的新生血管均很丰富，有学者认为转移瘤和胶质瘤瘤体的 rCBV 值差异无统计学意义，而瘤周水肿区的血流灌注情况却对鉴别两者具有重要价值。脑转移瘤的瘤周水肿主要是血管源性水肿，瘤周水肿区内没有肿瘤细胞浸润；而 HGG 呈侵袭性生长，瘤周水肿区有肿瘤细胞浸润，并且有部分血管增殖。Lehmann 等对 11 例单发转移瘤和 13 例胶质母细胞瘤进行研究，计算瘤周 1cm 范围内水肿区的 rCBV 值发现转移瘤与胶质母细胞瘤瘤周 1cm 范围内水肿区的灌注情况明显不同，转移瘤的平均 rCBV 值为

0.77±0.51，胶质母细胞瘤的平均 rCBV 值为 2.07±3.59。She 等对 24 例胶质母细胞瘤和 19 例转移性肿瘤患者进行 DSC-MRI，在瘤周脑区（peritumoral brain zone）距肿瘤不同距离分别测算 rCBVp 计算获得 rCBV 梯度比率，结果显示胶质母细胞瘤组的 rCBVp 比值和 rCBV 梯度均显著高于转移瘤组。rCBVp 比值≥0.50 为胶质母细胞瘤与转移瘤的鉴别提供了 57.69% 的敏感性和 79.17% 的特异性。与 rCBVp 比值相比，rCBV 梯度 >0.06 时具有更高的敏感性（94.44%）和特异性（91.67%）（图 2-2-1-7）。

PWI 可用于胶质瘤与原发性中枢神经系统淋巴瘤（primary central nervous system lymphoma，PCNSL）的鉴别。PCNSL 与胶质瘤的治疗完全不同，PCNSL 以放化疗为主，而胶质瘤以手术切除为主，因此两者的鉴别对于治疗方式的选择具有重要意义。PCNSL 和 HGG 均呈浸润性生长，肿瘤细胞破坏血 - 脑屏障，常规 MRI 增强扫描均可表现出明显强化。但是 PCNSL 为乏血供肿瘤，而 HGG 却有明显的血管增殖，这就为 PWI 区分两者提供了病理学基础。

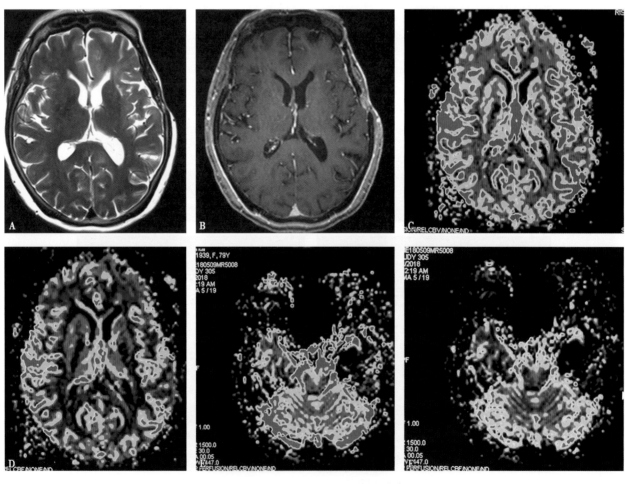

**图 2-2-1-6 左颞部胶质瘤术后**

女性，79 岁，胶质瘤术后 3 年。A~D. 左颞术后改变，脑实质内未见明显异常信号，双侧 rCBV、rCBF 对称，未见明显复发征象；E、F. 左颞极术区灌注减低，rCBV、rCBF 降低

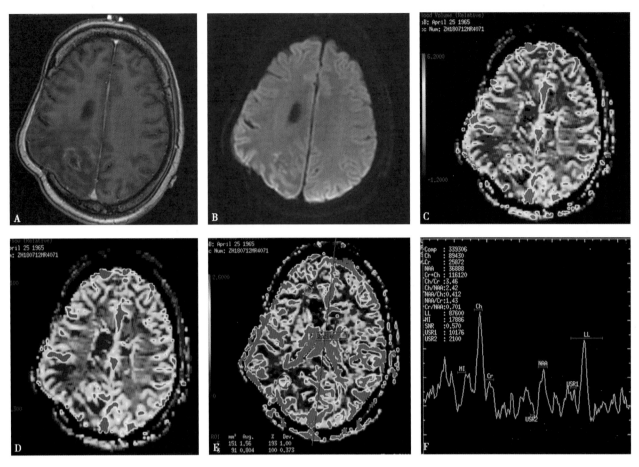

图 2-2-1-7　右顶枕部高级别胶质瘤(Ⅲ级)术后

女性,53 岁,胶质瘤术后 1 年 6 个月。A、B. 右顶枕部术后改变,T₁WI 增强见术区环形强化信号,DWI 示弥散受限;C、D. 异常强化区域 rCBV、rCBF 升高;E. 环形强化灶相对于正常区域灌注 rCBV 比值为 1.95;F. 强化灶胆碱峰升高,NAA 峰下降,Cho/NAA 比值升高约 2.42。提示肿瘤复发

Nakajima 等对 11 例 PCNSL 和 23 例胶质母细胞瘤患者行 DSC-PWI,发现 PCNSL 的 rCBV 值明显低于胶质母细胞瘤(分别为 1.57±0.56、4.99±2.89);当以 2.09 为 CBV 阈值,鉴别两者的敏感度和特异度分别为 90.9%、91.3%。Lee 等对 30 例 PCNSL(富血供 11 例)和 89 例胶质母细胞瘤患者行 DSC-MRI 检查,发现与胶质母细胞瘤相比,PCNSL 显示更高的 CBF,较短的 MTT(图 2-2-1-8)。

PWI 可用于胶质瘤与脑脓肿的鉴别。脑脓肿与胶质瘤常规 MRI 增强扫描均可表现为环形强化,两者鉴别较困难。由于脓肿壁主要为胶原纤维,血供不丰富,新生血管很少,因此一般表现为低灌注。Muccio 等对 9 例脑脓肿及 10 例胶质母细胞瘤患者进行研究,得到脑脓肿组的 rCBV 值为 0.72±0.08,胶质母细胞瘤组的 rCBV 值为 4.45±1.50。因此,推测胶质母细胞瘤的 rCBV 值明显高于脑脓肿,可用于两者鉴别诊断。

**5. 脱髓鞘病变**　PWI 能对多发性硬化(multiple sclerosis,MS)患者脑内斑块及其周围结构的血流状态进行评估。急性活动性 MS 斑块往往表现为增强后有强化,呈结节状或环形强化。DSC-PWI 可分析 MS 病灶的异质性和存在血管的发病机制,说明脱髓鞘炎症变化伴随代谢的改变,局部灌注异常可能是病灶最早的变化。有大量证据表明 MS 患者大脑灌注的改变,一些 MS 存在低氧介导的损伤,脑血管活性障碍可导致低灌注,PWI 可用于检测大脑中的局灶性炎症活动。通过研究 MS 病灶及周围正常脑组织血流动力学改变,对监测疾病的活动性、预测疾病的预后和指导治疗有潜在价值。

**(四)发展前景**

PWI 可提供众多灌注参数,这些灌注参数不仅对脑肿瘤的分级和患者的预后评价极其重要,还可对临床治疗提供指导,评价卒中和肿瘤患者的治疗反应。随着 PWI 技术的不断发展,理论基础的进一步完善和标准化后处理软件的提高,PWI 在中枢神经系统的临床实践中将会得到更加广泛的应用。

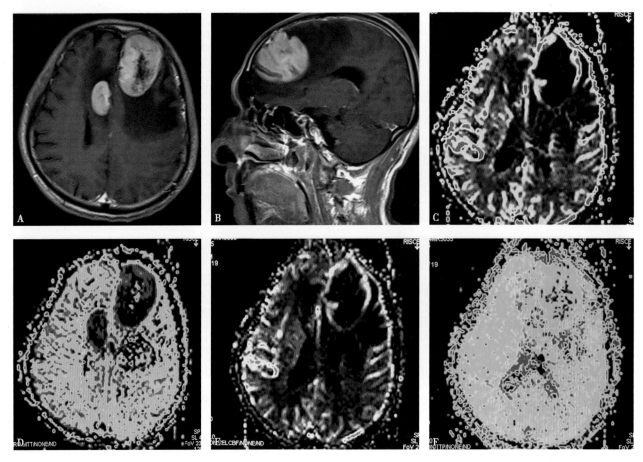

**图 2-2-1-8 弥漫大 B 细胞淋巴瘤**

男性，77 岁。A、B. 双侧额叶多发类圆形异常强化灶，周围见大片水肿；C～F. 病灶灌注显著减低，rCBV、rCBF、MTT、TTP 均显著降低

（吕　艺　张家文）

## 二、磁共振 ASL 脑灌注成像

### （一）概述

动脉自旋标记（ASL）灌注成像通过射频脉冲反转血液中水质子的磁化矢量，标记成像平面近端动脉血中的水质子，而这些被标记的水质子作为内源性可扩散型示踪剂被 ASL 技术用来进行灌注评价。血流经过脑组织会有一定的延迟，标记过的水质子随血流进入成像平面后，所获取的标记图像同时包含了标记水质子和组织中没有被标记水质子的信号。独立采集的非标记图像没有包含动脉自旋标记的水质子信号，标记像和非标记像之间的差值即为灌注像，即 CBF 图。CBF 值与脑的灌注是成比例的，可以用来测量灌注到脑组织中的动脉标记血。这构成了 ASL 技术的基础。

目前，ASL 按标记方式一般分为连续动脉自旋标记（Continuous ASL，CASL）和脉冲动脉自旋标记（Pulsed ASL，PASL）两种类型。CASL 技术在成像层面的上游层面施加连续射频脉冲，改变标记层

面内血液的自旋纵向磁化强度，进而完成反转标记。CASL 的优势是图像整体信噪比较高，但标记脉冲时间较长，能量聚集效应较明显，易受磁化强度转移效应影响。PASL 使用单次短脉冲或者有限次数的脉冲来反转动脉血自旋厚层块的磁化，标记效率高于 CASL，但信噪比较低。而目前较为广泛应用的伪连续式 ASL（pseudo-continuous ASL，pCASL）标记技术，综合了 CASL 及 PASL 两者的特点，不采用长时间连续标记脉冲，而是使用一连串的短脉冲构成标记脉冲链（如每毫秒一次射频脉冲的频率，1 000 或更多次的调制射频脉冲）进行翻转标记，被标记的血流持续时间更长，流入到脑组织中的标记血流量更多，因此可获得 CASL 的高信噪比和 PASL 的高标记效率特性，同时降低了磁化传递效应。相较于 PASL，pCASL 也能更好的与当前临床射频发射硬件设备相兼容，因此针对临床成像，pCASL 是更为推荐的成像方案。

标记后延迟（post-labeling delay，PLD）时间在实际工作中的选择目前是经验性的，尚无法准确

预估。如错误设置 PLD 时间，可能导致脑血流量（cerebral blood flow，CBF）等参数定量时出现偏差。多延迟 ASL 灌注 MRI 技术通过采用多个标记后延迟时间，拟合个体特有的灌注延迟曲线，可以获得较为准确的延迟时间用于 ASL 成像，从而保证所测血流动力学参数的准确性。

随着一系列技术的革新，新序列的不断涌现，ASL 脑灌注成像已经从最初的单层扫描衍变为全脑成像技术，在临床中的应用越来越成熟。

### （二）临床应用

动态磁敏感对比增强（DSC）灌注成像是大家较为熟悉的灌注成像技术，是经静脉团注外源性对比剂（如 Gd-DTPA），通过测量对比剂首次通过毛细血管床时的弛豫或磁敏感效应引起的信号改变来反映组织的灌注信息。外源性对比剂由于分子量较大而无法通过正常的血 - 脑屏障，DSC 灌注成像也正是利用对比剂首过毛细血管床期间因不能通过血 - 脑屏障而建立起血管内外的磁敏感差别来实现灌注评估的。所得数据准确性受血 - 脑屏障完整性的影响。ASL 灌注成像采用的示踪剂是内源性动脉血中的水质子，它的一个重要属性是可以自由通过血 - 脑屏障，因此 ASL 灌注成像不依赖于血 - 脑屏障的完整与否，能够无创而方便地定量检测脑组织血流灌注信息。从而奠定了 ASL 灌注成像在脑血管疾病、代谢性脑疾病及脑肿瘤中的应用基础。

#### 1. 脑血管疾病方面的应用

（1）急性缺血性脑梗死：缺血性脑血管疾病是指多种因素引起的急性脑血管供血障碍，进而导致脑缺血性改变的一类脑血管疾病。是当今最常见的脑血管病变，严重危害人类健康。脑细胞一旦坏死便不可再生，因此缺血性脑血管疾病的致残率和致死率较高，其前期诊断和及时干预治疗极为重要。在脑血流动力学损伤发生时，颅内侧支循环能够迅速开通，稳定脑血流量和减轻缺血损伤，在急性缺血性脑梗死患者的疾病进程中发挥着重要作用。良好的侧支循环不仅能降低梗死后出血的发生率，也预示着患者较好的预后。常规的 CTA 或 DSA 血管造影可以显示血管狭窄，但据此对溶栓进行评估是不准确的。即使血管狭窄，也可能有丰富的侧支循环开通供血，所以血管狭窄未必会引起脑细胞缺血、缺氧、坏死。ASL 灌注成像可反映脑组织血流灌注情况，并根据 CBF 值判断该区域大脑是否存在血流灌注异常。病灶在 DWI 上的面积比 ASL 灌注异常区面积小，说明这些区域的血供降低，但脑细胞

还能代偿存活，未发生缺血、缺氧、坏死，即存在缺血半暗带。缺血半暗带可以通过 ASL 灌注成像和 DWI 的病变范围不匹配来识别。在时间窗内采取积极措施挽救"半暗带"，通过治疗，使原来栓塞的脑血管重新通畅或建立新的侧支循环，使原来处于缺血状态的脑细胞逐渐恢复正常的神经功能。ASL 灌注成像联合 DWI 检查能用于缺血半暗带的识别，并及时干预，避免脑梗死发生（图 2-2-1-9）。

（2）烟雾病：烟雾病主要表现为脑出血和脑梗死。脑血管重建手术被认为可以改善脑卒中，但如何预防术后高灌注综合征和再出血仍然是困扰烟雾病外科治疗的主要难题。研究者认为烟雾病患者软脑膜血管及搭桥周围血管构造脆弱，血管重建术后过度氧化反应使血管通透性增加，最终出现高灌注综合征和 / 或再出血等并发症。因此早期检测烟雾病血管通透性，就可能成为预防以上并发症的关键。三维伪连续式动脉自旋标记（3D-pCASL）可在组织水平非侵入性定量评价脑灌注，并可以识别烟雾病侧支循环。DSA 和单光子发射计算机断层成像（single photon emission computed tomography，SPECT）/ 正电子发射断层成像（positron emission tomography，PET）是评价烟雾病脑血管狭窄及侧支循环的"金标准"，但是检查程序复杂、价格昂贵以及辐射的影响限制了其临床应用，烟雾病术后的 DSA 随访则更加困难。3D-pCASL 灌注成像无需注射对比剂，操作简单，耗时短，既可以定量评价脑血流灌注，又可以定性估计侧支循环形成情况，是烟雾病血流动力学和侧支循环评价潜在的替代方法（图 2-2-1-10）。

#### 2. 脑肿瘤方面的应用

DSC 和 ASL 灌注成像技术对于脑肿瘤术前诊断、分级及术后复发评估的价值已被广泛认可。肿瘤血管增殖在肿瘤发展和转移中起着至关重要的作用。因此，肿瘤新生血管的定量评估显得尤为重要。DSC-MRI 灌注成像技术是活体评价脑肿瘤微循环灌注最稳健的指标，相对脑血容量（rCBV）与肿瘤微血管密度高度相关。但 DSC-MRI 需要引入外源性钆对比剂，人们出于对钆剂的过敏反应、在体内沉积的担心和潜在的肾功能损害，使 DSC-MRI 的临床应用受到限制。而基于内源性水质子示踪的 ASL 灌注成像技术无需外源性对比剂即可评价微血流灌注情况。

（1）胶质瘤：胶质瘤是脑内最常见的恶性肿瘤，不同级别胶质瘤的治疗方法和患者的预后差别较大。高级别胶质瘤生长快，病程短，术后复发率及

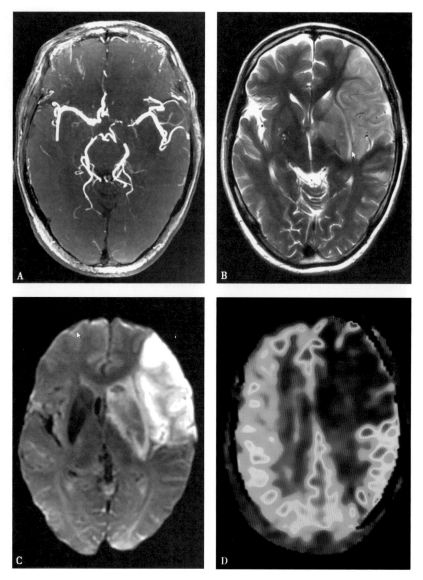

**图 2-2-1-9　急性脑梗死**

A. MRA 提示左侧大脑中动脉起始段闭塞；B. T₂WI 显示左侧额叶及基底节区高信号；
C. DWI 示左侧额叶及基底节区大面积高信号；D. ASL-CBF 图示左侧额叶及基底节区
大面积低灌注，范围大于 DWI 所示高信号区域，提示缺血半暗带的存在

死亡率高；低级别胶质瘤生长缓慢，病程较长，患者术后生存时间长。胶质瘤术前准确分级对于临床治疗方案的确定和患者预后评价具有重要的临床意义。肿瘤血管增殖程度是区别恶性程度的关键因素之一。胶质瘤早期为无血管期，不具备肿瘤血管生成的条件。当肿瘤瘤体增长至一定程度时，迅速出现新生毛细血管，遂进入血管期，肿瘤丰富的供血使其呈指数型快速生长。有些高级别胶质瘤瘤体实性部分强化不明显，不强化或轻微强化并不代表就是低级别胶质瘤，明显强化也不一定就是高级别胶质瘤。因此，仅用病灶强化高低程度来评估胶质瘤的分级是不准确的。ASL 灌注成像不仅能够显示正常脑组织区域的血流分布情况以及病变区域异常的

血流灌注情况，同时还能够反映肿瘤内部不均匀的微血管分布，因此 ASL 灌注成像对胶质瘤的分级有重要意义（图 2-2-1-11）。但在 ASL 灌注图像上呈相对高灌注区，这是由于肿瘤的恶性程度与血管生成有关，肿瘤恶性程度最高的部分并不是瘤体强化最明显的区域，ASL 灌注成像可作为常规序列成像方法有效补充，评估脑肿瘤血管生成的程度及侵袭情况，对确定脑肿瘤性质是有价值的（图 2-2-1-12）。

胶质瘤术后复发与放射治疗所致脑损伤的鉴别一直是临床神经学与神经放射学面临的一大挑战，两者在常规 MRI 增强扫描时均表现为术区边缘环状或结节状强化，这种反应性强化与肿瘤早期复发所出现的病理性强化在影像学上极其相似，无明显

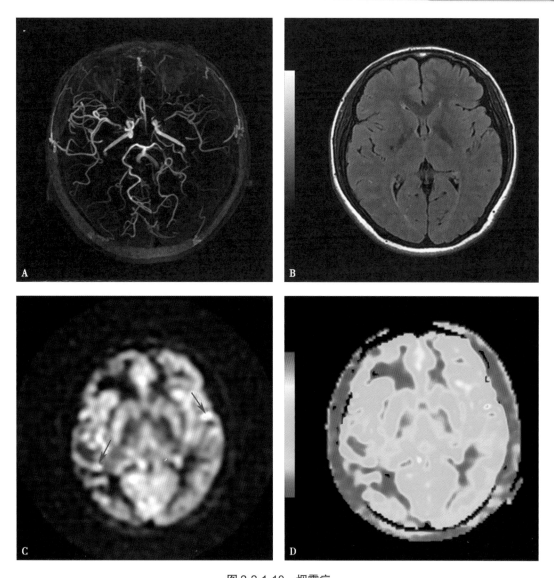

**图 2-2-1-10　烟雾病**

A. MRA 提示左侧大脑中动脉起始段闭塞；B. T$_2$-FLAIR 轴位显示的迂曲血管影与 CBF 标记图；C. M$_2$ 区域高亮的侧支循环血管信号分布走行一致；D. M$_2$ 区域呈现高灌注

特异性，但是两者处理原则大相径庭。目前组织学检查穿刺活检是临床诊断的"金标准"，但穿刺活检属于有创性检查，同时其准确性受操作者技术水平影响，应用也会受限。而 ASL 灌注成像对于弥补穿刺活检的局限性有一定价值。病理学上胶质瘤复发时，肿瘤新生血管形成，放射性坏死则为广泛血管损伤和组织缺氧，这是 ASL 鉴别两者的重要基础。

（2）淋巴瘤：高级别胶质瘤与淋巴瘤均为高度侵袭性肿瘤，但治疗方法截然不同。淋巴瘤具有高度异质性，不同类型淋巴瘤治疗上差别也很大，目前多数采用放化疗，而高级别胶质瘤常常采用手术治疗，两者的鉴别诊断对于治疗方案的制订极其重要。脑内原发性淋巴瘤血供通常不丰富，但由于肿瘤以血管周围间隙为中心向外呈浸润性生长，容易破坏血-脑屏障，导致对比剂外溢，故常规 MRI 增强扫描时，病灶多呈均匀显著强化，部分可呈环形强化或部分强化，与高级别胶质瘤强化模式相似，常规 MRI 扫描鉴别困难。但病理学上，淋巴瘤没有典型血管增殖，而高级别胶质瘤血管增殖明显，这是 ASL 灌注成像鉴别两者的病理基础（图 2-2-1-13）。

**（三）发展前景**

近年来，随着 MRI 软硬件技术的发展及高场强 MRI 机器的广泛应用，尤其是快速 MRI 技术的发展，使术前无创性诊断脑肿瘤良恶性成为可能。磁共振 ASL 脑灌注成像技术问世以来，其无创性的优点及其相关科研技术的进步，使得 ASL 技术已经逐渐应用于临床，采用延迟补偿的 pCASL 对 CBF 的定量分析可行且准确度较高，对于阿尔茨海默病、血管疾病和各种精神疾病的预防与治疗具有巨大的潜力。

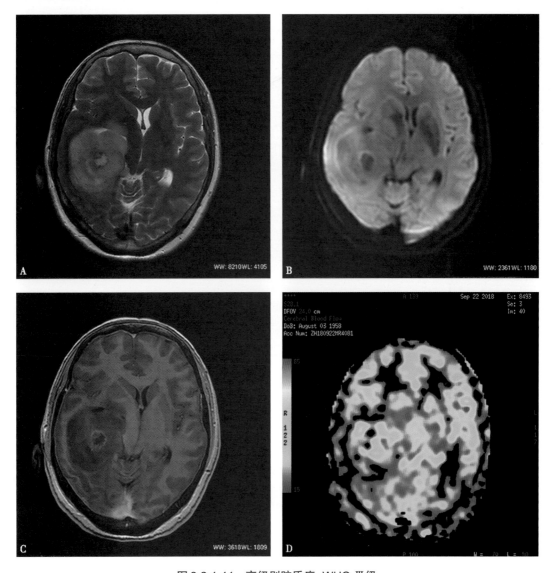

**图 2-2-1-11　高级别胶质瘤，WHO Ⅲ级**

A. $T_2WI$ 示右侧颞叶团块状高信号；B. DWI 显示病灶周围呈等信号，中央见环形高信号；C. 增强扫描后 $T_1WI$ 轴位显示病灶中央环形强化；D. ASL 图示病灶主体呈现高灌注，较增强范围大

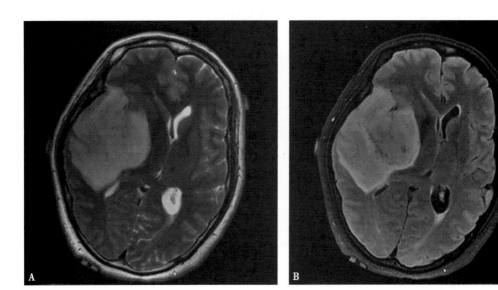

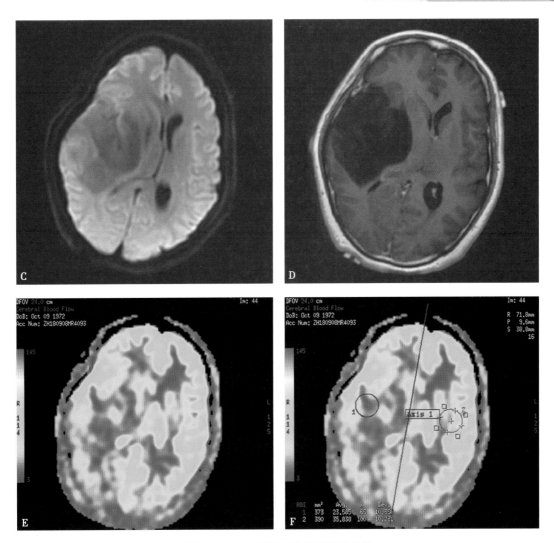

图 2-2-1-12　星形细胞瘤，WHO Ⅱ级

A. T₂WI 示右侧颞叶团块状高信号；B. T₂WI-FLAIR 显示病灶呈高信号；C. DWI 示病灶呈等低信号；D. 增强扫描 T₁WI 示病灶未见明显强化；E、F. ASL 图示病灶与对侧正常脑实质相比，呈现低灌注

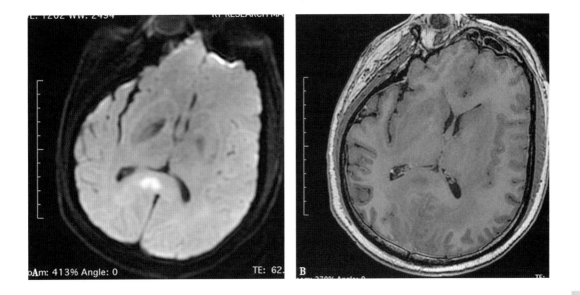

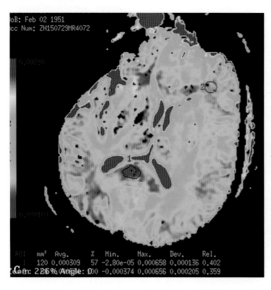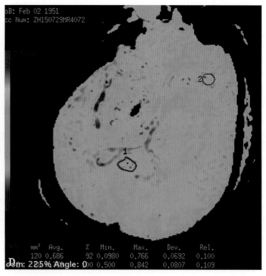

**图2-2-1-13 淋巴瘤化疗后**

A. DWI示胼胝体压部片状高信号；B. 增强扫描$T_1$WI示脑内多发病灶未见明显强化，胼胝体病灶也未强化，考虑为化疗后可逆性胼胝体压部病变综合征所致；C、D. PWI示病灶呈现低灌注（C），与ASL图（D）所示呈现低灌注结果一致

（韩　芳　张家文）

## 三、CT脑灌注成像

### （一）概述

1991年Miles等首次提出CT灌注成像（computed tomography perfusion，CTP）的概念，CTP可以用来反映对比剂通过毛细血管时引起脑组织的密度改变：对比剂经外周静脉注入，到达脑组织后引起脑组织密度逐渐升高，经一段时间后密度达到峰值，之后逐渐下降，最终恢复到注入对比剂之前的密度水平，通常采用时间-密度曲线来记录脑组织密度随着时间的变化情况。采用数学方法分析时间-密度曲线可以用于临床脑组织血流灌注评估。

### （二）临床应用

**1. 脑血管相关疾病**

（1）脑梗死：脑梗死是当前发病率、致残率及致死率均较高的脑血管疾病，严重威胁人类健康。急性脑梗死多发生于中老年人，给患者心理及家庭造成极大的影响，患者的认知障碍会进一步加剧其抑郁、焦虑状态。发生在6小时内的脑梗死为超早期脑梗死，梗死灶周边是一层半暗带，包括尚未死亡的神经元和水肿区域，这部分脑组织若能及时恢复血供，则可以完全治愈，能显著降低患者的致残率，对提高患者的生存率和生活质量具有重要意义。然而超早期脑梗死病变以组织内水含量及电解质变化为主，发病初期CT值变化小，病变脑组织密度降低不够显著，常规CT难以做到及时发现和诊断梗死灶，

往往延误病情，使患者得不到有效治疗，CT脑灌注成像的首要作用即是明确有无脑梗死（图2-2-1-14）。研究发现约93%的脑梗死患者灌注改变早于形态学，可显示缺血半暗带，为临床溶栓治疗提供可靠的影像学依据。CTP可以通过两种方法显示半暗带：一是利用CBF的相对值（缺血侧与对侧）来区分梗死和半暗带；二是根据CBV区分梗死和半暗带，CBF下降而CBV正常或者轻度上升为半暗带，而CBF下降伴CBV下降为梗死区。另外，利用容积CTP的扫描图像可重建大脑动脉环（Willis环），很好显示缺血区供血动脉的狭窄或闭塞，有助于临床诊断和治疗。但CTP成像判断脑梗死仍然存在假阴性，主要与层面覆盖范围及层面的空间分辨率不足有关，因此CTP对诊断小的腔隙性梗死有一定限度，另外脑梗死区超灌注也会导致CTP图像上的假阴性。CTP判断脑梗死的另一个主要作用是确定脑梗死面积，指导临床治疗，一般来说超过大脑中动脉供应区1/3面积的梗死，溶栓治疗会给患者带来较大的出血风险。

（2）阿尔茨海默病：对于发展中国家而言，阿尔茨海默病的社会负担将在今后10年内持续增加。血管性认知障碍（vascular cognitive impairment，VCI）与临床卒中或亚临床血管损伤有关，其发病机制可能是脑损伤后的直接或间接作用（减少脑灌注，引起氧化应激、神经退化、炎症、葡萄糖代谢减少、白质异常、血管密度减低）导致的认知功能区受损。

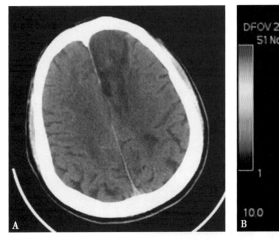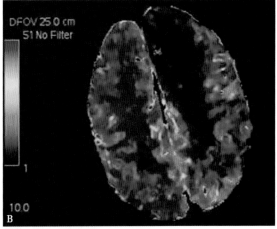

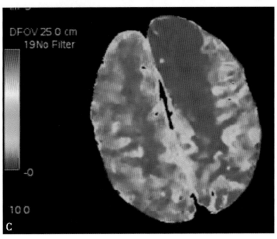

**图 2-2-1-14 脑梗死患者的 CTP 表现**

A. 左侧额叶梗死后，额叶出现大片低密度影；B. 左侧额叶脑梗死后，额叶脑血容量下降；C. 左侧额叶脑梗死后，额叶脑血流量下降

目前研究发现 VCI 患者脑组织中有单一或多发局灶性代谢降低和血流灌注减少，且局部脑血容量随认知障碍进展随之降低。早期识别 VCI 的重要意义在于预防，因此研究其影响因素并且给予早期干预至关重要。

（3）烟雾病：烟雾病是一种病因不明、慢性进行性的脑血管闭塞性疾病。烟雾病的血管造影表现为单侧或双侧颈内动脉末段、大脑中动脉和大脑前动脉的近端狭窄或闭塞，伴脑底部和软脑膜烟雾状细小血管网形成。随着 CT 技术的发展，CTP 成像也逐渐用以评价烟雾病患者的脑血流灌注情况。烟雾病患者颈内动脉末段狭窄或闭塞，脑灌注压降低，在一定范围内脑灌注压的下降可通过扩张阻力血管、增加 CBV 等脑循环自身调节机制代偿，但当灌注压超过自身调节范围，患者的 CBF 即表现为下降，另外 CBF 单独检测的结果并不稳定，无法全面评价脑血流动力学状态。MTT 不仅可反映毛细血管灌注压，亦与氧摄取分数密切相关，烟雾病患者 MTT 显著延长，可反映烟雾病血管发展程度和血管的狭窄程度，是较敏感和可靠的脑灌注储备能力参考指标。

**2. 脑肿瘤**

（1）脑肿瘤血管生成的 CT 灌注成像：脑原发恶性肿瘤一般以血管生成素活性增高和新生血管形成为特征。血管生成之前，由于缺乏营养、氧气以及生长因子等，肿瘤生长缓慢、体积小，血管生成后，肿瘤生长速度加快，并且具备转移能力。Purdie 等认为，恶性肿瘤表现为高灌注（图 2-2-1-15、图 2-2-1-16），血流量及血容量增加，而且肿瘤组织内新生微血管内皮细胞不完整，细胞间隙较大，造成对比剂外渗，因此肿瘤灌注不同于正常组织的灌注，这使得 CTP 成像能够从组织细胞和微循环水平评价恶性肿瘤。

脑原发肿瘤的新生血管较其他部位肿瘤更为明显，且以破坏血-脑屏障为特征，恶性脑肿瘤更为明显。脑肿瘤组织内有大量促血管生成因子，促进肿瘤血管生成，而且这些微血管壁内皮细胞间连接松散，血管壁基底膜厚薄不一，有断裂、不完整或者缺

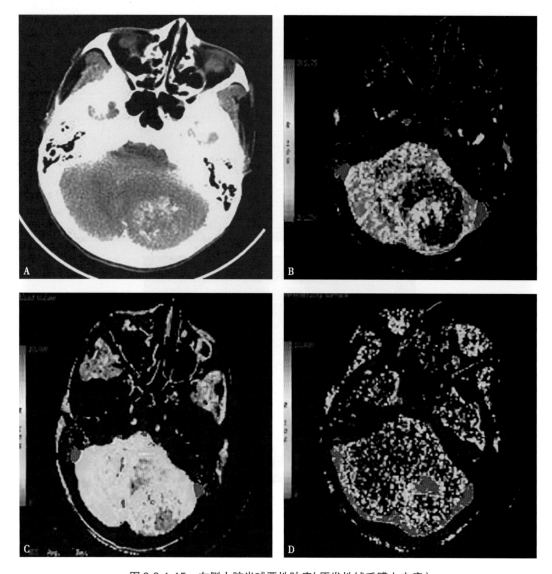

**图 2-2-1-15 左侧小脑半球恶性肿瘤（原发性绒毛膜上皮癌）**
A. 左侧小脑半球占位性病变；B. 肿瘤的 CBF 高于周围正常脑组织；C. 肿瘤的 CBV 高于周围正常脑组织；D. 部分肿瘤组织达峰时间延长

损，部分毛细血管壁内皮细胞甚至缺失，这种异常的血管结构是肿瘤组织血管通透性高的解剖学基础。通过分析 CTP 成像血流动力学参数的变化规律，绘制时间 - 密度曲线并进一步分析，可以较好地客观评价脑肿瘤微循环和血管生成情况。

Cenic 等的研究结果显示，肿瘤区域的 CBF、CBV 比瘤周组织要高，表明肿瘤组织血管生成显著，另外还发现瘤周组织的 CBF、CBV 较对侧正常脑组织要高，提示瘤周区供血小动脉有所扩张。由于 CTP 是无创的检查方法，且提供的时间 - 密度曲线分析相对简便，不仅提供准确量化的生理指标，还可提供高空间分辨率的形态学影像，因此 CTP 成像在肿瘤性疾病，尤其在脑肿瘤中具有广泛的临床应用价值。

（2）脑肿瘤的诊断、病理分级以及疗效评估：脑

肿瘤 CTP 成像参数反映脑肿瘤的血供特点及瘤体内部的微血管密度，因此能够为肿瘤诊断提供信息。脑肿瘤类型不同，其病理生理及血流动力学改变不尽相同，可依据时间 - 密度曲线提供的信息，为胶质瘤的诊断及鉴别诊断提供依据。

Kremer 等研究发现，脑肿瘤的血流量一般会升高，其中脑膜瘤略高于胶质瘤，明显高于垂体瘤。脑膜瘤高灌注的病理机制包括脑膜瘤缺乏血 - 脑屏障以及血管内皮通透性增高。内皮细胞出现窗孔、紧密连接开放、胞饮小泡和大空泡增加及基板不规则增厚，这些都导致内皮细胞的通透性增高（图 2-2-1-17）。研究表明，恶性胶质瘤表现为明显的异质性；良性胶质瘤各项灌注指标均无明显变化；脑膜瘤各项灌注指标均匀性增高；脑转移瘤则表现为肿瘤边缘区域各灌注指标增高。

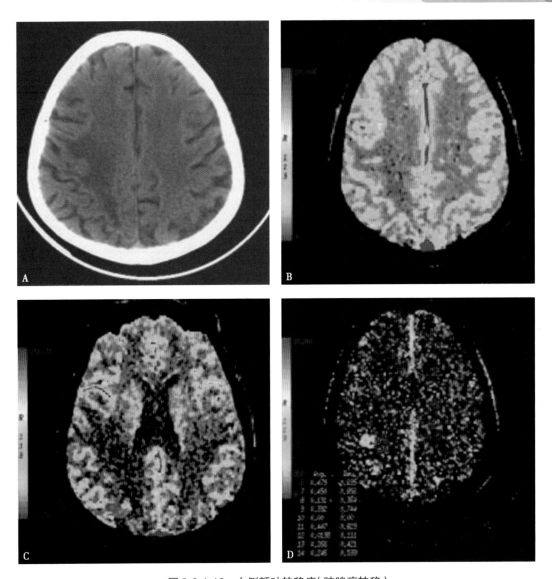

**图 2-2-1-16　右侧额叶转移瘤（肺腺癌转移）**
A. 右侧额叶结节状高密度影，周围可见大片水肿区域；B. 灌注成像 CBV 较周围正常的脑组织增高；C. CBF
较周围正常的脑组织高；D. PS 值较周围组织高

胶质瘤是中枢神经系统最常见的原发肿瘤，而肿瘤组织常伴有血管增生和活性增加，从而导致肿瘤组织血流量增加，肿瘤新生的不成熟血管表面通透性（permeability surface，PS）明显升高，肿瘤灌注能很好地反映 PS，因此，合理综合分析 CTP 成像参数值，有助于胶质瘤的诊断与鉴别诊断（图 2-2-1-18）。脑胶质瘤恶性程度的病理学分级主要取决于新生血管的生成能力和肿瘤的侵袭性。新生血管的高通透性决定肿瘤具有较高的灌注量，通透性高的肿瘤，侵袭能力也更强。评价胶质瘤恶性程度的标准主要包括新生血管密度、血管是否规则和血-脑屏障的完整性。一般认为肿瘤级别越高，微血管密度越大，另外还会出现血管内皮细胞增生、动-静脉短路、基底膜不完整和微动脉瘤形成，以及血-脑屏障破坏。相对脑血容量（rCBV）与组织微血管密度计数相对应，

是评价肿瘤微血管的在体指标，与肿瘤病理分级显著相关。高级别胶质瘤的 rCBV 均值明显增高，而且由于存在动静脉瘘，血管表面通透性大，因此获得的函数图像明显不均一。低级别胶质瘤则表现为均匀低灌注，其中可有局部较高灌注区，可能是低级别胶质瘤细胞有丝分裂增多、血管增生所致，但低级别胶质瘤细胞的异型性程度较轻，较少出现内皮细胞浸润和坏死。胶质瘤的恶性程度与血管化程度、血-脑屏障破坏程度之间的联系已得到公认，因此可以利用灌注成像特性区分不同级别的胶质瘤。CTP 成像还可以评估肿瘤的治疗效果（图 2-2-1-19、图 2-2-1-20）。既往大多依据肿瘤的常规影像形态学改变监测肿瘤的治疗效果，但形态学指标不能及时评估肿瘤的治疗效果，存在一定的局限性，而灌注能够在一定程度上提供治疗的相关信息。胶质瘤放疗后，肿瘤组

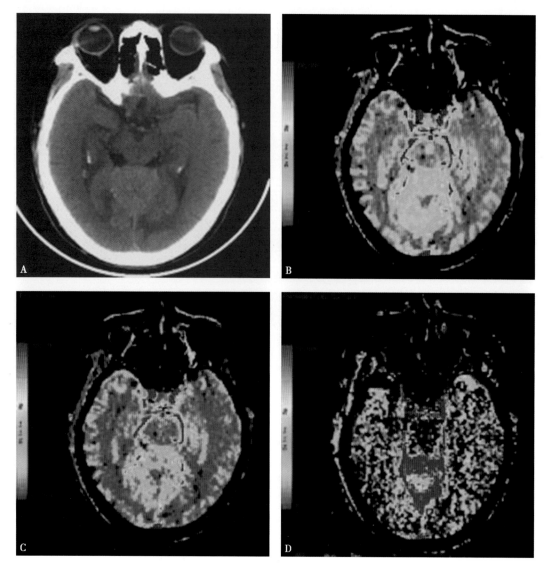

图 2-2-1-17 松果体区脑膜瘤

A. 松果体区见高密度肿块影；B. 脑膜瘤的 CBV 高于正常脑组织；C. 脑膜瘤的 CBF 高于正常脑组织；
D. 脑膜瘤的 PS 值高于周围正常脑组织

织灌注明显下降，反映肿瘤组织的灭活情况，因此灌注成像可作为一种无创且准确的方法，评估放疗效果和鉴别放射性坏死与肿瘤复发。CTP 成像研究表明，肿瘤手术后早期 CBF 与 CBV 增高，PS 下降，这是因为术后反应性增生的血管是成熟血管，因此通透性较低，手术区域经过一定时间形成软化灶后，CBF 与 CBV 常可恢复到低于脑实质的水平，PS 则接近正常。CTP 还可以用来鉴别放疗后迟发脑损伤与肿瘤复发，因此可以成为检测肿瘤治疗效果的有效手段。另外还可提供肿瘤诊断与鉴别诊断的相关信息。灌注成像还能对肿瘤的界限进行精确界定：有些肿瘤虽然已经侵及周边正常脑组织，但可以不强化或仅表现为轻度强化，而 CTP 成像则可通过测定组织的灌注参数，综合判断肿瘤的真实轮廓，为

脑肿瘤的外科手术与放射治疗提供更加精确的定位。灌注成像还可以指导肿瘤组织的穿刺活检：由于肿瘤内部组织的生物学行为不一致，因此穿刺活检有时会影响对肿瘤生物学特性的判定，CTP 成像可以指导穿刺肿瘤组织最活跃的部位，为正确判断肿瘤的恶性程度提供影像学依据。

（三）应用前景

CTP 成像经济实用、设备简单、成像时间短、时间分辨率高、空间图像丰富、无需使用放射性核素、影响因素少，因而成为目前研究组织器官血流动力学最实用、方便和有效的方法，其在显示脑内血流动力学状态、评估血流动力学改变、诊断与鉴别诊断脑肿瘤等方面有着重要的价值。

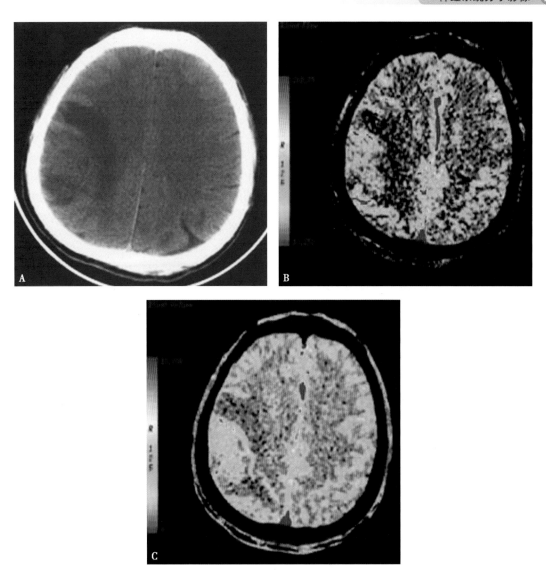

图 2-2-1-18　右侧额叶胶质瘤(Ⅲ级)

A. 右侧额叶丘状高密度影,周围低密度水肿区;B. 右侧额叶胶质瘤 CBF 增高;C. 右侧额叶胶质瘤 CBV 增高

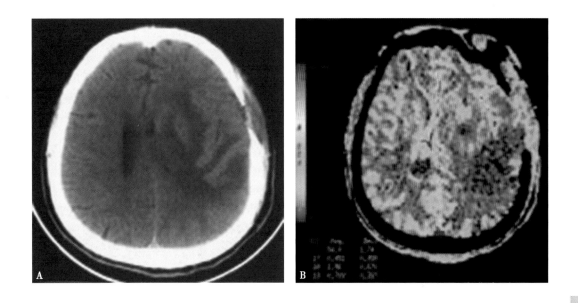

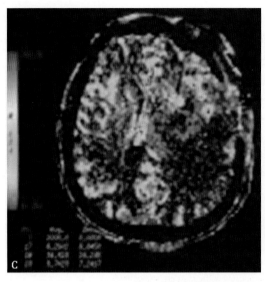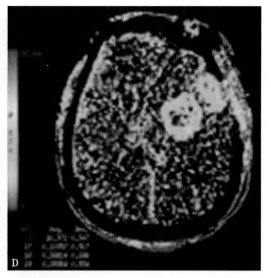

**图 2-2-1-19 左侧额顶颞叶胶质瘤术后残留**

A. 左侧额顶颞叶胶质瘤术后改变;B. 灌注成像术区见 CBV 增高区域,提示肿瘤组织残留;C. 灌注成像术区见 CBF 增高区域,提示肿瘤组织残留;D. 术区见局部 PS 增高区域,提示肿瘤组织残留

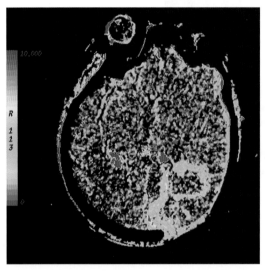

**图 2-2-1-20 左侧颞叶胶质瘤术后改变**

左侧颞叶胶质瘤术后,术区见局部 PS 增高区域,提示肿瘤复发

(高 璐 张家文)

## 四、SPECT 及 PET 脑灌注成像

### (一)发展概述

核医学是利用放射性核素及其标记物来进行疾病的诊断、治疗与医学研究的学科。通过探测注入到受检者体内的放射性药物所发出的射线,显示脏器的形态学改变以及人体代谢的生理、生化过程,早期诊断疾病,因此核医学显像也成为目前分子影像的主要成像方式之一。

从 1951 年 Cassen 研制出第一台核素线性扫描仪,到 1957 年第一台 γ 照相机问世,再到 1970 年代面世的单光子发射计算机断层成像(SPECT)和正电子发射断层成像(PET),核医学已经实现了全身和断层显像。而后,SPECT/CT 与 PET/CT 的研发使得功能与解剖成像融为一体,再加上 PET/MRI 至今的不断完善,使得核医学影像在功能成像及分子影像中表现出巨大的优越性,呈现出广阔的应用前景。

在颅脑的研究方面,由于其结构及功能的复杂性,探索并揭示脑功能及其代谢特征一直都是生命科学研究的难点和重点。对比其他成像方式,CT 和 MRI 因对解剖结构的高分辨率而成为重要的形态学显像技术,在颅脑的形态、结构及病变方面有很重要的应用价值,已成为临床最重要的检查方式之一;功能 MRI(functional MRI, fMRI)进一步拓展了 MRI 的应用领域,使其在脑组织功能方面呈现出广阔的研究前景,但在脑功能研究方面仍存在诸多不足;而 PET 显像与 CT、MRI 的成像原理不同,能从分子水平研究脑灌注水平、受体分布、代谢强度、功能改变及基因表达,可以敏感地反映脑功能及探测疾病早期改变,从而能够对神经功能性疾病做出早期诊断,也可检测许多中枢神经系统药物在体内代谢所引起的生理、病理变化,因此在中枢神经系统疾病的诊断和治疗中有重要价值。

脑血流灌注显像(cerebral blood flow perfusion imaging)是临床目前最常用的显像方式之一,广泛应用于脑功能研究以及痴呆、癫痫、精神性疾病和脑血管性疾病等的诊断和疗效监测。PET 被认为是脑灌注参数的"金标准",其衡量参数包括局部脑血容量(CBV)、脑代谢率、局部脑血流量(CBF)、平均通过时间（MTT）和氧提取因子，是一项准确、无创、参数全面的灌注检查方式。但由于 SPECT 脑血流灌注显像相对简单、准确，临床应用相对广泛；而 PET 显像因显像剂及设备昂贵，临床相对较少应用，主要应用于脑血流的定量研究。目前，国内脑灌注显像以 SPECT 为主。

1. **原理** 脑灌注成像是经静脉注入能通过血-脑屏障进入脑细胞的放射性示踪剂，因其在脑组织中的剂量与局部脑血流量（regional cerebral blood flow, rCBF）呈正比，故在体外经 SPECT 或 PET 断层显像后可分层显示脑血流灌注，并可对脑血流量定量测定。

2. **显像剂** SPECT 显像常用显像剂为 $^{99m}Tc$- 双半胱乙酯（$^{99m}Tc$-ECD）、$^{99m}Tc$- 六甲基丙烯胺肟（$^{99m}Tc$-HMPAO）、$^{123}I$- 苯丙胺（$^{123}I$-IMP），而 $^{133}Xe$ 等惰性气体由于在脑内滞留时间短而显像质量不高，限制了其临床应用。

PET 脑灌注显像常用显像剂为 $^{15}O$- 水（$^{15}O$-$H_2O$）和 $^{13}N$-$NH_3 \cdot H_2O$，均需回旋加速器产生，生产成本高，而且半衰期很短（$^{15}O$-$H_2O$ 半衰期为 122.1 秒，$^{13}N$-$NH_3 \cdot H_2O$ 半衰期为 10 分钟）不利于采集图像，因此限制了 PET 在临床中的广泛应用。

3. **显像方法**

（1）静息显像（rest imaging）

1）SPECT 脑血流灌注显像：静脉注射 $^{99m}Tc$-ECD 或 $^{99m}Tc$-HMPAO 前 30～60 分钟，口服过氯酸钾 400mg 以封闭鼻黏膜、甲状腺和脉络丛；受检者置于安静环境并封闭视听 5 分钟后静脉注射 740～1 100MBq（20～30mCi）显像剂，继续封闭视听 5 分钟并在 10～15 分钟后进行断层显像。

2）PET 脑血流灌注显像：静脉注射 $^{13}N$-$NH_3 \cdot H_2O$ 740～925MBq（20～25mCi）5 分钟后，用 2D 或 3D 的采集方式行 PET 脑血流灌注显像。

（2）负荷显像（stress imaging）：由于脑血供有一定的储备能力，当脑储备血流轻度下降时，常规静息显像常难以发现轻微的异常变化。此时可通过负荷试验提高对脑缺血性病变的阳性检出率。负荷试验主要包括以下五类：

1）药物负荷试验（drug stress test）：常用药物为乙酰唑胺、双嘧达莫和腺苷等。其中，乙酰唑胺最常用，作为碳酸酐酶抑制剂，它可抑制 $CO_2$ 的水合过程从而导致脑内 $CO_2$ 浓度升高、pH 降低，反射性引起正常脑血管扩张。导致 rCBF 增加 20%～30%，而病变部位血管的扩张反应减弱，缺血区或者潜在缺血

区的 rCBF 增加不明显，在影像上表现为相对放射性稀疏或缺损区。该检查方法需经两次显像，先行常规脑血流灌注显像，随后行乙酰唑胺介入显像。

2）生理刺激介入试验：包括运动负荷、视、听和躯体感觉刺激试验等。

3）人为干预试验：过度换气诱发试验、睡眠诱发试验、剥夺睡眠诱发试验、颈动脉压迫试验、直立负荷试验。

4）认知作业介入试验：听觉语言学习试验、记忆试验、思索试验、计算试验等。

5）物理性干预试验：针刺激发试验、低能激光照射试验、磁场干预试验等。

4. **影像分析**

（1）正常影像与结果判读：脑组织灌注正常时，左右两侧基本对称。大脑皮质放射性分布高于脑室和白质部位，呈周边放射性浓聚影。丘脑、脑干、基底核等灰质核团的放射性分布近似于皮质，呈"岛状"放射性浓聚影。小脑皮质的放射性分布同样高于髓质（图 2-2-1-21）。

（2）异常影像的类型

1）局灶性放射性分布降低或缺损：脑皮质和灰质核团内有单处或多处局灶性放射性分布降低或缺损区，呈椭圆形、类圆形或不规则形等。脑出血、缺血性脑血管病、脑脓肿、偏头痛和癫痫发作间期等缺血性、占位性和功能性脑病均可出现。

2）局灶性放射性浓聚或增高：脑皮质和灰质核团内有单处或多处局灶性放射性浓聚或增高，多呈点灶状、团块状，也可呈新月形或环形等。短暂性脑缺血发作（transient ischemic attack，TIA）、脑梗死亚急性期和慢性期病灶周围可表现为放射性浓聚，称为过度灌注（luxury perfusion）。致痫灶在癫痫发作期可表现为放射性浓聚。负荷试验时也可见相应的脑皮质和灰质核团放射性分布增高，表明该区脑细胞功能活动活跃。

3）交叉性小脑失联络（crossed cerebellar diaschisis）：在大脑原发病灶的对侧小脑同时出现放射性分布降低，多见于慢性脑血管（图 2-2-1-22）。

4）脑内放射性分布不对称：一侧放射性分布明显高于或低于对侧，如帕金森和舞蹈病时，一侧基底核的放射性分布可明显低于对侧。

5）脑结构紊乱：表现为脑内放射性分布紊乱，原有结构难以辨别。多见于脑挫伤，主要由于外力作用使脑内部分组织发生挫裂伤、水肿、缺血、功能不全，以及血-脑屏障受损等所致。

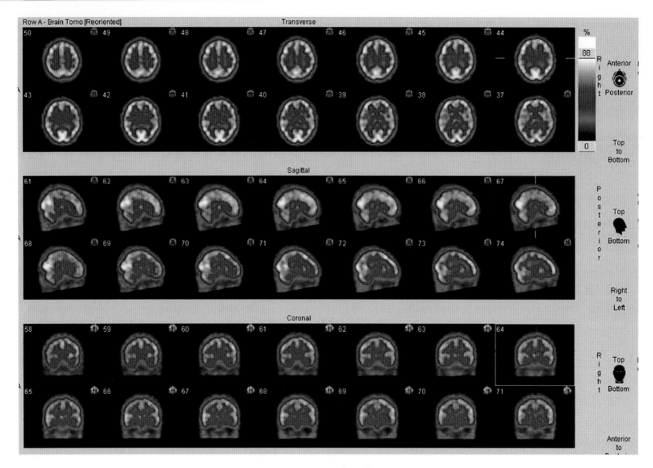

**图 2-2-1-21　正常脑灌注图**

$^{99m}$Tc-ECD 脑血流灌注显像示正常脑灌注，横断面、矢状面及冠状面显示左右两侧放射性分布对称，大脑皮质放射性分布高于脑室和白质部位，呈周边放射性浓聚影。Transverse，横断面；Sagittal，矢状面；Coronal，冠状面；Anterior，前；Posterior，后；Top，上；Bottom，下；Right，右；Left，左

6）脑萎缩：表现为皮质变薄，放射性分布弥漫性稀疏、降低，白质和脑室相对扩大，脑裂增宽，灰质核团变小，核团间距增宽，脑内容量减少。常见于脑萎缩症、各型痴呆、阿尔茨海默病和抑郁症晚期等。

7）白质区扩大：脑梗死、脑出血和脑肿瘤等除可见局部放射性分布降低或缺损外，由于局部病变所致周围组织受压、缺血和水肿，有时也可见白质区扩大以及中线结构偏移，多不规则。

8）异位放射性浓聚：正常脑结构以外的非生理性异常放射性浓聚。往往是由脑挫伤伴蛛网膜下腔出血、硬膜下血肿、脑脊液鼻漏等引起，主要分布于头皮、侧脑室、鼻腔或颅骨内。

**（二）临床应用**

**1. 短暂性脑缺血发作**（transient ischemic attack, TIA）**和可逆性缺血性脑病**（reversible ischemic neurologic deficit, RIND）　TIA 或 RIND 是颈动脉或椎 - 基底动脉系统一过性或短暂性血供障碍引起的脑缺血发作，发病突然且持续时间短，可在数秒

至数小时的时间内表现为相应供血区的局灶性神经功能缺损，多在 24 小时内完全恢复而没有后遗症，相对于 TIA，RIND 恢复较慢。TIA 和 RIND 发作时间短暂，脑组织结构没有明显变化，患者 CT 和 MRI 检查大多正常，临床神经物理学检查多为阴性。

脑血流灌注 SPECT 或 PET 显像上可呈现病变受累部位的局部放射性降低或缺损灶，而且还可观察治疗前后 rCBF 的变化以评价疗效。作为脑梗死的前期信号，及时检出及治疗 TIA 和 RIND 可有效逆转病情，阻止其进一步发展为脑梗死。若高度怀疑 TIA 或 RIND 的患者影像表现不明显，可以采用药物负荷试验提高灵敏度。

**2. 脑梗死**（cerebral infarction）　脑梗死是脑血管阻塞所致的局部脑组织缺血性坏死或液化。脑梗死区域在 SPECT 或 PET 脑灌注成像中表现为梗死区放射性分布稀疏、缺损，不仅包括梗死组织，还包括周围水肿和缺血区以及失联络征的低代谢组织，因而病变的显示范围比 CT 和 MRI 大。此外，SPECT 或 PET 脑灌注成像可以在早期 CT 与 MRI

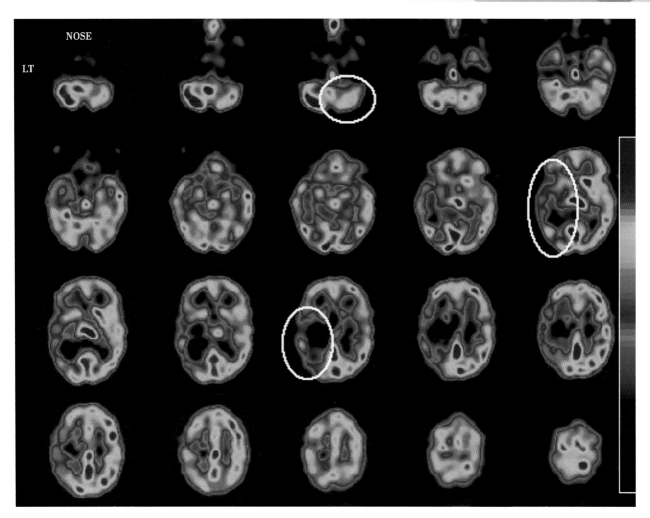

**图 2-2-1-22　交叉性小脑失联络**

右侧颞顶叶卒中，$^{99m}$Tc-HMPAO 脑血流灌注显像示左侧小脑血流灌注显著降低

尚未能显示异常的情况下即可检出脑梗死，还能发现难以被 CT 和 MRI 发现的过度灌注现象、交叉性小脑失联络征等，可用于脑梗死的早期诊断、治疗方案选择、预后评估，以及疗效监测。但此方式对诊断腔隙性脑梗死的敏感性较低，可借助药物介入试验提高小梗死灶的阳性检出率（图 2-2-1-23）。

**3. 癫痫（epilepsy）** 癫痫是全球最常见的神经系统慢性病之一，由多种不同病因引起，大多起病于儿童，约 80% 的癫痫患者可通过药物完全控制，但 20%～30% 的患者药物疗效不佳，其中 50%～80% 的患者需手术治疗，因此术前明确致痫灶的位置至关重要。

对于仅有脑功能及代谢异常而无形态学改变的病灶，CT 和 MRI 一般不能准确定位，临床价值有限。SPECT、PET 显像能反映脑功能及代谢改变，有助于癫痫灶的定位及功能性诊断。癫痫病灶在发作期脑血流灌注增高，病灶呈高代谢；而发作间期脑血流灌注降低，病灶呈低代谢。对癫痫灶定位的

效果从高往低依次为：发作期 SPECT 脑灌注显像、发作间期 $^{18}$F-FDG 显像和发作间期 SPECT 脑灌注显像。

**4. 阿尔茨海默病（Alzheimer's disease，AD）** AD 是一种进行性中枢神经变性疾病，是痴呆最常见的病因，主要发生于老年前期及老年期。发病率随年龄增大而增高，目前缺乏有效的治疗方法，尤其到中晚期大脑皮质发生严重退行性病变时治疗更加困难，因此早期诊治至关重要。

脑血流灌注显像有利于 AD 的早期诊断，典型表现为双侧顶颞叶为主的大脑皮质放射性对称性降低，以后可累及额叶，而基底节、小脑和丘脑通常不受累。局部脑血流降低程度及累及范围与 AD 的严重程度相关，脑血流灌注显像对 AD 轻、中、重度判断的灵敏度分别为 67%，86% 和 92%，但是脑血流灌注显像对 AD 的诊断缺乏特异性，需结合临床及其他影像学表现做出诊断（图 2-2-1-24）。

**5. 帕金森病（Parkinson disease，PD）** PD 是

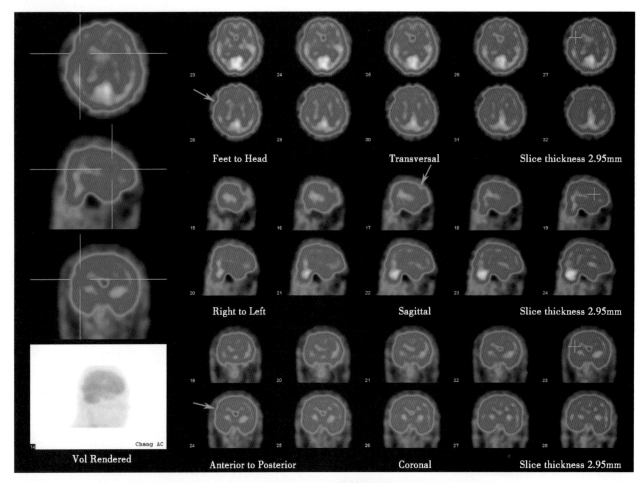

**图 2-2-1-23 脑梗死**

$^{99m}$Tc-ECD 脑血流灌注显像示右额叶放射性分布局灶缺失。（Feet，足；Head，颅；Right，右；Left，左；Anterior，前；Posterior，后；Transversal，横断面的；Sagittal，矢状面的；Coronal，冠状面的；Slice thickness，层厚）

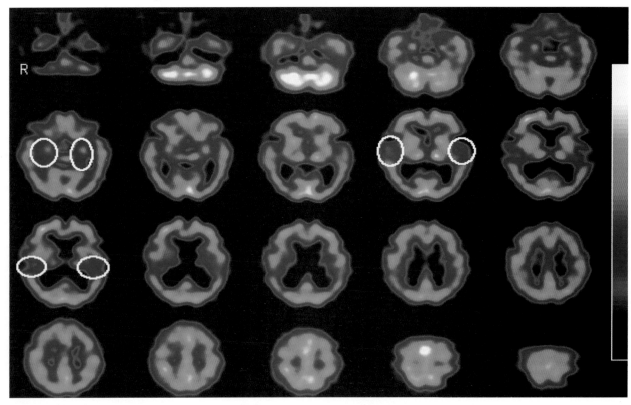

**图 2-2-1-24 阿尔茨海默病**

$^{99m}$Tc-HMPAO 脑血流灌注显像示双侧颞叶、顶叶、基底节对称性血流灌注降低（圆圈）

一种常见于老年人的运动障碍性疾病，主要病理基础为黑质 - 纹状体和黑质多巴胺能神经元变性，临床表现为运动迟缓、静止性震颤、姿势步态异常和肌强直等。

CT、MRI 在 PD 的诊断中价值有限，也无法鉴别 PD 与 AD，主要用于排除颅内器质性疾病。而神经核医学可了解 PD 患者脑血流及代谢的改变，还可经受体显像研究 DA 神经递质系统，有助于 PD 的诊断及病理生理过程的探究。脑血流灌注显像主要表现为 PD 患者基底核部位放射性分布降低，也可见皮质摄取降低（图 2-2-1-25）。

6. **脑肿瘤** 脑血流灌注显像对脑肿瘤术后及放疗后复发与坏死的鉴别诊断有一定价值。恶性肿瘤通常血供丰富，复发灶的局部脑血流量常增高，灌注显像表现为放射性增浓区，而坏死区几乎没有血供而呈现放射性降低或缺损区。因此对脑肿瘤的疗效评价有一定参考价值。

7. **脑功能研究** 脑血流量与脑功能活动关系密切，用 SPECT 或 PET 脑灌注成像结合各种生理负荷试验可研究脑局部功能活动与不同生理刺激的关系。如通过语言、听觉、视觉等刺激，可分别观察到额叶语言中枢、颞叶听觉中枢以及枕叶视觉中枢或精神活动区呈局部放射性增浓。有助于大脑功能的研究和探索。

8. **其他** 许多精神性疾病经 SPECT 或 PET 脑血流灌注显像可观察到局部脑血流量的改变。如精神分裂症患者的 rCBF 从后脑前部向后部呈阶梯状改变，并以额叶损害最重；偏头痛发作时可有 rCBF 增高或降低的变化；亨廷顿病患者可在基底核和大脑皮层出现多处 rCBF 降低；抑郁症患者的额颞叶及边缘系统的 rCBF 降低；脑动静脉畸形处可见 rCBF 明显降低；小儿缺氧缺血性脑病可见局部放射性降低或缺损。

**（三）发展前景**

目前，PET 与分子生物学结合不但可以进行灌注成像，还可以进行分子显像、基因显像等功能显像。核医学脑血流灌注显像是研究局部脑血供状况的常规方法，结合负荷试验可显著提高缺血性脑血

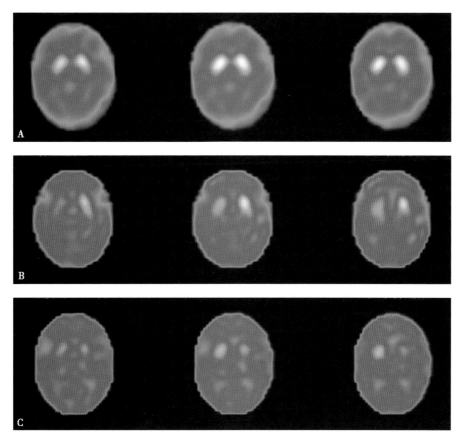

图 2-2-1-25　正常人与帕金森病患者脑血流灌注对比

99mTc-TRODAT-1 显像剂，多巴胺转运蛋白受体显像。A. 健康志愿者两侧纹状体结构完整饱满，对称，纹状体显影与本底脑组织对比显著；B. 基底节轻度受损 PD 患者，右侧纹状体放射性摄取显著低于左侧，纹状体多巴胺功能单侧受损；C. 基底节中度以上受损 PD 患者，两侧纹状体结构不完整，仅留尾状核头显影，纹状体多巴胺功能双侧受损

管病的检出率；$^{18}$F-FDG 显像对脑功能的研究及痴呆的鉴别诊断方面有独特优势；神经递质和受体显像也逐渐进入临床应用，包括多巴胺受体显像、5-羟色胺转运蛋白显像等已用于 PD 的诊断和疗效监测、精神分裂症患者的药量选择及耐药筛选；此外，在探索人类情感、行为等生理变化以及脑部疾患方面，神经递质和受体显像的价值日益受到重视。

随着 SPECT/CT、PET/CT 及 PET/MRI 等具有解剖和功能融合成像特点的仪器的发展和应用，影像核医学研究的领域更广泛也更深入，能够对病变进行更精确的定位和更准确的定量，从分子水平展示大脑生理和病理的变化状态，有望对目前研究尚不清晰的疾病进行病理基础的阐释，促进临床医学的发展。

（王晓霜　刘从进　张家文）

## 第二节　脑受体与脑代谢成像

正电子发射断层显像（PET）脑显像是一种功能显像，应用不同的放射性药物反映脑内的各种生理和生化过程，包括脑血流量、脑血容量、葡萄糖代谢、氨基酸代谢、蛋白质合成、血 - 脑屏障的完整性、受体密度及分布、神经精神药物的药理作用过程等。

PET 在临床和科研方面的应用离不开放射性药物、设备、图像分析方法和正常人脑数据库等的进展。PET 脑显像所用的放射性示踪剂均为正电子核素（$^{18}$F、$^{11}$C、$^{13}$N、$^{15}$O 等）标记药物，通过不同的放射性药物，PET 可以无创、动态和定量显示特定标记物在人体内的化学和生化生理过程，在活体水平研究生命物质的代谢、受体的分布和功能，以及基因调控的变化等，达到了真正意义上的分子水平。

目前世界范围内常用的 PET 显像示踪剂多达千余种，常用的 PET 脑显像剂主要有：①脑葡萄糖代谢显像，反映大脑皮质、丘脑、小脑以及基底神经核等脑组织的葡萄糖代谢状况，是临床最多见的方法，主要的定量指标为全脑和局部葡萄糖代谢率。②脑蛋白质代谢显像，主要用于测定脑肿瘤的氨基酸代谢及增殖率。③脑血流和血容量显像，能够获得全脑和局部脑血流量以及脑血容量等定量参数。④脑氧代谢显像，反映脑组织的氧利用情况，主要定量指标有全脑和局部氧代谢率以及氧摄取分数。⑤神经受体、递质及转运蛋白显像，定量反映脑内神经受体及转运蛋白的分布、数量（密度）、亲和力（功能）以及对药物的反应。

## 一、PET 脑受体显像的应用研究

脑受体显像被认为是打开脑功能秘密的钥匙，脑功能的完成就是利用脑神经终末释放的神经递质与受体结合完成的，其本质是化学改变，尤其是神经活动的神经递质化学和受体分子化学。所以人们研究的方向自然集中在脑神经递质方面，通过正电子标记与神经递质相似的放射性药物和 PET 脑受体成像，显示受体的分布和变化，揭示脑功能的生理和病理改变。

受体是细胞的重要组分，处于动态调整的平衡之中，一方面，它们要遵循通常的新陈代谢规律，不断合成和降解；另一方面，当机体处于特定的生理或病理状态时，脑内受体可发生代偿性调节。此外，脑内受体量极微，每克脑组织中约有 $10^{-12}$mol，依靠 CT 和 MRI 技术很难检测出受体的密度和分布的轻度改变，而 PET 脑受体显像无创，能从受体分子水平进行神经生物学的在体研究，能够检测出受体密度和分布的早期变化。目前临床上 PET 受体显像的应用主要集中于以下三个方面：①药物治疗中的受体占有率情况，以指导临床用药；②神经精神疾病受体的显示和定量，以便早期诊断；③评价神经精神疾病的特殊病理改变等。受体显像的分析包括定量和半定量方法，为了进行定量测定，首先必须建立适当合理的生理数学模型，它是定量分析的前提和基础。生理数学模型可以给出很多生理过程的量化数据，有助于理解复杂的生物过程，每个生理数学模型都是依据试验建立的，是一门专门的技术。半定量分析一般采用感兴趣区（region of interest，ROI）方法，勾画特定的脑区和参照脑区，然后以比值作为半定量的指标，目前有研究者采用统计参数图（statistical parametric mapping，SPM）分析方法进行脑受体显像的分析研究，这为受体的半定量分析提供了新的思路。

### （一）多巴胺受体显像剂

多巴胺是有重要生物活性的儿茶酚胺类神经递质，广泛存在于中枢神经系统。将多巴胺受体的拮抗剂或激动剂通过适当的结构改造和修饰，用放射性核素标记，即为多巴胺受体显像剂，可用于显示受体分布的部位和数量。在多巴胺能受体显像剂中，研究最广泛的是 $D_1$、$D_2$ 受体显像剂。

**1. 多巴胺 $D_1$ 受体显像剂**　有 $^{11}$C-SCH-23390、$^{18}$F-SCH-23390 PET 显像剂，在基底节有很高的亲和力，还有 $^{123}$I 标记的 IBZP（$^{123}$I-SCH-23982）可进行

SPECT 显像。

**2. 多巴胺 $D_2$ 受体显像剂** 根据作用点的不同，又分为突触前和突触后多巴胺 $D_2$ 受体显像剂。后者有螺旋哌啶酮（spiperone）衍生物 $^{11}$C-NMSP、$^{123}$I-ISP，苯酰胺类（benzamide）衍生物 1- 乙基 -2- 吡咯烷 - 甲基 -2- 羟基 -3- 碘 -6- 甲氧苯甲酰胺（$^{123}$I-IBZM），Lisuride 衍生物 $^{123}$I-Iodolisuride，以及 $^{18}$F-DOPA 等。用 $^{11}$C-NMSP 进行 PET 显像，正常人早期脑内放射性分布酷似脑血流灌注显像，当非特异性结合降低后，绝大多数放射性配体浓聚于尾状核和壳核。$^{123}$I/$^{131}$I-epidepride 已成功用于 $D_2$ 受体相关的神经精神疾病如帕金森病、精神分裂症等的研究，对其进行化学结构改造后得到 $^{18}$F-Fallypride，亲脂性（增加脑吸收）和亲和力（减少内源性多巴胺的竞争）显著增加，是一种安全有效的新型多巴胺 $D_2$ 受体 PET 显像剂。

**3. 多巴胺转运蛋白（dopamine transporter，DAT）显像剂** 是近年来发展的颇有临床价值的突触前受体显像剂。包括 $^{123}$I 可卡因类似物（$^{123}$I-β-CIT）以及 $^{99m}$TcTRODAT-1 等，对帕金森病的临床诊断价值较高。

**（二）乙酰胆碱受体显像剂**

乙酰胆碱（acetylcholine，ACh）是中枢神经系统兴奋性神经递质之一，其受体根据药理特性可分为 M 型受体（毒蕈碱型受体，mAChR）和 N 型受体（烟碱型受体，nAChR）。两者结构不同，前者是 G 蛋白偶联受体，而后者则是配体门控离子通道。除都能被 ACh 激活外，还分别能与毒蕈碱及烟碱结合并被激活。其在大脑中的浓度变化被认为与帕金森病（PD）、阿尔茨海默病（AD）等中枢神经紊乱性疾病及烟草成瘾密切相关，ACh 受体显像在探讨此类疾病的病因与病理中具有重要意义。$^{11}$C 或 $^{123}$I 标记的奎宁环基苯甲酸（quinuclidinyl benzilate，QNB）可浓集于大脑与海马的乙酰胆碱受体，脑受体显像观察到纹状体乙酰胆碱与多巴胺神经功能相拮抗，有助于阐明 PD 的发病机制。除 QNB 外，尚有 $^{11}$C 或 $^{123}$I-Dexetinmide 等 ACh 受体显像剂。

**（三）苯二氮受体显像剂**

苯二氮䓬（CBZ）受体是中枢神经系统内最主要的抑制性神经递质[γ- 氨基丁酸（gamma-aminobutyric acid，GABA）]受体，目前研究结果表明诸如亨廷顿病（Huntington disease，HD）、AD、狂躁症和原发性癫痫（epilepsy，EP）等神经精神疾病均与其活性降低有关。1979 年法国 Comar 等用 $^{11}$C 标记 Flunitrapane 成功进行了猴子苯二氮䓬类药物（（benzodi-

azepine drugs，BZD）受体的 PET 显像，观察到放射性浓聚分布与苯二氮䓬受体的脑内分布一致。随后，$^{11}$C-Ro-151788 也用于活体 PET 显像并取得了较大成功。自此以后，许多碘标记的苯二氮䓬类衍生物先后被合成，并用于 SPECT 苯二氮䓬受体显像。$^{123}$I-Ro-160154 对苯二氮䓬受体亲和力高，脑内摄取比较稳定，且特异性 / 非特异性比率较高，成像清晰。

脑内的 GABA 受体可分为两种类型：$GABA_A$ 受体和 $GABA_B$ 受体。大多数神经元都表达 $GABA_A$ 受体，它实际上是由中枢性苯二氮䓬（benzodiazepines，BZD）受体、$GABA_A$ 受体以及氯离子通道偶联组成的 $GABA_A$/BZD 受体复合体，介导 GABA 的突触后膜超极化作用。$^{11}$C- 氟马西尼（$^{11}$C-flumazil，$^{11}$C-FMZ）作为 BZD 受体的高特异性可逆拮抗剂，反向结合到大多数中枢性 BZD 受体，可用于 PET 受体显像。

**（四）5- 羟色胺受体显像剂**

中枢神经系统主要的 5- 羟色胺（5-hydroxytryptamine，5-HT）受体分为 5-HT1、5-HT2 和 5-HT3 受体三种亚型，其中 5-HT1 受体又可划分为 5-HT1A、5-HT1B、5-HT1C、5-HT1D 受体亚亚型，5-HT3 又划分为 5-HT3S、5-HT3P、5-HT3A 受体亚亚型。主要与躁狂、抑郁精神病有关，重度抑郁症患者脑内 5-HT 受体密度和效力发生显著改变。5-HT 受体富集于杏仁核、丘脑中部、尾状核、额叶皮质、枕叶皮质及脊髓，显像剂包括 $^{11}$C-Ketanserin、$^{123}$I-Iodoketanserin、$^{18}$F-Flu-oroethylketanserin、$^{18}$F-Setoperone 和 $^{18}$F-Altanserin 等。服用抗抑郁药可抑制 5-HT 再摄取，对抑郁症伴药物成瘾者均有价值。$D_2$ 受体显像剂 $^{11}$C-NMSP、$^{123}$I-β-CIT 等与 5-HT 受体的 $S_2$ 受体亚型也有亲和力。

**（五）阿片受体显像剂**

阿片肽有 μ、δ、κ 三种受体，它们在脑内分布各不相同。阿片受体显像剂与阿片受体特异性或非特异性结合，可用于疾病发作机制的研究，部分还可用于术前定位。目前常用的阿片受体显像剂有：$^{11}$C- 特培洛菲（$^{11}$C-diprenorphine，$^{11}$C-DPN）、$^{11}$C- 甲芬基太尼（$^{11}$C-Carefentanil，$^{11}$C-CFN）、$^{11}$C- 甲基纳曲酮（$^{11}$C-methylnaltrindole，$^{11}$C-MeNTl）及 $^{18}$F- 环氧基（$^{18}$F-Cyclofoxy，$^{18}$F-CF）等。除 $^{11}$C-CFN 为受体激动剂外，其他均为受体拮抗剂。对阿片受体的认识是长期以来多学科交叉的研究结果，目前已有学者成功地用 PET/$^{11}$C-DPN 诊断和治疗评价癫痫、抑郁症患者，近年来还发现阿片受体与其他中枢神经递质之间的相互调节密切相关。

## 二、PET 脑受体成像的临床前景

脑受体显像始于 1979 年，Comar 在狒狒体内用治疗剂量的 BZD 抑制其受体，再注入 $^{11}$C-Flunitrapepam 特异显示脑受体。1983 年 Wagner 用 PET 显像技术进行脑受体显像；1989 年 Friedman 首次用 SPECT 显像技术成功地在动物体内显示脑受体。实现脑受体显像的关键是发现和研制恰当的脑受体配体，包括放射性配体在体内外的特异性、饱和性、选择性、亲和力、药效学和在体药代动力学特点；配体的放射性标记、大小体自显影、体内外竞争性结合分析、PET 和 SPECT 显像，以及定位和定量等技术方法。这些研究也将神经生物化学、神经药物学和药理学，神经生理学、神经病理生理学，以及神经病学和精神病学带入崭新时代。目前神经递质和受体显像的主要临床应用与研究见表 2-2-2-1。

表 2-2-2-1　神经递质和受体显像的主要研究和应用

| 配体（神经递质） | 受体亚型 | 应用 |
| --- | --- | --- |
| 多巴胺 | $D_1$, $D_2$ | 帕金森病（PD），亨廷顿病（HD） |
| | DAT | PD，成瘾 |
| 乙酰胆碱 | M（毒蕈碱） | 阿尔茨海默病 |
| | N（烟碱） | PD，酗酒 |
| 苯二氮䓬 | GABA | 癫痫（epilepsy，EP） |
| | PBZ | 胶质瘤 |
| | NMDA | EP |
| 5-羟色胺 | 5-HT$_{1A, B, C}$, 5-HT$_{2,3}$ | 焦虑，狂躁/抑郁精神病 |
| | 5-HTT（5-羟色胺转运蛋白） | PD |
| 阿片 | μ, δ, κ | EP，精神病，麻醉药成瘾或依赖及戒毒作用评价 |

### （一）帕金森病

PD 是一种多巴胺受体性疾病，其基本病因是黑质神经元变性脱失，纹状体多巴胺含量显著减少，导致多巴胺与乙酰胆碱平衡失调，从而表现出以震颤、少动和肌强直为特征的系列临床症状，用多巴胺类药物治疗有效，不同于由其他疾患引起的类帕金森病综合征。由于 PD 的症状前期较长和较隐蔽，临床或临床辅助诊断（血清学或尿液检查）对本病早期诊断存在一定困难。即使有些 PD 患者临床症状明显，但并无 CT 和 MRI 的特征性改变，核医学脑受体显像独具优势。中枢多巴胺能神经递质功能显像、多巴胺受体显像和多巴胺转运蛋白显像等技术可显示病变部位的异常（图 2-2-2-1）。

PD 涉及突触前和突触后的复杂病理改变，它不仅存在黑质纹状体系统多巴胺合成功能减退，而且有突触后多巴胺受体活性改变和突触前多巴胺转运体的释放、回收以及多巴胺功能的改变。寻找灵敏且易于客观测量的生物学标志物，用于早期诊断和鉴别诊断、评价疾病进程和治疗效果是当前 PD 临床和研究领域的主要挑战之一。PET 脑功能显像因为可以满足上述要求，成为最具前景的研究领域。

DAT 的功能、密度变化是反映多巴胺递质系统功能的重要指标（图 2-2-2-2）。目前的 PD 多巴胺能通路 PET 显像分为突触前和突触后显像两类。其中，突触前 $^{18}$F-dopa 显像和 DAT 显像已经公认可用于 PD 的早期诊断。在 PD 出现运动症状前，PET 显像即可检测出基底节的 DAT 减少，而 DAT 正常的情况下排除 PD 的准确率可达 97%。但多巴胺能显像也存在如下局限性：①对于 PD 和多系统萎缩（multiple system atrophy，MSA）及进行性核上性麻痹（progressive supranuclear palsy，PSP）的鉴别能力

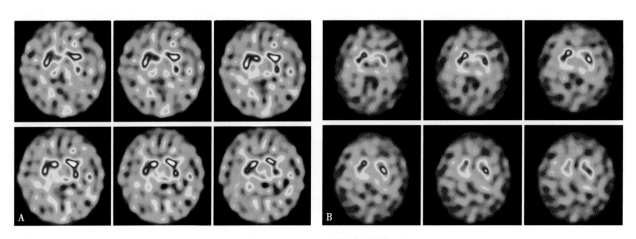

**图 2-2-2-1　DAT 转运体显像**
A、B. DAT 转运体的正常分布（A 为男性，B 为女性）

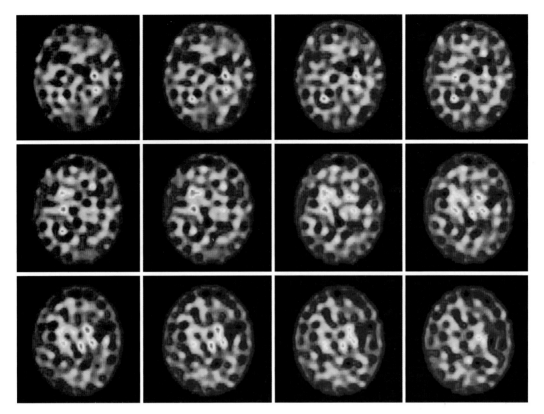

图 2-2-2-2　帕金森病患者的 DAT 转运体分布

有限，且在病情和疗效监测方面的应用也不理想；②相关示踪剂的合成技术相对复杂，且多数以 $^{11}$C 标记，半衰期短，生产成本高，目前仅在为数不多的医学中心使用，不易普及；③多巴胺能显像反映的黑质受累已属于疾病进程的第三阶段，在此之前仍有可能更早期诊断 PD。

PET 功能显像除了广泛用于 PD 的早期诊断、鉴别诊断及观察病情进展外，目前还用于评估 PD 患者干细胞移植的疗效以及了解干细胞的存活和功能状况，当移植成功时 $^{18}$F-Dopa 的摄取增加，此外，$^{18}$F-Dopa 的摄取值越高，相应的移植疗效越好、移植的组织量越大。

**（二）癫痫**

癫痫是一组以神经元异常放电所致发作性脑功能障碍为特征的临床综合征，同时伴脑血流、代谢及神经递质等一系列生理生化改变，是神经系统常见的疾病之一。流行病学资料显示，癫痫的发病率为 43/10 万～86/10 万，2%～5% 的人在其一生中可能成为癫痫患者或者出现癫痫发作。

PET 被认为是癫痫术前评估的最佳无创性功能影像检查方法。PET 利用不同种类的示踪剂，探究脑组织葡萄糖代谢、氧代谢、脑血流灌注、神经受体分布、生化和蛋白合成等方面的变化，尤其对于结构影像学检查阴性的癫痫患者有很大的定位诊断

价值。目前国内外很多研究报道新型神经受体 PET 显像对致痫区定位的准确性和灵敏性较 PET 脑代谢显像更高，证实是一种客观有效的术前致痫区定位方法（图 2-2-2-3）。致痫区相关的神经受体显像包括：中枢性 BZD 受体显像、mAChR 受体显像、阿片受体显像、谷氨酸受体显像、单胺氧化酶活性显像等（表 2-2-2-2）。其中以中枢性 BZD 受体的临床应用前景最大，研究报道较多。

$^{11}$C-FMZ 是目前 GABA$_A$/BZD 受体 PET 显像最为理想的高特异性拮抗剂，对中枢性 BZD 受体高度特异，对外周性 BZD 受体及其他受体的亲和力却极低，通过 $^{11}$C-FMZ 的大脑分布进而了解 GABA$_A$/BZD 受体的数量和分布范围。ACh 是中枢神经系统兴奋性神经递质之一，脑脊液中的 ACh 含量可伴随癫痫发作进行性升高，尤其是癫痫发作前 ACh 升高的临床意义为评估致痫区提供了新的思路，但 ACh 在癫痫发作中的机制有待进一步探讨。脑内的阿片肽既有促惊厥又有抗惊厥效果，究竟产生何种效果与受体亚型有关，即阿片肽对脑的调节作用因与不同受体结合而异。通过选择不同的放射性核素，用 PET 显像技术就可以了解不同阿片肽受体在脑内的分布情况。单胺类递质儿茶酚胺和 5- 羟色胺在致痫区内的含量仍有争议，其定位价值有待进一步研究（表 2-2-2-2）。

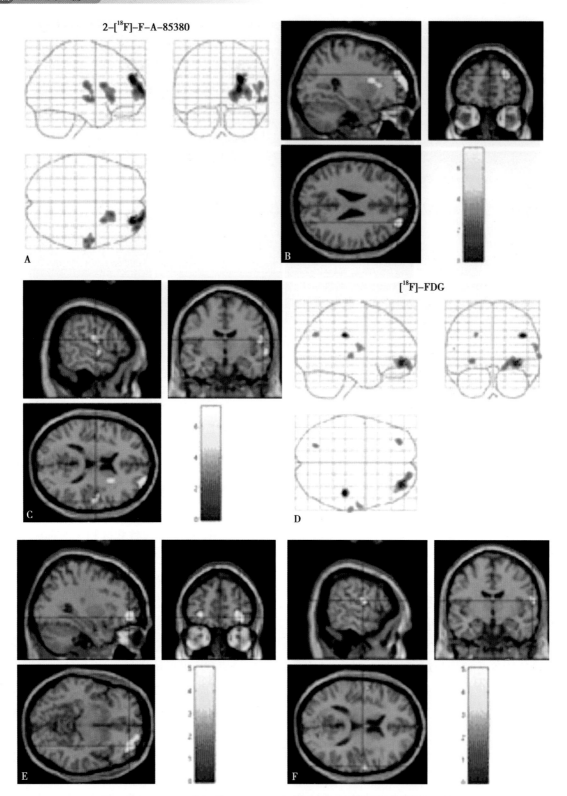

图 2-2-2-3　SPM 分析 $^{18}$F-F-85380 和 $^{18}$F-FDG 的癫痫病灶成像的灵敏度

A～C. $^{18}$F-F-85380 成像；D～F. $^{18}$F-FDG 成像；A 和 D 为 SPM 分析图，B 和 C 相对于 E 和 F 能更精确显示病灶数量和范围

### （三）神经精神疾病

精神分裂症是应用分子影像技术研究最多的一种神经精神疾病。PET 对精神分裂症的研究，主要包括病因探讨、疗效评价和临床药理学研究、指导用药等方面，如在分子水平上观察治疗精神分裂症的神经精神药物（如氟哌啶醇等）的药理机制和量效关系，用以筛选药物、指导临床用药和调整药物剂量等。有研究报道利用 $^{11}$C-raclopride PET 显像，采用受体占用方法滴定抗精神病药物阈值（或血药浓度），对临床工作具有重要的指导意义，通过减少

表 2-2-2-2　常见的癫痫 PET 受体显像剂

| 受体 | 显像剂 |
| --- | --- |
| γ- 氨基丁酸 | $^{11}$C-flumazenil（$^{11}$C-FMZ），$^{18}$F-flumazenil（$^{18}$F-FMZ） |
| 阿片 | $^{11}$C-diprenorphine（$^{11}$C-DPN），$^{18}$F-Cyclofoxy（$^{18}$F-CF），$^{11}$C-Carfentanil（$^{11}$C-CFN），$^{11}$C-methylnaltrindole（$^{11}$C-MeNTl） |
| 乙酰胆碱 | $^{11}$C-NMPB，$^{76}$Br-BDEX，$^{11}$C-NMPYB，$^{18}$F-F-A-85380，$^3$H-nicotine，$^3$H-epibatidine |
| 5- 羟色胺 | $^{11}$C-WAY100635，$^{18}$F-MPPF，$^{18}$F-FCWAY，$^{11}$C-AMT |
| 谷氨酸 | $^{11}$C-（S）-[N-methyl]ketamine |
| 大麻素受体 -1 | $^{18}$F-MK-9470 |
| 多巴胺 | $^{18}$F-FP |
| 单胺氧化酶 -B | $^{11}$C-DED |

抗精神病药物剂量，在不损害疗效的前提下可提高耐受性，用于治疗急性精神分裂症的发作。

抑郁症患者的大脑出现弥漫性葡萄糖降低，以额叶和扣带回降低为主。未经药物治疗的重度抑郁症（major depressive disorder，MDD）患者，其全脑代谢率在正常范围内，而当病情好转，情感反应恢复正常时，基底节的葡萄糖利用率反而显著降低。研究证明正常人与 MDD 患者的 5-HT$_{1A}$ 受体及 5-HT$_{2A}$ 受体存在显著差异，极度悲观的 MDD 患者 5-HT$_{2A}$ 受体活性显著升高。利用 $^{11}$C-harmine 的单胺氧化酶 A（monoamine oxidase-A，MAO-A）PET 显像也显示 MDD 患者脑内 MAO-A 活性显著增强。

PET 显像显示焦虑症患者 5-HT$_{1A}$ 受体减少。近期一项循证医学研究证明强迫症患者纹状体 D$_2$ 受体和中脑 5-HT 转运体的结合显著减低，惊恐障碍和广泛性焦虑患者额叶的 GABA$_A$ 受体减少。在焦虑谱系疾病中，中脑 5-HT 转运体及 5-HT$_{1A}$ 受体、纹状体 D$_2$ 及 GABA$_A$ 受体均显著减少，说明多巴胺、5-HT 和 GABA 的神经传递异常在焦虑症的发病中起主要作用。

## 三、PET 脑代谢成像的应用研究

### （一）脑葡萄糖代谢显像

神经精神活动伴随能量代谢，正常情况下，人脑组织主要以葡萄糖为能源物质，脑内的葡萄糖代谢情况可反映脑功能改变。$^{18}$F 标记的氟代脱氧葡萄糖（$^{18}$F-fluoro-deoxy-D-glucose，$^{18}$F-FDG）是葡萄糖类似物，可以用 $^{18}$F-FDG PET 显像研究人脑的生理及病理状态。PET 的应用使得人类第一次在体无

创观察到视、听、思考、记忆等行为和心理活动状态下，中枢神经系统相应功能区的局部葡萄糖代谢变化，也观察到 PD、痴呆、癫痫、精神分裂症、亨廷顿病等神经精神疾病的脑局部葡萄糖代谢特点，为脑退行性及功能性疾病的诊断提供了客观的标准，还能作为脑功能研究的强有力手段。此外，$^{18}$F-FDG PET 显像在脑胶质瘤等恶性肿瘤的分期中有很好的临床应用价值（图 2-2-2-4）。

### （二）氧代谢显像

随着 $^{15}$O$_2$ 作为生物示踪剂的用途被人们所认识，$^{15}$O$_2$ 的用途已扩展到脑氧代谢研究，因为脑的氧化代谢对维持脑功能完整非常重要。正常人脑每分钟消耗 40ml 氧，约为机体摄入总氧量的 20%，脑组织靠血液循环供氧以维持生存，人脑对缺氧的耐受力极低，脑耗氧量是反映人脑功能的重要指标，观察氧代谢状态同样可以反映脑的能量代谢及功能。应用 $^{15}$O$_2$ 吸入法测定脑局部氧代谢率，其方法一般有两种，一种为持续吸入 $^{15}$O$_2$，一种为短暂吸入 $^{15}$O$_2$，并进行 PET 显像。与空气混合的 $^{15}$O$_2$ 进入血液，与血红蛋白结合形成氧合血红蛋白并随血流进入脑，在脑细胞内，氧与细胞色素系统提供的氢离子结合转化为代谢水，与总水池中的水交换而被消除，经特殊方法处理后即得到局部脑组织氧代谢率（rCMR O$_2$）。

### （三）氨基酸代谢显像

脑肿瘤代谢过程除葡萄糖利用增多外，其肿瘤细胞增殖的基础是氨基酸代谢增强，在某些低级别胶质瘤中，肿瘤细胞摄取葡萄糖的能力并不强，甚至低于正常脑组织。应用 $^{18}$F-FDG PET 显像不能解释其组织学行为，可用氨基酸代谢的示踪剂反映肿瘤细胞的蛋白质合成情况，揭示肿瘤细胞的增殖能力。常用的氨基酸代谢显像剂有 $^{11}$C 标记甲基 -L 蛋氨酸（$^{11}$C-MET）、酪氨酸（$^{11}$C-TYR）、$^{18}$F 氟代乙基酪氨酸（$^{18}$F-FET）（图 2-2-2-5）、$^{123}$I 标记碘代甲基酪氨酸（$^{123}$I-IMT）。不同核素标记的氨基酸在临床上有不同的应用价值：半衰期较长的 $^{18}$F 标记氨基酸在评价蛋白质合成率相对较低组织的合成代谢方面优于 $^{11}$C 标记的氨基酸；由于在可靠性、合成自动化及产量等方面的优越性，$^{11}$C-MET 是目前较常用的显像剂，标记方法简单，常用于评价肿瘤细胞的氨基酸代谢旺盛程度；蛋氨酸显像是诊断恶性脑肿瘤、评价肿瘤复发及转移的敏感方法。

### （四）胆碱与嘧啶代谢显像

细胞对胆碱和嘧啶的摄取量可反映细胞核的

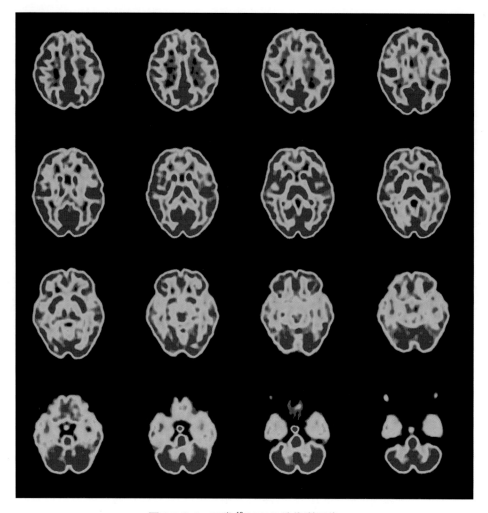

**图 2-2-2-4 正常 $^{18}$F-FDG 脑代谢图像**

大脑皮层葡萄糖代谢分布均匀、对称，双侧尾状核、壳核、丘脑及小脑代谢分布均匀、对称

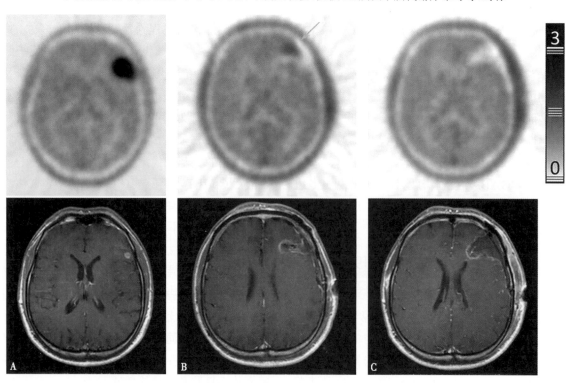

**图 2-2-2-5 胶质瘤 $^{18}$F-FET PET 与 MRI 成像**

A. 术前 PET $^{18}$F-FET 显像示左额叶高摄取，与 MRI 增强区一致；B. 术后早期 PET $^{18}$F-FET 显像示术后边缘残留局灶性高摄取（箭头），而 MRI 未显示特异性改变；C. 再次手术后，PET $^{18}$F-FET 未见高摄取，病灶切除完整，与 MRI 一致

DNA 和 RNA 合成速度，因而可以作为肿瘤细胞增殖以及细胞分裂的指标，且较一般的代谢显像剂更特异，尤其在肿瘤复发和确定肿瘤生物靶区更有优势（图 2-2-2-6，图 2-2-2-7）。常用的显像剂有 $^{11}$C 标记胆碱 -ChO（$^{11}$C-ChO）、胸腺嘧啶（$^{11}$C-TdR）、$^{18}$F 标记氟代胸腺嘧啶（$^{18}$F-FLT）等。

## 四、PET 脑代谢成像的临床前景

### （一）神经退行性疾病

分子影像在神经退行性疾病领域的主要应用包括 AD 和 PD。主要是因为这两种最常见的神经系统退行性疾病所引起的社会及经济问题正逐渐增加。

**1. 阿尔茨海默病（AD）** PET 显像对 AD 的研究最早始于 20 世纪 80 年代。$^{18}$FDG PET 发现特征性的顶叶或颞顶叶皮质代谢降低，且呈双侧对称性分布，可用于 AD 的早期诊断、鉴别诊断和病情评价。如果常规 CT 或 MRI 排除脑内出血、梗死、软化灶等结构损伤，而 PET 显像呈特征性代谢异常，则可诊断为 AD（图 2-2-2-8）。

目前最常用的 AD 显像剂是以 $^{18}$F-FDG 为代表的代谢显像剂和以 $^{11}$C-PIB 为代表的 β 淀粉样蛋白（amyloid β-protein, Aβ）显像剂，后者是 AD 老年斑的核心成分，被认为是神经退行性变的重要病理特征。在正常老化过程中，大脑皮层尤其是额叶皮质的代谢随年龄的增加而降低，基底节、海马、丘脑、小脑、前联合、后联合和视皮层的代谢随年龄变化不大。AD 通常表现为顶叶、颞叶的葡萄糖摄取，同时可伴一侧或双侧颞枕叶的代谢异常，功能性检查具有较高的诊断价值，通常认为 PET 的异常表现要早于量表评分。通过 PET 显像技术能够显示正常老化引起的脑结构和功能改变，从而区分正常老化与老年病理状态。

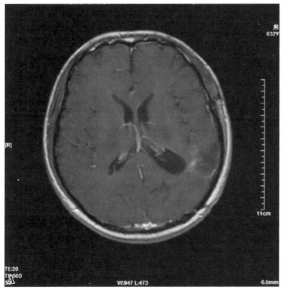
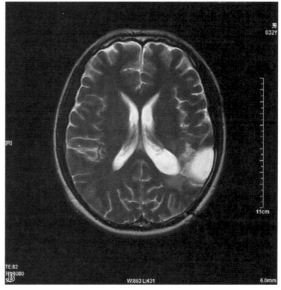
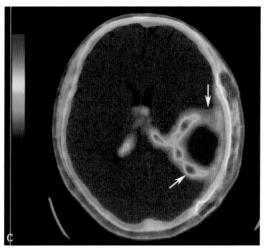

**图 2-2-2-6　胶质瘤显微镜下全切术后 14 天 $^{11}$C-CHO PET/CT 和 MRI 成像**
A、B. 分别为 $T_1$-GdGd 和 $T_2$，MRI 未见增强信号；C. $^{11}$C-CHO PET/CT 显像示左颞叶残留灶高摄取（SUV 2.2 和 SUV 0.9，箭头）

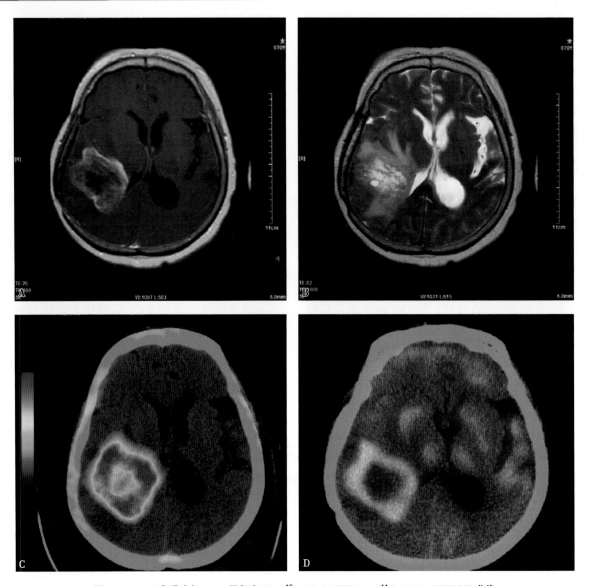

图 2-2-2-7 胶质瘤(WHO Ⅲ级)MRI，$^{18}$F-FDG PET and $^{11}$C-CHO PET/CT 成像

A～D. 分别为 MRI T$_1$-Gd、MRI T$_2$、$^{11}$C-CHO PET/CT、$^{18}$F-FDG PET/CT，图示 $^{11}$C-CHO PET/CT(SUV 4.2)可以更加清楚地区别肿瘤与周围水肿区域，更精确地确定肿瘤靶区

　　更早期的轻度认知损害(mild cognitive impairment，MCI)被视为 AD 的前期表现，应包括下列特征：①记忆功能不正常，但认知功能保留；② MCI 极大可能进一步发展为 AD；③精神症状频繁出现；④存在 5- 羟色胺能系统异常。MCI 可以分为"倾向 AD(AD-like)""倾向正常(normal-like)"和"居中型"。$^{18}$F-FDG 诊断 AD 的敏感性和特异性分别为 87.5% 和 83.3%，目前 FDG PET 在临床试验中主要用于筛选研究对象、以及疗效评价的客观标准。Caroli 等的国际多中心长期随访研究结果显示，FDG PET 能够筛选随访期间转变为 AD 的 MCI 患者，其灵敏度及特异度可高达 70%～80%。从长期随访结果看，1～2 年 AD 患者的典型表现为顶颞部葡萄糖代谢降低，大多是双侧对称性降低，随着疾病的进展，累及范围逐步扩大，最后额叶皮质甚至整个皮质出现低代谢表现，相关皮质的进行性代谢异常与突触功能障碍关系密切，说明 AD 患者的临床症状严重程度与葡萄糖代谢降低程度密切相关。但既往 FDG PET 研究样本量较小，并且没有标准的数据分析方法，只有少部分研究应用了严格的验证统计技术。今后临床试验的方向是应用标准化的有效方法筛选早期 AD 患者，FDG PET 将作为定量分析的潜在标志物。随着 AD 治疗药物的发展，对早期 AD 患者的干预治疗可以使患者的病程或转归得以改善，FDG PET 对 AD 的早期诊断更具意义。

　　Aβ 显像剂主要为 $^{11}$C-PIB(图 2-2-2-9)，还包括 $^{18}$F-FDDNP、$^{18}$F-PIB、$^{18}$F-AH110690、$^{18}$F-BAY94-9172、$^{18}$F-AV-45 等。回顾 15 项近年来发表的 AβPET 显像

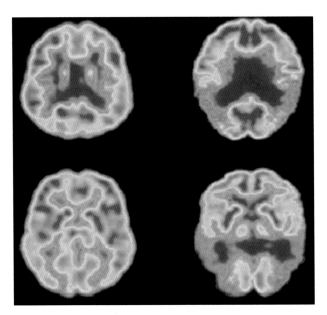

**图 2-2-2-8 正常人（A）和 AD 患者（B）¹⁸F-FDG PET 显像**
图示 AD 患者双侧额叶、顶叶、颞叶和枕叶对称性放射信号分布降低

诊断 AD 的临床研究发现，96% 的 AD 患者出现 Aβ 沉积。而在回顾了 9 项 MCI 相关的 AβPET 显像后发现 59% 的 MCI 患者出现 Aβ 沉积，其中 5 项长期随访研究（1～3 年）显示 37% 的 MCI 转化为 AD，其中 93% 的 MCI 在基线期 AβPET 显像中显示为 Aβ 沉积阳性，表明 AβPET 显像是一种显示 AD 病理发展过程有价值的无创检查。

2. **帕金森病（PD）** 随着相关分析技术的发展与成熟，反映脑部能量代谢的 ¹⁸F-FDG 显像在 PD 中的应用价值逐渐显现。¹⁸F-FDG 在所有的 PET 中心广泛应用，成本相对低廉，相关技术更易于推广。美国费因斯坦研究所 PD 研究中心相继发现 PD 相关脑代谢网络模式（PD related pattern，PDRP）、PD 震颤相关脑代谢网络模式（PD tremor related pattern，PDTP）、PD 认知相关脑代谢网络模式（PD related cognitive pattern，PDCP），其中 PDRP 表现为壳核、苍白球、丘脑、脑桥、小脑和初级运动皮层的高代谢，运动前区和后顶叶的低代谢。这些网络模式的表达随病程进展而变化，并与相应治疗的临床效果相关，基于网络模式的自动化鉴别诊断程序能在个体水平上很好地诊断 PD、MSA 和 PSP，为早期诊断和治疗提供了有力工具。网络模式也为进一步研究 PD 等神经变性病的发病机制和治疗机制等创造了更有利的条件。

**（二）脑肿瘤**

胶质瘤是最常见的颅内原发肿瘤，因组织类型

及发病年龄不同，患者的生存时间差别很大，其中，胶质母细胞瘤患者存活率最低。近年来，人们发现脑肿瘤发病率有所上升，这可能是因为成像技术进步后更多的脑肿瘤得以确诊。然而，尽管成像技术与治疗方法都有巨大的发展，胶质母细胞瘤的预后依然较差，只有不到三分之一的患者存活超过一年。

分子影像在脑肿瘤的应用始于 ¹⁸F-FDG 显像，一直以来，采用 ¹⁸F-FDG 对胶质瘤进行肿瘤分级、判断预后，治疗监测、鉴别放射性坏死与复发，制订手术或立体定向活检方案等。肿瘤组织的呼吸和糖酵解偶联和调节紊乱，对动物和人的胶质瘤生化和组织化学研究显示，随恶性程度增加，"无氧酵解"逐渐增强。通常来说，恶性程度高的肿瘤通常代谢过盛，而恶性程度低的肿瘤显示与正常脑组织相同或更低的代谢率。Ⅰ、Ⅱ级肿瘤的平均 FDG 代谢率为（3.8±1.6）mg/（100g·min），Ⅱ～Ⅳ级为（6.6±3.3）mg/（100g·min），其中Ⅲ级胶质瘤患者的 FDG 代谢率为（5.7±2.7）mg/（100g·min），Ⅳ级为（7.3±3.6）mg/（100g·min）。但是，这项技术的主要不足在于，葡萄糖是大脑的主要能量来源，导致背景 FDG 吸收过高，很小的肿瘤或病变易被忽视。PET 的空间分辨率有限（约 5mm）、大脑皮质代谢背景较高同样限制了脑转移瘤的显示，因为许多脑转移瘤都小于 5mm，且常处于灰白质交界区，当病变呈囊状时只有很薄的边缘强化。

除葡萄糖代谢外，细胞增殖过程中的蛋白质合成逐渐成为极具潜力的新型分子影像靶点。¹¹C- 蛋氨酸、¹¹C- 酪氨酸、¹¹C- 氨基环戊烷羧酸、¹¹C- 甲硫氨酸（MET）等非 ¹⁸F-FDG PET 脑肿瘤显像剂先后问世，由于其本底较低，显示肿瘤的灵敏度更高，¹¹C- 蛋氨酸还可提高显示肿瘤白质浸润显像的灵敏度。另外，还有氨基酸转运蛋白 / 蛋白质合成的显像剂 ¹⁸F-FET 和 ¹⁸F-FLT，前者与 MRI 结合能提高胶质瘤的诊断评估；后者能更好显示脑肿瘤增殖程度。尽管存在这些优势，MET 等显像剂的临床应用仍然比 ¹⁸F-FDG 少得多，主要原因是 ¹¹C 的物理半衰期短（约 20 分钟），因而必须使用粒子回旋加速器，因此，在多数情况下，¹⁸F 标记的放射性示踪剂更加实用。

近年来发展的 ¹⁸F 标记的芳香族氨基酸有 O-（2-[¹⁸F]氟乙基）-L- 酪氨酸[O-（2-[¹⁸F]fluoroethyl）-L-tyrosine，（FET）]及 FDOPA，FET 有益于低级别肿瘤的诊断、预后及复发评估，FDOPA 显示低级别肿瘤及评价肿瘤复发时比 FDG 更准确。需要注意的是，低级别和高级别的肿瘤都显示 FDOPA 的吸收而不

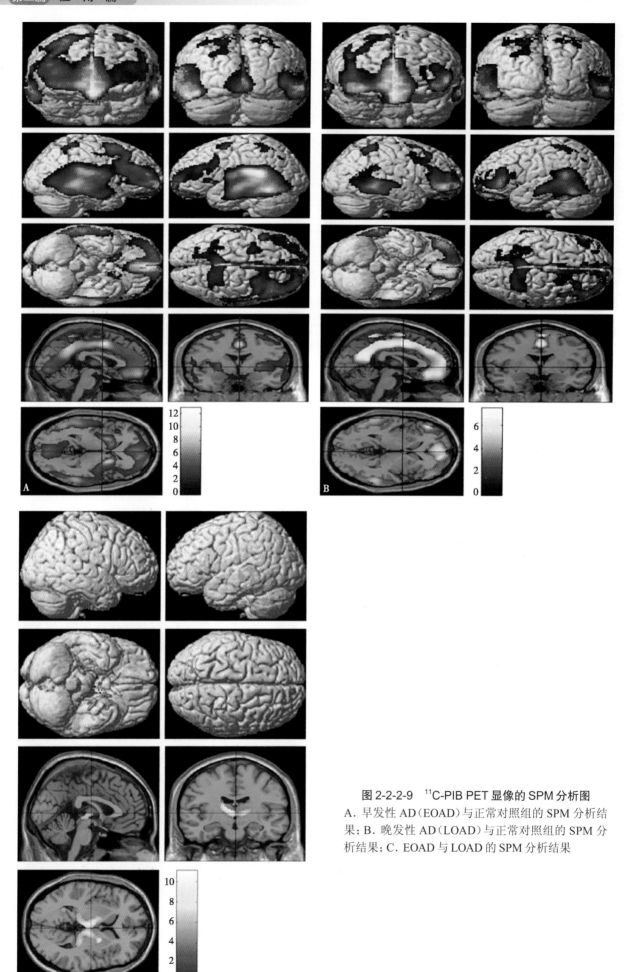

图 2-2-2-9　$^{11}$C-PIB PET 显像的 SPM 分析图
A. 早发性 AD（EOAD）与正常对照组的 SPM 分析结果；B. 晚发性 AD（LOAD）与正常对照组的 SPM 分析结果；C. EOAD 与 LOAD 的 SPM 分析结果

能提供分级信息,此外,FDOPA 显示黑质纹状体投射区脑肿瘤时,常被背景活性干扰。

间接测量胶质瘤血管生成的方法之一是评估缺氧,对评价放疗反应具有重要意义,已成为分子影像的重要研究靶点。¹⁸F- 氟硝基咪唑(fluoromisoni-dazole,FMISO)为乏氧显像剂,具有很高的电子亲和力,在存活的缺氧细胞中选择性地减少和结合。用于放疗前评估乏氧组织的体积及程度,与患者的生存及病情进展时间密切相关。

现今最佳的无创检查方法是多种影像手段的结合,非 ¹⁸F-FDG PET 脑肿瘤显像作为常规影像手段及 ¹⁸F-FDG PET 显像的补充,其应用日益受到重视。它们从多种途径反映了肿瘤代谢异常,其共同优势在于较低的脑本底摄取,因此诊断特异性较好,对肿瘤形态的描绘更佳。遗憾的是目前尚没有一种示踪剂能完全理想地区别低级别肿瘤与非肿瘤性病变,因此紧密结合临床信息及联合应用其他影像学检查尤为重要。随着特异性更强的新示踪剂的开发及现有示踪剂应用经验的不断丰富,对于脑肿瘤的诊断及治疗必将有进一步的提高。

**(三)其他神经系统疾病**

**1. 癫痫** 脑代谢显像主要表现在癫痫发作间期局部 ¹⁸F-FDG 代谢降低,发作期代谢增高。临床研究证实,发作间期癫痫灶的 ¹⁸F-FDG 局部代谢降低,其敏感性和特异性分别可达 84% 和 86%(图 2-2-2-10、图 2-2-2-11)。定量诊断标准主要是两侧对称指数 > 15% 为确诊致痫灶,10%~15% 为可疑致痫灶。¹⁸F-FDG PET 对手术治疗癫痫、术前区别双侧颞叶皮质癫痫及局灶性皮质发育不良的局部葡萄糖代谢异常区域及预后估测具有一定价值,如今已成为术前常规检查,特别是 MRI 检查结果阴性的癫痫患者。通常认为单侧颞叶、病灶局限与 MRI 和视频脑电图结果相符合这一类患者手术效果较好,而双侧颞叶代谢降低、两侧多脑叶弥漫性病变患者的手术效果不理想。

**2. 强迫症** 强迫症是较为常见的精神疾病,其病因及发病机制尚不清楚。研究表明强迫症的发病涉及心理发育、神经递质系统、脑代谢及内分泌异常等,但均未获得肯定的结论。目前强迫症的治疗主要包括药物和心理治疗,约有三分之一患者对药物治疗无任何反应;而相当部分患者不愿或不具备接受心理治疗的条件。因此至少有 20% 的患者对上述两种治疗均无效,应用立体定向手术切断内在的异常神经环路,可望改善患者的强迫思维和强

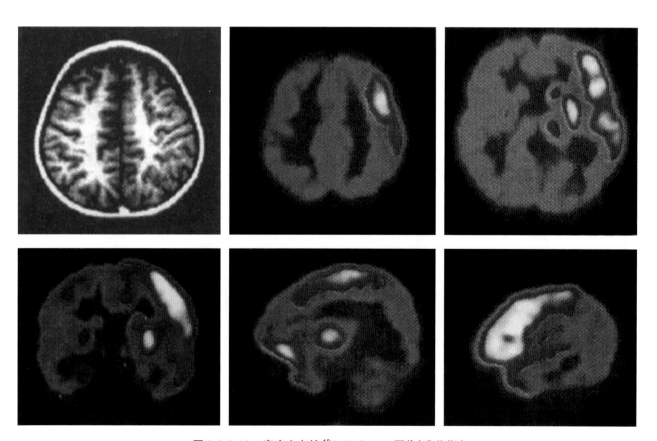

**图 2-2-2-10 癫痫患者的 ¹⁸F-FDG PET 图像(发作期)**

男,2 岁半,头颅 MRI(−),¹⁸F-FDG PET 显像示左额、顶、颞及基底节代谢显著增高,为癫痫灶所在。术后未再发作

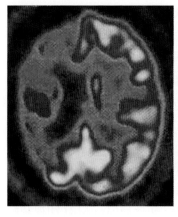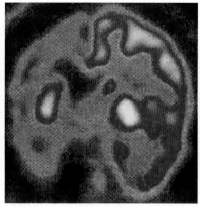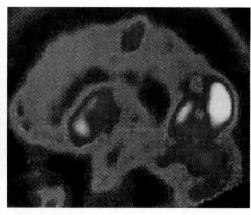

**图2-2-2-11 癫痫患者的 $^{18}$F-FDG PET 图像（间歇期）**

男，23岁，左半身发作性抽搐16年，MRI示右半大脑萎缩。$^{18}$F-FDG PET脑显像示右额、顶、颞皮层及丘脑代谢明显降低，脑室扩大、皮层萎缩，左侧大脑代谢正常。术后未再发作，四肢肌力好

迫行为。强迫症的术前病例选择和术后疗效评估均需要功能性检查来完成。$^{18}$F-FDG PET 显像发现强迫症患者脑皮层，尤其扣带回额叶部位 $^{18}$F-FDG 高代谢，经药物或手术治疗后，额叶、扣带回 $^{18}$F-FDG 代谢降低，其降低程度与强迫理念的改善密切相关（图2-2-2-12），所以通过 PET 研究可以证实异常神经环路，提供手术治疗的证据，对预测疗效和术后的疗效评估均具有重要价值。

**3. 脑血管疾病** PET 能筛选高危患者以及评估脑卒中后脑血流、脑功能和脑代谢等的病理生理变化，早期诊断短暂性脑缺血发作，判断高危患者脑血管的储备，确定梗死后半暗带，测量缺血中心、周围和旁区的氧和葡萄糖代谢等，是研究脑血管疾病及半暗带的有效手段。如 PET 提示某区域相对脑血流明显降低，而脑的氧代谢率或葡萄糖代谢率保持正常或增高，即出现血流降低和代谢相对增高的分离现象，则说明在缺血区内有存活的、但血流供应不足的脑组织，提示只要及时恢复血流供应，就可以挽救这些脑组织并获得良好疗效，为临床决定是否进行溶栓提供依据。$^{11}$C- 氟马西尼（$^{11}$C-flumazenil，$^{11}$C-FMZ）是神经元完整性的标志，使用此种标记物能够区分早期缺血性卒中的功能及形态损伤。应用 PET 进行局部脑血流、氧代谢和葡萄糖代谢的联合显像，并进行定量分析，可准确判断有无存活的脑细胞。若存在 $^{18}$F-FDG 的局部摄取，提示存在存活脑组织。脑梗死或脑出血时，PET 显像不仅能揭示病灶局部的脑细胞功能受损，而且可以显示病灶附近甚至远隔区域脑组织的代谢损害，对于解释相关临床表现、制订治疗方案及观察治疗效果都具有积极意义。

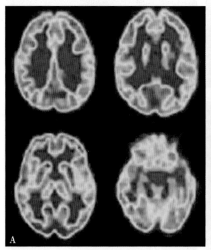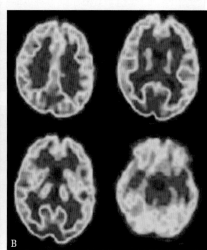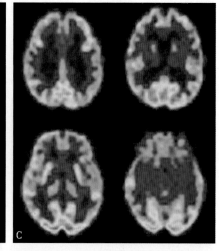

**图2-2-2-12 强迫症患者的 $^{18}$F-FDG PET 图像**

A. 术前图像，示呈高代谢状态；B. 术后3个月图像，代谢较术前降低；C. 术后6个月图像，较术前显著降低

（夏 伟）

## 第三节　脑白质纤维束成像

### 一、磁共振扩散张量成像（diffusion tensor imaging，DTI）DTI 的发展概述

#### （一）概述

扩散成像是磁共振功能成像技术，包括扩散加权成像（diffusion weighted imaging，DWI）和扩散张量成像（diffusion tensor imaging，DTI）。DTI 技术由 Basser 等在 1994 年首次提出，是 DWI 的发展和深化，是目前唯一显示活体脑白质纤维束的无创成像方法，而且可以量化水分子自由热运动的各向异性，成为中枢神经系统功能研究的最新热点。

磁共振扩散成像技术的生理基础是自由扩散（布朗运动），自由扩散是人体内水分子的运动特性，包括细胞外、细胞内和细胞间的水分子运动。如果水分子在各个方向的扩散阻力相等，称为各向同性扩散，例如脑脊液和灰质区域；如果水分子在各个方向的扩散阻力不同，称为各向异性扩散。大脑白质由神经纤维构成，包绕神经元轴突的髓鞘和轴突内的细胞结构对水分子的扩散起决定性影响，垂直于神经纤维长轴走行的水分子扩散受少突胶质细胞形成的髓鞘限制，而平行于神经长轴方向的水分子

扩散仅受轴突内的亚细胞结构影响，因此，水分子的平行扩散明显大于垂直扩散，表现为显著的各向异性扩散。在梯度场下，水分子扩散导致磁矩改变，其中细胞外水分子运动对信号的改变起主导作用，因此，DTI 的成像基础是细胞外水分子（神经纤维和髓鞘之间的水分子）的扩散运动，DTI 技术利用扩散张量场中各向异性扩散的方向信息，即可追踪神经纤维走行，获得脑白质中神经纤维和功能束的走行方向及立体形态。

目前 DTI 研究分为两大类：一是定量研究，常用指标包括评价各向同性的平均扩散率（mean diffusivity，MD）、张量迹（trace，Tr）以及评价各向异性程度的各向异性分数（fractional anisotropy，FA）、相对各向异性（relative anisotropy，RA）及容积比（volume ratio，VR）等。二是纤维束追踪技术（fiber tractography，FT），主要显示脑白质中神经纤维和功能束的走行方向和立体形态（图 2-2-3-1）。

DTI 本征向量是定量描述 DTI 脑白质纤维束形态和各向异性的原始计算基础。假设大部分水分子的运动轨迹近似一个椭球体，椭球体的半径称为本征向量，可以用 3 个主轴方向的数值描述，其中最大半径称为主本征向量，由于张量元素对称分布，理论上只需测出六个非共面方向上的扩散系数，即可求出张量的各个元素值，在本征向量的基础上，

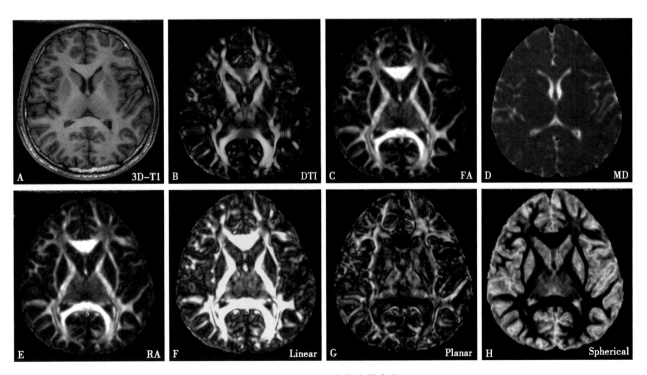

**图 2-2-3-1　DTI 成像定量参数**
A～H. 正常大脑的 3D 结构相（A）以及 DTI（B）和基于 DTI 计算的参数图：FA（C）、MD（D）、RA（E）、线性量度（F）、平面量度（G）和椭球量度（H）。DTI：扩散张量成像；FA：各向异性参数；MD：平均扩散率；RA：相对各向异性

可进一步计算各向同性和各向异性指标。

各向同性指标包括 MD 和平均扩散系数（average diffusion coefficient，DCavg）等。MD 为各个方向扩散大小的平均值，反映扩散运动快慢而忽略各向异性。MD 反映分子整体的扩散水平（平均椭球的大小）和扩散阻力的整体情况。MD 越大，组织内所含自由水分子则越多。DCavg 为扩散张量矩阵的主对角线元素之和的算术平均值，能更全面地反映扩散运动的快慢，反映所有水分子在各方向上的位移。

各向异性指标包括各向异性分数（FA）、相对各向异性（RA）及容积比（VR）等。FA 值指水分子各向异性成分占整个扩散张量的比例，FA 越大，组织的各向异性越强，意味着结构排列越规律紧密。与传统参数比较，FA 值不随坐标系旋转而改变，能更稳定地反映扩散的各向异性。RA 是扩散张量的各向异性部分与扩散张量各向同性部分的比值，它的变化范围从各向同性到无穷各向异性扩散。VR 是椭圆体与球体容积的比值，由于它的变化范围从 1（即各向同性扩散）到 0，临床更倾向于应用 1/VR。

### （二）DTI 的历史进展

1992 年，Basser 等人提出了 MR 自旋回波扩散张量的计算方法，至少得到 6 个不同方向的 DWI 图像，就可以计算出图像中任意一点的扩展张量 D。由于 DTI 所要处理的数据量非常大，而且涉及跟踪和显示大量三维目标，其发展历程经历由数值计算到图像演示，由二维的伪彩色编码到 DTI 图的飞跃。特别是三维纤维束示踪成像在显示大脑白质纤维具有其他方法无法替代的优越性，可用于追踪纤维束走行，评估组织结构的完整性和连通性。

由于扩散敏感梯度非常容易实现，它可以植入许多基本的成像序列中，因此，各大 MRI 产商尝试了许多 DTI 序列及技术。常用成像序列有单次激发平面回波 DTI 技术（single shot echo-planar diffusion tensor imaging）、多次激发平面回波 DTI 序列技术（multi shot echo-planar diffusion tensor imaging）、单次激发快速自旋回波技术（single-shot fast spine echo diffusion tensor imaging，S-FSE-DTI）、线性扫描 DTI 技术（1ine-scan DTI）、快速 k 空间填充技术、并行采集技术、Q 空间成像技术（Q-SPACE imaging，QSI）。目前绝大多数 DTI 都采用单次激发平面回波 DTI 技术序列，该序列的缺点是 DTI 磁化率伪影非常严重。尤以组织磁化率变化显著的部位特别明显，比如脑干和大脑颞叶靠近岩骨部分以及前额叶。而 QSI 仍然属于在研序列，但其优越性在于能够完全

描述水在任意几何形状中的扩散特性，而不用假设微观结构有椭圆体形状，也能很好显示各向同性扩散为主的区域，QSI 的信号线性度和空间分辨力均较高，对其应用前景予以期待。

## 二、磁共振 DTI 的临床应用

### （一）脑白质发育和老龄化

幼儿脑白质按从下到上、从后到前、从中央到外周的规律逐步髓鞘化，常规和 $T_2$ 序列可部分体现这种生长发育变化。2 岁左右儿童大脑的常规序列信号强度已经与成人基本相似，但脑白质仍在发育，常规 MRI 序列无法反映这种发育变化。DTI 测量单位体素内水分子扩散的各向异性，发现儿童的大脑连续而长期发育，一直持续到成年，水分子扩散的各向异性改变反映了白质的髓鞘化过程。不仅如此，DTI 亦可用于评估老龄化，脑组织的 FA 值与年龄成负相关，随年龄增长而逐渐下降，以胼胝体膝部和半卵圆中心最为明显。额叶白质老化较顶叶快，白质老化的性别差异不明显。了解脑白质的生理性老化过程，结合老年性改变可评估老年病变的严重程度。

### （二）脑梗死

因为正常白质纤维排列紧密，各向异性较灰质高，且白质对缺血较灰质更敏感，水分子沿白质纤维束走行方向扩散最快，一旦脑白质发生缺血，水分子扩散障碍表现得更为明显，水分子各向异性扩散的改变也最显著，因此，采用 DTI 可准确评价脑梗死不同时期时脑灰质、白质内水分子的各向异性扩散特点，对病灶的演变提供多参数定量分析。并可通过纤维束三维重建示踪成像，动态显示脑梗死病灶远端神经纤维束走向及完整性的改变，也可显示梗死灶与纤维束的关系。结合 DTI 对梗死区域纤维束的成像，可以评价白质纤维束的损害情况与临床症状的相互关系及患者的功能改变。且目前三维纤维束示踪技术可较清楚显示纤维束的受压变形、部分或完全中断等，结合功能磁共振用于检测大脑皮层功能分区间神经纤维束联络的变化，这对区分灰、白质病变的具体解剖部位，显示病变与白质纤维束的关系，白质纤维束损害程度与身体相应部位的功能障碍关系，以及判断临床治疗效果、恢复、预后等都有较大的帮助，能进一步提高对梗死患者功能改变的认识。

### （三）脑白质病变

多发性硬化（multiple sclerosis，MS）是一种选

择性损伤中枢神经系统白质的疾病，其病理变化复杂，主要包括髓鞘脱失及再生、轴索损伤、胶质增生、炎性改变及水肿等。常规 MRI 能够发现病灶及观察病灶形态变化，并鉴别 MS 及其他白质疾病以及监测治疗效果，但是，MS 的临床进展和影像发现往往不一致。DTI 可以探测到常规 MRI 不能提示的微观变化，包括组织结构的完整性，水分子运动的方向性，以及各种复杂病理变化导致颅内水分子扩散屏障的形态改变和通透性异常。采用 DTI 研究技术观察到 MS 病变中心的扩散度改变，同时根据 DTI 骨架分析可以预测 MS 的复发。DTI 技术将 MRI 对脑白质疾病的研究带入了微观平台，必将成为治疗和监测脑白质疾病的重要工具。

### （四）阿尔茨海默病

AD 是最常见的脑变性疾病，占全部痴呆的 60%～70%。临床表现为渐进性痴呆、记忆力下降，伴多种精神障碍和行为异常，病变主要累及双侧大脑额叶及海马，表现为神经纤维的炎症反应、神经原纤维缠结及老年斑形成、神经元萎缩、变性。既往认为 AD 的机制是灰质异常，虽然现已认识到 AD 的部分白质也发生损伤和丢失，但 AD 的白质损伤机制是否继发于灰质改变尚不清楚，有实验表明，AD 患者因 Aβ 蛋白沉积、少突胶质细胞反应性增生、神经原纤维缠结、神经细胞丢失，导致白质纤维束中断和丢失，脑的功能连接部分受损，与痴呆关系密切。Rose 比较了大量 AD 病例以及匹配的正常对照，发现 AD 患者的白质纤维束明显减少。主要分布于胼胝体、扣带回、上纵束等，而锥体束并未明显受累，如枕叶和内囊的 DTI 扩散系数和各向异性与对照无明显区别。此外，根据海马体积和 DTI 参数还可以较好地评估 AD 的神经认知功能改变。

### （五）精神疾病

近年来脑功能影像学及组织化学研究提示：精神分裂症精神障碍和行为异常主要累及双侧大脑额叶及海马，其病理基础可能是范围广泛且弥散的细微损害，导致不同脑组织间的功能连接障碍。而 DTI 可以显示细微的脑白质变化，发现精神分裂症患者胼胝体各向异性分数降低，提示胼胝体在个体发育过程中发生病变，难于执行两半球对应皮层的功能联系，影响了功能不对称和语言能力的有效发展，这些都有可能是该疾病的病理基础。而有关重性抑郁症患者可能存在白质区域神经功能的异常，DTI 技术有助于发现影响认知改变的细微脑结构和功能异常。

### （六）癫痫

海马结构位于颞叶内侧基底部，是边缘系统的重要组成部分。临床研究发现，海马硬化与癫痫发作密切相关。不仅如此，越来越多的研究表明当颞叶癫痫发作时，患侧海马的异常放电除引起局部神经元和邻近区域的异常外，还由一侧的杏仁核和海马经穹隆联合和前连接到达对侧，从而形成镜像病灶，造成对侧海马神经元的死亡和减少。总之，DTI 能最大程度反映海马区域病灶的病理改变，对其他关联脑组织周围存在的异常也有相关反映，成为癫痫疾病诊断及评估病程和预后的有效方法。

### （七）颅内肿瘤

Weihsmann 指出，在 DTI 成像基础上应用三维纤维示踪，可显示感兴趣区白质束的三维空间结构，清楚地显示肿瘤与白质纤维的关系，确定主要白质束与肿瘤间的距离，还可用于脑外科手术的导航。此外，利用 DTI 方法还可以区分低级别胶质瘤的侵袭性以及评估胶质瘤的治疗后反应（图 2-2-3-2）。

### （八）小儿脑病

因为 DTI 序列检查可以显示白质纤维束的走行，为研究脑的发育、白质纤维的髓鞘化过程、先天性与获得性脑白质病等提供了新的应用前景，发育期小儿脑与成人相比，其水分较多，髓鞘化的轴索较少，随着髓鞘形成，白质各向异性增高，DTI 序列通过水分子各向异性测量值的改变及白质束示踪等，可用于观察正常脑的成熟与髓鞘化过程，对于理解发育落后及评估患儿的预后均可能有用，虽然还需要进一步的随访及研究，但该序列作为判定发育迟缓患儿白质损伤或功能障碍的敏感指标，将提供另一种客观的定量评价，适用于筛查更多的脑发育异常患儿。

### （九）脊髓疾病

虽然 DTI 序列对疾病的显示较敏感，但目前相关研究不多，主要是由于脊髓及其周围的解剖结构造成的：脊髓横断面小，周围为骨结构，DTI 序列的图像质量存在过多影响因素。但单次激发快速自旋回波在脊髓的应用，有效地降低了运动及磁敏感伪影，已开始在临床广泛推广。轴位 DTI 成像发现越向下的脊髓 FA 值越低，脊髓压迫和水肿显示纤维束中断和占位效应，反映为 FA 值降低；脊髓挫伤和出血导致纤维束中断，脊髓肿瘤显示纤维束的浸润和截断，脊髓空洞显示局部形成纤维缺失，这些研究为 DTI 技术在脊髓中的应用提供了有力的支持。

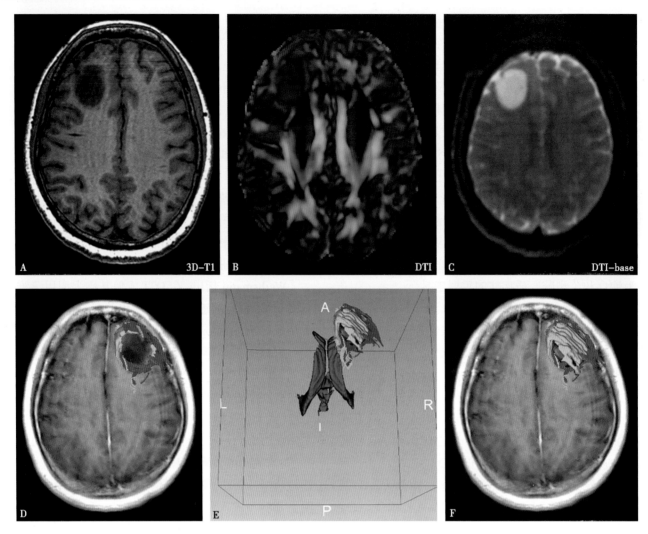

**图2-2-3-2 胶质瘤患者DTI白质纤维束成像**

A～F. WHO Ⅲ级胶质瘤患者的3D结构相（A）、DTI（B）和DTI-base（C）影像，根据DTI以及与3D结构相的配准结果，在DTI-base图像上描绘肿瘤区域，计算出围绕肿瘤区域的白质纤维束（D、E、F），同时三维构造显示脑室系统与肿瘤以及肿瘤周围白质纤维束的位置关系（E）。DTI：扩散张量成像

### 三、磁共振DTI成像的发展前景

　　DTI作为一种研究大脑内部结构的重要非侵入性工具，其临床意义已得到广泛关注和正面认可。受数据采集、数据处理以及受试者是否配合等多种因素的影响，DTI依有不足之处，但在神经系统疾病的临床诊断和病理研究上具有广阔的应用前景，随着DTI脑功能的研究逐步进入系统化、微观化，临床应用的整合将实用化、应用化，预示着人类对脑功能的认识与临床实践将达到一个更高的水平。

　　　　　　　　　　　　　　　　（王　文）

### 第四节　神经退行性变的分子影像学研究

　　中枢神经系统退行性疾病的病因和发病机制尚不清楚，其病理特点是具有特定功能的神经核团萎缩和神经元丢失，病情大多呈进行性发展，如不能做出早期诊断并及时进行干预，治疗效果往往不佳，患者最终将丧失生活自理能力甚至死亡。随着我国步入老龄化社会，这类疾病已成为影响我国人口健康和生活质量的重要社会问题和健康问题，因此迫切需要早期诊断中枢神经系统退行性疾病，而分子影像学新技术的进展能为神经退行性疾病的早期诊断提供重要信息。

## 一、阿尔茨海默病的分子影像研究

阿尔茨海默病（AD）是老年人群中最常见的痴呆，表现为进行性且不可逆的记忆丢失和认知下降，最终导致自理能力完全丧失，其发病率随年龄增长而逐渐上升。目前我国65岁以上老年人中AD患者人数已超800万；世界范围内，AD患病率高、死亡率高，2050年被诊断为AD的人数将达到1.154亿，严重影响患者及其家庭的生活质量。

AD的发病机制尚不完全清楚。目前普遍认为β淀粉样蛋白（amyloid β-protein，Aβ）沉积远早于临床症状的出现，其异常改变可始于患者记忆受损前15～20年，到患者被临床诊断为AD时，脑内Aβ已达较高水平（图2-2-4-1）。此外，一些多中心研究结果显示，临床表现正常的老年人脑内Aβ负荷与较差的记忆表现相关，而高Aβ负荷的轻度认知功能障碍（MCI）个体在后续18～36个月内发生认知下降的风险极高。另外，AD相关易感基因阳性和年龄增长等危险因素会加速Aβ沉积，这类人群进展为AD的风险增高。

迄今为止，AD的确诊依赖直接活检或尸检脑组织，而AD的非侵入性临床诊断则主要依赖量表，评估中度至重度记忆缺失患者的认知能力，但常用的简明精神状态量表（MMSE）、画钟测试等均存在语言偏倚、评分方法未达成共识等问题，主观性也是量表普遍存在的缺陷。此外，由于缺乏有助于确诊的有效测试和存在许多与AD症状类似的痴呆，AD的临床诊断仍十分困难。影像学的发展为AD的筛查和诊断提供了新思路，目前AD神经影像的临床应用主要是除外其他可能引起认知下降的疾病，如脑血管疾病、肿瘤或其他引起痴呆的原因如路易体痴呆（dementia of Lewy body，DLB）和额颞叶痴呆（frontal temporal lobe dementia，FTLD）。通过影像学方法获得的各种生物标记物异常的时间与AD病程进展的关系如图2-2-4-2。

### （一）MR成像

MRI的高软组织分辨率有助于揭示AD患者大脑的形态学细节。内侧颞叶萎缩与认知和疾病的进展相关性良好，特别是海马萎缩与AD尸检结果中海马神经元丢失和神经原纤维缠结（neurofibrillary tangles，NFTs）密切相关。MCI患者海马体积缩小10%～15%，轻度和中度AD患者海马体积萎缩分别达到15%～30%和30%～40%。但脑萎缩并非AD的特征性表现，且在较晚病程中出现。

**1. 磁共振波谱成像** 磁共振波谱成像（magnetic resonance spectrum，MRS）可研究与神经元病变相关的细胞分子改变。最常用的两种单体素MRS成像序列是点分辨表面线圈波谱（point-resolved surface coil spectroscopy sequence，PRESS）和激励回波采集方式（stimulated-echo method，STEAM）（图2-2-4-3）。最常用于AD患者大脑MRS研究的代谢物是N-乙酰天冬氨酸盐（N-Acetyl-L-aspartic acid，NAA）、胆碱（choline，Cho）和肌酐（creatinine，Cr），分别与神经功能、细胞膜运动和能量消耗有关（图2-2-4-4）。

NAA由神经元线粒体内的天冬氨酸和乙酰辅酶A合成后生成，在中枢神经系统中见于神经元、轴突和树突内，因此NAA通常被认为是"神经标记物"，能够反映神经元的密度和活性。总NAA的峰值位于

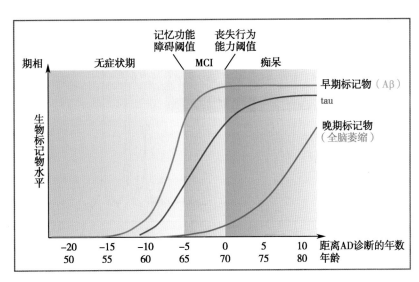

**图2-2-4-1 AD神经化学分期模式图**

Aβ作为阿尔茨海默病的早期标记物，在无症状期便已开始沉积

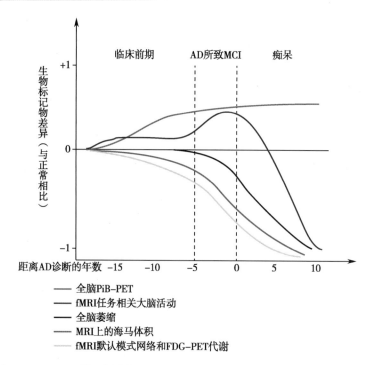

图 2-2-4-2　不同神经影像标记物及其在 AD 疾病进展中预测价值的假设模型

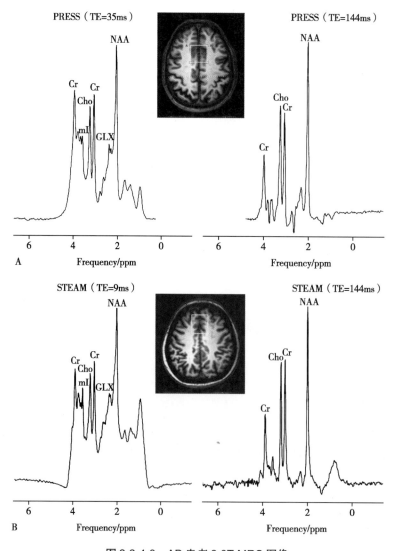

图 2-2-4-3　AD 患者 3.0T MRS 图像

A. PRESS 序列应用于 71 岁男性；B. STEAM 序列应用于 57 岁男性，白色方框代表
感兴趣体素（3cm×3cm×3cm）在中央额叶区域的位置，STEAM 的信噪比较低

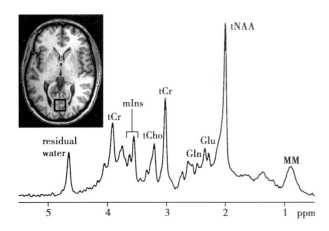

图 2-2-4-4　由位于健康个体枕叶的感兴趣体素区域内获得的 3.0T ¹H MRS 图像（2cm×2cm×2cm，轴位 $T_1$ 加权像）
tNAA = 总乙酰天冬氨酸盐，tCr = 总肌酐，tCho = 总胆碱，Glu = 谷氨酸，Gln = 谷氨酰胺，mIns = 肌醇，MM = 大分子

2.01ppm，健康成人脑内浓度为 10～12mmol/L，通常是波谱图上最高大的峰。与健康对照相比，NAA 水平下降是 AD 最常见的 MRS 异常。NAA/Cr 比值下降见于后扣带回、内侧颞叶、枕叶、顶叶及额叶。NAA 绝对浓度降低亦见于顶叶、枕叶、内侧颞叶、额顶叶及海马。NAA 水平下降与神经病理的严重程度相关，包括淀粉斑块、NFTs 和载脂蛋白 E（apolipoprotein E，Apo E）基因标记物，因此 NAA 水平下降可反映神经元减少或功能下降，或两者皆有。

总 Cr 包括 Cr 和磷酸化 Cr，是能量代谢产物，

峰值分别位于 3.01ppm 和 3.9ppm。总 Cr 常作为定量分析其他神经化学物质的"内参"，然而在正常大脑中，白质总 Cr 水平较灰质总 Cr 水平低，小脑总 Cr 水平较幕上区域高，因此在将总 Cr 作为内参时仍需谨慎。AD 时总 Cr 峰总体来说较为恒定，但 AD 患者也可出现枕叶总 Cr 水平降低和顶叶总 Cr 水平升高。由于 Cho 和 Cr 的水平相对恒定，NAA 与该两者之比可作为 AD 的生物标记物（图 2-2-4-5）。

其他代谢物在 AD 早期诊断中的价值也在研究之中。肌醇（mI）是一类包含了游离肌醇和磷酸肌醇的糖醇，具有 3.3ppm、3.5ppm 和 4.0ppm 等多个峰值，可通过短 TE 波谱（≤35ms）检测，而长 TE 波谱则通常不可见。由于 mI 在胶质细胞中含量较神经元多，故而常被认为是"胶质细胞标记物"，有望成为胶质细胞活动和神经炎症的标记物，也可作为解毒剂的标记物、渗透压调控子或细胞内信使。AD 时后扣带回、颞顶叶、顶叶白质和枕叶的 mI 水平升高，提示这些部位胶质细胞增多（图 2-2-4-6）。NAA/mI 比值可能提高检测 AD 代谢改变的敏感性，有助于 MRS 更准确地区分 AD 患者和健康老年人（图 2-2-4-7）。

谷氨酸 / 谷氨酰胺结构复杂，因此难以区分其峰值，常被统一为 Glx 进行观测。谷氨酸是脑内主要的兴奋性神经递质，谷氨酰胺则主要在星形细胞内参与解毒过程和调控其前体谷氨酸，可用于评估

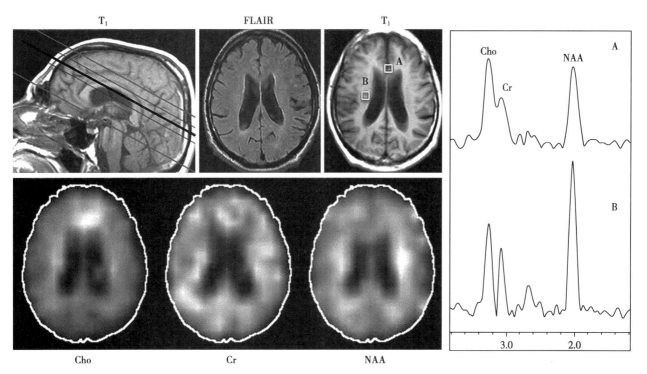

图 2-2-4-5　确诊 MCI 患者的 MRS
A、B 分别显示前扣带回和皮质脊髓束的 Cho、Cr 和 NAA 的相对峰值。在前扣带回 NAA 分布弥散并稍降低，Cho 稍增高

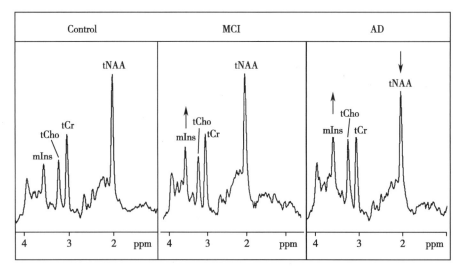

图 2-2-4-6　AD 不同病理和临床阶段的 1.5T $^1$H MRS（ Control：对照组，MCI：轻度认知功能障碍，AD：阿尔茨海默病 ）

mIns 升高可作为 MCI 患者发生后续神经退行性变的早期标记物。总 NAA 持续下降，mIns 在 AD 患者中进一步升高。

tNAA＝总乙酰天冬氨酸盐，tCr＝总肌酐，tCho＝总胆碱，mIns＝肌醇

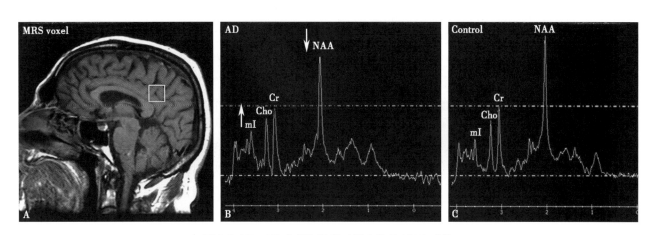

图 2-2-4-7　AD 患者和健康对照个体的 MRS 成像

A. $^1$H MRS 体素置于矢状位 T$_1$ 加权像上，覆盖左右大脑半球后扣带回和楔前叶前部；B、C. 分别为 AD 患者和健康对照，AD 患者 NAA/Cr 比值和 NAA/mI 比值较健康对照低，mI/Cr 比值较健康对照高。NAA＝乙酰天冬氨酸盐，Cr＝肌酐，Cho＝胆碱，mI＝肌醇

神经递质的调控，在脑内 MRS 中能反映细胞内空间。AD 患者后扣带回和顶枕叶白质的 Glx 较健康对照降低。

　　GABA 是脑内主要的抑制性神经递质，GABA 的共振峰和总 Cr、谷氨酸、总 NAA 和大分子重叠，采用传统 MRS 方法很难测定 GABA 水平。另外，正常脑内 GABA 浓度通常较低（1.3~1.9mmol/kg），采用波谱编辑法消除更大峰对 GABA 峰的覆盖，可以提高 MRS 检测 GABA 的可靠度。乳酸可用于监测无氧代谢，对缺氧和缺血进行预示。

　　MRS 对于鉴别 AD 和皮层下缺血性血管性痴呆具有一定价值。相比血管性痴呆，AD 患者 mI/ 总 Cr 比值较高，总 NAA/ 总 Cr 比值较低。MMSE 评分与总 NAA/mI 比值、总 NAA/ 总 Cr 比值显著相关，但皮层下缺血性血管性痴呆则不具有类似相关性。AD 和 FTLD 患者后扣带回的总 NAA/ 总 Cr 比值均下降，但 AD 患者的下降主要见于疾病后期，而 FTLD 患者的下降出现较早。DLB 患者后扣带回的总 NAA/ 总 Cr 比值较 AD 患者高。MRS 还能够鉴别 AD 和 MCI，左侧枕叶皮质的总 NAA/ 总 Cr 比值具有最强的提示作用，但 MRS 不能区分引起 MCI 的疾病类型（如神经退行性变、血管性或心境障碍）。

　　在疗效评价方面，用多奈哌齐治疗的 AD 患者较对照组总 NAA/ 总 Cr 更高，mI/ 总 Cr 则在治疗后均降低。采用加兰他敏治疗 4 个月后，右侧海马谷氨酸水平和谷氨酸 / 总 Cr 比值有所升高，这些变化也和患者的认知改善密切相关。

　　**2. 功能磁共振成像**　弥散加权成像（DWI）、表

观扩散系数图（apparent diffusion coefficient mapping, ADC mapping）和弥散张量成像（DTI）可用于分析颞叶、海马区和胼胝体的白质变化，尤其 DTI 能够评估海马区及其相关结构中由于神经元丢失和轴突退变引起的微结构及连接改变。磁化转移率（magnetization transfer ratio, MTR）降低反映了灰质中神经元丢失和胶质化、白质中脱髓鞘和轴索损伤等病理改变所致的组织同质性降低，因而磁化转移成像（magnetization transfer imaging, MTI）能够检测上述损伤。AD 患者白质和灰质的 MTR 均减低，并可见于非常轻度 AD 患者的海马区中。

AD 病理进展的终点是神经元丢失，这一过程由神经元功能障碍引起，可通过细胞代谢率评估，在脑区水平将血流灌注和耗氧量减少引起的代谢需求变化在体可视化。基于脑血流和脑血容量改变或血氧水平依赖（blood oxygenation level dependent, BOLD）效应，功能磁共振成像能够评估神经元活性和脑区连接，评估疾病的神经病理改变。对脑血流和脑血容量改变的评估需要静脉注射顺磁性对比剂如钆剂、超顺磁性氧化铁纳米颗粒，或运用 ASL（图 2-2-4-8）。BOLD 效应基于去氧血红蛋白的顺磁特性，神经元激活使脑血流在代谢需求的基础上增加，引起含氧血红蛋白升高和去氧血红蛋白相对下降，并致使 $T_2^*$ 加权像上信号相对升高。AD 患者海马和海马旁区、额叶和前额叶区域神经元活动较健康老年人下降，且默认模式网络协调活动减少。

**（二）PET 成像**

1. **代谢成像** $^{18}$F-FDG 是功能研究中最常用的 PET 示踪剂，用于评价大脑的葡萄糖代谢率，进而反映突触的密度和功能，已广泛应用于痴呆的诊断和鉴别诊断。$^{18}$F-FDG PET 显示，AD 患者大脑葡萄糖持续性摄取降低的特殊区域分布在颞顶叶、楔前叶、内侧颞叶、后扣带回皮质、海马，随着疾病进展可扩展至额叶皮质，运动和视觉皮质、小脑、纹状体和基底节区的摄取则保持正常。上述代谢降低在易感人群中通常先于临床症状和脑结构改变，因此 $^{18}$F-FDG PET 可作为 AD 的预后指标并辅助诊断 AD。葡萄糖代谢图可由经验丰富的阅片者目测分析并评估神经退行模式，也可通过量化 $^{18}$F-FDG 摄取，进一步提高诊断准确性和代谢降低模式的可读性。$^{18}$F-FDG 还能鉴别非 AD 引起的痴呆如 DLB 和 FTLD。以放射自显影获取的病理结果为参照，$^{18}$F-FDG 的枕叶

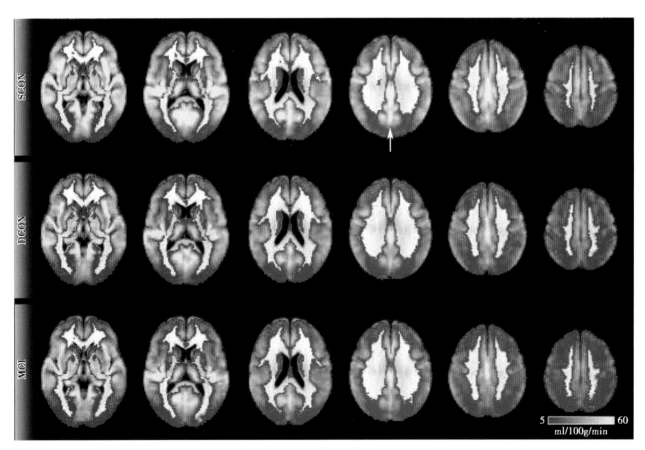

**图 2-2-4-8 分组平均 ASL 相关脑血流图**
与认知功能稳定组（SCON）相比，认知功能恶化组（DCON）和 MCI 组的基线灌注呈全脑下降，特别是在后扣带回区域（箭头）

皮层代谢对鉴别 DLB 和 AD 的敏感性和特异性分别达到了 90% 和 80%，鉴别 FTLD 和 AD 的敏感性和特异性分别为 97% 和 86%。此外，若未见典型的代谢降低模式则可能除外痴呆。

2. **病理标记物成像**　目前作为 AD 病理标记物的 PET 成像靶点主要有细胞外 Aβ 斑块和细胞内高磷酸化 tau 蛋白。

（1）靶向 Aβ 斑块的 PET 成像：以老年斑（senile plaque，SP）形式存在的细胞外不可溶性 Aβ 是 AD 的特征性病理表现之一。Aβ 斑块存在于所有 AD 病例的灰质中，从中等量到大量沉积不等，并在痴呆发生前许多年就开始进展。Aβ 肽由较大的跨细胞膜蛋白——淀粉前体蛋白（amyloid precursor protein，APP）剪切形成，尽管 APP 在中枢神经系统中的作用尚待研究，但目前可以明确 APP 通过淀粉源性途径和非淀粉源性途径被剪切为较小片段。α 分泌酶参与非淀粉源性途径，在 APP 的淀粉源性 Aβ$_{1～42}$ 序列内剪切，形成可溶性片段。淀粉源性途径涉及 β 和 γ 两种分泌酶，β 分泌酶首先将 APP 剪切为一个

可溶性片段和一个较大的膜结合片段，该较大片段为 C99，γ 分泌酶随后将 C99 剪切为 Aβ 肽和一个较小的膜结合片段，该较小片段为 C59。Aβ 肽一旦被释放至细胞外，就会经由一种或多种转运机制被血-脑屏障（blood-brain barrier，BBB）清除，其中最主要的转运机制是 P-糖蛋白。AD 患者淀粉负荷增高的来源之一可能是脑内 Aβ 肽清除减少。Aβ 肽被释放到细胞外，经过结构修饰获得 β 折叠结构和相应的 π-π 堆积，形成多种形式的聚合体，其中可溶性寡聚体具有神经毒性，并可逐步沉积为不可溶的大纤维。Aβ 沉积引发其他因子参与完成 AD 的临床/病理改变，特别是 Aβ 诱导的 tau 病理（图 2-2-4-9）。tau 是细胞内的微管相关蛋白，参与细胞骨架的形成，其高磷酸化后形成 NFTs，微管失去正常结构，神经元细胞骨架瓦解，导致突触和神经元丢失，此外神经炎症和吞噬功能失调又使 Aβ 蛋白清除下降，最终造成认知功能下降和记忆缺损。目前获得较多实验证据支持的淀粉级联反应假说认为，淀粉斑块沉积是导致 AD 病理级联反应的基础，Aβ 肽是始

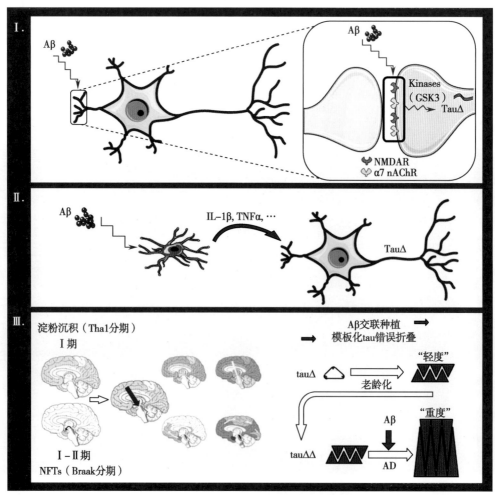

**图 2-2-4-9　Aβ 引起 tau 聚集的假设机制模式图**

动者，而 tau 蛋白是执行者，彼此之间相互作用，是引起后续 MCI 和痴呆的重要蛋白。尽管淀粉级联反应假说和淀粉沉积到底是原因还是仅为表象仍存争议，Aβ 斑块不会在 FTLD 或单纯血管性痴呆中出现，所有 AD 患者均表现出脑内淀粉负荷增高，因此能够检测和定量分析淀粉沉积的影像学方法对于确诊或除外 AD、与其他类型痴呆进行鉴别诊断以及早期诊断 AD 具有特殊意义。

多肽和抗体探针的研发将 PET 的应用范围从功能分析延伸到在体直接显像淀粉。许多分子探针本身是组织学染料的衍生物，如刚果红、硫黄素 S 和 T、吖啶橙、柯胺绿或其他二苯乙烯类分子。通过修饰硫黄素 T，第一个示踪淀粉的探针在匹兹堡大学由 Klunk 等合成，因此被命名为匹兹堡复合物 B（Pittsburgh compound，PiB）（图 2-2-4-10）。[11]C-PiB 可与 AD 的经典斑块（即神经炎症性斑块）结合，这些斑块往往分布于退行性神经炎症周围。对于具有典型神经病理病灶的 AD 患者行 [11]C-PiB 扫描并与病理结果对比后发现，存在 Aβ 聚集体的 AD 患者的额叶、顶叶和外侧颞叶皮质，以及纹状体的 [11]C-PiB 摄取率较没有 Aβ 聚集体的患者明显增高，并且病理证实具有高 Aβ 负荷的个体在 PET 成像中也显示出高 [11]C-PiB 摄取。

对 [18]F-FDG 和 [11]C-PiB 成像的结果进行比较，显示两者对早期认知功能受损的诊断准确性相似，但 [11]C-PiB 能更好地区分遗忘型 MCI 和非遗忘型 MCI，提示淀粉沉积在大脑代谢功能障碍出现之前就已发生。

[11]C-PiB 可在活体脑内结合 Aβ，但对经典斑块缺乏特异性，因为它还能与扩散分布的淀粉斑块结合，这些斑块也见于很大一部分非 AD 的正常老年人。此外，[11]C-PiB 还会与脑淀粉样血管病（cerebral amyloid angiopathy，CAA）的脑血管淀粉结合，主要分布于顶叶后部和枕叶皮质。故而 [11]C-PiB 更适合作为大脑淀粉样变的探针而非针对 AD 淀粉样病变。由于 [11]C 半衰期仅有 20 分钟，需在近旁备有回旋加速器以产生放射性核素标记，而半衰期为 110 分钟的 [18]F 则不受此限制，使放射性药物能够运输到多个 PET 中心，因而应用更为广泛。

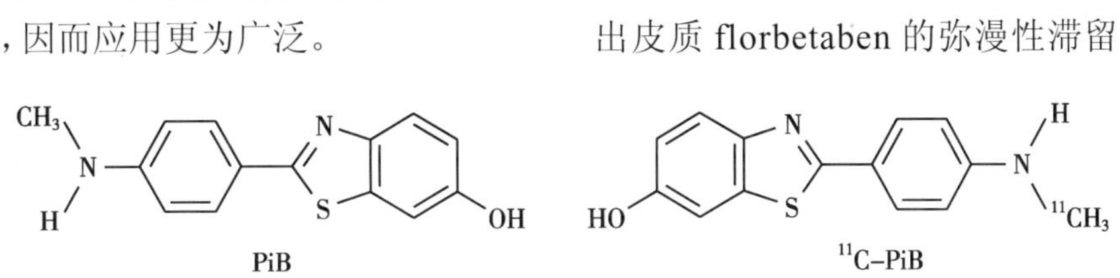

flutemetamol 是 PiB 的 3' 位氟代衍生物（图 2-2-4-11），与 PiB 的结合特性极为相似，注射后 90 分钟可进行扫描，扫描耗时仅 20 分钟，对 AD 诊断的敏感性和特异性分别达到 93.1% 和 93.3%。其成像特点之一是在脑桥和小脑白质区域密集分布，中央则可见与四脑室相关的区域分布减少。[18]F-flutemetamol 的大脑皮质摄取与脑组织活检所得 Aβ 水平高度相关，PET 图像上 [18]F-flutemetamol 的摄取率对脑内异常淀粉沉积具有高度特异性和中高度敏感性，单次注射剂量可被良好耐受。

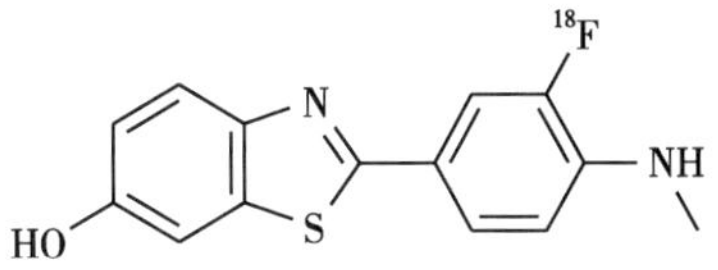

图 2-2-4-11　[18]F-flutemetamolde 的化学结构式

florbetaben（BAY-94-9172，AV-1）是二苯乙烯的衍生物（图 2-2-4-12），对纤维状淀粉具有高亲和性，抑制常数（inhibition constant，$K_i$）为 6.7nmol/L，能在体外结合 Aβ 纤维和 AD 脑组织匀浆。对 AD 患者尸检脑片行放射自显影显示 florbetaben 与 Aβ 斑块结合，免疫组织化学染色和神经纤维银染证实了上述结论，并发现 florbetaben 不与 AD、DLB 或 FTLD 患者脑内的 tau 或者 α- 核小体结合，对 Aβ 沉积具有较高的特异性（图 2-2-4-13）。

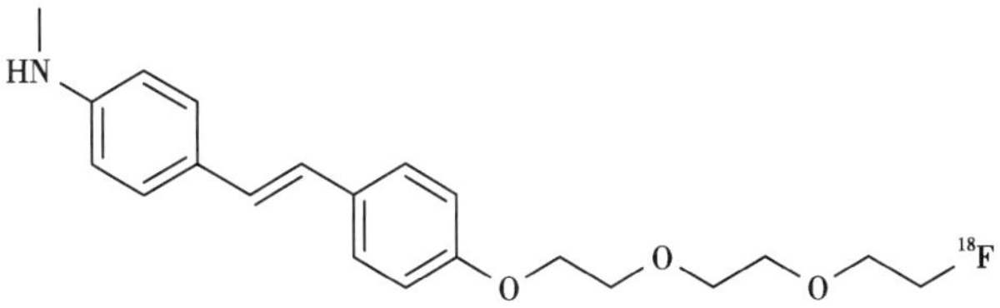

图 2-2-4-12　[18]F-florbetaben 的化学结构式

AD 患者的 florbetaben PET 成像发现额叶皮质、外侧颞叶、枕叶皮质和前、后扣带回，以及顶叶皮质信号显著升高，其诊断 AD 的效能与 [11]C-PiB 相似。AD 所致痴呆患者大脑 florbetaben PET 信号显著高于 DLB、FTLD、PD 所致痴呆和血管性痴呆患者，几乎所有 AD 痴呆患者和过半数 MCI 患者表现出皮质 florbetaben 的弥漫性滞留，而 DLB、FTLD

图 2-2-4-10　PiB 及 [11]C 标记后的 Aβ 放射性探针 [11]C-PiB 化学结构式

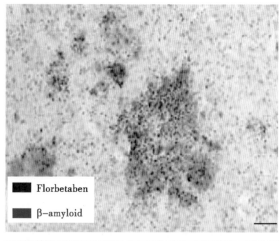

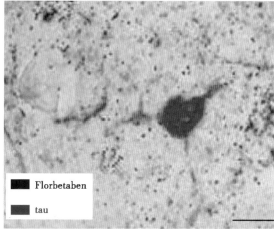

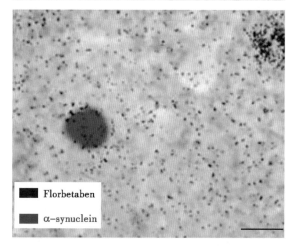

图 2-2-4-13 florbetaben 的放射自显影结果
florbetaben 仅与淀粉斑块特异性结合

和血管性痴呆患者中少见该种分布模式,PD 患者未见 florbetaben 滞留(图 2-2-4-14)。痴呆患者脑内 florbetaben 的结合与分布情况与尸检病理脑内 Aβ 结果和 ¹¹C-PiB PET 成像结果一致(图 2-2-4-15),提示 florbetaben PET 可用于痴呆的鉴别诊断。

florbetaben 的 PET 扫描时长具有弹性,静注药物 90 分钟后,扫描 5 分钟、10 分钟、20 分钟的图像质量和鉴别诊断效能并无明显区别(图 2-2-4-16)。florbetaben 推荐的安全且耐受的辐射剂量为 300%MBq±20%MBq,相应探针的最大单次注射剂量为 55μg。作为一种 PET 探针,florbetaben 未见药效动力学或药理学药物作用引起的组织器官毒性或耐受缺陷,florbetaben PET 扫描后最常见的副作用为注射部位反应和注射部位疼痛,因此 florbetaben PET 具有较好的安全性。florbetaben 预测 MCI 进展为 AD 的潜能也得到证实,有研究评估了 florbetaben 对 MCI 个体是否最终进展为 AD 的预后判断能力的准确性,通过比较一定时间内半定量和视觉扫描评估、比对

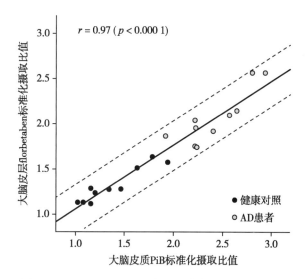

图 2-2-4-15 florbetaben 和 PiB 诊断 AD 的效能比较
AD 患者大脑皮层内 florbetaben 和 PiB 显著高于健康对照组,具有良好的相关性,两种放射性探针鉴别 AD 和健康对照的效能相近

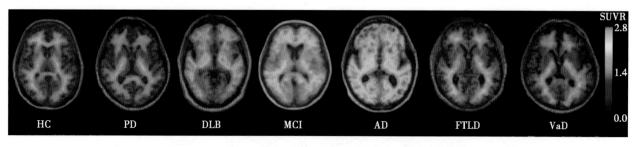

图 2-2-4-14 florbetaben 在不同疾病大脑中的典型滞留模式
HC = 健康对照,PD = 帕金森病,DLB = 路易体痴呆,MCI = 轻度认知障碍,AD = 阿尔茨海默病,FTLD = 额颞叶痴呆,VaD = 血管性痴呆

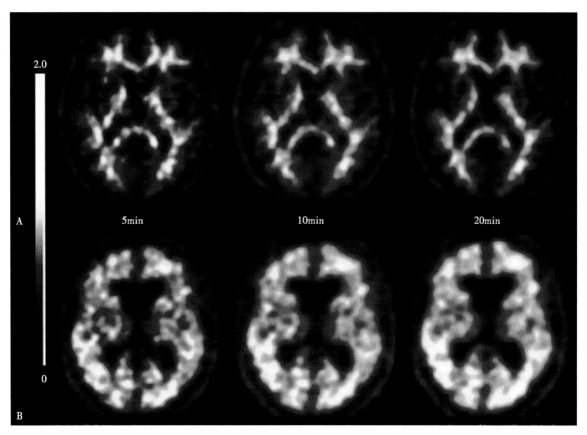

**图 2-2-4-16 一名 AD 患者(B)和一名健康对照个体(A)**

注射 florbetaben 后经过不同扫描时间的 PET 轴位图像。扫描时间从 20 分钟下降到 10 分钟或 5 分钟均未见图像质量或鉴别效能下降

Aβ、海马体积和记忆力,发现 florbetaben 的 Aβ 成像有助于准确鉴别前驱期 AD,并且随着神经退行性变的进展,是海马区萎缩而不是 Aβ 促进了记忆力下降,这与疾病早期的情况正相反。

$^{18}$F-AV-45(florbetapir)属于对二苯乙烯衍生物,与 florbetaben 同为氟代聚乙二醇化的药物(图 2-2-4-17),对 Aβ 斑块具有高亲和性和特异性,K$_i$为 3.1nmol/L,解离常数(dissociation constant,K$_d$)为 3.72nmol/L±0.30nmol/L。静脉注射后 10 分钟和 50 分钟即行 PET 扫描。florbetapir 累积于额叶、颞叶和楔前叶皮质,其分布与 Aβ 沉积部位相一致;枕叶皮质中探针的持续沉积则较少见,可能是枕叶中的淀粉沉积不定,且多出现在病程后期;健康对照的探针沉积极少,主要分布在白质区域。体外放射自显影显示 florbetapir 对 AD 大脑尸检切片的结合特异性较高,敏感性和特异性均达 95%,而正常对照的大脑切片未见类似结合。florbetapir 的诊断效能与 PiB 高度一致,虽然与 $^{11}$C-PiB 的高摄取部位重叠较少,但仍可区分正常对照和轻度 AD 患者。造成这一现象的可能原因是与皮质摄取相比,florbetapir 相对白质非特异性摄取较高。

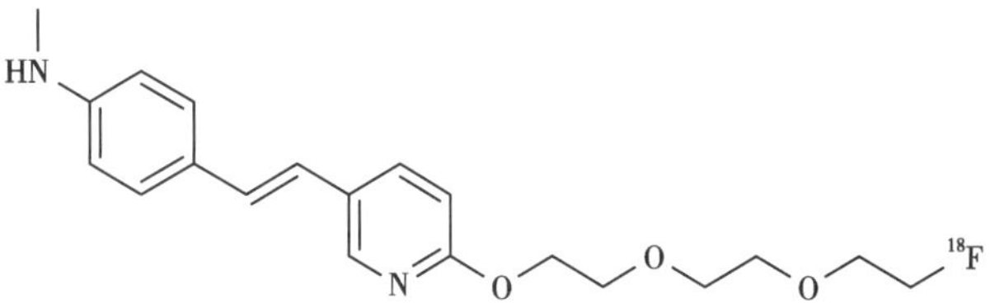

**图 2-2-4-17 lorbetapir 的化学结构式**

(2)靶向 tau 蛋白的 PET 成像:tau 蛋白由单个微管相关蛋白 *tau* 基因(染色体 17q21)编码生成,于 1975 年被发现。健康的神经元内富含微管,是细胞的支撑结构并引导能量供给。tau 蛋白与微管结合,促进其组装并增加其稳定性。人类脑内有 6 种 tau 蛋白亚型,分别是 τ3L、τ3S、τ3、τ4L、τ4S 和 τ4,其重复结构域数目各不相同,τ3L、τ3S、τ3 具有 3 个重复结构域,τ4L、τ4S、τ4 则有 4 个重复结构域。AD 时 tau 蛋白发生高磷酸化,高磷酸化状态下,重复结构域开始与 tau 蛋白的其他螺旋部分配对,形成配对螺旋纤维(paired helical fibers,PHFs)和缠结,导致微管解聚、神经元运输系统崩溃并形成极难溶的聚集体,这些改变被认为是破坏神经元交流和引起细胞死亡的原因。

AD 大脑的 PHFs 中 6 种 tau 亚型处于高磷酸化状态。与年龄匹配的健康大脑相比，AD 脑内的高磷酸化 tau 蛋白水平高出正常 4～8 倍。Heiko 和 Eva Braak 尸检 AD 患者，发现 NFTs、神经纤维和神经炎性斑块的皮层结构单元分布存在显著的个体差异。与淀粉斑块类似，从内嗅皮质到海马区到新皮质，AD 患者的神经原纤维缠结和神经纤维网线分布颇具特征：NFTs 最开始出现在内嗅区旁，随后波及内嗅皮质和海马，再蔓延至颞叶皮层和其他皮质区。尸检显示 NFTs 而非老年斑与痴呆和神经退行性变的严重度相关，提示 tau 聚集对神经退行性变的影响比 Aβ 聚集更为直接。

神经原纤维缠结一般位于胞内，神经元死亡后，仅存的神经原纤维缠结成为位于胞外的"幽灵缠结"。由于 AD 患者大量神经元死亡，所以 AD 患者脑内十分常见"幽灵缠结"，甚至可以早在临床前阶段发生。因此，识别并评估脑内 tau 严重程度有助于辅助 AD 诊断、区分 AD 的疾病进程，并评估抗 tau 治疗的效果。神经原纤维缠结通常被认为是 AD 相对特异的生物学标记物，但其他形式的 tau 聚集体异常也可见于不同类型的痴呆，如 Pick 病的 Pick 小体、进行性核上瘫（PSP）的球状缠结。

理想的 tau 蛋白 PET 探针对 PHFs 和磷酸化 tau 的选择性远高于 Aβ（疾病状态下脑内 Aβ 浓度较高），此外，还具有高度通透 BBB、代谢较低和对中枢神经系统中其他受体和组织（如脑白质）低靶向性等特征。目前已研发了多种针对 tau 蛋白的 PET 探针，并应用于临床研究，大多数探针与 tau 蛋白纤维的 β 折叠结合，这些探针对 tau 寡聚体敏感度较低。为了较好显示 AD 患者脑内的 NFTs，探针应对 PHFs 和 tau 具有高亲和力。采用合成的 tau 纤维或人脑匀浆，通过蛋白 - 配体结合试验定量分析探针亲和性，这种运用合成蛋白纤维的试验广泛用于筛选结合蛋白的配体。然而，由于合成的纤维并不能完全模拟自然形成的 tau 沉积，因此解读通过合成纤维所测得的数值时应更为谨慎。采用人脑样本的试验对于评价蛋白 - 配体反应较采用合成纤维更可靠，已被用于评价结合淀粉的 PET 探针。大多数靶向淀粉的 PET 探针显示出对 AD 大脑匀浆的高亲和性（$K_d$ 或 $K_i < 20nmol/L$）。tau 的 PET 探针也需在 AD 大脑内富含 NFTs 的区域如内嗅皮质、海马和颞叶具有类似的亲和性。在 AD 大脑的新皮质中，tau 浓度比 Aβ 低 5～20 倍，因此 tau 探针应该对 tau 的选择性远高于 Aβ。仿真研究显示 tau 探针对 PHFs

tau 的选择性要比对 Aβ 高 20～50 倍才能较好地进行 PHFs tau 的在体选择性成像。评估放射性配体结合选择性的最可靠方法是对人脑切片行放射自显影，因为配体和 tau 纤维的结合可在 nmol/L 级配体浓度下被直接检测。如果配体自带荧光，配体结合情况就能在显微镜下观测。然而这一方法大多需要 mmol/L 级的配体浓度，远高于脑内放射性探针浓度。靶向 β 折叠结构的淀粉荧光 PET 探针趋向于在白质中和 AD 皮质中积累，可能是因为髓鞘也含有 β 折叠结构。研发 tau 的 PET 探针时，类似的非特异性白质结合应被控制在最少水平。

除了结合特性外，放射性探针也应具有高 BBB 通透性。理想的放射性探针应快速进入脑内，与其靶点选择性结合且不产生具有放射性的代谢产物。大多数成功的靶向性 PET 探针在小鼠接受药物静脉注射后 2 分钟内的初始大脑摄取就超过了注射剂量的 4%。脂溶性是 BBB 通透性的最重要决定因素之一。理想状态下，一个放射性探针的水油分配系数（LogP）值应在 0.9 和 2.5 之间。此外放射性探针还应能从背景和非靶向区域迅速清除，因为进行 PET 扫描时，放射性探针的低清除率会延长其到达长期平衡的时间。

迄今已研发了多种针对 tau 的放射性探针（图 2-2-4-18），但并非所有探针都具有理想的对 tau 缠结的特异性亲和力。

[18]F-FDDNP 是第一个应用于人体的 tau 探针，比较同一 AD 患者 [11]C-PiB 和 [18]F-FDDNP 的成像可见内侧颞叶皮质几乎没有 [11]C-PiB 滞留，但 [18]F-FDDNP 滞留很多，与 [18]F-FDDNP 同 NFTs 的结合相符。但 [18]F-FDDNP 的摄取在 AD 患者脑中富含淀粉的皮质区域也会上升，会非选择性地结合淀粉斑块和 NFTs，且对 tau 沉积的敏感性更低，因此这一探针作为 tau 的生物标记物在应用时仍有一定限制。

[11]C-PBB3 能够检测 AD 中的 tau 沉积和非 AD 的 tau 病理，包括 PSP 和皮质基底节变性。在 PET 临床研究中，该探针具有足够的放射性和高质量，并能够明确地鉴别 AD 和健康对照个体。AD 患者海马区的 [11]C-PBB3 滞留证实了该探针对 NFTs 的结合能力。

[18]F-T807 和 [18]F-T808 是针对 AD 和以 tau 病理为特征的相关神经退行性疾病中 tau 聚集体在体 PET 成像的探针，对 tau 蛋白聚集体具有高度选择性结合和亲和力。这两种探针均能以 nmol/L 级的亲和性与 AD 大脑切片上的 PHFs tau 选择性结合，且几乎不与

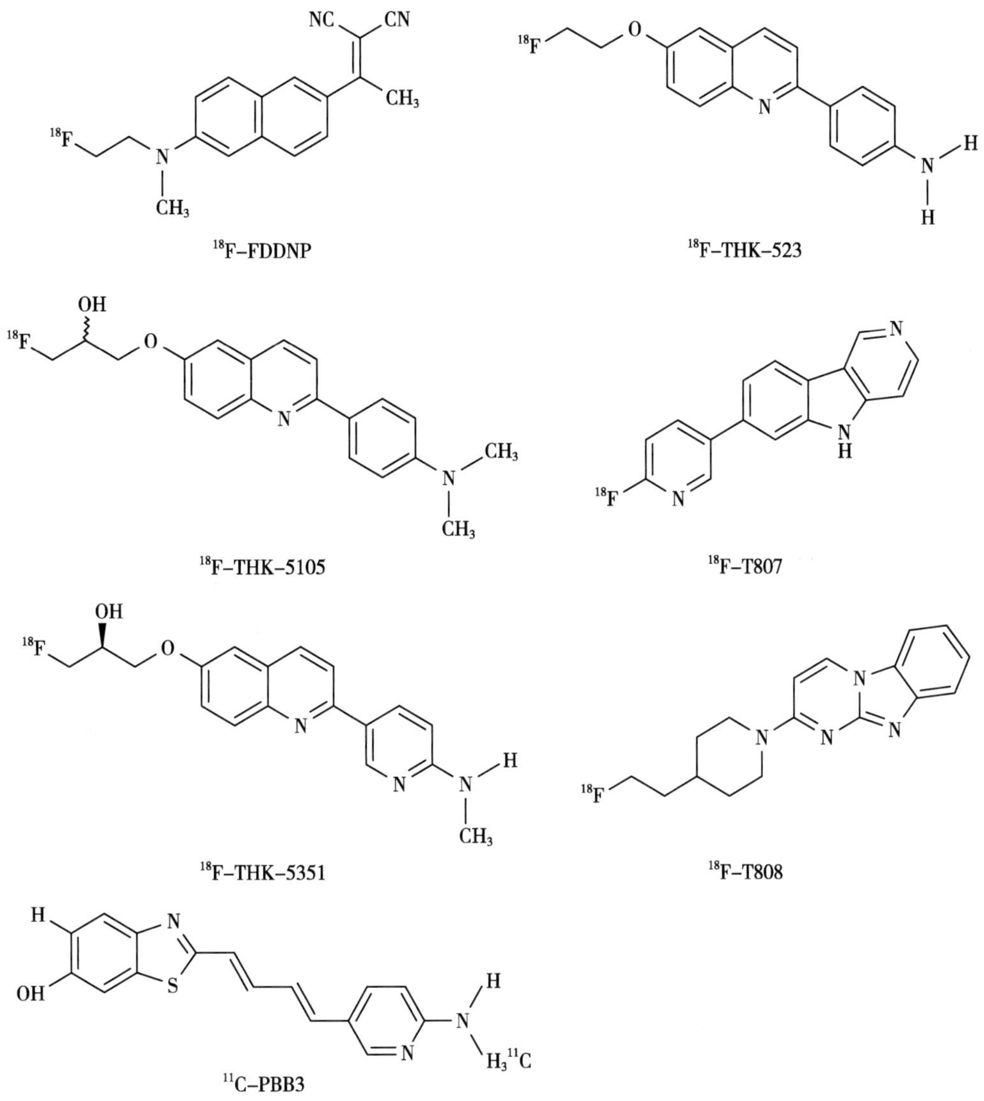

图 2-2-4-18　部分针对 tau 蛋白的放射性探针化学结构式

淀粉斑块结合。$^{18}$F-T807 在 AD 大脑切片放射自显影中解离常数为 15nmol/L，纯化的 PHFs 态 tau 中解离常数为 0.7nmol/L，并能够相对保留离体人脑中的正常单分子 tau 蛋白。将 $^{18}$F-T807 应用于人体的 PET 研究成功验证了 $^{18}$F-T807 会在 AD 脑内富含 PHFs tau 的区域滞留。另一项临床前研究显示 tau 缠结负荷显著或 tau 与 Aβ 沉积共存的大脑（"富 tau"大脑）灰质对 $^{18}$F-T807 摄取升高，健康对照和以 Aβ 沉积为主的大脑（"乏 tau"大脑）则未见类似表现。该结果提示 $^{18}$F-T807 选择性结合 PHFs，对 Aβ 沉积的亲和力低至几乎没有。AD 大脑灰质中 $^{18}$F-T807 对 tau 和 Aβ 结合的差异高达 29 倍。此外，$^{18}$F-T807 滞留和升高与疾病严重度相关。严重的 AD 病例比 MCI 和轻度 AD 病例的脑内 $^{18}$F-T807 滞留多且广泛。与大多数 $^{18}$F 标记的淀粉 PET 探针不同，$^{18}$F-T807 的白质非特异性摄取极低，提高了脑内的灰 - 白质对比度。

$^{18}$F-T807 通过静脉注射，单次注射剂量最高为 10mCi（370MBq），对人体总共产生 8.92mSv 的放射剂量，110 分钟后由于正电子发射，$^{18}$F 衰变为 $^{18}$O。$^{18}$F-T807 在健康对照个体的大脑中未见明显分布，仅在大脑背景活动时表现出弥散分布，而高度怀疑 AD 的患者大脑灰质内则出现 $^{18}$F-T807 摄取的特征性区域分布。另一项分析则提示较差的记忆力与内嗅皮质中 $^{18}$F-T807 与 tau 较多的结合相关。

将 $^{18}$F-T808 应用于人体的 PET 研究显示它比 $^{18}$F-T807 在脑内分布更快、在正常脑组织的清除率更高。在 11 例 AD 样本中，大多数病例富含 PHFs tau 的区域 $^{18}$F-T808 滞留增多，但在一些病例中观察到了明显的脱氟作用。

对 2 000 余个小分子进行筛选后，新型喹啉衍生物作为 tau 的 PET 探针脱颖而出。三种 $^{18}$F 标记的衍生物 THK-523、THK-5105 和 THK-5117 在 AD

大脑切片的体外放射自显影研究中对 tau 蛋白的选择性结合能力远高于对 Aβ。THK-523 的在体成像无法清晰显示脑内 tau 沉积，且在 AD 患者脑内的摄取模式并不能区分 AD 与健康对照。来自同一家族的探针 ¹⁸F-THK-5105 的预实验数据显示这个探针可选择性结合 AD 患者脑内病理状态下呈 PHFs 的 tau 沉积，并能鉴别 AD 大脑和健康对照。AD 患者对 ¹⁸F-THK-5105 的高滞留部位见于颞叶皮质，相比于小脑，该部位通常被认为是 AD 人群具有高密度神经原纤维缠结的区域，而健康对照个体的颞下回摄取与小脑类似。上述研究中未见 THK-5105 的毒性反应并且观察到该药物迅速进入灰质区域。近期研发的 THK-5117 较 THK-5105 的信号 - 背景比更高、药代动力学更好。¹⁸F-THK-5105 和 ¹⁸F-THK-5117 的滞留与痴呆的临床严重度和脑萎缩程度相关（图 2-2-4-19），与尸检中对 tau 病理和痴呆严重程度、神经元丢失相关性的分析结果一致。

tau 病理与年龄呈现强相关性，并且常见于迟发型阿尔茨海默病患者。这类患者有一部分被病理诊断为神经原纤维缠结型阿尔茨海默病或嗜银颗粒痴呆。由于淀粉 PET 扫描在这些 tau 相关疾病中结果为阴性，tau PET 可能有助于这些疾病的生前诊断并与 AD 进行鉴别。

## 二、帕金森病的分子影像研究

帕金森病（PD）是仅次于 AD 的最常见的进行性神经退行性疾病，发病较晚，在 60 岁以下人群中发病率为 0.3%，60 岁以上人群中发病率为 1%。PD 不可治愈，且会渐进性剥夺个体对运动的控制。

PD 的诊断通常是临床诊断，必要时行活检以确诊。目前尚无确认有效的诊断性生物标记物，而用于临床诊断 PD 的主要是决定性运动症状（即震颤麻痹），同样见于其他疾病，但并非所有这些临床症状看起来相似的疾病都存在神经退行性变。在特发性 PD 中，这些主要症状包括静止性震颤、强直、运动迟缓和姿势不稳定，往往见于退行性变程度较为严重时。目前认为 PD 不仅是一种复杂的运动障碍，还是一项系统性疾病，因其非运动黑质外症状通常先于临床运动体征的出现，如嗅觉和自主神经功能障碍、睡眠和认知功能障碍。它们在大多数 PD 病例中出现，提示它们可作为 PD 的临床前标记物（图 2-2-4-20）。疾病早期不出现运动症状可能是由于"神经元保留"活跃的代偿机制，如存活的多巴胺能神经元生长侧支轴突。若临床诊断 PD 经验不足，PD 早期时执业医师的误诊率可高达 25%。

传统意义上，PD 被认为是一种以退行性变和

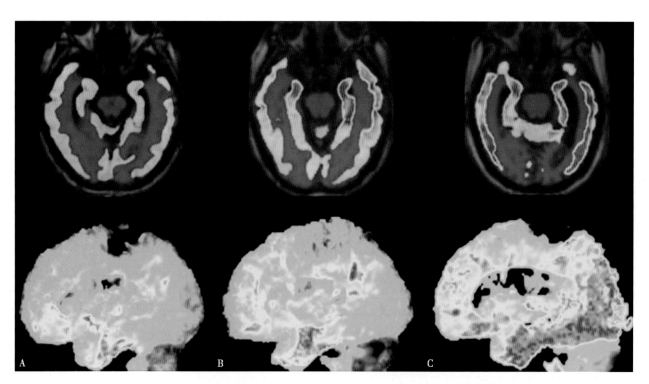

**图 2-2-4-19　¹⁸F-THK-5117 在轻、中、重度 AD 患者脑内滞留的分布模式**

A. 轻度 AD 患者脑内 ¹⁸F-THK-5117 的特异性结合分布局限于颞叶中央、前部和下部。B. 中度 AD 患者还出现了联合区的 ¹⁸F-THK-5117 滞留。C. 重度 AD 患者 ¹⁸F-THK-5117 的皮质滞留更多且分布更广泛

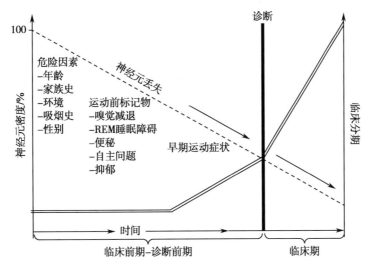

图 2-2-4-20　出现运动症状和进行临床诊断前与神经元丢失相关的因素和运动前标记物模式图

黑质纹状体通路中多巴胺能神经元丢失、路易小体出现为病理特征的特发性或散发性疾病，近年来疾病晚期和早期的非多巴胺能功能异常获得了更多关注。Braak 及其团队基于对突触核蛋白免疫活性的分析提出假说，即 PD 始于嗅器和脑干下部，黑质在病程进展至脑干上部时才受累。嗅束和脑干下部核团的早期受累可能解释嗅觉减退、便秘、抑郁和快速眼动睡眠行为障碍（REM sleep behavior disorder）的出现早于 PD 运动症状数年至数十年。然而尽管其他研究为这一假说提供了部分证据，该假说仍存在争议，因其病理基础为路易小体病理而非神经元细胞计数。

**（一）MR 成像**

引起 PD 主要症状的病理部位是黑质致密部腹外侧层，因此传统的结构性成像研究如 X 线、CT 和 MRI 效果欠佳。MRI 技术的进步显示出巨大的希望。PD 患者黑质尾部的部分各向异性（FA）下降，额叶、胼胝体膝部和上纵束的 FA 也出现异常。与之相似，传统的脑结构研究对于鉴别 PD 和其他非典型性帕金森综合征如多系统萎缩（MSA）或进行性核上瘫（PSP）能力有限，DWI 表现出相当可观的前景，但并未应用于常规临床实践中。Sabatini 等运用 fMRI 对 PD 患者进行研究发现，与健康对照个体相比，PD 患者下部运动辅助区（supplementary motor area，SMA）和右腹侧前额叶皮质 fMRI 信号相对下降。

MRS 是一种可用于无创性评估低分子量化学物质浓度的影像学方法，能够在体研究不同原子核，包括 ${}^{1}$H、${}^{31}$P、${}^{13}$C、${}^{15}$N、${}^{19}$F 和 ${}^{23}$Na。现今在神经波谱研究中应用的是 ${}^{1}$H，能够提供神经元、髓鞘、能量代谢和其他代谢活跃的化合物的标记物信息。${}^{1}$H MRS 可运用于评价 PD 患者和健康对照个体中涉及运动功能障碍的皮质基底节结构的代谢状态改变，基底节区可见异常 ${}^{1}$H MRS 波谱。PD 患者豆状核 NAA/Cho 比值显著下降；在仅有单侧症状的 AD 患者中，对侧黑质 NAA/Cr 比值较患侧非对称性下降。然而也有研究报道 PD 时前额叶皮质总 Cr 水平明显上升，但黑质中 NAA 和 Cho 水平没有改变。其他研究报道皮质结构中亦有代谢改变，颞顶叶皮质 NAA 和 Cho 水平下降，运动皮质、后扣带回皮质和前辅助运动区 NAA 水平下降。与健康对照个体相比，PD 患者嘴侧黑质区域 NAA/Cr 和 mI/Cr 比值下降，尾侧黑质内上述比值则升高。对全脑行 MRS 发现 PD 患者双侧颞叶灰质的 NAA/Cr 和 Cho/Cr 下降。

通过高磁场强度 ${}^{1}$H MRS 也可检测和定量谷氨酸（glutamic acid，Glu）和 GABA，1.5T MRS 研究无法反映这两种代谢产物在 PD 中的异常。3.0T MRS 研究发现后扣带回 Glu 水平下降，但不会发生在豆状核。皮质 Glu 水平降低在 PD 动物模型中得到证实，病灶同侧的初级运动皮质 Glu 水平下降。在一项场强为 4T 的 MRS 研究中，比较 10 个 PD 患者与配对的对照组，发现 PD 患者黑质中 Glu、NAA 和谷胱甘肽水平下降、Cho 水平上升。这些作者还报道称黑质的 GABA/Glu 比值比大脑皮质高 4 倍。7T MRS 研究报道轻度至中度 PD 患者脑桥和壳核的 GABA 浓度较健康对照个体明显升高。上述研究与在动物模型中发现的纹状体 GABA 水平升高的结果一致。

神经化学物质水平的明显变化可能为阐释 PD 病理生理机制提供新的依据。所有 PD 患者均被检测到全脑结构 NAA 下降，反映了累及皮质基底节 -

丘脑皮质网络的广泛神经元退行性变和代谢功能障碍。由于 NAA 是以能量依赖的形式在神经元线粒体内被合成，其在 PD 的下降能够证实一种假说，即复合体 I 缺陷所导致的线粒体电子传递链功能障碍是 PD 发病机制中的初级或次级事件。尽管 NAA 水平下降也可见于其他神经退行性疾病，但上述发现提示 PD 时线粒体代谢系统功能障碍可能导致神经元变性（图 2-2-4-21）。Bowen 等的研究同样支持 PD 线粒体功能障碍，其报道称 PD 患者枕叶乳酸水平增高，这种代谢产物堆积往往见于与线粒体有氧代谢不足相关的疾病。

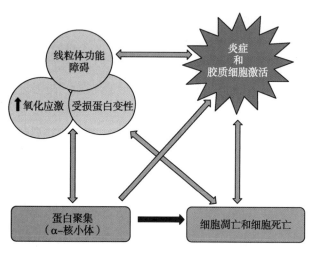

图 2-2-4-21　线粒体功能障碍参与的 PD 发病机制假说模式图

### （二）PET 成像

由于黑质神经元丢失至少 30%～50%、纹状体多巴胺水平降低近 80% 才会出现 PD 症状，因此为识别黑质退行性变，采用 PET 和 SPECT 行分子影像学检查仍然是检测多巴胺能功能异常的最敏感方法（图 2-2-4-22）。利用 PET 和其他神经成像技术在体可视化检测黑质纹状体多巴胺能通路，是其在 PD 研究中最基础的用途。

1. **多巴胺能神经递质 PET 显像**　检测 PD 患者纹状体内多巴胺不足的敏感性和特异性很高，通常采用 $^{18}F$- 多巴定量分析突触前末梢内多巴胺的合成和储存情况，评估突触前多巴胺转运体（dopamine transporter，DAT）或囊泡样单胺转运体 2（vesicular monoamine transporter-2，VMAT2）的活性。

纹状体多巴胺能不足与 PD 运动症状严重程度的关系已较为明确，$^{18}F$-DOPA 是末梢多巴脱羧酶活性和多巴胺更新的标记物。静脉注射 $^{18}F$-DOPA 后，多巴胺的脱羧代谢物 $^{18}F$- 氟代多巴胺被限制在黑质纹状体多巴胺神经元末梢内。纹状体与小脑摄取比降低提示黑质纹状体变性（图 2-2-4-23）。$^{18}F$-DOPA PET 显示后壳核多巴胺能末梢功能降低 20%～43% 时出现 PD 临床症状。

纹状体多巴胺能神经末梢表达细胞膜 DAT 和 VMAT2，因此两者可作为黑质纹状体投射完整性的特异性标记物（图 2-2-4-24）。采用 6-$^{18}F$-L- 氟代多巴胺（fluorodopa，FD，$^{18}F$-DOPA 的脱羧代谢产物）、6-$^{18}F$-m- 酪氨酸（6-$^{18}F$-m-tyrosine，FMT）对 VMAT2、DAT 或 L- 芳香氨基酸脱羧酶（L-aromatic amino acid decarboxylase，L-AAAD）进行成像，均能评估突触前多巴胺能终末的功能。PD 早期，脱羧酶水平因代偿机制被上调，而纹状体中的 DAT 则下调，可能提示放射性标记的 DAT 在早期检测 PD 时比 $^{18}F$-DOPA 更敏感。上述方法均显示 PD 中探针摄取明显下降，这种异常是非对称性的，与黑质中神经元丢失的典型模式和多巴胺消耗的相关分布一致。探针摄取呈梯度分布，后侧和背侧纹状体降低最多。尽管这是 PD 的典型模式，但也可见于多系统萎缩（MSA）和与小脑萎缩相关的震颤麻痹，因此不足以肯定地鉴别 PD 和其他运动不能 - 强直综合征，除非

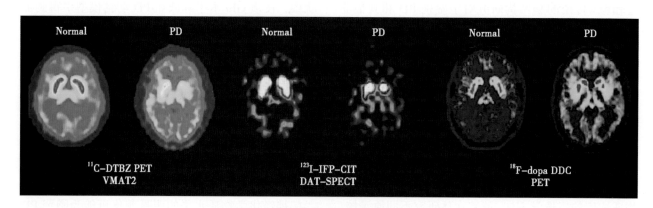

图 2-2-4-22　PD 多巴胺能功能障碍的分子成像

PET 和 SPECT 图像显示 PD 患者纹状体囊泡样单胺转运体 2（VMAT2）活性、多巴胺转运体（DAT）可用性和多巴脱羧酶活性较健康对照降低。Normal：正常对照

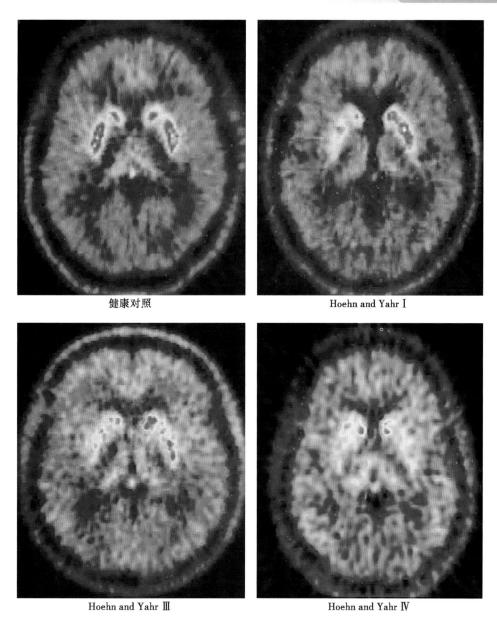

图 2-2-4-23 18F- 氟多巴在健康对照个体和三名处于不同 Hoehn 和 Yahr 分期的 PD 患者纹状体内的摄取情况

随着 PD 病情严重程度上升, 纹状体对 18F- 氟多巴的摄取逐渐减少

结合其他影像学方法综合考虑。由于 30%～50% 黑质多巴胺神经元丢失时 PD 症状才会出现, 尽管病变严格局限于单侧, 临床未受影响的纹状体已经出现了典型病损。

Hoehn 和 Yahr 评分与壳核和尾状核的 FD 摄取明显负相关。此外, 壳核 FD 摄取与统一帕金森病评定量表 (unified Parkinson disease rating scale, UPDRS) 的运动评分和特征性临床表现, 特别是运动迟缓和强直显著相关。尾状核、前壳核和后壳核对 DAT 配体 18F-FP-CIT 的摄取与 UPDRS 的总运动评分显著负相关。在非灵长类和人类的多种神经退行性疾病中, FD 摄取与黑质多巴胺能神经元计数密切相关。此外, FD 摄取与运动迟缓密切相关, 而运

动迟缓与 5- 羟色胺 (serotonin, 5-HT) 功能障碍相关性更大。然而, 当大多数研究着重揭示放射性核素成像检测到的和临床严重程度的关系时, 突触前多巴胺功能放射性探针的摄取 / 结合变化率与 PD 临床严重程度的变化率相关性并不确定。

18F-FDG PET 可用于评价大脑的局部葡萄糖代谢情况 (图 2-2-4-25), 对大脑代谢变化的分析已明确与运动迟缓和震颤相关的特定大脑网络。

2. 受体成像 腹侧纹状体主要表达 $D_1$ 和 $D_2$ 两种多巴胺受体, 分别参与基底节输出核团的直接通路 (黑质纹状体通路) 和间接通路 (苍白球纹状体通路)。因此, 刺激 $D_1$ 和 $D_2$ 受体, 来自直接和间接通路输出之间的平衡对动作控制十分重要。PD 多巴

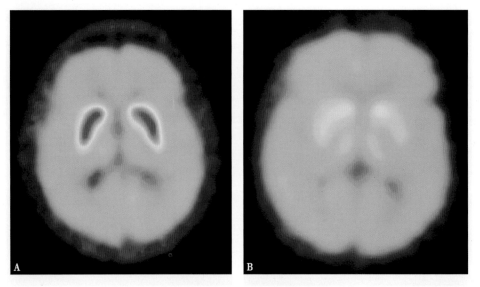

图 2-2-4-24  ¹¹C-DTBZ 在健康个体和 PD 个体脑内与囊泡单胺转运体 2（VMAT2）的结合情况

A. 健康个体可见纹状体内探针浓聚；B. PD 患者纹状体探针摄取降低，但这种降低是非对称性的，纹状体后部较前部受累更多

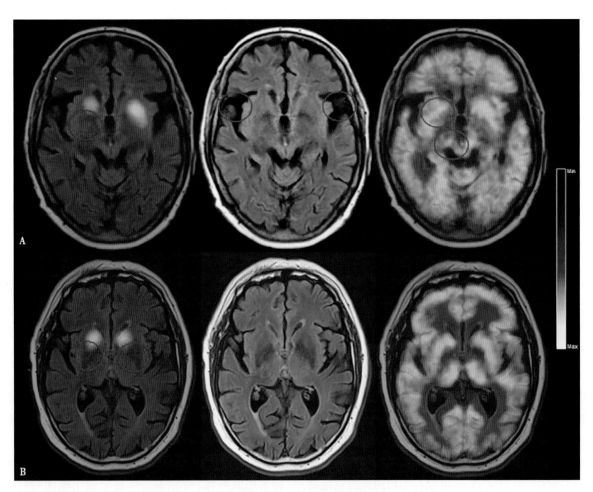

图 2-2-4-25  2 例帕金森综合征患者的颅脑 PET/MRI 图像

A. 非典型性帕金森综合征（进行性核上瘫）患者；B. PD 患者。左侧列 DAT 的 SPECT 图像显示两者均存在纹状体摄取缺失（红圈）。中间列 PET/MRI 的 FLAIR 序列图像显示仅患者 A 出现脑萎缩（红圈）。右侧列 PET/MRI 的 ¹⁸F-FDG-PET 图像显示仅患者 A 的纹状体和丘脑葡萄糖消耗减少

胺能神经元丢失导致直接通路兴奋性下降和间接通路的抑制性升高，进而增强黑质多巴胺能神经元的活性，引起运动反应下降和后续 PD 典型症状如运动迟缓和强直。

$^{11}$C-SCH23390 和 $^{11}$C-NNC112 是 $D_1$ 的拮抗剂，均不与内源性多巴胺竞争，Turianski 采用 $^{11}$C-SCH23390 PET 扫描，并未发现左旋多巴引起的动作障碍（L-dopa induced disorders，LIDs）的 PD 患者和未患有 LIDs 患者中 $D_1$ 结合情况有所不同，但发现壳核内该放射性配体与 $D_1$ 受体的结合情况与左旋多巴疗程负相关。由于 $D_1$ 受体放射性配体显示出对 $5-HT_{2A}$ 受体的高亲和性，缺乏可应用于人体的选择性 $D_1$ 配体，迄今为止对 $D_1$ 受体可用性的研究有限，因此需要研发更多选择性 $D_1$ 受体的放射性配体以充分评估 PD 患者纹状体和皮质的 $D_1$ 受体表达。

通常联合运用多巴胺拮抗剂（$^{11}$C-raclopide、$^{11}$C-NMSP、$^{18}$F-DMFP）和多巴胺激动剂放射性配体（$^{11}$C-NPA 和 $^{11}$C MNPA）进行 $D_2$ 受体 PET 成像。$^{11}$C-raclopide 脂溶性低，在细胞表面与 $D_2$ 受体结合，是应用最广泛的 $D_2$ 受体 PET 探针。然而，运用 $^{11}$C-raclopide PET 研究的结果并不一致，部分实验发现 PD 患者 $D_2$ 受体结合水平正常，另一些实验则发现 PD 患者纹状体 $D_2$ 受体结合水平高于健康对照。

$^{11}$C-WAY 100635 是 $5-HT_{1A}$ 受体的 PET 配体，用于评价系统在 PD 运动症状的发病机制中的作用。与健康对照相比，PD 患者低位脑干的 $^{11}$C-WAY 100635 结合平均下降 27%，可能反映 $5-HT_{1A}$ 受体可用性降低。低位脑干 $^{11}$C-WAY 100635 摄取减少与综合震颤评分相关良好，提示 5-HT 可能与 PD 静止性震颤的发病有关。

PET 研究提示 PD 认知功能下降与胆碱能系统严重变性密切相关。乙酰胆碱异构体 $^{11}$C-MP4A 和 $^{11}$C-PMP 被用于评价痴呆或无痴呆 PD 患者皮质的乙酰胆碱酯酶（acetylcholinesterase，AChE）活性。无痴呆 PD 患者大脑皮质内 $^{11}$C-MP4A 结合下降 11%，在痴呆 PD 患者中则下降 30%，痴呆 PD 患者顶叶 $^{11}$C-MP4A 摄取较无痴呆 PD 患者明显减少。采用 $^{11}$C-PMP PET，发现皮质 AChE 活性与工作记忆测试和注意力与执行力功能测试结果相关良好。上述研究提示应用 AchE 抑制剂可以改善 PD 痴呆患者的认知能力。

对于 PD 的运动症状，Bohnen 采用 $^{11}$C-PMP 研究 PD 患者运动症状与 AchE 系统功能的关系，PD 患者同时进行 $^{11}$C-DTBZ PET 成像以评价黑质纹状体多巴胺能功能。有跌倒和无跌倒病史的 PD 患者黑质纹状体内多巴胺能活动相似，但有跌倒病史患者丘脑内 AchE 活动明显低于对照和无跌倒病史的 PD 患者，这种丘脑胆碱能功能下降可能反映脚桥核的功能障碍 / 变性。上述发现提示胆碱能功能障碍和 PD 患者跌倒倾向之间存在一定联系，并有可能据此开发治疗 PD 运动症状的新策略。

（王培军　倪　炯　曾嘉齐）

## 参 考 文 献

1. 余东. CT 脑灌注成像临床诊断急性脑梗死价值评价与平扫 CT 值差值的测量价值. 中国 CT 和 MRI 杂志，2015，13（9）：39-41.

2. 王斌，周茜，姚振威，等. CT 灌注与 MR 灌注加权成像对烟雾病血管重建术疗效的评价. 中国计算机成像杂志，2015，21（1）：64-68.

3. 吴兴旺，刘斌，张家文，等. 小脑半球原发性绒毛膜上皮癌一例. 中华放射学杂志，2007，41（9）.

4. 张家文，冯晓源，刘斌，等. 64 层 CT 灌注成像血管表面通透性测定对胶质瘤分级的价值. 中国计算机成像杂志，2008，14：1-5.

5. 卢霞，王荣福. 神经核医学研究进展与发展方向. 标记免疫分析与临床，2010，17（3）：199-201.

6. 王荣福. 核医学神经受体显像. 国际放射医学核医学杂志，1998（2）：52-55.

7. 刘庆. PET-CT 临床应用进展：从代谢显像到分子影像. 中国医刊，2005，40（10）：33-36.

8. 李英华，关锋，林承赫. PET-CT 显像剂在神经系统疾病诊断中的应用进展. 脑卒中与神经疾病杂志，2010，27（8）：762-763.

9. 张慧玮，左传涛，许震生. PET 在神经精神疾病领域中的应用进展. 中国医疗器械信息，2013（10）：1-8.

10. 吉婷婷，余成新. 磁共振灌注加权成像在中枢神经系统中的应用. 临床神经病学杂志，2015，28（1）：77-79.

11. 赵斌. 磁共振灌注成像临床应用及进展. 磁共振成像，2014（S1）：46-50.

12. 肖冬玲，唐光才. 脑胶质瘤磁共振灌注成像的研究进展. 中国医学影像学杂志，2016，24（6）：474-476.

13. 任彦，庞浩鹏，谢骞，等. 胶质瘤磁共振 IVIM 与 DSC 灌注成像的相关性研究. 中国医学计算机成像杂志，2017，23（05）：490-494.

14. 任彦，姚振威，徐斌，等. 3D-pCASL 和 DCE-MRI 定量评价烟雾病侧支循环和血管通透性的初步应用. 临床放射学杂志，2016，35（01）：18-23.

15. 刘洋，戴真煜，陈飞，等. 磁共振 3D-pcASL 技术在超急性脑梗死缺血半暗带检测及预后判断中的应用. 医学影像学杂志，2018，28（08）：1242-1245.

16. 丁芳芳，袁涛，全冠民，等. 脑高级别胶质瘤 ASL 灌注成像研究进展. 国际医学放射学杂志，2014，37（04）：328-331.

17. 匡安仁，李林. 核医学. 2 版. 北京：高等教育出版社，2017.

18. 李少林，王荣福. 核医学. 8 版. 北京：人民卫生出版社，2013.

19. 余建明，曾永明. 医学影像检查技术学. 北京：人民卫生出版社，2016.

20. 于丽娟. PET/CT 诊断学. 北京：人民卫生出版社，2009

21. 吴拓，李春阳. 脑灌注成像技术的应用研究进展. 山东医药，2015，（47）：94-96，97.

22. Wasserman J，Perry J，Dowlatshahi D，et al. Stratified，urgent care for transient ischemic attack results in low stroke rates. Stroke，2010，41（11）：2601-2605.

23. Reid M，Famuyide AO，ForkertND，et al. Accuracy and Reliability of Multiphase CTA Perfusion for Identifying Ischemic Core. Clin Neuroradiol，2019，29（3）：543-552.

24. Wang J，Li Y，Zheng B，et al. Computed tomography perfusion imaging may predict cognitive impairment in patients with first-time anterior circulation transient ischemic attack. Int J Cardiovasc Imaging. 2016，32（4）：671-677.

25. Sasagawa A，Mikami T，Hirano T，et al. Characteristics of cerebral hemodynamics assessed by CT perfusion in moyamoya disease. J Clin Neurosci，2018，47：183-189.

26. Ahmad N，Shaukat A，Rehan A，et al. Diagnostic Accuracy of Perfusion Computed Tomography in Cerebral Glioma Grading. J Coll Physicians Surg Pak，2016，26（7）：562-565.

27. Yeung TP，Yartsev S，Bauman G，et al. The effect of scan duration on the measurement of perfusion parameters in CT perfusion studies of brain tumors. Acad Radiol，2013，20（1）：59-65.

28. Jain R，Griffith B，Alotaibi F，et al. Glioma Angiogenesis and Perfusion Imaging：Understanding the Relationship between Tumor Blood Volume and Leakiness with Increasing Glioma Grade. AJNR Am J Neuroradiol，2015，36（11）：2030-2035.

29. Dhermain F. Radiotherapy of high-grade gliomas：current standards and new concepts，innovations in imaginand radiotherapy，and new therapeutic approaches. Chin J Cancer，2014，33（1）：16-24.

30. Jones T，Rabiner EA. The development，past achievements，and future directions of brain PET. Journal of Cerebral Blood Flow & Metabolism Official Journal of the International Society of Cerebral Blood Flow & Metabolism，2012，32（7）：1426-1454.

31. Nabavizadeh SA，Nasrallah I，Dubroff J. Emerging PET/MRI applications in neuroradiology and neuroscience. Clinical and Translational Imaging，2017，5（2）：121-133.

32. Kläsner B，Buchmann N，Gempt J，et al. Early [18F]FET-PET in Gliomas after Surgical Resection：Comparison with MRI and Histopathology. PLoS One，2015，10（10）：e0141153

33. Youn YC，Jang JW，Han SH，et al. [11]C-PIB PET imaging reveals that amyloid deposition in cases with early-onset Alzheimer's disease in the absence of known mutations retains higher levels of PIB in the basal ganglia. Clin Interv Aging，2017，12：1041-1048.

34. Liu HB，Zhong Q，Wang W. Bilateral anterior capsulotomy for patients with refractory obsessive-compulsive disorder：A multicenter，long-term，follow-up study. Neurol India，2017，65（4）：770-776.

35. Goubran M，Bernhardt BC，Cantor-Rivera D，et al. In vivo MRI signatures of hippocampal subfield pathology in intractable epilepsy，Hum Brain Mapp，2016，37：1103-1119.

36. Zhan J，Lin TH，Libbey JE，et al. Diffusion basis spectrum and diffusion tensor imaging detect hippocampal inflammation and dendritic injury in a virus-induced mouse model of epilepsy. Front Neurosci，2018，12：77.

37. Li Y，Zhang W. Quantitative evaluation of diffusion tensor imaging for clinical management of glioma. Neurosurg Rev，2020，43（3）：881-891.

38. Qiu A，Mori S，Miller MI. Diffusion tensor imaging for understanding brain development in early life. Annu Rev Psychol，2015，66：853-876.

39. Ou X，Glasier CM，Ramakrishnaiah RH，et al. Gestational age at Birth and brain white matter development in term-born infants and children. AJNR Am J Neuroradiol，2017，38：2373-2379.

40. Adlard PA，Tran BA，Finkelstein DI，et al. A review of beta-amyloid neuroimaging in Alzheimer's disease. Front Neurosci，2014，8：327.

41. Chow N，Hwang KS，Hurtz S，et al. Comparing 3T and 1.5T MRI for mapping hippocampal atrophy in the Alzheimer's Disease Neuroimaging Initiative. AJNR Am J Neuroradiol，2015，36（4）：653-660.

42. Gao F，Barker PB. Various MRS application tools for

Alzheimer disease and mild cognitive impairment. AJNR Am J Neuroradiol, 2014, 35 (6 Suppl): S4-S11.

43. Ishii K. PET approaches for diagnosis of dementia. AJNR Am J Neuroradiol, 2014, 35 (11): 2030-2038.

44. James OG, Doraiswamy PM, Borges-Neto S. PET imaging of tau pathology in Alzheimer's disease and tauopathies. Front Neurol, 2015, 6: 38.

45. Kantarci K. Molecular imaging of Alzheimer disease pathology. AJNR Am J Neuroradiol, 2014, 35 (6 Suppl): S12-S17.

46. Kimura Y, Ichise M, Ito H, et al. PET quantification of tau pathology in human brain with $^{11}$C-PBB3. J Nucl Med, 2015, 56 (9): 1359-1365.

47. Mach RH. New targets for the development of PET tracers for imaging neurodegeneration in Alzheimer disease. J Nucl Med, 2014, 55 (8): 1221-1224.

48. Murray ME, Przybelski SA, Lesnick TG, et al. Early Alzheimer's disease neuropathology detected by proton MR spectroscopy. J Neurosci, 2014, 34 (49): 16247-16255.

49. Nasrallah IM, Wolk DA. Multimodality imaging of Alzheimer disease and other neurodegenerative dementias. J Nucl Med, 2014, 55 (12): 2003-2011.

50. Okamura N, Harada R, Furumoto S, et al. Tau PET imaging in Alzheimer's disease. Curr Neurol Neurosci Rep, 2014, 14 (11): 500.

51. Oz G, Alger JR, Barker PB, et al. Clinical proton MR spectroscopy in central nervous system disorders. Radiology, 2014, 270 (3): 658-679.

52. Perani D, Schillaci O, Padovani A, et al. A survey of FDG- and amyloid-PET imaging in dementia and GRADE analysis. Biomed Res Int, 2014, 2014: 785039.

53. Richards D, Sabbagh MN. Florbetaben for PET imaging of beta-amyloid plaques in the brain. Neurol Ther, 2014, 3 (2): 79-88.

54. Sabri O, Seibyl J, Rowe C, et al. Beta-amyloid imaging with florbetaben. Clin Transl Imaging, 2015, 3 (1): 13-26.

55. Stancu IC, Vasconcelos B, Terwel D, et al. Models of beta-amyloid induced Tau-pathology: the long and "folded" road to understand the mechanism. Mol Neurodegener, 2014, 9: 51.

56. Tan CC, Yu JT, Tan L. Biomarkers for preclinical Alzheimer's disease. J Alzheimers Dis, 2014, 42 (4): 1051-1069.

57. Villemagne VL, Dore V, Bourgeat P, et al. A beta-amyloid and tau imaging in dementia. Semin Nucl Med, 2017, 47 (1): 75-88.

58. Villemagne VL, Furumoto S, Fodero-Tavoletti MT, et al. In vivo evaluation of a novel tau imaging tracer for Alzheimer's disease. Eur J Nucl Med Mol Imaging, 2014, 41 (5): 816-826.

59. Watanabe H, Ono M, Saji H. Novel PET/SPECT probes for imaging of tau in Alzheimer's disease. Scientific World Journal, 2015, 2015: 124192.

60. Xekardaki A, Rodriguez C, Montandon ML, et al. Arterial spin labeling may contribute to the prediction of cognitive deterioration in healthy elderly individuals. Radiology, 2015, 274 (2): 490-499.

61. Ciurleo R, Di Lorenzo G, Bramanti P, et al. Magnetic resonance spectroscopy: an in vivo molecular imaging biomarker for Parkinson's disease? Biomed Res Int, 2014, 2014: 519816.

62. Cumming P, Borghammer P. Molecular imaging and the neuropathologies of Parkinson's disease. Curr Top Behav Neurosci, 2012, 11: 117-148.

63. Lenka A, Jhunjhunwala KR, Saini J, et al. Structural and functional neuroimaging in patients with Parkinson's disease and visual hallucinations: a critical review. Parkinsonism Relat Disord, 2015, 21 (7): 683-691.

64. Levin BE, Katzen HL, Maudsley A, et al. Whole-brain proton MR spectroscopic imaging in Parkinson's disease. J Neuroimaging, 2014, 24 (1): 39-44.

65. Miller DB, O'Callaghan JP. Biomarkers of Parkinson's disease: present and future. Metabolism, 2015, 64 (3 Suppl 1): S40-S46.

66. Neal KL, Shakerdge NB, Hou SS, et al. Development and screening of contrast agents for in vivo imaging of Parkinson's disease. Mol Imaging Biol, 2013, 15 (5): 585-595.

67. Niccolini F, Su P, Politis M. Dopamine receptor mapping with PET imaging in Parkinson's disease. J Neurol, 2014, 261 (12): 2251-2263.

68. Pagano G, Niccolini F, Politis M. Imaging in Parkinson's disease. Clin Med (Lond), 2016, 16 (4): 371-375.

69. Pavese N. PET studies in Parkinson's disease motor and cognitive dysfunction. Parkinsonism & Related Disorders, 2012, 18: S96-S99.

70. Stoessl AJ. Neuroimaging in Parkinson's disease: from pathology to diagnosis. Parkinsonism & Related Disorders, 2012, 18: S55-S59.

71. Wang L, Zhang Q, Li H, et al. SPECT molecular imaging in Parkinson's disease. J Biomed Biotechnol, 2012, 2012: 412486.

72. Hilario A，Hernandez-Lain A，Sepulveda JM，et al. Perfusion MRI grading diffuse gliomas：Impact of permeability parameters on molecular biomarkers and survival. Neurocirugia（Astur），2019，30（1）：11-18.

73. Furtner J，Bender B，Braun C，et al. Prognostic value of blood flow measurements using arterial spin labeling in gliomas. PloS one，2014，9（6）：e99616.

74. Akgoz A，Rahman R，You H，et al. Spin-echo echo-planar perfusion prior to chemoradiation is a strong independent predictor of progression-free and overall survival in newly diagnosed glioblastoma. Journal of neuro-oncology，2014，119（1）：111-119.

75. Romano A，Pasquini L，Di Napoli A，et al. Prediction of survival in patients affected by glioblastoma：histogram analysis of perfusion MRI. J Neurooncol，2018，139（2）：455-460.

76. Tsougos I，Svolos P，Kousi E，et al. Differentiation of glioblastoma multiforme from metastatic brain tumor using proton magnetic resonance spectroscopy，diffusion and perfusion metrics at 3T. Cancer Imaging，2012，12（3）：423.

77. Lehmann P，Saliou G，de Marco G，et al. Cerebral peritumoral oedema study：does a single dynamic MR sequence assessing perfusion and permeability can help to differentiate glioblastoma from metastasis. European journal of radiology，2012，81（3）：522-527.

78. She D，Xing Z，Cao D. Differentiation of Glioblastoma and Solitary Brain Metastasis by Gradient of Relative Cerebral Blood Volume in the Peritumoral Brain Zone Derived from Dynamic Susceptibility Contrast Perfusion Magnetic Resonance Imaging. Journal of computer assisted tomography，2019，43（1）：13-17.

79. Nakajima S，Okada T，Yamamoto A，et al. Primary central nervous system lymphoma and glioblastoma：differentiation using dynamic susceptibility-contrast perfusion-weighted imaging，diffusion-weighted imaging，and 18F-fluorodeoxyglucose positron emission tomography. Clinical imaging，2015，39（3）：390-395.

80. Lee B，Park JE，Bjørnerud A，et al. Clinical Value of Vascular Permeability Estimates Using Dynamic Susceptibility Contrast MRI：Improved Diagnostic Performance in Distinguishing Hypervascular Primary CNS Lymphoma from Glioblastoma. American Journal of Neuroradiology，2018，39（8）：1415-1422.

81. Muccio CF，Esposito G，Bartolini A，et al. Cerebral abscesses and necrotic cerebral tumours：differential diagnosis by perfusion-weighted magnetic resonance imaging. La radiologia medica，2008，113（5）：747-757.

82. Lapointe E，Li DKB，Traboulsee AL，et al. What Have We Learned from Perfusion MRI in Multiple Sclerosis. American Journal of Neuroradiology，2018，39（6）：994-1000.

83. Fan AP，Jahanian H，Holdsworth SJ，et al. Comparison of cerebral blood flow measurement with [15O]-water positron emission tomography and arterial spin labeling magnetic resonance imaging：a systematic review. J. Cereb. Blood Flow Metab，2016，36：842-861.

84. Tousseyn S，Krishnan B，Wang ZI，et al. Connectivity in ictal single photon emission computed tomography perfusion：a cortico-cortical evoked potential study. Brain，2017，140：1872-1884.

# 第三章  心血管系统分子影像

## 第一节  动脉粥样硬化

### 一、动脉粥样硬化磁共振分子成像的研究

动脉粥样硬化(atherosclerosis, AS)是当今严重危害人们健康的常见病,是引起心脑血管性疾病死亡的主要原因。2017年美国心脏协会/美国中风协会统计报道:在美国,11.5%的美国人诊断有心脏病,20岁以上心血管病的发生率呈增长趋势,冠心病依然是主要的死亡原因;仅在2017年用于心脑血管性疾病的治疗费用就达到了813亿美元,远高于治疗肿瘤的费用。近年来,我国心脑血管病的患病率、发病率及危险因素水平均呈不断上升趋势。据推算心脑血管疾病现患病人数2.9亿,其中脑卒中1 300万,冠心病1 100万,我国心脑血管病的死亡率近年来已占人口总死亡率的40%以上,高于欧美国家及日本。

导致这些心脑血管疾病发病率增加的主要原因是动脉粥样硬化发病率的增高。动脉粥样硬化就其病理学改变而言,是一种发生在含有平滑肌的大、中动脉的全身性疾病,其病理学变化主要累及体循环系统的大、中型动脉,以内皮功能障碍、血管炎,以及脂质、胆固醇、钙和细胞碎片等成分沉积于血管内膜和血管壁,使其管壁增厚,失去弹性而狭窄。随着疾病的发展,导致粥样斑块形成、血管重塑、急性和慢性血管腔阻塞、血流异常和靶器官供氧减少,最终导致脑卒中、心肌梗死、甚至猝死而危及患者的生命。动脉粥样硬化是医学影像学的一个重要研究领域。现代医学影像技术的发展,使得动脉粥样硬化易损斑块的早期诊断及急性心肌缺血梗死的非侵入性影像学评估已成为可能,这也大大提高了心脑血管疾病的防治水平。随着医学影像学设备的发展,利用高分辨率磁共振成像(magnetic resonance imaging, MRI)来显示某段血管内粥样斑块的大小、形态和组成已经成为可能。然而,传统的MRI检查原理为利用斑块内本身的物理、生理学特性作为成像对比的依据,其敏感性、特异性尚有待提高。随着分子影像学的发展,为动脉粥样硬化的成像研究带来了新的思维方式和成像手段,利用动脉粥样斑块中某些上调的特征性标记物来进行细胞分子水平的早期、特异性诊断,越来越受到重视,而且也取得了很快的发展。

#### (一)动脉粥样硬化形成的分子生物学机制

近年来,在动脉粥样硬化形成分子机制研究中,首先,基本明确了炎症反应在动脉粥样硬化性病变的发生和发展中起了重要的作用,而炎症反应中的主要成分——单核细胞系,是联系动脉粥样硬化性病变过程的主要因素:单核细胞是炎症反应的启动因素,渗入血管内膜下成为单核巨噬细胞,进而吞噬氧化的低密度脂蛋白而转变为泡沫细胞,是动脉粥样硬化的特征性细胞,参与并调节了动脉粥样硬化性病变的发生和发展。单核巨噬细胞可分泌许多蛋白酶,如组织蛋白酶(cathepsin)和基质金属蛋白酶(matrix metalloproteinase, MMP),它们可降解动脉粥样硬化斑块纤维帽中的细胞外基质蛋白,导致粥样斑块的破裂、出血。巨噬细胞还可分泌一些活性氧族,如NADPH氧化酶和髓过氧化物酶(myeloperoxidase, MPO),它们可修饰脂蛋白氧化,进一步促进大量单核细胞在粥样硬化性病变局部聚集。以上研究说明巨噬细胞在动脉粥样硬化性病变的发生、发展中具有重要的作用。其次,大量研究也证实血管内膜损伤是动脉粥样硬化性病变形成的病理学基础:当内皮细胞功能受损时,内皮细胞分泌黏附分子,如血管细胞黏附分子-1(vascular cell adhesion molecule-1, VCAM-1)等,使损伤血管内膜的黏附力增强,血液中的单核细胞易于黏附于内皮细胞表面,并可进一步诱导血管内皮细胞及单核巨噬细胞表达黏附分子、趋化因子、促炎因子等,介导

白细胞的滚动作用,将其黏附于损伤的血管内膜面,进而诱导并促进了动脉粥样硬化的发生和发展。最后,低密度脂蛋白和脂质氧化也是导致动脉粥样硬化斑块形成的关键。氧化的低密度脂蛋白促使巨噬细胞内吞大量脂质,产生泡沫细胞,在血管内皮下聚集形成粥样斑块。

上述这些动脉粥样硬化的分子生物学基础研究,为分子影像技术提供了依据。目前,由此而形成的动脉粥样硬化分子成像的主要靶点如表2-3-1-1所示。

**(二)动脉粥样硬化分子成像报告因子的选择**

动脉粥样硬化分子成像的关键是报告因子的选择,它直接影响着分子成像的特异性、准确性和敏感性。所以,根据分子影像学研究规则,报告因子的选择一般要掌握如下原则:

首先,选择的报告因子组成应该具有如下两点:一是检测并成像的部分,如放射性核素、磁性复合材料、荧光染料或声波增强剂等;二是与检测成像部分结合的,具有分子或细胞特异性的结合配体,如抗体、肽段、配体和小分子等;这是一个报告因子最基本的组成。目前有关MRI抗体对比剂的研究主要是围绕单克隆抗体,利用单克隆抗体为载体将MRI对比剂标记到单抗上,通过抗体与病变抗原特异性结合的特点,将探针对比剂运送到病变部位,达到选择性改变病变部位组织MRI信号,从而起到靶向诊断的目的。抗单抗探针的标记是以双功能螯合剂偶联单抗,再将MRI对比剂与其结合。MR抗体靶向探针成像虽然有巨大的潜力,但目前一些试验研究发现此类对比剂尚存在一些明显不足,如抗体用量大、增强效果不够明显、敏感性低、对比剂稳定性差、可能引起毒性和免疫反应等缺点。一个理想的报告因子不但能产生理想的检测信号,而且要符合药代动力学的特点,对机体没有副作用。因此,并非所有的标记物都能成为理想的分子影像学显像靶点,如一些分泌的蛋白和低含量的受体,是很难靶向成像的。而一些内吞受体、细胞外标记物和一些敏感的酶降解产物则是理想的分子成像靶点。其次,动脉粥样硬化分子成像的关键和目的是准确反映动脉粥样硬化性病变在活体内发生、发展的分子生物学过程。理想的动脉粥样硬化分子成像应达到如下目的:①鉴别高危险心血管病风险人群;②特征性反映高危险冠脉系统中的易损伤区;③能客观性评价动脉粥样硬化性病变的分子生物学治疗效果;④可供选择个体化治疗方案。

**(三)动脉粥样硬化分子成像技术**

**1. 巨噬细胞受体成像** 具有吞噬功能的细胞是最早被用来进行MR细胞成像研究的。肝脏库普弗细胞成像报道最早,Stark等将三氧化二铁对比剂通过外周静脉注入,可增加被测肝组织感兴趣区的信噪比,引起MRI肝脏$T_2WI$信号的明显改变,使肝脏疾病的检出率明显增加。分析其原因是由于肝脏具有吞噬功能的库普弗细胞,吞噬大量的三氧化二铁,使之在细胞内聚集,进而引起MRI扫描时信号的改变所致。巨噬细胞贯穿着动脉粥样硬化发生、发展的全过程。巨噬细胞的受体又叫"清道夫"受体,大量动物实验和临床研究证实,碳水化合物包被的磁性纳米颗粒可被巨噬细胞内吞,而这种磁性纳米颗粒在MRI可产生很强的信号对比($R_2 > R_1$),因而可通过MRI来进行活体检测。在动脉粥样硬化性病

表2-3-1-1 动脉粥样硬化分子成像的靶点选择

| 生物学过程 | 分类 | 分子影像学靶点 |
| --- | --- | --- |
| 巨噬细胞活性 | 表面受体 | 清道夫受体A(scavenger receptor A,SRA),CD36,右旋糖酐受体(MRI磁性纳米粒子标记) |
| | 代谢 | 己糖激酶,葡糖转运蛋白-1(glucose transporter-1,GLUT-1),$^{18}F$-氟代脱氧葡萄糖($^{18}F$-FDG) |
| | 蛋白酶 | 基质金属蛋白酶(MMP),组织蛋白酶 |
| | 过氧化物酶 | 髓过氧化物酶(MPO) |
| | 修改脂蛋白 | 氧化修饰低密度脂蛋白(oxidized low density lipoprotein,OxLDL),其他 |
| 血管生成 | 增加血管密度和通透性 | 灌注标记 |
| | 血管内皮 | 血管细胞黏附分子(VCAM-1),整合素αvβ3,选择素E |
| 细胞凋亡 | 细胞膜 | 磷脂酰丝氨酸 |
| | 酶 | 脱天蛋白酶 |
| 细胞示踪 | 单核细胞 | — |
| | 淋巴细胞 | — |
| | 干细胞 | — |

变的研究中，Litovsky 等通过对 *Apo E* 基因敲除鼠的研究，证实 SPIO 可用来检测巨噬细胞在粥样硬化斑块局部的聚集；Schmitz 也通过兔动脉粥样硬化模型的研究证明，SPIO 在离体血管壁中 MRI 信号改变与粥样硬化斑块组织的形成是一致的，因此，可用 SPIO 来检测动脉粥样硬化性病变的生物学变化过程。Tang 等用含有超顺磁性氧化铁的对比剂对动脉粥样硬化患者进行 MRI 检测，结果证实：用这种对比剂可检测到无症状颈动脉中动脉粥样硬化炎性斑块的存在，这种特异性检测对动脉粥样硬化性疾病患者的综合评价有重要的临床意义，正在向临床应用发展。近年来，Sigovan 等用 SPIO 靶向巨噬细胞 MR 成像检测了 Apo E 小鼠动脉粥样硬化模型中，他汀类药物对动脉粥样硬化斑块形成的防治作用（图 2-3-1-1）。

**2. 基质金属蛋白酶（MMP）成像** 动脉粥样硬化性病变的形成过程也就是血管壁重构的过程。若细胞外基质合成大于分解，则造成血管腔狭窄；若细胞外基质降解过多，就会导致斑块破裂，促进了心血管事件的发生。而由单核巨噬细胞分泌的基质金属蛋白酶（matrix metalloproteinase，MMP）参与了粥样硬化性病变重构的全部过程，并且在动脉粥样硬化发生、发展过程中起着关键的作用。首先，它促进单核细胞入侵血管壁，启动了动脉粥样硬化的形成过程。其次，通过降解细胞外基质，促进平滑肌细胞的迁移和增殖，从而导致粥样硬化"纤维帽"的形

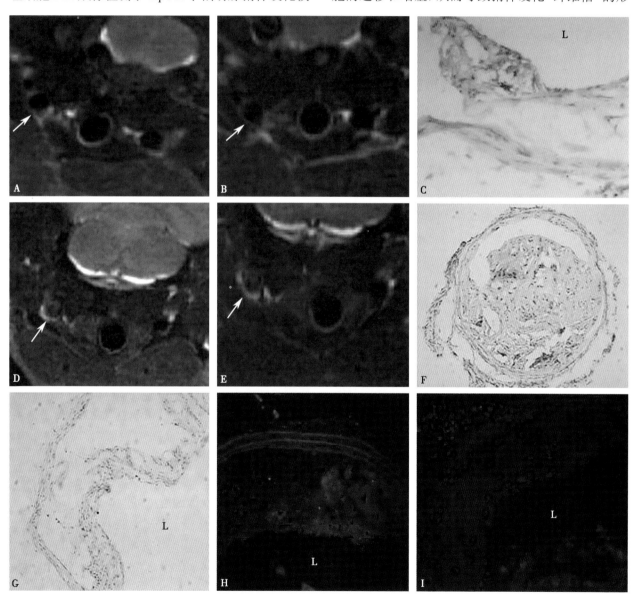

**图 2-3-1-1　USPIO 用于血管粥样硬化斑块的磁共振成像**

A、D. T₂WI 上显示血管壁信号不均匀高信号，管腔可见高信号影，血管腔变窄（箭头）；B、E. 注入 USPIO 48h 后 T₂WI 上可见到血管壁信号降低（箭头）；C、F、G. 普鲁士蓝染色显示斑块形成，其内可见成簇的阳性铁颗粒沉积（C×400，F×200）；H. CD68 免疫荧光染色显示绿染巨噬细胞散在分布于斑块内膜下方（×400）；I. α-SMA 免疫荧光染色显示红染平滑肌细胞分布于粥样硬化表面和血管中膜（×400）

成和病变血管腔的狭窄。最后，粥样斑块组织中大量巨噬细胞的聚集和大量活性 MMP 的分泌，促进了粥样斑块"纤维帽"的降解，最终导致粥样斑块的破裂，诱发急性冠脉综合征。由此可见，动脉粥样硬化组织中 MMP 表达的高低，直接影响着胶原纤维基质的降解与合成，进而决定粥样斑块的形成和已形成斑块的稳定性，最终影响心血管事件的发生率。MMP 家族成员多达二十种，研究认为在动脉粥样硬化组织中，以可溶性 MMP-1、MMP-2、MMP-9 为多见。Schaferas 等用 [123]I 或 [125]I 结合 MMP 广谱抑制剂，通过 SPECT 成功检测了 Apo E 动脉粥样硬化模型中活性 MMP 的表达。Deguchi 等用红外线荧光成像技术，检测了 Apo E 动脉粥样硬化模型中活性 MMP 的表达，结果发现，这种在体成像技术可成功检测动脉粥样硬化模型中活性 MMP 的表达，对动脉粥样硬化性病变的早期诊断、易损斑块的检测和治疗效果的判断具有重要的临床应用价值。Amirbekian 等用合成的钆剂靶向 MMP 对比剂 P947，成果检测了 Apo E 小鼠动脉粥样硬化主动脉弓 MMP 表达，并就靶向对比剂 P947 的靶向性及特异性进行了对比研究分析，研究结果证实，P947 靶向动脉粥样硬化血管壁 MMP 表达的成像是可行的。

**3. 髓过氧化物酶活性成像**　在动脉粥样硬化的形成过程中，髓过氧化物酶（myeloperoxidase, MPO）是一种主要由中性粒细胞、单核细胞和巨噬细胞分泌的白细胞酶，属于过氧化物酶家族。它参与了粥样硬化病变形成的全部过程，并且在动脉粥样硬化性病变的发生、发展过程中起着关键的作用：首先，在其表达及活性增加时，会产生一系列可扩散的强氧化剂，这些氧化剂可降解细胞外基质、损伤血管内膜并促进血栓的形成。其次，可氧化低密度脂蛋白（low density lipoprotein, LDL）和高密度脂蛋白（high density lipoprotein, HDL），使氧化的脂蛋白更容易被巨噬细胞吞噬，进而成为永久的泡沫细胞沉积在血管内膜下。最后，可影响细胞胆固醇的净流量，促进低密度脂蛋白在巨噬细胞中的聚集，形成泡沫细胞，促进动脉粥样硬化性病变的形成。因此，MPO 作为一种炎性标志物，在动脉粥样硬化性病变的形成过程中，尤其在易损伤性不稳定斑块的形成中，发挥着重要的作用。Chen 等合成的顺磁性聚合物 Gd-DOT 和 5-羟色胺复合物，可使中性粒细胞分泌活性 MPO 在 MR 成像。同样，也证明在活体炎症组织中由巨噬细胞和中性粒细胞分泌的活性 MPO 可作为分子探针，使之在 MR 进行分子成像。

**4. 脂蛋白成像**　低密度脂蛋白（low density lipoprotein, LDL）是引起动脉粥样硬化的主要因素之一，在临床上常常通过检测血液循环中 LDL 的高低变化来间接诊断心血管疾病的发生。脂质浸润学说是 AS 形成的主要发病机制理论，这一理论学说认为：一方面，LDL 是引起 AS 的主要因素之一，携带胆固醇的 LDL 渗透到损伤血管内膜下，发生氧化、脂解等变化，逐步形成泡沫细胞，大量泡沫细胞的聚集，导致了 AS 斑块的形成。另一方面，高密度脂蛋白（HDL）是对抗 AS 形成的主要因素，HDL 具有驱动胆固醇的逆转运、抗炎、抗氧化、提高一氧化氮（NO）的生物活性和清除毒性磷脂等作用；同时也有防止并纠正内皮功能紊乱的作用。因此，AS 形成的主要原因是血管内 LDL 的升高和 HDL 的降低所致；临床上常通过检测血液循环中 LDL 和 HDL 的高低变化来间接诊断心血管疾病的发生及治疗效果。实际上，血液循环中 LDL 的半衰期为 2～3 天，氧化 LDL 在 1 小时左右就会被血液循环清除，所以，这种血液循环检测难以达到准确反映病变部位氧化 LDL 和 HDL 的变化。为了准确反映 AS 形成局部氧化 LDL 和 HDL 的变化，近年来通过用放射性核素如 [99m]Tc、[111]In 及 [125]I 等标记技术，成功地检测到了氧化 LDL 及 HDL 在 AS 病变中的表达，成为活体条件下直接研究斑块内脂蛋白的重要工具；但存在的问题是，这种核素检测方法固有的分辨率低，因此，难以达到在粥样硬化斑块中的准确定位，从而阻碍了临床应用的发展。MR 成像方法以其高分辨率、多序列成像、可重复及无辐射等特点，已被临床用于检测动脉粥样硬化斑块的大小、斑块成分乃至斑块稳定性的判断。用 MR 分子成像技术来检测 AS 性病变及肿瘤组织形成过程中氧化 LDL 及 HDL 的表达，才刚刚被人们所重视。Frias 等通过合成荧光素和纳米 Gd 双标记的靶向 HDL 对比剂，用 9.4T MRI 检测到了 Apo E 基因敲除鼠 AS 斑块中 HDL 的表达。Mitsumori 等用合成的顺磁性复合物标记 LDL，MRI 检测了体外培养泡沫细胞中的脂蛋白，结果发现有明显的 $T_1$ 信号的改变，这一结果提示，通过探针标记，用 MRI 检测粥样斑块中的脂肪代谢是可行的。

**5. 血管生成成像**　发生在动脉粥样硬化斑块基底部的血管形成（angiogenesis）机制类似于肿瘤组织周围的血管形成，这种微血管主要由未成熟的血管内皮细胞形成，表现为走行迂曲、管壁不完整、易脆性高等特点，是导致粥样斑块破溃的主要原因。因此，监测粥样斑块局部的血管形成，对易损斑块的早期诊断具有重要的临床指导意义。血管细胞黏附分子（vascular cell adhesion molecule-1，VCAM-1）是促进白细胞黏附到内皮的重要因子。当炎性因素损伤血管内皮时，受损血管内皮细胞就高表达 VCAM-1，所以，VCAM-1 也是动脉粥样硬化形成的重要启动因子；由于它具有严密的时效性和空间效应，因此，成为理想的分子成像靶点。Kelly 等用靶向 VCAM-1 的顺磁性纳米粒子 MRI 成功显示小鼠肿瘤模型和动脉粥样硬化模型的损伤内皮细胞。另外，参与血管形成的重要因子——整合素 αvβ3，由内皮细胞表达，也存在于粥样斑块组织，是血管形成的重要因子。Winter 等用顺磁性纳米颗粒螯合物（Gd-DTPA-BOA）为探针，用 1.5T MRI 检测了实验兔动脉粥样硬化斑块中整合素 αvβ3 的表达，这种分子成像技术有望准确界定动脉粥样硬化性病变的分子生物学特征，为个体化治疗提供诊断依据。

6. **血管平滑肌成像** 在动脉粥样硬化的形成过程中，平滑肌细胞（smooth muscle cell，SMC）的增殖是非常重要的环节，平滑肌细胞是粥样斑块形成的主要组成部分，尤其是形成了粥样斑块的"纤维帽"，增殖平滑肌细胞的质和量决定了"纤维帽"的厚度，进而也就决定了粥样斑块的稳定性。其次，在血管性疾病的发生、发展中，血管平滑肌的增殖和迁移又是引起血管狭窄的主要原因，尤其在支架治疗后再狭窄的发生中具有更为重要的作用，因此，如果能用分子影像学技术，在体检测血管平滑肌细胞的迁移、增殖和分布，必将具有重大的临床应用价值。目前，在血管平滑肌细胞的分子成像中，核医学技术中用 111In-Z2D3（平滑肌细胞抗体）检测了兔血管内膜损伤后平滑肌细胞的增殖，结果发现局部吸收增强。尚松安等通过体外分离培养合成型血管平滑肌细胞，证实了合成型血管平滑肌细胞的增

殖性及迁移性，体外实验也证实了靶向合成型血管平滑肌细胞靶向成像的可行性（图 2-3-1-2）。

7. **细胞外基质成像** ECM 是正常动脉血管壁、粥样硬化斑块及纤维帽的组成部分。主要由高表达细胞外基质蛋白及少量糖胺聚糖和蛋白聚糖的胶原及弹力纤维组成。动脉粥样硬化斑块的 ECM 主要由血管平滑肌细胞、成纤维细胞及由巨噬细胞合成及分泌的不同 ECM 蛋白组成。ECM 合成与降解的动态平衡是影响动脉粥样硬化斑块进展的主要因素。ECM 降解酶有 MMP、组织蛋白酶、丝氨酸蛋白酶，胰蛋白酶及类胰蛋白酶，主要由巨噬细胞、SMC 及 T 淋巴细胞表达产生。这些酶在易损斑块及不稳定斑块中具有很强的蛋白水解活性。动脉血管壁细胞外基质在动脉粥样硬化的形成及发展过程中起着重要的作用。ECM 除了结构功能外，还具有重要的信号传导功能。具有重要结构功能和信息传导功能的 ECM，包括弹力蛋白、胶原及纤维素。靶向 ECM 的分子影像学研究是新的重要研究领域。Sirol 等用靶向纤维蛋白的钆剂探针，成功检测了豚鼠颈动脉血栓模型中血栓的纤维化成分。李燕等用 USPIO 标记细胞外基质糖蛋白 tenascin-C 抗体合成靶向探针，7.0TMR 成像成功检测了 Apo E 小鼠动脉粥样硬化斑块中 tenascin-C 的表达（图 2-3-1-3）。

**（四）细胞示踪**

利用顺磁性纳米粒子 SPIO 标记干细胞，用 MRI 进行活体示踪的研究已经有多年，而且技术也在不断完善。干细胞在动脉粥样硬化中的作用近两年来才引起人们的重视。研究证实，循环血中的内皮祖细胞（endothelial progenitor cell，EPC）可修复受损的血管内皮，从而为进一步通过移植 EPC 来预防和治疗动脉粥样硬化提供了理论依据。Dimmeler 等研究认为：动脉粥样硬化的形成是由于年龄、糖尿

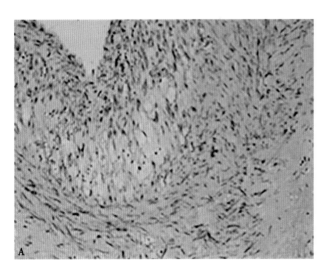

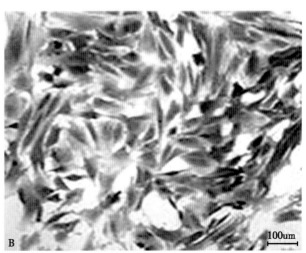

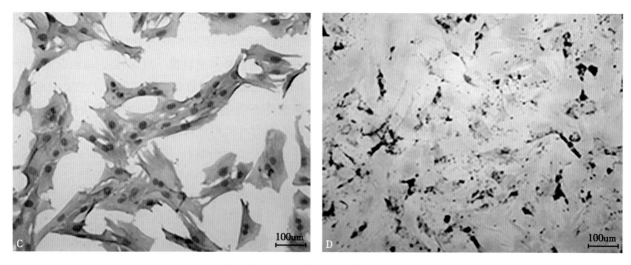

**图 2-3-1-2　动脉粥样硬化血管壁增生血管平滑肌细胞的特异性标记**

A. 动脉粥样硬化血管壁增生的血管平滑肌细胞；B. 体外分离的合成型 SMC；C. 免疫组化鉴定的合成型 SMC 表达 SMeMb 阳性；D. SMeMb 抗体靶向探针标记率高

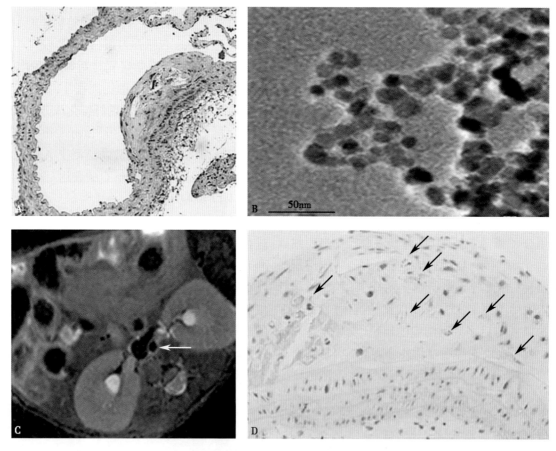

**图 2-3-1-3　动脉粥样硬化斑块的靶向性磁共振成像**

A. 动脉粥样硬化斑块基底部及间质组织中 Tenscin-C 较明显表达；B. USPIO 纳米靶向 tenscin-C 抗体探针合成；C. 7.0T MR 检测动脉粥样硬化斑块靶向成像 $T_2WI$ 信号降低（箭头）；D. 为组织学普鲁士蓝染色证实局部有靶向探针聚集（箭头）

病等原因，使循环血中的大量血管内皮祖细胞被破坏，进而引起受损血管内皮的修复障碍所致。因此，提出通过增加循环血中血管内皮祖细胞的量，改进受损血管内皮的修复，可能是预防和治疗动脉粥样硬化的新的研究领域。Rauscher 等研究也认为：循环血中血管内皮祖细胞的缺乏是引起动脉粥样硬化的原因之一，移植同种异体血管内皮祖细胞可降低动脉粥样硬化的形成，但其病理学机制还不清楚。Arbab 等用 MRI 成功地活体示踪了标记 SPIO 的血管内皮祖细胞在肿瘤血管形成中的表达。近年来，在活体动物干细胞移植后的 MRI 示踪研究中，已经有用 SPIO 标记血管内皮祖细胞靶向损伤后血管内皮动物模型的研究报道，在这些实验研究中，MRI 在体示踪都取得了理想的结果（图 2-3-1-4）。

总之，动脉粥样硬化的分子影像学实验研究，从其发生、发展的病理生理学和分子生物学的角度，正在进行着全面系统的研究，目的就是找到更为合适的分子成像方法，推广到临床，促进动脉粥样硬化性病变的早期预防、分子生物学治疗和准确的疗效判断。分子影像学成像方法的研究也由传统的核医学方法，向光学成像、MRI 等多种分子成像方法转变或综合应用，目的就是要探索出更适合临床需要、高清晰度、高分辨率和更加符合动脉粥样硬化分子生物学变化的图像，更好地为临床治疗提供保障。相信随着研究方法的不断改进和提高，我国动脉粥样硬化的分子影像学研究必将会有一个快速的发展。

## 二、动脉粥样硬化 PET 分子成像

每年数以百万的患者死于心脑血管疾病，AS 是引发心脑血管疾病的主要原因之一。尽管近年来对粥样硬化的病理发生机制的研究越来越深入，但是粥样硬化性疾病及其血栓形成等并发症的发病率和死亡率在西方国家中仍然较高，并且在发展中国家发病率也逐年提高。因此对此种亚临床性疾病，尤其是高危斑块的早发现、早诊断、早治疗异常关键。有许多分子事件参与动脉粥样硬化的形成与演进过程，可利用不同影像学技术针对这些分子事件进行分子成像，以达到早期检测粥样硬化病变、判断高危斑块的目的。

动脉粥样硬化血管管壁最初的改变是炎性病变表现，由单核细胞驱使巨噬细胞和 T 淋巴细胞的定向运动。单核细胞侵袭动脉硬化的局部（斑块形成），这些淋巴细胞和其他细胞在动脉粥样硬化形成过程的不同阶段分泌蛋白酶，特别是对纤维帽的吸收作用将导致斑块的不稳定，最后斑块在蛋白酶的作用下破裂。斑块的破裂将引发一系列的变化，包括血栓形成，发生动脉栓塞，迅速闭塞管腔，诱发心肌梗死或者急性心肌缺血。现已对诱发动脉斑块破裂和继发血栓形成的原因做了大量的研究，许多诱

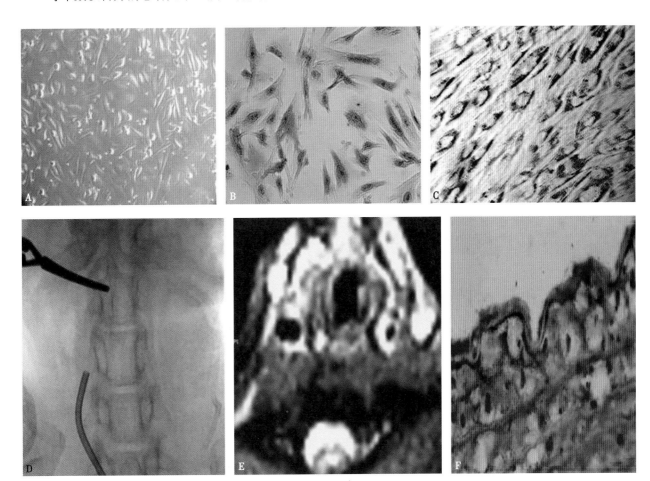

**图 2-3-1-4 具有修复损伤血管壁功能的血管内皮组织细胞体内 MRI 示踪**

A. 分离培养的血管内皮祖细胞（EPC）；B. 免疫组化鉴定 CD34 表达阳性；C. 体外 SPIO 标记率 85% 以上；D. 新西兰大白兔颈动脉损伤模型局部 SPIO- 标记 EPC 灌注；E. $T_2^*WI$ 成像检测显示 SPIO-EPC 移植后局部血管低信号区扩大；F. 普鲁士蓝染色显示 SPIO 标记 EPC 聚集修复损伤血管内皮

发动脉斑块破裂的危险因素已经确定。

动脉粥样硬化高危斑块也称不稳定性斑块或易损斑块，多为偏心性，脂质坏死核心大，占斑块体积的40%以上。纤维帽很薄，尤其在偏心性纤维帽的边缘（也称肩部），可见大量炎性细胞浸润，以巨噬细胞、泡沫细胞居多，激活的淋巴细胞及肥大细胞也增多，纤维帽基质耗竭增加，平滑肌细胞极少。

针对粥样硬化不同的斑块成分，如炎性细胞、增殖的平滑肌细胞、纤维蛋白、纤维蛋白原及胞外基质等，利用放射性核素标记参与斑块发生、发展过程中的标志分子或蛋白，可设计合成不同的分子影像探针，通过正电子发射断层成像（positron emission tomography，PET）技术，在血管组织上呈现不同的放射性分布，反映斑块内细胞的代谢活性或靶分子的表达水平，对高危斑块进行分析和判断。

### （一）PET分子成像监测动脉粥样硬化的代谢及炎性情况

由于炎症在早期斑块进展、脂质修复、血管平滑肌细胞增殖、细胞外基质沉积、血管生成、斑块破裂及血栓形成等AS形成过程中各个阶段都具有重要的作用，因此使得巨噬细胞及巨噬细胞清道夫受体成像成为当前最感兴趣的靶点之一。巨噬细胞所消耗的能量代谢底物是外源性的葡萄糖。因此，通过对18F标记的脱氧葡萄糖进行PET成像，可显示斑块内巨噬细胞的代谢和炎症反应的水平。通过巨噬细胞对18F-FDG摄取程度的差异，来辨别炎性程度及斑块的稳定性，预测缺血事件的发生，评估监测抗AS药物疗效。在斑块图像中，最大SUV值反映的是斑块的易损组成和活性，而所有斑块的平均SUV值可能反映患者总的动脉粥样硬化活性。

### （二）PET分子成像监测动脉粥样硬化斑块钙化

钙化是炎症的最终结局，点状钙化是不稳定斑块重要特征之一，羟磷灰石是血管钙化灶的主要结构成分，在病变矿化的最早期和最活跃期沉积下来，与斑块的炎症和坏死相关。氟元素可通过与羟基的离子交换进入羟磷灰石。18F-NaF探针应用于动脉粥样硬化钙化的PET/CT成像，有助于临床斑块危险度分层并制订个体化治疗方案。

### （三）动脉粥样硬化PET成像中放射性示踪剂的靶点选择

通过使用特定的PET示踪剂，可以在体内检测高风险斑块内的炎症和潜在的病理机制。

18F-FDG是目前研究最广泛及成熟的PET示踪剂。新型PET示踪剂包括68Ga-DOTA-TATE、11C-PK11195和18F-FMCH，可能比18F-FDG对活化巨噬细胞更具特异性。其他易损斑块的演变病理过程包括缺氧、微钙化和新生血管生成等，相关示踪剂如18F-FMISO、68Ga-NOTA-RGD、64Cu-DOTA-TAPTA、18F-NaF和8F-FLT、11C-胆碱等也在研发使用中（图2-3-1-5）。

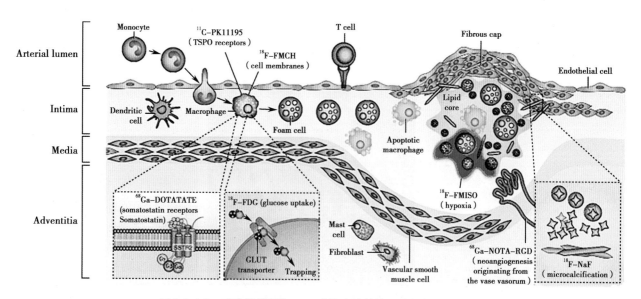

图2-3-1-5　动脉粥样硬化PET成像中放射性示踪剂的潜在靶点

Arterial lumen：动脉腔管；Intima：内膜；Media：中膜；Adventitia：外膜；Monocyte：单核细胞；TSPO receptors：TSPO受体；cell membranes：细胞膜；Fibrous cap：纤维帽；Endothelial cell：内皮细胞；Dendritic cell：树突状细胞；Macrophage：巨噬细胞；Foam cell：泡沫细胞；Apoptotic macrophage：凋亡巨噬细胞；Lipid core：脂质核心；hypoxia：缺氧；somatostatin receptors：生长抑素受体；Somatostatin：生长抑素；glucose uptake：葡萄糖摄取；GLUT transporter：葡萄糖转运体；Trapping：俘获；Mast cell：肥大细胞；Fibroblast：成纤维细胞；Vascular smooth muscle cell：血管平滑肌细胞；neoangiogenesis originating from the vase vasorum：血管新生 microcalcification：微钙化

## （四）动脉粥样硬化 PET 分子成像技术发展

动脉粥样硬化 PET 成像具有较高的敏感性，但是大部分靶动脉血管较细，易受部分容积效应的影响，导致探针信号在特定损坏部位聚集不够，普遍空间分辨率欠佳。近年来广泛应用的 PET/CT 成像技术，克服核素成像空间分辨率不足的局限性，更有助于清晰显示病变局部的炎症及代谢情况。相对于 PET/CT 而言，PET/MRI 的出现显著减少了辐射剂量，同时保持了高空间分辨率和高灵敏度的优点。有研究表明，PET/MRI 可以提高评价斑块内炎症程度及内部成分变化的准确性，并可评估血管狭窄的程度，根据其动态变化情况来预测将来栓塞事件发生概率。

## 三、动脉粥样硬化的光学分子成像研究

随着对动脉粥样硬化病理发生机制的研究越来越深入，发现许多分子事件参与动脉粥样硬化的形成与演进过程，利用不同的分子探针对这些分子事件进行成像，实现早期检测粥样硬化病变、判断高危斑块的目的。

针对粥样硬化不同的斑块成分，如炎性细胞、增殖的平滑肌细胞、纤维蛋白、纤维蛋白原及胞外基质等，可设计合成不同的分子成像探针，对高危斑块进行分析和诊断。下面就不同靶向的分子探针成像进行阐述。

### （一）炎症标志物靶向分子成像

结合单克隆抗体的超声微气泡可靶向黏附到病变区内皮细胞的白细胞上，或者与斑块表面的内皮细胞分子相结合。靶向微气泡还可通过补体与白细胞相黏附，而携带抗体的微气泡通过白细胞表面的免疫球蛋白受体作用使微气泡与白细胞的黏附量增加。结合抗内皮细胞黏附因子 p- 选择素抗体的微气泡可与内皮细胞或血小板的选择素黏附。此外，微气泡对比剂也可以作为靶向性药物对粥样斑块进行治疗。

### （二）蛋白酶靶向分子成像

基质金属蛋白酶（matrix metalloproteinase，MMP）、组织蛋白酶等能特异性地与细胞外基质相结合，降解细胞外基质。基质降解、耗竭是斑块易损的重要原因。组织蛋白酶 -B 由正常的血管平滑肌细胞分泌，但在高危斑块中表达明显增高。

应用近红外线荧光成像对动脉粥样硬化形成过程进行监视，通过蛋白酶激活分子探针进行成像，将为研究动脉硬化斑块的形成和其易破裂的特性提供

新的研究工具和方法。*Apo E* 基因敲除鼠和 *Apo E*/内皮 NO 合成酶（*eNOS*）构成的双基因敲除鼠被喂以高热量、高脂肪饮食可促使动脉硬化的形成。通过分子探针成像结果发现，这些实验动物体内斑块的形成显示了和组织蛋白酶 -B 的高度相关性。

### （三）纤维蛋白靶向分子成像

纤维蛋白靶向顺磁性微粒探针可敏感地检测、定位纤维蛋白，并能早期直接检出不足 500μm 的脆性斑块。这一探针由脂质包裹的液态氟碳微粒构成，每个微粒约含 50 000 个 Gd（Ⅲ）原子，在活体注射时不产生或很少产生血池对比，当与纤维蛋白特异结合后可在靶向部位结合并聚集，改变其局部的磁场，产生明显的对比效应，从而在 MRI 上检测到其信号改变。

### （四）巨噬细胞靶向分子成像

靶向易损的炎性斑块内巨噬细胞是一种重要的成像策略，正逐步引起人们的重视。PET/CT 能活体评价在活性动脉硬化斑块内糖代谢能力的增加。人类大血管中血管 FDG 摄取的增加和钙化斑块的存在有重要关系。有研究表明在钙沉积的血管局部，氟代脱氧葡萄糖摄取增加 4%，但是 14% 的患者在 CT 上没有发现钙化。也有学者利用 PET/CT 对动脉粥样硬化的患者冠状动脉成像发现，局部氟代脱氧葡萄糖摄取增加区域却是远离钙化沉积区。

为了增强斑块成像的特异性，几种巨噬细胞唯一的抗原决定簇作为成像靶点，这些靶点是其他循环系统内单核细胞不具备的。单核细胞在与内皮组织的衔接和逸出到血管下的过程中，有多种受体表达和上调。斑块内的巨噬细胞清道夫受体（scavenger receptor）能无限地吞噬修饰后的 LDL 中的胆固醇，这种受体的表达不受细胞内脂质成分的抑制。巨噬细胞清道夫受体是巨噬细胞特异性细胞表面蛋白，在正常血管壁细胞不表达，在 AS 中巨噬细胞和泡沫细胞有意义的过表达。巨噬细胞清道夫受体在 LDL 的摄取，以及坏死和凋亡细胞碎核的清理发挥着重要作用。在目前研究中使用的分子 MRI 对比剂是靶向巨噬细胞清道夫受体（CD204）的 Gd 免疫微粒。

一定数目的清除剂受体能够与免疫球蛋白 IgGFc 末端互补结合，通过这种机制，已研究出靶向斑块内的巨噬细胞的核医学分子探针。另外，在渗出性出血时单核细胞化学引诱物受体（chemoattractant receptor）和活化依赖性受体（activation-dependent receptor）也出现上调。含碘的单核细胞结合肽 Mac-1

已用于监测动脉粥样硬化病灶中巨噬细胞的渗入程度。

### （五）细胞凋亡成像

凋亡是粥样硬化斑块的一个主要特征，且凋亡导致斑块的不稳定，因此无创性地检测凋亡即可早期发现粥样斑块，以便指导早期治疗。凋亡细胞膜上有特异的磷脂酰丝氨酸，可与 Annexin V 特异性结合，应用影像对比剂标记 Annexin V 蛋白实现凋亡细胞成像。研究证实在急性心肌梗死的患者中，放射性核素标记 Annexin V 的凋亡靶向显像剂可对凋亡进行无创性成像。动物模型的研究显示，病变血管在 2 小时时有该标记物浓聚，而对照组则未见浓聚，病变组比对照组膜联蛋白摄取高 9.3 倍。

### （六）血管生成成像

动脉粥样硬化发生的早期内皮细胞表达黏附分子。外膜血管新生牵涉斑块的炎性改变和破裂的病理生理过程。应用一种靶向 αvβ3 整合素含有钆的脂质体探针在兔子模型发现动脉粥样硬化局部血管的增加，活体证实了血管生成会引起 αvβ3 整合素的明显升高。利用 αvβ3 整合素靶向的顺磁性微粒还可在 1.5T 扫描仪上显示动脉粥样硬化性病变中的血管生成，且与组织学结果有高度的一致性。

（马占龙　吕中伟　黄　涛）

## 第二节　心 肌 梗 死

### 一、PET 心肌灌注成像的应用

心肌灌注显像（myocardial perfusion imaging, MPI）是核心脏病学中非常重要也是最常用的显像技术。随着 PET/CT 设备及心脏正电子示踪剂不断的提升和改善，PET 心肌灌注显像（PET-myocardial perfusion imaging, PET-MPI）在临床上的作用逐渐加强。心肌血流灌注量是指单位时间内通过单位质量心肌的血流容积，可用局部心肌血流量（myocardial blood flow, MBF）表示。心肌血流灌注为心肌组织提供氧和营养物质，是维持心肌存活和功能的必要条件，当冠状动脉狭窄或者心肌微血管床受损时，单位时间内通过局部心肌的绝对血流量也相应减少。PET-MPI 的定量分析为心肌血流提供了参数评价标准，弥补了目测评价会出现因人而异结果的不足，或冠脉左主干、三支均衡病变可能被漏诊的情况。

### （一）显像原理

MPI 的显像原理是利用正常或有功能的心肌细胞能够选择性摄取某些放射性核素或核素的标记物，由于心肌组织局部放射性药物的蓄积量与局部心肌的血流量成比例关系，而且心肌细胞摄取心肌灌注的显像剂需要依赖心肌细胞本身功能和活性，应用 PET 进行心脏显像，正常和有功能的心肌组织显影，而坏死的心肌组织和缺血心肌组织不显影或显影减淡，从而达到了了解心肌供血和诊断心脏疾病的目的。

### （二）PET-MPI 显像剂及其特点

目前常用的心肌灌注显像剂包括 $^{13}N-NH_3$、$^{82}Rb$（铷 -32）和 $^{15}O-H_2O$，以及新近发展起来的 $^{18}F$ 标记显像剂。

1. $^{13}N-NH_3$　$^{13}N-NH_3$ 自 1972 年起就开始作为 PET 心肌灌注显像的显像剂，是最早用于 PET-MPI 的示踪剂，由医用回旋加速器制备，其物理半衰期约为 9.8 分钟。$^{13}N-NH_3$ 在溶液中以 $^{13}NH_4^+$ 形式存在，静脉注射人体后快速经毛细血管和细胞膜，以被动扩散的方式进入心肌细胞内，首次通过心肌摄取率约 82%，然后和氨基酸结合成为谷氨酰胺，并通过谷氨酸 - 谷氨酰胺途径代谢而滞留在心肌细胞内。$^{13}N-NH_3$ 诊断冠心病的灵敏度为 83%～98%、特异度为 95%～100%，准确率为 91%。$^{13}N-NH_3$ 在心肌内放射性分布欠均匀，肝脏本底较高时，会影响对左室下壁放射性分布的判断。

2. $^{82}Rb$　$^{82}Rb$ 半衰期仅为 76 秒，通过 $^{82}Sr/^{82}Rb$ 发生器制备，$^{82}Rb$ 作为 $K^+$ 的类似物，能被心肌细胞快速摄取并滞留在心肌细胞内，该显像剂诊断冠心病的灵敏度为 83%～100%，特异度为 78%～100%。心肌对 $^{82}Rb$ 的摄取与 MBF 之间呈非线性关系，首次通过心肌摄取率相对低，约 65%～70%。随着血流量增加，心肌摄取该显像剂的量与血流量间的非线性关系更为明显，在低水平即到达平台期。$^{82}Rb$ 衰变产生的正电子能量明显高于 $^{18}F$ 或 $^{13}N$，穿透能力较强，导致图像分辨率相对较差。此外，$^{82}Rb$ PET 显像所需的剂量也较大，患者辐射剂量相对增大。

3. $^{15}O-H_2O$　$^{15}O-H_2O$ 由回旋加速器生产，其半衰期较短，为 123 秒，可在短时间内重复测定 MBF。$^{15}O-H_2O$ 是代谢惰性物质，注射入血后通过毛细血管和细胞膜双向自由扩散，很快在血管内外达到平衡状态，利用它在心肌组织中的清除速率可以测量 MBF。心肌对 $^{15}O-H_2O$ 的首次通过摄取率接近 100%，$^{15}O-H_2O$ 的心肌摄取量与 MBF 呈线性相关，且不受血流速度的影响，是理想的灌注显像剂。但由于其生物半衰期极短、可双向自由进出细胞、在细胞内滞留时间短，造成直接显像难于实施。

4. $^{18}$F 基于上述 $^{13}$N、$^{15}$O 和 $^{82}$Rb 类显像剂的缺点和不足，急需寻求一种高灵敏度、低成本、便于配送和使用的新型心肌血流灌注示踪剂，$^{18}$F 具有良好的核物理和化学性质，是开发新型心肌灌注显像剂的首选核素。$^{18}$F 标记心肌灌注显像剂因而逐渐成为研究的焦点。$^{18}$F 的半衰期约为 110 分钟，其发射的正电子能量相对较低，湮灭之前在组织中行进的距离也较 $^{13}$N 和 $^{82}$Rb 短，有助于提升显像质量。$^{18}$F- 氟代脱氧葡萄糖（$^{18}$F-FDG）是一种葡萄糖类似物，是目前临床应用最多的肿瘤代谢显像剂。同时，$^{18}$F-FDG 也越来越多地被用于心肌代谢显像。一方面，相对于 $^{13}$N、$^{15}$O 和 $^{82}$Rb，$^{18}$F 正电子具有适当的物理半衰期、较高的分辨率、较好的生物相容性，以及较为合适的原子半径。另一方面，因为 $^{18}$F-FDG 的摄取过程类似于葡萄糖的糖酵解过程，经细胞转运后，在己糖激酶的作用下被磷酸化，但与葡萄糖不同的是，它经磷酸化后不再参与进一步的代谢过程，而是滞留于心肌细胞中，其在细胞内聚集的速率与外源性葡萄糖的磷酸化呈正比例关系，所以心肌对外源性葡萄糖的摄取可由 $^{18}$F-FDG 作为示踪剂来反映。$^{18}$F-FDG PET 心肌代谢显像是目前公认的评价心肌活力的"金标准"。例如 $^{18}$F-FBnTP 是 $^{18}$F 标记的一种正电子亲脂性阳离子磷的类似物，其靶点为线粒体膜电位，在全身的分布具有高度器官特异性，肾脏为其主要靶器官，其次是心脏和肝脏。$^{18}$F-FBnTP 最近被用作 PET 心肌灌注显像，其血流动力学反应快速，心肌分布均匀，是一种很有应用前景的新型 PET 心肌显像剂。在急性心肌梗死模型中，$^{18}$F-FBnTP 显示灌注缺损区与组织学缺血区域相匹配，并且无明显再分布。

### （三）PET-MPI 定量分析的原理及方法

1. **原理** 动态采集示踪剂经过心血管系统的系列图像，勾画左心室 ROI 获得输入函数，根据示踪剂药代动力学房室（两室）模型，把放射性计数随时间变化的动态曲线作为动脉输入函数（代表显像剂到达动脉血的总量），勾画不同冠状动脉灌注支配区域的显像剂摄取计数，计算心肌内显像剂摄取剂量占动脉血中显像剂总量的比例，进而获得心肌不同部位 MBF 和总心肌血流量。另外，通过静息、冷加压试验或药物负荷状态下的各自 MBF，获得冠状动脉血流储备（coronary flow reserve，CFR）或称作心肌血流储备（myocardial flow reserve，MFR）功能，CFR 或 MFR 是负荷 MBF 与静息 MBF 的比值。

2. **负荷试验的方法**

（1）冷加压试验：可以检测血管内皮细胞依赖的交感神经支配的舒张功能。试验时将受试者的手放入冰水中，进而刺激交感神经，使心率加快、心肌收缩性增强，血压升高，心脏做功增加约 50%，心肌氧代谢增强促使血管内皮细胞分泌和释放舒血管因子，局部冠脉阻力血管扩张，血流量增加约 50%。若血管内皮功能受损，局部以一氧化碳为主的舒血管活性物质分泌减少或者活性降低，α 受体支配的血管平滑肌缩血管效应增强，导致 MBF 无变化甚至下降，并与正常区域的 MBF 差异增大。

（2）药物负荷试验：药物负荷试验可以用来检测非内皮细胞依赖的冠状动脉的血流储备功能。有舒张血管平滑肌细胞作用的药物如双嘧达莫、腺苷、三磷酸腺苷和腺苷受体拮抗剂等均可以通过降低冠状动脉微血管阻力，使 MBF 增加。生理负荷状态下正常冠状动脉血流储备可达 2~3 倍，静脉注射腺苷药物后的冠状动脉血流储备可达 4~5 倍。由于狭窄的冠状动脉扩张程度有限，导致血液流向正常区域，产生"窃血"现象，最终导致冠状动脉正常与异常区域心肌 MBF 有较大差异，造成显像剂分布的差异。

PET-MPI 可以无创、客观地早期发现灌注降低和冠脉储备功能受损，准确地对冠心病进行危险分层、预后评价和客观判断治疗效果等，为冠心病患者科学地制订个体化诊治方案、为心脏的生理和病理生理学领域的活体无创性研究等提供重要信息，显示了 PET-MPI 在该领域的独特优势。

## 二、磁共振成像在心肌梗死中的应用

### （一）简介

心肌梗死是发达国家的主要致死因素之一，随着生活习惯的改变，胆固醇摄取增加，其在发展中国家的发病率也逐年增高。研究证明，细菌、病毒的感染和心肌梗死也有着非常密切的关系，增加了心肌梗死的风险。因此需要合理、有效、快速的诊断和治疗心肌梗死的方法。心肌缺血性疾病的影像诊断评估方法中，创伤性 X 线左右心室造影的空间分辨率较低，核素心室显像检查具有放射性，超声心动图虽然是目前临床工作中评价心功能的常用手段，但是其检查结果过分依赖于操作者的技术及声窗的图像质量，并且超声心动图检查对心室容积的计算基于几何学模型，这一模型将心室模拟为半个椭圆形，对于心肌病变造成心室壁和心室腔不对称形态的容积计算存在明显的误差。近10年来,由于MRI硬件和软件的不断开发升级,心脏磁共振成像(cardiac magnetic resonance imaging, cMRI)得到了快速发展,随着心电触发-心电门控技术和呼吸门控技术的应用,克服了心脏搏动、呼吸运动、血液流动伪影等干扰图像采集的因素,可以获得高质量清晰图像。快速序列的出现,使MR成像速度、时间分辨率及空间分辨率显著提高。cMRI技术在冠心病中的应用具有很大的潜能,无论是在临床还是科研方面都已从形态学诊断发展到了功能诊断,心肌灌注评估、心肌代谢判断、室壁运动及心肌活性的评价、MR冠状动脉造影等都可以在一次检查中有序完成,检查效率和检查质量都有了很大的提升。

在心脏MRI实验影像转化医学研究方面,啮齿类动物微小的心脏形态以及高速的心率(200~300次/min)使cMRI很难用心电图(electrocardiogram, ECG)心电激发和门控采集图像;因此啮齿类动物较少用于临床磁共振仪的图像研究。随着专门为实验动物定制的高磁场MRI(4.7T; 9.4T)仪的出现,活体大鼠、小鼠的心脏形态和运动可以得到很好的显示和监控,但是心肌梗死成分的区分、心肌灌注、心肌活性的评估仍然受到分辨率及操作软件的限制。另外这些仪器设备非常昂贵,不能得到广泛的普及,并且目前这些高超场强小动物MR成像系统常应用于非心血管影像方面的研究。心脏实验影像通常选择猪、狗、羊等常见的大动物,它们的心脏大体解剖结构和生理功能跟人体最接近,运用临床cMRI仪可以采集到高分辨率的影像,但是这些大体积动物一般较小动物昂贵,其饲养搬运、手术操作、扫描期间的麻醉、呼吸及心电门控等均需要耗费大量的人力、物力和财力,因此也没有得到广泛应用和普及。中等实验动物如兔,价廉温顺、体积适中正好是婴儿大小,能够利用普通临床磁共振仪。家兔心率较平稳,麻醉状态下70~130次/min,有利于心脏扫描时的心电触发门控,大大提高了心血管图像质量,推广性很强。在转化医学中,心肌梗死动物模型可以为我们阐明其生理和病理学机制、提供治疗和预后的评估,以及为开发新药物、新疗法提供新思路,制订新策略。

本章节概括了心肌梗死的病理过程以及cMRI常用的影像技术,介绍了兔作为常用的实验动物,应用于心肌梗死的影像学研究,包括动物模型的建立、急性到慢性心肌梗死整个演变的过程、心功能的评估、心肌梗死成分区分和存活心肌活性的判断,以及特异性对比剂、示踪剂的影像学评估。

**(二)心肌梗死的病理过程以及磁共振技术在其中的应用**

心肌缺血后随着时间的推移会引起一系列从病理生理学到心功能的变化(图2-3-2-1),当冠状动脉阻塞后,其所支配的区域发生生理代谢紊乱,从有氧代谢立刻转化为无氧糖酵解,接着是心肌舒张功能不全和后期收缩功能不全,这时候ECG会有所变化,同时临床上患者出现心绞痛等症状。这整个变化过程是非常短暂的,如果持续缺血20~30分钟,代谢紊乱将不可逆,有毒物质堆积,心肌水肿、细胞凋亡、心肌坏死逐渐从心内膜波及心外膜,最后整

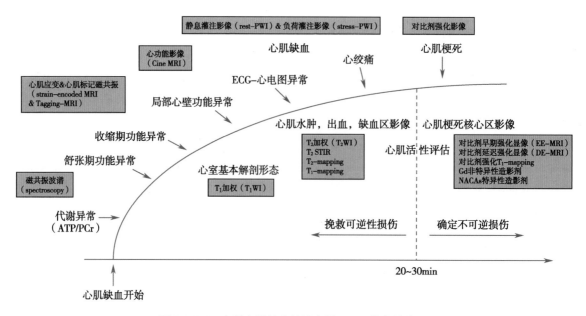

图2-3-2-1 急性心肌缺血的演变及cMRI技术的应用

个缺血区完全坏死，这个过程在人类和动物中大概是3～6个小时。对于已经发生的心肌梗死，或多或少都存在心肌坏死，特别是梗死核心区，往往是不可逆性心肌死亡，血管再通后也无法挽救。但仍有一部分濒临坏死边缘的心肌为可逆性损伤，再灌注后可以存活，包括冬眠、顿抑、伤残心肌。血管再通能够挽救一部分坏死心肌，同时也会造成一定的再灌注损伤，其病理过程机制比较复杂，有很多相关学说解释其病理机制，在影像学上可以观测到支配血管再通的"无复流现象"，这将会影响心肌梗死的预后和心室重构。

cMRI具有多参数、多序列成像能力，因此能够对心肌缺血、心肌损伤的不同病理生理阶段进行整体评估（图2-3-2-1），常用的影像技术有：①心肌磁共振波谱成像（magnetic resonance spectroscopy，MRS），MRS是一种用于研究体内器官组织代谢、生化改变，以及对化合物进行定量分析的非侵入无创性检查技术。心肌MRS使用的是来自细胞核的MRI信号，例如$^{31}P$，$^1H$和$^{23}Na$，以提供关于心肌缺血时的综合代谢和生化信息。MRS在缺血再灌注损伤、心肌梗死、心肌脂肪变、心脏能量代谢等方面具有潜在的临床价值，然而，心肌MRS由于时间和空间分辨率低以及再现性低等技术制约，尚处于研究阶段。②黑血技术（black-blood technology），是一种快速自旋回波序列（turbo spin echo，TSE）结合反转恢复序列的技术，抑制血流信号，使心脏血管腔内无信号，突显心腔壁或管壁。如$T_1$加权、$T_2$加权和$T_2$-短反转时间反转恢复（short TI inversion recovery，STIR），此技术最有利于观察心脏及大血管的形态结构。结合脂肪抑制序列可以更好地鉴别心肌或病变有无脂肪浸润，更好地显示心肌梗死水肿或炎症。③亮血技术（bright-blood technology），是应用梯度回波（gradient echo，GRE）或自由稳态进动序列的一种技术，使心腔及大血管内血流呈高信号。亮血技术通过整合相位编码和心电信号，在单一层面或一个心动周期内采集十余幅至几十幅不同时相的心脏图像（根据R-R间期的长短决定图像多少），继而用电影方式连续显示，用来观察血流及室壁运动情况，即心脏MRI电影（cine MRI），其主要用于心脏局部、整体功能（射血分数、每搏输出量、心肌质量、心壁收缩期增厚率等）的评价。④心肌相位编码（strain-encoded，SENC）和标记（tagging MRI）技术，这两个技术是在心脏电影序列前，R波后立刻采用选择性RF饱和脉冲，饱和选择区域的

心壁，使用线或网格形式沿短轴或者长轴标定心脏，让标记的组织变形，根据需要让标记线更亮或者更暗，和正常组织变形的基线做对比，异常部位能显示出来。标记和编码技术可追踪心肌内部具体某一点的运动轨迹，能敏感地显示室壁的轻微运动异常，研究整个心肌的真实运动和形变。一次扫描即可观察整个心动周期的心肌壁收缩及扭转情况，是非侵入性评价局部与整体心肌壁运动功能的重要手段。SENC较tagging有更好的时间分辨率，对心肌圆周应变和纵向应变的测量直接而又精准。⑤心肌灌注加权成像（perfusion weighted imaging，PWI）与延迟增强（delayed enhancement，DE）技术，PWI是采用心肌灌注成像的一种快速成像技术，在快速$T_1$加权序列基础上，采用反转恢复快速小角度激励序列即时成像（inversion recovery turbo fast low angle shot，IR-turbo-FLASH）。结合静脉团注对比剂，如常见的钆对比剂Gd-DOTA，显示对比剂在心肌中的灌注、分布，类似心肌核素扫描，由于成像速度快，可以评估对比剂首次通过心肌的情况，因此称为首过灌注（first pass PWI）。正常心肌灌注区呈均匀的较高信号，缺血或梗死区呈不同程度低信号区。10～15分钟后延迟扫描，获得的心脏延迟增强MRI（DE-MRI）图像具有较高的组织特异性和良好的空间分辨力，能够帮助识别梗死心肌或瘢痕组织。⑥定量测量（mapping）技术，是目前心血管MRI评估急性心肌梗死及可挽救心肌的新技术，包括$T_2$-mapping和$T_1$-mapping。$T_2$-mapping技术采用多个不同$T_2$的稳态自由进动采集，每个采集图像的信号强度取决于$T_2$准备，在$T_2$衰减曲线上表现为不同回波时间对应的信号衰减，从而可以计算组织$T_2$值，$T_2$-mapping可以减轻呼吸运动、心脏搏动以及心内膜下血流所致伪影的影响，弥补了$T_2$WI的不足，在检测心肌水肿方面更为敏感和准确，能够直接测量水肿心肌的$T_2$值，在急性心肌梗死后可挽救心肌的鉴别中起着重要作用。$T_1$-mapping在一定的磁场强度下，可以测定不同组织的自旋-晶格弛豫时间即$T_1$值和细胞外容积（extracellular volume，ECV）。$T_1$-mapping技术可以量化水肿心肌与正常心肌$T_1$值，$T_1$值的改变可以反映心肌损伤的程度。非对比增强的$T_1$-mapping技术可检测心肌水肿，可作为$T_2$WI检测心肌水肿的补充，和$T_2$-mapping一样可用于评价心肌缺血危险区（area at risk，AAR）的诊断。对比剂增强的$T_1$-mapping能够帮助显示心肌梗死大小，等同传统DE-MRI技术，另外$T_1$-mapping可以

无创地动态定量观察纤维化病变,用于早期检测心肌纤维化和弥漫性心肌纤维化。mapping 技术在诊断心脏疾病方面具有潜在价值,临床应用前景良好,但仍有很多问题有待解决,仍需要大量研究验证。⑦弥散加权成像(diffusion weighted imaging,DWI)技术,是基于水分子的弥散运动来观测心肌微观组织结构的成像技术,水分子易沿心肌纤维束方向扩散,而在垂直于肌束的方向弥散受限,这种在不同方向上的弥散差异或称各向异性是心脏弥散张量成像(diffusion tensor imaging,DTI)的基本原理。DTI 有助于量化急性和慢性心肌纤维的机械微观结构和水扩散的差异,有利于观察急性心肌梗死后心室重塑的过程。⑧磁共振冠状动脉成像(MR coronary angiography,MRCA)技术,MR 冠状动脉成像与冠状动脉 CT 血管造影相比,技术上仍不成熟。MR 冠状动脉成像对斑块性质的判断具有一定潜力,但是在技术上仍面临挑战,尚处于研究阶段。

### (三)心肌缺血再灌注动物模型的建立

利用动物模型来研究人类疾病,可以克服平时不易随时见到,而且又不能在患者身上进行实验研究的问题。同时还可克服人类疾病发生发展缓慢、潜伏期长、发病原因多样、经常伴有各种其他疾病等因素干扰的缺点,可以用单一的病因在短时间内复制出典型的动物模型,对于研究人类疾病的发生、发展规律和防治疾病疗效的机制等是极为重要的手段和工具。动物模型以其特有的优势,受到生物医学研究人员的重视。但是动物模型的建立,一直是临床研究和实验研究的一个难点。至目前为止,根据动物种类及制造方法不同报道的心肌梗死动物模型有以下几种:①首先是小鼠、大鼠心肌梗死模型。啮齿类动物体型较小,容易进行转基因或基因敲除,目前已有报道载脂蛋白基因敲除小鼠再同时敲除内皮素受体,或一氧化氮分解酶受体及清道夫受体时会出现类似心肌梗死病变。此种模型的特点是具有严重的高脂血症及动脉粥样硬化,鼠类的脂代谢类型与人类不同,另外,啮齿类体型较小、手术操作复杂、技术要求较高,使得一些外科手术及治疗措施的研究无法进行及运用,而且复制出的动物模型与人类心肌梗死的病理生理过程相差较大,也是这种模型的缺点。②其次是猪、羊及犬等大型动物建立的心肌梗死动物模型。主要通过人工阻塞左冠状动脉造成急性或慢性心肌缺血及梗死,包括冠状动脉结扎或夹闭术及冠状动脉阻塞术。虽然此类动物如猪模型与人类心脏的解剖、形态、功能极

其相似,但此种动物模型手术操作过程复杂,创伤大,并且由于猪、羊及犬体型较大,每次实验需要大量人力、物力的投入,实验周期相对也较长,同时需要巨大的资金投入和苛刻的饲养条件是这种心肌梗死模型的缺点。也有报道用微创血管造影术在大动物冠脉左前降支(left anterior descending,LAD)处放置环形装置导致血栓形成的方法,以建立胸腔闭合型心肌梗死动物模型,避免了手术创伤及心肌周围组织切开对梗死后重建的影响。但是此种模型需要临床上大型仪器设备的支持,同时操作人员受到 X 线辐射的危害,对于长期研究的应用有很大的局限性。也曾有报道用化学药物诱导建立心肌梗死模型的方法,与冠状动脉阻塞方法类似,此种模型心肌梗死的发生机制主要是由痉挛部位中膜平滑肌细胞在组胺及 5- 羟色胺作用下产生的过度收缩引起的,内膜依赖性的舒张障碍作用较小。此种方法创伤较小,但多数情况下引起血栓维持时间短,同时可能发生血栓再通致模型建立失败。③最后是中等体积的动物,如家兔,猫的心肌梗死模型,此类活体动物模型的报道最少,猫是常见宠物,伦理阻力更大。相反,家兔属于中等体积的动物,是简单、廉价、常见的实验动物,不需要太多的人力操作,却很少应用于心脏动物模型的建立。这是由于家兔气道细长狭窄,气管插管不容易成功,心脏手术中缺乏必要的呼吸维持和心电监控,开胸后 LAD 结扎可能导致大面积心肌梗死使死亡率增高。家兔是否适合于心血管影像方面的研究,家兔的心脏形态、病理生理是和人接近的。正常情况下,兔子的心脏较少有功能性的侧支循环血管,与人的冠状动脉结构相似。麻醉下正常兔子的心率为 90～170 次 /min,与人类在静息及负荷下的情况相似。和啮齿类动物相反,兔子的正性肌力作用(随心跳的加快心肌收缩增加)与人类完全一样。人类和兔子的 β 肌球蛋白重链(β-myosin heavy chain)在心脏内优势支配,而啮齿类动物心脏为 α 肌球蛋白重链(α-myosin heavy chain)。人类和兔子心肌细胞内钠钙泵和线粒体对钙离子的吸收比率同样是 30% 和 70%。Watanabe strain 种系兔子具有遗传性高血脂,非常适合于动脉硬化的研究。同时兔子用作实验研究较少涉及道德、伦理方面的问题。改良了之前动物模型操作的不足,如气管插管、麻醉程度、结扎部位和方式以及术后护理等,降低了死亡率,建立经济实用、操作简单方便的心肌缺血再灌注兔模型,将生理紊乱降低到最低限度,使其适用于分子影像研究。

具体建模流程是（图 2-3-2-2）：选用体重在 3.0～5.0kg 之间的雄性新西兰白兔，肌内注射氯胺酮 15mg/kg 和甲苯噻嗪 2.5mg/kg 的混合液使其镇静，动物前胸、部分背部及四肢去毛后仰卧，选用内径为 3.5～4.0mm 的儿科气管内导管并利用一根铜轴作为导丝在其内作为支撑和导引，操作者一只手握导管入口腔，另一只手从外部在颈前中央触及喉部，两手配合让导管经口腔通过喉结中央进入气管，当动物出现呛咳，立刻抽出导丝，将导管继续深插入气管，然后固定于口面部，连接呼吸机和 ECG，仰卧固定于手术台上。建立兔耳缘静脉通路，并缓慢推注 30～40mg/kg 戊巴比妥钠使动物完全麻醉。消毒铺单后，以心尖搏动最强点为中心，沿胸骨第四肋间逐层进入胸腔，暴露心脏，切开心包，将心脏轻向右侧旋转，从左心耳下方 2～3mm 入针，缝绕冠状动脉左旋支（left circumflex，LCx），单线活结，确定 LCx 远端支配区心壁颜色由鲜红色变成苍白色，或伴血管供应范围心肌发绀，室壁活动减弱，逐层缝合关闭胸腔，并留活结远端线头于胸腔外，60～90 分钟后在关胸情况下拔去线头，造成心肌缺血再灌注，快速心律失常发生时可静脉缓慢推进利多卡因 1～2ml。多导联 ECG 记录结扎前、结扎后心电图，以 ST 段升高作为造模成功的标准（图 2-3-2-2）。保持动物人工呼吸，持续吸氧，等待完全清醒后，撤出气管插管，移除呼吸机和心电图，动物送回饲养房等待 cMRI 扫描。

## （四）动物模型的 cMRI 扫描

动物给予面罩气体麻醉（2% 异氟烷混合 20% 氧气和 80% 空气），利用人体扫描的多通道相位阵列的膝关节线圈，在临床 MRI 设备如 3.0T 机器上进行（图 2-3-2-3）。呼吸门控以及心电触发门控采用小动物监测控制系统，全程扫描不需要呼吸抑制，经过定位，左心室短轴图像采集一共 8 层，每层厚度 3mm，无间距。黑血技术 TSE 序列用于心脏解剖形态 $T_1WI$、$T_2WI$ 图像的采集，平面分辨率达达 0.9mm。亮血技术的 GRE 用于左心室短轴、垂直长轴和水平长轴 cine-MRI 采集，每层包括了 25 帧 / 心动周期，空间分辨率为 1.3mm×0.9mm，用于评估心功能和局部节段心室壁运动。在静脉推注 0.1～0.2mmol/kg 对比剂 Gd-DOTA 后，应用分段快速小角度激发（segmented-turbo-FLASH）序列，开始采集三层连续 first pass PWI 图像，80 帧动图 / 层，平面分辨率为 1.8mm×1.9mm。注射 10～20 分钟后，应用 IR-turbo-FLASH 序列采集 3D 的延迟强化 DE-MRI，平面内分辨率为 1.1mm×0.8mm。

cMRI 图像分析在机器专用软件、图像处理软件 SEGMENT 和 Imag J 上进行。心脏整体功能评估包括：射血分数（ejection fraction，EF）、每搏输出量（stroke volume，SV）、心输出量（cardiac output，CO）、收缩末期容积（end-systolic volume，ESV）、舒张末期容积（end-diastolic volume，EDV）等参数。

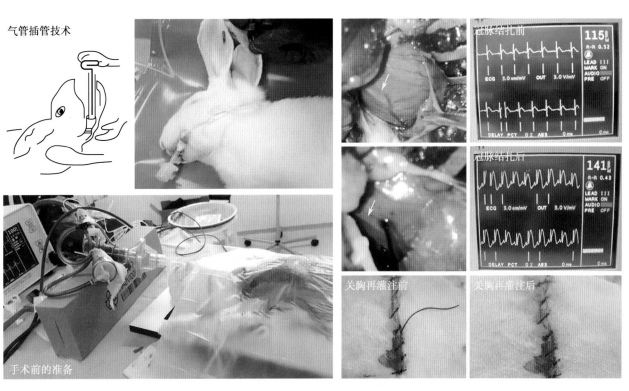

图 2-3-2-2　兔心肌梗死模型的开胸制作方法

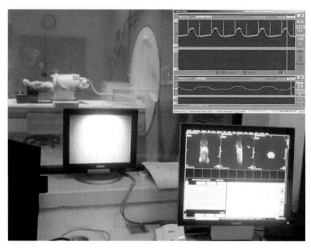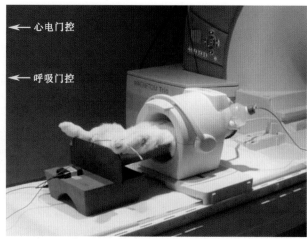

图 2-3-2-3　兔心肌梗死心脏磁共振成像（cMRI）扫描前准备

心脏局部功能心壁收缩期增厚率在左心室短轴图像内沿顺时针方向划分为 6 个区域（前壁、前间壁、下间壁、下壁、下侧壁和前侧壁）进行评估。

**（五）离体实验影像**

与临床病例不同，动物模型可以得到离体影像和组织学"金标准"检查作为对照。当活体 cMRI 结束后，动物被处死，心脏被摘出，用 3% 琼脂溶液充填心室并包埋于模具内，降温固定后立刻进行离体 cMRI 扫描。采用 TSE 序列得到左心室高分辨率 $T_1$ 加权、$T_2$ 加权无运动伪影图像，层厚 3mm，平面内分辨率为 0.5mm × 0.5mm，采集层面图像与活体 cMRI 完全对应。扫描结束后，心脏沿左心室长轴横断切为 3mm 厚度的组织片，放入 2% 氯化三苯基四氮唑（triphenyl tetrazolium chloride，TTC）染料中，于 37℃ 水浴 15 分钟，标本切片拍照后固定于 2% 甲醛溶液内，24 小时后组织石蜡包埋，切片为 5μm，分别做常规及组化染色，如：苏木精 - 伊红染色（hematoxylin and eosin staining，HE staining）、Masson 三色染色（Masson trichrome，MTC）、RAM-11 等，作为心肌梗死后炎性细胞浸润、组织坏死和慢性纤维化的评估。至此，兔离体心脏组织染色图像被完整地显示于一张病理切片上，这样活体和离体 cMRI 影像完全对应，而大动物心脏活体、离体影像则没法完全对应显示。

**（六）急性心肌梗死动物模型影像**

图 2-3-2-4 是采集到的兔 24 小时心肌梗死活体、离体 cMRI 影像。和临床病例一样，其表现为：①心肌水肿，急性心肌梗死时，心肌细胞坏死肿胀，血管通透性增加，导致心肌梗死区以及周边可挽救缺血区内游离水增多，从而导致组织 $T_2$、$T_1$ 弛豫时间延长，在 T2WI 序列上表现为高信号，因此通过 $T_2$ 加权

能够全面勾画出水肿和梗死区，统称为心肌梗死后心肌危险区（AAR）。此例模型可见左心室侧壁及部分下壁在 $T_1$ 加权为等信号，局部心室壁明显加宽增厚，$T_2$ 加权可见大范围的周边高信号区，中央低信号区为再灌注出血性心肌梗死表现（图 2-3-2-4A、B）。②心肌梗死范围，心肌梗死大小、面积、部位等精确的影像诊断离不开对比剂的应用。临床上常用的钆对比剂为细胞外小分子螯合物，急性心肌梗死时，细胞膜破裂，钆对比剂进入增大的细胞外间隙，缩短 $T_1$ 弛豫时间导致梗死心肌区呈高亮信号，正常心肌则呈低信号，因此静脉注射后通过对比剂延迟强化序列 DE-MRI 可以将梗死心肌识别出来。然而 DE 所对应的并非完全是坏死组织，在水肿心肌，由于细胞间隙增大，钆对比剂同样也存在晚进迟出的现象，因此梗死周边区亦可能出现强化带。对比剂延迟强化可能会高估或低估真正的梗死面积，这取决于扫描时间的选择和心肌梗死的大小、急慢性及有无再灌流等因素。在兔动物实验影像中观测到对比剂注射后 20 分钟的延迟 DE-MRI 与组织学坏死区域最为接近。图中所示为左心室侧壁及下壁中等透壁梗死（图 2-3-2-4C、D）。③微血管阻塞（micro vascular obstruction，MVO），急性心肌梗死时，心肌坏死区域会以波阵面的形式从心内膜下向心外膜扩展。在梗死核心区，由于心肌细胞和毛细血管内皮细胞坏死，坏死的细胞碎片、血栓、再灌注损伤等导致毛细血管堵塞，这样即使梗死相关动脉快速再通，微血管功能和心肌灌注也不能恢复，这称为"无复流"现象。"无复流"预示严重的心肌损害，微血管阻塞将对左室功能、顺应性和重构等产生严重不良影响，进而导致心力衰竭和心律失常。在动物模型上也可观察到此现象，对比剂早期延迟图像上呈低

灌注区，DE 图像上梗死核心高信号区内心内膜下缘可见无或低信号影像（图 2-3-2-4C、D），在镜下组织病理 HE 染色中也得到了证实，微血管内可见大量血栓（图 2-3-2-4H）。④心肌出血，心肌内出血系再灌注损伤时，恢复的再灌注血流中红细胞从受损的毛细血管内渗出到心肌。顺磁性含铁血红蛋白分解产物缩短 $T_2$ 弛豫时间，无论是在 $T_2$ 加权像还是 DE 图像上，心肌内出血均为高信号内出现低信号区（图 2-3-2-4B～D）。心肌内出血是缺血再灌注损伤的典型表现，心肌内出血往往伴随着微血管阻塞而发生，而微血管堵塞更加重了心肌出血，两者几乎重叠，相辅相成，都是心肌严重损害的表现，对心肌梗死预后和左室功能重构等产生严重不良影响。此例动物模型上大量心肌出血在组织 TTC 染色上得到证实，左室侧壁、下壁，以及乳头肌都有坏死出血（图 2-3-2-4G）。⑤离体 cMRI 运用 TSE 序列动物模型上可得到高分辨率的离体对比剂强化 $T_1$ 加权（图 2-3-2-4E）、$T_2$ 加权图像（图 2-3-2-4F），$T_1$ 上可见对比剂强化显示出心肌梗死坏死核心区，$T_2$ 上对比剂缩短了弛豫时间，组织水肿及梗死区为低信号，其与活体影像完全对应。

**（七）急性到慢性心肌梗死的演变与心功能分析**

心肌梗死的演变、瘢痕组织的形成，以及心室顺应性重构受多种因素影响，比如梗死的大小、部位、程度、抑顿心肌的范围、梗死区支配血管的再通、侧支循环的建立，以及是否有 MOV 和出血。将体内组织的表征与 cine 序列的功能数据相结合，准确评估心腔大小、室壁厚度以及节段和整体运动异常的综合方法是 MRI 较其他技术相比的主要优势，因此可以用于病例的长期跟踪随访研究。利用兔心肌梗死模型，cMRI 可检测心肌梗死从急性到慢性和心功能的演变。图 2-3-2-5 是一例缺血再灌注动物模型从急性期心肌梗死（24 小时）到慢性期（9 个月）的变化。急性期 cMRI 影像学表征与前述相同，病变在 $T_1$ 加权上为等信号（A1），$T_2$ 加权上为高信号（A2），对比剂 DE 延迟像为高亮信号并侵犯左室侧壁、下壁和乳头肌（A3），范围小于 $T_2$ 加权像。功能磁共振 cine 上可见左室侧壁运动明显减弱（hypokinetic）（A4、A5）。亚急期（2 周）后，$T_2$ 高信号区面积比急性期缩小说明水肿有所减轻（B2），对比剂延迟像 DE 高信号区变小变薄（B3），cine 上左侧壁持续运动障碍（dyskinesia）（B4、B5）。2 个月后的慢性心肌梗死，$T_1$ 加权病灶内局部信号减弱（C1），$T_2$ 加权呈等信号的不规则区（C2），对比剂 DE 延迟像可见病灶有中等信号的强化（C3），这些就是慢性心肌梗死瘢痕纤维组织形成的特征。慢性心肌梗死时，延迟强化（delayed-enhancement，DE）系因纤维化导致细胞外容积增大所致，但是其增强程度

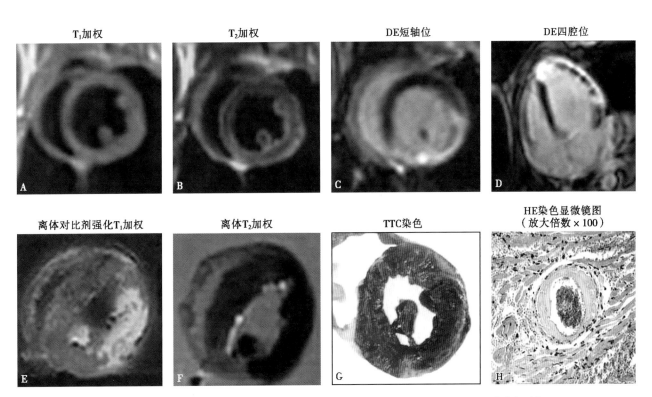

图 2-3-2-4　急性心肌梗死的心脏磁共振成像（cMRI）扫描序列及相应的组织学染色特征
DE: delayed-enhancement; TTC: triphenyl tetrazolium chloride; HE: hematoxylin-eosin

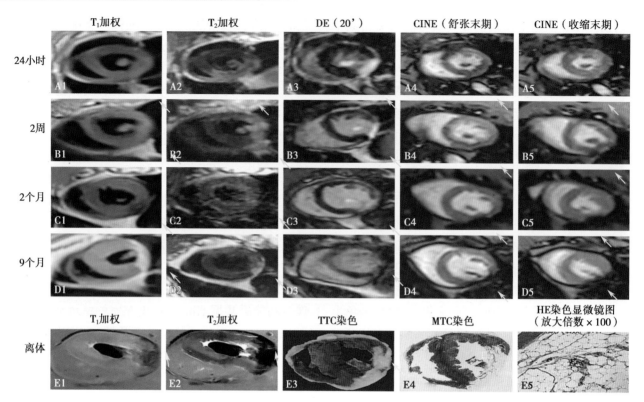

| | T₁加权 | T₂加权 | DE（20'） | CINE（舒张末期） | CINE（收缩末期） |
|---|---|---|---|---|---|
| 24小时 | A1 | A2 | A3 | A4 | A5 |
| 2周 | B1 | B2 | B3 | B4 | B5 |
| 2个月 | C1 | C2 | C3 | C4 | C5 |
| 9个月 | D1 | D2 | D3 | D4 | D5 |
| | T₁加权 | T₂加权 | TTC染色 | MTC染色 | HE染色显微镜图（放大倍数×100） |
| 离体 | E1 | E2 | E3 | E4 | E5 |

图 2-3-2-5　兔慢性心肌梗死演变及脂肪瘤样化生的心脏磁共振成像（cMRI）及组织样本的病理学染色

要低于急性期，左侧壁继续运动减弱（C4、C5）。9个月后，这例心肌梗死瘢痕脂肪瘤样化生，左侧壁 $T_1$、$T_2$ 加权上呈高信号（D1、D2），DE 上没有明显强化（D3），cine 抑脂序列可见信号缺失（D4、D5），离体抑脂 $T_1$、$T_2$ 加权上可见对应的信号减弱（E1、E2）。病理组织 TTC 染色（E3），左侧壁未见染色，心室壁未见变薄，心腔也未见显著扩大。MTC 染色可见左侧壁瘢痕组织已经被脂肪组织取代（E4），高倍镜下可见纤维细胞周围充满大量的脂肪细胞和少量的巨噬细胞（E5）。该动物模型重现临床类似病理情况。

图 2-3-2-6 的 cMRI 显示了几组不同心肌梗死大小的兔模型影像，从心肌梗死急性期 48 小时到 7 周慢性期的演变，和正常组对比（A1，B1），DE-MRI 显示了小面积心肌梗死（A2，B2）、中等面积心肌梗死（A3，B3），在 7 周之后都有缩小，而大面积心肌梗死（A4，B4）在 7 周后未见高信号区缩小。左侧壁在各组都有不同程度的变薄，左室侧壁的运动也随着心肌梗死的增大而减弱（C1-C4；D1-D4）。cMRI 心功能定量分析 EF 的变化与心肌梗死大小成正相关（$r = 0.95$）。小面积心肌梗死组与正常组心功能并无差别。中等面积心肌梗死的急性期和慢性期表现分别为：EF 在急性期明显降低（从正常 57% 降低到 43%），7 周后未有明显改变；EDV 增加了 10%、20%，ESV 上升了 45%、60%，SV 降低了 17%、11%。

大面积心肌梗死在急性期和慢性期表现分别为：EF 在急性期显著降低（从正常 58% 降低到 36%），7 周后心功能继续下降（28%），EDV 和 ESV 分别增加了 17%、70% 和 27%、130%，SV 分别下降了 25%、36%，被称为左室功能不全，即心力衰竭组（38）。顺时针六个节段局部室壁收缩期增厚率分析结果为，心衰组较其他组更广泛，包括前壁、下壁、下侧壁和前侧壁四个节段运动减弱（$p < 0.05$）。组织学病理染色大体切片与活体 cMRI 完全对应，清楚地显示了左室顺应性的重构，心衰组心腔扩大，前壁、下壁和侧壁变薄，乳头肌萎缩。MTC 染色显示瘢痕组织内胶原纤维在两组大面积心肌梗死中都有显著增多（蓝色），显微镜下，大面积心肌梗死但未发展为心衰的瘢痕组织表现为巨噬细胞浸润为主（RAM 染色），间质内胶原纤维沉积和中度程度的脂肪细胞形成；大面积心肌梗死并发心衰的瘢痕组织特点为过量存在的脂肪细胞合并大量的胶原纤维和较少的巨噬细胞浸润。

**（八）动物模型内心肌梗死成分的影像学区分**

冠状动脉阻塞后，所支配的心肌缺血，该缺血区称为危险区（AAR），前文已有描述。如果血流未及时恢复，经 20～30 分钟危险区心肌从心内膜下向心外膜下逐渐发生坏死。AAR 包含两部分：不可逆性损伤区，即梗死核心（infarction core，IC）；可逆性损伤区，即可挽救区（salvageable zone，SZ）（图 2-3-2-7）。

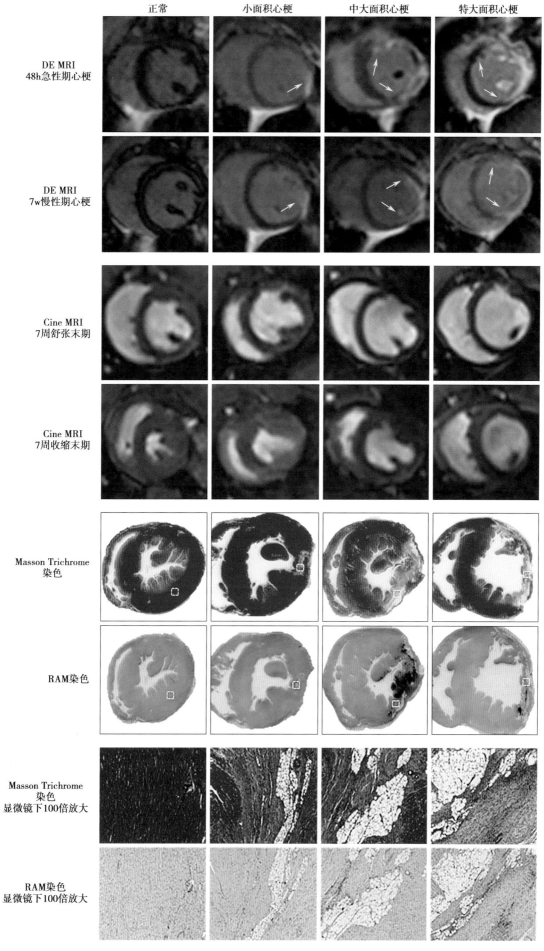

图 2-3-2-6　兔不同大小心肌梗死（黄箭）及心功能演变的心脏磁共振成像（cMRI）及其对应的组织学染色特征

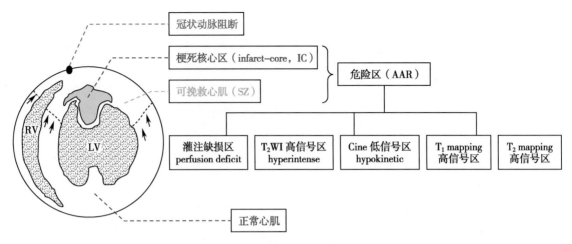

图 2-3-2-7　心肌梗死成分区分示意图

心肌挽救指数（myocardial salvage index，MSI）为 SZ 与 AAR 之比（MSI = SZ/AAR），对急性心肌梗死治疗方法的选择、疗效评价和预后判断有重要意义。因此，区分心肌梗死的成分，精确判断 IC、SZ 和 AAR 在临床影像诊断上有着重要价值。由于临床上缺少离体的组织病理学"金标准"，通常很难正确区分判断。有学者对兔心肌梗死模型进行了改良，成功地建立了一套活体与离体对照的分子影像技术来区分显示心肌梗死成分，从而达到精确判断心肌活性的目的。

操作方法如下：

（1）首先，准备两个试剂用于活体和离体下的多功能心肌染色：① 1% 伊文思蓝（Evans blue，EB）稀释于 0.9% 生理盐水中，储存于 4℃待用。②红碘油试剂（RIO），将 20mg 油红 O（oil-red-o）溶于 100ml 碘油（iodized oil）内。

（2）其次，对动物模型进行改良：为了确保冠状动脉在活体和离体下阻断部位完全一致，采用双线打结法；开胸手术时，用一根针同时带动粗（5-0）、细（2-0）不同型号的两根线穿过要阻断的冠状动脉，粗线用于手术中冠脉结扎并于再灌注时抽离，细线保留在心包内用作离体时冠脉再阻断。

（3）待缺血再灌注模型成功 8 小时后，从兔耳缘静脉内注射 EB 稀释液 0.5mg/kg。在以往的研究中发现 EB 具有坏死亲和性，可用于活体标记心肌梗死核心（IC）并在离体下用肉眼可辨识。

当活体 cMRI 结束后，兔静脉内推注 300IU/kg 肝素防止血凝，之后立刻处死动物，分离出心脏，结扎之前留在心脏表面的细线，使缺血再灌注冠脉再次阻断，之后从主动脉内逆行灌注 4ml RIO 多功能试剂。RIO 试剂主要用于离体 AAR 的鉴别：①冠脉缺血区之外的正常心肌被染成红色而非染色区即为 AAR；②离体标本在 X 射线下，正常心肌为不透光区，AAR 为透光区。

cMRI 在手术结扎冠脉关胸再灌注之前进行一次首过灌注扫描 PWI90′，24 小时后再行 $T_1$WI、$T_2$WI、PWI 24h，以及对比剂延迟 DE 序列的扫描。活体 AAR 在 cMRI 的定义为：① $T_2$WI 高信号区；②灌注缺损区 PWI90′（冠脉再灌注之前）；③灌注缺损区 PWI 24h（冠脉再灌注之后）。IC 定义为对比剂注射 20 分钟后的 DE-MRI。

如图 2-3-2-8 所示，运用多种不同的心脏影像技术和染色方法，成功观测并区分出了心肌梗死的组成：DE-MRI 显示兔心肌梗死坏死区 IC 为左侧局部透壁高信号区并侵犯前乳头肌（A），此区域活体 DE-MRI 与大体标本 EB 染色和 HE 染色区域基本吻合（F）；急性心肌梗死缺血造成的水肿组织使 $T_2$ 横向弛豫时间延长，在 $T_2$ 加权序列上表现为高信号，而在 $T_2$ 加权序列上急性心肌梗死区亦表现为高信号，因此通过 $T_2$ 加权能够全面勾画出 AAR，即水肿和梗死区，该范围要大于 PWI90′（C）和 PWI24h（D）灌注缺损区，以及离体标本上 AAR（E、F）；PWI90′（C）灌注缺损范围较 PWI24h（D）更接近离体 AAR（E、F）。时间信号变化曲线显示 AAR 较心室（VC）和室间隔（VS）明显的低灌注，PWI24h AAR 较 PWI90′ 灌流增加；运用多重染色方法得到的离体标本中，肉眼直接就能分辨出正常心肌（RIO 染的红色区域）、梗死核心 IC（EB 染的蓝色区域），以及可挽救心肌（梗死核心和正常心肌的白色非染色区域）。由于有离体"金标准"的对比，活体影像上也确认了首过灌注 PWI90′ 较 PWI24h 和 $T_2$WI 更能精确地显示 AAR，非特异性对比剂延迟 20 秒强化的 DE-MRI 能够显示 MI-core（IC）。

利用以上的影像平台，在兔缺血再灌注模型上测试了抗炎药物，cMRI 成功评估了心肌梗死大小，可挽救心肌指数，AAR 缺血区血流再灌注情况，心功能分析并在离体影像和组织学染色中得到证实，为缺血性心脏病的转化医学研究提供了新方法。

**（九）坏死特异性对比剂和示踪剂的应用**

MRI 具有良好的软组织对比，可以反映出体内组织间物理和化学上的差异，但还不能特异性显示病变，常达不到定性诊断要求，因此开发了对比剂。对比剂是一种外加给体内的物质，通过某种机制改变图像信号，增加图像诊断信息。常用的 MRI 对比剂是二乙三胺五乙酸钆 Gd-DTPA（gadoinium diethyl triamine-pentaacetic acid）和 Gd-DOTA，为顺磁性物质，是细胞外对比剂，正常状态可以迅速漏出血管床（首次通过率 27%～50%），分布于细胞外间隙。心肌梗死后，注射 Gd-DTPA，cMRI 扫描出现延迟强化的机制是：心肌损伤，心肌细胞膜发生破坏时，Gd-DTPA 能迅速大量地进入受损的细胞内，但排出延迟，使受损心肌区域呈现延迟增强，目前已在临床广泛应用。另外还有一些正在研究开发的对比剂，如含 Fe 的超顺磁性物质，以 Mn 为基础的细胞内对比剂等，这些对比剂均为非特异性试剂，诊断的准确性还不理想。多年来人们致力于研究和寻找能选择性积聚于特定组织器官或病灶的 MRI 靶向对比

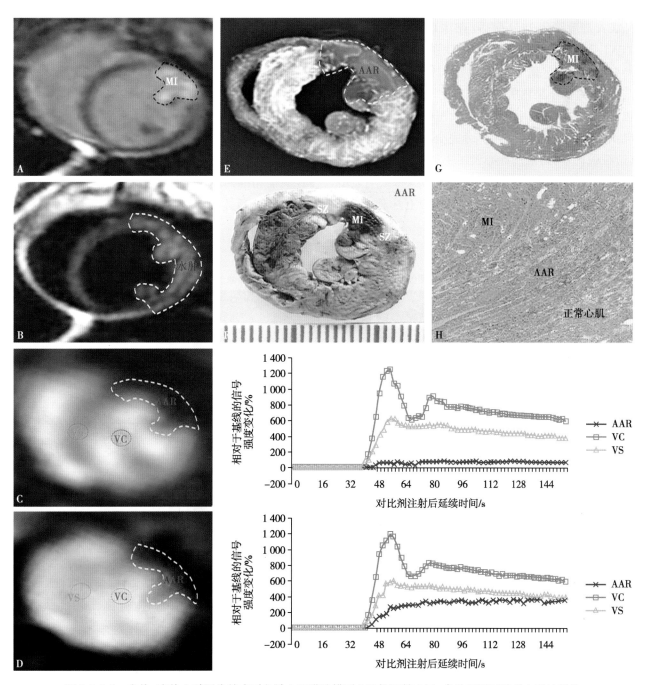

图 2-3-2-8　在体、离体心脏影像技术对兔缺血再灌注模型心肌梗死核心区、危险区及可挽救心肌的评估

剂。一些卟啉类化合物及其衍生物曾被认为具有在肿瘤部位富集的作用，有着肿瘤特异性，然而在 20 世纪 90 年代中期，实验证明这类卟啉类化合物在体内具有亲坏死及非活性组织的靶向性物质，而非具有肿瘤特异性。随后卟啉化合物被归为坏死及心肌梗死靶向性对比剂，被命名为 MRI 坏死亲和性对比剂（necrosis avid contrast agent，NACA）。NACA 静脉给药的早期有 MRI 血池对比剂作用，半衰期为 2.5 小时，注射 2～6 小时后血管仍能清晰显影。在心肌梗死诊断中的早期显像效果与 Gd-DTPA 类似，但是时间窗明显延长。图 2-3-2-9 显示了 NACA 在两例兔急性心肌梗死模型中的应用，侵犯乳头肌的左侧壁心肌梗死（A）和左下壁心肌梗死（B）。NACA 静脉给药 24 小时后，在体 DE-cMRI 和离体 $T_1WI$，心肌梗死区都显著持续性强化，心肌梗死区与非心肌梗死区信号之比增加达 150% 到 300%，且与 TTC 组织学染色所见一致。借助 NACA 不仅可以检出透壁、内膜下、斑块或散在心肌梗死及累及乳头肌的心肌梗死，尚可区分完全阻塞性心肌梗死（边缘强化）与再灌注性心肌梗死（完全强化），以及心肌顿抑（早期轻度增强）与心肌梗死（持续明显增强）。因为慢性心肌梗死瘢痕组织没有坏死，若将 NACA 的即时非特异性增强与延期坏死亲和性增强相结合，尚可鉴别急性心肌梗死（早、迟均增强）与慢性心肌梗死（早增强，延迟不增强）。在心肌活性影像评判中，理论上 NACA 较现有非特异性 MRI 对比剂更准确可靠，因此应该有继续研究开发的必要性。

心肌活性的鉴别除了应用 MRI 对比剂，还有核素标记的示踪剂显像，其中应用较多的如 $^{99m}Tc$ 甲氧异腈（$^{99m}Tc$-MIBI），是单光子发射计算机断层成像（SPECT）心肌灌注显像剂，$^{18}F$- 氟代脱氧葡萄糖（$^{18}F$-fluorodeoxyglucose，$^{18}F$-FDG）、$^{13}N$ 标记的尿素（ammonia）正电子发射断层成像（PET）。在这些核素显像中，坏死心肌或者心肌梗死瘢痕血流降低，代谢降低，图像上显示为血流缺损区。金丝桃素（hypericin，Hyp）近来被认为是具有坏死亲和力的非卟啉类制剂，最初是在圣约翰草（贯叶连翘）中发现的多酚多环醌。实验发现碘 -123 标记的金丝桃素（$^{123}I$-Hyp）可以准确定位在动物活体坏死组织。$^{123}I$-Hyp 作为一种新型的坏死特异性示踪剂，因其具有较长的血浆半衰期（超过 2.5 小时），故可同时进行两种示踪剂 SPECT 图像采集，不仅节约时间，更能精准的图像定位和配准。为了进一步验证 $^{123}I$-Hyp 诊断坏死的特异性，是否在急性心肌梗死组织内高摄取，兔心肌缺血再灌注模型中一次同时

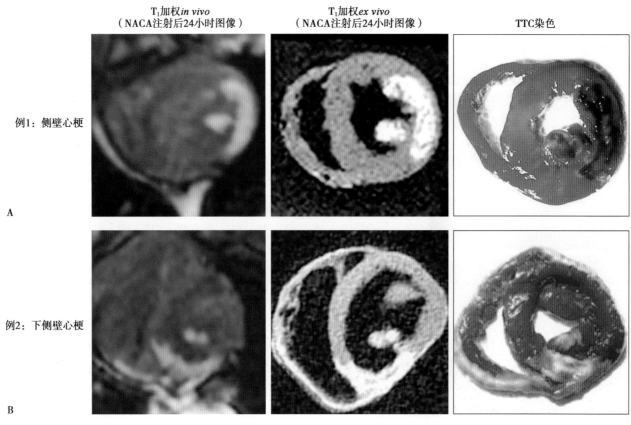

图 2-3-2-9　心肌坏死亲和性 MRI 对比剂在急性心肌梗死中的应用

注射两种示踪剂，$^{123}$I-Hyp、$^{99m}$Tc-MIBI，进行 SPECT 图像采集，并与 cMRI、放射自显影、组织病理标本进行对比。图 2-3-2-10 为一例急性大面积出血性心肌梗死模型，DE-MRI 显示左侧壁、下壁从心底到心尖广泛的高信号梗死区（A1～A5）；灌注示踪剂 $^{99m}$Tc-MIBI 在正常心肌中放射性分布基本均匀，梗死区为放射性缺损区（C1～C5）。相反，坏死示踪剂 $^{123}$I-Hyp 显像中，梗死灶为放射性热点，而正常心肌几乎没有摄取（B1～B5），这两种示踪剂在心肌活力测定方面是互补的。SPECT 图像与 cMRI 经过配准，从心尖到心底区 MIBI 灌注缺损区与 $^{123}$I-Hyp 高摄取区，以及 cMRI 对比剂强化区完全对应。应用心肌的 17 段极坐标图（A7、B7、C7）对区域内示踪剂和对比剂分布进行了定量分析，由此得出了心肌梗死体积在活体图像之间精确匹配，并与离体标本对应。

### （十）结论

本节详细介绍了如何成功诱导兔心肌梗死模型，如何优化逐步建立心脏影像技术平台，如何将其有效地应用于心肌缺血、心肌梗死病理生理机制的研究。评价了 MRI 在转化医学研究中的作用。这些结果可能会引起相关领域研究人员的兴趣，相信将会对临床诊治冠心病以及降低其死亡率起到一定的推动作用，同时动物模型上一些新的方法成功应用于临床实践，也会大大激励 MRI 技术的研究和发展，为人类心血管疾病提供强有力的优化防治策略。

### 三、CTP 成像在心肌梗死中的应用

心肌灌注指流经心肌组织内冠状动脉血管网的血流，即从小动脉流入，经毛细血管，至静脉流出的血流，可直接反映心肌微循环的状态。传统的心肌灌注方法包括 PET、MRI、SPECT 等。CT 心肌灌注成像（CT myocardial perfusion imaging，CT-MPI）将传统方法得到的定性诊断信息（冠状动脉形态学）和心肌灌注的量化信息（冠状动脉功能学）结合在一起，因而日益受到重视。CTP 最开始是使用电子束 CT 及多排螺旋 CT 进行，但电子束 CT 受限于空间分辨率，图像的细节显示不够清晰；多排螺旋 CT

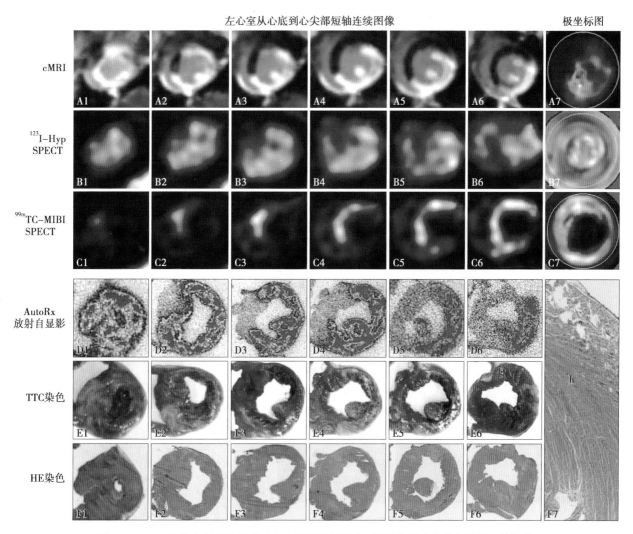

图 2-3-2-10　心脏分子影像技术对兔大面积急性缺血 - 再灌注的出血性心肌梗死的评估

受限于时间分辨率及 *XY* 平面分辨率不够高,其检查成功率较低且不能实现全心脏心肌灌注成像,在临床上推广存在一定的限度。随着 CT 技术的发展,特别是近几年相继问世的 320 排 CT、Brilliance iCT、第三代双源 CT 和宝石 CT 等高端 CT,CT 的各项技术指标得到了大幅提高。连续动态 CT 心肌灌注成像(dynamic CTP)作为能一站式评估心肌缺血相关疾病的影像检查手段,已得到广泛关注和认可并初步应用于临床。

CTP 通常推荐采用先静息后负荷的扫描模式,静息 CTP 可用常规冠脉 CTA 替代来提示可疑缺血灶,在探测器宽度有限的情况下,可根据静息扫描给出的提示进一步选取重点部位进行负荷 CTP;对于无或轻度病变患者,则无需加做负荷 CTP。实际临床工作中,也可依据具体情况采用先负荷后静息的操作流程。

CTP 图像的分析方法包括定性分析法、半定量分析法和定量分析法。定性分析法是最简便和常用的分析方法,低密度区代表低灌注区。对于结果的判定,若静息和负荷 CTP 都出现相应区域强化减低,则提示病变为梗死病灶;若局部强化减低只出现于负荷扫描,而在静息扫描时无明显异常,则提示为可逆性心肌缺血改变。半定量分析计算相应血流参数如上升斜率、强化峰值、达峰时间(time to peak, TTP)及曲线下面积(area under the curve, AUC)等,从而分析局部心肌血流灌注情况。缺血心肌较正常心肌表现为强化峰值降低但对比剂洗脱正常,梗死心肌表现为对比剂流入及流出均减慢,即强化峰值延迟、降低且对比剂洗脱减慢。全定量分析常用于动态负荷 CTP,通过定量分析心肌血流量(myocardial blood flow, MBF)和心肌血容量(myocardial blood volume, MBV)等动态参数,进而综合、定量评估心肌血流灌注情况,可以提供绝对定量的灌注信息(图 2-3-2-11、图 2-3-2-12)。在探测弥漫性心肌缺血及缺血严重程度分级等方面,MBF、MBV 等定量分析都具有较高的临床价值(图 2-3-2-12)。已有多项研究证实,全定量分析在检测心肌灌注缺损诊断准确性方面要明显优于定性及半定量分析法,且与单光子发射计算断层扫描心肌灌注成像(single photon emission computed tomography-myocardial perfusion imaging, SPECT-MPI)及磁共振心肌灌注成像(magnetic resonance myocardial perfusion imaging, MRMPI)相比均具有良好的诊断一致性。

冠状动脉持续阻塞,心肌出现不可逆性功能改变,即心肌梗死。心肌梗死患者由于心肌微血管床损害,导致细胞间隙扩大,对比剂在梗死心肌的细胞间隙聚集,从而出现延迟强化。CTP 对临床鉴别心肌梗死和心肌缺血具有重要价值,CTP 全定量分析可以提供绝对定量的灌注信息,较为公认的量化灌注指标为 MBF。Ho 等(2015 年)在一组 35 例的研究中发现正常人静息期 MBF 值为(74.08±16.30)ml/(100g·min),负荷期 MBF 值为(135.24±28.89)ml/(100g·min);心肌缺血患者静息期 MBF 值为(82.29±16.87)ml/(100g·min),负荷期 MBF 值为(107.95±25.25)ml/(100g·min);心肌梗死患者静息期 MBF 值为(81.98±18.54)ml/(100g·min),负荷期 MBF 值

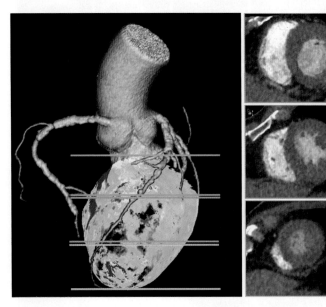
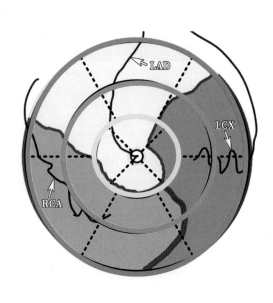

图 2-3-2-11 冠状动脉不同分支支配的心肌区域示意图

LAD:左前降支;LCX:左回旋支;RCA:右冠状动脉

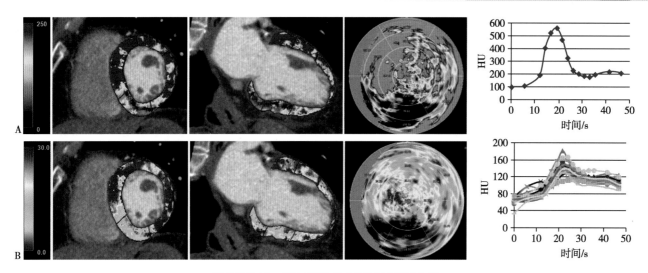

**图 2-3-2-12　动态 CTP 的 MBF 和 MBV 分析**

一例负荷 CTP 的 MBF 和 MBV 分析，显示心肌基底及中下节段低 MBF 和 MBV；A 从左到右依次为短轴位、长轴位、靶心图 MBF 和主动脉弓增强曲线图；B 从左到右依次为短轴位、长轴位、靶心图 MBV 和心脏 17 节段的增强曲线

为（106.93±32.91）ml/（100g·min）。

诸多国内外研究证实，CTP 与核素（PET、SPECT）和心脏 MR 灌注成像等传统心肌灌注成像技术相比，具有良好诊断一致性。表 2-3-2-1 显示近年来文献报道的 CTP 诊断效能。

CTP 检查对于心肌缺血评估的有效性已被广泛证实，研究表明 CTA 与 CTP 两种手段结合进一步提高诊断准确性，诊断敏感性、特异性可达到 90% 和 97%。诸多专家认为，CTA 解剖与 CTP 心肌灌注功能的联合诊断，是临床全面评估冠心病的最佳路径之一。然而，目前 CTP 在临床实际应用中仍存在局限性：主要包括设备必须具备后处理功能、诊断标准不够统一、部分心肌部位出现图像伪影导致假阳性或假阴性诊断、较大的辐射剂量、较高的对比剂摄入等，加之临床实际操作相对复杂且往往需要多方良好的协调配合。这些均有待通过进一步的技术改进来改善。未来的 CTP 技术能够对心肌缺血性疾病在多个相关层面提供全面、准确的诊断和临床治疗建议，拥有良好的临床应用前景。

## 四、干细胞治疗心肌梗死的分子影像研究

### （一）概述

心脏主要包括起搏细胞和心肌细胞等终末分化的功能细胞。起搏细胞主要位于窦房结，负责电信号的产生，以触发随后的机械运动；心肌细胞负责心脏的收缩和舒张运动。心肌细胞在形态、动作电位不应期和细胞间缝隙连接等方面有别于骨髓肌细胞，因此其同步、重复和稳定方面较好。心肌内包括丰富的血管网络，其中血液占心肌质量的 5%。心血管疾病因局部缺血而影响起搏细胞和心肌细胞的活性，以及其有限的再生能力。因此，研究的焦点是将干细胞分化成内源性的起搏细胞治疗心动过缓，同时利用干细胞重建心肌和心肌内的血管网，旨在形成具有收缩功能的心肌细胞，弥补坏死的心肌组织。

近年来，生物起搏器研究取得重大进展。心血管再生方面，更多的研究集中在各种干细胞的移植。目前已有大量的研究评价成体干细胞的治疗效果，

**表 2-3-2-1　CTP 诊断效能比较**

| 文献出版年 | 作者 | 参考标准 | 样本量 | 敏感度/% | 特异度/% | 阳性预测值/% | 阴性预测值/% |
|---|---|---|---|---|---|---|---|
| 2009 | Blankstein 等 | SPECT | 34 | 84.0 | 80.0 | 71.0 | 90.0 |
| 2010 | Ho 等 | SPECT | 35 | 83.0 | 78.0 | 79.0 | 82.0 |
| 2011 | Bamberg 等 | SPECT | 33 | 93.0 | 87.0 | 75.0 | 96.7 |
| 2012 | Weininger 等 | MRI | 20 | 86.0 | 98.0 | 94.0 | 96.0 |
| 2012 | Wang 等 | SPECT | 30 | 85.0 | 92.0 | 55.0 | 98.0 |
| 2015 | George 等 | SPECT | 381 | 78.0 | 62.0 | 58.0 | 81.0 |
| 2017 | Chung 等 | MRI | 25 | 96.0 | 75.0 | 69.0 | 97.0 |

在这些初步的研究和临床前期工作中,分子影像技术发挥了重要作用。可以预见,分子影像技术在干细胞治疗和疗效评估方面有着广泛的应用前景。本部分内容我们着重叙述分子影像技术在急性心肌梗死和心肌再生方面的作用。

**(二)干细胞的来源和特征**

干细胞是具有自我更新和多向分化潜能的未分化的细胞系,主要分为三类:全能干细胞、多分化潜能胚胎干细胞和间充质干细胞。全能干细胞由精原细胞和卵细胞融合而成,形成不同类型的组织细胞并最终发育为有机体;多分化潜能胚胎干细胞缺乏形成有机体的能力,但是可分化成所有三个胚层的细胞(其中小鼠和人的胚胎干细胞可以分化为神经、心脏、肝脏、软骨等组织),但定向分化的控制、免疫原性、致癌性和伦理问题尚未有效解决,因此影响了其临床应用;间充质干细胞则主要分化为肌肉、成纤维细胞、骨髓、软骨和脂肪细胞等。

有研究证实骨髓间充质干细胞(lin⁻, c-kit⁺)可以分化为心肌细胞,从而激发了干细胞修复心肌损伤方面的研究工作。然而随后的一系列研究并未能证实骨髓间充质干细胞可以分化成心肌细胞,尽管该研究领域的争论较多。

**(三)干细胞在心肌梗死方面的临床研究**

心肌梗死的干细胞治疗依据干细胞类型的不同分为以下几类。

**1. 骨骼肌成肌细胞** 骨骼肌成肌细胞是首先被用于人体研究的干细胞。有学者从股四头肌活体标本中分离骨骼肌成肌细胞,并在体外环境中扩增后直接注射入心肌组织发现其可以在心肌组织中长期生存,并转化为成熟的骨骼肌融合到缺血心肌中,并可以改善射血分数、室壁运动和逆转心力衰竭的进展。但也有大量的患者在移植后几周内出现心律失常,尤其是左室心动过速等并发症。这些患者需要植入除颤器或服用抗心律失常药物。也有研究显示,经过治疗后心律失常的发生率并不比对照组高,表明该并发症可能与潜在的心脏病理学的因素相关而并非单单是细胞移植的结果。不过,最近的大型Ⅱ期随机对照临床试验的结果显示,该方法并不能改善局部和整体的心室收缩力。因此,骨骼肌成肌细胞移植是否可以作为心脏细胞移植治疗的选择之一还需继续研究。

**2. 外周祖细胞** 来源于骨髓的循环祖细胞(CPCs)能够在缺血应激条件下促进血管新生。并且CPCs易于从外周血中收集和处理,因此可以作为

修复心肌细胞的一种细胞来源。自体循环祖细胞有改善左心室功能和室壁运动的趋势。并且CPCs在粒细胞集落刺激因子(granulocyte colony stimulating factor, G-CSF)的刺激下可促进向梗死心肌细胞组织聚集并促进血管新生,改善心肌收缩功能和血液灌注,但是容易出现支架内再狭窄,可能是由于G-CSF促进CPCs在病变血管中分化成平滑肌细胞。也有研究发现CPCs并未显示出支架内再狭窄率高,但促进心功能恢复方面的作用也不明显。因此G-CSF在支架内再狭窄的问题目前还不确定。

**3. 间充质干细胞** 骨髓内除了造血干细胞以外,还含有具备自我更新和分化能力的间充质干细胞(仅占0.001%~0.01%)。与胚胎干细胞不同,间充质干细胞活力较低,但很容易在体外扩增,并保持在几代以后的增殖能力和多向分化潜能。间充质干细胞可以分泌血管内皮生长因子、成纤维细胞生长因子、胎盘生长因子和单核细胞趋化蛋白等。间充质干细胞通过旁分泌发挥作用,在梗死早期注射间充质干细胞可以预防病理性重塑和瘢痕的形成。间充质干细胞在免疫排斥反应方面有较大意义,其主要表达MHC-Ⅰ,而MHC-Ⅱ的表达水平较低,表明其能够避免识别异体移植物和产生免疫反应。

**4. 骨髓干细胞** 骨髓干细胞是异源性的,由多种细胞组成。研究证实在急性心肌梗死患者冠脉内注射骨髓干细胞可以提高左心室功能5%~9%。临床试验提示冠脉内注射骨髓干细胞可以延缓死亡时间和再梗死的发生率,以及1年内再住院率。然而,心功能的改善在6个月时比较明显,而在18个月后,效果降低。冠脉内注射骨髓干细胞对于急性心肌梗死患者而言,作用是轻微的,尤其是在左室功能不全的患者。同样,在慢性心肌梗死的患者,冠脉内注射骨髓干细胞的作用也是有限的(EF增加3%~7%)。因此,这些临床试验的结果促使研究者去寻找新的原位心肌祖细胞,并意识到利用新的分子影像技术检测干细胞的生存、分化、功能、相互作用,以及运动将极大地促进干细胞技术的发展。

**(四)干细胞成像的原理**

干细胞成像技术牵涉到多学科领域,包括细胞和分子生物学原理,影像技术和分子医学。能够提供生物体细胞表面特殊分子的整体信息,是在体内示踪和评价移植细胞的一种有效的方法。目前非创伤性的成像方法包括MRI、PET、SPECT和BLI(图2-3-2-13)。理想的干细胞示踪剂需要具有无毒、生物相容性好、高度特异性的特点,并最低限度地

干扰靶细胞。理想的对比剂需要对单个细胞敏感，对细胞数目的增加或减少所产生的信号强度变化形成线性关系。目前的示踪剂均难以满足以上所有要求，尚需要进一步探索。

### （五）干细胞的 MRI

MRI 是心肌损伤和再生的重要评价手段，能够在干细胞注射后提供其他方法无法比拟的详细信息，显示注射后心肌生理和功能的变化。高能磷酸光谱（磷酸肌酸和磷酸腺苷）用来指示干细胞治疗后心肌能量代谢的改善情况。MRI 电影可以评价左室容积、射血分数和收缩性等的变化。基于相关技术可以评价心脏局部和整体的收缩力。延迟增强 MRI 不仅可以准确地检测梗死面积的大小，还能够引导心肌内注射干细胞。MRI 检测左室功能相关参数的可重复性要明显优于其他成像技术。

近年来 MRI 分子探针迅速发展，提供心肌损伤的病理生理学改变和自然转归的相关信息。这些探针包括靶点为肌动蛋白、用于坏死组织成像的磁性纳米颗粒（MNP）和针对磷脂酰丝氨酸，用于凋亡成像的磁性纳米颗粒，以及能被单核巨噬细胞吞噬用于心肌炎症反应成像的磁性纳米颗粒和活化肺髓过氧化物酶钆螯合物（检测心肌组织中的氧化应激反应）（图 2-3-2-14）。高分辨率 MRI（人体 <1mm，小鼠 <100μm）可以准确地显示心肌梗死部位、心肌组织边缘情况和空间分布情况。这些对比剂还可以显示心肌损伤的病理生理改变，以及干细胞与心肌微环境反应的过程。

目前，MRI 在干细胞成像方面最主要的经验是关于干细胞的标记和示踪。大部分的研究使用超顺磁性氧化铁纳米颗粒，将标记了磁性纳米颗粒的间充质干细胞和胚胎干细胞注射入小鼠和猪等动物的研究。也可以使用 Gadofluorine-M，Gadolinium-Fullerenol 和 $^{19}$F-MRI 等。

磁性纳米颗粒标记干细胞　第一代磁性纳米颗粒 Ferumoxides 或 Feridex 是使用最多的示踪剂，它以葡聚糖为外壳，内包裹氧化铁核，溶解时呈分散状态，可被肝脏库普弗细胞快速吞噬，是常用的 MRI 干细胞示踪剂，并且干细胞总体上都能保持活力，增殖的速度未受影响。此外，磁性纳米颗粒标记不会抑制 ESCs 分化成有功能的心肌细胞的能力。

磁性纳米颗粒标记的干细胞可以在动物心肌组织中成像。标记的干细胞直接注射入心肌组织，局部产生高浓度的磁性纳米颗粒，很容易被 $T_2WI$ 序列检测到，呈现低信号。游离的纳米磁性颗粒和微米磁性颗粒仅仅产生瞬间的信号，并且在几天后就会被清除，但标记干细胞的信号可以持续到注射后

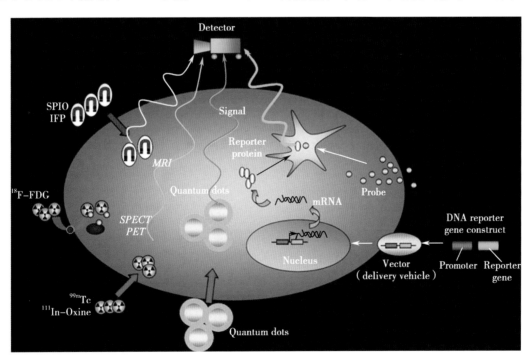

**图 2-3-2-13　非创伤性成像心肌组织中干细胞的概略图**

3 个不同的技术包括磁性纳米颗粒标记、放射性核素标记和报告基因标记。Detector：检测仪器；SPIO：超顺磁性氧化铁；Signal：信号；MRI：磁共振成像；Reporter protein：报告蛋白；Probe：探针；$^{18}$F-FDG：氟代脱氧葡萄糖；mRNA：信使 RNA；SPECT：单光子发射计算机断层扫描；PET：正电子发射断层 -X 线计算机断层组合系统；Quantum dots：量子点；Nucleus：细胞核；Vector：载体；delivery vehicle：递送载体；DNA reporter gene construct：脱氧核糖核酸报告基因构建；Promoter：启动子；reporter gene：报告基因；$^{99m}$Tc：99m- 锝；$^{111}$In-Oxine：$^{111}$In- 羟基喹啉

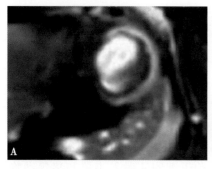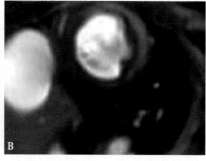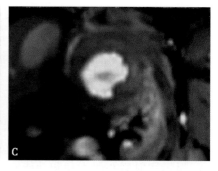

图 2-3-2-14　心肌损伤的分子成像

A～C. MRI 显示正在愈合的心肌梗死组织中的髓过氧化物酶（MPO）活性。给野生型小鼠注射入 MPO 活化的钆螯合物，T$_1$ 加权像的结果显示损伤的前侧壁心肌组织的信号强度增加（A），而在 *MPO* 基因敲除的小鼠杂合子中，信号明显减弱（B），在 *MPO* 基因敲除的纯合子中根本没有信号（C）

的 3～5 周。因此，心肌组织中存在 MRI 对比信号并不一定是干细胞存活和存在的标志。并且，MRI、荧光或放射性核素显像也难以提示细胞的存活；另外，在 T$_2$WI 序列中，负性对比信号的区域常超出磁性纳米颗粒标记的细胞在解剖上的范围，并且信号很难定量评估，也很难与磁敏感伪影和 MRI 信号丢失相区别。因此，磁性纳米颗粒作为示踪剂有较大的弊端。

1. **磁性微米颗粒标记干细胞**　单分散磁性微米颗粒比氧化铁颗粒和磁性纳米颗粒组装体弛豫低，因此，磁性微米颗粒标记细胞有一定优势，其表面覆盖苯乙烯等惰性聚合物不容易降解。标记磁性微米颗粒的细胞在细胞分裂中可将纳米颗粒等量分布到子代细胞中，也可因尺寸原因不均衡分布于子代细胞，因此随着细胞的不断扩增，会引起标记物的浓度不断降低，以及标记与未标记的细胞群。磁性微米颗粒标记的细胞中铁离子的含量约为 200pg/ 个细胞。颗粒的尺寸、苯乙烯的外壳和高含量的铁离子，可能会对细胞的生物效应产生一定影响。有报道称标记的猪间充质干细胞生存、增殖和分化能力未受影响，而标记的鼠单细胞胚胎干细胞在体内存活能力下降，因此无法在梗死心肌组织中发挥作用。磁性微米颗粒对人类干细胞的长期作用仍需进一步研究。

2. **MRI 对标记干细胞的敏感性**　磁性纳米和微米颗粒标记的干细胞在相对同质的器官，如脑、肝脏和骨骼肌中成像敏感性较好。但在心肌组织中难以达到这种理想的条件，心脏的跳动、磁场的不均匀性等均会明显影响数据的获取。大部分心肌干细胞研究是通过向心肌组织中注射大量 MRI 标记物的细胞，但是 MRI 的效果并不理想。

3. **MRI 的作用和转化**　目前，MRI 的作用主要

在于测量心肌梗死区域的面积和左心室功能。也许在不久的将来 MRI 的作用会更加明显。延迟增强 MRI 可用来区分梗死的范围，引导干细胞的注射。氧化铁标记的细胞可以较准确地确定梗死区域，提高细胞注射定位的准确性。有研究在 X 线引导下冠脉内注射骨髓间充质干细胞（bone marrow stem cells, BMSCs），最近也有研究使用 MRI 的导管，在心肌梗死区域实时注射干细胞。由于静脉注射时只有少部分干细胞归巢到梗死心肌，因此目前的临床试验主要采用心肌内注射的方法。不过，MRI 在心脏干细胞动物实验中也发挥重要作用：①指引干细胞的注射；②结合可见光基因技术追踪干细胞的运动；③评价梗死面积和心室功能的变化（图 2-3-2-15）。

**（六）PET 和 SPECT 成像**

放射性核素显像评价灌注、代谢和蛋白质功能是目前较为成熟的技术，但评价干细胞在体内的情况还处于起步阶段，不过近几年发展迅速。最初是使用 SPECT 检测 $^{99m}$Tc-exametazime 和绿色荧光染料标记携带 *lacZ* 基因的 BMSCs 在体内的活性。大鼠心肌梗死模型在干细胞静脉注射 4 小时后发现大部分标记的细胞聚集在肺中，结果与 LacZ 活性的组织学检测有很好的相关性，在注射后 1 周显示绿色荧光蛋白，约不到 1% 的标记细胞聚集在梗死区域。将非选择性的 BMSCs 标记上 $^{18}$F-FDG，并重新通过冠脉直接注射入梗死区域或者右肘前静脉注射（$n=3$）。PET 显示只有 1.3%～2.6% 冠脉内注射的 BMSCs 聚集在梗死区域，大部分在 1.5 小时内聚集在肝脏和脾脏，而通过静脉注射的非选择性的 BMSCs，只能检测到背景信号。

SPECT 和 PET 成像技术对用核素标记的细胞或者组织结构敏感度明显高于 MRI。有研究在狗的急性心肌梗死模型中，对 SPECT 和 MRI 的特点进行

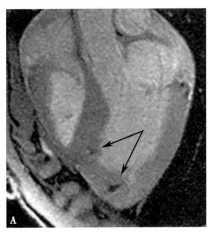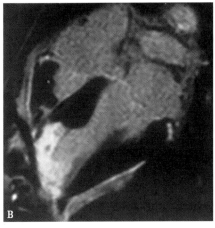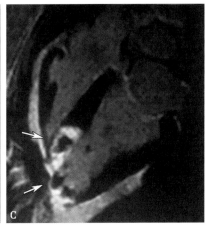

**图 2-3-2-15　MRI 成像标记磁性氧化铁纳米颗粒（MNP）和微米磁性颗粒的干细胞**

A. $T_2$ 加权成像注射入猪心尖的 Feridex 标记的 BMSCs（箭头）；B. 延迟增强 MRI 清晰地描述猪的梗死区域；C. MNP 标记的细胞能够准确地注射入理想区域（箭头）

了直接的对比，狗心肌梗死后 3 天，将 Feridex-PLL 和 In-oxine 双标记的 BMSCs（$1.6 \times 10^8 \pm 2.1 \times 10^7$）静脉注射入 6 条杂交狗，1 周后 SPECT 可以检测到小于 $10^5$ 个骨髓间充质细胞归巢到心脏，而 MRI 未检测到任何信号。尽管 SPECT 和 PET 灵敏度高，但是由于放射性核素的半衰期短，限制了其临床应用。因此，这两种方法只能在核素标记后几小时或者几天内进行检测，而无法对移植细胞的远期存活情况进行追踪。

**（七）干细胞的荧光成像**

荧光成像的敏感度较高，并且能够在不同波长下多种干细胞同时成像（图 2-3-2-16）。荧光技术在细胞水平方面，如流式细胞术和荧光显微术，发挥重要的作用，但是还没有常规用于体内干细胞的成像，主要因为荧光受组织厚度影响较大。最近荧光技术有了很大改善，可以非侵袭性显示深部组织，也为心肌干细胞的治疗开辟了新的途径。

**1. 近红外荧光断层摄影术**　体外荧光成像利用捕捉有机物可见光谱成像，然而，可见光随体内组织厚度衰减，因此制约深部组织成像。在可见光谱范围内，自发荧光的信号最强，因此近红外荧光的研究是目前该技术的主要进展之一。近红外光谱中，光信号的衰减和自发荧光最少，因此可以成像深部的组织结构，如心肌。近红外材料与磁性纳米颗粒偶联产生磁性荧光纳米颗粒，比如 CLIO- 鱼精蛋白 -Cy5.5 和 CLIO- 鱼精蛋白 -VT680 等，这些介质对标记的心脏祖细胞存活、增殖、分化和收缩性无影响。静脉内注射 CLIO-Cy5.5 或者 CLIO-VT750 标记内源性的单核巨噬细胞，可以通过荧光断层摄影术检测小鼠已经愈合的心肌梗死所造成的损伤。荧光分子

断层成像（fluorescence molecular tomography，FMT）的空间分辨率与 micro-PET 相似，明显低于 MRI，但其敏感性很高，可以探测微量细胞产生的信号。荧光探针有小尺寸和灵活性高等特点，易于靶向到达注射的干细胞周围区域。一些酶物质激活近红外光，因此 FMT 成像可以检测干细胞作用的心肌组织的局部微环境。

**2. QDs 的荧光成像**　有机荧光有一定局限性，体外很容易被漂白（体内很少有这种问题），激发光谱窄，发生光谱宽。但是 QDs 不会被漂白，并有宽的激发光谱和窄的发射光谱，同时是可以调节的。QDs 在深部组织成像的发展，需要这些物质在近红外范围内被激发和发射，因此要求激发和发射波长衰减到低水平。QDs 在概念上要适合多波长成像。标记的细胞随时间衰减，24 小时后 72% 细胞显像，4 天后只有 4%，反映了细胞的分裂作用。6 组 ESC，每组包含 $10^6$ 个细胞并标记特定的 QDs，植入无胸腺的裸鼠的皮下。所有细胞的信号都可以在 48 小时后被检测到。由于细胞分裂导致探针浓度稀释，14 天的时候只能检测到 800nm 左右波长的信号。因此，荧光衰减问题仍需进一步研究。

**3. 生物自发光**　生物自发光的最主要优势是低背景和高敏感性，可以快速成像、操作简便、快速检测活体生物反应。冷光源探头有以下三个主要缺点：①光传播的效率依赖于组织的深度，组织的深度每增加几毫米信号的强度就会降低 10 倍；②生物自发光获得的图像是二维的，缺乏深度的信息；③由于穿透深度受限，目前在人体还不能实现无创成像。尽管受这些条件的限制，生物自发光还是为 CSC 治疗提供了与细胞存活相关的重要信息，可以用来评

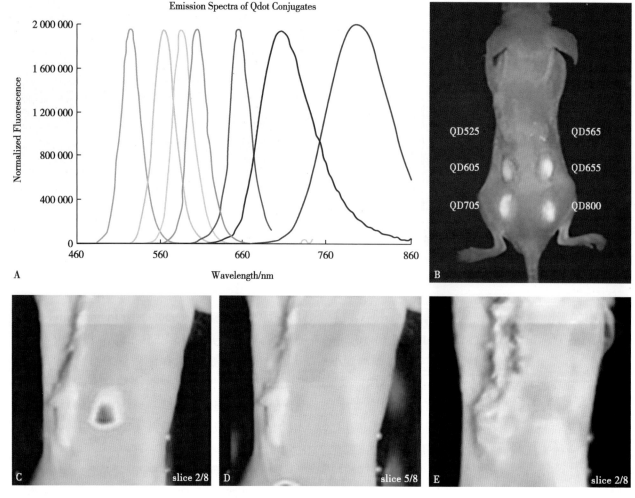

图 2-3-2-16　小鼠体内非创性荧光成像

A. 一系列 QDs 的发光谱，考虑到信号来自于六个独立的干细胞群，QDs 的发光谱窄；B. 每个都标记不同的 QDs 一并植入小鼠的皮下，分别成像；C～E. 近红外荧光摄影术可以从三个角度获取小鼠梗死心肌组织中的 CLIO-Cy5.5 的信号。在心肌梗死小鼠的冠状横切位可以清楚看到心脏部位的荧光信号（C），然而在越过心脏的冠状位重建图像中（D）以及假手术组小鼠（E）并未发现有荧光信号。Normallized Fluorescence：均一化荧光；Emission spectra of Qdot conjugates：Qdot 共轭物的发射光谱；wavelength：波长；slice：片

价在缺血损伤的活体动物模型中使用的最佳的细胞类型、最优的注射途径和最佳的细胞移植时间。

**（八）干细胞的多模态成像**

由于每一种成像方式都有其优缺点，因此可以使用多模态成像方法，此为当前研究的热点。有研究使用生物自发光（萤火虫萤光素酶，*Fluc*）、荧光（单体红色荧光蛋白，*mRFP*）和 PET（单纯疱疹病毒截短的胸腺嘧啶核苷激酶，*HSVttk*）基因联合的三标基因探针（Fluc-HSVttk-mRFP），通过自我灭活的慢病毒载体稳定转染到小鼠胚胎干细胞中。将 $1 \times 10^7$ 个携带 TF 成像基因的小鼠胚胎干细胞注射到成年裸大鼠心肌组织中，第 4 天生物自发光和 PET 的信号强度分别是 $(3.7 \times 10^7 \pm 5.8 \times 10^6)$ photons/$(s \cdot cm^2)$ 和 $(0.08\% \pm 0.03\%)$ dose/g（与对照组相比，$p < 0.05$），两种信号的强度从第 1 周到第 4 周不断增加，表明 PET 显像报告基因（*HSVttk*）可以作为移植干细

不良事件的自杀基因。目前的相关研究较少，不过 PET 基因显像有很大的临床应用潜力。

**（九）结论**

心血管疾病发病率和死亡率逐年升高，干细胞治疗对于阻止或者改善心衰均有重要意义。骨髓来源的干细胞在心脏修复方面有一定局限性，并且 PET 和生物发光探针的分子影像研究证实，大剂量注射的细胞在体内的存活不会超过 24 小时。MRI 研究结果同样显示干细胞在心脏功能方面的改善作用并不持久。干细胞治疗心肌梗死方面的研究仍需要克服更多的困难，分子影像技术将在干细胞治疗研究中发挥越来越重要的作用，对动态监测干细胞在心肌组织中的生存、分化、功能和作用等非常重要。期待分子影像在心肌修复和其他器官的研究中发挥更大的作用。

（夏　伟　冯元博　倪以成　马占龙　陈　峰　郑林丰　杨晓明　吴　暇）

# 第三节 血栓的分子影像

## 一、血栓磁共振分子成像研究

血栓是心血管意外猝死最直接的原因，全世界每年死于心血管疾病的人数高达 1 500 万人，居各种死因首位。动脉粥样硬化是导致血栓形成的主要原因，但是其发病过程往往隐匿，临床表现上沉默数十年，直至血栓形成或斑块破裂而出现致死性疾病或身体部分功能丧失。因此，早期诊断和检测动脉粥样硬化及血栓的形成过程对于预防心血管疾病极为重要。传统影像学检查包括 CTA、MRA、DSA 及超声，仅能够提供血管狭窄及狭窄程度，并不能反映血栓形成过程和栓子的成分。随着磁共振梯度场强的提高、线圈分辨率的增加、扫描序列的开发，结合分子影像学的发展，MR 分子影像有望对血栓及粥样硬化斑块进行成像，分析其成分及预后。

### （一）用于血管及血栓成像的磁共振成像技术

磁共振血管成像（MR angiography，MRA）技术可分为增强 MRA 和非增强 MRA 两部分。时间飞跃法（time of flight，TOF）和相位对比（phasecon trast，PC）是最常用的非增强 MRA 技术。TOF 技术是利用流入增强和流动补偿的二维（2D）或三维（3D）梯度回波序列成像，未被饱和的血液质子流入，利用短重复时间反复射频脉冲激发质子的背景成像层面而显示高信号。相位对比 MRA 应用双极或流动补偿脉冲通过磁场梯度来检测血流导致的失相位，通过减影在三个方向上 2D 或 3D 流动补偿或非补偿采集产生血管影像。相比于 TOF 技术，不受血流方向的影响，2D 采集时间比 TOF 要短，而且该技术能非常好地抑制背景信号。但是由于湍流体素内失相位导致血管内信号丢失，这样会高估狭窄程度。心电门控快速自旋回波（ECG-gated fast spin echo，ECG-G-FSE）利用收缩期动脉快速血流的流空效应成像，称为 FBI（flesh blood imaging）。通过舒张期 $T_2$ 加权像（此时血流较慢呈高信号）减影收缩期图像（此时动脉血因流空效应呈低信号）而形成高信号的血流影像。在数据采集之前，通过 2D 电影 PC 成像或 2D ECG-G-FSE 采集技术获得正确的收缩期和舒张期时间。稳态自由进动（steady-state free precession，SSFP）MRA 是一种通过等间隔 RF 脉冲维持纵向和横向磁化稳态的梯度回波序列，又称为快速平衡回波 Balanced FFE（fast field echo）。图

像对比源自 $T_2$ 或 $T_1$ 加权产生轻度依赖于流入增强的高信号，3D 采集产生高信噪比的血管影像。动脉自旋标记（arterial spin labelling，ASL）技术可通过结合 SSFP 或 ECG-FSE 序列进行血管成像，比如时间 - 空间标记反转脉冲 Time SLIP（Time-spatial labeling inversion pulse）、流入反转恢复 IFIR（inflow inversion recovery）。最简单的方法是在成像层面应用层面选择性的反转恢复（IR）脉冲，通过合适的反转时间，背景信号得到很好的抑制，因而流入层面的血流显示高信号。第二种方法是在成像层面应用层面选择性 IR 脉冲，通过无脉冲产生的高信号血流图像减影，应用脉冲的低信号流入血流图像得到高信号的血流图像。第三种方法是应用非选择性和层面选择性脉冲，首先在成像范围内应用非选择性脉冲反转磁化，之后立刻应用层面选择性脉冲显示高信号的流入血流。图像上方应用层面选择性脉冲在不同延迟时间抑制背景信号是合理可行的。

MRI 可清晰显示单纯或复杂性的大动脉硬化斑块，并可以大致判定斑块的构成成分。采用质子加权成像（proton density-weighed，PDW）、$T_1$ 加权成像（$T_1$-weighted image，$T_1$WI）、$T_2$ 加权成像（$T_2$-weighted image，$T_2$WI）和时间流逝法磁共振血管成像（time-of-flight magnetic resonance angiography，TOF MRA）等，可结合反转恢复和心电门控，获取相应动脉层面的横断位图像，可精确测量出动脉硬化斑块的厚度并了解其形态，根据斑块在不同序列上的信号特点，还可了解动脉斑块的成分。斑块中的钙化、纤维组织、陈旧出血与血栓、脂质成分在 $T_1$WI 上分别表现为低信号、等信号、等信号和极高信号，在质子加权像上分别表现为极低信号、等信号、高信号和高信号，在 $T_2$ 加权像上分别表现为低信号、等信号或轻度高信号、高信号和高信号。黑血技术能够抑制流动的血液信号，可用于评价血管，包括腔内和内膜的异常情况。最常用的技术是结合心电门控应用双脉冲的 FSE 序列，包括层面选择性脉冲后立刻应用非选择性脉冲，经过反转时间后流入的血流显示无信号，在舒张期采集数据。增强的 $T_1$ 和 $T_2$ 加权黑血成像可用来评价动脉腔内和黏膜异常，包括斑块、夹层和血栓等。黑血成像能够有助于区分近期出血和富脂坏死核，后者在 $T_1$ 加权图像呈高信号而区别于中等信号的纤维组织。主要序列包括飞利浦公司的 PROPELLER 螺旋桨技术（periodically rotated overlapping parallel lines with enhanced reconstruction）（西门子公司称为刀锋技

术 BLADE, rotting bladelike k-space covering），在没有心电门控的情况下，通过对 K 空间中心数据的采样纠正层面内流动血液的动态显示，采集时间相对短且能够提供多层面图像，用来评价颈动脉斑块；还有应用高空间分辨率 3D FSE 序列结合可变翻转角和空间非选择性 RF 重聚脉冲的新技术，称为 3D 自旋回波 VISTA（Volume Isotropic Turbo spin echo Acquisition）。

**（二）血栓磁共振分子成像的对比剂及靶点选择**

MR 分子成像已成为活体研究动脉粥样硬化血栓性疾病的一种很有前途的技术。MRI 对比剂阳性和阴性纳米粒，可以在体对动脉粥样硬化斑块病理生理的各种分子标记物进行成像。通过纳米粒在斑块内的聚集和定位分析，MRI 可以动态量化评估及检测斑块。

MR 分子影像对比剂可以设计为具有针对斑块抗原或抗体亲和力以及 $T_1$ 缩短的钆剂分子探针，也可以设计为在 $T_2^*$ 加权序列上为低信号的分子探针。炎症是动脉粥样硬化的一个重要特征，巨噬细胞在动脉粥样硬化过程中起着关键作用。超微超顺磁性氧化铁颗粒（ultrasmall superparamagnetic particles iron oxide，USPIO）主要积聚在活化的巨噬细胞内，USPIO 颗粒可以被脆弱斑块中激活的巨噬细胞摄取，并在 $T_2^*$ 加权序列上表现为低信号。von Zur Muhlen 等人报道了将氧化铁微粒与一种针对活化血小板的单链抗体结合在一起，通过 MRI 对小鼠颈动脉内血栓形成进行成像的研究。Rogers 和 Basu 的体外研究表明，超顺磁性氧化铁化合物非特异性地被巨噬细胞吸收。许多活体 MRI 研究表明，SPIO 化合物定位于巨噬细胞，并预测巨噬细胞在动脉粥样硬化斑块中的存在。有症状的动脉斑块几乎 100% 摄取 USPIO，而无症状的动脉病变摄取率比较低。除了 USPIO 以外，一些分子标记物也已被用于动脉粥样硬化的分子影像学，但基本都处于动物模型阶段。Klink 等人使用活化的血小板靶向 MRI 对比剂 P975，该对比剂由连接在 Gd 螯合物（Gd-DOTA）上的 αⅡb β3（P977）肽组成。P975 对富含血小板的急性血栓体内成像显示出良好的对比度、高分辨率和敏感性。Botnar 等人论证了在动脉粥样硬化和急性 / 亚急性血栓动物模型中使用新型纤维蛋白靶向 MRI 对比剂检测急性和亚急性血栓的体内分子 MRI 的可行性。因此，无论是钆对比剂增强亦或是 USPIO 摄取都可以作为反映斑块内炎症反应程度的标志物。在分子影像技术中，10～300nm 大

小的纳米颗粒可与血管内皮组织的特定分子靶向结合，结合纳米粒子的化学配体和表面离子在特殊条件下发生明显反应，研究相对成熟的靶点有基质金属蛋白酶、巨噬细胞、αvβ3 整合素等。

总的来说，磁共振斑块成像是血管影像学的一个重大进步，代表 MRI 技术不仅仅限于动脉形态学的显示，并开始关注斑块病理学及生物学的改变对斑块的发生、发展和斑块稳定性的重要影响。不过需要指出的是，一些技术上的限制影响着动脉斑块成像的临床应用。这些因素包括扫描时间较长、线圈的舒适度问题、对斑块成像序列的评价较复杂，以及冠状动脉成像技术的问题。使用分子影像 MRI 对比剂在体检测动脉粥样硬化斑块，到目前为止还没有进入临床。然而，分子 MRI 是最有前途的无创筛查工具之一，有助于识别有临床风险的动脉粥样硬化斑块患者。分子成像 MRI 用于动脉粥样斑块成像的主要障碍就是分子对比剂的生物毒性问题。

## 二、血栓超声分子成像研究

血栓性疾病是缺血性脑血管病、急性心肌梗死、血管栓塞和肺栓塞等疾病的共同发病病因，具有较高的发病率和死亡率，严重威胁着人类健康。早期诊断、早期治疗血栓性疾病对疾病的转归和预后有着重要意义。超声成像检查因其具有实时成像、无辐射、无创、成本低，以及空间分辨率高等优点，在血栓性疾病的诊断中具有重要的价值和地位。近年来，随着基础研究、纳米技术、材料学等学科的进一步发展，靶向超声对比剂的制备趋向成熟，超声分子成像技术这门新兴交叉学科在血栓性疾病的诊治中展现出广阔的应用前景，为血栓的检测和克服现有技术的缺陷开辟了新的视野，有望成为一种快速、安全、性价比高的血栓检测和溶栓治疗效果监测的有效方法。

超声分子成像技术是通过将目的分子特异性抗体或配体连接到声学对比剂表面构筑靶向声学对比剂，使声学对比剂主动结合到靶区进行特异的超声成像。参与血栓形成的主要物质是血小板和纤维蛋白，因此将能与这些物质特异结合的配体连接到对比剂微泡表面，构建成靶向超声对比剂。靶向对比剂通过静脉注射进入血液，最终到达血栓部位并与之结合从而使血栓显像。研究表明糖蛋白（glycoprotein，GP）Ⅱb/Ⅲa 复合物，也称为整合素Ⅱb3（CD41/CD61），是介导血小板聚集的主要受体，也是血小板表面表达最丰富的受体，可与纤维蛋白原等多种黏附蛋白

的 RGD 序列（精氨酸 - 甘氨酸 - 天冬氨酸，Arg-Gly-Asp）位点结合，是各种因素致血小板聚集和血栓形成的最终共同通路，故 GPⅡb/Ⅲa 是血栓形成分子成像检测及临床溶栓药物治疗中一种重要的靶向分子。体外细胞和体内的动物实验表明，携带溶栓药物的靶向超声对比剂可与激活的血小板结合，实现血栓的分子成像，早期诊断血栓的形成，并可使药物在血栓部位浓聚，同时实时监测溶栓效果。

目前血栓超声分子成像技术的相关研究仍处于体外细胞和动物实验研究阶段，由于人和动物在免疫和生理学方面存在较大差异，所以要使其顺利地走向临床，仍需要进一步研究。

## 三、血栓光学分子成像研究

1. **荧光成像** Tung 课题组设计制备了一种凝血酶激活的近红外荧光（NIRF）探针，该探针中间是可被凝血酶剪切的多肽，两端分别是 Cy5.5 荧光分子和淬灭分子。体外 NIRF 成像结果显示：加入血栓后，该探针在数分钟后即被激活，NIRF 信号在 20 分钟内增加了 27 倍，并且荧光信号可以被血栓抑制

剂——水蛭素抑制。随后该课题组在小鼠股静脉血栓模型的活体 NIRF 成像证实了，该探针能够检测到急性和亚急性血栓。Ahn 课题组将可被凝血酶激活的荧光多肽（TAP）修饰二氧化硅包覆的金纳米颗粒的表面，构建成 TAP-SiO$_2$@AuNP 探针，在小鼠血栓模型用于 NIRF/CT 双模态成像。

Jaffer 课题组将纤维蛋白靶向多肽 FTP11 与 NIR 分子 Cy7 连接，构建成了 FTP11-Cy7 探针（图 2-3-3-1A）。小鼠股静脉血栓模型的活体 NIRF 成像证实，该探针在显示急性和亚急性血栓中的荧光信号强度比单纯注射 Cy7 染料增加 4 倍以上（图 2-3-3-1B）。随后该课题组继续利用 FTP11-Cy7 探针研究血栓形成过程中血液与纤维蛋白、血栓凝龄、血栓内皮化和纤维蛋白溶解的相互关系。活体荧光显微镜（intravital fluorescence microscopy，IVFM）成像结果显示：FTP11-Cy7 探针主要结合在形成第 1 天和第 2 天的血栓表面；探针的结合水平随着血栓凝龄增加而下降，原因可能是血栓的新生内皮屏障阻碍了探针与纤维蛋白的结合；对于形成第 1 天的血栓进行组织纤维蛋白溶酶原激活剂（tPA）进行治疗，FTP11-Cy7 探

FTP11–Cy7

A

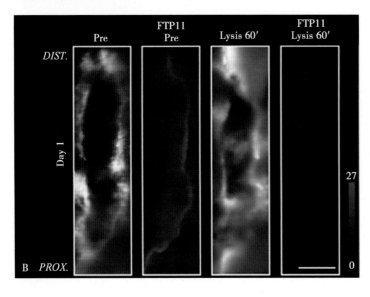

图2-3-3-1 纤维蛋白靶向的荧光探针用于血栓成像
A. FTP11-Cy7荧光探针的化学结构式；B. 对于形成第1天的血栓进行组织纤维蛋白溶酶原激活剂（tPA）治疗前后的NIRF成像
（引自Hara T，Bhayana B，Thompson B，et al. Molecular imaging of fibrin deposition in deep vein thrombosis using fibrin-targeted near-infrared fluorescence. JACC Cardiovasc Imaging，2012，5（6）：607-615.）

针的信号显著降低，提示纤维蛋白的溶解。Caravan课题组将纤维蛋白靶向多肽的一端连接荧光染料FITC，另一端连接螯合剂DOTA（可以螯合MRI显像剂$Gd^{3+}$或PET显像剂$^{64}Cu^{2+}$），构建成可用于荧光/MRI或荧光/PET的双模态成像的探针。

Feuerstein课题组将荧光纳米金刚石颗粒（F-NDP）与去整合素蛋白Bitistatin共价结合，构建成F-NDP$_{NV}$-Bit探针，在大鼠颈动脉血栓模型的活体NIRF成像结果证实了该探针对血栓的特异性识别。F-NDP$_{NV}$-Bit探针是通过与血栓中活化的血小板结合而产生荧光信号。Jaffer课题组还将NIRF分子CyAm7连接至超微超顺磁性氧化铁纳米颗粒，构建成CLIO-CyAm7探针，用于动脉粥样硬化血栓的活体NIRF成像。

2. **光学相干断层扫描**（optical coherence tomography，OCT） Yoshiyama课题组利用磁共振$T_1WI$和OCT技术对26例不稳定型心绞痛患者的冠脉病变进行了检查对比，结果表明OCT检测的斑块内血栓与$T_1WI$成像中的高信号病灶是一致的。Estévez-Loureiro课题组对1位左前降支冠脉梗死的患者分别进行了造影、血管内超声及OCT检查，对比发现OCT在显示血管壁以及血栓厚度方面具有更大的优势。Park课题组利用OCT技术评估33例冠状动脉支架植入后的患者动脉内膜及支架血栓情况，表明伴随动脉内膜破裂和血栓形成的动脉粥样硬化，是极晚期支架内血栓形成的机制，并且和ST段抬高型心肌梗死有重要联系。Ikeda课题组对1位支架内血栓形成患者进行OCT检查，能够清晰显示支架及血栓的情况。Tsujita课题组报道了1例非闭塞型血栓导致的非ST段抬高型心肌梗死病例，OCT检查能够显示部分支架断裂处的血栓（图2-3-3-2）。

3. **其他形式的光学成像** Kamocka课题组使用荧光探针标记纤维蛋白/纤维蛋白原、血小板和血浆，通过IVM成像监测小鼠肠系膜血栓形成过程中血小板和纤维蛋白的积累，以及血细胞的运动和掺入情况。Matsuda课题组使用表达细胞外信号调节激酶（ERK）和蛋白激酶A（PKA）生物感应元件报告基因的转基因小鼠，对皮下小动脉血栓形成过程进行双光子IVM成像（图2-3-3-3）。

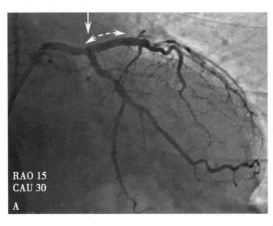

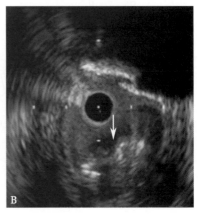

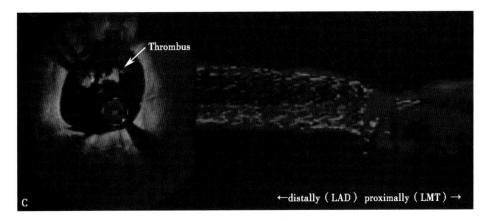

图 2-3-3-2　OCT 成像与冠脉造影以及血管内超声成像在显示支架内血栓方面的效能对比

A. 左冠状动脉造影可以显示支架所在位置（箭头），但支架内未见异常；B. 血管内超声显示了向腔突出的变形支架（箭头），血栓显示较模糊；C. 光学相干断层扫描（OCT），清晰地显示变形支架以及支架内血栓（Thrombus）（白色箭头），以及近端左主干（LMT）和远端左前降支（LAD）（引自：amamura S，Fujisue K，Tsujita K，et al. Optical coherence tomography visualization of stent deformation with subsequent thrombus adhesion at very early phase after everolimus-eluting stent implantation: a case report. BMC Cardiovasc Disord，2016，16: 116.）

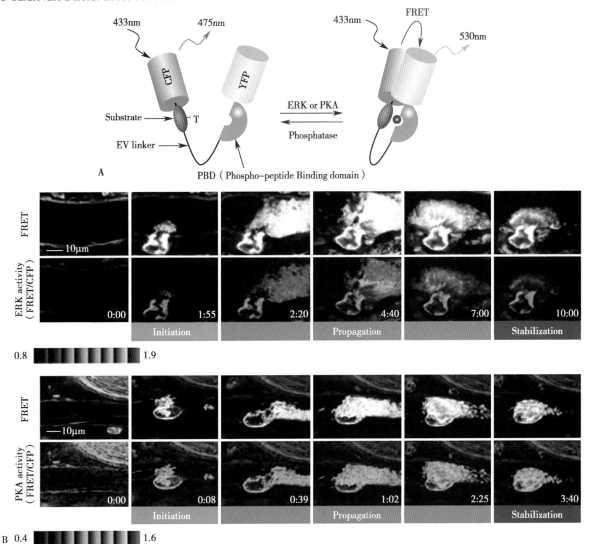

图 2-3-3-3　基于 ERK 和 PKA 生物感应元件报告基因的血栓成像

A. ERK 和 PKA 生物感应原件报告基因示意图（Substrate 底物，Phosphatase 磷酸酶，PBD 磷肽结合区域）；B. 活体显微镜（IVM）成像动态监测血栓形成过程中 ERK 和 PKA 的活性变化

（引自 Hiratsuka T，Sano T，Kato H，et al. Live imaging of extracellular signal-regulated kinase and protein kinase A activities during thrombus formation in mice expressing biosensors based on Forster resonance energy transfer. J Thromb Haemost，2017，15: 1487-1499.）

（陈嘉耀　李　丹）

## 第四节　心脏受体成像

### 一、概述

心脏的生理、病理活动主要受两大系统支配：血液供应系统（冠状动脉）和神经支配系统（自主神经）。对于心脏疾病的发生、发展乃至预后，心脏的神经支配异常与心脏的血液供应异常一样起着重要的作用。心脏的节律、传导和收缩力等受心脏自主神经系统的调节，心血管功能能否正常运行有赖于完整的神经支配。心脏自主神经系统通过调节心输出量、血管反应性和代谢等，在维持心血管稳态和对各种刺激（如运动和姿势变化等）的反应中发挥关键作用。

急性心肌梗死最常见的病因是冠状动脉急性闭塞，血流中断引起局部心肌的缺血性坏死，患者很少死于心脏破裂，大部分却死于继发的心脏神经病变，包括致死性心律失常、心力衰竭、猝死等。

心脏神经病变是指心脏的神经及其中枢的结构和／或功能异常，是威胁人类生命的重大疾病。主要分两类：一些心脏神经病变不伴有心脏结构的异常，称为原发性心脏神经病变，它往往是全身性自主神经疾病的心脏表现，某些病毒、遗传紊乱或先天异常、基因突变可能为其主要的原因；继发性心脏神经病变伴有明显的心脏代谢或结构病变，几乎见于所有影响心脏的疾病，并且心脏自主神经系统改变可能发生于心脏出现明显结构和功能异常前，心肌梗死是重要的继发性心脏神经病变的原因之一。研究证实：神经受体异常直接引起心律、心脏收缩力和复极化的变化，是导致心肌梗死患者死亡的重要原因。以往关于心肌梗死的研究主要集中在血液供应系统异常，而相关神经传导异常的研究相对较少，对心脏自主神经系统的在体评价也主要局限于一些有创的检查方法。

心肌的神经分布极为丰富，主要受交感神经系统（sympathetic nervous system，SNS）和副交感神经系统（parasympathetic nervous system，PNS）的双重支配。心脏交感神经节后纤维起自左、右星形交感神经节，沿冠状动脉自心脏基底向心尖走行于心外膜，然后逐渐分支深入到心肌内层；副交感神经起自延髓，经左、右迷走神经发出的上、下心神经支，主要调节窦房结和房室结的功能，并支配心房，其在心室分布系数且沿心内膜走行，左室下壁的副交感神经纤维相对较丰富。

心肌的神经支配作用主要通过以下过程实现：①神经元合成神经递质，通过神经末梢释放；②神经递质与相应突触后受体结合，诱发效应器的生理反应从而发挥对心肌功能的调节作用；③神经递质的代谢或再摄取。由此可见，受体是自主神经系统发挥作用的关键组分。受体一般指存在于细胞膜上的糖蛋白分子，配体在结构上赋有特别基团，能与受体产生类似钥匙和锁的形态结构识别。

心肌细胞膜上主要有两种受体，即 β 肾上腺素能受体（β 受体）和胆碱能受体（M 受体）。心脏神经信号网络主要通过其终端 β 受体与 M 受体相互制约平衡，实现对心率和心脏收缩力的调节，因此受体的密度、分布以及与递质的结合力对心脏的心率、心肌的传导收缩有很大影响，对心脏疾病的发生、发展乃至预后起着至关重要的作用，是药物筛选的靶标。

过去的研究多集中于 β 受体，随着对心脏迷走神经 M 型乙酰胆碱受体的研究越来越深入，M 受体在心肌中的作用越来越受到重视，目前已经成为研究热点。

#### （一）β 受体在心脏传导系统的分布

心交感神经对心脏的支配通过 β 受体来实现，其末梢释放的去甲肾上腺素（NE）及肾上腺素能与心肌细胞膜上的 β 受体相结合，加快心率、增强心脏收缩能力，此作用可被肾上腺素能 β 受体拮抗剂所阻断。

心肌内主要含有 $\beta_1$ 和 $\beta_2$ 受体，β 受体在心肌平均密度 $B_{max}$ 一般为 $7\sim10\times10^{-14}mol/kg$ 蛋白质。人类心脏 $\beta_1/\beta_2$ 大约为 80/20。人类心脏 β 受体的密度在高血压、心衰、心肌缺血、心肌肥厚和扩张性心肌病等不同的病理生理情况下会发生改变，例如特发性扩张性心肌病时 $\beta_1/\beta_2$ 由 80/20 降至 60/40，而 $B_{max}$ 降至 $30\sim50fmol/kg$ 蛋白质。对 β 受体密度和分布变化的监测，对于疾病的治疗和预后有极其重要的意义。

#### （二）M 受体在心脏传导系统的分布

心脏副交感神经，即迷走神经，其末梢释放的乙酰胆碱与心肌细胞膜上的胆碱能 M 受体结合，导致心率减慢，经房室交界的传导速度减慢，心肌收缩力减弱，该作用同样能被 M 型胆碱能受体拮抗剂所阻断。

胆碱能 M 受体是一种 G 蛋白偶联受体，分为 $M_1\sim M_5$ 五个亚型。M 受体的分布具有组织特异性，长期以来，人们认为哺乳动物心肌组织中主要存在 $M_2$ 亚型，含量大约是 243fmol/mg 蛋白质，调节心率和心脏收缩力，控制动作电位。研究证实：心脏除 $M_2$ 受体以外，还存在一定数量的 $M_3$ 受体。胆碱通过激动心肌 $M_3$ 受体诱发一外向钾电流（$IKM_3$），并在维持心脏离子通道平衡中起重要作用，可以抑制心律失常、猝死发生，有着重要的心肌保护作用，是抗心律失常和具有心肌细胞保护作用的药物作用新靶点。

## 二、心脏神经受体成像

受体成像是通过影像学标记的配体，在受体的介导下产生特异性浓聚，达到选择性强化受体的成像目的，通过信号变化，可推测受体的空间解剖分布、受体的密度和功能变化。目前主要通过应用放射性核素标记去甲肾上腺素、乙酰胆碱或其类似物，以及受体拮抗剂，实现心肌的受体成像。心肌受体成像的放射性药物必须具备与心肌受体的高度亲和力、高特异性、可饱和性、可逆性及立体结构等特性。

放射性示踪技术的发展，使得 SPECT 或 PET 无创性评价心脏自主神经系统功能、获取疾病状态下心脏自主神经系统的病理生理信息成为可能。PET 和 SPECT 是目前心脏受体分子成像最理想的成像手段之一，PET 较 SPECT 具有更大的显像优势，更高的空间分辨率、更完善的定量方法。此外，与 SPECT 成像相比，PET 有更多种类的自主神经系统示踪剂，因此可以对心脏自主神经系统神经末梢、突触间隙及突触后受体的病理生理过程进行更广泛的评估。

### 1. β 受体的显像剂

（1）$^{123}$I-MIBG（$^{123}$I-metaiodobenzylguanidine，$^{123}$I-MIBG）：β 受体显像剂不少，报道最多的是间碘苄胍（metaiodobenzylguanidine，MIBG），它是去甲肾上腺素类似物，其放射性制剂为 $^{123}$I 标记的 MIBG，是目前临床应用最广泛的心肌 β 受体显像剂，主要用于 SPECT 成像。

MIBG 在结构上与去甲肾上腺素、胍乙啶相似，可与 β 受体结合，而且 $^{123}$I-MIBG 与去甲肾上腺素具有相同的摄取和贮存机制，但不能被体内单胺氧化酶和儿茶酚甲基转移酶所代谢，在细胞内几乎不被代谢，从而滞留在交感神经末梢，其分布也代表了心脏交感神经末梢的分布。正常人静脉注射 $^{123}$I-MIBG 148～370MBq（4～10mCi）后 10～20 分钟采集早期静态和断层心肌影像，反映心脏受体的

可饱和性和配体的特异性；静脉注射后 4～24 小时内，$^{123}$I-MIBG 几乎全部储存于交感神经中，此时心脏摄取 MIBG 的多少反映了心脏神经的功能状态，而其清除速率则反映了心脏神经元的分泌功能及活性，因而可应用 $^{123}$I-MIBG 评价病变心肌交感神经受损的部位、范围及程度。

（2）$^{11}$C-CGP[4-(3-t-butylamino-2-hydroxypropoxy)-benzimidazol-1]：$^{11}$C-CGP-12177 为最初研制的 β 受体显像剂，是一种高特异性、高亲和力、亲水性的 β 受体拮抗剂，与 β 受体的亲和力达 0.3nmol/L。高亲和力和低脂溶性使其能够结合到细胞表面的功能性受体池中，特别适用于 PET 成像，可用来测定受体密度。研究表明：$^{11}$C-CGP-12177 与细胞的非特异性结合率低，且细胞的摄取低，因而，作为不被细胞摄取的配体，对于特异性测量体内细胞表面受体来说是一种理想的探针，目前已经成功用于 β 受体的定量研究。

（3）$^{18}$F-氟多巴胺（$^{18}$F-Fluorodopamine）：$^{18}$F-多巴胺是儿茶酚胺类似物，其摄取/释放动力学和代谢与内源性多巴胺相似，可被交感神经末梢摄取，转运至轴浆囊泡，并在囊泡内转变为 $^{18}$F-去甲肾上腺素存储。有研究表明，$^{18}$F-多巴胺 PET 成像可以作为无创性评估人类心脏交感神经支配及功能状态的方法之一，目前也是心脏神经受体成像较常用的显像剂。

（4）$^{11}$C-羟基麻黄碱（$^{11}$C-meta-hydroxyephedrine，$^{11}$C-HED）：HED 是羟基麻黄碱的甲基衍生物，$^{11}$C-HED 是一种去甲肾上腺素的生理显像剂，可用来评价心脏交感神经系统的功能。

（5）$^{18}$F-LMI1195（$^{18}$F-N-[3-溴-4-(3-18F-氟代丙氧基)-苄基]-胍，$^{18}$F-N-[3-Bromo-4-(3-Fluoro-Propoxy)-Benzyl]-Guanidine）：它具有类似于内源性 NE 的结合亲和力和转运动力学，是 $^{123}$I-MIBG 的 $^{18}$F 类似物，与 $^{123}$I-MIBG 具有类似的示踪动力学。研究显示，$^{18}$F-LMI1195 的图像质量优于 $^{123}$I-MIBG，肝脏和两肺的放射性清除相对较快，为心脏成像提供了一个非常有利的靶本底比（图 2-3-4-1）。

### 2. $M_2$ 受体靶向特异性分子探针

尽管副交感神经系统放射性示踪剂在心脏成像中的应用有限，但新型示踪剂 $^{11}$C-donepezil 已在初步研究中显示出潜在的用途。该示踪剂有望用于心脏副交感神经突触前末梢神经显像，可能对心脏副交感神经支配发生变化的人群具有筛查和/或评估预后的价值。

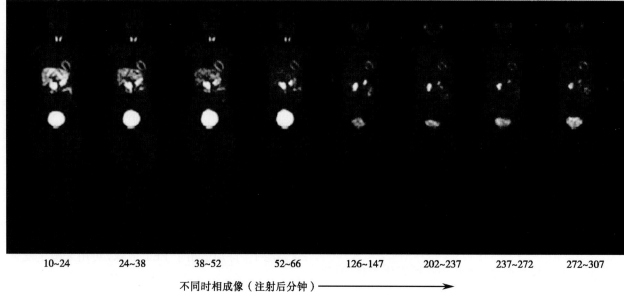

10~24    24~38    38~52    52~66    126~147    202~237    237~272    272~307

不同时相成像（注射后分钟）——→

**图 2-3-4-1　$^{18}$F-LMI1195 PET 显像**

图示在注射后 5 小时内获得的一组具有代表性的人体中段心肌水平的 LMI1195 不同时相的冠状面图

### 三、心脏神经受体成像的临床应用

心脏自主神经系统在正常心血管功能和疾病中起着不可或缺的作用，利用核素显像技术对自主神经系统尤其是交感神经系统进行无创评估，在实验和临床上均已证明对许多心血管疾病的病理生理学研究和预后评估有着重要价值。

**（一）原发性心脏神经功能疾病**

心脏神经功能疾病的病因很多，可与许多药物或一些多发性神经病相关，如糖尿病、淀粉样变性，也有一些是不明原因的。

**1. 原发性自主神经异常**　病因不明，美国神经疾病学会将原发性自主神经异常分为三种类型：①单纯性自主神经衰竭，表现为散发的、自发的持续性直立性低血压伴其他自主神经衰竭症状而不伴有其他神经系统损害症状；②帕金森病合并自主神经衰竭；③多系统萎缩。但各种亚型的鉴别诊断十分困难。应用 $^{18}$F- 氟多巴胺 PET 成像对不同类型的原发性自主神经异常的患者进行心脏交感神经分布情况的研究，在交感神经传导循环衰竭时，心脏 $^{18}$F- 氟多巴胺 PET 成像显影较淡。

**2. 心脏移植**　原位心脏移植时，将患者心房切断，与供体心脏吻合，则移植后的心脏完全是去神经的，心脏如果缺乏自主神经支配则会有重大的生理缺陷，有研究表明，心脏的神经移植在心脏移植后 1 年左右会自动进行。

应用 $^{123}$I-MIBG 对心脏 β 受体进行成像，通过分析 $^{123}$I-MIBG 的摄取和分布来评价交感神经的自动移植。结果表明，随着心脏移植时间的延长，$^{123}$I-MIBG 的摄取逐渐增多，提示存在自发性交感神经再生，再生是由心脏基底部向心尖部缓慢进行，且主要发生在心脏前壁、前外侧壁及间隔部，而在心脏的后下部显像剂摄取很少，甚至在移植 12 年后心脏神经的自主再生仍不完全。虽然时间是神经移植的决定因素，但神经移植的可能性也取决于供者和受者的年龄、手术时间和复杂性以及糖尿病状态等。移植心脏的交感神经再生情况还可能与移植前受者的原发病有关，如扩张型心肌病患者心脏移植后发生交感神经再生的概率较低，提示移植前受者的整体交感神经情况可能决定再生发生的概率和进程。

**3. 特发性室性心动过速或室颤**　特发性室性心动过速或室颤的病因尚不清楚，可能有交感神经系统的参与，传统的影像学和临床检查方法表明，患者心脏并没有心肌结构和功能的异常。心肌神经受体成像对室性心动过速与室颤有重要的预测作用。早期预防与早期治疗室颤，对降低患者心脏猝死（sudden cardiac death，SCD）有重要价值。

应用 $^{123}$I-MIBG 和 $^{11}$C-CGP 对特发性右室心肌病患者进行 β 受体成像，显示心肌 β 受体密度减低。原因可能是由于儿茶酚胺的再摄取障碍，引起突触间隙儿茶酚胺水平升高，突触后 β 肾上腺素能受体密度降低，并继发心肌 β 受体功能下调，局部突触内儿茶酚胺浓度升高可诱发严重的心律失常，例如室速与室颤。故应用 $^{123}$I-MIBG 检测心肌 β 受体密度对于警惕发生严重心律失常有重要意义。

**（二）继发性心脏神经功能疾病**

1. **心肌缺血及梗死性疾病** 心肌缺血梗死作为引起继发性心脏神经病变的重要原因，其神经受体改变往往被忽略，相关研究主要集中在冠状动脉异常方面。心肌梗死病因虽然是冠状动脉阻塞，患者却很少死于心脏破裂，其重要的死因往往是致死性心律失常、心力衰竭、猝死等，最终可归因于神经信号网络的失调。心肌缺血等原因导致的局部交感神经的失支配及失神经超敏反应，导致腺苷环化酶活性降低，细胞周期 G1 结合蛋白上调，副交感神经张力降低，直接导致心律失常和猝死的发生。迷走神经反应性活动增强对抑制心肌梗死后心律失常、猝死及促进局部心肌功能恢复均有一定作用。

目前，进行较多的是 β 受体成像的研究，多用 $^{123}$I-MIBG 的 β 受体成像与心肌灌注显像联合进行。静息状态下心肌 MIBG 缺损范围与负荷状态下的灌注缺损范围一致，提示轻度缺血即可致交感神经完整性受损，表明心脏交感神经对缺血比心肌更敏感。在无心肌梗死的急性心肌缺血时，痉挛或狭窄动脉供血区的静息灌注成像显示正常，而 $^{123}$I-MIBG 成像却显示病变区摄取 $^{123}$I-MIBG 减少，并洗脱异常。这种受体异常与继发的心绞痛有着必然联系。

在心肌梗死时，$^{123}$I-MIBG 成像的变化与交感神经损害的病理生理变化过程有关。在梗死早期，交感神经受损的程度与心肌血流受损的程度相似，$^{123}$I-MIBG 成像与灌注成像所显示的病变分布和大小基本相同，其改变与基础心率成正相关，与左室射血分数成负相关。几天后，病变区血流分布可能恢复，但交感神经损害未恢复，故 $^{123}$I-MIBG 成像较灌注成像所显示的病变范围大，也提示交感神经末梢对缺血损害的反应比心肌细胞更敏感。梗死后 1～2 个月，两种成像方式所显示的病变大小又相似，提示交感神经的功能已经恢复。

2. **充血性心力衰竭** 充血性心力衰竭（congestive heart failure，CHF）早期，由于交感神经活性增强，通过增加心率、心肌收缩力，可部分补偿心脏的泵功能。但是，交感神经活性增加也可产生一些不良反应，如诱发严重的心律失常，降低心肌儿茶酚胺水平，降低 β 肾上腺素能受体的敏感性，从而引起左心室重塑和心肌细胞凋亡。

$^{11}$C-HED 已被用于评估交感神经支配对心功能的重要性。PET 显像发现心力衰竭患者心肌 $^{11}$C-HED 滞留衰减的程度不一，以远端节段受累最为严重，其减

少的程度和范围与心力衰竭的严重程度相关，且心力衰竭患者的这种交感神经受损是非血流依赖性的。

充血性心力衰竭患者，心肌摄取 $^{123}$I-MIBG 明显降低，这与心脏去甲肾上腺素储存耗尽的病理生理学改变一致。$^{123}$I-MIBG 摄取降低与左心室功能障碍指标如 LVEF、心排血指数和心室内压力等有关，并可随着病情好转而逐渐趋向正常，或由于病情的恶化而进一步加剧。$^{123}$I-MIBG 显像可以监测、指导心力衰竭患者的治疗。

3. **特发性扩张型心肌病** 扩张型心肌病以心力衰竭为主要表现，往往和冠状动脉粥样硬化引起的缺血性心肌病相混淆。扩张型心肌病可引起心脏交感神经活性反应性增强，并容易继发心衰，导致 β 受体反应性减低，最终可发生猝死。心脏神经受体显像可在心脏结构发生改变之前出现异常，此类患者的心肌摄取 $^{123}$I-MIBG 明显减少。

4. **糖尿病心肌损害** 心脏神经受体显像可以早期发现自发性的神经病变。糖尿病病程中是否侵犯心脏自主神经，对其预后的判断极为重要。通过测量血浆中儿茶酚胺浓度可知，在糖尿病早期，交感神经活性增强，由于长期暴露在高浓度的儿茶酚胺物质中，β 受体反应性减低。高血糖和胰岛素减少也会引起心脏神经支配的异常。$^{123}$I-MIBG 成像显示糖尿病患者心脏的 $^{123}$I-MIBG 摄取减少，表明心肌的交感神经受损，而且进展性糖尿病患者 $^{123}$I-MIBG 摄取减少的程度与患者的猝死相关。

$^{11}$C-HED PET 显像发现糖尿病自主神经病变（diabetic autonomic neuropathy，DAN）患者心肌 $^{11}$C-HED 滞留减少，主要累及左室下壁、侧壁和心尖，且异常范围与糖尿病自主神经病变的严重程度相关。$^{11}$C-HED PET 显像对糖尿病自主神经病变的诊断可能比临床自主神经功能检查更灵敏，因为约 40% 自主神经病变检测阴性的临床糖尿病患者存在 $^{11}$C-HED PET 显像异常。且 $^{11}$C-HED 显像异常患者对冷加压试验的反应低于 $^{11}$C-HED 显像正常患者。提示糖尿病自主神经病变时，冠状动脉的阻力血管对交感神经刺激的扩张功能受损，且受损程度与交感神经病变的程度密切相关。

5. **特发性帕金森病心肌损害** 特发性帕金森病（idiopathic Parkinson disease，IPD）中心脏交感神经去神经化具有显著的异质性，超过半数的患者表现出广泛的去神经支配，早期主要累及左室下壁和外侧壁，前壁和中隔壁相对较少（图 2-3-4-2）。$^{18}$F- 多巴胺 PET 显像也显示外侧壁交感神经支配相对较低。

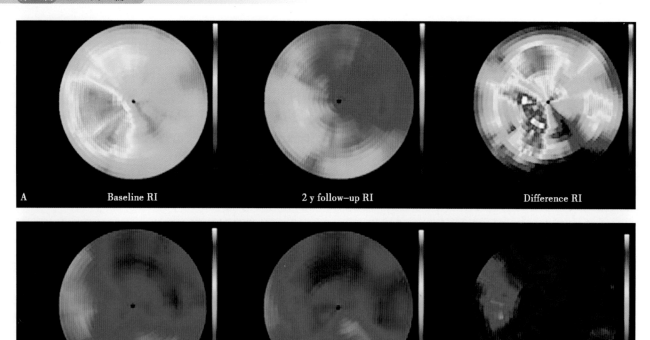

**图 2-3-4-2　IPD 患者 $^{11}$C-HED 摄取变化情况**

左侧图为 IPD 患者 $^{11}$C-HED 滞留指数（RI）的基线图，中间为随访 2 年的 $^{11}$C-HED RI 图，右侧为前两者图的 RI 差异图。A 为部分去神经支配的 $^{11}$C-HED RI 成像图，图示随访 2 年 $^{11}$C-HED 摄取下降，前壁和间壁最显著；B 为严重的去神经支配 $^{11}$C-HED RI 成像图，随访 2 年下壁和间壁进一步轻微下降。Baseline RI：基线滞留指数；2y follow-up RI：2 年随访滞留指数；Difference RI：差异滞留指数

6. **心肌肥厚及肥厚型心肌病** 主动脉瓣狭窄、原发性高血压等由左心室后负荷过重所致心肌肥厚患者，左室心肌摄取 $^{123}$I-MIBG 减少、清除加快。肺动脉高压患者的左室心肌 $^{123}$I-MIBG 摄取降低与清除加快的幅度与右室负荷过重的程度成正相关。当高血压得到控制、心肌肥厚消退时，$^{123}$I-MIBG 显像明显好转，表明该病的交感神经功能损害是可逆的。

## 四、心脏神经受体成像的前景与展望

很多疾病都会引起心脏神经支配异常，如充血性心力衰竭、心肌缺血、心律失常及某些心肌病等，并且心脏自主神经系统的改变多发生于心脏结构和功能发生明显异常之前，通常不能被常规的形态及功能检查观察到。心肌神经受体成像可对心脏早期神经系统变化进行检测，有助于更加深刻地理解这些疾病的病理生理过程，在活体对疾病进行定位、定量、定性诊断，指导临床为患者制订合适的治疗方案，并对治疗效果进行监测。

随着更多显像剂的出现及成像技术的改进，尤其是亚型选择性显像剂的研发，将使得心肌神经受体成像的敏感性、特异性大大增加，必将促进心肌神经受体成像的临床应用和推广，为临床及科研提供更多有价值的信息。

（吕中伟　夏　伟）

# 第四章　基因治疗与分子成像

## 第一节　基 因 治 疗

### 一、基因治疗的基本方法

#### （一）体外法

体外法，即将含目的基因的载体在体外导入自体细胞、异体细胞或异种细胞（基因工程化细胞）内，经过适当的选择系统并扩增后回输患者体内。该方法的优点是：①在细胞培养扩增过程中，可对外源性添加物大量稀释且使之易于清除；②在将细胞移植回体内前，可对细胞进行检查和优化；③可采用自体细胞，加工后应用于人体自身，安全性好。但是，在实践应用中也有如下局限：①难以形成规模性生产，须有规定的临床基地；②用于基因工程化的细胞仅局限于可移植细胞，如淋巴细胞和骨髓细胞等，需要对可能发生的免疫反应进行检查；③细胞移植回体内后，其表达关闭，必须开发和寻找合适的启动子；④该方法还面临着如何长期保持移植细胞功效的问题。

#### （二）体内法

即将目的基因克隆入特定的真核细胞表达载体，直接导入患者体内。载体可以是病毒型或非病毒型，甚至是裸 DNA。导入的途径有静脉注射、肌内注射、皮下或皮内注射、滴鼻、口服等。这种基因治疗方法简便、快捷，有利于大规模工业生产，但对治疗的安全性、特异性和靶向性要求较高。一方面，如果通过静脉导入目的基因，所有细胞都可接受、表达这一外源基因并产生生物学效应，必将带来一些不良反应，尤其对于具有细胞杀伤作用的基因，此问题更为突出。另一方面，如果生殖细胞也接受了这个外源基因，还有可能影响下一代个体的基因型和表型。局部注射虽然可使外源基因局限于一定范围，但对于多发分散的小病灶和不易接触到的部位则不适用。因此，体内法基因治疗在技术上要求

很高，其难度明显高于体外法。

### 二、基因治疗的策略

#### （一）基因补偿

基因补偿即用正常基因代替或修正缺陷基因。基因补偿首先要选择合适的靶基因，选择的原则是哪种基因存在缺陷就补偿其相应的正常基因。如常见的遗传性疾病，通常是因某一基因缺陷所致，只要给予相应的正常基因即可奏效。基因补偿还需要合适的接受和表达靶基因的靶细胞。靶细胞可以是与疾病相关的细胞，如肿瘤细胞（与肿瘤有关）、红细胞（与贫血有关）、淋巴细胞（与免疫疾病有关）、神经细胞（与神经性疾病有关）等；也可以是与疾病无关的中介细胞，如成纤维细胞、成肌细胞等。不论哪种类型的靶细胞必须都能比较容易地让靶基因转移进入并表达。基因补偿治疗单基因疾病往往很有效。

#### （二）反义技术

反义技术就是针对致病基因或疾病易感基因，阻断或调控它们遗传信息表达的多个环节，从而避免疾病表型的出现，或使疾病表型向正常表型逆转。反义技术包括反义寡核苷酸技术、反义 RNA 技术和核酶（ribozyme）技术。反义寡核苷酸与反义 RNA 技术作用原理相似，都是按照碱基互补配对原则与相应的 mRNA 或基因结合，封闭其表达。其中与基因结合而封闭表达者也称为反基因技术。核酶是一种具有催化切割 RNA 活性分子功能的酶，但与通常由蛋白质构成的酶不同，它是 RNA。换言之，它是具有酶活性的 RNA。核酶按其空间结构不同分为锤头形、发夹形和斧头形，它们可分别识别 mRNA分子特异结构部位，将 mRNA 链剪断，从而阻断基因致病信息的表达。

#### （三）自杀基因治疗

自杀基因治疗是指自杀基因转移到细胞后将无

毒性的前体药物代谢成为细胞毒性药物，使导入自杀基因的细胞"自杀"。同时通过旁观者效应杀死邻近未导入自杀基因的细胞，这样显著扩大了其杀伤作用，因此在肿瘤、血管增殖性疾病等的治疗中显示了一定的治疗潜力。特别是采用组织特异性启动子可以诱导自杀基因在特异的组织细胞中表达，这使自杀基因的作用更加显著。

### （四）免疫基因治疗

免疫基因治疗的基本原理是将与免疫有关的细胞因子基因转染入肿瘤或其他免疫效应细胞中，使其在机体表达分泌细胞因子，或用其基因增强肿瘤细胞的免疫源性和免疫系统的功能。

## 三、治疗基因的导入方式

任何基因转移过程的成功，无论是通过在体内接种遗传物质，还是在体外将基因导入到患者细胞，都严格依赖于靶细胞核酸内化的效率。事实上，提高基因转移的效率仍然是基因治疗临床成功的最大挑战。

质膜双分子层是无极性疏水的，对带电荷的大分子如 DNA 和 RNA 构成了不可渗透的屏障，质膜在生理 pH 下，核酸主干中的磷酸盐被去质子化，从而带负电荷。因此，这些多阴离子进入细胞需要被促进，通常是通过利用允许大分子内化相同的细胞机制。另外，核酸可以通过载体进入细胞，这些细胞自然能够穿过生物膜，例如病毒。

目前临床上可利用的基因治疗方法可分为四大类：①单纯利用裸质粒（环状、共价封闭的 DNA 分子）或短调节核酸（寡核苷酸、siRNAs 等），不与其他分子络合，直接注入体内或添加到培养细胞的细胞外环境；②通过物理方法促进核酸进入细胞；③化学法将核酸导入细胞；④在病毒基因组内嵌入核酸序列，利用病毒的天然特性高效进入目标细胞。

单纯的 DNA 或 RNA 与病毒载体相比，具有使用简单、安全性高的重要优点。事实上，病毒载体的效率严格地与它们亲代病毒的生物学特性有关，在某些情况下，亲代病毒的生物学特性仍未得到很好的理解。此外，病毒载体的生产和开发需要基于细胞培养和转染的复杂程序，以获得病毒粒子内治疗性核酸的包装。因为包装细胞可能含有其他转染因子，或者病毒载体本身可能重组，产生具有复制能力的病毒。最后，一些病毒载体一旦注射入患者体内，会引起强烈的炎症和免疫反应。尽管存在这些问题，但病毒基因在体内和体外的转移效率远远

优于任何非病毒方法。此外，只有病毒载体才允许治疗基因在其靶组织中持续、通常是永久地表达。

一旦进入细胞，所传递核酸的命运严格取决于其内化路线和化学结构：质粒、寡核苷酸和小 RNA 通常会降解和丢失，其动力学过程从几个小时（小 RNA）到几天（质粒）不等。然而，合成核酸，包括寡核苷酸、siRNAs 和适配体，可以通过化学修饰来避免细胞核酸酶的降解；通过这种方式，它们在细胞内的持久性显著增加。当治疗性核酸被病毒载体携带进细胞时，它们的命运取决于所使用载体的生物学特性。基于腺病毒的载体在转导细胞核内以一种外体、非整合形式存在较长时间，然而，细胞本身通常是在 1~2 周内被免疫系统识别和破坏。相同的免疫反应阻止了再次接种显示相同血清型的载体的任何可能性。与此相反，基于腺相关病毒（AAV）的载体以外体形式存在于当逆转录病毒载体被整合到宿主基因组中时，非复制细胞可以存活 1 个月或 1 年。因此，这两种载体都适用于需要长时间或永久基因表达的应用。

考虑到非病毒和病毒基因转移方法所表现出的广泛的生物学特性，显然不存在完美的通用系统。因此，选择合适的基因转移方法，严格取决于基因治疗所针对疾病的特点和可达到的基因转移方式。目前用于基因治疗的主要基因转移方法将在下面的章节中描述和讨论。

### （一）直接注射 DNA 或 RNA

质膜的化学和物理特性阻止了大而带电荷的大分子，如质粒 DNA 的直接通过。然而，不同类型的细胞具有内化小核苷酸的能力，包括寡脱氧核苷酸、RNA 诱骗物或 siRNAs，这些小核苷酸通过活跃的内吞过程内化，通常利用网格蛋白介导的内吞途径。如上所述，沿这一途径形成的内吞泡的大部分内容被溶酶体降解；然而，一小部分可以从早期或晚期核内体逃逸，穿过核内体膜，进入细胞溶胶，然后从这个腔室被运送到细胞核。这个过程，虽然高度效率低下，临床试验利用化学修饰寡核苷酸或 siRNAs 提高其在细胞内的存活及表达效率。

另一种细胞类型是专业抗原呈递细胞（APC），它表现出显著的内化细胞外环境中质粒 DNA 的能力。这些细胞包括树突状细胞——巨噬细胞和淋巴细胞，通过吞噬作用或受体介导的内吞作用有效地内化外来抗原，然后通过 MHC Ⅱ类和 MHC Ⅰ类分子处理呈现给 T 细胞。虽然这些细胞内质粒 DNA 的内化过程效率有限，但足以诱导质粒编码的蛋白

质在细胞内合成，然后作为抗原呈现诱导免疫应答。

在其他情况下，短核酸和大质粒进入细胞需要物理或化学处理，或使用病毒载体。

### (二) 物理方法

近年来，在利用物理方法促进质粒 DNA 或短调控 DNA 或 RNA 进入细胞方面取得了相关进展。这些方法的主要目的是使核酸与质膜严格接触和膜本身的临时局部拆卸。

**1. 电穿孔法** 电穿孔 (也称为电渗透性或电转移) 最初是作为一种将基因导入培养细胞的手段而发展起来的。随后，它也被应用于皮肤、肌肉、肝脏的体内基因转移，最近，它还被应用于各种其他器官，包括肾脏、肺、心脏和视网膜。该方法采用一系列电脉冲引起膜渗透性的短暂增加，从而允许大的带电大分子进入，包括质粒 DNA。为了放电脉冲，不同形状的两个电极被放置在含有核酸的溶液接种位点的两侧。由于局部电泳效应，电脉冲诱导细胞膜上亲水孔隙的形成以及随后 DNA 通过这些孔隙的被动通道。刺激结束后，膜可恢复正常渗透性。电穿孔最重要的问题之一是由电脉冲引起的组织损伤，这从根本上限制了该技术的应用。此外，内化质粒 DNA 的表达往往是短暂的，通常在几天内丢失。

**2. 流体力学注射法** 流体力学注射法也称为水动力基因转移法，静水压力的瞬时局部升高，增加了血液中循环的核酸在细胞内的变化，使 DNA 或 RNA 穿过内皮细胞连接，构成血浆中孔隙或微缺陷的短暂形成内皮细胞下面的靶细胞膜。水动力基因转移可以应用于体内不同器官，包括肝脏、骨骼肌和心脏。

**3. 声孔效应** 电穿孔和水动力基因转移都具有较强的侵袭性，很难应用于大多数器官的基因转移。相比之下，超声波在临床上被用于各种诊断和治疗应用。低强度超声可进行多种无创诊断检查 (回波造影)，高强度超声可用于泌尿系结石的无创治疗 (体外冲击波碎石术，ESWL)，高强度聚焦超声 (HIFU) 可用于肿瘤的热破坏。所有这些不同的超声应用方式可以促进质粒和其他小核酸进入细胞。这种方法也被统称为声孔法。超声能产生声空化，最终决定了质膜中微孔的形成。空化是由成核物质引起的，超声引起的微泡破裂增加了膜的通透性，从而促进了基因转移。超声穿孔可以通过在血液中注射质粒或寡核苷酸来实现，并将超声束聚焦于特定的身体区域，通常是血管壁、心脏或骨骼肌；核酸分别进入内皮细胞、心肌细胞或骨骼肌纤维，这种现象是由

细胞膜通透性的局部和短暂增加引起的。尽管组装相对容易，且无侵入性，但利用声孔技术进行基因转移的程度仍难以标准化，而且根据不同的实验条件变化很大。

**4. 离子轰击技术 (基因枪法)** 在基因转移的物理方法中，用携带质粒 DNA 吸附在细胞表面的微粒轰击细胞，从而将 DNA 导入细胞。最常用的是利用一种特殊类型的枪 ("基因枪") 以极高的速度向特定组织射入金或钨粒子。这些微粒很容易穿过细胞和核膜，释放吸附在其表面的 DNA 进入细胞核。这种方法也被称为"弹道转染"或"生物石质转染"。目前，生物石转染技术已应用于皮肤等可触及组织的基因治疗，其主要目的是在肿瘤或病毒抗原的 DNA 疫苗接种中，将抗原蛋白编码的基因传递给患者。一旦进入真皮，APCs 就会吸收微粒，从而处理编码的抗原并将其呈现给 T 淋巴细胞进行免疫刺激。

**5. 高压喷射注入 DNA** 一种通过喷射注射促进裸 DNA 或 RNA 进入细胞的方法。在这项技术中，将一种含有核酸的溶液高速射流于皮肤，可穿透皮肤和皮下组织，确定感兴趣区域的播散转染。相对于弹道轰击 (深度可达 1cm)，喷射具有更深的穿透能力，除了皮肤和皮下组织外，还可以应用于其他可触及组织，包括实体瘤。

### (三) 化学方法

物理方法目的是利用压力或电流等物理力改变生物膜的性质，从而促进核酸进入细胞。相反，化学方法的目的是改变核酸本身的性质，通过促进它们与分子之间的联系来降低它们的亲水性与中和其电荷，最终导致细胞摄取的 DNA 或 RNA 含量增加。

利用化学法促进基因转移的分子分为三类：脂质 (脂质体和阳离子脂质)、蛋白质和阳离子聚合物。

**1. 脂质 (脂质体和阳离子脂质)** 脂质体是一种封闭的囊泡，由一个或多个脂质双分子层围绕核心水室形成；脂质体的一种变体是胶束，由缺少内部水腔的脂球组成。脂质体最初是在 20 世纪 60 年代开发的，现在广泛作为化疗、诊断成像和美容等各种应用中传递的分子。脂质体是基于形成生物膜的磷脂，由极性头部和脂肪酸形成的亲脂尾组成，具有两亲性特征，一旦分散在水溶液中，它们先形成一个薄片，后封闭成具有中心水芯的囊泡结构，自发地聚集成双层结构。当含有药物或核酸的脂质体与细胞接触后，可以直接与质膜融合，从而将其含量释放到细胞溶胶中，或者更频繁地进行主动内吞。

一般来说,当阳离子脂质与胆固醇混合或与两性脂质混合时,基因转移效率最高,尽管在不同的原子上同时带负电荷和正电荷,但整体呈现中性电荷;广泛使用的两性离子脂质是黏稠的,增强阳离子脂质 -DNA 复合物的形成,促进细胞膜的融合或失稳,从而有利于转染。

**2. 蛋白质** 病毒颗粒中存在特定的蛋白质可影响基因导入细胞的效率,特定的蛋白质可介导一系列重要的功能,如病毒核酸的缩合、细胞外核酸酶的保护、与细胞表面受体的结合、病毒包膜与细胞膜的融合或核内体的破坏,最后是病毒 DNA 或 RNA 向细胞核的运输。

一些基本蛋白质,如多阳离子多肽鱼精蛋白或组蛋白,与带负电荷的 DNA 具有高亲和力结合,促进其缩合,防止其降解。这些分子一旦进入细胞外环境,能与硫酸肝素蛋白多糖(HSPGs)(表达在细胞表面并释放到细胞外基质的带负电荷的糖基化蛋白家族)结合。由于暴露在细胞表面的 HSPGs 不断经历内吞过程,因此,细胞外与 HSPGs 相互作用的分子也内化于内吞泡内。由于这一过程的效率相对较低,内吞分子仍需穿过内体膜,脂质体或阳离子脂质与碱性蛋白同时利用有利于 DNA 转染。

**3. 阳离子聚合物** 另一类具有结合 DNA 和促进 DNA 进入细胞的分子是阳离子聚合物,包括聚赖氨酸、聚鸟氨酸、线性或支链聚乙烯亚胺(PEI)、二乙基氨基乙基葡聚糖(DEAE-D)、聚氨基酸树状大分子和聚[2-(二甲基氨基)- 甲基丙烯酸乙酯(poly-(DMAEMA)]。这些聚合物包含线性、分支或树突状结构,通常携带一个质子胺基,带正电荷,与 DNA 结合并诱导其缩合。与脂蛋白相似,DNA/ 聚合物复合物通过活跃的内吞过程进入细胞。一旦内吞作用的囊泡中,带正电的胺组聚合物产生所谓的"质子海绵效应",根据低 pH 微环境,紧随囊泡、氯离子的内吞使渗透的 DNA 核内体破裂并释放到胞质。

尽管基因转移的化学方法在相对安全性和简单性方面比病毒基因传递具有重要的优势,但是其整体效率仍然不能令人满意。原因有以下几点:①进入细胞的大部分 DNA 仍然被困在核内体中,最终被破坏。此外,到达细胞核的质粒 DNA 未能整合到细胞基因组中,受到细胞核酸酶降解从而逐渐丢失。②中性亲水聚合物[如聚乙二醇(PEG)]来掩盖脂质和多聚物的正电荷,可阻止聚集,利于形成较小的复合物(这通常是基因转移的优势),同时阻断复合物与血清蛋白或其他细胞外成分的非特异性相

互作用,从而增加复合物在血流中的持久性。然而,聚乙二醇化同时会减少复合物的生物活性。③阳离子脂质体可以是有毒的,其可迅速诱导促炎症细胞因子的生成,如 TNF-α、IL-6、IL-12 和 IFN-γ。

基于这些考虑,基因治疗临床试验中,其中大多数(～70%)利用病毒载体而不是非病毒方法进行基因转移,特别是那些旨在传递编码基因的试验。

**(四)病毒载体**

将基因导入细胞的最有效的方法是利用来自感染动物细胞的病毒载体。在复制周期中,病毒粒子是由核酸和蛋白质组成,这些蛋白质阻碍病毒粒子在细胞外环境中的降解,并介导基因组内化进入目标细胞。病毒复制的过程是由病毒或细胞来源的几种蛋白质与其各自在病毒基因组上的特定靶点相互作用而维持的,其共同促进病毒基因组内启动子的激活,病毒核酸从细胞核到细胞质的运输,或者病毒基因组在病毒粒子内的包装。病毒基因组经过修饰以适应感兴趣的外源性序列(基因治疗中的治疗基因)称为载体。不同的病毒载体从亲本基因组中获得的原理对所有系统都是通用的。它们包括:①从病毒基因组中去除编码病毒蛋白的大多数基因,特别是那些可能致病的基因;②维持病毒复制所需的病毒基因组顺式作用序列,特别是决定包含病毒颗粒内的基因组;③病毒复制所需的病毒基因。

五种载体目前正处于人类基因治疗临床试验的晚期,包括来自逆转录病毒、慢病毒、腺病毒、腺相关病毒载体(AAV)和疱疹病毒的病毒。下面将详细介绍五种主要病毒载体的产生方式和特征,以及每一种亲本病毒的主要特征。

**1. 逆转录病毒载体** 20 世纪 90 年代进行的绝大多数临床试验利用了基于逆转录病毒载体的特性,其特性之一是它们相对遗传简单,感染大量不同类型细胞的效率,以及将遗传信息整合到受感染细胞基因组中的特殊能力,这是导致永久遗传修饰的一个特征。逆转录病毒科包括一系列带有正链 RNA 的包膜病毒,具有共同的遗传结构和复制周期。其特征二是:逆转录酶(RT)可将病毒 RNA 复制成双链 cDNA 形式,最终整合到受感染的细胞基因组中。病毒基因组的整合 DNA 形式被称为原病毒。

逆转录病毒颗粒直径 80～100nm,由包膜组成,包膜由宿主细胞质膜和糖基化病毒嵌膜蛋白(TM)和受体结合蛋白(SU)组成,通过二硫键连接。在病毒粒子内部,病毒嵌膜蛋白(MA)、衣壳蛋白(CA)和基质蛋白(NC)与病毒 mRNA 基因组的两个相同

拷贝结合形成核衣壳，与逆转录酶 RT、PR 和 IN 一起形成核衣壳。电子显微镜下，病毒粒子呈现出一个外环，与包膜相对应，围绕着一个电子致密核，与核衣壳相对应；TM 和 SU 蛋白从包膜中突起，形成尖刺。病毒粒子形态结构的变化代表了对该家族不同成员进行分类的标准。

直到 21 世纪初，逆转录病毒载体都是基因治疗临床试验中最常用的载体。逆转录病毒载体的优势包括使用相对比较简单，转导细胞复制效率高（例如，体外培养细胞），免疫原性低，并有能力将他们的前病毒的 cDNA 形式整合到宿主细胞基因组中，呈现转导的潜力，可使治疗基因永久性表达。

2. **慢病毒载体** 目前大多数可用载体都是由这种慢病毒产生的，这主要是因为科学家已经了解了这种病毒的分子生物学和特性的大量可用信息。在过去 10 年里，至少产生了 3 代不同的基于 HIV-1 的慢病毒载体，每一代都比前一代有显著改进。

第一、第二和第三代慢病毒载体基因从其他非人类慢病毒的基因组中获得，包括 FIV、SIV 和 BIV，由于这些载体的来源病毒基因不会感染人类，从而比 HIV-1 载体基因具有更大的安全性优势。慢病毒载体引起的主要关注与安全性有关，特别是与 RCLs 的产生、HIV-1 感染者中野生型病毒对载体的影响以及插入突变基因的可能性有关。

同逆转录病毒相比，慢病毒最显著特征是感染非复制型细胞的能力。由于在胞质溶胶中形成的慢病毒细胞核的前整合复合物（pre-integration complex，PIC）与核孔蛋白（in, MA, Vpr）的相互作用，使其能够积极地穿过核膜，在体内感染 HIV-1 的相关细胞类型之一是已脱离细胞周期的终末分化巨噬细胞。由于慢病毒允许细胞类型的显著扩展，基因转移可能具有治疗价值，尤其是人体内的大多数细胞是非复制的。此外，在造血干细胞没有生长因子刺激的情况下，慢病毒载体的体外转导也显得有效，这是一种允许保留其多能性的条件。

3. **腺病毒** 目前已知的腺病毒有 100 多种，能够感染人类和各种动物物种，包括非人类灵长类动物、老鼠、狗、猪、青蛙、不同种类的鸟类，甚至某些种类的蛇。根据不同人血清在细胞培养中和腺病毒感染的能力，可以区分出 50 多种能够感染人类的腺病毒血清型。根据不同血清型对人红细胞凝集的测定能力，将其分为 6 个亚群（A～F）；C 亚群包括血清型 2 和 5（Ad2 和 Ad5），其中大部分的基因治疗载体都来自这些血清型。

病毒粒子由衣壳组成，衣壳呈二十面体对称，没有包膜，直径 70～100nm，围绕病毒核酸，含 11 种以上的不同蛋白质参与病毒粒子的形成（图 2-4-1-1）。在 Ad2 和 Ad5 血清型中，病毒基因组由一个双链线性 DNA 分子组成，长度为 36kb，两端具有两个方向相反的相同序列[末端反向重复（ITRs）；Ad2 和 Ad5 分别为 103bp]，这些区域是整个基因组 DNA 复制的起源。

腺病毒载体是对哺乳动物细胞基因转移的一种高效运输手段，它们可影响大量的静息细胞和复制细胞，可纯化和浓缩到达滴度 $1 \times 10^{13}$/ml 颗粒，腺病毒基因组不整合到目标细胞，这可能是对其他功能活动较为有利。此外，腺病毒载体可容纳外源 DNA 的长度可达 35kb。

4. **腺相关病毒载体（AAV）** 与逆转录病毒、腺病毒和疱疹病毒在进入基因治疗领域之前形成鲜明对比的是，AAV 是体内基因治疗最具吸引力的载体之一，一些临床试验已经进行或正在进行，取得了非常令人鼓舞的结果，尤其是对于无法再生的组织，如大脑和视网膜等无法治愈的疾病。

AAV 病毒粒子的衣壳具有二十面体对称（T=1），直径 18～25nm，由 60 个蛋白质组成。其中包括 3 个来自相同基因（*Cap* 基因）的不同 n 端蛋白：VP1、VP2、VP3，比例为 1:1:18（即每个病毒粒子分别含有 3、3、54 个 VP1、VP2、VP3 蛋白）。衣壳包括病毒基因组，由线性单链 DNA 组成，具有正负极性；在任何 AAV 制剂中，大约一半的病毒粒子具有正极性 DNA，其余的是负极性 DNA。

近年来，至少已分离出 12 种不同的 AAV 血清型（AAV1～AAV12），并具有良好的抗原特征，同时通过 PCR 扩增从感染腺病毒的培养细胞或从人类和非人类灵长类组织中提取的 DNA，已经识别出 100 多个额外的遗传变异。所有这些病毒都具有相似的结构、大小和遗传结构，只是衣壳蛋白的氨基酸组成存在显著差异。这些蛋白质之间的序列同源性范围从 55% 到 99%，是决定细胞内化受体使用的主要决定因素。一般来说，所有的 AAV 都使用广泛表达的受体。实验和临床应用最多的血清型是 AAV2，它与细胞表面 HSPGs 结合；$\alpha_v\beta_5$ 整合素和纤维母细胞生长因子受体（FGFR-1）和肝细胞生长因子（HGFR）在某些细胞中起共受体的作用。与 AAV2 类似，AAV3 也与 HSPGs 结合。与此相反，AAV1、AAV4、AAV5 和 AAV6 与唾液酸（n - 乙酰神经氨酸，Neu5Ac）残基相互作用，与细胞表面聚

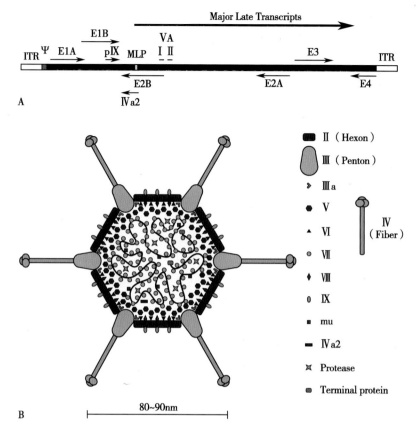

**图 2-4-1-1　腺病毒粒子示意图**
图示参与病毒粒子形成的 11 种蛋白质，表明其丰富程度（引自：Giberson AN，
Davidson AR，Parks RJ. Chromatin structure of adenovirus DNA throughout infection.
Nucleic Acids Res，2012，40: 2369-2376.）

糖形成各种键。AAV8 与一种特殊的细胞表面蛋白 LamR 结合，LamR 在细胞中发挥多种功能，包括细胞外层蛋白受体的功能。AAV2 和 AAV5 颗粒通过网格蛋白介导的内吞作用进入细胞，并在早期的内吞体中发现。这些细胞间隔通过细胞质被运输，并迅速接近核周位置，在那里它们成熟为晚期核内体。与 AAV2 不同的是，在转运高尔基体装置中，除了内体外，还可以发现 AAV5，这说明不同血清型间的内体转运存在差异。

　　AAV 载体是一种高效的体内基因转移工具，具有以下几点优势：① AAV 载体不表达任何病毒蛋白，低免疫原性，不会引起炎症；② AAV 载体不整合到宿主细胞基因组中，但在非复制细胞中以一种外体细胞形式存在；③治疗性基因表达不受显著的甲基化和沉默；④ AAV 载体可以产生高滴度载体；⑤与逆转录病毒载体相比，AAV 载体不存在来自不同启动子的转录干扰问题。因此，治疗基因可以由任何选择的启动子控制，只要它长度适合克隆成 AAV。

　　**5. 疱疹病毒载体**　在不同的生物学方面表明，

单纯疱疹病毒 1 型（HSV-1）作为基因治疗载体的潜在价值包括：①充足的细胞宿主范围；②自然感染性强，有效感染非复制细胞的能力；③ 80 个天然 *HSV-1* 基因中超过半数可在培养细胞中复制病毒；④病毒在神经元中建立长期潜伏感染的能力，可被用来选择性地在这些细胞中表达治疗基因；⑤在没有野生型病毒污染的情况下可能生产高滴度载体。然而，另一方面，病毒基因组的相对复杂性以及我们对各种病毒蛋白分子特性的认识还不完全，仍然阻碍了这一载体系统的广泛应用。

　　疱疹病毒科包括 130 多种不同的病毒，在大多数动物中非常分散，其中 9 种感染人类。这些病毒包括 HSV-1 和 HSV-2、巨细胞病毒（CMV）、水痘-带状疱疹病毒（VZV）、Epstein-Barr 病毒（EBV）和人类疱疹病毒 6A、6B、7 和 8 型（HHV-6A、HHV-6B、HHV-7 和 HHV-8）。疱疹病毒至少有三个共同的生物学特性：①在病毒基因组一系列基因编码酶参与核酸代谢，包括胸苷激酶（TK）；②基因组复制和衣壳组装位点的核定位；③建立两种方式感染，生产新的病毒颗粒和裂解感染细胞，病毒基因组的双链 DNA

形成感染细胞的细胞核，只有少数病毒基因的表达。

该病毒家族可分为三个亚科：①甲型疱疹病毒，其特点是宿主范围广，复制周期快，主要在感觉神经节建立潜伏感染的能力（该亚科包括人类疱疹病毒中的 HSV-1、HSV-2 和 VZV）；②乙型疱疹病毒，宿主范围更有限，复制周期更长，在唾液腺、淋巴系统和肾脏建立潜伏感染的能力（该亚科包括 CMV、HHV-6 和 HHV-8）；③丙型疱疹病毒，主要表现为淋巴细胞的向性（这个亚家族包括 EBV 和 HHV-8）。

到目前为止，复制缺陷载体和扩增子载体已被用于临床前水平表达不同组织中的多种基因。在大脑中，这些基因包含具有毒性或促凋亡（用于神经胶质瘤的基因治疗）的蛋白质编码、神经营养（如神经退行性疾病的 NGF 或 BDNF）或酶活性（如用于帕金森病的基因治疗的酪氨酸羟化酶）。复制缺陷和扩增子载体均可用于不同于神经组织的组织，包括肌肉、心脏和肝脏，或用于基因疫苗接种。这些研究有可能在不久的将来达到临床试验阶段（表 2-4-1-1）。

表 2-4-1-1　五种病毒载体的优缺点

| 载体 | 优点 | 缺点 |
|---|---|---|
| 逆转录病毒 | 转染效率高<br>可整合到宿主基因组 | 滴度低<br>诱变基因插入多<br>基因表达沉默<br>专一性高活力转导至复制细胞 |
| 慢病毒 | 在体内/外转导静息细胞<br>可整合到宿主基因组 | 需要假型包装<br>可能生成 RCLs<br>可能调动 HIV 感染病人中的载体<br>具有插入诱变基因的潜力 |
| 腺病毒 | 高水平的转导效率<br>高水平转基因表达<br>高滴度病毒载体生成<br>对静息细胞和复制细胞转导<br>广泛的宿主范围 | 瞬时转导<br>较强的炎症与免疫反应刺激 |
| 腺相关病毒 | 衍生于非致病性病毒<br>高滴度病毒载体生成<br>体内转染静息细胞<br>非常长的持久性和基因表达 | 克隆基因容量的限制（<5kb）<br>缺乏包装细胞系<br>限制于特定细胞系表型 |
| 疱疹病毒 | 潜伏形式的持久性<br>较大克隆基因容量<br>趋向于神经细胞 | 难以操作<br>对几种生物学特性认识不足<br>难以确定并消除致病基因 |

## 四、治疗基因的表达监测

监测外源基因表达最理想的方法就是对治疗基因进行直接成像。理论上要求针对治疗基因设计相应的探针，但其可行性较低，因此需要一种间接监测基因传递与表达的方法。

目前，内源性基因表达的成像仍然面临许多技术难题，但内源性基因表达成像却具有极为重要的意义。如果能够极为方便地对内源性基因进行成像，我们就有可能发现某个基因在何时、何处、何种程度上发生了突变或重组等，从而在肿瘤的早期阶段发现并进行基因治疗，使疾病及时得以根治。

在基因治疗中，监测内源性基因表达也是很必要的，可充分显示治疗基因的靶组织特性。利用分子成像技术对活体动物内源性基因的转录调控及表达进行成像将是一种更直接的方法，便于理解正常及与癌症相关的生物学过程。近期的一些实验已经成功地证明在活体内可以用报告基因对内源性基因表达进行间接监测，其中以对 *P53* 基因表达的监测最为典型。

应用报告基因表达成像，通过选用适宜的报告基因和报告探针，可以得到关于基因治疗的珍贵信息，进而可以对很多以前难于解答的问题进行定量和定性的分析。应用报告基因表达成像不仅可以在生物化学水平检测基因治疗的基本作用，并可以辅助评估治疗效果；而且可以作为一种无创性的定量方法，监控随着时间的推移基因表达的位置、强度以及持续性，帮助我们更好地理解载体的生物学以及药理学性质，促进基因治疗的临床应用与未来的发展。

### （一）基因表达监测方法

**1. 传统基因表达的检测手段**　细胞生物学提供了很多鉴定基因表达的方法，这些方法包括：① RNA 印迹（Northern blot RNA）；② DNA 印迹（Southern blot DNA）；③蛋白印迹（Western blot），用于检测蛋白质表达；④萤光素酶标记基因检测发光计；⑤应用 β- 半乳糖苷酶表达的酶染色技术；⑥ GFP 荧光成像；⑦免疫染色，用于抗体或蛋白表达。

此外，聚合酶链反应（PCR）扩大特定 DNA 的拷贝数已用于体外实验，而且此项技术已得到广泛应用，如 DNA 指纹检测技术和限制性酶切片段长度多态性分析等。

以上传统的基因表达检测手段为组织分析法，具有分析成本高、耗时、易发生抽样错误等缺点。

只有使这些技术适用于活体,才能对活体基因表达进行无创、定性、定量监测。

**2. 报告基因表达成像** 随着人类基因谱的绘制完成,基因检测方法也取得了一定进展,已能将外源基因送至病变部位并表达。同时应用 SPECT、PET、MRI 和光学等成像方法对基因表达进行非创伤性的活体检测,这就是报告基因表达成像。其特点是无创伤性、可反复进行。

报告基因(reporter gene)是一种编码可被检测的蛋白质或酶的基因,即一个其表达产物非常容易被鉴定的基因,如 *GFP*, *RFP*, 萤光素酶、β- 半乳糖苷酶等。报告基因与治疗基因偶联共同表达,利用报告基因表达间接提示治疗基因的表达。这一策略需要报告基因与治疗基因能成比例且恒定地表达。偶联的方法包括融合法、双顺反子法、启动子法、双向转录法。具有报告基因与治疗基因双重功能的报告基因系统是研究的热点。

报告基因表达成像作为对基因治疗监测的手段才刚刚起步,大多处于实验研究阶段。但随着分子生物学和核医学的发展和相互渗透,报告基因表达成像将在基因治疗中发挥更大的作用。

**(二)治疗基因表达的活体监测**

通过报告基因成像系统,利用不同的成像设备,包括核医学、光学成像以及磁共振成像,可对这些外源治疗基因的表达进行监测。

**1. 核医学基因成像技术** 目前,PET 是唯一一种可以应用于人类基因表达临床检测的成像技术,其他影像手段的相应技术还处在动物实验阶段。迄今为止,发展最快并最具前景的基因表达成像方法是以 *HSV1-tk* 基因表达为基础的分子成像系统,已成功地作为报告基因用于基因表达的 PET 及 PET/CT 分子成像。

常用的细胞内报告基因包括 *HSV1-tk* 基因。细胞表面受体的报告基因包括多巴胺 2 型受体($D_2R$)、人类生长抑素 2 型受体($hSSTR_2$)及钠碘同向转运子(*NIS*)。

(1)*HSV1-tk* 基因:1 型单纯疱疹病毒胸腺嘧啶核苷酸激酶(herpes simplex virus 1 thymidylate kinase)基因,简称 *HSV1-tk* 基因。HSV1-tk 是病毒 *HSV1-tk* 基因编码的前体药物转化酶,可活化核苷前体药物,用于治疗疱疹病毒感染、肿瘤等。*HSV1-tk* 基因是非常重要的基因治疗靶点,现在 *HSV1-tk* 基因已经用于许多自杀性基因治疗的临床试验中。HSV1-tk 与其他的哺乳动物胸苷激酶相比,对底物的特异性要

求较低。通常,研究者首先利用重组病毒感染恶性肿瘤细胞,将病毒中携带的自杀基因转移到靶细胞中。转基因在肿瘤中表达之后,再全身给予前体药物,如更昔洛韦(GCV)。这些前体药物在 HSV1-tk 作用下发生单磷酸化,进而被滞留在细胞内。随后,前体药物在细胞内几种酶的共同作用下继续磷酸化而成为三磷酸盐,其与 DNA 结合,作为链终止子而发挥作用,导致表达转基因的肿瘤细胞死亡。同时还可以通过细胞介质产生的旁观者效应,杀灭周边未表达转基因的细胞。

前体药物通常是无环嘌呤核苷类似物(阿昔洛韦、无环鸟苷、更昔洛韦、潘昔洛韦等)、尿嘧啶核苷酸类似物氟 - 碘阿糖呋喃基脲嘧啶(FIAU)或无环鸟苷衍生物 9-(4- 氟)-3- 羟基甲基丁基鸟嘌呤(FHBG)等。如果将放射性碘或氟标记的前体药物用作探针,就能够探测到 *HSV1-tk* 基因表达。

此外,micro PET 可对 HSV1-tk 进行的分子成像。静脉注射 $^{18}$F-FHBG 1 小时以后,通过微 PET 对裸鼠下腹部成像显示 HSV1-tk(+)表达的肿瘤对摄取对比剂情况。$^{131}$I 标记的 FIAU 对转染 HSV1-tk 的 RG2 胶质瘤或 W256 乳腺癌皮下移植瘤的基因表达成像也有较好效果。

(2)钠碘同向转运子(natrium iodine symporter,*NIS*)基因:最近,钠碘同向转运子(NIS)也被用于放射性核素基因治疗。NIS 位于甲状腺滤泡细胞膜上,是一种跨膜糖蛋白,可促进碘的主动转运,使碘顺着电化学梯度从间质进入细胞内。NIS 转运碘的能量来自细胞膜内向性 $Na^+$ 浓度梯度,后者是由 $Na^+/K^+$ ATP 酶提供的,可协同转运 2 个 $Na^+$(顺化学梯度)和 1 个 $I^-$(逆化学梯度)。除甲状腺组织外,NIS 也在包括唾液腺、胃黏膜、分泌期的乳腺等的甲状腺外组织表达。NIS 是甲状腺激素生物合成中碘进入细胞的途径,因此可用于甲状腺癌的成像及治疗。

因为放射性碘可用于治疗甲状腺癌,转染 *NIS* 基因,并利用它的聚碘特性,用放射性碘治疗甲状腺和其他非甲状腺来源的癌,如乳腺癌、结肠癌等,已经被认为是一种潜在的基因治疗方法。利用传统的放射性碘或 $^{99m}$Tc 高锝酸钠闪烁成像可直接监控 NIS 的表达。

其他报告基因如表达 2 型多巴胺受体($D_2R$)的基因等也可以应用于基因表达成像。$D_2R$ 有几种配体包括 $^{11}$C- 雷氯必利(raclopride)、$^{18}$F- 氟乙基螺环哌啶酮(FESP)和 $^{123}$I- 碘优卡因(iodobenzamine)等。用腺病毒载体将 $D_2R$ 基因转入肿瘤细胞后,以

$^{18}$F-FESP 为基因表达探针,便可通过 PET 进行活体基因表达成像。

Liang 等构建 D$_2$R 基因和 HSV1-tk 基因的融合腺病毒载体,一系列 micro PET 成像分析表明利用双顺反子转录单元可稳定表达双报告基因,时间可长达 3 个月。

**2. MRI 基因成像技术** MR 报告基因成像是继放射性核素基因成像之后出现的新的无创性技术,其突出特点是具有更高的空间分辨率,可以进行反复的动态观察,但仅有毫摩尔的敏感度。应用报告基因表达成像以监测治疗基因表达情况必须具有强有力的信号扩增策略。有大量的报道指出,探针必须聚集在细胞内产生的信号改变才可以被 MRI/MRS 检测出来。靶向 MRI 对比剂与生化扩增策略的联合应用作为主要方法。

MRI 基因成像技术的潜在应用包括:①明确基因转导是否成功;②定位靶组织内的基因分布是否合适;③评估靶细胞的基因表达水平。

在以 MR 为成像方法的报告基因成像技术中,编码酶的报告基因有:β- 半乳糖苷酶、酪氨酸酶、胞嘧啶脱氨酶、精氨酸激酶、肌酸酐激酶的基因。这种方法开发了特定酶修改成像药物前体(prodrugs)的能力,即将探针(含酶底物)修饰成药物前体,经特定的酶催化,将药物释放出来,通过药物在组织中的积聚反映出表达。还有编码细胞表面受体的基因,主要是转铁蛋白受体基因。

(1)β- 半乳糖苷酶报告基因系统:目前,最常应用于监测基因治疗的是 β- 半乳糖苷酶报告基因系统。最有代表性的例子是用 MR 分子成像技术观测非洲爪蟾(Xenopus Laevis)胚胎发育中基因表达的实验。研究人员在 Xenopus Laevis 胚胎发育的双细胞期,将两个胚胎细胞内都注入 EgadMe,并在其中的一个细胞内注入 β- 半乳糖苷酶的信使 RNA(messenger RNA,mRNA)。在以后的胚胎发育过程中,由注入了 β- 半乳糖苷酶信使 RNA 的细胞发育而来的组织中 β- 半乳糖苷酶信使 RNA 表达,产物为半乳糖苷酶,使 EgadMe 分子中的钆离子暴露出来,在 MR 的 T$_1$WI 上呈高信号。

(2)酪氨酸酶报告基因系统:酪氨酸酶是催化合成黑色素的关键酶,酪氨酸酶基因可以在非黑色素细胞内生成黑色素。根据研究发现有黑色素细胞的信号强度是无黑色素细胞的 2 倍,因为黑色素能与铁高效结合,使 MR 的 T$_1$ 弛豫时间缩短,T$_1$WI 信号升高。

为了用 MR 评价基因表达,构建了腺病毒人酪氨酸酶基因高效真核表达载体 pcDNAtyr,继而转染非黑色素形成细胞,使该细胞能合成黑色素。实验证明,被转染的靶细胞内重建病毒表达越多,酪氨酸酶越多,黑色素及结合的二价铁离子也越多,MR 的 T$_1$WI 信号越亮。

MR 信号的改变可反映酪氨酸酶基因的转移与表达情况,据此可将酪氨酸酶基因作为标记基因应用于基因治疗中。另外,利用黑色素及其前体的细胞毒作用,可将酪氨酸酶基因直接作为治疗基因应用于基因治疗。在体外实验中对酪氨酸酶基因的成像效果已比较理想,细胞转染质粒后产生的信号已能够被检测到。转染后的酪氨酸酶基因不进入染色体,不存在遗传突变的问题。合成的黑色素属于瞬时表达,不会永久存在,对于大多数的基因表达成像是比较合适的。酪氨酸酶基因在与治疗基因叠加进入转染载体并引入体内表达后,通过 MR 影像显示酪氨酸酶基因,进而反映治疗基因的表达情况,达到体外无创性评价基因表达的目的。其缺点在于它的 cDNA 长度达到 18kb,如果能够定位具有酪氨酸酶基因活性的更小片段,将更有利于它的利用。

近来,已生产大量具有更高酶活性的不同酪氨酸酶突变体。突变体和野生型酪氨酸酶的表达是通过转染人上皮组织的非肿瘤细胞以及肿瘤细胞并诱导而实现的。与野生型酪氨酸酶相比,突变体具有更高的 mRNA 水平。因此,酪氨酸酶突变体的发展,保证了其作为肿瘤治疗基因前药活性系统和分子成像报告基因的应用价值。

(3)转铁蛋白受体报告基因成像系统:以受体作为报告基因的研究中,研究最多的就是转铁蛋白受体(TfR)报告基因系统。转染有转铁蛋白受体基因的细胞表面转铁蛋白受体过度表达,转铁蛋白与葡聚糖包裹的单晶体氧化铁(MION)结合后形成铁化合物,这种化合物可以通过转铁蛋白受体特异地进入细胞内,使转铁蛋白受体表达越多的细胞内铁浓度越高。这样,在 MR 上可显示转铁蛋白受体编码基因的表达及调控情况,同样这种方法也可应用于活体状态的基因治疗转基因成像。

利用基因工程化的转铁蛋白受体(engineered transferring receptor,ETR)的 cDNA 转染胶质肉瘤细胞,基因过度表达使转铁蛋白受体蛋白质水平增加,导致细胞对 TfR-MION 的结合与摄取明显增加。在裸鼠腹部两侧分别植入转染的 ETR 阳性细胞和转染的 ETR 阴性细胞,在植入后的第 10~14 天,将

TfR-MION 注入裸鼠体内，具有 ETR 阳性的肿瘤与 ETR 阴性的肿瘤相比于 MRI 上明显展现，ETR 阳性肿瘤处 TfR-MION 的摄取明显增加，提示有 *ETR* 基因的表达。

（4）nano 铁晶体偶联特异抗体成像：由于纳米尺寸的铁颗粒具有较强的磁性，利用物理和化学的方法将 nano Fe 颗粒转移到需要示踪的细胞内，通过细胞的自身功能，将纳米铁颗粒携带到目标靶位。由于纳米铁颗粒具有强磁性，因此在 MRI 图像上表现强 $T_2$ 效应，纳米铁颗粒周围组织信号强度明显降低。纳米铁颗粒可以按照颗粒大小可以分为 PIO（paramagnetic iron oxide）、SPIO（superparamagnetic iron oxide）和 USPIO（ultrasmall superparamagnetic iron oxide）等。一般采用多肽、PEG 等物质包裹，与带有羧基的物质反应增加水溶性，与特殊抗体或带有基因片段的物质合成等方法，形成具有 MRI 示踪的分子成像对比剂。例如，Higuchi 采用氧化铁磁性颗粒标记行 MRI 成像与 $^{124}$I 行 PET 成像等手段，对照研究兔子的移植心肌细胞的活性。

**3. 光学基因成像技术** 很多不同的光学成像方法已用于活体基因表达成像。绿色荧光蛋白基因（*GFP* gene）、萤光素酶基因（luciferase gene）等报告基因常用于监测治疗基因的表达。

（1）绿色荧光蛋白（*GFP*）基因：*GFP* 用于报告基因成像的技术已经非常成熟，但是由于穿透能力有限，限制了其应用范围。而近红外线光学成像可以对深层组织进行成像，所以能够很好地解决这一难题。另外，近红外线光学成像可以对 *GFP* 基因的活体表达进行直接监测，这也是基因表达间接成像的一种方式。

（2）萤光素酶（luciferase）基因：通过活体生物发光成像可以对治疗基因是否成功地转入实验动物体内及确切的表达时间进行实时、无创地观察。

生物发光成像主要应用萤光素酶基因作为报告基因。萤光素酶是一种以 ATP 为必需底物，以荧光素为反应底物，将化学能转变成光能的生物催化剂。萤光素酶基因是最常用的萤光素酶报告基因，具有敏感性高、线性范围宽、波长较长等特点，现在已经成为哺乳动物细胞中最常用的报告基因。

将 luciferase 基因整合到实验鼠染色体中，以 HIV 调控基因进行调控，只要基因转录被激活发出光子，就可以通过光学成像设备进行成像。该技术作为监测基因表达的一种手段，应用领域众多，如内源基因调控、异种移植瘤表达等。

把转 luciferase 报告基因的 B16-FO 细胞移植小鼠皮下，然后注射底物二甲基硫氧化物（DMSO），通过生物发光成像（BLI）系统可清晰地观察到发出的荧光。这种成像方法可应用于肿瘤细胞分布和生长动力学成像，或用于基因表达产物的空间分布成像。

（3）量子点（quantum dots）光学成像（quantum dots，QD）：由于此成像方法的量子点由纳米尺寸大小的半导体晶体形成。由于量子的约束效应，具有独特的光学特性。与常规的荧光抗体相比，量子点具有稳定不易漂白，发射光谱窄并可控（半高宽一般 25～35nm），较宽的激发光谱和发光亮度强等特点。

量子点核一般由 CdSe 或 ZnS 构成。由于电离作用，$Cd^{2+}$ 离子将游离到细胞环境中，从而产生细胞毒性。但当量子点被多聚体核、PEG 和多肽等包裹时，生物毒性将大大降低，同时也为量子点的分子成像和基因识别提供了链接的途径。

**4. 超声基因成像技术** 国内外近年的研究表明，超声对比剂微泡可以作为一种新型的基因载体。将黏附或包裹有治疗基因的对比剂微泡经静脉注入人体后，再从体外对准靶组织进行适量的超声辐照，超声波介导的微泡靶向性破坏将基因释放于靶组织，可以明显提高基因的转染和表达，这很可能会成为一种新的安全高效的基因转移技术。

超声联合微泡基因转移技术有两个重要问题：首先，超声辐照剂量和微泡浓度必须予以严格控制，辐照剂量和微泡浓度过低影响转移效率，过高则会对机体带来损伤；其次，目的基因与微泡需要先行黏合或包装再行导入，这样可以明显增强基因转化率。

超声联合微泡导入基因的优点：①可以明显增强基因的转染和表达，提高基因治疗的靶向性；②设备简单，操作方便，易于实现自动化；③成本低。有待进一步解决的问题：①使目的基因和微泡进行高效结合；②使含有治疗基因的微泡连接上能与靶组织细胞受体特异结合的配体，以进一步提高基因转移的靶向性；③使治疗基因转录后获得稳定而且可调控的表达；④选取最佳超声辐照剂量和微泡浓度等。

以微泡作为载体携带治疗因子，是将药物或基因包裹在可被声波作用的微泡的表面或内部。通过声波破坏微泡载体可使其所携带物质在我们感兴趣区释放。药物／基因运载微泡有四个方面的优势：①包裹可防止所携带的治疗因子与血液中的物质起反应或从血流中清除。这对基因的转运尤为重要，因为血浆中的核酸内切酶和肝脏的清除作用使裸

DNA 和其他载体的稳定性很差；②微泡在局部破裂可降低全身药物浓度，因此可提高细胞毒性物质或其他有严重副作用物质的治疗效果；③微泡破裂有利于治疗物质的跨血管转运或细胞内释放；④微泡对病变区的靶向性为我们研究针对病变组织的治疗因子转运提供了一种方法。

目前，利用微泡作为载体绝大多数都是用来转运基因。超声能量可增加细胞膜的通透性，因而有利于基因的转染，超声引起的微泡破裂使转染的概率更大。尽管其他一些可使微泡振动或破裂的机制也可增加转染的几率，但通过体外实验，将培养细胞暴露于微泡、超声和脂质 DNA 表明短暂的细胞穿孔是一个重要的增加转染的原因。因此，选择最佳的微泡浓度和能引起微泡穿孔并且不影响细胞生存的超声能量是至关重要的。

通过超声使携带基因的微泡破裂来转染活体动物的心肌已有报道。在这些研究中，将含有报告基因 β- 半乳糖苷酶的腺病毒载体和蛋白质微泡混合在一起，经静脉注射到兔体内。β- 半乳糖苷酶基因在心肌的转染发生在经高功率、间歇性超声波作用的部位，而在未经超声波作用的部位或虽经超声波和腺病毒载体作用但没有微泡存在的部位没有发生转染。为避免病毒载体潜在的严重免疫原性，现在已将注意力转移到脂质体 DNA 微泡上来。一种有希望成功的方法是通过静电作用结合 DNA 的阴离子脂质体微泡的使用。每个 2～3μm 大小的微泡可携带 5 000～10 000 个普通大小的脂质体。通过超声使脂质体微泡破裂后转染报告基因已取得成功，例如萤光素酶转染心肌和肌肉，并且未发生远处转染。但是，经超声作用的组织内基因转染率还相对较低，因此，这种方法还需要进一步改进。最近，Suzuki R 等学者对脂质体微泡进行了改良。他们首先将包含全氟丙烷的脂质体微泡用聚乙二醇进行包被，然后用超声波激活，发现可以明显提高微泡介导的 DNA 质粒的细胞转染效率。

超声破坏微泡载体使脂质体转染的机制还有待于进一步阐明。就像活体内的转染除了需要短暂的细胞膜穿孔之外，还需相应的血管反应。活体内显微镜证实，强功率超声引起微泡对比剂破裂的同时，也可引起微血管的破裂。是否转染需要破坏血管的完整性还不明了。再者，微泡载体系统还需要更多的改良，因为成功的靶细胞内转基因表达绝不仅仅只是依靠基因物质的血管外逗留。

**5. CT 基因成像技术** 20 世纪初，科学家发现

碘溶液可以在 X 线照射下使胶片显影，也就是说，碘溶液具有吸收 X 线的特性。因此，医学家们便利用碘的特性制成了专用于医学放射检查的对比剂。为了减少血管壁和组织细胞对其过敏反应的发生，采用特殊的化学包裹技术，将自由移动的碘离子变成非离子型的碘试剂。同理，在进行分子成像和基因治疗观测等应用中，可以将游离态的碘离子进行合成包裹，形成具有水溶性的非离子态碘。此时，如果将其连接特异的基因片段和治疗基因，就可以通过 CT 扫描观测碘的迁移来评价基因的行踪。Hyafil 通过应用一种新型的、对巨噬细胞敏感的 N1177 碘特异性对比剂，对兔主动脉斑块行 CT 成像，其结果与 $^{18}$F-FDG 的 PET/CT 检查结果基本一致。

**6. 各种基因成像技术的比较** 目前可以作为基因输送、治疗和评价的影像手段有光学成像、PET/CT、MRI、超声、CT 等。目前，由于组织切片染色还是作为基因表达检测的"金标准"，因此除进行 MRI、PET、超声及 CT 等活体成像显示之外，一般还需要组织病理学检查方法进行验证。同时，还可以利用各个影像手段的优点，制出双示踪和多示踪的药物。例如，Doubrovin 在文章中提到的生物荧光蛋白、PET/CT 和 MRI 等两种或三种标记的成像方式。虽然基因表达成像作为对基因治疗监测的手段才刚刚起步，尚处于临床试验研究阶段，但随着分子生物学和核医学的发展和相互渗透，基因表达成像将在基因治疗中发挥更大的作用。

（杨晓明　黄　涛）

# 第二节　分子影像在基因治疗中的应用

## 一、诊疗一体化探针与基因治疗

随着"后基因组"时代基因组测序技术的快速进步，生物信息与大数据科学的交叉应用，新型医学概念与医疗模式发生了根本转变，医学已经进入精准医疗时代。随着诸多疾病发病机制的揭示和检测、诊断手段的提高，以个体化医疗为基础，肿瘤、神经系统、心血管等疾病的诊治迫切需要根据疾病的临床病理特征、临床分期和发展趋势，更加科学、合理、有计划地应用现有的诊断、治疗手段，形成一体化、全程化、无缝隙的"诊治一体化"诊疗模式，能够做到精确诊断，精准治疗或手术。鉴于此时代背景，近年来，以恶性肿瘤领域为代表的诊疗一体化已成为材料学、生物医学和分子影像学的热点领域，

为肿瘤的精准治疗开辟了新途径和新思路，具有重要的研究意义和临床应用前景。

基因治疗根据目的具有不同的方式，基于诊疗一体化为目的的基因治疗的分子成像根据显像手段的不同，需要设计和合成光学、核医学、MRI 及超声等不同的诊治一体化探针。无论何种成像手段，诊疗一体化探针须满足以下三个要求：携带治疗基因和诊断成像的功能；提高疗效和减少副作用；实现成像功能和治疗效果于一体。根据最终目的的不同，可设计成像与热疗、化疗、放射治疗以及手术中导航的诊治一体化探针。通过将 MR、CT、超声、光声、光学成像技术与化学、基因、磁热、光热、光动力治疗方法有机融合，构建基因治疗的诊疗一体化探针。

## 二、分子影像学在肿瘤基因治疗中的应用

肿瘤基因治疗是随着基因技术不断进步而发展起来的新型肿瘤治疗手段，主要是指将外源基因通过基因技术导入靶细胞，在细胞、分子层面上纠正突变基因、酶、信号转导分子的异常表达，能够靶向抑制肿瘤增殖并诱导肿瘤死亡，从而达到肿瘤治疗的目的。肿瘤基因治疗的成功与治疗基因能否在体内或肿瘤组织中表达、基因转导的效率、靶向性及稳定性等因素相关。分子影像学为无创、动态监测活体基因治疗情况提供了可能，在分析基因表达水平、评价基因治疗效果以及监测基因毒性等方面发挥重要作用，尤其在基因载体示踪成像领域展现出重要的研究价值。

### （一）自杀基因治疗的示踪成像

自杀基因治疗是指使用携带自杀基因的病毒载体感染肿瘤细胞，使该自杀基因在肿瘤细胞中表达胸苷激酶，将无毒的前体药物磷酸化成有毒药物，磷酸化产物不能穿透细胞膜而滞留在细胞内，其浓聚水平反映了该基因表达水平。这种自杀基因不仅能够杀伤表达基因的肿瘤细胞，也可通过"旁观者效应"导致邻近的非转染肿瘤细胞死亡，从而达到肿瘤治疗目的。I 型单纯疱疹病毒胸苷激酶基因（HSV1-tk）和突变型 I 型单纯疱疹病毒胸苷激酶基因（HSV1-sr39tk）是研究最为广泛的肿瘤自杀基因，标记 HSV1-tk 可用于基因治疗成像。

有研究使用绿色荧光蛋白（green fluorescent protein, GFP）标记的单纯疱疹病毒 I 型胸苷激酶基因（HSV1-tk）制备慢病毒载体，使用荧光成像设备观察 GFP 标记的 HSV1-tk 基因在人皮肤黑色素瘤细胞株 A375 中表达及感染活性。

氟 - 碘阿糖呋喃基尿嘧啶（FIAU）是尿嘧啶核苷酸类似物，可作为前体药物联合自杀基因进行肿瘤治疗，使用 $^{124}$I-FIAU 标记 HSV1-tk 进行 PET 成像，目前已经成功用于检测基因治疗后脑胶质瘤是否复发的 I/II 期临床试验，HSV1-tk 基因在脑胶质瘤患者体内的表达程度可使用 PET 进行实时监测，并预测治疗反应。$^{18}$F-9-[4- 氟 -3（羟甲基）丁基] 鸟嘌呤（$^{18}$F-FHBG）是美国食品与药品管理局（FDA）批准的临床用药，使用 PET 显像可在活体状态监测 HSV1-tk 基因在靶细胞内的活性及表达情况，实现对基因治疗的活体动态监测。$^{18}$F-9-[3- 氟 -1 羟基 -2 丙甲基] 鸟嘌呤（$^{18}$F-FHPG）可用于转基因表达 PET 成像，结肠癌模型鼠活体研究表明在肿瘤的基因表达区域显示特异性放射性浓聚。

顺磁性金属离子钆（$Gd^{3+}$）在外加磁化作用下产生强大的磁化效应，缩短 $T_1$ 弛豫时间，产生 $T_1$ 正性对比效应，增强邻近区域的 MR 信号。$Gd^{3+}$ 可标记 HSV1-tk 用于显示基因转染后细胞的 MRI，从而无创性监测外源性基因的导入情况。

但由于自杀基因来自体外，其免疫原性、非肿瘤靶向性、致突变性、潜在致癌性等安全性问题也是目前面临的挑战之一。

### （二）基因沉默治疗的示踪成像

基因沉默治疗是指使用双链 RNA（double-stranded RNA, dsRNA）诱发同源序列的信使 RNA（mRNA）降解，从而特异性阻断或抑制该基因表达。小干扰 RNA（small interfering RNA, siRNA）是基因沉默治疗过程中的关键作用物，可特异性识别并降解靶基因，并引起靶基因沉默。siRNA 表面呈负电荷，在体内环境下不稳定、易被降解，并且难以进入细胞，需要借助载体克服以上难题。

纳米材料尺寸小、表面基团丰富、比表面积大，容易与其他物质良好结合或包裹，可有效提高基因在转导过程中的稳定性，是较为理想的基因载体，作为药物载体成为目前的研究热点。超顺磁性铁氧纳米颗粒是目前研究广泛的 MR 增强对比剂，具有生物相容性高、表面易修饰以及 MR 细胞成像能力的优点，可用于基因治疗的成像监测。化学修饰后的 siRNA 与铁氧纳米颗粒结合，不仅能将 siRNA 高效传输到靶细胞处，避免体内降解，还能实现体内 MR 无创监测的成像功能。

放射性核素标记 siRNA 可实现体内显像，有研究使用 $^{99m}$Tc 标记修饰后 siRNA 注入肾癌模型鼠

体内，SPECT 显像可发现该分子探针在肾脏中有较高的浓聚。此外，光学成像技术也可以通过示踪 siRNA 对基因表达进行监测，如将标记 $^{64}Cu$ 的靶向荧光酶 siRNA 注入荷瘤鼠体内，使用光学成像和 PET 成像两种成像模式评价 siRNA 在体内的分布以及肿瘤治疗效果。

超顺磁性铁氧纳米颗粒也可以与靶向荧光酶的 siRNA 结合实现双模态成像。超顺磁性铁氧纳米颗粒和荧光性 Cy5.5 包裹 siRNA，可在神经胶质瘤鼠体内实现 MRI 和近红外光学成像，双模态成像可互相彼此印证，共同证明 siRNA 基因沉默效果。

但是 siRNA 体内脱靶问题、非特异性转运以及激活免疫反应等问题也是目前基因治疗亟待需要解决的难题之一。

### （三）抑制血管生成的示踪成像

抑制肿瘤血管生成可控制肿瘤生长、转移和进展，将内源性血管抑制剂导入肿瘤生成部分可有效抑制肿瘤生长，其中血管内皮生长因子（vascular endothelial growth factor，VEGF）是肿瘤血管生成过程中特异性最强的促血管生长因子。针对 VEGF 的反义寡核苷酸（ASODN）能够明显抑制肿瘤 VEGF 表达，使用 $^{99m}Tc$ 标记螯合后的 ASODN 可显示肝脏肿瘤抑制效果。

以血管内皮生长因子 $_{165}$（vascular endothelial growth factor 165，VEGF$_{165}$）为治疗基因与报告基因 HSV1-sr39tk 重组载体，并使用 $^{131}I$-FIAU 为报告探针，这种报告基因系统用于监测治疗基因 VEGF$_{165}$ 的表达情况，并实现对治疗基因定位及定量监测。

内皮细胞抑制素是一种血管生成抑制因子，与整合素 $\alpha_v\beta_3$ 结合可有效抑制血管内皮细胞的增殖、迁移，还可以调控凋亡抑制基因的调控因子（HIF1-α 等），从而诱导肿瘤细胞凋亡。$^{99m}Tc$-HYNIC-2 聚乙二醇（PEG）$_4$ 二聚体是整合素 $\alpha_v\beta_3$ 受体显像剂，可用于评价内皮细胞抑制素对脑胶质瘤鼠的治疗效果。

肿瘤血管生成过程是由多基因、多信号通路共同参与，单独抑制某一血管生成抑制因子或阻断某一信号通路不能完全阻断血管生成，使用多基因、多通路联合治疗抑制血管生成是未来发展的方向，分子影像在监测血管生成及治疗效果方面也将继续发挥作用。

### （四）免疫示踪成像

肿瘤基因治疗可引发体内自身免疫反应，细胞免疫是肿瘤免疫的重要部分，参与免疫的细胞主要有：T 细胞、树突状细胞（dendritic cell，DC）和巨噬细胞等，通过分子影像示踪免疫细胞在体内的分布可以评价基因治疗效果。

使用铁氧纳米颗粒标记的鼠和人 T 细胞，无需使用其他转染方式可实现 90% 的有效标记，MR 横向弛豫率达 $250mM^{-1}s^{-1}$，在动物体内有良好的 $T_2^*WI$ 成像功能。Gd- 荧光纳米颗粒（Gd-FITC-HNP）可用于标记人 DC 细胞，MRI 可以有效地显示体内标记的 DC 细胞，并对其定量分析。采用绿色荧光的铁氧纳米颗粒在体外标记单核 / 巨噬细胞后，经静脉到脑胶质瘤大鼠体内，MRI 可显示该标记材料具有靶向脑胶质瘤效果。

超极化 $^{13}C$-MRSI（magnetic resonance spectroscopy，MRSI）成像是新兴的成像技术，通过示踪基因治疗介导的肿瘤代谢情况，可用于肿瘤基因治疗的监测和预后判断。因前列腺癌肿瘤组织中的乳酸水平高于正常组织，且 $^{13}C$- 丙酮酸对乳酸检出较为敏感，目前已经用于前列腺癌的诊断及肿瘤分级。

## 三、分子影像在神经系统疾病基因治疗中的应用

基因治疗技术利用分子生物学方法将目的基因导入患者体内，使之生成目的基因产物从而治疗疾病。基因治疗临床试验的成功取决于很多因素，比如正确的基因和靶向解剖定位、可携带治疗基因的载体的筛选以及可逃避免疫监视的长期稳定的基因表达等。随着分子影像的发展，目的基因在体内的递送、靶向、表达等过程可以被实时检测，实现了基因治疗、影像诊断同时进行的诊疗一体化。

与其他系统基本相比，神经系统疾病的基因治疗存在一个重大挑战，即携带目的基因的载体如何跨越血 - 脑屏障到达脑内。现有研究多是利用受体介导转细胞作用机制跨越血 - 脑屏障或聚焦超声短暂开放血 - 脑屏障。其中血 - 脑屏障上的内源性受体有转铁蛋白受体、胰岛素受体、低密度脂蛋白和低密度脂蛋白受体相关蛋白 -1/2（LRP-1/2）、Angiopep-2 等，载体可以通过修饰相应的抗原与上述抗体结合可以实现跨越血 - 脑屏障。另外，聚焦超声可引起脑血管内皮细胞局部缝隙连接、胞内摄取和血管破坏，加大了血 - 脑屏障的通透性从而实现血 - 脑屏障的短暂开放使得载体通过。

神经系统疾病基因治疗的载体主要分为病毒载体和非病毒载体两大类，病毒载体包括腺相关病毒（AAV）、逆转录病毒（retrovirus）等，非病毒载体包括纳米颗粒、大分子聚合物、微泡等。

## （一）病毒载体在神经系统疾病基因治疗中的应用

1. **腺相关病毒（AAV）载体** 腺相关病毒（AAV）是基因治疗中的常用载体之一。AAV 载体依据其衣壳序列可分为不同的血清亚型，包括 AAV2、AAV6、AAV9 等。其中，AAV2 具有神经元特异性，可以实现长期有效的基因表达，比其他载体应用更为广泛。AAV2 在脑内是顺轴突运输，例如，将 AAV 注入丘脑时，脑内的丘脑投射区域（如皮质区）的神经元被大量地转导。AAV6 是完全的逆行性运输，AAV9 在压力作用下似乎是双向运输。

K.S. Bankiewicz 等人结合术中 MR 显像研发了一种在特定脑区域精准、可控性地植入 AAV 的方法。其中关键技术为加压注射（pressurized infusion），也称为对流增强输送（convection-enhanced delivery，CED），该技术利用一种特殊注射导管，在尖端进行了短台阶设计，使得注射区域最大限度覆盖目标脑组织区域，提高 AAV 分布的精准度，结合 MRI 实时显像实现 AAV 直接、有效和可控的植入。在对非人灵长类动物脑试验中，发现术中 MR 信号与转基因表达之间具有极好的相关性。临床上，CED 与 MRI 实时监测示踪技术已经在两名 HIV 病人身上试用，目前为止，该方法在人脑造影、基因监测方面是安全的。

MRI 引导的 CED 技术可用于多种神经系统疾病基因治疗的实施和监测，如神经退行性病变（帕金森病、阿尔兹海默病、亨廷顿病等）以及多种脑肿瘤（包括胶质瘤等）。其中，帕金森病的试验研究已进入前临床阶段（clinicaltrials.gov：NCT01973543，NCT01621581），即将携带编码芳香族 L- 氨基酸脱羧酶（hAADC）基因的 AAV（AAV- hAADC），在 MR 可视化介导下特异性的导入纹状体区域，促进左旋多巴转化为多巴胺，从而缓解帕金森病的疾病进程。

2. **逆转录病毒（retrovirus）载体** 逆转录病毒载体是基于逆转录病毒的基因载体，其 RNA 基因组通过逆转录酶在进入细胞时转化成双链 DNA。双链 DNA 整合到宿主染色体中，永久地标记宿主细胞。逆转录病毒载体适合长期的遗传操作。通常，重组的复制缺陷逆转录病毒载体包含以下成分：5′-LTR（长末端重复）、病毒包装信号、异位启动子及其控制下的报告基因。

根据基因组，逆转录病毒分为致癌逆转录病毒（如鼠白血病病毒，MLV）和慢病毒（如 HIV）。A. Tashiro 等人通过莫罗尼氏鼠白血病病毒（Moloney murine leukemia virus，Mo-MLV）标记齿状回中的新神经元，实现对目标细胞的操控。

## （二）非病毒载体在神经系统疾病基因治疗中的应用

非病毒载体是一种用合成的化学物质包裹质粒 DNA（pDNA）的基因递送载体。非病毒载体虽然不如病毒载体携带基因效率高，但合成简单、引起炎症反应轻，且可以携带寡核苷酸和 siRNA 等合成物质。非病毒载体主要包括金属纳米颗粒、大分子聚合物、微泡等，根据不同疾病选择不同载体。

纳米技术的发展给分子影像和基因治疗带来了革命性的变化，使得特异性基因递送以及脑成像得到迅速进展。作为基因递送的载体，纳米颗粒本身亦是高性能的多模态分子影像对比剂，能够实现神经系统疾病基因治疗、示踪及诊断一体化。虽然纳米颗粒毒性难以完全消除，但可以通过修饰一些官能团来降低毒性，如修饰聚乙二醇（PEG），不仅可以降低纳米颗粒毒性，还可以逃避单核 - 吞噬细胞系统并延长血液循环时间。

1. **脂类纳米颗粒** 脂质体是一种由单层或多层脂质双层组成的囊泡，由极性头基团和非极性对称的碳基尾组成的阳离子脂质可以凝聚并保护核酸免受细胞外环境的降解。它们可以通过带正电荷的脂质和带负电荷的核酸（DNA 或 RNA）之间的静电相互作用实现紧密结合，产生阳离子脂质 -DNA/RNA 复合物，称为脂复合物。到达目标组织后，脂复合物被内吞，其脂质成分与内体囊泡融合，迅速将核酸释放到细胞质中。

脂质体在递送 siRNA 时存在的逃逸现象可以通过"特洛伊木马脂质体"（THL）技术解决，该技术通过跨细胞通路进入血 - 脑屏障，从而避免血 - 脑屏障破坏。THL 由携带遗传物质的免疫脂质体组成，用 PEG 对其进行修饰进而提高其在体内的稳定性。THL 可应用于组织特异性启动子的基因表达，以及帕金森病动物模型中治疗基因的脑表达。此外，该脂质体还可与一种具有神经元定位功能的多肽偶联，通过与乙酰胆碱受体结合，在静脉给药时将 siRNA 递送至中枢神经系统。

2. **聚合纳米颗粒** 聚合纳米颗粒是人工合成的大分子纳米聚合物，包括聚乙烯亚胺（PEI）、聚 L- 赖氨酸（PLL）、聚丙烯酸酯 - 聚 -（D, L- 丙交酯）（PLA）、聚乙醇酸（PGA）和聚（D, L- 丙交酯 - 共聚乙交酯）（PLGA）。其中 PEI 可与核酸静电结合，形成容易被细胞内吞的环状聚合物，且具有极强的缓冲能力，保护核酸避免溶酶体核酸酶的降解。动物实验中，I. Posadas 等人直接颅内注射 DNA/PEI 复合物可获得与慢病毒或 AAV 相同的基因表达水平，还将超顺磁性氧化铁（$Fe_3O_4$）连接在 PEI 上作为 MRI 对比剂，用于导入基因的检测。

**3. 树状大分子聚合物** 树状大分子聚合物包括聚酰胺（PAMAM）、聚丙烯亚胺（PPI）、聚三氮烯、聚酰胺醚、磷烯大分子、聚硫代磷酸酯、基于 2,2- 二甲基丙酸（双 -MPA）单体和聚（联苯丙基）家族等。树状大分子聚合物表面具有很多官能团，在生理 pH 下可与核酸形成多重络合物，其中 PAMAM 聚合物的应用最为广泛。

树状大分子在承载基因的同时还可以实现影像示踪。PAMAM 聚合物 1-8 代均有钆离子和罗丹明 B 修饰的研究，可用于 MRI 和荧光成像，同时，通过连接介导血 - 脑屏障跨越的 Agiopep-2、靶向肿瘤血管的多肽 RGDyK 等介导跨越血 - 脑屏障的多肽，携带治疗基因的 PAMAM 聚合物可以在高效跨越血 - 脑屏障的同时靶向肿瘤部位，提高基因治疗效果、监测治疗基因分布。L. Han 等人将 PAMAM 与磁小体（MS）、转录性催化蛋白（Tat）和放射性核素 99mTc 连接，合成了跨越血脑屏障的树状大分子纳米造影剂 99mTc-Tat-MS-PAMAM。其中 MS 承载治疗基因，Tat 介导跨越血 - 脑屏障，99mTc 进行 SPECT 显像，实现基因治疗的分子影像显像。

**4. 量子点** 量子点（QD）是由周期表Ⅱ、Ⅲ和Ⅴ族化学元素组合而成的半导体纳米晶体结构。量子点具有优越的光学特性，同时其表面可以修饰不同的官能团，通过共价或非共价相互作用与抗体、核酸或多肽等分子结合。量子点因具有跨越血 - 脑屏障的功能而被用于中枢神经系统疾病的基因递送治疗。据报道，具有 PEG 修饰的量子棒通过连接不同的官能团（胺和马来酰亚胺）能够将 siRNA 传递到人类神经元细胞，并导致特定基因表达的急剧下降。作为载体的量子点同时兼备荧光探针的功能，可以作为脑内基因递送的示踪剂。

**5. 碳纳米颗粒** 碳纳米材料在纳米医学各个领域应用非常广泛，包括富勒烯、碳纳米管（CNT）和碳纳米角（CNH）等，但碳纳米材料对中枢神经系统疾病治疗的研究还处于起步阶段。有研究表明，碳纳米管介导的敲除了 caspase3 的 siRNA 导入缓解了啮齿动物脑卒中模型的行为缺陷。

**6. 金纳米颗粒** 金纳米颗粒（AuNPs）也可用于癌症的基因治疗。有研究表明，静脉注射球形核酸

（182-SNAs）跨越血 - 脑屏障后可在胶质瘤中释放，降低了肿瘤负担。球形核酸 -182 属于 MicroRNA-183（miR-182）基因家族，该家族还包括 miR-183 和 miR-96。miR-183 家族在肿瘤中异常表达，可以通过抑制肿瘤基因的表达水平充当癌基因或抑制癌基因作为肿瘤调控因子。

**7. 超声靶向微泡** 聚焦超声（FUS）微泡可产生空化效应，可逆地有限开放血 - 脑屏障。在较低声压时（稳定空化，0.2～0.5MPa 和 1MHzFUS），近细胞膜的微泡震荡产生稳流和剪切力，在不产生细胞损伤的情况下增加细胞内吞活性、促进基因传递。在较高声压时（惯性空化，0.3～0.8MPa 和 0.5～2MHzFUS），微喷射在细胞膜上产生小气孔，喷射产生的惯性力短暂性地使细胞膜通透性增加，允许环状 DNA 直接进入胞质，同时防止内涵体形成。微泡介导的气孔形成是一种促进细胞内药物 / 基因传递的有效方法。

血 - 脑屏障开放程度可以通过伊文思蓝（Evans Blue，EB）染色显示。EB 静脉注射后可立即与血浆白蛋白结合，形成 EB 白蛋白复合物。复合物分子量大，不能透过完整血 - 脑屏障；但血 - 脑屏障开放时复合物可渗透通过血 - 脑屏障，并且渗出量和血 - 脑屏障开放程度呈正相关。因此可根据脑实质 EB 染色程度推测血 - 脑屏障开放程度。如图 2-4-2-1。

**（三）分子影像在常见神经系统疾病基因治疗中的应用**

**1. 胶质瘤** 胶质瘤（GBM）是脑内最常见的原发性恶性肿瘤，其预后差、复发率高，临床常用治疗方法有手术、放疗、化疗，但脑组织损伤和全身药物毒性副作用大，相比较之下，基因治疗可以通过插入特定目的基因来实现对肿瘤的选择性杀伤。

E. Chang 等人研究了一种单纯疱疹病毒胸苷激酶（pHSV-TK）/ 更昔洛韦（GCV）基因前药激活系统用于胶质瘤治疗。HSV-TK 基因编码胸苷激酶，其磷酸化 GCV 为单磷酸化 GCV，然后通过细胞激酶将其代谢为三磷酸形式。三磷酸化 GCV 可结合到初生 DNA 中，终止 DNA 复制，导致肿瘤细胞死亡。将自杀基因（HSV-TK）和报告基因（红萤火虫萤光素酶基因，pLUC）包裹在带正电的阳离子脂质壳（CMB）内，在外连接血管内皮生长因子（VEGF）受体 2（VEGFR-2）形成靶向肿瘤的转基因系统（DNA/pLUC-VCBMs），在聚焦超声作用下可引起脑血管内皮细胞局部缝隙连接、胞内摄取和血管破坏，加大了血 - 脑屏障的通透性。在荧光成像中，pLUC-

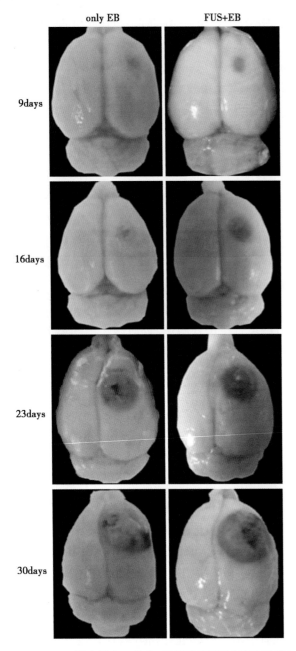

only EB　　　　FUS+EB

9days

16days

23days

30days

**图 2-4-2-1　超声微泡开放血 - 脑屏障（不同阶段胶质瘤）**
EB：伊文思蓝；FUS：聚焦超声（引自：陈丽娟，鲁翠涛，赵应征，等. 超声微泡用于脑胶质瘤靶向药物递送. 药学学报，2015，50：99-103.）

VCBMs + 聚焦超声组胶质瘤区域荧光强度显著高于 pLUC-CBMs + 聚焦超声组以及无聚焦超声的 pLUC-VCBMs 组，说明聚焦超声和 VEGFR-2 可以显著提高靶向脑肿瘤的基因转移效率。分别在接种胶质瘤 4、11、18、25 天后对小鼠脑部进行 MRI 扫描来监测肿瘤生长情况，结果发现，随着时间推移，pHSV-TK-VCMBS + 聚焦超声组肿瘤生长速度最慢，肿瘤体积比相同阶段的空白对照组、pHSV-TK-CMBS + 聚焦超声组以及无聚焦超声的 pHSV-TK-VCMBS 组显著缩小，说明 pHSV-TK-VCMBS + 聚

焦超声抗肿瘤作用显著。以上结果表明，pHSV-TK/GCV 系统结合 VCMBs 能有效抑制肿瘤生长，并监测肿瘤转移、分布情况。

另外，Y. Hu 等人制备了一种光声 /MRI/CT 多模态对比剂——Au@PDM/Fe$_3$O$_4$，其中 Fe$_3$O$_4$ 和 Au 使该纳米复合材料具有 MRI 和 CT 造影性能，同时其近红外吸收特性赋予了该纳米复合材料光声成像（PAI）性能，同时，纳米材料外携带的正电荷可以和质粒 DNA（pDNA）高效连接形成 pDNA/ Au@PDM/Fe$_3$O$_4$ 实现基因递送。瘤内注射 pDNA/Au@PDM/Fe$_3$O$_4$ 5 分钟后，肿瘤区域的平均 PAI 强度显著增强，MRI 图像中的肿瘤区域在注射后由于 Fe 作用显示出明显的变暗效果，而其他区域则没有明显的变化，CT 显示肿瘤区域密度显著增加。实验表明，pDNA/Au@PDM/Fe$_3$O$_4$ 在递送治疗基因的同时可以实现肿瘤 PAI/MRI/CT 三模态成像。

**2. 帕金森病**　帕金森病（Parkinson disease，PD）是一种常见的慢性神经退化性疾病，老年人多见，最主要的病理改变是中脑黑质多巴胺（dopamine，DA）能神经元变性死亡，从而引起纹状体 DA 含量显著减少所导致的疾病。在脑内，酪氨酸通过酪氨酸羧化酶（tyrosine hydroxylase，HT）作用转化为左旋多巴（levodopa，L- 多巴），后者在芳香族 L- 氨基酸脱羧酶（hAADC）作用下转化为多巴胺。

现有研究中对帕金森病的基因治疗多为以 AAV2 为载体携带 hAADC 基因植入，同时帕金森患者纹状体神经元未出现退化，因此能长期表达转基因，该方法通过充分增加纹状体 AADC 水平，使得转基因治疗的 PD 患者重新建立对外源性左旋多巴的反应，从而可以减少左旋多巴的剂量和随着剂量增加带来的长期不良反应。由于内源性多巴胺合成的限速步骤是酪氨酸羟化酶介导的左旋多巴生成，多巴胺的产生只受到内源性左旋多巴剂量的限制，因此不会因植入过多的 AADC 而产生不良影响。

对帕金森病基因治疗的影像学检测方法有 MR、超声、PET 等，G. Mittermeyer 等人利用 AADC 特异性示踪剂 $^{18}$F-L- 酪氨酸（FMT）标记 AADC 的分布，同时检测基因治疗效果。该实验已经进入临床试验阶段，基因治疗后中脑黑质纹状体区域 PET 信号强度增加，表明基因治疗有效；C. Lin 等人利用脂质体包裹目的基因形成微泡，在聚集超声作用下，短暂打开血 - 脑屏障，靶向递送目的基因的同时检测基因分布；K.S. Bankiewicz 等人利用其研发的对流增强递送（CED）技术，实现 AAV 的可控递送。同时

用 MR 进行实时引导及监控,钆剂作为基因示踪剂与 AADC 基因分布几乎一致。

**3. 阿尔兹海默病** 阿尔兹海默病是一组病因未明的原发性退行性脑变性疾病。多起病于老年期,潜隐起病,病程缓慢且不可逆,临床上以智能损害为主。阿尔兹海默病的主要病理特征是细胞外含淀粉样 β(Aβ)斑块和细胞内磷酸化 -tau(p-tau)组成的原纤维,治疗阿尔兹海默病可以同时抑制以上两者的产生。其中,Aβ 由淀粉样前体蛋白产生,这一步骤的关键酶是 β 位点淀粉样前体蛋白裂解酶 1(BACE1),因此可以通过调控 BACE1 含量来抑制 Aβ 的产生,常用的基因治疗方法是导入 *pshBACE1-AS* 基因。另一方面,一种名为 D-peptide 的氨基酸抑制剂可以抑制阿尔茨海默病中 p-tau 原纤维的产生。

Y. Liu 等人,合成了一种基于树状大分子聚合物的基因递送系统,DGLs-PEG-RVG29 -D-peptide/DNA 纳米颗粒,其中,DGLs 是树状聚合物 L- 赖氨酸,可以提供结合位点而作为基因导入的载体,RVG29 是狂犬病毒糖蛋白衍生的 29 氨基酸肽,是一种脑靶向肽用以跨越血 - 脑屏障,在该系统中担载可以抑制 Aβ 的 *pshBACE1-AS* 基因和抑制 p-tau 原纤维的 D-peptide,分别用 YOYO 和 IR-783 标记。静脉给药 1 小时后进行活体和脑部的荧光成像,可以通过荧光标记图像直观地检测药物和基因分布情况。

另外,研究表明,神经生长因子(NGF)也可用于阿尔兹海默病的基因治疗。M.S. Rafii 等人以 AAV 为载体运送 *NGF* 基因进入脑内,并连接 FDG,用 PET 检测基因在脑内的分布情况。

**4. 脑卒中** 脑卒中是引起人类残疾的第三大原因,缺血性脑卒中常由脑血管血栓、栓塞、供血不足等引起,短期内恢复供血,患侧神经元的损伤是可逆转,否则将造成神经元不可逆性损伤。

有研究表明,粒细胞集落刺激因子(G-CSF)不仅是一种可以刺激骨髓前体细胞生长分化的细胞因子,还可以在脑组织损伤时起到自免疫性神经保护作用。动物实验表明,G-CSF 可以通过受体介导内吞途径跨越血 - 脑屏障,从而在急性脑卒中发生时减少梗死体积。在脑卒中、帕金森病和其他神经退行性病变中的动物模型中,G-CSF 起到保护神经元以及促进血管生长的作用。另外,临床试验表明,直接给急性脑卒中患者血管注射外源性 G-CSF 蛋白可以减缓栓塞形成。因此,*G-CSF* 基因可作为脑卒中治疗的递送基因。J. Ren 等人以腺病毒(scAAV 2 型)为载体递送编码 G-CSF 的 cDNA 用于脑卒中

的基因治疗,同时应用 MRI 中的 $T_2WI$ 和 DWI 对基因分布进行成像。

(张家文 金莹莹)

## 四、分子影像在心血管疾病基因治疗中的应用

心血管疾病尤其是动脉粥样硬化性疾病仍是严重影响人类健康的多发病与常见病,从基因水平探索这些疾病的有效治疗方法已成为研究的热点及方向。本节将介绍心血管系统疾病中的研究热点:动脉粥样硬化、缺血性心脏病和心力衰竭的基因治疗成像。

**(一)动脉粥样硬化**

**1. 概述** 动脉粥样硬化性心血管疾病是死亡率较高的疾病。基因治疗是治疗动脉粥样硬化性心血管疾病最具有潜力和成长最快的领域。研究结果显示动脉粥样硬化基因治疗具有很高的应用价值,如通过脂蛋白、炎症过程和易损斑块的基因调控,可达到纠正脂质代谢紊乱、稳定斑块与防止斑块破裂的作用。

**2. 血管基因治疗** 动脉粥样硬化的基因治疗目的是纠正脂质代谢紊乱、抑制炎症反应和预防斑块破裂和血栓形成。如前蛋白转化酶枯草溶菌素 9(PCSK9)抑制剂可以减少低密度脂蛋白(LDL)受体在肝细胞中的降解,增加肝细胞表面的受体数量,从而提高 LDL 胆固醇(LDL-C)的清除率,发挥强效降胆固醇作用。低分子量岩藻聚糖(LMWF)通过激活 IL-6、IL-10、p-SAPK/JNK、VEGF 和 FGF/FGFR 等信号通路,发挥抗氧化应激反应、阻止平滑肌细胞的迁移和增生,抑制炎症介子和抗凝血等多个作用机制阻止动脉粥样硬化斑块和血栓形成。因此,LMWF 可能是一种潜在的抗动脉粥样硬化药物。反义寡核苷酸和 RNA 干扰技术作为潜在的治疗手段也引起了人们的关注,如通过病理基因沉默、表达治疗基因或基因编辑的治疗方式调节基因的表达,对阐明动脉粥样硬化发病机制和治疗提供了新的视角。目前,已经发现许多可用于血管内基因治疗的基因,各种基因编码产品见表 2-4-2-1。

**3. 分子成像在血管内基因治疗中的应用** 血管内基因治疗,其临床效果通常在数周或数月内并不明显,因此需要长时间内通过分子成像方法来评估基因治疗过程及其治疗效果。

分子成像方法监测血管基因治疗有四个主要内容:①基因的本身成像;②在基因或载体输送过程

表 2-4-2-1　心血管基因治疗的几种重要的基因编码产品

| 治疗 | 基因编码产品 |
|---|---|
| 血管生成 | 血管内皮生长因子(VEGF),肝细胞生长因子(HGF),纤维母细胞生长因子(FGF),乏氧诱导因子 1α(HIF-1α),一氧化氮合酶(NOS),人胚胎生长因子(GLGF),基质衍生因子 -1,血管生成素 -1,勒帕茄碱,血小板生成素 |
| 动脉粥样硬化 | 低密度脂蛋白受体,Apo B-100,Apo C Ⅲ,Apo E,Apo A-1,LP(a),NOS,基质金属蛋白酶,IL-1,IL-6,IL-10,VEGF,FGF,前蛋白转化酶枯草溶菌素 9(PCSK9),单核细胞趋化蛋白 -1(MCP-1),α- 平滑肌激动蛋白(α-SMA),CD11b,p- 应激活化蛋白激酶(p-SAPK),Toll 样受体,核因子 -κB(NF-κB) |
| 缺血性心脏病 | VEGF,VEGF,HGF,FGF,乏氧诱导因子 1α,胸腺肽 β4,LP(a) |
| 心力衰竭 | 心肌肌浆网 $Ca^{2+}$-ATP 酶(SERCA 2α),受磷蛋白受体,钙结合蛋白 S100A1,腺苷酸环化酶 -6(AC-6),VEGF,干细胞衍生因子 -1(SDF-1),FGF,β- 肾上腺素受体,R1R2(核苷还原酶),SUMO(小泛素相关修饰物),蛋白磷酸酶抑制剂 |
| 血栓形成 | 凝血调节因子,抗凝血酶,组织纤维蛋白酶原激活因子(t-PA),激酶型的纤维蛋白溶解酶原激活因子,酪氨酸磷酸酶 -1(SHP-1) |
| 高血压 | 心钠素,NOS,激肽释放酶,肾上腺髓质素,血管紧张素原,血管紧张素转换酶,血管紧张素Ⅱ受体,β- 肾上腺素能受体,IL-6,IL-1 |
| 血管再狭窄和静脉移植物病 | 基质金属蛋白酶抑制剂(TIMP),VEGF,E2F 转录因子,t-PA,NOS,P53 基因,miRNA,SERCA 2α,HGF |

中基因载体成像;③治疗基因表达产物成像,主要是蛋白;④血管基因治疗的临床显性结果成像。活体血管内基因治疗分子成像方法见表 2-4-2-2。

表 2-4-2-2　活体血管内基因治疗成像方法

| 成像靶点 | 成像策略 | 成像形式 |
|---|---|---|
| 治疗基因 | 检测核苷酸序列 | 无 |
| 基因传递 | 检测携带基因的载体 | MR,US,放射性核素 |
| 基因表达 | 检测基因编码的蛋白质 | 光学,核医学,MR,US |
| 基因治疗结果 | 评估径流量或远端血管基因治疗的结果 | 数字减影,超声,CT,MR |

但是,现在的分子成像技术还不能实现对治疗基因的直接监测。因此,用于监测临床血管基因治疗的分子成像主要集中在以下几个方面:①监测基因或载体的传送过程,判断基因导入的具体位置;②监测治疗基因与靶目标的相互作用过程,增强治疗基因的转染和转录;③监测血管基因表达随时间的变化情况,评估治疗基因的作用效果。

(1)监测基因或载体的传送过程:有效的基因或基因载体的传送是基因治疗成功的关键。在基因传送的过程中,需要监测其分布情况,尤其是靶血管处有无基因高浓度聚集。多种影像学手段,如MR、超声均可用于监测血管治疗基因或载体的传送情况,以评估治疗基因导入的位置。

1)MR 分子成像:心血管 MRI 具有显著的优点,能对心脏、血管壁进行多平面、多参数成像,评价心脏、血管的形态、心功能及血流情况等,并且其软组织分辨力强。此外,无辐射的优点使之成为安全、应用范围广泛的监测方法。

MR 分子成像可用来活体监测经导管的血管治疗基因的传送。用 Gd-DTPA 与需要传递的基因混合,在 MRI 实时成像下,通过监测 Gd-DTPA 引起的 $T_1$ 图像信号增高来监测基因的传递与分布。研究使用钆对比剂与蓝染料或者与带有报告基因(如 GFP)的第三代慢病毒载体形成钆 - 蓝染料或钆 -GFP 慢病毒载体。在这两种溶液中,钆是用来实现血管壁的 MRI 信号增强,而蓝染料和 GFP 则分别用于组织染色和免疫组化分析,以判断基因转染的成功与否。

钆 - 蓝染料和钆 -GFP 慢病毒载体通过基因输送导管将溶液运输到动物的血管壁中,整个过程可用高分辨率 MRI 进行监控。

相关研究结果表明 MRI 具有动态监测钆和治疗基因输送的位置、基因输送过程是否引起并发症(如穿孔)等的作用。这些研究显示在 MR 图像上钆增强的血管壁和病理上蓝染料以及 GFP 的免疫组化的结果是完全一致的,表明可以用于基因传递的监测。

2)超声成像:超声(US)与其他影像学方法相比有一些显著的优点,包括技术简单、易携带、费用低、实时成像以及无辐射等。近来,开发了一些超声对比剂和对比剂如多层脂质体、微气泡、碳氟乳剂等,这些对比剂可以显著增强血流或血流丰富的组织,从而增强超声的敏感性。

利用 US 对比剂可将基因治疗载体经血管导入到基因治疗靶目标处。其原理是将基因质粒包装入能产生回声的生物可降解中心体内，从而形成复合体（如多聚体微泡），该复合体通过导管传送至动脉壁。此复合体不仅可作为产生回声的对比剂，又可作为非病毒基因传送的载体。多聚体微泡直径大约为 5μm，是由聚乙烯通过双乳化技术制造出来的。在超声下可以实时观察到整个球囊的放置、扩张以及收缩，这种高频超声（工作频率在 8～15MHz）可以清楚地区分 Remedy 球囊的详细结构。在输送时的横断面图像上，向靶血管壁输送的微泡在整个环状血管壁上呈放射状的图样，并和免疫组化染色分析一致。此外，多普勒超声显示在基因输送通道的微孔有运动回波信号（由微泡从基因输送通道流动到靶血管壁引起的），提示载体通过小孔已输送到血管壁。

经外周血管注入微泡对比剂可通过两种方式将治疗基因运送到靶组织。第一种方式是将微泡与裸基因或基因载体混合后经外周血管同时注入体内，待其到达靶组织后用超声照射靶区。超声照射破坏对比剂微泡后，可增大局部微血管的通透性，促使血管内的基因物质经增大的毛细血管间隙进入周围组织。Taniyama 等将萤光素酶裸质粒 DNA 和 Optison 混合后注入结构完整的大鼠颈动脉，并用 2.5W/cm$^2$ 的超声照射颈动脉 2 分钟，2 天后检测，实验组颈动脉内萤光素酶活性高于单纯质粒组 1 000 多倍。在颈动脉球囊损伤模型转染 P53 基因 2 周后，发现联合应用组颈动脉的内膜中层面积比率明显低于对照组，且管壁内有明显的 p53 蛋白表达，血管内未见炎症等毒性反应。

通过对比剂微泡携带基因进入靶组织的第二种方式是将基因包裹在微泡的内部或将其与微泡外衣相结合，将微泡制备为基因载体，待经外周血管注入的微泡到达靶组织后，超声照射可使微泡破裂，使其内部及表面结合的基因物质在局部释放出来，增加了局部的基因量，并经通透性增大的血管壁进入组织间隙。此外，微泡破裂产生的局部冲击波可促使基因进入周围组织。

Shohet 等将携带含 β-半乳糖苷酶的重组腺病毒的氟烷气体白蛋白微泡（perfluoropropane-exposed sonicated dextrose albumin microbubbles，PESDA）注入大鼠颈静脉，用发射频率 1.3MHz、接收频率 2.6MHz、机械指数 1.5 的二次谐波超声经胸壁照射大鼠心脏。4 天后发现实验组 β-半乳糖苷酶的活

性为对照组的 10 倍，而先输入微气泡对比剂，再输入重组腺病毒者仅增加 2 倍，说明将基因与微气泡对比剂黏附后行超声照射更能提高基因的转染率。Porter 等经外周静脉注入结合反义寡核苷酸的 PESDA，用超声照射肾组织后见其内有大量的反义寡核苷酸聚积。经研究发现，PESDA 的蛋白外衣可保持其原有的生物学特性，能与反义寡核苷酸相结合，可作为治疗基因的载体和增强剂。Wong 等的研究发现用超声辐照结合纤维母细胞生长因子反义序列的 PESDA 后，可促进其在心肌内的沉积。

超声破坏对比剂微气泡，能把循环中的基因输送到靶组织。若用基因标记的对比剂，也会提高靶组织的基因表达量。基因治疗的另一途径是反义寡核苷酸的转运，这种方法不需要基因物质的核摄入和复制。这种核苷酸不仅是信使 RNA 的补充，而且防止了介导病理过程的蛋白质基因的转录。含有抗 c-myc 原癌基因反义寡核苷酸的微气泡已被证明可以使球囊导管损伤后的猪颈动脉内膜增生减少。微气泡通过何种确切机制来增强反义寡核苷酸的抑制作用尚未完全阐明。与基因转染相比，这种机制可能与血管外滞留和细胞穿孔无关。因为经初步实验表明，发生这种作用时并不需要超声能量。此外，高频 US 穿透力有限，仅能提供浅表动脉影像，而不能提供深部动脉的高空间分辨率影像。

（2）增强血管治疗基因的传送和表达：把基因有效地转移到靶细胞中是血管基因治疗遇到的另一个挑战。活体的基因转染和转导率都非常低，非病毒载体大约是 1%，病毒载体也只有不到 5%。最近，研发了许多用于促进活体基因的转染和转录增强血管基因传送和表达的新的成像手段。

1）聚焦超声：研究证实，利用聚焦超声可以使血管治疗基因的传送和表达增强 7.5～12 倍。其原理可能是：①超声加热以及超声振动波对细胞膜的作用导致细胞膜通透性增强，减小了细胞表面未受激励层的厚度，使得微粒更容易通过细胞膜；②超声空穴作用（液体里的超声场和微粒的相互作用）使得微粒破裂，更多的基因从微粒中释放到目标中；③超声在细胞调节或转录因子方面的影响；④局部的血管内腔的微粒灌注导致基因物质停留在输送位置上的时间延长（可达 14 天）。

聚焦超声对微气泡或脂质体介导的血管治疗基因输送和表达的增强效果更加明显，可达 10～30 倍。其机制可能是由于微气泡或脂质体不仅能反射声波，而且能吸收声能，从而增强了基因的传送和

表达。研究显示 1～2MHz 低水平的超声足够用于增强基因的输送和表达，并且可以与临床应用超声联合使用。

Porter 等体内实验也证明反义寡核苷酸与 PESDA 结合后，能增强其输送能力。Porter 等在静脉内注入反义寡核苷酸标记的 PESDA 后行超声照射，在活体肾内可见大量的反义寡核酸积聚。这是因为 PESDA 表面的清蛋白保持其原有的生物活性，与反义寡核酸相结合。经超声照射后反义寡核酸被释放，并经破裂的微血管进入病变组织。

在狗模型中，不管超声辐射与否，PESDA 都能增加反义寡核苷酸在靶组织的积聚。在鼠模型中，结合 PESDA 的反义寡核苷酸的基因抑制比不结合的高 10 倍。因此，PESDA 可作为入体内把基因治疗的载体和增强剂。如先将配体与靶细胞表面标记物相连，接着用配体和治疗基因来标记含外衣的对比剂微气泡，再将对比剂注入循环中，最后待其到达靶组织后，超声辐射破坏微气泡外衣就可局部释放治疗基因。

运用超声破坏含有载体的微气泡可在特定组织表达转基因，通过此方法不仅能运送常用的基因治疗载体到靶组织，并能高水平表达转基因。

Porter 等将反义寡脱氧核苷酸（ODN）与 PESDA 结合后经静脉注入，用 20kHz 的连续波超声照射猪颈动脉后，发现动脉壁摄取 ODN 的量明显增加。用超声照射注入慢性球囊损伤模型的 ODN-PESDA 30 天后，发现其颈动脉面积狭窄比仅为 8%±2%，明显低于单独 ODN 组和对照组（分别为 19%±8%，28%±3%）。因此，静脉内输入 PESDA 微气泡可作为一种无创性运送基因到靶组织的治疗方法。Hiser 等将携带 c-myc 原癌基因反义链的 PESDA 经静脉注入上述模型后用超声照射，观察到颈动脉管腔增大，内膜增生减低，动脉狭窄面积比明显低于对照组。Porter 等将结合 c-myc 反义链的 PESDA 经静脉注入行冠状动脉球囊扩张术的猪体内然后用超声照射，30 天后用血管内超声发现动脉管腔面积明显高于对照组，组织学测量内膜中层厚度与对照组相比变薄。

由阳离子脂质体构成的微气泡外衣，能强力吸附 DNA，可作为一种安全的基因载体。Li 等将结合质粒的阳离子脂质体包裹的充盈全氟烷气体的微气泡经外周静脉输入狗体内后，用诊断性超声照射，发现靶组织内有大量的质粒聚积。Christiansen 等用包裹萤光素酶基因质粒 DNA 的阳离子对比剂

转染大鼠的骨骼肌，发现超声照射可促进该基因的转染。Matsumura 等将阳离子凝胶包裹的聚合物微囊与氯霉素乙酰转移酶 CAT 基因结合，并经静脉注入鼠体内后用超声照射肝区，发现其基因表达量明显高于未照射组。Vannan 等研究了一种内部含有全氟丁烷气体 X-225 的新型阳离子微气泡，将连接 CAT 质粒的微气泡经静脉注入狗体内，用发射频率 1.3MHz、接收频率 3.6MHz、机械指数 1.5～1.7 的多次谐波超声照射心区。免疫组化和酶联免疫吸附实验表明只有实验组的心内有 CAT 基因表达。

2）MRI：研究证实，对于不同的细胞，如前列腺癌细胞、软骨细胞、肾细胞等，加热可以使基因转染和表达增强 1～4 倍。在 DNA 的佐剂（adjuvats）或热敏感的启动子及加热共同作用下，增强基因转录和表达的效果更加明显。加热可增强基因转染的机制为：加热可使组织破裂、增加细胞膜的通透性，并使细胞的代谢活动更加旺盛。同时增加热敏感的热休克蛋白的活性。在临床实践中，加热整个身体是不现实的，我们需要对靶血管的局部加热。最好方法之一是用一个体积足够小的内加热源，使它能够很容易地通过现有的解剖通道（如血管）。

现在已经开发了 MRI 加热导丝。该器件的设计中包含同轴电缆，其中内导体延伸出来作为天线。这种装置所起的作用是：①接收天线的作用，即产生血管壁的高分辨率 MRI 图像；②常规的导丝作用，即在 MR 下引导血管内的介入过程；③血管内加热源的作用，即通过血管治疗基因传送，向靶血管壁输送外部的热能，以增强血管治疗基因的转染。成像加热导丝的血管内加热作用如图 2-4-2-2。应用 MRI 加热导丝对特定目标基因和载体的成像如图 2-4-2-3。通过这种导丝可输送频率为 2.45GHz 的微波能量，使体外 GFP- 慢病毒转染血管平滑肌细胞的转染率增加 34 倍。

（3）基因或载体治疗靶点的特异性成像：在心血管系统中，基因的靶点特异性成像可确保感兴趣基因的定点表达，并降低血流对基因或载体溶液的冲刷，从而提高基因治疗的效果。同时，可监测血管内基因治疗的表型，对于基因治疗前病变定性定位及基因治疗后评价疗效具有很大作用。靶点特异性成像可由 MRI、US、光学及核医学成像技术实现。

1）MRI：MRI 最大的优势在于其较高的空间分辨力、软组织对比度及无电离辐射性，能够提供血管壁 / 斑块高分辨率成像，是一种独特的血管基因治疗成像方式。血管治疗基因表达成像是基于 MR

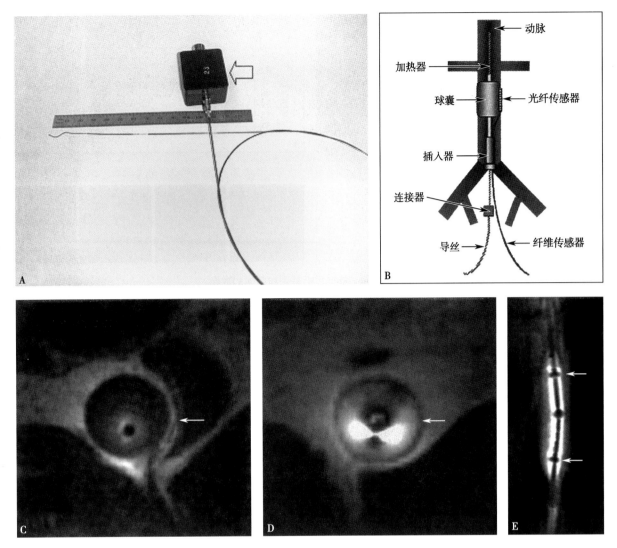

图 2-4-2-2　成像加热导丝的血管内加热作用

A. 0.032 英寸的 MRI 加热导线, 近端连接于匹配调谐分离电路。B. 显示的是家兔主动脉内的实验装置。MRI 加热导线置于气囊内, 根据纤维传感器指引逐步进入兔的主动脉内。在导线微波发生器系统对血管进行加热时, 温度的增加通过与纤维传感器相连的温度计记录下来。C、D. 用 MRI 加热导线在球囊膨胀时获得家兔主动脉横断位高空间分辨率的 MR 图像。主动脉壁在 $T_1$ 加权自旋回波序列图像和 $T_2$ 加权快速自旋回波图像上清晰可见。E. 在球囊膨胀时, 矢状位 $T_2$ 加权快速自旋回波 MR 图像显示球囊的金属痕

纳米粒子同时携带 MR 对比剂和配体, 该配体能够特异性地识别靶点表达的产物, 勾勒出血管基因表达的区域, 为无创性检测基因的表达、定位和治疗后疗效评价提供了可能。

2) 超声成像: 利用脂质体或微泡靶向对比剂可特异而敏感地增强病理组织的声学反射, 通过不同的扩增方法将配体连接于具有双层磷脂的脂质体外部完成与靶分子的特异结合。根据共轭到脂质体配体的不同, 其可特异地结合不同的粥样硬化斑块成分, 如血管内皮炎症因子、新生血管、微钙化、纤维蛋白及胞外基质等, 实现对动脉粥样斑块的靶向成像。这为超声成像无创性检测基因表达产物提供了理论依据。

3) 光学成像: 光学成像具有发射光谱可调节、成像时间短及灵敏度高等优点, 在识别动脉粥样斑块和评估易损斑块微结构方面有很大价值。如利用光学成像技术可以无创性成像凝血过程的关键酶如凝血酶的活性。研究者利用凝血酶可激活的近红外线荧光探针, 在其加入凝血酶后几分钟内可被激活, 并可被凝血酶特异性抑制剂 (水蛭素) 抑制。这些探针在诊断表浅动脉及静脉血栓方面具有广阔的应用前景。随后, 经皮光学成像系统的发展为追踪深部血管和器官的荧光报告基因的表达成为可能。

4) 核医学成像: 核医学灵敏度高, 能够识别特异性的细胞内分子信号, 为监测基因治疗后产生的分子信息提供了可能。如利用报告基因表达的酶

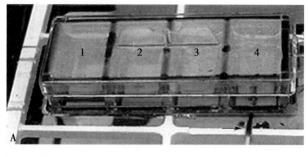

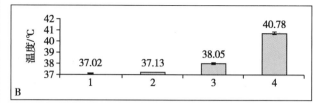

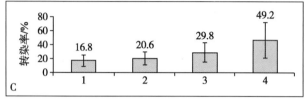

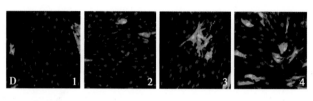

图 2-4-2-3 特定目标基因和载体的成像

A. 一个四槽的细胞培养载玻片，MRI 加热导线就被定位在第四个槽的下面；B. 显示导线系统在 2.54MHz 微波加热时温度增加；C. 在不同的槽中相应的 GFP 慢病毒转染率；D. 1～4 相应的共焦显微镜成像图，平滑肌细胞核被蓝染，而表达 CFP 则显示为绿色。实验结果显示当温度增加时转染率增加，直接用微波加热系统加热的第四槽转染率最高

（HSV1-tk 基因编码的单纯疱疹病毒胸苷激酶）特异性的识别核医学 PET 探针，使探针发生磷酸化后滞留在细胞内。利用该探针发射的正电子与体内的负电子结合产生的一对 γ 光子可以被核医学成像的探测器识别。因此，利用核医学成像可对报告基因表达提供无创定位。

（4）血管内治疗基因表达的示踪：核医学技术、MRI 及光学成像技术理论上可以通过示踪外源报告基因的表达来间接示踪外源治疗基因的表达。

核医学技术的典型报告基因是 HSV1-tk 基因，也是研究最多、最深入的报告基因。研究已显示利用微型 PET 可在活体鼠甚至大型动物（如猪）身上进行心脏 HSV1-tk 基因表达的无创性成像。

利用 GFP 作为报告基因的光学成像技术能在活体定位荧光蛋白表达的具体部位，示踪血管及心脏内荧光蛋白基因表达的水平及持续时间。

有学者通过增强的 GFP 基因转染反转录病毒，建立改进的 GFP- 慢病毒报告系统。运用这个系统，GFP 检测比原来提高了 100 倍。首先用手术或导管方法转录 GFP- 慢病毒载体到兔子和猪的颈动脉和股动脉（图 2-4-2-4），再通过数字光学系统就可以检测到从 GFP 发射出来的荧光信号。活体光学成像所显示的高信号强度区为 GFP 从标定的动脉血管发出的荧光区，而没有转录的对照组则没有这样的信号增强现象。在数字光学图像中，GFP 标记的组织显示荧光信号增强，而非 GFP 标记的组织中显示无增强。在有 GFP 标记的组织中，可看到内皮和内弹性膜发出强绿色荧光，但在无 GFP 标记的组

织中，无此发现（图 2-4-2-5）。该技术因为可对荧光基因表达进行定位，而成为示踪血管的荧光基因表达程度和持续时间的有效方法。

光学技术可以提供很好的时间分辨率，其缺点是穿透深度受限，这些问题可以通过开发血管内微创光学系统而解决。最近证实，经导管的光学成像技术可检测出非常小的鼠腹膜内恶性肿瘤灶。如果与可激活的智能分子探针联合应用，可直接通过血流进行血管壁疾病过程的分子成像，检测巨噬细胞的活性水平及评估动脉粥样硬化斑块破裂的危险性，从而突破传统光学成像技术由于穿透能力有限仅能用于皮下病变而难以真正进入临床实用阶段的限制，成为目前光学分子成像中最有应用前景的技术。

MRI 技术的报告基因可分为三类：①编码酶的报告基因（酪氨酸酶和 β- 半乳糖苷酶）；②编码细胞受体的报告基因（如转铁蛋白受体，TfR）；③内源性报告基因（如铁蛋白报告基因）。最常用的 MRI 报告基因包括 β- 半乳糖苷酶、铁蛋白、TfR 及酪氨酸酶基因。LacZ 报告基因在细胞中表达 β- 半乳糖

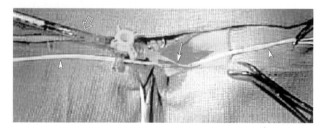

图 2-4-2-4 应用外科手术方法把基因转入到家兔的颈动脉内
通过两个 Sentinel 环将颈动脉分离后将 GFP 慢病毒溶液注入

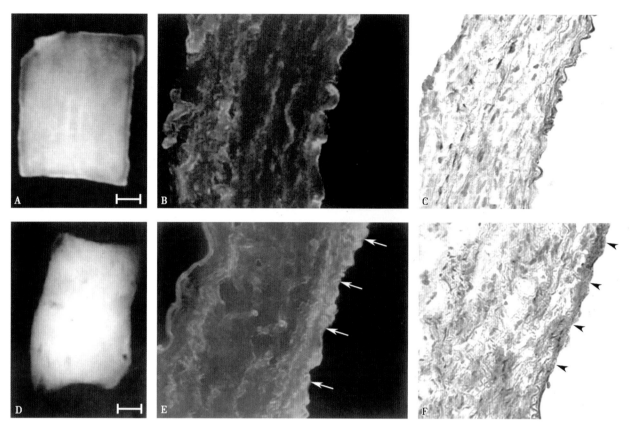

图 2-4-2-5　增强的 GFP-lentivural 报告系统的活体光学成像
A～C. 非 GFP 标记的家兔颈动脉；D～F. GFP 标记的家兔颈动脉，标尺为 1mm
颈动脉内皮和内弹性膜发出绿色荧光（箭）；靶组织的免疫组织化学染色（箭头）

苷酶，分解底物并使其暴露钆离子配位位点与钆结合，这种反应提供了 $T_1$ 加权（$T_1WI$）对比。铁蛋白可与铁特异性结合，$T_2$ 弛豫时间减少，增加了 $T_2$ 加权（$T_2WI$）对比。TfR 受体在转染其报告基因的靶细胞膜上高表达，这种高表达的 TfR 会增加细胞对铁的摄取，增加 $T_2$ 加权（$T_2WI$）对比。酪氨酸酶报告基因可以通过基因传输导入细胞，然后在细胞中表达酪氨酸酶，合成黑色素后进而螯合金属铁离子（$Fe^{3+}$），该螯合物可以降低 $T_1$ 弛豫时间，导致 $T_1WI$ 信号增加。因此，酪氨酸酶报告基因提供了 MRI 的 $T_1WI$ 加权对比。

（5）提高基因治疗的靶向性：基因治疗的靶向性，关系到基因治疗能否应用于临床实践，是基因治疗成功与否的关键。超声引导下将外来基因与对比剂直接注入病变区，既可提高基因治疗的靶向性，增加局部基因量，又可通过超声照射提高局部组织细胞膜的通透性，增强基因的转染和表达能力。Taniyama 等将裸萤光素酶基因质粒和 Optison 混合物直接注入大鼠胫前肌内，并用 1MHz、2.5W/cm² 的超声照射 1 分钟，2 天后发现其基因表达量明显增加，是单用基因组的 10 倍。Lu 等在小鼠胫前肌内注射

裸质粒 DNA 和 Optison 后，用 1MHz，3W/cm²、占空系数 20% 的超声照射 1 分钟，1 周后发现鼠龄较大实验组的基因转染率明显高于对照组，并发现微泡对肌肉组织有保护作用，能降低其损伤（图 2-4-2-6、图 2-4-2-7）。

携带基因的对比剂微气泡和气泡前体，可在表面结合单克隆抗体或其他的特异性配体，经静脉注入使之与靶组织或细胞的特异性抗原或受体结合，达到基因到特异性细胞的转移。用超声照射靶区，可局部破坏微气泡，增加局部的基因量，并能增强基因的转染和表达。Unger 等用磷脂和全氟己烷或全氟戊烷组成气泡前体，将基因包裹于气泡的中心，在气泡前体的表面结合靶向性配体 - 成纤维细胞生长因子（FGF）。气泡前体类似于微气泡，也可作为超声的空化核。FGF 是一种重要的生理性配体，存在于癌症和动脉粥样硬化疾病血管生成的内皮细胞上，作者用携带 FGF 配体的气泡前体转染表达 FGF 受体的细胞，可明显增加基因的转染率。Porter 等将编码 FGF 反义序列的寡核苷酸与微气泡结合，经血管注入动脉损伤模型猪体内，发现超声照射可使反义物沉积于血管壁上。

### （二）缺血性心脏病

经皮腔内冠状动脉成形术和冠状动脉搭桥术等作为临床最常使用的治疗缺血性心脏疾病的方法已被证实在血运重建方面效果明显，疗效确实。然而也有很大一部分患者无法接受上述治疗方法，如弥漫性血管病变、冠状动脉远端小分支狭窄等。未来的基因治疗可能弥补这些技术的不足。

1. **基因传送方法**　成功的心脏基因治疗需要有合适的基因局部传送方法、合适的传送基因载体以及在期望细胞内表达的基因。载体传送技术包括直接的心外膜、心内膜心肌内注射、心包内传送，以及经动脉或静脉灌注。

2. **治疗基因**　缺血性心脏病的基因治疗目的是使缺血组织血管再生，使其得到血运恢复。研究最

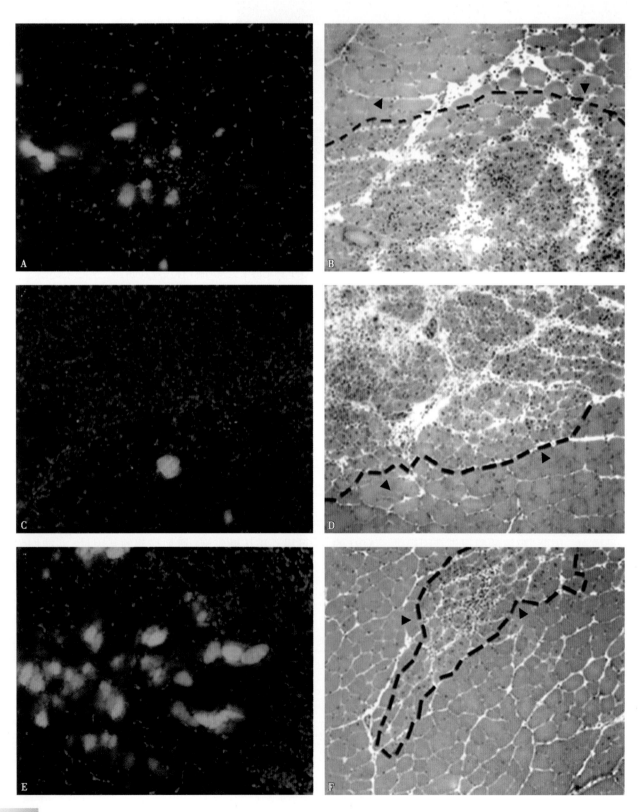

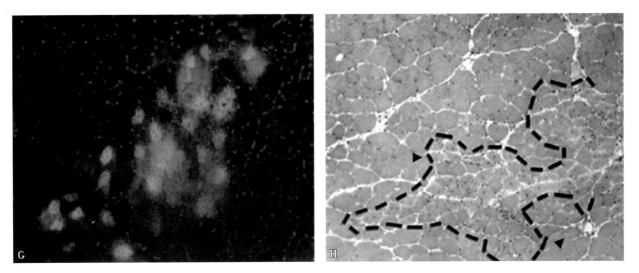

**图 2-4-2-6 骨骼肌内注入的 GFP 基因表达和肌肉损伤**
A、B. DNA；C、D. DNA + 超声；E、F. DNA + 对比剂；G、H. DNA + 对比剂 + 超声

多的是血管内皮生长因子（vascular endothelial growth factor，*VEGF*）基因、纤维母细胞生长因子（fibroblast growth factor，*FGF*）基因、肝细胞生长因子（hepatocyte growth factor，*HGF*）基因。临床前研究显示携带 *VEGF* 基因和 *FGF* 基因的质粒转染缺血性心肌细胞后，可以促进血管新生，抑制缺血心肌凋亡，增加

心肌血管灌注和改善心脏收缩功能。但临床研究显示与安慰剂对照组相比，基因治疗组患者症状并未得到明显好转。然而，近年来，*HGF* 基因已被用于缺血性心脏病的治疗。临床前研究及临床研究均显示，携带 *HGF* 基因治疗可以通过促进血管新生、抑制纤维化和凋亡、调节炎症反应和刺激组织再生的

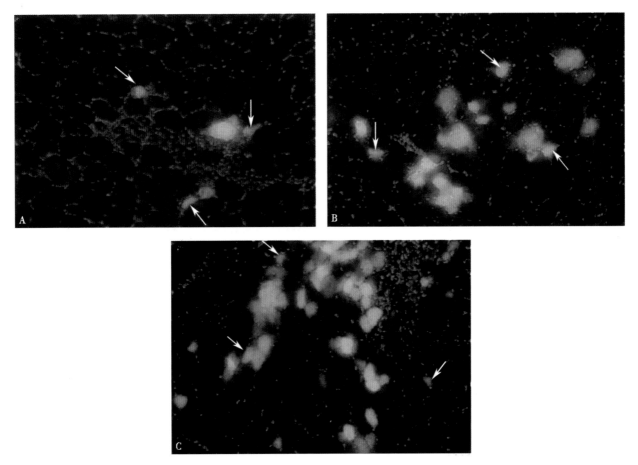

**图 2-4-2-7 注入的质粒 GFP 在小鼠肌肉内的表达**
箭示 GFP 表达阳性的纤维；A. DNA；B. DNA + 对比剂；C. DNA + 对比剂 + 超声

等多种方式改善缺血性心脏病的心肌功能。因此，与 *VEGF*、*FGF* 基因治疗相比，*HGF* 基因治疗具有优势。目前处于临床研究阶段。最近报道联合应用 *VEGF* 和 *HGF* 基因治疗大鼠心肌梗死，可以明显增加缺血心肌的血管密度，减少心肌梗死的范围，联合应用 *VEGF* 和 *HGF* 基因后毛细血管数量最大。另外，胸腺肽 β4 表达上调可促进多种途径血管新生，并且具有抗炎作用、心外膜激活心肌细胞增殖和组织修复，对于缺血性心脏病是一个潜在的基因治疗方法。

**3. 基因治疗成像** 基因表达的无创性成像是基于报告基因的使用。检查报告基因产物的活性是通过报告探针的积聚间接提供报告基因的表达水平，但这种方法也会同时检出内源基因的表达水平。报告基因最初是用于尸检组织分析，后来研究发现可用于无创的影像学成像。理想的报告基因所表达的基因产物为靶组织本身不具有的，并对组织功能影响较小。这些表达产物可以是能够特异性催化成像报告探针聚集的酶类（如疱疹病毒胸腺嘧啶激酶、萤光素酶）、能够特异性结合配体的受体（如可以聚集放射性标记配体的多巴胺 $D_2$ 受体和生长抑素受体、能够积聚氧化铁颗粒的转铁蛋白受体）、可以使探针分子浓聚于细胞内的转运蛋白（如去甲肾上腺素转运蛋白能够聚集放射标记的儿茶酚胺类似物，碘盐共输送体能够聚集放射性碘或锝）（图 2-4-2-8）。

报告基因无创性成像首先是在肿瘤模型上使用。疱疹病毒胸腺嘧啶激酶（*HSV1-tk*）基因被用来联合抗病毒药物治疗时的肿瘤自杀基因。由于在正常组织中没有这种基因，并且由于其可以磷酸化聚集于核苷类物质处，因此成为当前最好的成像报告基因。其后这类研究拓展至心血管系统疾病的基因治疗成像。

有研究使用含有治疗基因 *VEGF*$_{121}$ 和报告基因 *HSV1-sr39k* 共同转染的心肌肌原细胞治疗缺血性心脏病。他们将含有这两个基因的具有复制缺陷的腺病毒转染入大鼠心肌肌原细胞内并注入心肌缺血模型的大鼠。对照组使用没有携带治疗基因的空的腺病毒转染心肌肌原细胞，同样注入心肌缺血模型的大鼠体内。通过使用 $^{18}$F-FHBG 报告探针，对报告基因 *HSV1-sr39k* 行 micro PET 成像，判断治疗基因 *VEGF* 表达情况。结果显示实验组心脏转基因表达在第一天出现峰值，之后逐渐下降到第 14 天下降到基线水平。对照组 PET 成像其放射性始终处于本底水平。病理学检查 HE 染色确定梗死心肌位置，免疫组化证实心肌内治疗基因和报告基因均有表达。对照组免疫组化未发现 *HSV* 基因表达，*VEGF* 基因表达处于本底水平。此研究证实使用恰当的影像学方法可以示踪缺血性心脏病的基因治疗。

光学生物发光成像可用于活体大鼠的心脏转基因表达，研究证实了使用腺病毒携带萤光素酶报告基因的可行性。然而这项技术不能提供局部信息，而且只能用于小体积的实验动物。近来的研究已经能在常规的 PET 扫描仪上进行原来需在专用的 micro PET 上进行的大鼠转基因研究。猪心肌内局部注射表达 HSV1-tk 的腺病毒后可以使 $^{124}$I-FIAU 浓聚并显影，体外计数率和免疫组化也证实了心肌内的基因表达。研究还发现心肌血流有所增加，提示无创性影像学检查不但可以显示基因表达的分布情况，还能够判断心肌血流的灌注情况和代谢改变。

**（三）心力衰竭**

心力衰竭是临床最常见的心血管疾病之一，当前针对病理生理变化的药物治疗只能部分缓解症状和降低死亡率。随着载体技术、转基因技术的发展，以及应用导管或外科手术进行在体心脏基因转移的

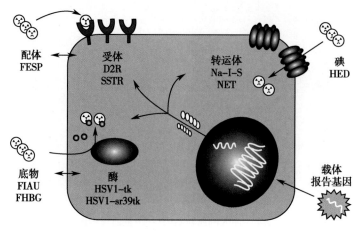

**图 2-4-2-8 不同类型的报告基因产物和可与之特异性结合的用于基因表达无创性成像的报告探针**

基础和临床研究的成功实践，使得基因治疗心力衰竭成为可能。

**1. 基因传送方法** 基因传送方法在很大程度上决定了基因转移效率，目前用于基因转运至心脏的方法包括直接的心外膜、心内膜心肌内注射，间接的经冠状血管系统的心血管灌注。

**2. 治疗基因** 心力衰竭的基因治疗目的是改善心肌形态结构，增强心肌收缩力。目前心力衰竭基因治疗主要针对心肌肌浆网 Ca$^{2+}$-ATP 酶（*SERCA 2α*）、腺苷酸环化酶 -6（*AC-6*）和干细胞衍生因子 -1（*SDF-1*）等展开。*SERCA 2α* 基因治疗是第一个在人体上开展的心力衰竭治疗基因。尽管在小样本研究中表明 *SERCA 2α* 基因治疗可以有效改善心脏功能，心血管复发事件明显下降。但 2016 年公布的一项大样本研究结果表明，与安慰剂对照组相比，*SERCA 2α* 基因治疗组患者的心血管事件复发并未出现改善。*AC-6* 基因治疗的临床前研究表明经冠状动脉内注入腺病毒携带 *AC-6* 基因，可以明显改善心脏功能。然而，临床研究表明心力衰竭的治疗组和安慰剂对照组有效性试验结果尚缺乏一致性，需要扩大样本量来进一步证实其有效性。干细胞衍生因子 -1（SDF-1）通过趋化骨髓干细胞到缺血心肌部位，并作为内源性组织修复的重要调节因子发挥作用。临床前的研究表明，SDF-1 在心肌梗死的顿抑心肌区过表达可改善心脏功能和心脏血管密度。然而，临床研究表明，与安慰剂对照组对比，*SDF-1* 基因治疗组患者 6 分钟行走距离的临床有效性未见明显改善。因此，心力衰竭的基因治疗应用于人类仍然还有很多问题需要去解决。

**3. 心力衰竭的基因治疗存在的问题** 基因治疗无论在动物实验还是临床试验中都取得了突破性的成果，但也存在着诸多问题。①基因治疗效果保持时间不长，需要接受多个疗程的治疗，虽然有的研究通过加大治疗剂量来达到使相关基因长期表达，但加大剂量的长期安全性仍有待设计相关临床试验来阐明；②人体对外来的基因具有很强的排斥性，不但降低了治疗效力，还给重复治疗带来了困难，寻找低毒性、低免疫原性、高特异性的载体和干细胞，是研究者们未来努力的一个方向。

（郑林丰 张盛箭 张家文 唐作华
王 鹏 肖泽彬 金莹莹）

# 参 考 文 献

1. Tashiro A，Zhao C，Suh H，et al. Preparation and use of retroviral vectors for labeling，imaging，and genetically manipulating cells. Cold Spring Harb Protoc，2015，2015（10）：883-888.

2. Han L，Zhang A，Wang H，et al. Construction of novel brain-targeting gene delivery system by natural magnetic nanoparticles. Journal of Applied Polymer Science，2011，121（6）：3446-3454.

3. Chang EL，Ting CY，Hsu PH，et al. Angiogenesis-targeting microbubbles combined with ultrasound-mediated gene therapy in brain tumors. Journal of controlled release：official journal of the Controlled Release Society，2017，255：164-175.

4. Hu Y，Zhou Y，Zhao N，et al. Multifunctional pdna-conjugated polycationic au nanorod-coated fe3 o4 hierarchical nanocomposites for trimodal imaging and combined photo-thermal/gene therapy. Small（Weinheim an der Bergstrasse，Germany），2016，12（18）：2459-2468.

5. Mittermeyer G，Christine CW，Rosenbluth KH，et al. Long-term evaluation of a phase 1 study of aadc gene therapy for parkinson's disease. Hum Gene Ther，2012，23（4）：377-381.

6. Bankiewicz KS，Sudhakar V，Samaranch L，et al. Aav viral vector delivery to the brain by shape-conforming mr-guided infusions. Journal of controlled release：official journal of the Controlled Release Society，2016，240，434-442.

7. Liu Y，An S，Li J，et al. Brain-targeted co-delivery of therapeutic gene and peptide by multifunctional nanoparticles in alzheimer's disease mice. Biomaterials，2016，80，33-45.

8. Nelson C P，Erridge C. Are toll-like receptors potential drug targets for atherosclerosis? Evidence from genetic studies to date. Immunogenetics，2019，71（1）：1-11.

9. Leggiero E，Labruna G，Iaffaldano L，et al. Helper-dependent adenovirus-mediated gene transfer of a secreted LDL receptor/transferrin chimeric protein reduces aortic atherosclerosis in LDL receptor -deficient mice. Gene Therapy，2019，26（3-4）.

10. Xu Y，Zhu W，Wang T，et al. Low molecule weight fucoidan mitigates atherosclerosis in ApoE mouse model through activating multiple signal pathway. Carbohydrate Polymers，2019，206：110- 120.

11. Borrelli M J，Youssef A，Boffa M B，et al. New Frontiers in Lp（a）-Targeted Therapies. Trends in Pharmacological Sciences，2019，40（3）：212-225.

12. Makarevich P I，Dergilev K V，Tsokolaeva Z I，et al. Angiogenic

and pleiotropic effects of VEGF165 and HGF combined gene therapy in a rat model of myocardial infarction. PLOS ONE，2018，13（5）：e197566.

13. Wang L，Wang H，Zhang Q，et al. Hepatocyte Growth Factor Gene Therapy for Ischemic Diseases. Human Gene Therapy，2018，29（4）：413-423.

14. Magadum A，Kaur K，Zangi L. mRNA-Based Protein Replacement Therapy for the Heart. Mol Ther，2018，27（4）：785-793.

15. Yuan R，Xin Q，Shi W，et al. Vascular endothelial growth factor gene transfer therapy for coronary artery disease：A systematic review and meta-analysis. Cardiovascular Therapeutics，2018，36（5）：e12461.

16. Laffont B，Rayner K J. MicroRNAs in the Pathobiology and Therapy of Atherosclerosis. Canadian Journal of Cardiology，2017，33（3）：313-324.

17. Khoshnejad M，Patel A，Wojtak K，et al. Development of Novel DNA-Encoded PCSK9 Monoclonal Antibodies as Lipid-Lowering Therapeutics. Mol Ther，2019，27（1）：188-199.

18. Rosik J，Szostak B，Machaj F，et al. Potential targets of gene therapy in the treatment of heart failure. Expert Opin Ther Targets，2018，22（9）：811-816.

19. Wang X，Zheng Y，Ma Y，et al. Lipid metabolism disorder induced by up-regulation of miR-125b and miR-144 following beta-diketone antibiotic exposure to F0-zebrafish（Danio rerio）. Ecotoxicol Environ Saf，2018，164：243-252.

20. Hinkel R，Klett K，Bahr A，et al. Thymosin beta4-mediated protective effects in the heart. Expert Opin Biol Ther，2018，18（sup1）：121-129.

21. Renaud-Gabardos E，Tatin F，Hantelys F，et al. Therapeutic Benefit and Gene Network Regulation by Combined Gene Transfer of Apelin，FGF2，and SERCA2a into Ischemic Heart. Mol Ther，2018，26（3）：902-916.

22. Kivela A M，Huusko J，Yla-Herttuala S. Prospect and progress of gene therapy in treating atherosclerosis. Expert Opin Biol Ther，2015，15（12）：1699-1712.

23. Kondrat J，Sultana N，Zangi L. Synthesis of Modified mRNA for Myocardial Delivery. Methods Mol Biol，2017，1521：127-138.

24. Kim J，Mirando A C，Popel A S，et al. Gene delivery nanoparticles to modulate angiogenesis. Adv Drug Deliv Rev，2017，119：20-43.

25. Wang X，Peter K. Molecular Imaging of Atherothrombotic Diseases. Arteriosclerosis，Thrombosis，and Vascular Biology，2017，37（6）：1029-1040.

26. Yang C，Tian R，Liu T，et al. MRI Reporter Genes for Noninvasive Molecular Imaging. Molecules，2016，21（5）：580.

27. Greenberg B. Gene therapy for heart failure. Trends in Cardiovascular Medicine，2017，27（3）：216-222.

28. Ylä-Herttuala S，Bridges C，Katz M G，et al. Angiogenic gene therapy in cardiovascular diseases：dream or vision?. European Heart Journal，2017：w547.

29. Ylä-Herttuala S，Baker A H. Cardiovascular Gene Therapy：Past，Present，and Future. Molecular Therapy，2017，25（5）：1095-1106.

30. Hulot J，Ishikawa K，Hajjar R J. Gene therapy for the treatment of heart failure：promise postponed. European Heart Journal，2016，37（21）：1651-1658.

31. Rincon M Y，Vandendriessche T，Chuah M K. Gene therapy for cardiovascular disease：advances in vector development，targeting，and delivery for clinical translation. Cardiovascular Research，2015，108（1）：4-20.

32. Serra R，de Franciscis S. Gene Therapy to prevent thrombosis and anastomotic restenosis after vascular bypass procedures. Thrombosis Research，2014，134（2）：215-216.

# 第五章　分子影像学在介入领域的应用

## 第一节　细胞移植与细胞示踪

### 一、细胞移植治疗概述

#### （一）干细胞的概述

干细胞这一术语由德国生物学家 Ernst Haeckel 于 1868 年首次提出，他推测所有多细胞生物都是从原始的单细胞生物进化而来，并之后提出受精卵也称为干细胞。在 20 世纪 60 年代，James Till 和 Ernest McCulloch 提供了骨髓中存在造血干细胞（hematopoietic stem cells，HSCs）的确切证据。提出 HSCs 是原始的和未分化的细胞，能够自我更新和分化成所有类型的成熟血细胞。随后，干细胞的概念已经扩展到包括受精卵和谱系定型细胞，造血系统和其他器官、组织的共同前体细胞以及癌症干细胞之间的种系谱系细胞。今天，干细胞被定义为能够无限增殖（自我更新）和产生特化细胞（分化）的细胞。

干细胞可在所有活的多细胞生物中发现，包括植物、动物和人类。在人体中，干细胞存在于多组织和器官中，它们对组织和器官的生长、再生、修复和愈合至关重要。当干细胞不足或被破坏时，功能性成熟细胞的再生将丢失或减少，从而发生疾病和不利条件。这些例子无数，包括年龄相关性黄斑变性和遗传性视网膜色素变性患者的视力丧失，心肌梗死后心力衰竭，创伤性脊髓损伤后瘫痪，以及由于胰腺 β 细胞破坏引起的 1 型糖尿病。对此，细胞替代疗法是最理想的治疗选择，并且在一定情况下，是恢复适当的细胞和组织功能的唯一希望。如果成功，干细胞替代疗法不仅可以改善数百万患者的生活质量，还可以减轻家庭以及社会负担。因此，干细胞是对抗通过常规治疗无法治愈病症的最大希望。而这种希望并非不切实际。事实上，自 1958 年 E. Donnall Thomas 博士首次成功尝试同卵双胞胎以来，造血干细胞的骨髓移植已帮助数十万患者在白血病、淋巴瘤和多发性骨髓瘤中存活。

干细胞替代疗法成功的一个关键因素是有足够数量的干细胞可用于移植。这已经通过骨髓抽吸或在干细胞动员后通过外周血单采术收获的 HSCs 实现。获得足够数量的 HSCs 的另一种成功方法是在分娩时从脐带血中进行采集，这已成为近年来的常规临床实践。另一方面，因实体器官中干细胞含量很少，从其他组织中分离足够数量的干细胞仍然是一项重大挑战。

#### （二）干细胞的分类及临床应用

干细胞具有共同的性质，可以存在于人体的许多组织或器官中，但仅限于存在于来源器官中的细胞谱系，例如产生支气管上皮衬里细胞的支气管上皮细胞和分泌黏液的腺细胞，负责皮肤再生和毛发生长的皮肤和毛囊干细胞，以及存在隐窝中排列在肠黏膜上的肠干细胞。此外，大脑中有神经干细胞，牙齿中有釉质干细胞，心脏中有心脏干细胞。所有这些干细胞属于多能干细胞类别。它们被称为"储备细胞""祖细胞""组织干细胞""成体干细胞"和"体干细胞"。大多数成体干细胞只产生天然存在于特定组织或器官中的成熟细胞。但是通过操纵体外培养条件，科学家已经能够从成体干细胞中分化更多样化的成熟细胞。例如，在骨髓和其他组织中发现的中胚层谱系的间充质干细胞（mesenchymal stem cells，MSC）可以分化成中胚层谱系的细胞，包括内皮细胞、成纤维细胞、脂肪细胞和外胚层谱系，例如心肌细胞和肝细胞（图 2-5-1-1）。骨髓 HSCs 和 MSC 具有分化为多种成熟细胞的潜力。

HSCs 是最著名的多能干细胞，它们是在骨髓、外周血和脐带血中发现的未成熟细胞，表达干细胞表面标志物，包括 CD34、CD90、CD38 和 CD133，HSCs 可以复制和分化为所有类型的血细胞（图 2-5-1-1）。在骨髓移植中，可以为在消融治疗后严重缺乏功能

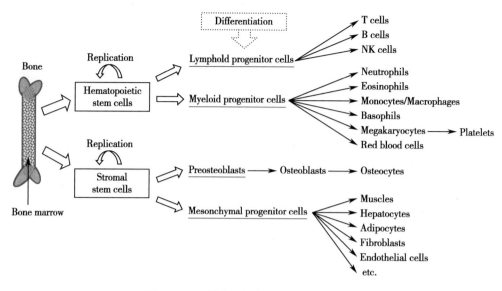

**Adult Somatic Stem Cells from Bone Marrow**

图 2-5-1-1 具有分化潜能的间充质干细胞

Adult Somatic Stem Cells from Bone Marrow：来自骨髓的成体干细胞；Hematopoietic stem cells：造血干细胞；Stromal stem cells：基质干细胞；Lymphoid progenitor cells：淋巴祖细胞；Myeloid progenitor cells：髓质祖细胞；Preosteoblasts：前成骨细胞；Mesonchymal progenitor cells：间充质祖细胞；Osteoblasts：成骨细胞；Osteocytes：骨细胞；Muscles：肌肉；Hepatocytes：肝细胞；Adipocytes：脂肪细胞；Fibroblasts：成纤维细胞；Endothelial cells：内皮细胞；Neutrophils：中性粒细胞；Eosinophils：嗜酸性粒细胞；Monocytes/Macrophages：单核细胞/巨噬细胞；Basophils：嗜碱性粒细胞；Megakaryocytes：巨核细胞；Platelets：血小板；Red blood cells：红细胞

性血细胞或血液系统恶性肿瘤的患者补充骨髓细胞和血细胞。在适当的 HLA 匹配后进行免疫抑制治疗，或者使用患者自身的骨髓细胞进行自体移植，移植可以与供体细胞同种异体。常用的方法是从健康的供体或患者中吸出适量的骨髓，在体外处理和富集细胞。在注入患者血液后，预计骨髓细胞会迁移到骨髓微环境中，并恢复患者产生足够数量功能性血细胞的能力。最近，HSCs 移植已扩展到治疗许多其他疾病，特别是对于常规治疗难以治愈的免疫介导疾病（immunologically mediated diseases，IMDs）：这是基于 HSCs 的移植可以通过增加幼的和免疫耐受淋巴细胞的比例来重置免疫系统的概念。方式是通过外周血单采术从患者收获 HSCs，通过选择 CD34 阳性干细胞并使用抗 CD52、CD3、CD19 和 CD20 单克隆抗体消除淋巴细胞进行纯化。对患者进行预处理以消除自身反应性 T 细胞，例如接受环磷酰胺和抗胸腺细胞免疫球蛋白。该步骤既可以实现淋巴消融的目标，也不会不可逆地破坏骨髓中的造血细胞。另一方面，同种异体全身移植，即用供体免疫系统替代患者的免疫系统，可以通过使新的免疫系统符合供体的遗传易感性或缺陷来实现。目前用于 IMD 的同种异体 HSC 移植具有高死亡率和并发症。

近期 MSC 是多能细胞有效案例之一。它们是罕见的非造血细胞，生理性存在于各种出生后组织中，最常见的是在骨髓中，它们通常参与血管周围干细胞生态位并发挥关键的支持和营养作用。这些细胞不仅可以分化为心肌细胞，神经元和其他细胞，还可以形成支持细胞，为其他关键细胞的生长重建有利的微环境（图 2-5-1-1）。除自体移植外，MSCs 还可作为外源性干细胞进行细胞传递。通过体外实验和动物研究分析，MSCs 可以通过多效机制安全地增加心肌梗死后的心脏修复。目前，心肌梗死患者临床疗效的结果仍存在争议。该疗法虽在改善左心室射血分数、减小梗死面积、减少左心室收缩末期和舒张末期容量存在一定作用，但总生存期的改善尚未得到证实。此外，骨髓 MSC 通过全身或局部给药，在治疗 IMDs 中已经证明了免疫调节作用。由于该治疗不会改变遗传对于 IMD 的影响，这些疾病可能在暴露于触发抗原后再次出现。但是该治疗可以作为进一步确定治疗之间的中间期及作为改变疾病的自然病程的尝试。此外，MSCs 正在多疾病系谱中进行临床试验测试。

众所周知，存在于早期胚胎的内细胞团的多能性干细胞是原始的，能够分化形成人体所需的所有细胞类型，即外胚层（皮肤、大脑等）、内胚层（胃、肠等)和中胚层(骨骼肌、心脏、骨、软骨等)。在受孕后约8~10天形成内细胞团,作为胚泡的一部分。胚泡的另一部分是形成胚泡壳的细胞层,其将成为胎膜和胎盘,在植入妊娠子宫内膜后起到保护和滋养生长胎儿的作用。1998年,由威斯康星大学的詹姆斯汤姆森领导的发育生物学研究组第一次从体外受精中丢弃的胚泡期胚胎的内细胞团中成功分离和培养了人胚胎干细胞。研究人员能够通过细胞形态证明细胞:①不成熟;②表达未分化细胞的标志物;③在培养皿中无限增殖;④忍受冷冻和解冻过程,进行细胞冷冻保存;⑤形成含有内胚层,外胚层和中胚层元素的未成熟畸胎瘤;⑥能够在体外特定的培养环境下分化成所需的细胞类型。由于妊娠治疗等原因,Gearhart等人从受精后5~9周的人类胚胎的性腺脊和肠系膜中获得了类似的细胞。从此,许多胚胎干细胞系开始建立。尽管目前用于研究的胚胎是从体外受精的过量胚胎中获得的,但对于那些认为生命始于受精开始时的群体来说,从早期胚胎中收获干细胞需要破坏胚胎是不可接受的。胚胎干细胞的争议受到公共政策制订的影响。2001年,乔治·W·布什总统禁止联邦资助与胚胎干细胞有关的研究,尽管这一决定在2009年被美国总统巴拉克·奥巴马推翻。除了道德问题,胚胎干细胞还构成了另外两个重大障碍。首先是它的致瘤性。正如Thomson和Gearhart所说,当注射到严重联合免疫缺陷(SCID)小鼠时,未分化的干细胞在所有病例中形成未成熟的畸胎瘤。因此,严格和完整的体外分化是在引入人体之前完成的必需步骤,确保细胞成熟为特定细胞类型,例如胰腺β细胞。这个关键步骤可以很容易地定义,但在实践中很难实现。在任何给定的细胞培养条件下,少数细胞可能保持不成熟,理论上,单个未分化细胞可能在移植后造成形成畸胎瘤的潜在风险。第二个障碍,胚胎干细胞是接受者的外来细胞。宿主会将细胞识别为入侵者,并且会发生免疫排斥。因此,接受者需要终身免疫抑制以耐受移植细胞,而免疫抑制会对自身成本或健康产生不利后果。患者因此更容易受到感染,患恶性肿瘤,并且可能被迫承受巨大的经济负担。目前,人类胚胎干细胞的临床应用受到限制。由加利福尼亚州的Geron公司第一个发起了FDA批准的人类胚胎干细胞临床试验。该试验旨在测试干细胞是否可以在创伤性脊髓损伤的情况下帮助神经再生。通过手术将胚胎干细胞植入受损部位,并诱导细胞成为有髓神经胶质细胞,从而隔离和保护神经

纤维。最近,由Robert Lanza博士领导的先进细胞技术团队公布了他们使用胚胎干细胞治疗黄斑变性和多发性硬化的人体研究。

第二种生产多能干细胞的方法是体细胞核移植(SCNT),一种将成体细胞核引入空卵母细胞的克隆技术。从中除去卵母细胞核材料,鉴于卵母细胞的合适营养环境,新形成的细胞可以发育成胚胎,可以从其内细胞团收获多能干细胞(图2-5-1-2)。这种方法已非常成功地应用于动物模型中,并被应用于多莉羊。尽管与从体外受精获得的胚胎干细胞相比,该方法伦理问题较少,但SCNT也存在同种异体排斥和未成熟畸胎瘤形成的问题。此外,从育龄妇女获得新鲜卵母细胞并非易事,而且在道德上存在问题。而且,SCNT作为一种程序在技术上具有挑战性。直到最近,人类成体细胞SCNT取得了成功,这种干细胞是通过使用来自成人细胞的真皮成纤维细胞产生的。进一步支持了SCNT作为再生医学的策略。

鉴于胚胎干细胞的潜力和局限性,不以破坏早期胚胎为代价,开发获得多能干细胞的方法变得非常重要。在2006—2007京都大学,Shinya Yamanaka团队发表了从培养的动物和人成纤维细胞中获得多能干细胞的成果。他们在细胞培养物中向人成纤维细胞中引入了携带四种基因(*Oct3/4*,*Sox2*,*Klf4*和*c-Myc*)的逆转录病毒。通过转录因子的病毒表达,成纤维细胞转化为未分化干细胞,这些干细胞能够自我更新并分化成各种成熟细胞(图2-5-1-3)。它们被命名为"诱导多能干细胞(Induced pluripotent stem cells,IPS)"。IPS细胞的优势是多方面的。第一,它们来自患者自身的体细胞,可以是体内的任何细胞,如脂肪细胞、皮肤细胞、骨细胞等,植入患者身体后不存在免疫排斥的风险。第二,细胞很容易产生,只需要引入四种基因。第三,它们具有未分化细胞的所有特征,可能发展成体内的任何细胞。第四,它们可以批量生产并重复引入患者体内。除细胞替代疗法外,IPS细胞还可用于多种其他应用,例如为慢性疾病建立新的疾病模型,以及用于药物发现和毒性研究。第四,这些细胞在道德上并不可疑,并且没有显示出形成肿瘤。然而,IPS细胞确实提供了一些值得关注的原因。第一,IPS细胞易于表观遗传和转录畸变。第二,如在培养胚胎干细胞的情况下,IPS细胞通常需要一层饲养细胞。在注射人体之前从受污染的饲养细胞中纯化干细胞可能是一项艰巨的任务。第三,与胚胎干细胞一样,

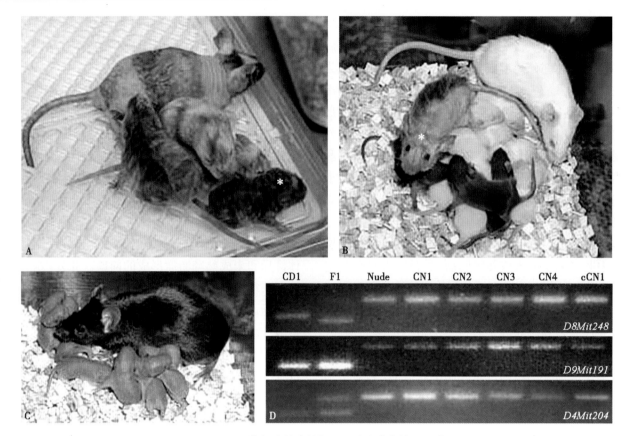

**图 2-5-1-2 体细胞核移植（SCNT）生产多能干细胞**

A. C57BL/6NU/NunUD NTES 细胞（CN1 株）嵌合后代 ICR 3 ICR 注入受精源囊胚。星号标示雄性小鼠。B. 雄性于 8 周和白（ICR）雌性相交，产生后代中含有三只黑色小鼠，对 C57BL/6NU 做出了贡献的生殖系。A 和 B 中星号表示同一雄性。C. 利用 NTES 细胞克隆作为核供体，由 B6D2F1 克隆（C4 株）的后代在 12 周后显示其征象。NTES 细胞系（CN1、CN2、CN3、CN4）基因组 DNA 微卫星标记的 PCR 分析。克隆后代 CCNB6/6NU/NU-PUP 的克隆起源 CN1。多态性标记 D8MIT248、D9MIT191 和 D4MIT204 在基因组之间是保守的。来自 NTES 细胞系和克隆幼崽的 DNA，但不同于 ICR 代孕母亲的 DNA。（CD1）或卵胞体受体菌株 B6D2F1（F1）

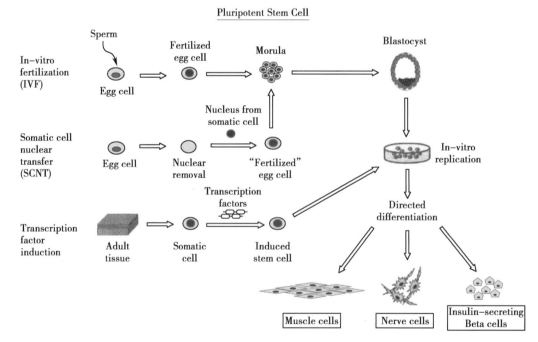

**图 2-5-1-3 获得多能干细胞的三种方法**

Pluripotent Stem Cell：多能干细胞；In-vitro fertilization：体外受精；Somatic cell nuclear transfer：体细胞核移植；Blastocyst：胚泡；Directed differentiation：定向分化；In-vitro replication：体外复制；Transcription factor induction：转录因子诱导；Sperm：精子；Egg cell：卵细胞；Fertilized egg cell：受精卵细胞；Nucleus from somatic cell：体细胞核；Nuclear removal：核去除；Adult tissue：成人组织；Induced stem cell：诱导干细胞；Muscle cells：肌肉细胞；Nerve cells：神经细胞；Insulin-secreting Beta cells：胰岛素分泌性 β 细胞

IPS 细胞在引入人体之前也需要分化成特定的功能性成熟细胞。第四，IPS 细胞是成体体细胞，其在重编程之前可以是短寿命的，这取决于亲代细胞的自然寿命。第五，利用携带癌基因的逆转录病毒（包括 *c-myc*）完成 IPS 细胞的初始重编程。保留的病毒和致癌基因都可能通过病毒整合引起细胞的基因突变，并可致癌。这种问题可以通过短暂的病毒感染来缓解，例如通过非整合型腺病毒和非病毒或非转基因（化学）方法。最后，利用现有技术，IPS 细胞需要由多个步骤组成的长生产周期，包括初始细胞培养、基因转染、干细胞选择、生长至足够数量的活细胞、改变特定细胞分化的培养条件、注射给患者、归巢到特定的身体部位、适应当地环境，并建立所需的功能。所有这些步骤都需要数月才能完成。因此，当需要立即更换时，IPS 细胞在创伤性脊髓损伤和心肌梗死等紧急情况或急性情况下无效。为了缩短生产时间，研究人员一直在开发一种系统来存储 IPS 细胞以备将来使用。根据最近的研究表明，从选定的 HLA 供体库中将足够的人类白细胞抗原 HLA 匹配的 IPS 细胞存储，可以满足 90% 日本人群最小免疫排斥的需求。然而，欧洲研究人员对这种方法持怀疑态度。除了在培养皿中产生 IPS 细胞外，理论上，成体体细胞的重编程（转分化）可以在体内完成。例如，心肌梗死的瘢痕组织中的成纤维细胞可以原位重编程以表现得类似 IPS 细胞，然后被导向分化成心肌细胞。这将消除细胞重编程的许多体外步骤，并确保干细胞准确定位到损伤部位。最近在日本首次开展了用于黄斑变性患者 IPS 细胞的临床试验。根据研究方案，将从每位患者获取皮肤细胞，将其培养并重编程成为 IPS 细胞。然后，细胞将被诱导成熟为色素沉着的视网膜细胞，将其局部注射到视网膜下方进行再上皮化。当三种类型的多能干细胞并排比较时，IPS 细胞保留了亲本体细胞典型的残留 DNA 甲基化模式，而在通过体细胞核移植获得的胚胎干细胞和干细胞中均观察到类似的甲基化跨转录组图谱。总之，胚胎干细胞为细胞替代疗法带来了巨大希望。IPS 细胞的新发现可能使大量患者受益。这种多能干细胞方法特别适用于由于一种细胞的简单缺陷而导致无法治愈的疾病，如色素性视网膜炎、肌萎缩侧索硬化症、阿尔茨海默病、帕金森病、1 型糖尿病等。多能干细胞还可以修饰干细胞以产生用于移植的组织和器官。只要能够克服当前的障碍，其潜力巨大。尽管有益的临床应用仍然有限，但广泛的实验和动物研究为干细胞生物学

和技术提供了前景。根据美国国立卫生研究院最近的数据，已有超过 4 500 项使用专能干细胞的临床试验，以及超过 100 项使用多能干细胞的临床试验。

干细胞具有自我更新及分化成成熟功能细胞的能力，如可以有效地治疗或扭转目前具有破坏性的一系列疾病和病症，将会为细胞替代疗法和再生医学开辟新的途径。在过去 50 多年中对干细胞的科学研究已为我们提供了关于干细胞生物学和体外操作的基础。接下来的重点是改进使干细胞治疗进入临床实践主流的理论和技术。目前，各种动物模型和有限的人体研究结果都令人鼓舞，但需要进行大量的工作，从实验室到床边，尤其是人体研究，以指导植入和监测干细胞的体内存活和功能。功能评估，成像方式，特别是 MRI，可以开发用于评估真实的干细胞疗法效果，并帮助我们理解干细胞治疗方案是否有效。这将解决干细胞治疗中的许多迫切问题，包括用于移植的干细胞所需的数量和质量、植入途径、宿主的局部和全身环境、干细胞向所需身体部位的迁移、植入的存活和分化、受体中的细胞，以及对受体的影响和最终的功能改善。干细胞研究是一个独特的领域，需要跨多学科合作，不仅需要细胞和分子生物学，还需要组织和组织工程，免疫学的专业知识，细胞标记和体内成像，以及临床诊断和治疗。

## 二、常见细胞标记与示踪技术

### （一）磁性标记

基于安全性和有效性，非侵入性成像是评估干细胞治疗的有价值的工具，并助于了解移植细胞的行为，包括细胞存活、迁移、分化、致瘤性和免疫原性。可以使用不同的成像模式来跟踪体内移植的细胞。包括生物发光和荧光成像，超声（US），放射性成像技术，如单光子发射计算机断层成像（single photon emission computed tomography，SPECT）和正电子发射断层成像（positron emission tomography，PET），X 射线计算机断层扫描（computed tomography，CT）和磁共振成像（magnetic resonance imaging，MRI）。一些成像方式仅适用于小动物移植细胞的临床前研究（例如，生物发光和荧光成像），其低穿透深度排除了在大型动物和人类中使用这些成像模式。但其他成像技术能够在大型动物和人类中进行细胞追踪（例如，US、SPECT、PET、MRI 和 CT）。最佳成像模式的选择取决于需要研究的细胞过程以及最理想的读数。

近年来，多模态成像已经广泛用于细胞追踪。

它基于从不同模态获得图像的共同配准,例如 MRI/PET、PET/CT 和 SPECT/CT。它结合了高灵敏度 / 定量、低分辨率的成像模式,如 PET 和 SPECT,以及 MRI 或 CT 扫描仪所需的高分辨率解剖图像。在成像模式中,因 MRI 具有高分辨率的解剖图像而没有穿透深度的限制在细胞追踪应用中优势明显。MRI 可用于单细胞追踪以及器官功能评估(例如,心脏收缩性和脑功能)。MRI 不使用电离辐射,这使得这种成像方式对于同一患者的纵向随访研究有独特价值。由于体内 70% 的组织由水组成,MRI 对比来自水分子中氢原子核的磁极化,因此 MRI 提供了极好的软组织对比度。MRI 对比加权技术可以检测病理区域(瘢痕,炎症)的限制性水扩散、大分子环境中的化学交换(chemical exchange saturation transfer,CEST)、细胞死亡、代谢物浓度、组织灌注和血管。因为由移植细胞构建的新组织相对于宿主内源对比度不足,移植物可视化仍然具有挑战性,通过 MRI 区分移植细胞与周围宿主组织,科学家们已经开发出细胞标记技术,可以分为两类:直接和间接 MR 细胞标记。

**1. 直接 MR 细胞标记** 对于移植细胞的 MRI 示踪,直接 MR 细胞标记是相对简单且常用的方法。它需要细胞摄取外源性对比剂(图 2-5-1-4)。例如超顺磁性氧化铁纳米颗粒(SPIO)和顺磁性对比剂。基于外源性纳米颗粒的 MR 试剂可以很容易地被细胞内吞,可以检测靶组织内的单细胞或细胞簇。为了促进细胞摄取 MR 试剂,通常使用不同的转染试剂,

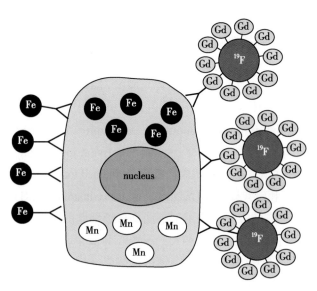

**图 2-5-1-4 直接 MR 细胞标记法**
细胞可以装载含有 MRI 可探测试剂的外源性人工制品,如 Gd,Fe,Mn,$^{19}$F。外源性纳米颗粒可以积聚在细胞质中,或者通过特异性抗体 - 受体复合物附着在细胞表面

或者需要修饰细胞表面。此外,为了提高 MR 试剂通过细胞膜进入感兴趣细胞的能力,已经开发了先进的 MR 标记技术,如磁电穿孔(magnetoelectric perforation,MEP)和磁致孔扩孔。直接 MR 细胞标记的主要优点是它相对简单,且在标记细胞中高浓度成像剂 MRI 信号显著。这种标记方法的缺点包括:①标记剂稀释细胞分裂,导致 MRI 信号随时间减少和最终消失;②无法区分活细胞和死细胞,因为标记的 MR 对比剂可以从死细胞中释放出来并被巨噬细胞捕获;③病理性出血与由标记细胞的超顺磁性铁产生的这些"阴性"MR 信号的积累之间的低信号区分困难,导致 MR 图像的部分错误解释(图 2-5-1-5)。所有这些因素共同导致不能准确反映移植的细胞活力和数量,以及移植细胞在靶标处的细胞和分子功能。此外,当 MR 对比剂浓度较高时,细胞毒性也是一个问题。必须在移植前验证每种单独细胞类型的细胞标记效率以及标记试剂对细胞活力,增殖和分化的影响。作为一个底线,基于直标的方法非常适合干细胞初始保留的短期研究,但不适合移植细胞死亡,增殖或迁移的长期研究。

**2. 间接 MR 细胞标记** 间接(遗传)MR 细胞标记基于细胞在移植前的遗传修饰,以表达编码特定酶 / 蛋白质基因,在不借助 MR 探针的情况下产生成像信号(图 2-5-1-6)。与上述直接细胞标记相比,间接细胞标记是更复杂和耗时的技术。通过移植细胞的遗传修饰进行间接细胞标记需要:①正确选择在特定干细胞类型中起作用的基因启动子,并且随着移植的干细胞分化不会随时间沉默;②分子克隆程序;③通过病毒或非病毒基因载体成功转染细胞;④选择适当的方法来产生表达可检测水平的成像报告基因的转基因细胞系(图 2-5-1-6)。移植后,转基因细胞可以产生 MRI 信号,无需外源性给予对比剂(如铁蛋白复合物中内源性铁的积累)或注射靶特异性 MR 探针后(例如,β- 半乳糖苷酶激活的 MR 探针)应根据细胞类型和具体研究问题仔细选择报告基因和启动子。载体或递送载体的选择将取决于报告基因大小,特定细胞类型的转染效力和调节问题基于报告基因的间接细胞标记的优点包括:①报告基因不会随细胞分裂而稀释;②报告基因仅由活细胞表达;③报告基因可以在特定条件下打开和关闭,例如干细胞分化成特定的表型。与直接细胞成像相比,基于报告基因的间接细胞标记的主要缺点是具有较低的细胞信号强度。此外,该技术对基因整合可能引起诱变,免疫原性反应的可能性的

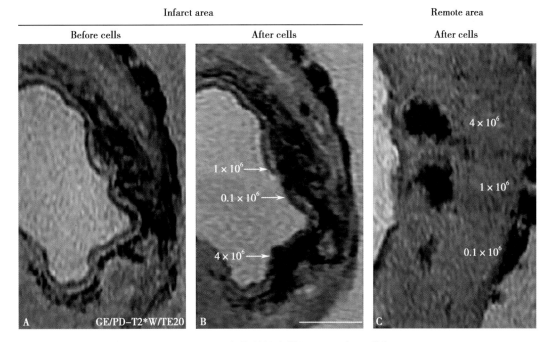

图 2-5-1-5　氧化铁纳米粒用于心肌梗死成像

A. GE/PD-T$_2^*$W/TE20 扫描下，注射氧化铁标记细胞前的心肌梗死区；B. 注射标记细胞后的心肌梗死区；C. 注射标记的细胞后在非梗死心肌区也产生了类似梗死区的信号缺失

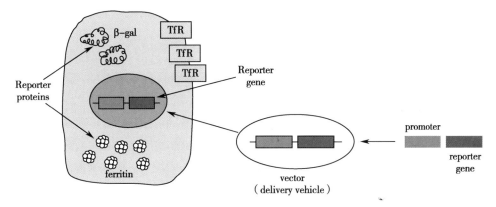

图 2-5-1-6　间接细胞 MRI 标记

间接细胞标记技术需要在靶细胞中表达报告蛋白之前对细胞进行遗传修饰，内源铁蛋白、β- 半乳糖苷酶（β-gal）和位于细胞膜上的转铁蛋白受体（TfR）是细胞基因组的有效分子克隆和修饰。移植后，基因修饰的细胞可以产生 MRI 信号，而无需外源性给予对比剂（例如铁蛋白复合物中内源性铁的累积）或注射靶向 MR 探针（例如 β- 半乳糖苷酶激活的 MR 探针）后。Reporter proteins: 报告蛋白；Reporter gene: 报告基因；delivery vehicle: 投递载体；promoter: 启动子；ferritin: 铁蛋白；vector: 向量

监管问题，或致癌转化。使用锌指核酸酶（ZFN）（图 2-5-1-7）和转录激活因子样效应核酸酶（TALENs）进行基因组编辑的先进方法，以及聚类规则间隔短回文重复序列（clustered regularly interspaced short palindromic repeat，CRISPR）的间接标记法使未来临床干细胞应用 MRI 成为可能。

（1）转铁蛋白受体：转铁蛋白是一种单链糖蛋白（80kDa），含有两个结构相似的金属结合域，可以非常紧密地结合循环内源性铁。转铁蛋白受体（transferrin receptor，TfR）是一种内皮细胞受体，其功能是通过受体介导的内吞作用使转铁蛋白 - 铁复合物内化，并将铁导入细胞。TfR 可在细胞膜上高表达（每个细胞数百万个拷贝），其表达受细胞内铁浓度的调节。TfR 是第一个提出的 MRI 报告基因。通过上调 TfR 增加细胞中的铁浓度可以产生 MRI 可检测的对比。过量表达 TfR 的成纤维细胞铁含量增加约三倍，在 T$_2$ 加权序列中在较长的回声时间内产生显著的 MRI 信号。可以通过使用超顺磁性氧化铁 - 转铁蛋白结合物来成像 TfR 表达。图 2-5-1-8 表示由于 Tf-MION 积累，在肿瘤表达 TfR 信号强度增加。研究表明在不使用转染剂的情况下用超三氧化铁氧化物颗粒（superparamagnetic iron oxide，

SPIO)进行细胞标记可以增强 TfR 和铁蛋白基因的表达。一项研究描述了通过 TfR 依赖性和 / 或非依赖性金属转运途径对肝细胞进行锰标记的可行性。这种细胞标记方法基于锰和铁之间的化学相似性。

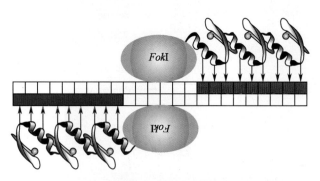

图 2-5-1-7　DNA 结合锌指核酸酶的结构示意图

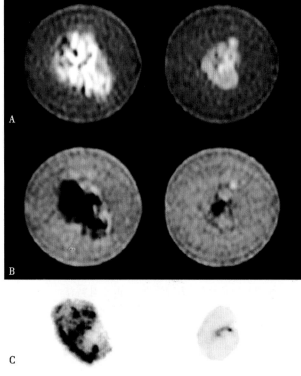

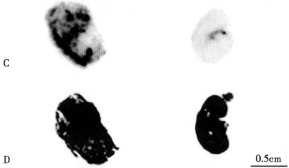

图 2-5-1-8　小鼠 ETR 不同程度表达离体肿瘤的 MR 图像

A. $T_1WI$，TGF- 离子在 EtR1 肿瘤中的信号强度增加积累。B. $T_2WI$，基本上减少了在 EtR1 肿瘤内可见信号强度，与 EtR2 肿瘤内可见的信号强度，TGF- 离子在 EtR1 肿瘤中的蓄积增加。C. 放射性核素显像，EtR1（左）和 EtR2（右）肿瘤。注意 TGF- 离子在 EtR1 肿瘤中的累积增加，但不增加在 EtR2 肿瘤内。D. 苏木精 - 伊红染色法（hematoxylin-eosin staining，HE 染色），相应的苏木精 - 伊红 - 染色肿瘤切片（标尺 0.5cm）显示可行实体瘤肿块，无坏死区

该研究表明，Mn（Ⅲ）- 转铁蛋白是用于小鼠肝细胞 MR 标记的有效 MRI 对比剂。体外 MRI 检测过度表达 TfR（ETR +）的肿瘤。

（2）酪氨酸酶：过量表达酪氨酸酶是实现分子成像的另一种方法。酪氨酸酶是酪氨酸生产黑色素的关键酶，单独使用这种酶足以促进非黑色素细胞中黑色素的生成：酪氨酸酶催化酪氨酸的羟基化，产生二羟基苯丙氨酸（DOPA）并随后氧化成 doPaquinOne（为铬氨酸代谢出的中间产物，在转变为各种不同色素过程中都会受到有巯氧基阻断）。DOP 然后将阿奎酮转化为黑色素。黑色素是一种独特的生物聚合物色素，存在于动物和植物中，在着色、光保护和清除有毒物质（如循环金属离子）中起作用。黑色素对多种金属离子的高亲和力已被用于细胞 MRI。已经表明，酪氨酸酶的过度表达导致黑色素的积累，黑色素隔离了顺磁离子，从而产生成像 MRI 和闪烁扫描的对比。最近有文献描述酪氨酸酶作为独立的报告基因，适用于多模态成像，包括光声成像，MRI 和正电子发射断层扫描。研究以 Mn（Ⅱ）为基础的 MRI/分子成像的酪氨酸酶用于开发诊断探针以检测黑色素瘤。此外，还有证据表明黑色素在某些细胞溶质浓度下可能具有细胞毒性，意味着我们需要在细胞内区室如黑素体或溶酶体中将其隔离（图 2-5-1-9）。

（3）β- 半乳糖苷酶：β- 半乳糖苷酶（β-gal）是细菌中必需的酶，可催化 β- 半乳糖苷水解成单糖。β-gal 由 lacZ 基因编码，基本来源于正常真核细胞，因此 lacZ 的表达通常用于分子生物学中做标记。真核细胞具有溶酶体形式的 E-gal，在炎症期间上升，产生一些背景信号。合成 β- 半乳糖苷酶活化的 MRI 对比剂以活体标本深处的生理状态或代谢活动。新合成的化合物可以通过增加质子 MRI 上的 Rl 弛豫或通过非质子 NMR 技术（例如 $^{19}F$-NMR）来检测，产生显著的 MRI 信号。β-gal 特异性 MR 化合物的一个实例是（1-（2-（β- 吡喃半乳糖基）丙基）-4,7,10-三（羧甲基）-1,4,7,10- 四氮杂环十二烷）钆（Ⅲ））即 EgadMe，由 Louie 等人合成。EgadMe 由 β- 半乳糖苷酶酶促加工，可在低弛豫（无活性）和高弛豫（活性）状态之间切换。最近，一些作者报道了在酪氨酸酶表达细胞中特异性检测 β-gal 活性的可行性。β-gal 对 MR 探针的酶促切割可释放含有酪氨酸酶底物的 Gd-DOTA，由此形成了基于细胞的 MRI 与黑色素合成途径结合的概念（图 2-5-1-10）。

（4）MagA：一种已知参与巨噬细胞生成的趋磁细菌基因，已被评估为细胞 MRI 的报告基因。磁性

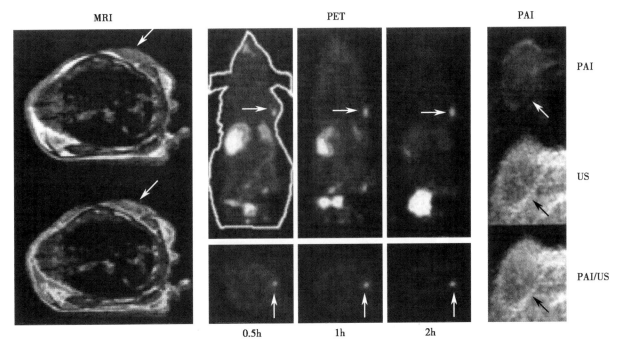

图 2-5-1-9 磁性荷瘤(箭头)小鼠在体多模态成像

用编码酪氨酸酶的质粒转染人乳腺癌细胞(MCF-7)。然后,将 $1×10^7$ 个细胞皮下接种在裸鼠的肩部。黑色素靶向 N-(2-(二乙基氨基)乙基)-$^{18}$F-5-氟吡啶酰胺用做 PET 报告探针

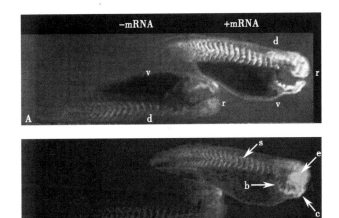

图 2-5-1-10 MRI 检测活体 X. laevis 胚胎中的 β-半乳糖苷酶 mRNA 表达

在两细胞阶段用 EgadMe 注射的两个胚胎的 MR 图像。A. 未增强的 MR 图像。胚胎也注射了 β-gal mRNA,产生了更高强度的区域。B. A 中的相同图像的伪彩色渲染,其中水是透明的。图像校正使得可以识别注射胚胎中的眼睛和肱弓:d,背;v,腹面;r,喙;c,水泥腺;s,体节;b,肱弓。比例尺 = 1mm

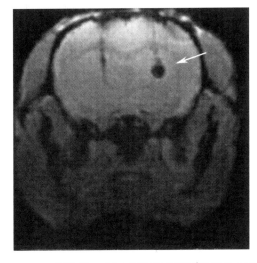

图 2-5-1-11 用携带 MAGA 基因的慢病毒转染的小鼠移植的 $T_2^*$ 加权成像

在移植前,MAGA 细胞既不诱导也不孵育铁补剂

细菌自然合成细胞内磁性结构(磁小体),它有助于根据地球的磁场来控制细菌的运动(图 2-5-1-11)。有研究表明,MagA 可以在哺乳动物细胞中表达,其表达可促进磁性纳米粒子的形成,从而增加 $R_2$ 弛豫,并以与铁蛋白成像类似的方式强烈衰减 MRI 信号(图 2-5-1-12)。基于 Mag A 表达的 MRI 检测已被证实在小鼠神经母细胞瘤 N2A 细胞,人类 293PT 细胞系,以及 MDA-MB-435 肿瘤细胞中有效。与未补

充的细胞相比,表达 MagA 的细胞通过额外补铁可以进一步增加逆向松弛速率。这些结果突出了趋磁细菌基因表达在移植后改善 MRI 细胞追踪的潜力。

(5)化学交换饱和转移:CEST 技术使用射频饱和脉冲来检测含有与水快速交换质子的分子。CEST 可检测遗传编码的氨基酸和蛋白质(例如,聚 -L- 精氨酸,富含赖氨酸的蛋白质和鱼精蛋白),能够通过 MRI 在实验模型中对移植细胞进行成像。与超顺磁性金属产生的对比度不同,CEST 试剂可以通过在可交换的质子共振频率下选择性地照射(饱和)来打开和关闭。质子交换速率以及 CEST 产生的强烈

对比依赖于 pH，CEST 信号可以提示重要的生物事件，例如细胞死亡。CEST 检测已用于鉴定细胞活力的纳米传感器。最近有学者提出了一种非金属、可降解的富含赖氨酸的蛋白质基因——*LRP*，作为 CEST 报告基因（图 2-5-1-13）。为了在 9L 大鼠胶质

瘤细胞中表达富含赖氨酸的蛋白质，其设计了 8 种编码富含赖氨酸蛋白的合成寡核苷酸，并将其克隆到哺乳动物表达载体中。在将转基因胶质瘤细胞移植到小鼠脑中后，在体外以及体内通过选择性靶向表达富含赖氨酸蛋白的酰胺质子实现了 CEST 对

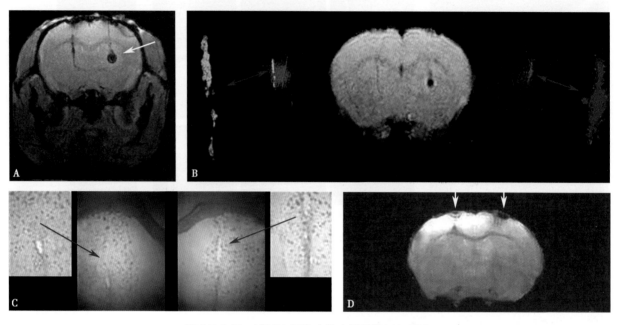

**图 2-5-1-12　MAGA 细胞在体内诱导的 MRI 研究**

A. 移植 MAGA 细胞（白箭）后小鼠脑的 $T_2^*$ 加权图像和 GFP 对照细胞（左）5d 后诱导。这些细胞在移植前既不诱导，也不与铁补充孵育。玛咖细胞（白箭头）MRI 信号显著降低，反映 $R_2$ 增加，表明 MAGA 细胞能够使用内源性铁。来源。左侧的控制细胞不显示这种效应。B. 同一小鼠脑 MRI 显示 MAGA 细胞仍可见到通过 $T_2$ 加权成像，相对于磁性纳米粒子而言，$T_2$ 加权成像比 $T_2^*$ 更不敏感。荧光组织学（不完全）注册到 MR 图像）证实存在控制（绿色）和 MAGA 阳性（红色）细胞。绿色通道和红色通道还示出。C. 脑组织学切片；（B）显示移植细胞的位置。D. $T_2^*$ 加权图像的控制动物遵循与（A）相同的方案，但不添加强力霉素。MRI 信号变化的缺乏表明来自多西环素启动子的背景表达在体内未见

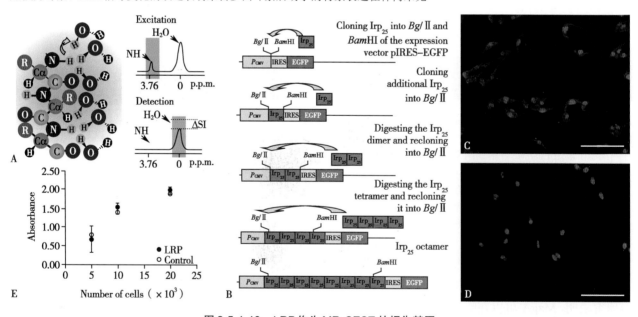

**图 2-5-1-13　*LRP* 作为 MR-CEST 的报告基因**

A. 频率选择性的射频脉冲标记（绿色）酰胺质子。B. LRP 克隆。C、D. 对大鼠 9L 胶质瘤细胞（鳞片棒，100mm）进行免疫荧光染色，LRP（红色）和核染色（蓝色）。LRP 表达阳性的细胞（C）产生了明显的红色荧光信号。E. 线粒体代谢率 MTS 测定显示促红细胞生成素对细胞代谢和增殖的影响无抑制作用。Excitation：激发；Detection：监测；Cloning Irp25 into *Bg/*Ⅱ and *Bam*HI of the expression vector pIRES-EGFP：将 Irp25 克隆到表达载体 pIRES-EGFP 的 *Bg/*Ⅱ和 BamHI 中；Cloning additional Irp25 into *Bg/*Ⅱ：将额外的 Irp25 克隆到 *Bg/*Ⅱ中；Digesting the Irp25 dimer and recloning into *Bg/*Ⅱ：消化 Irp25 二聚体并重新克隆为 *Bg/*Ⅱ；Digesting the Irp25 tetramer and recloning it into *Bg/*Ⅱ：消化 Irp25 四聚体并重新克隆为 *Bg/*Ⅱ

比。5-甲基-5,6-二氢胸苷(5-MDHT)是一种新的报道探针,用于通过 CEST 成像检测单纯疱疹病毒胸苷激酶(HSV-tk)表达,这使 MRI 进行 HSV-tk 成像成为可能。最近,在临床 3T 扫描仪中,使用来自肌酸的胺质子与散装水中的质子的交换,成功用于在体内绘制健康心肌(猪或绵羊)中的心肌肌酸激酶代谢。与质子磁共振波谱相比,基于肌激酶质子交换(CrEST)的 CEST 信号不需要任何外源性连接剂,并且可提供约两个数量级且具有更高的 MRI 灵敏度。预计 CrEST 有助于心肌疾病的早期诊断。CEST 成像的主要限制是难以区分报告基因与内在大分子(图 2-5-1-14)。

(6)Ferritin: Ferritin 是一种内源性铁蛋白,已被用作 MR 报告基因。使用铁蛋白作为 MRI 报告基因的概念是基于其天然的铁螯合功能。铁蛋白(图 2-5-1-15)是一种普遍表达的金属蛋白,由 24 种

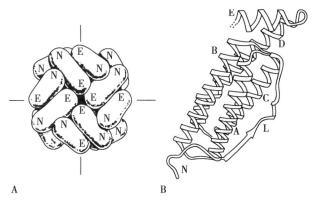

图 2-5-1-15 向下观察的马脾铁蛋白及其分子结构示意图

A. 分子四倍轴:图示 4,3,2 对称。每个子单元用 SaulaGeSaPad 表示。建筑砖肽链的 N-末端区域位于末端附近。标记的 N;E 螺旋残基位于 α 标记的 E.B.Ribbon 图的末端。B. 马脾 APF 铁基亚单位的碳骨架:四个长 α 螺旋 A、B、C、D 是由残留物 10~39、45~72、92~120 和 124~155 组成;螺旋 E 包含残留物 160~169。L,一个连接 B 和 C 的环,包含残留物 73~91

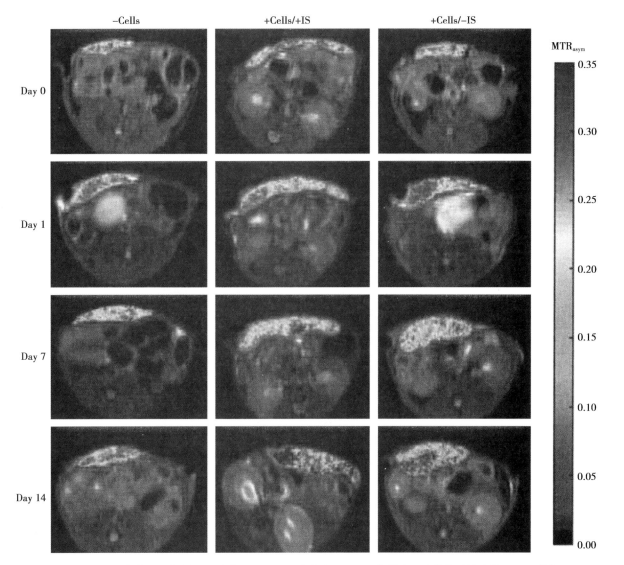

图 2-5-1-14 含有不同数量肝细胞的 LipoCEST 胶囊在 BALB/c 小鼠皮下移植前后的在体 CEST 成像

-Cells 指不含肝细胞的 LipoCEST 胶囊。+Cells/+IS 指含有肝细胞的 LipoCEST 胶囊,并同时接受免疫抑制。+Cells/-IS 指含肝细胞 LipoCEST 胶囊,但不接受免疫抑制

轻质和重质亚基组成。铁蛋白是一种球状蛋白质,可以被认为是"内源性纳米粒子"。它从有机体的细胞内不稳定铁池中积累内源性 Fe(Ⅱ),并将 Fe(Ⅱ)储存为水铁矿[Fe(Ⅲ)],其不参与芬顿反应,因此没有毒性。如果铁蛋白的细胞内水平被遗传改变,则每个细胞中铁蛋白复合物的数量越多,铁积累越多,因此直接影响 MRI 对比。在 2003 年首次描述使用内源性铁蛋白作为可视化基因表达的工具(图 2-5-1-16)。

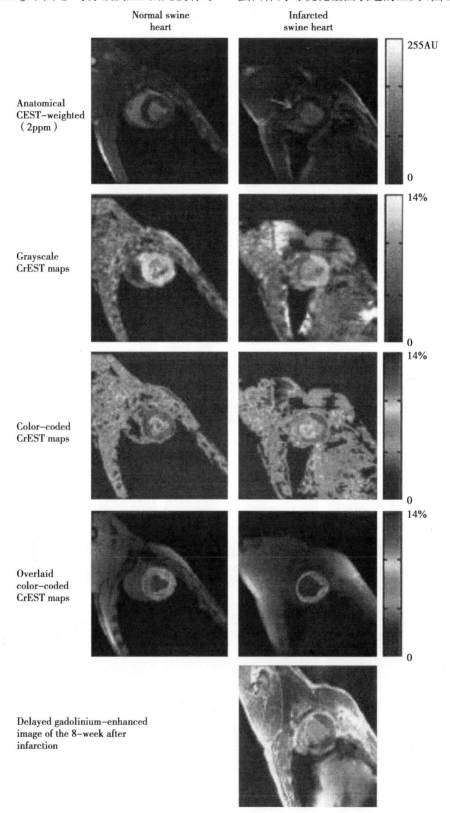

**图 2-5-1-16 来自正常和梗死的猪心肌的体内 CrEST 数据**

Anatomical CEST-weighted:解剖上的 CEST 加权;Grayscale CrEST maps:灰度 CrEST 图像;Color-coded CrEST maps:颜色编码的 CrEST 图像;Overlaid color-coded CrEST maps:重叠的彩色 CrEST 图像;Delayed gadolinium-enhanced image of the 8-week after infarction:梗死后 8 周的钆增强影像;Normal swine heart:正常猪心脏;Infarcted swine heart:猪心脏梗死

最敏感的 MRI 检测铁蓄积细胞的方法是基于 $T_2^*$ 加权 MRI 的低强度（即暗或负）对比。这些图像基于 $T_2^*$ 弛豫时间的调节。一些研究表明铁蛋白表达增加了体外和体内肿瘤细胞的细胞内铁含量和横向弛豫率。Ferritin 表达已被用于小鼠脑，子宫转基因小鼠和肝细胞的体内研究。作为一种有效的 MRI 对比剂，可用于巨噬细胞追踪和动脉粥样硬化的非侵入性成像，材料科学中使用了一种 fenitin 壳作为纳米复合粒子的前体。迄今为止，已经使用几种分子生物学方法和不同载体来过表达铁蛋白，包括腺病毒载体、逆转录病毒和慢病毒载体和腺相关病毒载体。作为不同的质粒载体，已经尝试了使用细胞 MRI 检测在体内梗死的小鼠心脏中过表达铁蛋白的心脏移植物的可行性。一些作者使用了两个 $T_2^*$ 加权成像序列来显示小鼠心脏中的心脏移植物（图 2-5-1-17）。

首先是标准的亮血梯度回波（GRE）成像序列，这是大多数心脏成像协议中的一项基本技术。基于回波时间（TE）的选择实现 $T_2^*$ 加权成像，有利于移植物检测。第二种技术是基于动态敏感驱动平衡（MSDE）制备的新型黑血成像方法，在改良 MSDE（iMSDE）技术中，存在流动相移梯度的情况下实现血液抑制效果，从而实现两个连续的自旋回波通过回击脉冲恢复磁化。iMSDE 技术的关键优势在于它的时间效率，还证明 MSDE 血液抑制可有效消除慢性萎缩症。iMSDE 技术允许与快速心脏门控电影 GRE 序列组合，从而实现 $T_2^*$ 加权成像的黑血成像。该研究表明，黑血和亮血 $T_2$ 加权 MRI 序列对于检测铁蛋白的转基因移植物敏感。MRI 信号强度变化定量显示，$T_2^*$ 亮血 γ 图像中铁蛋白标记区域的信号强度降低 30%，$T_2^*$ 黑血 iMSDE 图像中信号强度降低 20%。研究还表明，MRI 可以在合理的准确度和精确度下进行形态学移植物尺寸测量。亮血 $T_2^*$ GRE 图像提供了最高的对比度，并且可以进行更精确的移植物尺寸测量。然而，这种情况经常受

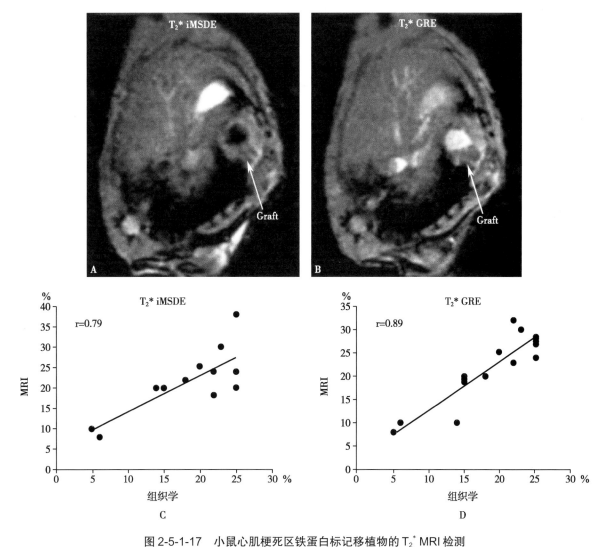

图 2-5-1-17　小鼠心肌梗死区铁蛋白标记移植物的 $T_2^*$ MRI 检测

A. iMSDE 序列；B. GRE 序列；C、D. MRI 检测结果与组织学检测结果的相关性分析。Graft: 移植；$T_2^*$ iMSDE: 改良的动态敏感驱动平衡；$T_2^*$ GRE: $T_2^*$ 梯度回波成像序列

到信号不均和由心室流空效应的影响。因此，为了定位心脏壁，建议将亮血 $T_2^*$ 加权 GRE 与黑血图像结合使用。而基于铁蛋白的 MRI 对比不需要外部补铁，因为移植区 MRI 信号强度的变化是由内源性铁的分布和积累引起的。已经表明，外部铁补充可以增强基于铁蛋白的 MRI 对比。在正常条件下，铁蛋白作为一种天然机制，在细胞内以分散的可溶形式螯合过量的铁，从而防止羟基自由基的升高。随着细胞溶质铁的进一步增加，铁蛋白被溶酶体收集，其中铁蛋白壳变性，铁核聚集在含铁血红素的不溶块中长期储存。在病理条件下，组织铁的总量可以增加，铁可以沉积在含铁血黄素中，而铁蛋白储存铁的能力不足。因此，移植细胞中过表达的蛋白质可能具有基于铁螯合机制的保护作用，以防止游离铁的毒性作用。铁蛋白标记的移植物的突破点是区分铁蛋白中沉积的铁与肌苷脂之间的 MRI 信号变化。新的技术方法（如分析非单指数信号衰减或相位对比成像）尽管需要重新研究可行性，但可能有助于区分信号空洞的来源。

**（二）放射性核素标记**

应用放射性核素标记干细胞有几种方案。直接标记技术类似于 SPIO，基于放射性核素的半衰期，该这种技术监测干细胞的程度是有一定时间限制。通常，可用于成像取决于选取放射性核素的物理和生物半衰期。放射性核素成像已经成功应用于干细胞移植治疗心肌梗死的影像学鉴定。SPECT 或 PET 成像使用的主要优点是它们能检测极低量的放射性示踪剂。通过这些方式可以检测到低至纳米级的浓度。而与 MRI 相比，这些方式受到空间分辨率低的限制。基于 SPECT 和 PET 有助于消除重叠的解剖结构的报告基因成像也已成功应用。报告基因也可以掺入显性底物（细胞受体或酶）的细胞，可与之结合含有放射性示踪剂的外源性探针，这允许非侵入性成像，高灵敏度的纵向监测和研究干细胞生物学。

**（三）光学标记**

光学成像有两种方法，即生物发光技术和荧光技术。顾名思义，生物发光是一种光源在生物体内发光技术。在该技术中，使用编码发光蛋白的 DNA 将光源掺入生物体中。该蛋白质通常使用产生报告基因的病毒载体掺入干细胞中。有三种常见的有机体光源：来自北美萤火虫的萤火虫萤光素酶（d-luciferin），来自海肾的萤光素酶，如 Renilla 萤光素酶（coelenterazine）和来自细菌如荧光假丝酵母或弧菌的细菌萤光素酶。光由基底独立产生或与辅助因子结合产生。例如，用萤火虫萤光素酶（FLuc）氧化底物 D- 荧光素与氧，镁和 ATP 结合产生微红光（500～700nm）。

荧光技术则依赖于将无机基质结合到具有荧光特性的细胞中，当它们被外部光或波长激发时发光。这些底物可以是有机的，如绿色荧光蛋白或小分子聚甲炔，也可以是无机的半导体纳米晶体（量子点）。光学生物发光成像已成功用于干细胞的分子成像（图 2-5-1-18）。然而，这种技术存在一定局限性。首先，只有可见光产生萤光素酶（400～700nm 波长）。此外，需要超灵敏电荷偶合器件（CCD）相机来产生图像。但更重要的是，组织穿透（约 2mm）的制约限制了该技术仅能用于浅表组织和小动物。而且该技术也是平面成像，只有有限的深度感知和分辨率（4～10cm）。由于随后的细胞分裂和干细胞死亡后巨噬细胞干细胞摄取，会出现信号丢失。

## 三、细胞示踪成像在心肌干细胞移植治疗中的应用

**（一）干细胞移植治疗概述**

干细胞疗法被认为是治疗终末期心血管疾病的潜在方法之一，干细胞的再生潜力可用于缓解心力衰竭，冠状动脉疾病，外周血管疾病和心脏瓣膜功能障碍。然而，由于心脏的特殊性以及其独特的形态和收缩性，注射细胞在靶区域中保留并具有活力是主要问题。通过追踪移植后干细胞的数量和植入情况（例如，生物分布、迁移、存活和分化），经长时间研究，可以极大地促进进展。然而，单个干细胞的体内追踪仍然是一个相当大的挑战。为此，诸如磁性纳米颗粒（NP）标记的细胞的磁共振成像（MRI）的非侵入性实时成像技术被视为最有希望的方法之一。在各种类型的纳米粒子中，由于独特的物理化学性质，超顺磁性氧化铁纳米粒子（superparamagnetic iron oxide nanoparticles，SPIONs）被认为是用于 MRI 追踪移植干细胞到心脏的最合适的选择，可以使用诸如表面缀合、简单孵育、转染、MEP 和磁吸孔的几种方法来进行 SPION 标记干细胞。随后，标记的干细胞可以被递送到心肌梗死或局部缺血的期望部位，进行细胞 MRI 跟踪（图 2-5-1-19）。

逆转心肌损伤来减轻心力衰竭的新型治疗策略正在蓬勃发展。在过去十年中，心血管疾病已成为干细胞治疗的主要研究领域之一（图 2-5-1-20）。大多临床研究和荟萃分析表明干细胞给药是安全的，并且可以恢复心脏功能。目前干细胞递送策略，包

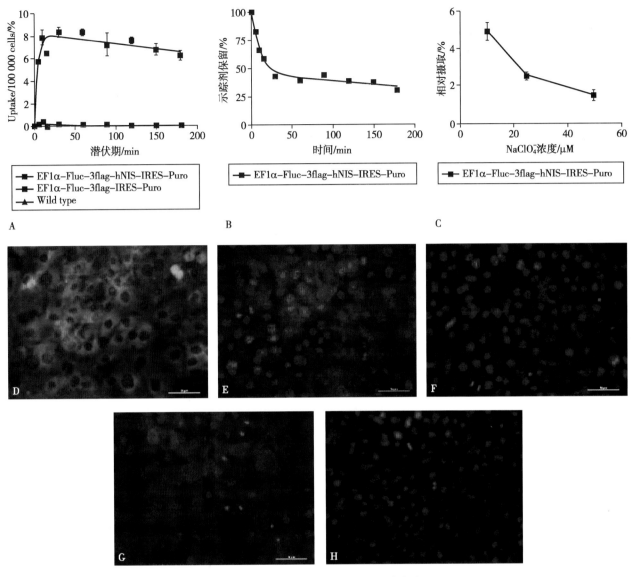

图 2-5-1-18　多中心慢病毒（LV）构造的验证

A. ⁹⁹ᵐT꜀O₄　2 种骨髓间充质干细胞在两种多核素慢病毒（LV）转导中的摄取动力学构建或野生型 MSCs。B. 从 FLUC-HNIS 表达 MSCs 的示踪剂洗脱。C. 不同浓度的 NaCl₄ 对吸收的影响 ⁹⁹ᴹTCO₄　2 在 FLUC-HNIS 中表达 MSCs。D~F. FLUC-HNIS 表达的 MSCs 和 DAPI 对 HNIS 的免疫细胞化学研究表达骨髓间充质干细胞和 DAPI（E）和阴性对照（F）。G、H. 3RAFLUC 表达 MSCs 和 DAPI（G）的抗 3LAG 免疫细胞化学研究阴性对照（H）

括静脉内、冠状动脉内、直接心外膜和逆行冠状窦给药，具有低细胞保留和缺乏靶向归巢的局限性。虽然在其他提到的方法中，静脉内递送细胞是侵入性最小的途径，但只有不到 1% 的注射细胞能够通过梗死的心脏方式，大多数细胞被肺部吸收。然而，可以在血管成形术期间进行冠状动脉内注射以将细胞递送至目标区域。后一种方法的问题在于大多数细胞（50%~90%）在挤出过程中损失，并且在植入后的一周内，90% 的剩余细胞死亡，仅约 3% 的递送细胞总数可以植入心脏，而将细胞直接肌内注射到心肌中导致移植细胞数量的适度增加（高达 11%），因此，心血管细胞治疗临床应用中有很多问题亟待解决。首先，心肌组织的治疗方法必须考虑心肌的

独立收缩运动和潜在的信号通路，此外，梗死心肌不能为恶性缺血环境中新移植的细胞提供营养和氧气。因此，干细胞的体内追踪阐述递送至所需靶区域后的干细胞植入动力学是必不可少的，并且可能阐明我们对恢复区域心肌活力和功能的机制的理解。有效的干细胞疗法的一个重要前提是检测细胞的存活、定位和分化。干细胞治疗的成功将取决于了解干细胞的生物分布和迁移 / 归巢。在开发干细胞疗法时，细胞保留在多能干细胞的分娩和潜在畸胎瘤形成中的重要性需要可靠的方法。例如，在 Kraitchman 等人的一项研究中，SPIONs 标记的 MSCs 在缺血再灌注损伤的猪模型中心肌内注射。然而，注射不是完全成功的，因为在 X 射线荧光镜

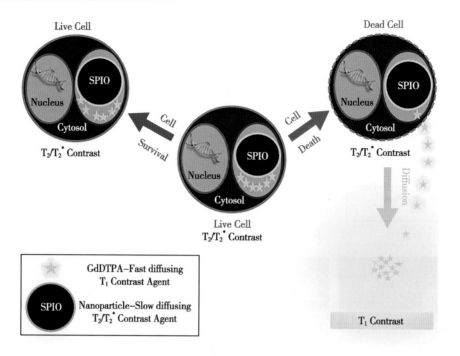

图 2-5-1-19　在 $T_1$ 加权 MR 图像上的死细胞附近产生扩散的 $T_1$ 对比度增强，并且用做细胞死亡的局部成像标记。在活细胞附近未观察到这种扩散的 $T_1$ 对比增强

Cytosol：细胞液；Live cell：活细胞；Dead cell：死细胞；Nucleus：细胞核；$T_1/T_2^*$ Contrast：$T_1/T_2^*$ 对比度；GdDTPA-Fast diffusing $T_1$ Contrast Agent：GdDTPA- 快速扩散 $T_1$ 造影剂；Nanoparticle-Slow diffusing $T_1/T_2^*$ Contrast Agent：纳米慢扩散 $T_1/T_2^*$ 造影剂

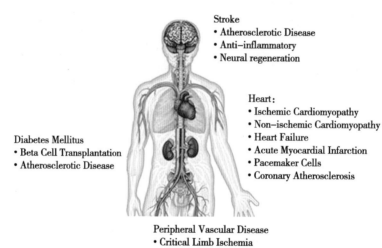

图 2-5-1-20　干细胞疗法治疗多种心血管疾病，包括预防不良反应重建缺血性和非缺血性心脏病，创造新的起搏细胞，替代糖尿病中的 β 细胞，减轻动脉粥样硬化疾病导致外周血管疾病和脑卒中

Atherosclerotic Disease：动脉粥样硬化疾病；Anti-inflammatory：消炎；Neural regeneration：神经再生；Diabetes Mellitus：糖尿病；Beta Cell transplantation：β 细胞移植；Ischemic Cardiomyopathy：缺血性心肌病；Heart Failure：心脏衰竭；Acute Myocardial Infarction：急性心肌梗死；Pacemaker Cells：起搏器细胞；Coronary Atherosclerosis：冠状动脉粥样硬化；Peripheral Vascular Disease：外周血管疾病；Critical Limb Ischemia：严重肢体缺血；Wound Healing：伤口愈合

引导下仅约 30% 的注射干细胞可以在 MRI 下可视化。因此，如果在临床试验中使用未标记的细胞，可以预期干细胞递送中的复发失败，这可能会混淆临床试验结果的解释，即无法解读治疗失败的原因是细胞递送不佳、细胞移植还是细胞类型。虽然传统的组织病理学方法可能用于解决其中的一些问题，但缺乏时效性。因此可以使用几种成像技术来实现体内成像，例如 MRI、CT、PET、SPECT、光学成像（生物发光成像和荧光显微术）和超声成像，这些方法也可以帮助指导治疗，以实现最大的利益。

纳米颗粒（nanoparticles，NP）具有至少一个低于100nm的尺寸的结构。与其相同的大量对应物相比，NP的特殊物理化学性质及其适应功能部分的能力使其在生物应用方面具有优势，例如在患病心脏中的递送、成像和细胞疗法应用（图2-5-1-21）。在可以用作细胞MRI的对比剂的不同磁性NP中，SPION显示出几种有利的性质。使用MRI检测标记的干细胞取决于几个因素，包括磁场强度、标记效率、细胞数、SPION的弛豫率、空间分辨率和采集参数。大多数MRI研究是在缺乏灵敏度和空间分辨率的1.5T下进行的，为了改善细胞MRI中的信号，必须使用更强的磁场；然而，更强磁场的潜在危害还有待确定。特别影响心血管疾病中干细胞疗法成像的一个主要缺点是可植入装置，例如起搏器、支架和除颤器，其可能在MRI扫描中产生大量伪影。由于没有单一的成像模式可用于体内干细胞的全特征追踪，因此多模态成像也可用于在干细胞追踪实验中获得更可靠的结果。

**（二）超顺磁性氧化铁纳米粒子**

超顺磁性氧化铁纳米粒子（SPIONs）是一类特殊的直径小于30nm的氧化铁纳米粒子，作为MRI对比剂在药物/基因传递系统、分子/细胞跟踪系统、磁分离技术（如快速DNA测序）、磁热疗癌症治疗、磁转移，以及超灵敏诊断检测等方面具有广泛的生物医学应用。由于它们的生物相容性和对$T_2$弛豫的强烈影响，SPION在MRI心血管系统干细胞追踪应用中优势显著。SPIONs最重要的优点之一是它们可以使用各种技术以所需的形状和大小合成。SPIONs具有超顺磁性（即其磁化可以在热激发时随机翻转）。在没有外部磁场的情况下，SPION具有零磁化并且处于所谓的超顺磁状态。在没有外部磁场的情况下，它们不会保持任何磁化，当施加外部磁场时，NP被磁化。两个MRI弛豫时间常数$T_1$和$T_2$受局部微环境的影响。影响时间常数$T_2^*$的微环境参数之一是目标区域中的强磁不均匀性。由于SPION具有高磁化率，它们会改变这些时间常数中的一个或两个。例如，SPIONs具有缩短$T_2$和$T_2^*$松弛的能力。当这些SPION用$T_2$或$T_2^*$加权脉冲序列成像时，在MRI上产生低信号。因此，磁性标记的干细胞可以在靶器官中移植后可视化（图2-5-1-22）。

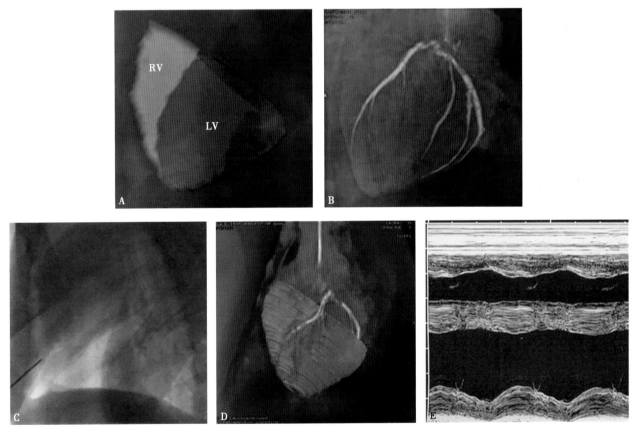

**图2-5-1-21　X射线可视化微胶囊用于心脏X射线与MRI（XFM）的融合成像**

A. 显示心外膜轮廓的分段电影CMR（绿色-RV；蓝色-LV）覆盖在实时X射线透视图像上；B. 来自C臂CT的冠状血管系统覆盖在实时X射线透视图像上；C. 实时X射线透视显示用于心包穿刺的针的射线不透性和缺乏可视化心肌的能力或没有XFM的冠状动脉血管系统；D. 实时X射线透视图像覆盖在分割的全心CMR和C臂CT体积上显示心包穿刺；E. 注射后7天的M型超声心动图显示心脏功能正常且到了心包

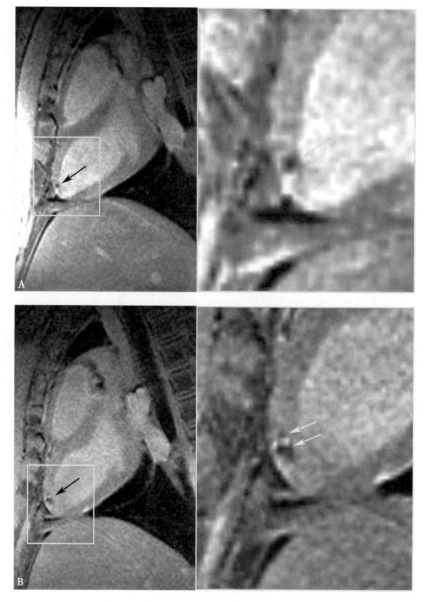

图 2-5-1-22 超顺磁氧化铁标记的间充质干细胞用于心肌病变的可视化（方框＋箭头）

A. 注射后 24 小时；B. 注射后 1 周

（三）干细胞标记策略

　　大多数标记策略涉及磁性 NP 与细胞表面的结合或 NPs 内化为细胞质。虽然大多数研究都集中在将 SPION 标记内化到细胞中，但一些研究已将 SPION 标记与细胞表面结合。例如，Chung 等人开发了一种新的报告基因，用于表达血凝素 A 和 myc 以及 ESC 表面的萤光素酶抗原（图 2-5-1-23）。随后，SPIONs 添加特异性单克隆抗体，用于体内标记和跟踪胚胎干细胞。已经建立了许多方法，例如简单孵育、转染（磁转染）、MEP 和磁吸孔，以将 SPIONs 引入靶干细胞中。磁性标记的效率取决于 SPIONs 的大小，细胞膜性质以及感兴趣的细胞的大小。在大多数方法中，SPIONs 孵育细胞悬液是标记细胞最简单的策略。然而，对于自我摄取不足的细胞，已经设计了其他方法。例如，在病毒衣壳掺入中，病毒包膜包封 SPIONs 并在感染后将 NPs 转运到细胞内。在抗体介导的摄取中，SPIONs 共价连接到抗体，随后可以将复合物靶向所需的细胞。由于病毒衣壳元件和抗体附着的使用较为棘手，应视情况进行优化，已经建立了诸如聚阳离子涂层的替代方法以覆盖带负电荷的 SPION，并促进它们与阴离子细胞膜的相互作用，最终增加 NP 吸收。例如，已经显示磁性树枝状聚合物在非特异性膜吸附后有效地内化于人神经细胞（NSCs）和 MSC 中。

　　目前，聚阳离子转染剂在干细胞标记中应用广泛，并且其中一些可以通过商业生产获得。Hinds 等人使用微米级氧化铁磁性圆锥花序标记了造血 CD34$^+$ 细胞和 MSCs（图 2-5-1-24）。该方法在对靶

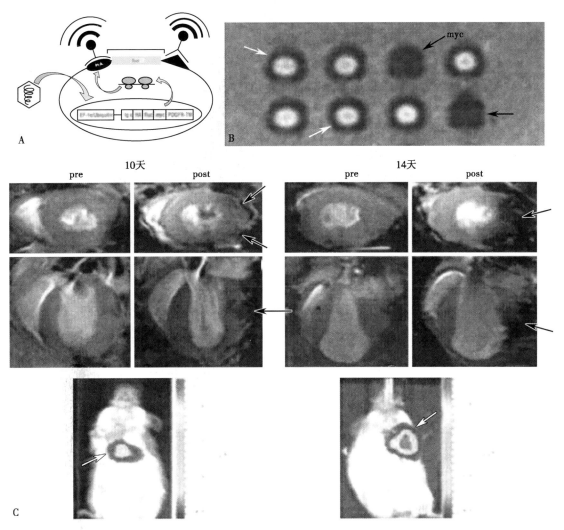

图 2-5-1-23　MR 报告基因成像

A. HA-luc-myc 在人胚胎干细胞（hESC）的细胞膜上表达，HA 和 myc 是微珠产生 MRI 信号的分子靶标；B. myc- 和 HA- 微珠标记后的红参 RG-hESC（黑箭）和 hESC（白箭）；C. 在第 10 天和第 14 天静脉内施用微珠后小鼠心肌中 RG-hESC 的在体 MRI。通过阳性生物发光成像（BLI）验证了体内 RGMRI 信号的可靠性

生物细胞的生物活性，集落形成能力和分化能力没有影响的前提下以单细胞分辨率追踪细胞。磁转染的一大缺点是 SPION 内化所需的培养时间相对较长。对于许多骨髓单核干细胞试验受限明显。

由于包衣剂中的一些尚未被批准用于临床，因此有研究小组已尝试设计用于增强 NP 摄取的无转染剂系统。例如，Mailander 等人已经测试了使用两种不添加转染剂的 Resovist® 和 Feridex®SPION 配方用于标记人类 MSC 和 HeLa 细胞。两种测试细胞系内化的 Resovist® 均高于后一种药物。在该方案中达到的细胞内铁量与 SPION 加入转染剂的情况相当。此外，该方案中不存在转染剂有助于通过管理机构批准标记技术。以类似的方式，超声在细胞膜中产生瞬时非特异性干扰并促进 NP 内化。

此外，必须根据具体情况针对每种细胞类型优化标记实验的参数。显然在临床应用之前，验证每

种细胞类型的标记程序的效率是重要的，还应包括洗涤步骤以除去任何细胞碎片并除去过量的 NP，以及进行若干验证实验以确认标记干细胞的活力和保真度。图 2-5-1-25 描述了用于标记干细胞的总体方案和使用 MRI 的典型干细胞追踪实验。

**（四）SPIONs 在干细胞追踪中的应用——动物研究**

干细胞疗法有望用于治疗多种心血管疾病，包括心肌梗死（myocardial infarction，MI），外周动脉闭塞性疾病或心脏瓣膜功能障碍。干细胞在靶区域中的保留增殖具有恢复受损组织活性的潜力。心脏成像已经在临床环境中建立，并且是研究梗死区域的大小以及执行介入手术的有价值的工具。同样，用于追踪干细胞疗法的无创成像技术的出现将为治疗心血管疾病提供前所未有的工具（图 2-5-1-26）。

对于检测移植到靶器官后标记细胞，Arai 等人

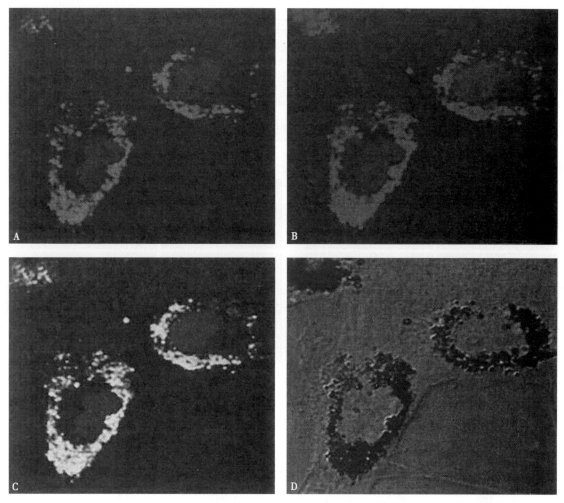

图 2-5-1-24　用 10μl/ml 氧化铁荧光微粒标记的猪 MSC 的共聚焦荧光显微镜图像（×100）
A. 珠子的绿色荧光；B. 来自内体标记物 CM-Dil（3',3'- 二十八烷基 -5-5'- 二（4- 磺基苯基）氧杂羰花青，钠盐）
的红色荧光；C. 2 种颜色的共定位限制了微粒的内体摄取；D. Nomarski 光学显示细胞的轮廓以及核周细胞器
中铁颗粒的聚集

使用非共振技术产生的阳性对比，提供定量的可靠信息。具有稳态自由进动（FLAPS）的快速低角度正对比度和具有交替重复时间 SSFP（PARTS）的正对比度也是正对比度 MRI 技术之一。尽管通过选择性激发和 / 或重新聚焦非共振自旋可以有效地跟踪 SPION 标记的细胞，但是这些方法中通常使用自旋回波采集和 / 或射频脉冲，导致长扫描时间和高比吸收率，限制了这些技术的适用性。具有共振水抑制（IRON）（图 2-5-1-27）的反转恢复是另一种正对比成像技术，可以在现有平台上使用，无需特殊的脉冲编程或图像后处理，但需要解剖学参考图像与来自标记细胞的易感性伪像匹配。Dahnke 等人设计了一种后处理方法，用于从常规梯度回波的磁化率梯度图中获得 SPION 标记细胞的正对比图像。使用傅立叶变换扫描成像（SWIFT）是一种新开发的技术，用于跟踪大鼠心脏中 SPION 标记的干细胞。

该技术非常适合于对 $T_2^*$ 弛豫时间非常短的氧化铁纳米粒子进行成像，因为在这种技术中，射频激发和信号采集之间的时间非常短。虽然该技术在幅度图像和正对比度图像上产生解剖细节，但是这种序列不能在目前可用的商用 MRI 扫描机上实现。

**（五）磁性标记对干细胞的影响**

制备标记干细胞的整个过程可能对功能干细胞的生存力和分化能力产生影响。尽管 SPION 通常被认为具有广泛的安全范围和可接受的生物相容性，但使用标记干细胞进行的研究应考虑研究细胞标记对表型和基因型变化的潜在不利影响。总的来说，标签程序已经设定了几个标准：①标签技术必须是可重复的；②细胞必须保留其 viabili 在这个过程中；③细胞表型不得因标记而发生任何变化；④标记后干细胞的分化能力应与未标记的细胞相同；⑤最终产品中不应含有毒素。各种研究评估了 SPIONs 在不同干细胞类别中的细胞毒性，包括人类 MSCs，小鼠胚胎干细胞和 NSCs。这些研究发

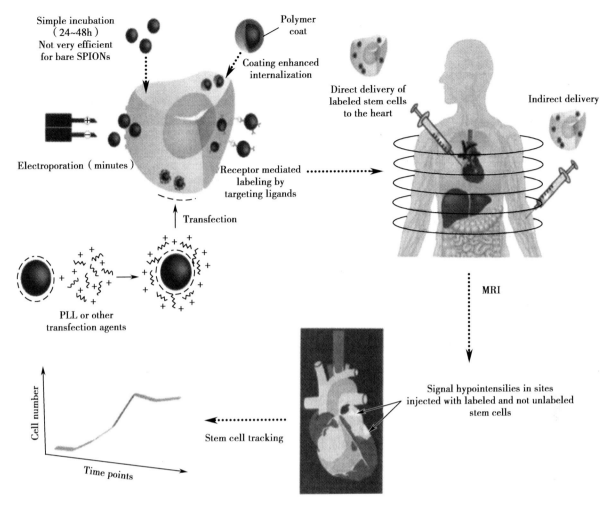

**图 2-5-1-25　标记干细胞用于心脏病变的在体 MRI 示踪策略**

与其他技术相比，电穿孔和超声技术的优点在于干细胞标记跳过孵育步骤。这不仅缩短了协议的长度，还消除了处理敏感单元（如主单元）时的一些问题。然而，膜破坏的方法导致细胞活力可能会显著降低。Simple incubation（24~48h）Not very efficient for bare SPIONS：简单孵化（24~48h）对于裸露的 SPIONs 效率不高；Polymer coat：聚合物涂层；Electroporation：电穿孔；Coating enhanced internalization：涂层增强的内在化；Receptor mediated labeling by targeting ligands：通过靶向配体介导的受体标记；Direct delivery of labeled stem cells to the heart：将标记的干细胞直接传递至心脏；Indirect delivery：间接运送；Stem cell tracking：干细胞追踪；Signal hypointensilies in sites injected with labeled and not unlabeled stem cells：注射了标记的和未标记的干细胞的部位信号低强度

现对细胞活力、生长或分化没有影响。大多数已发表的关于使用 Feridex 标记干细胞的研究表明在目前使用的孵化时间内对干细胞没有任何不利影响。在 Kedziorek 等研究中，使用微阵列和定量 PCR（qPCR）的基因表达谱仅在一小组基因中检测到一些早期的微小差异表达，其在标记程序后 1 周大部分恢复到正常水平。总之，干细胞的正常细胞功能必须在标记后进行验证。例如，为确认 SPION 标记对 BMSCs 的干性无影响，Balakumaran 等测试了标记 BMSCs 在体内免疫受损小鼠中的集落形成测定、CD146 表达、基因表达谱及骨和骨髓支持性基质形成方面的能力。例如，Suzuki 等人比较了体外转染 PLL，转化硫酸鱼精蛋白和电穿孔对小鼠胚胎干细胞的生物学效应。该研究涉及测试几种标准，包

括细胞活力、细胞凋亡、增殖和氧化铁标记的小鼠 ESC 的心脏分化。PPL 和硫酸鱼精蛋白方法的活力和增殖是相同的；然而，电穿孔后细胞活力立即下降。总体而言，硫酸鱼精蛋白验证了最大的 MRI 信号去相区域，在 SPION 摄取方面优于其他方法，在测试的方法中，电穿孔降低了小鼠 ESC 的心脏分化能力，这在分子和细胞水平上都得到了评估。

**（六）SPIONs 的限制**

因为干细胞或祖细胞不是细胞分化的细胞并且不会增殖，随着 MR 信号衰减，子细胞中氧化铁标记的稀释阻碍了长期跟踪。在具有快速更新的细胞的情况下，效果更加突出。此外，干细胞的不对称分裂可导致子细胞内标记分布不均匀。不对称分裂是一种特征，它使干细胞能够用于维持适当数量的

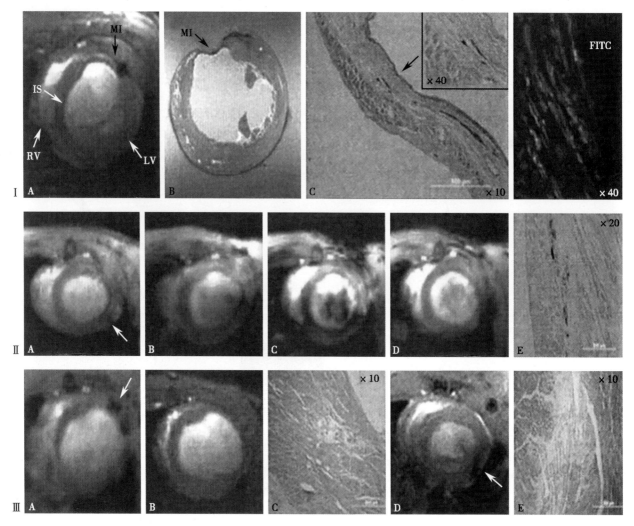

图 2-5-1-26  MR 追踪干细胞在心肌中行为

（ⅠA）细胞移植后 2 天，心肌中标记细胞的 MR 图像和细胞移植后 6 周心脏。（ⅠB）离体 MR 显微镜图像。（ⅠC）普鲁士蓝染色显示标记细胞的存在，而荧光显微镜检测 FITC 标记。（ⅡA～D）在施用大鼠 BMSC 后第 8 天和第 3，4 和 6 周的 MR 图像。用箭头指示对应于标记的大鼠 BMSC 的低信号区域，并且随着时间逐渐衰减。（ⅡE）普鲁士蓝染色。（ⅢA、B）大鼠 BMSC 8 天（ⅢA）和 6 周（ⅢB）的 MR 图像。（ⅢC）普鲁士蓝染色。（ⅢD）大鼠 BMSC 和（ⅢE）死后普鲁士蓝染色后 8 天假手术大鼠的 MR 图像。LV，左心室；IS，室间隔；RV，右心室

后代，这可能是再生所需的固有适应。因此，在标记干细胞的不对称分裂期间，由于标记的快速稀释，一些子细胞便不可检测。该问题还使 SPION 标记细胞的数量的量化变得复杂。由于 MRI 是间接技术，通过测量细胞内包含的 SPION 的总浓度（而不是直接测量实际细胞数），稀释和不对称分裂都会影响 MRI 的结果。另一个缺点是来自 SPIONs 的信号忽略了细胞活力，即 MRI 不能区分细胞是否存活。组织中 SPION 的持续存在以及巨噬细胞吞噬也会产生假阳性 MRI 信号。此外，被巨噬细胞吞噬的铁可能在贴标签干细胞的第 1 周时产生假阳性结果。在另一项研究中，作者在缺血性损伤后将 SPION 标记的 MSCs 直接注射到免疫功能正常的 Sprague-Dawley 大鼠心脏。注射后 4 周，在 MSC 中未检测到 SPION，但它们存在于心脏巨噬细胞中。含铁血

黄素的巨噬细胞通常存在于梗死的心肌中，因此不能区分含铁血黄素和 SPION 标记的细胞的低信号。总的来说，这些并发症可能使 NP 的长期跟踪非常具有挑战性，如图 2-5-1-28 所示。

首先，无效标记或将标记的干细胞递送至靶区域会破坏干细胞追踪。其次，干细胞的体内增殖导致子细胞之间 SPION 标记的稀释、MRI 信号的衰减并阻碍长期跟踪。第三，由于 SPION 标记的快速稀释，通过标记干细胞的不对称分裂，一些子细胞几乎检测不到。最后，如果移植的细胞死亡，SPIONs 可能被该区域的心脏巨噬细胞吞噬，因此，错误的 MRI 信号可能会持续存在。避免这个问题并延长成像窗口的一种策略是在细胞内减少一次 SPION 的代谢率。这可以通过用磷脂涂覆 SPION 核心来实现。内化后，磷脂层将保护 SPION 免于内体降

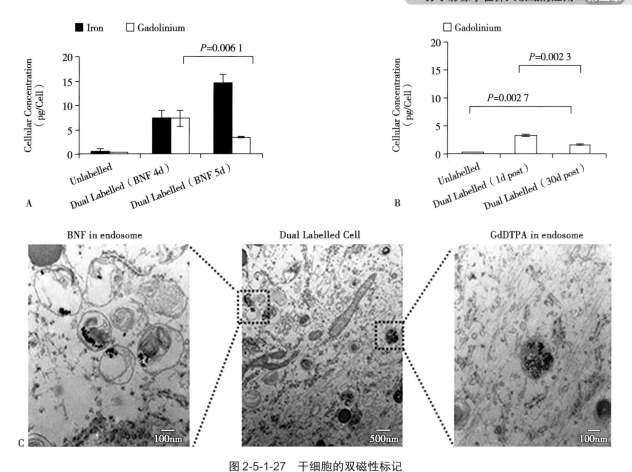

图 2-5-1-27　干细胞的双磁性标记

A. 双磁标记干细胞 24 小时后细胞中铁和钆的浓度。结果表明，BNF 纳米颗粒的细胞摄取确实影响了细胞对 Gd-DTPA 的摄取（$n=3$, $p=0.0061$）；B. 双磁性标记细胞 30 天后的 ICP-MS 分析结果表明细胞中存在钆离子（$n=3$; $p=0.0027$）；C. TEM 图像显示 BNF 纳米颗粒和 Gd-DTPA 在双磁性标记细胞中的分布。Iron：铁；Gadolinium：钆；Cellular Concentration：细胞浓度；Unlabelled：未标记；Dual Labelled：双标记；BNF in endosome：内体中的 BNF；Dual Labelled Cell：双标记细胞；GdDTPA in endosome：内体中的 GdDTPA

解。Soenen 等使用这种策略可以获得 MRI 信号至少 1 个月。如上所述，用酶和耐酸物质涂覆可有助于延长跟踪时间。为了克服 NPs 作为标记试剂的局限性，一项创新研究证明铁蛋白在 MRI 中用于跟踪体内干细胞的潜力。在该研究中，使用慢病毒载体用人铁蛋白重链（hFTH）转染猪心脏干/祖细胞。在大鼠中诱导 MI 后，通过心脏途径在边界区注射 hFTH 转导的细胞。含铁组织只能在用 hFTH 转导细胞治疗的心脏中检测到，而不能在非转导细胞中检测到。信号可在梗死后 1 周检测到并持续超过 4 周。在治疗的动物中，心室功能和梗死面积减少了 36%。使用普鲁士蓝染色验证了分化的含铁猪细胞的存在，因此，该方法可用于体内干细胞而不改变其功能或分化。有证据表明，报告基因方法优于 SPION 标记监测细胞活力，如 GFP 和萤光素酶已被用于评估移植后干细胞的活力和跟踪。而 SPION 标记干细胞是通过 MRI 高分辨率检测细胞定位更好的方法。研究表明，荧光素报告基因和 Feridex

（SPION）均被作为细胞标志物，分别通过生物发光成像和 MRI 监测心肌内移植后的心肌细胞存活率在不同方法中。纵向细胞活力监测给出了不同的结果。生物发光成像的细胞存活半衰期为 2.65 天，而 MRI 获得的半衰期为 16.8 天。这些数据证实，生物发光成像对于评估移植后干细胞的存活率更为可靠。影响干细胞治疗 MI 的功效的一个突破点是梗死组织可能无法支持移植干细胞的存活和增殖。此外，已有研究使用双重标记萤光素酶和 SPIONs 的小鼠胚胎干细胞的多模态成像，以监测注入细胞到 MI 的不同区域（即梗死内，梗死周围和正常区域）后的细胞定位、活力和心脏修复潜能（远程）。虽然 MRI 可以精确跟踪细胞，但生物发光成像通过检测萤光素酶活性来分析细胞活力。此外，通过 MRI 和压力-体积循环分析监测心脏活动。远程注射的细胞显示出比移植到梗死内和周围区域的两组有显著更高的活力。有研究证实，将从 L2G85 转基因小鼠中分离并鉴定了驻留萤火虫萤光素酶和表达 GFP

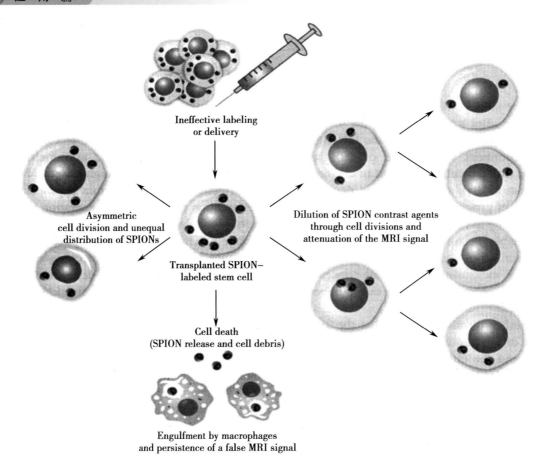

图 2-5-1-28　MRI 跟踪体内干细胞的挑战和问题

Transplanted SPION-labeled stem cell: 移植 SPION 标记的干细胞; Ineffective labeling or delivery: 无效的标记和传递; Asymmetric cell division and unequal distribution of SPIONs: SPIONs 的细胞分裂不对称和分布不均; Cell death (SPION release and cell debris): 细胞死亡（SPION 释放和细胞碎片）; Dilution of SPION contrast agents through cell divisions and attenuation of the MRI signal: 通过细胞分裂和 MRI 信号衰减稀释 SPION 造影剂

的心脏干细胞（cardiac stem cell，CSC）注射到同基因 FVB（Friend 白血病病毒 B 株）小鼠的心脏中，CSC 在 8 周后表现出较差的存活率。此外，超声心动图、有创血流动力学压力 - 体积分析、PET 和 MRI 无法确定动物之间心肌收缩力和活力的任何显著差异。监测移植后干细胞的生存能力是临床试验中干细胞治疗成功的基础，干细胞经历分化和产生各种成熟细胞类型的能力可用于帮助干细胞再生。已经计划了几种不同类别的人体干细胞的临床试验，以证明它们在治疗各种人类病症中的功效。在心血管疾病领域，用于治疗心肌梗死、外周动脉闭塞性疾病或心脏瓣膜功能障碍。因此，研究人员一直在寻求体内成像技术来监测靶器官移植后干细胞的定位、植入和增殖。在多种成像技术中，MRI 为干细胞追踪提供了全面的分析。此外，对于体内标记干细胞追踪，SPION 作为对比剂，在磁性行为和合成参数得到最佳性质。对细胞活力、功能和行为没有影响方面，设计有效的标记方法以实现更高的 NP 摄取已经取得了很大进展。尽管该领域取得了很大

进展，但仍有许多挑战需要克服，包括长期跟踪期和增加细胞内 SPION 的稳定性以防止稀释和 MRI 对比度的损失等问题同样，初步研究必须评估这些细胞疗法的安全性，以及临床试验评估其疗效。

## 四、神经系统细胞移植治疗与细胞示踪成像

随着再生医学和干细胞生物学领域的巨大进步，新治疗细胞的鉴定以及关于干细胞在各种神经疾病中的治疗效用的扩展，神经系统细胞移植治疗与细胞示踪成像已转化为临床应用。然而，必须强调的是，如果没有非侵入性地监测移植细胞并检测患者的细胞状态，细胞疗法的解释和优化将是极其困难的。因此，细胞成像工具的研究十分重要，适用于监测移植细胞及其生物分布、迁移和功能整合。在诸多细胞成像方式中，MRI 是迄今为止最常用的。在本章中，我们描述了 MRI 细胞追踪的各个方面，包括可用的对比剂、报告基因，以及每种特定成像技术相关的优势和挑战，并将提供 MRI 细胞跟踪

在神经领域与动物模型以及首先应用的实例开创性的临床试验。

干细胞疗法最重要的是确保细胞移植手术的安全性和有效性。由于中枢神经系统的复杂性，细胞的神经障碍治疗的安全性方面具有更重要的意义。此外，细胞移植的治疗结果高度依赖于移植细胞的适当生物分布、存活、增殖和迁移，而这些参数需要仔细优化。现在已充分认识到，使用新型细胞成像技术可以帮助实现这些目标。连续成像有助于确定最佳细胞给药途径，并监测细胞状态而无需活组织检查，但这在大脑中是不切实际的并且有严重的副作用（例如，颅内出血，癫痫发作或脑卒中）。成像模式可用于可视化移植的预标记细胞，如荧光或生物发光成像、PET、SPECT、CT 和 MRI。由于有限的组织穿透，荧光和生物发光仅用于小动物成像的临床前环境中。PET 和 SPECT 的缺点是对放射性的依赖性和半衰期非常短的探针。MRI 是一种相对昂贵的成像技术，但具有高分辨率成像能力，三维（3D）成像，无辐射，非侵入性以及全身成像等优势使其成为许多适应证的首选成像方式。实际上，MRI 已成功用于干细胞追踪，包括广泛用于临床前研究，最近也用于临床试验。

虽然 MRI 细胞追踪提供了有关移植细胞的独特而重要的信息，但在这个发展阶段，因为某些特定疾病过程的典型过程可能会对其可靠性产生负面影响，因此通过成像获得的信息了解疾病系统的具体情况至关重要。通过组织学分析验证每个应用的临床前细胞追踪结果是明智的，不仅要揭示细胞状态的信息，还要评估可能干扰成像的过程，包括局部炎症、排斥过程或出血。现在已经验证了各种细胞 MRI 对比机制和几种对比剂，并且有效地用于细胞追踪，提供了各种优缺点。选择细胞成像策略时应仔细考虑这些独特的功能，本部分将对这些功能进行讨论。

（一）细胞标记技术

尽管已经尝试鉴定细胞检测的特异性内源性对比，以获得关于移植细胞的特异性和可靠信息，但目前需要使用对比剂或报告基因特异性标记细胞。这在移植后很长时间内识别动物或特定器官中的移植细胞中提供了必要的对比，可以用分子对比剂或通过特异性报道基因的转导或转染工程化靶细胞来实现（图 2-5-1-29）。

用于干细胞成像的细胞标记策略和检测器。对于直接标记，细胞与成像探针一起孵育，通过转运蛋白内吞作用（即 SPIONs，QDs，AuNPs）和微泡，或被动扩散摄取进入细胞（即 $^{18}$F-FDG，$^{18}$F-FESP 和 $^{18}$F-FHBG）。在报告基因成像（蓝色）中，用报道基因构建体转染或转导细胞。在启动子控制下转录反

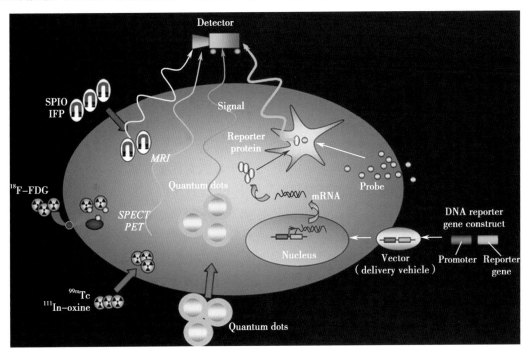

图 2-5-1-29 干细胞在体无创示踪成像的示意图

4 种不同的技术包括磁性粒子标记，放射性核素标记，量子点标记和报告基因标记。前 3 种技术被认为是物理标记，而最后的技术被认为是遗传标记。SPIO：超顺磁性氧化铁；IFP：铁荧光颗粒；Detector：探测器；DNA reporter gene construct：DNA 报告基因构建体；Quantum dots：量子点；Promoter：启动子；Probe：探针；Nucleus：细胞核；Reporter gene：报告基因；Delivery vehicle：投递载体；Vector：向量

应基因,然后翻译其 mRNA,导致不同报告蛋白的积累,如受体(即 DZR),酶 / 蛋白质(HSVtk,FLuc,RLuc,GFP 和 RFP)和转运蛋白(NIS)。引入报告基因探针(即 $^{18}$F-FESP,D- 荧光素,腔肠素)导致信号产生。通过诸如 PET,MRI,CT,超声,FLI,BLI 和 SPECT 的成像系统检测标记的细胞。报告基因的利用具有许多优点;然而,与对比剂相比,灵敏度要低得多。另一个问题是基因组修饰的需要和改变基因功能的风险。迄今为止,最常用的细胞示踪剂是 SPION,然而,新型的促进热点成像的药剂,如 NF 乳剂正在成为一种有吸引力的选择。通过充分选择 MR 对比机制和可用的对比剂,应在对靶细胞进行一系列验证测试后选择最佳方案,包括评估直接毒性和对目标细胞特定功能方面的影响(分化),营养因子或神经递质等的产生。在移植和成像之前,必须用对比剂适当地标记靶细胞。多年来,已经开发了不同的技术来标记用于 MRI 的细胞吞噬,细胞天然能够通过内吞作用使颗粒内化,如用 SPIO 体内标记肝巨噬细胞(库普弗细胞),或用注射的超小顺磁性氧化铁纳米颗粒标记淋巴结中的吞噬细胞(USPION)。基于这些特定细胞类型的吞噬活性,用 SPION 或 USPION 进行简单的体外孵育足以使对比剂内化。即使是非吞噬细胞,如 MSCs,也可在孵育 2~3 天后将磁性药物内化到非特异性内吞途径。显然,对于非吞噬细胞,对比剂的摄取取决于磁性剂和培养细胞的相对浓度,纳米粒子的大小、培养时间和涂层类型。与 MSCs 和成纤维细胞的数据一致,即使对于神经祖细胞,与 SPIONs(Feridex®)孵育两天也可以使细胞标记率几乎达到 100%。但是,在敏感细胞的情况下,广泛的标记时间可能导致细胞死亡或过度毒性。为了缩短孵育时间并提高标记效率,可以通过与转染剂的复合来增强氧化铁纳米颗粒的细胞内化。用市售的转染试剂或氯化钙进行转染是公认的分子生物学方法,通过该方法将核酸(例如 DNA,RNA)转移到细胞中。基于该方法,SPION 和转染剂在孵育期间形成带正电荷的复合物。新形成的转染复合物可被带负电的细胞膜吸收并引发内吞作用。与络合方法一致,通过使用带负电荷的分子可以实现改进的磁标记,如树枝状大分子。对于干细胞的临床应用,需要解决的一个问题涉及由于与对比剂长期孵育导致的潜在毒性微环境,导致氧化应激,诱导细胞凋亡或改变分化。最小化孵育时间的一种技术是电穿孔,通过短暂的电脉冲,细胞膜可逆地穿孔,大分子或颗粒可以进入

细胞。用于细胞内标记的 MEP 已成功用于干细胞和神经胶质瘤的成像。为了通过建立细胞培养物改变移植微环境的机会,通过电穿孔进行细胞内标记是选择用于标记原代干细胞的方法。

## (二)对比剂

用于 MRI 细胞追踪的对比剂是氧化铁纳米粒,氟化合物,钆螯合物,氧化锰和化学交换饱和转移(CEST)剂。

**1. 氧化铁纳米粒子** 由于缩短了 $T_2$ 弛豫时间,氧化铁纳米粒子已广泛用于临床前研究,具有良好的安全性和强 MRI 对比度。例如,SPION 被安全地内化并持续存在于神经干细胞和胶质细胞限制的祖细胞中。SPION 的主要化合物是磁性氧化铁核心和保护性生物相容性涂层,为粒子修饰和治疗支持提供了进一步的可能性。此类修饰的实例包括受体、酶、小分子、抗体、额外的荧光染料或核酸(图 2-5-1-30)。SPION 的主要优点之一是它们在生物学上是安全的并且实际上被认为在从垂死细胞释放时通过内源性铁再循环途径安全地降解。神经干细胞可以用 SPION 进行大量标记,并且在不影响其增殖能力的情况下保持活力。在许多研究中已经显示了对移植的 SPION 标记细胞进行成像的可行性。然而,使用氧化铁进行细胞标记具有一些缺点,因为它可以与由本地巨噬细胞或小胶质细胞内化的微生物,标记的细胞碎片和氧化铁颗粒混淆,导致低信号 MRI 信号特征缺乏特异性。

**2. 氟 -19($^{19}$F)** 氟($^{19}$F)对比剂具有重要的优点,即它在人体中几乎不存在,可用于几乎没有背景的成像。另一个优点是在相同的成像期间,可以获取和叠加解剖学和 $^{19}$F 图像,以提供定量数据。虽然(SNR)为 $^{18}$F 的信噪比约为每个核的 H 的 89%,但基于氟的对比剂需要非常高密度的 NF 核,类似于组织中的 H 密度。这是通过从 $^1$H 到 $^{19}$F 核的交换合成来自碳氢化合物的氟化合物来实现的。$^{19}$F 具有良好的生物相容性可通过长期使用氟碳化合物作为 X 射线对比剂或作为血液替代品来证明。虽然每种氟碳化合物是一种非常有前景的"热点"MRI 对比剂,但其效用仍受限于该方法的低灵敏度,需要大量细胞用于体内成像(图 2-5-1-31)。

**3. 报告基因** 由于细胞分裂,稀释药剂可导致对比剂标记的成像细胞复杂化。这个问题可以通过使用工程改造来表达报告基因的细胞来解决。报告基因可作为病毒或非病毒载体获得,其被设计为整合到靶细胞的基因组中以进行永久或长期表达。使

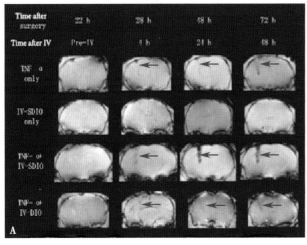

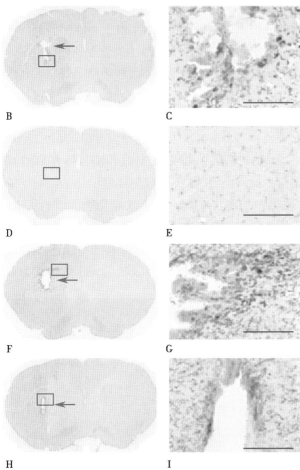

**图 2-5-1-30　基于氧化铁对比剂的脑炎症部位活化小胶质细胞的在体 MRI 可视化**

A. 每行中的 MR 图像表示来自该组中相同动物的不同时间点的 MRI 扫描。其中第二行是仅静脉注射 SDIO。另外三行是接受 TNF-α 脑内注射的动物。从左到右，第 1 列代表 TNF-α 注射后的图像，但在静脉注射造影剂之前，MRI 的其余列表示静脉注射所述造影剂后的时间点（第一行除外，这些动物不是注射造影剂）。红色箭头表示针迹和由造影剂突出显示的区域。B~I. 相应磁共振成像动物脑组织切片的普鲁士蓝和 Iba-1 抗体染色（红色方框内为染色阳性区）。炎症部位的活化小胶质细胞被 Iba-1 抗体染成棕色，而积聚在附近区域的氧化铁纳米颗粒被普鲁士蓝染成蓝色。比例尺代表 200μm

用报告基因技术进行细胞追踪的优点包括与细胞活力相关的分子成像信号产生的特异性，以及细胞分裂后对比的补充。它还提供了有可能使用特定的启动子序列连接报告基因的表达与特定的生物过程，如细胞分化。迄今为止，已经开发了几种不同类别的报告基因，包括增加铁细胞内部积累的蛋白质，如铁蛋白；或人工蛋白质，如富含赖氨酸的蛋白质，CEST 载体。虽然基于增加的铁积累的蛋白质具有归因于氧化铁纳米颗粒的一些缺点，但 CEST 报道分子的信号是高度特异性的。利用这种技术，可以用射频脉冲操纵的磁共振频率选择性地标记和检测报告蛋白。通过这种方法，可以特异性地检测工程细胞并将其与脑中未转染的细胞分离。这些基于报告基因的技术已经成为临床前细胞治疗研究的重要工具，但仍需要进行大量测试以确保安全（图 2-5-1-32）。

**（三）MRI 应用于细胞跟踪的临床前神经学**

MRI 细胞跟踪帮助验证干细胞移植的准确性和效率常用于小型和大型动物的临床前研究。已经表明，使用 SPION 在移植后长达 6 周的细胞迁移、植入和分化方面是有效的。用 SPION（9nm 大小）标记的细胞可以在移植后检测，使用高场扫描仪（17.6T），几乎作为体外单细胞和体内约 100 个细胞。使用较大的微米级氧化铁颗粒（MPIO，1.63pm），可以检测单个细胞。当细胞在移植后迁移或增殖时，有效地导致每个成像体素的对比剂较少，因此检测灵敏度特别重要。有几项成功的纵向细胞 MRI 研究报告能够证明细胞随时间的分布。MR 细胞追踪和基于细胞的治疗应用的一个例子是多发性硬化的动物模型。慢性 EAE 小鼠的另一项纵向研究表明，细胞迁移的距离与疾病的临床严重程度和中小胶质细胞的数量有很好的相关性。在另一项研究中，将磁性树枝状大分子标记的少突胶质细胞祖细胞移植到新生儿。大鼠和 MRI 细胞追踪使体内检测细胞长达 6 周（图 2-5-1-33）。通过高分辨率 MRI 显示，移植到对侧半球的 ESC 衍生的干细胞向卒中病灶迁移。通过荧光显微镜证实了与 MRI 检测到的生物分布相关的广泛迁移行为。当在对侧半球注射钆/罗丹明标记的神经祖细胞时，显示了跨半球迁移的另一个例子，其中细胞浸润了病变的半影。在通过脑池内注射将细胞注入脑脊液后，也可以用 MRI 观察 SPIO 标记的神经干细胞向大鼠模型脑卒中的迁移。MRI 细胞追踪也已被有效地应用于监测细胞向脑肿瘤的运输。随着时间的推移，使用高分辨率 MRI 显示了移植的微球标记神经干细胞逐渐被肿瘤浸润的

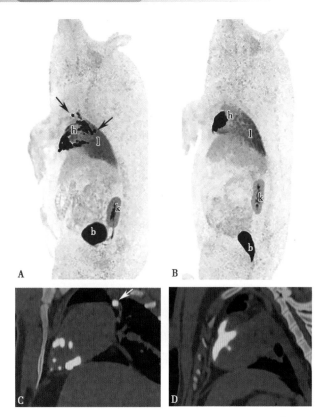

**图 2-5-1-31 猪在 $^{18}$F-FDG 给药后的 PET/CT 图像**

A 和 C 是 PET/CT 图像的冠状面,显示 $^{18}$F-FDG 在动物体内的全身分布。B 和 D 是 PET/CT 图像的矢状面,仅在心脏区域。可以在心肌壁(h)上清楚地观察到 $^{18}$F-FDG 的摄取。此外,膀胱(b)、肾脏(k)和肺(l)中也能清楚地检测到 $^{18}$F-FDG 的摄取。箭头指向的是高 $^{18}$F-FDG 摄取的淋巴结

过程。针对具有播散性或全局病理的疾病的大病变或细胞疗法的靶向需要有效细胞递送策略,其中细胞可以到达中枢神经系统的大部分。一种有吸引力的细胞递送策略是动脉内注射。对于这种方法,监测细胞运输对确保疗效和安全性至关重要。在几种啮齿动物和犬脑卒中模型研究中已经报道了成功应用 MRI 细胞跟踪来监测动脉内注射。

细胞广泛分布在整个右脑半球,直接由右颈内动脉供给的区域普遍存在,前脑动脉和后脑动脉的区域也表现出明显的植入。干细胞在对侧(左)半球中检测到很少的细胞,这表明细胞在到达最终位置之前没有全身循环。虽然通过 MRI 可以在体内检测到移植氧化铁标记的细胞,由于不匹配的脑内神经干细胞同种异体移植物排斥反应等多种因素导致使用这种药剂的长期跟踪。一种策略是使用氟化合物,至少解决了氧化铁的部分缺点。人体中这种元素的含量非常低,可实现无背景成像。在一项临床前研究中,人体神经干细胞用全氟聚醚(PFPE,全氟化碳=PFC)标记,可用 $^{19}$F MRI 检测。体内 MRI 成功检测到移植细胞,并通过免疫组织化学证实了成像结果。尽管 NF 具有优于铁氧化物的一些优点,但是仍然存在未解决的问题以及装载有任何对比剂的细胞成像所固有的明显缺点。这些缺点包括在细胞分裂期间稀释对比剂,以及缺乏关于细胞活力或

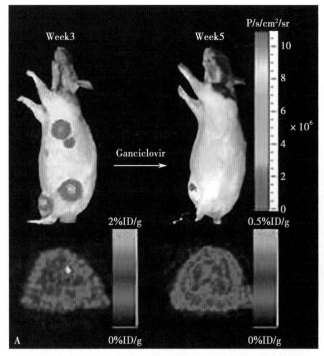

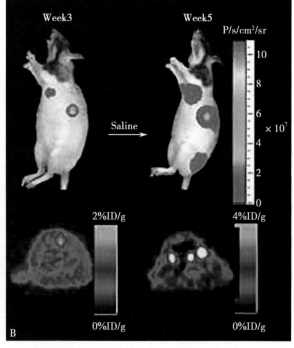

**图 2-5-1-32 HSV ttk 作为 PET 报告基因和自杀基因用于畸胎瘤消融及疗效监测**

向免疫缺陷动物注射稳定表达三重融合报告基因构建体(Fluc-mRFP-HSVttk)的未分化小鼠 ESC。A. 用更昔洛韦(50mg/kg 体重)治疗 2 周的实验组动物代表肿瘤的生物发光和 PET 信号消失,提示肿瘤消融。B. 动物的畸胎瘤在第 3 周形成后,用盐水处理对照组 2 周后,肿瘤进一步进展。Ganciclovir:更昔洛韦;Saline:生理盐水

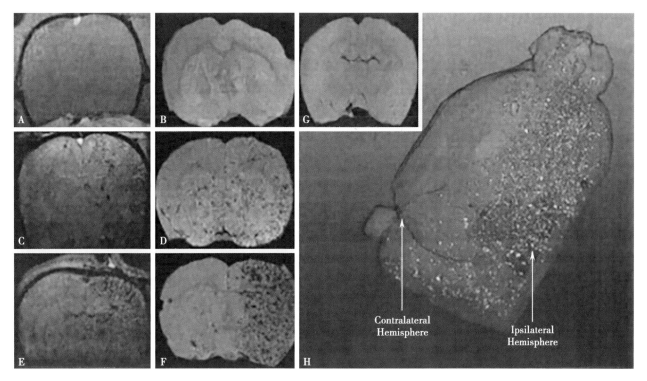

**图 2-5-1-33　MRI 用于活体脑卒中移植干细胞的示踪**

动脉注射（A~F, H）和静脉（G）注射后脑内细胞的 MR 图像。MSCs 在 T$_2^*$ 加权图像上显示为低信号斑点。（A）体内和（B）对应于图中黑线的动物的离体 MR 图像。没有观察到脑移植。在体内（C）和体外（D），可以看到中度脑移植，一些细胞进入另一个半球。体内（E）和离体（F）MR 图像显示大量植入，但细胞分布限于由用于注射的右颈动脉灌注的右半球。（G）静脉注射后无法检测到移植物。（H, E, F）所示实例的脑中细胞分布的三维重建

功能的信息。因此，难以在移植后较长时间内获得关于移植细胞的有价值信息。该问题的理想解决方案是仅在活细胞中产生信号的 MR 报告基因。如前一节所述，该领域有很大的兴趣和进步；然而，与用氧化铁纳米颗粒或氟化物标记的细胞相比，用这些报告基因成像的灵敏度较低。因此，用 MRI 报告基因检测少量移植的神经干细胞仍然具有挑战性。

**（四）MRI 应用于细胞追踪的临床神经学**

在中国上海首次报道了 MRI 细胞追踪在神经系统疾病中的临床应用，该追踪手段主要应用于有两例创伤性脑损伤患者，他们在紧急神经外科手术后从移除的脑碎片中分离出了自体神经干细胞。神经干细胞用 ferumoxides 标记，并在脑损伤区域附近立体定向注射。在特斯拉扫描仪处获得的梯度回波 MR 图像显示随时间的低信号的动态变化，并且这些变化归因于神经干细胞从注射部位到病变的边界区域的运动。低信号可被检测到 7 周时间完全消失时，可能是由于细胞的进一步迁移和分散或细胞增殖将对比剂稀释至不可检测的水平。第二位脑外伤患者在研究中接受未标记的细胞并作为对照，显示没有低信号。该研究表明了在临床环境中细胞检测的可行性；然而，如其他创伤相关病变所示，低信号是由于出血引起的，不能排除。在另一项临床研究中，细胞用磁性颗粒（Dynal 珠）标记，用于标记和分选 CD34$^+$ 骨髓干细胞。10 名慢性脊髓损伤患者接受磁珠标记的骨髓干细胞，6 名作为对照的患者接受无细胞的珠子。所有注射均通过腰椎穿刺进入脊髓。连续 MR 图像显示标记细胞向损伤部位的迁移，并且在仅接受珠子注射的患者中未观察到这种模式。本研究报告没有安全问题，然而，在对照组患者中使用不可生物降解的对比剂存在相当大的伦理问题。最近，另一份报告描述了在用自体脐带血衍生的干细胞治疗的小儿全脑缺血患者中利用 MRI 细胞追踪。用 Feridex 标记细胞并注入侧脑室。纵向 MRI 显示，细胞不是与脑脊液一起循环，而是向后心室角定位（图 2-5-1-34）。移植后长达 33 个月的患者随访显示没有与治疗相关的有害影响，以及适度神经改善的证据。

在过去的二十年中，人们在开发细胞成像工具方面做出了巨大努力，这些努力在一系列成像方法中得到了应用，这些方法适用于检测移植细胞，监测它们的生物分布、迁移和功能整合。在神经病学领域的干细胞的临床前和临床研究以及动物模型以及开创性的临床试验中，MRI 细胞追踪应用普遍。

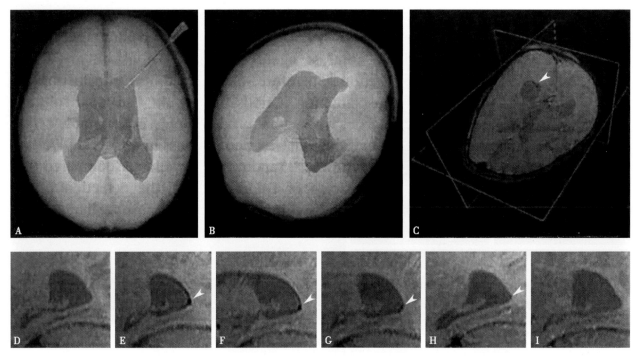

**图 2-5-1-34　在全脑缺血患者脑卒中的 SPION 标记自体脐带血衍生细胞示踪**

A. 在移植后 24 小时获得的 MRI 数据的体积渲染半自动分割基于像素强度,显示心室系统的投影和来自枕骨角内的移植细胞的 SPION 信号的分布。右心室。注意头部的仰卧配置,对应于手术期间的定位。通过额角进行细胞移植的途径和轨迹由针表示。B. P0stero 患者头部的俯视图,强调了移植到枕骨内的自体脐带血衍生细胞的低信号 SPION 信号的位置。C. $T_2^*$ 加权图像,具有正交视图,以枕角(白箭)中的细胞 SPION 信号为中心。D~I. 矢状 $T_2^*$ 加权 MRI 扫描显示 SPION 信号在枕角内的纵向分散(白箭);移植前;(E)移植后 24 小时(PT);(F)7 天 PT;(G)2 个月 PT;(H)4 个月 PT;(I)33 个月 PT 结论基于干细胞的中枢神经系统疾病治疗是一种有吸引力的方法,并且通常是唯一可行的治疗选择

## 五、内皮祖细胞移植治疗动脉粥样硬化

动脉粥样硬化性心血管疾病的主要特征是患者弥漫性大中动脉的存在多个动脉粥样硬化病变或斑块,常涉及脂质代谢异常。基于手术的动脉旁路移植术和经皮转移干预术是目前可用于降低动脉粥样硬化性心血管疾病引起的心肌梗死和脑卒中风险的方法。然而,这些方法有其缺点。手术移植是一种侵入性方法,而经皮经动脉介入仅提供有限数量的动脉粥样硬化动脉节段的局部治疗。干细胞疗法是现代医学的前沿,在治疗动脉粥样硬化和动脉损伤方面具有三大显著优势:①干细胞可自动迁移至动脉粥样硬化或受损 / 破裂的病变;②严厉细胞可以分化为成熟细胞进行修复;③干细胞可以转运纳米级药物或治疗剂用于斑块靶向成像或治疗。最近的研究表明,干细胞可以分化为脉管系统的平滑肌细胞(smooth muscle cells,SMC)和内皮细胞(endothe-lial cells,EC),此外,动脉粥样硬化病变和受损动脉可以募集循环干细胞。干细胞疗法的临床应用需要能够在体内监测移植细胞向靶标的迁移和组织生物分布的方法。细胞 MRI 技术的发展极大地促进了

干细胞在血管疾病中的应用。这些新的 MRI 技术可以通过 MRI 检测对比剂标记干细胞,例如 SPIO剂。一旦它们被磁性标记,干细胞可以特异性地将MR 对比剂携带到受损动脉或动脉粥样硬化病变中,用于这些靶标的特定细胞 MRI(图 2-5-1-35)。

### (一)干细胞修复受损动脉的 MRI

动脉损伤导致 SMC 的增殖和新内膜增生,是血管成形术 / 支架内再狭窄的关键原因。评估干细胞成功迁移至新内膜增生的传统方法依赖于从侵入性方法(例如手术、活组织检查或尸检)获得的组织染色。对于基础科学和临床实践,必须开发非侵入性成像方法来监测干细胞向靶血管的运输。一些作者报道了他们对这种发展的尝试(图 2-5-1-36、图 2-5-1-37)。

在他们的研究中,首先用亚致死剂量照射受体小鼠以破坏骨髓。然后,来自表达 β- 半乳糖苷酶(LacZ)的转基因供体小鼠的骨髓的干 / 祖细胞用Feridex 标记其后系统地使用 SPIO 纳米颗粒对比剂于受体小鼠。每只受体小鼠的单侧股动脉用袖带收缩方法或内皮损伤方法造成机械损伤,而对侧股动脉作为对照(未受伤)。使用 4.7T MR 扫描仪进行迁移的 Feridex/LacZ 标记的干细胞到损伤动脉部位

的体内可视化,其在受损动脉部位检测到大片的低信号区域,而在该受损动脉的位置未检测到这种信号变化(图2-5-1-38)。随后的组织化学染色证实受损动脉壁中存在LacZ/Feridex阳性细胞。这种细胞MRI技术可以在体内跟踪移植的干/祖细胞。

上述MRI技术基于同种异体移植,保护移植的干细胞免于免疫排斥需要辐射以破坏受体的免疫系统,这在人类未来的临床实践中受限。为了避免免疫排斥或免疫抑制并缓解同种异体移植的副作用,科学家随后开发了新的细胞成像技术,即自体移植的干/祖细胞的MRI(图2-5-1-39)。近人类大小的动物猪在解剖学、生理学、疾病发生机理等方面与人极其相似,是人类异种移植的首选供体,多用于

干/祖细胞自体移植的研究。单侧髂股动脉通过拉动过度的Fogarty球囊或撞击切割球囊而损伤动脉内膜。在血管内膜损伤后一天,Feridex和荧光细胞膜染料PKH26用于共同标记骨髓来源的干/祖细胞,这些细胞是从髂股动脉损伤的同一猪中获取的。然后将这些Feridex/PKH26标记的自体细胞静脉内给予同一只猪。在细胞移植3周后,进行临床3T MRI以检测Feridex/PKH26标记的细胞迁移至受损的髂股动脉。由于Feridex标记的细胞成功迁移到自体移植的猪的受损动脉壁,MRI检测到低信号区域在移植了未标记的干/祖细胞的对照猪中未见。随后的组织学证实磁性标记的细胞迁移到受损的动脉,这与MRI的结果相符(图2-5-1-40)。这些研究

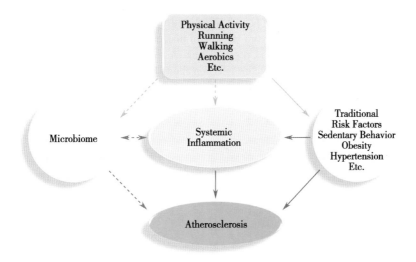

图2-5-1-35 视觉摘要

动脉粥样硬化是一种由全身性炎症调节的炎性疾病。通过直接调节全身性炎症,以及通过引起炎症的行为和环境因素(如久坐行为,肥胖,高血压和微生物组),身体活动可以产生有益效果(绿箭)。这些风险因素导致有害影响(红箭)并促进动脉粥样硬化的发展。微生物组对动脉粥样硬化形成的影响是一个新兴领域,物理活动如何调节微生物组的机制尚不完全清楚。炎症也可以调节微生物组。Physical Activity:物理活动;Systemic Inflammation:全身性炎症;Microbiome:微生物组;Traditional Risk Factors:传统危险因素;Atherosclerosis:动脉粥样硬化;Sedentary Behavior:久坐行为;Obesity:肥胖;Hypertension:高血压

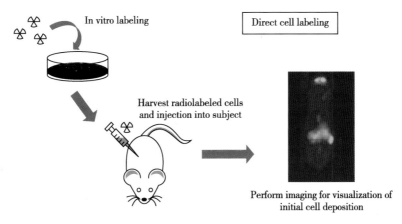

图2-5-1-36 直接细胞标记的过程示意图

在体外通过孵育,收获细胞,用造影剂标记细胞,并注射到受试者中。In vitro labeling:体外标记;Direct cell labeling:直接细胞标记;Perform imaging for visualization of initial cell deposition:对初始细胞沉积进行可视化成像;Harvest radiolabeled cells and injection into subject:采集放射性标记的细胞并注入受试者

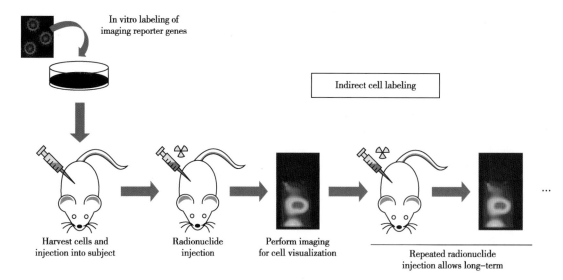

**图 2-5-1-37　间接细胞标记的步骤示意图**

首先,在宿主细胞中体外诱导成像报告基因表达。收获报告基因表达细胞并注射到受试者体内。在下一步骤中,注射相应的放射性示踪剂并且可以进行成像以确定细胞的定位。重复注射放射性示踪剂可以重复成像,从而可以对移植细胞进行长期可视化。Indirect cell labeling:间接细胞标记;In vitro labeling of imaging reporter genes:成像报告基因的体外标记;Harvest cells and injection into subject:收集细胞并注入受试者;Radionuclide injection:放射性核素注射;Perform imaging for cell visualization:进行细胞可视化成像;Repeated radionuclide injection allows long-term:反复注射放射性核素可长期可视化

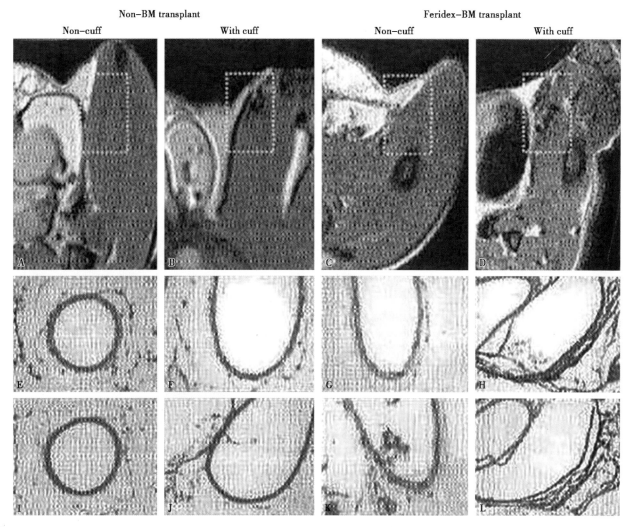

**图 2-5-1-38　用于血管壁损伤的干细胞在体 MRI 示踪**

A、B. 未行标记干细胞移植的血管壁损伤前后的 MRI 及相应的组织学染色;C、D. 行标记干细胞移植的血管壁损伤前后的 MRI 及相应的组织学染色。E-H:普鲁士蓝的铁的组织化学染色;I-L:LacZ 和 X-gal 的组织化学染色;Non-BM transplant:非 BM 移植;Feridex-BM Transplant:Feridex-BM 移植

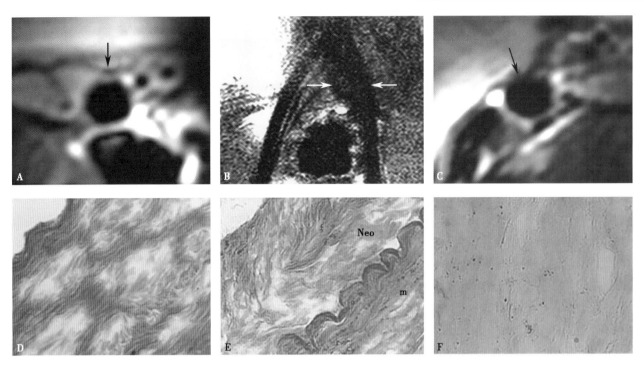

图 2-5-1-39　猪 BM 细胞自体移植用于血管壁损伤的 MRI 示踪及相应的组织学染色

B. 3.0T 的近冠状视图，$T_2$ 加权 MRI 显示由于 Feridex 标记的 BM 细胞向受损的左髂股动脉的迁移，沿左髂股动脉的信号低或信号无效（箭之间）。C. 静脉 3.0T MRI 的轴视图显示受伤的左髂股动脉前壁消失（箭）。通过组织学证实，显示 Feridex 阳性细胞为具有普鲁士蓝染色的蓝色斑点。F. 这些 MRI 和组织学检查结果未见于未受损的右髂股动脉或未行细胞移植的受损动脉（A、B- 右髂股动脉）。Neo＝neointima hyperplasia

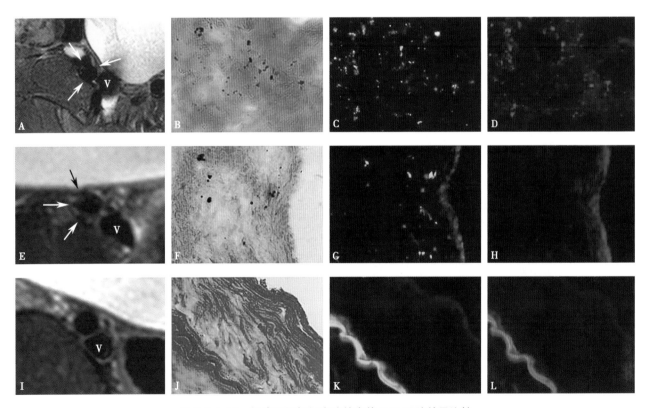

图 2-5-1-40　细胞不同标记方法的在体 MRI 示踪效果比较

A～D. 具有 Feridex/PKH26 双标记细胞移植的动物组 1，显示髂股动脉壁的 MR 信号无效（A 箭），其中由普鲁士蓝阳性细胞证实（B），葡聚糖阳性细胞（C）和 PKH26 阳性细胞（D），分别为动脉壁中的蓝色和绿色以及红色斑点或点。E～H. 仅用 Feridex 标记的细胞移植的动物组 2，证明髂股动脉壁的 MR 信号无效（E 箭）。其由普鲁士蓝阳性细胞（F），葡聚糖阳性细胞（G）和阴性 PKH26 染色（H）证实。I～L. 未标记细胞移植或无细胞移植的动物组 3（对照组），显示 MRI 上的完整动脉壁（I 箭头），具有负普鲁士蓝染色（1），阴性葡聚糖染色（K）和阴性 PKI-I26 染色（L）。V：髂静脉

验证了使用细胞或临床 MRI 跟踪迁移到受损动脉的移植干细胞的可行性。

**（二）干细胞修复动脉粥样硬化斑块的 MRI**

动脉粥样硬化斑块是一种几乎在所有动脉中产生的弥漫性和多发性病变。多种成像技术被用于定位和表征动脉粥样硬化病变，例如数字减影血管造影（DSA）、计算机断层扫描（CT）、超声成像和 MRI。然而，这些成像模式中没有一个被认为是用于在早期阶段检测动脉粥样硬化病变的理想成像工具。血管成形术和支架置入等血管内介入手术已经常规用于治疗动脉粥样硬化动脉。然而，这些介入技术主要用作局部治疗，因此不能同时治疗整个身体周围的弥漫性和多发性动脉粥样硬化病变。干细胞可以迁移到动脉粥样硬化动脉并分化成 SMC 和 EC。静脉移植的干细胞在血液系统中循环，流过整个身体，并可以到达所有动脉粥样硬化动脉。因此，通过整个身体广泛传播的特征，循环干细胞可以提供细胞介导的多发性和弥漫性动脉粥样硬化治疗的方法。

基于这些原理，科学家们开发了一种细胞 MRI 技术跟踪干细胞向动脉粥样硬化斑块的迁移（图 2-5-1-41、图 2-5-1-42）。

在 4.7T MR 扫描仪上进行迁移的 Feridex/LacZ 细胞向主动脉粥样硬化病变的体内可视化，其显示可以检测到动脉粥样硬化斑块，表现为由于 Feridex 标记的干细胞迁移导致的主动脉壁上的低信号。随后的组织学证实斑块形成，以及斑块中的干细胞积累（图 2-5-1-42）。这些研究证明了使用细胞或临床 MRI 监测移植到血管内皮细胞的干细胞移植的能力，这为开发有效管理动脉粥样硬化性心血管疾病开辟了新的途径。

**（三）干细胞介导的动脉粥样硬化基因治疗中的 MRI**

基因治疗是心血管医学的前沿。在将治疗基因移植到身体之前，将其转移到干细胞中通过干细胞介导，实现治疗斑块基因特异性递送，治疗弥漫性和多发性动脉粥样硬化病变。白细胞介素 10（IL-10）

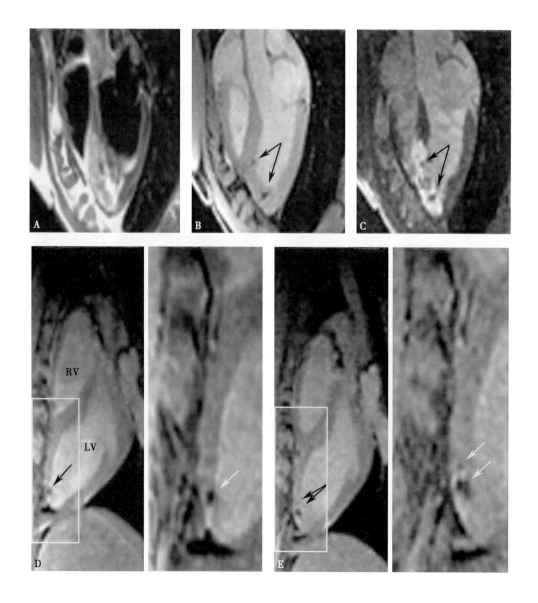

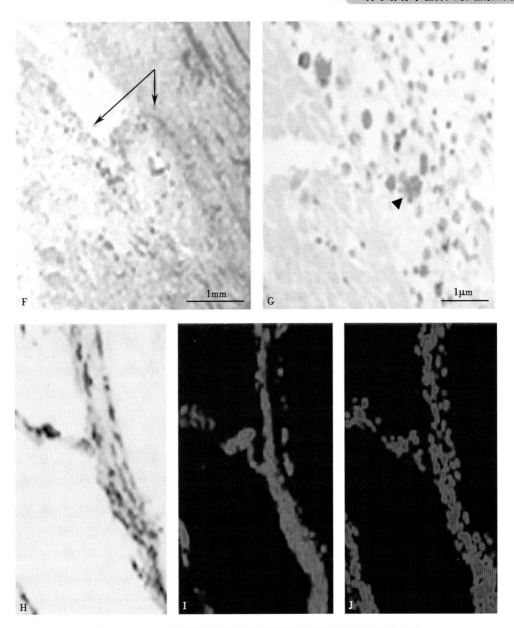

图 2-5-1-41　检测猪心肌梗死（MI）模型中铁标记的 MSC 的递送

在注射后 24 小时内，MR-MSC 注射部位（箭头）的快速自旋回波（A），快速梯度回波（B）和延迟增强 MRI（C）中的代表性低信号病变。MR-MSC 注射到梗死区（MI，C 中的高信号区）。长轴 MRI 显示由注射后 24 小时（D）和 1 周（E）内获得的 MR-MSC 引起的低信号病变（箭头），右侧插图显示病灶在 1 周内扩张。MR-MSC 的针道（箭头）在注射后 1 周的组织学切片中用普鲁士蓝染色（F）证实为具有从细胞核（G）排出的蓝色铁内含物（箭头）的细胞。来自 DAB 增强的普鲁士蓝染色（H）的铁包含物与相邻组织切片上的 DiI（I）和 DAPI 荧光染料（J）共同标记。LV，left ventricle；RV，right ventricle

被证明能够减少动脉粥样硬化。最近的一项研究报告使用细胞 MRI 监测干细胞介导的 *IL-10* 基因治疗动脉粥样硬化。

　　在这项研究中，作者用干／祖细胞携带慢病毒的 *IL-10* 基因转导骨髓然后用 Feridex 标记细胞。将转导／标记的细胞系统地施用于具有主动脉粥样硬化的受体 ApoE 小鼠。进行 MRI 以检测动脉粥样硬化斑块中的迁移细胞，证明 Feridex 在主动脉粥样硬化斑块周围产生信号空隙。随后的组织学证实，Feridex 标记的干／祖细胞确实迁移到斑块中，

其中通过免疫组织荧光检查从移植的细胞中存在阳性 IL-10 表达。结果也显示了斑块大小显著小于没有基因转移的大小（图 2-5-1-43）。因此，使用细胞 MRI 跟踪迁移至动脉粥样硬化病变的 IL-10/Feridex 干细胞是可行的，*IL-10* 基因起到预防或减缓动脉粥样硬化进展的作用。

　　细胞 MRI 正成为非侵入性监测干细胞治疗动脉损伤和动脉粥样硬化的有效工具。由于干细胞的自体移植可以避免免疫排斥，因此该技术应该可以转化为进一步的临床应用。这些巨大努力已经为开发新

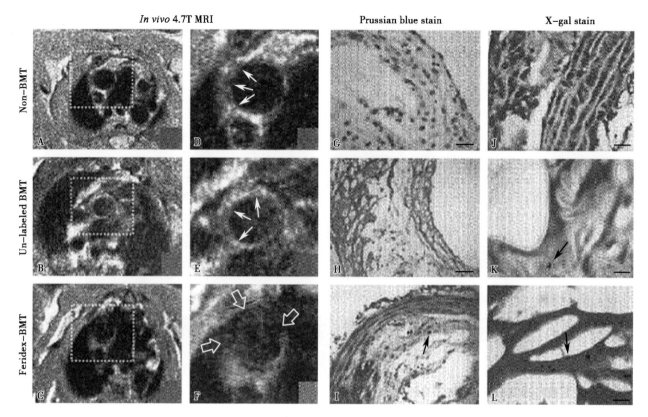

图 2-5-1-42

A～C. 来自不同 ApoE/ 小鼠的主动脉的代表性体内 4.7T MR 图像的横截面图。插图勾勒出升主动脉，显示动物（C）中主动脉壁的大 MR 信号无 Feridex 标记的干细胞，而动物（A）和（B）的主动脉显示为亮环。D～F. A～C 插图的放大。在图像 D 和 E（未经干细胞移植和未未标记的干细胞移植治疗）中，由动脉粥样硬化斑块（箭）引起的增厚的主动脉壁被可视化，并且主动脉壁基本上显示为亮环。在 F 图（用 Feridex 标记的干细胞处理）上，可以看到主动脉壁的较大信号缺失（空心箭）。G～I. 普鲁士蓝染色（比例尺 =50μm）。J～L.（比例尺 =20μm）LacZ 的组织化学染色。在主动脉组织中检测到许多 Feridex 和 LacZ 阳性细胞（蓝色，箭头）（K，I 和 L），而在对照组主动脉组织（G，J 和 H）中未见

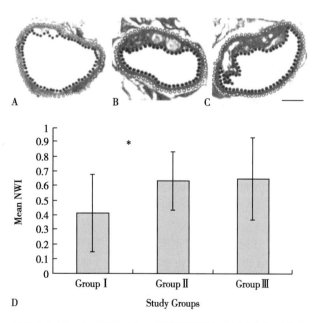

图 2-5-1-43　IL-10/Feridex- 骨髓干细胞（BMC）移植对升主动脉壁损伤修复的影响

A. 小鼠组 1，移植 IL-10/Feridex 骨髓细胞（BMC）。B. 组 2，移植 Feridex-BMCs。C. 没有细胞移植的组 3。黄色虚线和黑色虚线勾勒出测量的主动脉壁区域。在组 2 和组 3（B 和 C）中清楚地看到了动脉粥样硬化斑块。D. 三组之间 NWI 的比较，证明组 1 的平均 NWI 显著低于对照组 2 和组 3（$P<0.05$），两组对照组之间无统计学差异。Study Groups: 研究组

技术奠定了基础。使用 MR 整合干细胞疗法和干细胞介导的基因疗法，可有效遏制多发和弥漫性分布式动脉粥样硬化性心血管疾病这一世界上头号杀手。

（杨晓明　孙继红　吴 瑕）

## 第二节　经腔内治疗基因 / 药物导入与监测

基因 / 药物治疗具有巨大的应用潜力，任何全身性给药的方式都必须通过全身脉管系统循环释放（图 2-5-2-1），但存在与解剖学和生理学相关的限制阻碍治疗药剂在整个人体系统中的输送，介入放射科医师可以使用影像引导来规避这些障碍。

"靶向输送"可在影像引导下进行局部药物输送，例如动脉内和经皮穿刺输送（图 2-5-2-2）。此外，介入技术有创造移植区域的潜在作用，并通过在干细胞移植之前有控制的进行组织破坏 [例如通过热消融图（图 2-5-2-2）] 来增加移植细胞孵化能力。

干细胞疗法正在为许多疾病提供新的治疗思

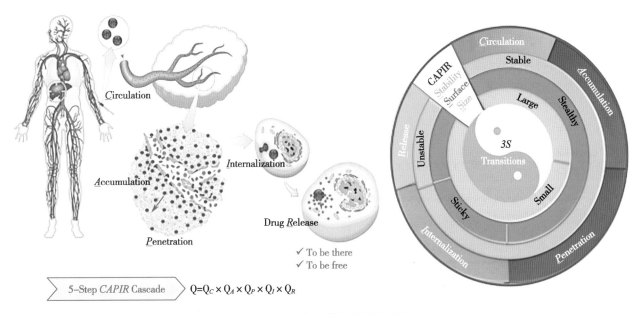

图 2-5-2-1　靶向药物递送的过程

Circulation：循环；Accumulation：累积；Penetration：渗透；Internalization：内化；Drug Release：药物释放；Transitions：转换；Stability：稳定性；Stable：稳定；Unstable：不稳定；Sticky：黏滞；Stealthy：非黏滞

（引自：Shuangsong H，Gen Zh，John W Wiley，et al. Epigenetic regulation of genes that modulate chronic stress-induced visceral pain in the peripheral nervous system. Gastroenterology，2015，148（1）：148-157.）

路，并显著改善了治疗功效（特别在抗肿瘤治疗方面）。然而有必要了解生物学以及由微血管和微环境对这些药剂施加的输送障碍，以便更好地理解靶向成像和治疗的潜力和局限性。在介入放射学的背景下，药物的"靶向输送"可包括影像引导的局部输送，例如动脉内和经皮穿刺瘤内输送，器官、脉管系统或间质的直接靶向输送。

介入方法在很多领域都有重要的应用，基因药物的局部靶向输送可以规避潜在的全身毒性和优化输送路径、效率，也可用于避免全身静脉内输送药

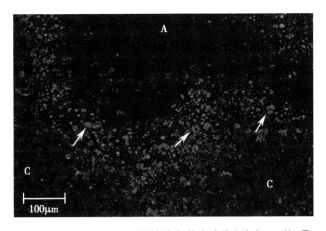

图 2-5-2-2　射频消融后抗体染色荧光成像（放大 20 倍，聚焦 0.7）

白箭示荧光染色的干细胞的吸收状态

（引自：Courtesy，Nikolic B. The effect of hepatic radiofrequency ablation on stem cell trafficking in the rat model. J VascIntervRadiol，2009，20（5）：640-647.）

剂时的相关障碍。此外基因治疗可能会影响介入放射科医师治疗许多肿瘤患者的临床决策。介入放射学会介入肿瘤学特别工作组的声明表明，应该改进当前影像引导的肿瘤学技术，与基因组学、蛋白质组学、分子成像和纳米技术的新发展进行整合。

新治疗方法可能间接或直接地对介入放射学实践产生影响。显然，术者应将靶向基因输送到某些器官的局部发挥关键作用。介入可以克服目前与基因 / 药物输送相关的一些问题。特别是通过经导管动脉内选择性的直接将基因 / 药物输送到靶器官可以克服潜在的机械障碍，例如由肝硬化和纤维化。在这种情况下，建议使用"影像引导下的经导管介入方法"对受体器官进行基因 / 药物靶向灌注（图 2-5-2-3）。

关于基因 / 药物植入成功的另一个相关参数是术后目标区域的接受性。这取决于靶器官的类型，通过射频消融（RF）的装置对靶区域进行热消融，使局部区域充血和 / 或生长肉芽组织，继而该区域可提供一个新生的血管环境，允许高浓度基因 / 药物运输到所选择的目标区域和随后的基因 / 药物输送（图 2-5-2-4）。此外，还可以探索通过经动脉导管灌注治疗功能障碍组织的血管形成的作用。与外周静脉内输送相比，两种技术（即射频消融和经动脉导管灌注）可以进行靶向药物输送改善药物运输效率。

近期出现的药物基因 / 疗法为包括诊断和介入放射学在内的大多数医学领域的进步提供了巨大的

希望。大量多功能成像和治疗方法处于不同的发展阶段，虽然这些方法有其潜在的益处，但他们可能存在潜在的药物毒性和药物输送障碍。影像引导的局部输送可以规避这些障碍，从而改善药物输送效率和治疗功效，同时降低全身毒性。因此，随着这些疗法的成熟，介入放射科医师将发挥更大的作用。

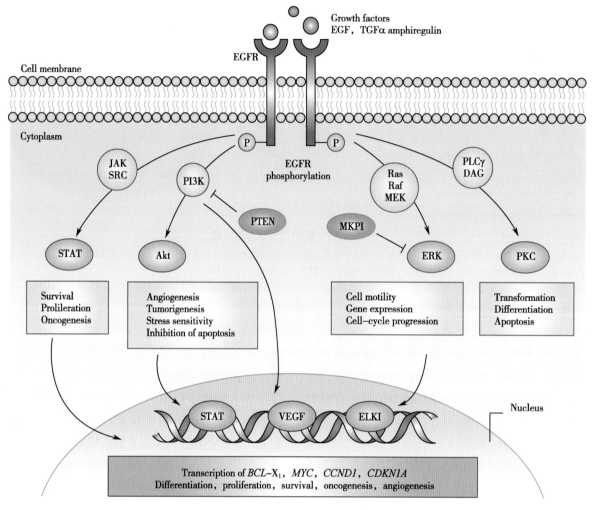

图 2-5-2-3 肺癌的病理信号通路及对应的靶向药物

Growth factors：生长因子；Cell membrane：细胞膜；amphiregulin：双调蛋白；phosphorylation：磷酸化；Cytoplasm：细胞质；Survival：存活；Proliferation：增殖；oncogenesis：肿瘤发生；angiogenesis：血管生成；Tumorigenesis：肿瘤发生；Stress sensitivity：压力敏感性；Inhibition of apoptosis：抑制细胞凋亡；Cell motility：细胞运动；Gene expression：基因表达；Cell-cycle progression：细胞周期运行；Transformation：转化；Differentiation：分化；Apoptosis：细胞凋亡；Transcription：转录

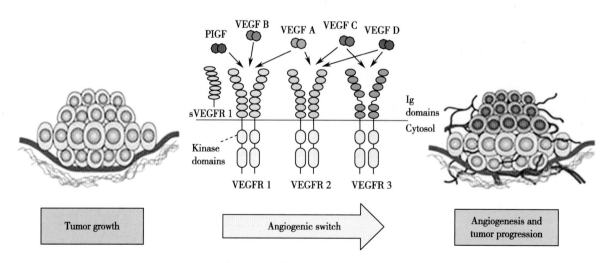

图 2-5-2-4 肿瘤新生血管形成中的 VEGF 与 VEGFR 表达

Tumor growth：肿瘤生长；Angiogenic switch：血管生成开关；Angiogenesis and tumor progression：血管生成与肿瘤进展

此外，通过射频消融等方法可以让靶区域更好地接受基因/药物运输，还可以增加目标区域中的基因/药物沉积。

## 一、常见基因标记与示踪技术

### （一）磁性标记

磁共振（MR）成像是广泛应用于细胞和组织的直接标记和成像的无创技术。MRI 可以利用 $T_1$ 和 $T_2^*$ 特性来标记干细胞。$T_1$ 对比剂使用顺磁性金属螯合物如钆。SPIO 对比剂的 $T_2^*$ 特征使其广泛应用在标记干细胞研究中。

干细胞是非吞噬细胞，必须诱导其掺入 SPIO，可以使用以下几种方法来完成：磁性转染试剂是一种将带负电的 SPIO 混合带正电荷的转染剂的技术。静电相互作用创造出 SPIO 转染剂复合物，它在与干细胞一起孵育的 24 小时能够通过内陷或吞饮使该复合物迁移到干细胞中。第二种技术涉及使用低电压电磁脉冲通过蛋白质或 DNA 转染至干细胞。它被称为 MEP，比磁性转染试剂快得多，允许在几分钟内干细胞标记，且不需要转染剂。这两种技术都可以稳定地使 SPIO 进入干细胞。最近，一种新的即时磁性细胞标记技术，称为磁声穿孔技术（magnetosonoporation，MSP）（图 2-5-2-5）。该技术使用超声波而不是电脉冲暂时透过细胞（声孔），使外源性化合物内吸收。MSP 可以瞬时标记大量干细胞不使用转染剂。

直接标记技术的缺点是对细胞生理变化缺乏监测。即使细胞死亡后，SPIO 也可能留在干细胞中，这就会对细胞存活状态产生错误印象，此外，细胞分裂的稀释效果可能使标记的细胞在几代后不可检测。尽管直接标记技术有一定局限性，SPIO 标记的 MSC 已被证明可产生良好的结果。

间接标记通常通过 MR 对比剂与干细胞特异性受体结合来完成标记。与直接标记方法相比，因受体对靶细胞是特异性的，受体的标记成像更敏感也更具体，因此间接的标记技术更有优势，但目前尚无基于受体的细胞标记在 MRI 成功应用（图 2-5-2-6）。报告基因细胞标记是另一种标记干细胞的方法，在这种方法用于表达的细胞基因转染干细胞、酶、蛋白质或可以用于 MRI 检测的受体，这种技术的潜在优势很多，例如缺乏细胞分裂的稀释效应可以进行无限追踪，避免产生数据混淆。此外，干细胞中的报告基因可以被编程为仅在满足特定条件发出信号，例如当干细胞经历分化时到达预期的成熟细胞（干细胞成熟为软骨细胞或心脏细胞等）。大多数基于 MRI 的报告基因都基于细胞间产生的金属蛋白，主要是转铁蛋白、铁蛋白和酪氨酸酶。报告基因表达使转铁蛋白增加、积累导致可以用 MRI 检测的细胞内铁 $T_2^*$ 信号发生变化（图 2-5-2-7）。类似地，酪氨酸酶报告基因产生黑色素这会使细胞内的铁结合，从而增加弛豫度。金属铁蛋白进行 MRI 具有其自身的缺点，尤其是与铁积累的毒性有关。

### （二）放射性核素标记

基因治疗（图 2-5-2-8）成像对于监测基因治疗载体中基因表达的位置、大小和时间变化以及测量基因治疗的功效非常重要，在基因治疗的临床前和临床研究中发挥关键作用。在个体化分子医学的时代，成像技术应该能够提供与基因治疗方案相关的许多问题的定量信息，使用适当的分子成像技术来追踪基因表达，对于确定疗效或缺乏疗效至关重要。

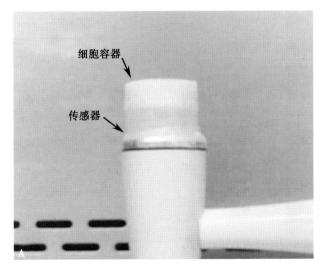

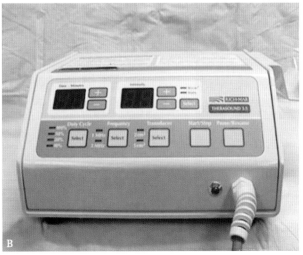

**图 2-5-2-5　MSP 细胞标记器**
A. 细胞标记器，在超声传感器上加一个消毒塑料管；B. 传感器连接到含有调整超声能量输出数据板的治疗超声发生器上

虽然光学成像技术可用于评估基因治疗方法在各种动物模型中的潜在效用，但它们基本上不适用于临床。由于转录和翻译后许多基因产物的浓度在纳摩尔每升和皮摩尔每升水平的范围内，因为 MR 信号质量限制，MRI 技术不具备相应的灵敏度。相比之下，由于其对放射性示踪剂成像技术固有的高灵敏

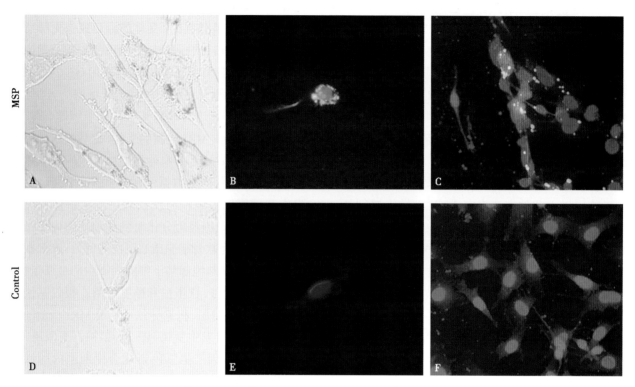

**图 2-5-2-6 用 MSP/Feridex 标记 C17.2 神经干细胞**

A～C. 细胞内用 MSP 标记上了菲立磁；D～F. 没有使用 MSP 细胞。（A）普鲁士蓝染色菲立磁标记细胞，（蓝点）显示使用 MSP 者成功标记，而未使用 MSP 者几乎看不到标记（D）。（B）免疫染色检测右旋糖酐，（绿点）显示使用 MSP 者成功标记（C）用 β- 半乳糖苷酶对 LacZ 和抗右旋糖酐进行双重染色，绿色斑点显示。在没有用 MSP 的对照中没有这样的发现（E、F）

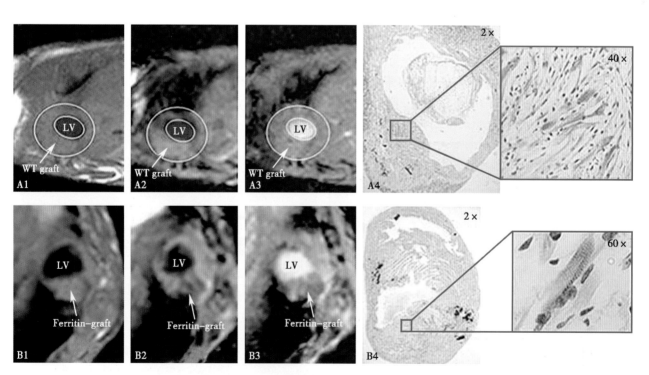

**图 2-5-2-7 磁共振检测心梗小鼠的铁蛋白标记物**

（A1～A4）未标记野生型 C2C12 标志物。（B1～B4）转入的 C2C12 的标志物过表达铁蛋白。（A1，B1）质子加权序列（PD TSE BB）。（A2，B2）改进的运动敏化驱动平衡（IMSDE）$T_2^*$ 序列。（A3，B3）梯度回波（GRE）$T_2^*$ 序列。（A4，B4）胚胎肌球蛋白免疫染色检测标记物。Graft：移植物；Ferritin-graft：铁蛋白移植物

度，PET 和 SPECT 可能更适合于识别特定靶向的治疗基因，定位基因表达的程度，最后监测对基因治疗的反应。基本上，两种不同的策略可用于基因表达成像，直接和间接基因成像在直接基因成像方法中，内源基因或转基因表达在转化后 mRNA 的水平或随后的基因产物（酶，受体等）可以是开发放射性标记探针的特异性靶标。可以使用放射性标记的反义寡核苷酸（RASON）探针（例如 ${}^{18}$F 标记的寡核苷酸）靶向特定的 mRNA 序列用于成像，所述探针含有待成像的 mRNA 的互补序列。类似地，对于靶标特

定的基因产物或治疗性蛋白质，可以使用该蛋白质的放射性标记的底物。虽然这种方法具有潜在的优势，但实用性未知，因为每种 mRNA 或基因产物都需要特定的放射性标记分子。间接基因成像方法涉及将治疗基因（TG）与"报告基因（RG），例如 *HSV1-tk*（图 2-5-2-9），然后使用 PET 或 SPECT"报告探针（RP）靶向报道基因表达。TG 和 RG 与共同的启动子连接，并使用病毒（例如腺病毒）载体（图 2-5-2-10）注入患者体内，该病毒将 TG 和 RG 转移至靶肿瘤细胞。随后，放射性标记的 RP（RRP）用于成像 RG 的表达，

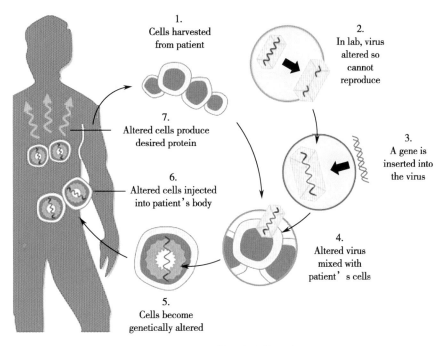

图 2-5-2-8　基因治疗的思路

Cell harvested from patient：从患者体内采集细胞；In lab virus altered so cannot reproduce：在实验室中病毒改造使其无法繁殖；A gene is inserted into the virus：基因插入病毒；Altered virus mixed with patient's cells：改造病毒与患者细胞混合；Cells become genetically altered：细胞发生基因改造；Altered cells injected into patient's body：被改造的细胞注入患者体内；Altered cells produce desired protein：改造的细胞产生所需的蛋白质

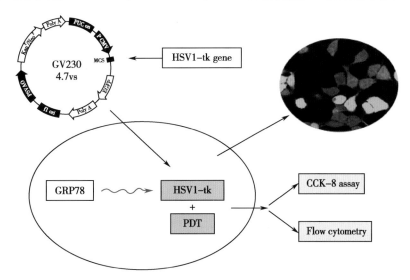

图 2-5-2-9　结合 MPPa-PDT 和 *HSV1-tk*/GCV 的基因治疗

assay：含量测定；Flow cytometry：流式细胞术

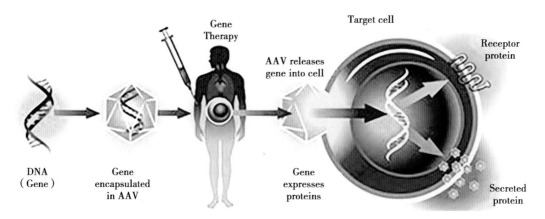

**图 2-5-2-10 腺病毒载体构建及转入**

Gene encapsulated in AAV：基因包装入 AAV；Gene Therapy：基因治疗；AAV releases gene into cell：AAV 向细胞内释放基因；Target cell：靶细胞；Gene expresses proteins：基因表达蛋白；Receptor protein：受体蛋白；Secreted protein：分泌蛋白

其间接地提供关于 TG 表达的信息。这种 RG-RRP 方法可以基于用于在靶细胞中产生特定酶或细胞内和/或细胞表面受体的基因来使用。

*HSV1-tk* 病毒基因是临床前研究中使用最广泛的 RG，由于这是一种非人类基因，因此对用这种基因转导的细胞和组织产生免疫反应的风险很小。因此，人类基因与病毒基因相比可能更有利。还鉴定了几种可产生大量特异性膜受体（如 SSTR，多巴胺 $D_2$）和转运蛋白（NIS，NET）的人基因。已经为各种受体和转运蛋白开发了许多 PET 和 SPECT 放射性示踪剂，并在人体中作为分子成像探针进行了测试。然而，使用受体或转运蛋白作为 RG 的潜在信号传导和细胞生物学效应可能限制它们潜在的临床效用。为了开发基因成像技术，建立一种能够成功地产生两者的表达方法尤为重要。TG 和 RG 这两种基因都可以在不同的载体中分别给药，或者可以连接在一起并在单一载体中给药。选择合适的启动子（P）来驱动转录也很重要。已经开发了以下方法来使用 TG 和 RG：①共同给药方法：两个基因携带在两个相同但不同的载体中。结果产生了两个 mRNA 和两个不同的蛋白质。②融合基因方法（图 2-5-2-11）：两个基因序列在它们之间用间隔序列偶联在一起。结果只产生一种导致一种融合蛋白的 mRNA，具有治疗和报告功能。③双启动子方法：两种基因连接，但使用两种相同的启动子，每种基因一种。结果产生两种具有两种不同蛋白质的 mRNA。④双顺反子方法（图 2-5-2-12）：使用内部核糖体进入位点（IRES）将两个基因连接在一起，IRES 是启动翻译的特定序列。转录在单个启动子下发生以形成单个 mRNA 分子。

癌症患者的转基因表达可以通过 PET 监测。这种非侵入性方法代表了在临床环境中评估基因治疗中基因表达的有价值的工具，并且可用于定义给定载体（在特定组织或病变中）的转导效率，研究转基因表达分布，确定其持续时间，以及帮助评估新载体和设计新的治疗策略。

**（三）光学标记**

与生物医学科学中的临床成像相比，小动物无创分子成像是相对较新的领域。成像策略和成像仪器的快速发展使该领域迅速成为现代医学的前沿。无创分子成像可分为直接和间接成像。从理论上讲，间接成像涉及报告基因，它们在细胞或动物中引入后间接测量内源基因或启动子的表达，而直接成像则参与那些试图监测特定分子过程的分子探针（如受体/配体）在活细胞或动物中结合。虽然直接成像与临床研究更相关，但实现起来更困难。例如，为了直接对任何受体进行成像，我们需要一种标记配体，实际上不可能为我们体内存在的每种受体开发一种标记配体。在这种情况下，报告基因在形成许多不同应用的通用集成平台方面发挥着重要作用。随着越来越多的报告基因被发现，报告分子在哺乳动物细胞中具有了更好的转录和转录效率，并且可以适应活体动物的体内成像。

所有光学报告蛋白都能够发出不同波长的光。作用于振动激发态的原子或分子，当电子衰变回基态时，发射出光子。生物发光是化学发光的一种形式，其中可见光发射来自发光生物。在荧光中，特定波长的光的吸收引起发色团的激发态（蛋白质的核心区域），导致发射较高波长的较低能量光子（荧光）。

萤光素酶是一个通用名称，可见于细菌、真菌、放射虫和大约 17 个后生动物亚界和 700 属，主要存在于海洋生物中。研究表明，萤光素酶系统有超过 30 个独立的起源。迄今为止只有少数几种被克隆并用

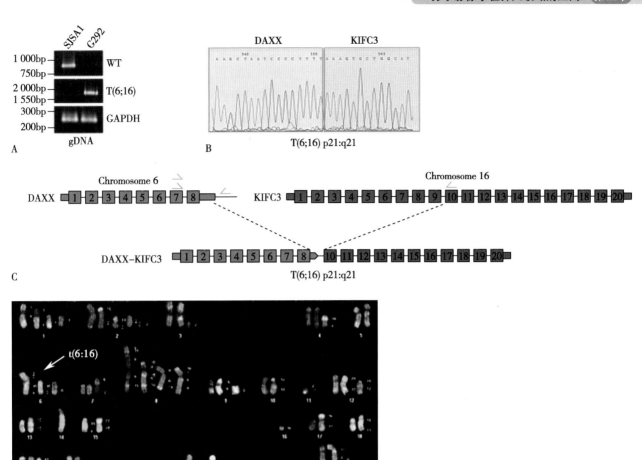

图 2-5-2-11 融合基因方法的示意图

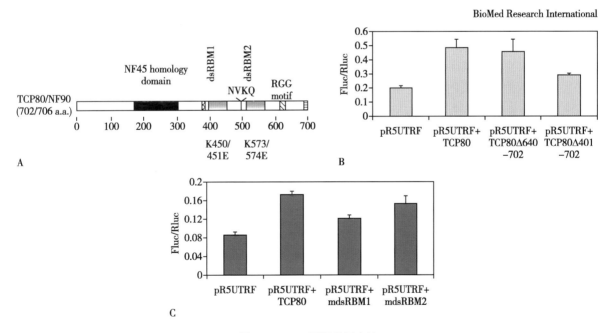

图 2-5-2-12 双顺反子方法

于体内成像。其中,最受欢迎的萤光素酶分离自甲虫(萤火虫和点击甲虫 - 鞘翅目)、水母和海洋三色堇(刺胞动物)和细菌(弧菌属和发光杆菌)。这些萤光素酶中的每一种都具有其独特的序列、结构和底物需求,这些要求已经针对活体动物成像进行了优化。

萤火虫是自然界中最熟悉的生物发光生物之一。编码萤火虫萤光素酶的基因首先由 de Wet 等人克隆,并进一步改造以在哺乳动物细胞中高表达。在细胞中,这种酶在 Mg-ATP 存在下催化其底物(苯并噻唑荧光素)并发出黄绿光,其发射峰位于 560nm。

在该范围内发射的光子可以有效地穿过组织生物体，血液中的血红蛋白和氧合血红蛋白吸收较少。后来更多的甲虫萤光素酶，尤其是甲虫引起了人们的注意，因为它们在更远的红移波长（580～625nm）处发光，这具有体内成像所需的更好组织穿透的明显优势。所有这些萤光素酶现在都被广泛用于各种重复和非侵入性成像应用。生物发光萤光素酶几乎遍布所有海洋类群，从细菌到鱼类。这些萤光素酶在不同生物体之间的核苷酸或氨基酸水平上不具有很大的同源性。它们可以基于它们用于生物发光反应的底物类型分为四组。如此多种萤光素酶和荧光素的存在对捕获食物、捕食、防御、繁殖和许多其他重要活动具有极大的意义。在所有这些海洋萤光素酶中，来自海洋三色堇的萤光素酶已被开发为一种优异的生物发光报告蛋白，其具有用于体内成像的基于腔肠素的底物。与甲虫萤光素酶 - 荧光素反应相反，海肾萤光素酶 - 腔肠素反应不需要 ATP 并且在蓝绿色（发射峰 480nm）区域发光。荧光素和腔肠素不会交叉反应，因此有利于同时成像两种不同的分子事件。细菌萤光素酶发酵细菌在自然界中分布广泛，它们属于弧菌、发光杆菌和淡水或土壤物种。细菌萤光素酶是两个非相同亚基（A 和 B）的 77kDa 嵌合蛋白，由两个相邻基因 *LuxA* 和 *LuxB* 编码，形成受调节的 lux 操纵子。位于该操纵子中的其他顺反子（C&D）编码底物，因此细菌萤光素酶通过制备其自身底物而具有明显优于火蝇或海肾萤光素酶的优势。这可能消除基质的注射并克服体内成像中经常注意到的高度可变性。然而，在某些研究中（例如监测分子过程的时间动力学），组成型萤光素酶 - 荧光素系统构成一定限制。Gaussia 荧光素酶（图 2-5-2-13）是从海洋桡足类（Gaussia princes）

中分离出来的一种分泌萤光素酶，在细胞培养和生活中加入 / 注射腔肠素后，其产生的信号比海肾萤光素酶高 200 倍。由于进化产生了大量天然存在的萤光素酶，许多新的萤光素酶正在并且将被鉴定为具有独特的性质并且将适用于分子成像。体内生物发光成像生物发光报告物具有一个潜在缺点，即产生光子水平非常低（5～10 个光子 / 细胞），用普通或简单的光学显微镜进行活细胞成像受限。然而，最近开发的专用和高灵敏度光子探测器使外部检测活细胞和动物发出的极低水平的光作为人类生物学的模型和疾病成为可能。这要求成像系统包含一个极其严密的外壳，一台高灵敏度的相机，能够长时间曝光（有时长达 20 分钟）和具有低 f 值的收集光学系统，以收集尽可能多的光子。

除荧光报告基因外，光学对比剂、量子点、纳米粒子或荧光染料通常用于小动物的细胞和分子成像，这些分子具有更好地从临床前研究转化为临床应用的潜力。与生物发光不同，荧光报告子的成像不需要化学底物。然而体内荧光成像深受光信号组织衰减（与单向运输光的生物发光相反，荧光成像需要双向运输光）和生物分子的自发荧光特性的影响，这导致信号噪声比和信号的深度依赖性衰减显著下降。

与其他成像方式相比，使光学报告基因成像达到临床应用的程度，需要解决许多问题。几个主要问题包括：①在患者中插入报告基因（例如，需要基因治疗载体）；②对于大多数荧光遗传报告基因，深度超过 5mm 的光的高组织衰减度；③图像生物发光报告基因（设备、底物注射等）的操作流程问题。由于光学成像仪器和基因报告技术的不断进步，现代生物医学科学已经在很大程度上受益匪浅。

## 二、药物载体及基因治疗

### （一）病毒载体

**1. 腺病毒** 正在进行的临床开发腺病毒载体计划，适用于癌症治疗药物到预防性疫苗的制备。腺病毒继续成为基因转移的主要载体，选择开发的产品适用于从癌症治疗到各种应用于遗传缺陷的替代疗法的预防性疫苗。1989—2004 年期间，进行了 240 多项临床试验在世界范围内使用腺病毒（在美国＞180），主要是腺病毒 5 型（Ad5）。

**2. 腺相关病毒**（adenoassociated virus，AAV）已成为基因治疗中有吸引力的载体。AAV 载体已成功用于促进细胞中基因持续的表达各种组织，如肌肉，眼睛、脑、肝脏和肺。在过去的几年中，AAV

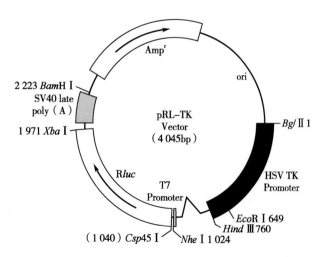

**图 2-5-2-13　Gaussia Luciferase Gaussia 萤光素酶**

作为基因治疗载体已经实现了很大的发展,在重组AAV(rAAV)的生产和纯化中已经彻底改变了AAV领域。现在可以产生高产量的载体(含有 $10^{12}$ ~ $10^{13}$ 个基因组的载体)不含污染细胞和辅助病毒蛋白的颗粒。这种载体已成功用于动物模型的临床前应用。使用 rAAV2 进行临床试验治疗血友病 B,囊性纤维化,α-1- 抗胰蛋白酶缺乏症和 Canavan 病已经开始,这些 I 期试验的报告支持了安全性临床前试验。最终,组织特异性载体可能会逃避免疫系统,导致基因治疗的成功。

AAV 是细小病毒家族的成员。AAV 被归类为一种依赖病毒,因为它需要与辅助病毒共感染,如腺病毒(Ad)或单纯疱疹病毒(HSV)。AAV2 基因组含有线性单链 DNA 分子,含 4679 个碱基。野生型(wt)AAV 基因组由两个基因组成,分别编码四种

复制蛋白和三种衣壳蛋白并且两侧各有 145bp 的反向末端重复序列,如图 2-5-2-14 所示。较大的复制蛋白 Rep 78 和 68 是剪接衍生自 p5 启动子的变体。Rep 68 和 78 是多功能的,在 AAV 的生命周期的几乎每个方面都发挥作用。小复制蛋白,Rep 40 和 52 是很重要的核内衣壳。病毒粒子由三个帽子组成,蛋白 Vp1、Vp2 和 Vp3 的比例分别为 1∶1∶8。衣壳蛋白质是从相同的开放阅读框(ORF)产生但利用不同的翻译起点。Vp3 是最丰富的亚基病毒粒子,用于识别细胞表面的受体识别 AAV 的取向。病毒感染性必需的磷脂酶结构域已在 Vp1 的 N 末端中被鉴定。功能性信号 Vp2 的意义仍然模棱两可,但最近的研究表明它可能在重组背景中制备缺乏 Vp2 的活病毒。AAV2 的生物学作用在其他地方也得到了广泛的综述。

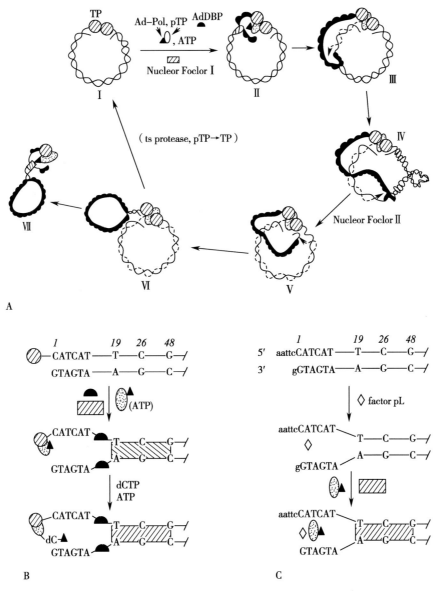

图 2-5-2-14　复制蛋白质引物的 DNA 模型
A. Ad DNA 蛋白的复制；B. 启动 Ad DNA 蛋白复制；C. 继续复制

AAV 复制的一个显著特征是要求用辅助病毒共感染细胞。辅助功能所需的四种 Ad 蛋白是早期 E1A 区，E1B，E4 和 E2A。E1A 蛋白负责 AAV 基因的反式激活压力，E4 和 E1B 调节 AAV 基因的表达帮助 mRNA 转运到细胞质并帮助 DNA 复制。E2A DNA 结合蛋白质有助于激活 AAV 启动子的转录参与 AAV DNA 复制。通过阻止干扰素诱导宿主细胞关闭翻译机制，AdRNA 辅助启动 AAV 蛋白质合成。为了确定对辅助者必不可少的 *HSV* 基因活动，Weindler 等（1999）构建了不同的 HSV 缺陷突变体。与 Ad 类似，AAV 复制也不依赖于晚期 *HSV* 基因的表达。

反转录病毒在进化的时间尺度上，病毒已经获得克服基因转移障碍可高效率运输基因货物。但是，它们的一些对于人类治疗用途如输送特性尚未优化。因此，希望将新特性设计成病毒载体，但是这个目标具有挑战性。逆转录病毒载体是非常有前途的载体，可基于基因组信息整合到宿主的染色体中稳定表达的优势可以将治疗基因传递给细胞。此外，它们简单的基因组成使载体易于操作。

临床试验中的大多数逆转录病毒载体基于鼠白血病病毒（MLV），一种非致病性的 C 型简单逆转录病毒。MLV 基因组由 *gag，pol* 和 *env* 三个基因组成，其中编码逆转录病毒完成其生命周期所需的所有蛋白质。*env* 基因产生两个蛋白质亚基，跨膜（TM）和外加面（SU），其从相同的前体裂解并缔合形成 Env 蛋白、MLV 和 VAP。这种蛋白质被导入内膜网，它被糖基化和折叠。正确折叠的蛋白质与同源三聚体结合并通过高尔基体处理（图 2-5-2-15）。

20 世纪 90 年代末和 21 世纪初慢病毒载体已经成为一种具有展示能力的重要载体系统，可以非常高效地将基因传递到广泛的细胞类型并实现持续的基因表达。作为基因治疗载体，慢病毒能够通过包膜糖蛋白附着在它们的靶细胞上转导非分裂细胞（图 2-5-2-16）。

**（二）非病毒载体**

基因治疗的成功关键之一是以最小的毒性将基因递送到靶细胞中。已证明各种病毒载体在转导细胞方面是有效的。然而，免疫原性是与病毒载体相关的主要安全问题。伴随其病毒组分的病毒载体引起炎症。在治疗应用中，载体应该是稳定的且不应引起任何显著的免疫应答。非病毒载体是有利的替代物，裸露的 DNA 和其他非病毒载体已用于四分之一的临床试验中。已经开发了几种主要的非病毒方法用于将基因传递给真核细胞：①裸 DNA；② DNA/ 脂质体复合物（lipoplex）；③聚合物 /DNA 复合物（polyplex）；④ DNA/ 肽复合物。在所有这些研究中，副作用少见且大多轻微。

**1. 裸 DNA** 非病毒载体最简单的方法是直接注射裸 DNA。在 Wolff 的研究中，在直接肌内注射 DNA 后，报告基因的表达给直接注射裸 DNA 带来了希望。该研究表明，裸 DNA 递送的报告基因可导致该基因在肌肉中长期表达。将编码 G- 半乳糖苷酶（LacZ）报告基因的质粒注射到猪皮肤中导致编码蛋白质的可见表达。报告基因的表达持续 3 天，而蛋白质的表达可观察到最多 3 周。与肌肉组

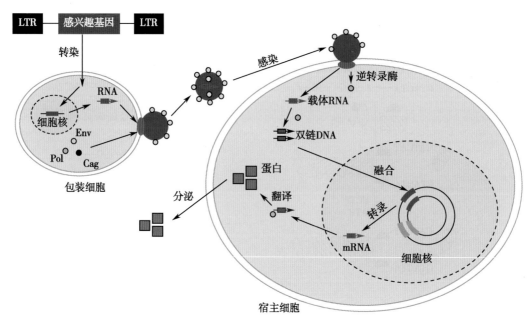

图 2-5-2-15 逆转录病毒载体感染细胞示意图

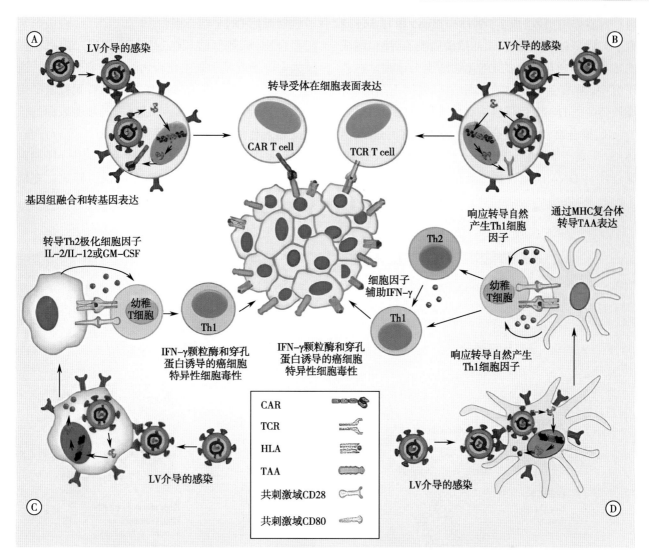

图 2-5-2-16　癌症免疫疗法中慢病毒载体

织中的基因表达相比,皮肤中的基因表达相对短暂。因此,通过肌内注射病毒抗原开始基因免疫,以在动物模型中引发细胞和体液免疫应答。然而,后来证明,将编码病毒抗原的 DNA 直接注射到皮肤中引起了可比肌内注射的免疫反应持续 68～70 周。从那时起,人们对使用裸 DNA 的遗传免疫产生了极大的兴趣,这就产生了非常吸引人的"肿瘤疫苗接种"的想法,即通过注射 DNA 激活对肿瘤的免疫力。毒性研究表明,质粒 DNA 的传递是安全的。当比较局部组织注射和全身注射(肌内、皮内、静脉内和瘤内注射)的不同途径时,未观察到显著的病理或组织学毒性。在瘤内注射的情况下,毒性研究表明它不会引起主要器官的细胞毒性,并且发现 DNA 主要定位于注射的肿瘤,偶尔在心脏、肾脏、肺脏和脾脏中发现。然而在大多数情况下基因转移的效率很低。

2. **脂质体 /DNA 复合物(LIPOPLEX)**　尽管研

究人员已经致力于利用裸 DNA 改善基因转移,但许多努力也被用于发展基因传递中的脂质复合物。脂质体成为基因传递载体历史悠久,脂质体有三种:阴离子、中性和阳离子。脂质体最初用于药物递送,其使用阴离子和中性脂质体成功实现。因最为人所知的阳离子脂质体是有毒化学性质,因此对其关注并不多。尽管阴离子和中性脂质体通常用于药物递送,但由于难以将足够量的 DNA 捕获到这些囊泡中而导致对基因递送的贡献较低。Felgner 等人的报告是脂质基因传递的一个重大突破。阳离子脂质体可以增强体外 DNA 转染。从那时起,通常使用阳离子脂质将 DNA 引入细胞中(图 2-5-2-17)。

脂质复合物的细胞内运输由一系列步骤组成,包括初始结合、内化、内体 / 溶酶体组的运输、从内体 / 溶酶体区室逃逸,以及转运至细胞核。脂质和膜(主要是质膜)的融合最初被认为是脂质体复合摄取的必要步骤,后来研究发现脂质体复合物主要通过内吞作用摄取（图 2-5-2-18）。Zhou 和 Huang 研究了与脂多糖和 DOPE（二油酰磷脂酰乙醇胺）制成的阳离子脂质体复合的 DNA 在细胞内运输。在该研究中，观察到 DOPE 在细胞中形成倒六角形相，脂质体中的 DOPE 促进膜融合或去稳定化。

3. 聚合物/DNA 复合物（POLYPLEX）　除脂质体外，阳离子聚合物已被用于促进 DNA 进入细胞。聚合物与 DNA 的复合物称为聚合复合物。聚阳离子包括天然 DNA 结合蛋白，例如组蛋白、合成氨基酸聚合物、聚赖氨酸、聚乙烯亚胺（PEI）、阳离子树枝状大分子或基于碳水化合物的聚合物壳聚糖。通常，阳离子聚合物执行多种任务，例如，聚赖氨酸用于保护 DNA、浓缩 DNA，并通过其与细胞表面的正电荷相互作用将 DNA 传递到细胞中。另一方面，PEI 和阳离子树枝状大分子改变了与周围 pH 相对应的质子化程度，有助于 DNA 的体内释放。在低

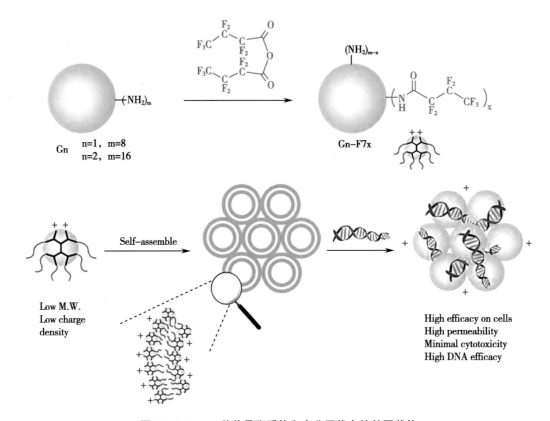

**图 2-5-2-17　一种兼具脂质体和高分子优点的基因载体**

Self-assemble：自组装；High efficacy on cells：对细胞高效；High permeability：高渗透性；Minimal cytotoxicity：最小的细胞毒性；High DNA efficacy：高 DNA 功效；Low charge density：低电荷密度

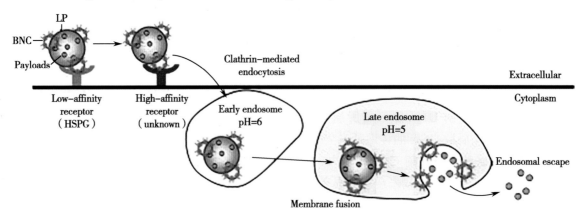

**图 2-5-2-18　BNC-LP 复合物的细胞进入、细胞内转运和随后的有效载荷释放**

首先，BNC-LP 复合物与硫酸乙酰肝素蛋白多糖（HSPG）结合并迅速出现。转移到高亲和力受体，然后通过网格蛋白介导的内吞作用进入细胞。增强前 S1 的 pH 依赖性融合活性。BNC-LP 复合物在晚期内切体（pH 5）的区域与内切体膜融合并破坏，然后释放到细胞质中。Low-affinity receptor：低亲和力受体；High-affinity receptor：高亲和力受体；Clathrin-mediated endocytosis：网格蛋白介导的内吞作用；Early endosome：早期内体；Late endosome：晚期内体；Membrane fusion：膜融合；Endosomal escape：内体逸出；Extracellular：细胞外；Cytoplasm：细胞质

pH（即在内体中），假定增加的质子化通过渗透不平衡引发内体释放。这种效应被称为"质子海绵"效应。Polyplex 在细胞培养物转染中显示出高活性。然而，体内基因转染并不像 PEI 那样成功。此外，基因转移中有效的高阳性电荷与高血清敏感性相关（图 2-5-2-19）。

4. 脂质体 / 聚合物 /DNA 复合物（脂多糖） 与聚合复合物类似，开发聚合物在脂质体 -DNA 复合物形成中的掺入以促进基因转染。添加阳离子聚合物，例如聚 -L- 赖氨酸（PLL），用于缩合 DNA 并降低聚集和酶降解的可能性。得到的含有脂质、聚阳离子和 DNA 的三元复合物称为 LPD。

最初，阳离子脂质体用于合成 LPD，所得的纯化复合物称为 LPD-1。与 lipoplex 制剂相比，全身给药后 LPD-I 的生物分布更易控制。此外，LPD-1 比 lipoplex 更小且更稳定，得到的粒径低于 100nm。有利于内吞作用，这是 DNA 进入的主要途径。

5. 肽 -DNA 复合物 除阳离子聚合物和脂质外，阳离子肽用于增强基因转染。阳离子肽的主要作用是浓缩 DNA。例如，Huang 及其同事已将食品和药物管理局（FDA）批准的聚阳离子肽、硫酸鱼精蛋白与阳离子脂质体结合，以增强体外 DNA 递送。硫酸鱼精蛋白作为缩合剂优于聚赖氨酸以及各种其他类型的鱼精蛋白。

6. 总体而言，非病毒基因治疗可能有利于癌症治疗，因为其设计灵活，免疫原性和毒性也较低。

## 三、基因治疗在心血管系统疾病的应用

心血管疾病仍然是目前对人类健康威胁较大的疾病之一，在美国，超过三分之一的成年人被诊断患有心血管疾病。目前，美国有超过 500 万成年人患有心力衰竭（HF），即使采用最先进的医疗方法，死亡率仍然很高，患者治疗后的 5 年生存率仅为约 50%。尽管进行了大量研究，但近年来没有突破性的药物治疗方法进入市场，心脏移植仍然是唯一可用的治疗方法。然而心脏移植不是治疗越来越多患有 HF 的患者的可行途径。除了其高度侵入性和对终身免疫抑制的需求之外，供体心脏的短缺对于广泛使用这种治疗方式构成了不可逾越的障碍。HF 的有效药理学治疗方法的稀缺使得对新型治疗方法的需求更加迫切。虽然导致 HF 的许多关键途径仍难以用小分子调节，但基因治疗已经成为一种有

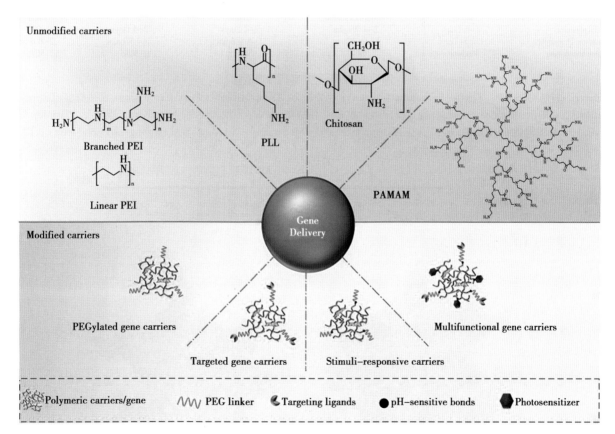

**图 2-5-2-19 阳离子聚合物基因载体用于癌症治疗**

Modified carriers: 修饰载体；Target gene carriers: 靶基因载体；Stimuli-responsive carriers: 刺激响应载体；Multifunctional gene carriers: 多功能基因载体；Polymeric carriers/gene: 聚合载体 / 基因；PEG linker: PEG 链接器；Targeting ligands: 靶向配体；Photosensitizer 光敏剂

前景的方法。基因治疗不仅可以用于过度表达或降低在 HF 的病因学中起作用的特定蛋白质的表达水平，而且 miRNA 水平的改变允许影响整个信号传导网络。

对于任何基因治疗方法，心脏基因治疗的成功关键取决于遗传物质向靶组织的有效转移（图 2-5-2-20）。虽然我们在治疗多种心血管疾病方面取得了相当大的进展，但治疗性核酸的靶向输送仍然是一个巨大的障碍。这些载体具有自身的优点和缺点，概括地说，心脏基因输送载体可以分为两组：非病毒载体和病毒载体。

**1. 非病毒基因传递** 迄今为止，不包括寡核苷酸治疗方式，非病毒基因转移几乎完全意味着使用裸质粒 DNA，只有少数试验使用脂质转染。质粒

DNA 作为基因传递载体的主要优点是：①易于大规模生产；②几乎没有 DNA 大小限制；③有限的细胞和体液免疫反应，缺乏显著的体液免疫应答，具有允许重复载体给药而不损失基因转移效率的优点。但质粒 DNA 作为基因传递载体的致命弱点是转染效率过低。此外，在很多情况下，瞬时表达（2～4 周）限制了其用于心脏基因转移的实用性。

**2. 病毒载体** 通常可以非常有效地将治疗性遗传物质传递给预期的靶细胞，但每种病毒载体系统都有其自身的局限性。到目前为止，大多数使用病毒载体的心血管基因治疗试验都是用腺病毒载体进行的。腺病毒载体（图 2-5-2-21）的一个主要优点是它们可以转导包括心肌细胞在内的多种细胞类型，并导致转基因表达的瞬时增高（1～4 周）。另一方

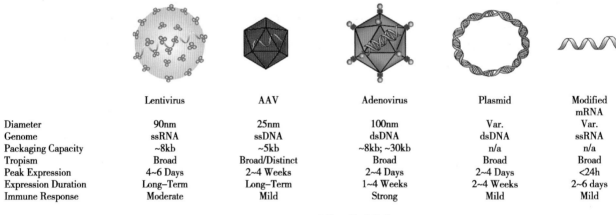

| | Lentivirus | AAV | Adenovirus | Plasmid | Modified mRNA |
|---|---|---|---|---|---|
| Diameter | 90nm | 25nm | 100nm | Var. | Var. |
| Genome | ssRNA | ssDNA | dsDNA | dsDNA | ssRNA |
| Packaging Capacity | ~8kb | ~5kb | ~8kb; ~30kb | n/a | n/a |
| Tropism | Broad | Broad/Distinct | Broad | Broad | Broad |
| Peak Expression | 4~6 Days | 2~4 Weeks | 2~4 Days | 2~4 Days | <24h |
| Expression Duration | Long-Term | Long-Term | 1~4 Weeks | 2~4 Weeks | 2~6 days |
| Immune Response | Moderate | Mild | Strong | Mild | Mild |

图 2-5-2-20 心脏基因传递载体

Diameter：直径；Genome：基因组；Packaging Capacity：包装能力；Tropism：向性；Peak Expression：表达峰值；Expression Duration：表达时间；Immune response：免疫反应；Lentivirus：慢病毒；AAV：腺相关病毒；Adenovirus：腺病毒；Plasmid：质粒；Modified mRNA：修改 mRNA；Broad：广泛的；Distinct：特异的；Moderate：中等；Mild：轻度；Strong：强；Long-term：长期

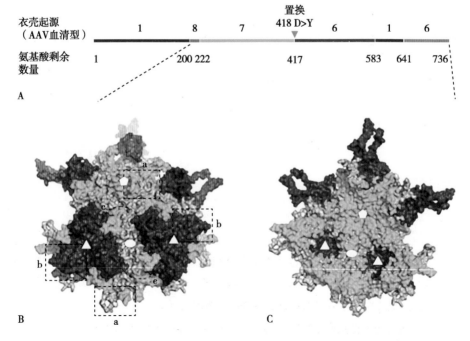

图 2-5-2-21 AAV 的结构及序列

面，腺病毒需要局部给药。然而，腺病毒对心血管基因治疗的最显著限制是它们会引发强烈的免疫反应。所谓的第一代腺病毒载体缺乏一个基因（通常是 *E1*），会引发强烈的细胞免疫反应，这可能是由于腺病毒蛋白的表达。然而，甚至所谓的无肠腺病毒载体，其不编码任何病毒基因都会引发针对腺病毒衣壳的强烈的先天免疫反应，这是心脏基因治疗中不能忽视的风险。

慢病毒载体是心脏基因治疗的另一种潜在载体系统，慢病毒载体能够转导非分裂细胞，如心肌细胞。此外，由于它们将遗传物质整合到宿主基因组中，慢病毒载体可以在心血管系统的非分裂和分裂细胞中产生长期表达，例如心脏成纤维细胞。对于慢病毒载体，免疫反应通常是中等的，但与腺病毒载体相似，慢病毒载体对心血管系统的细胞没有特异性，这可能需要心肌内注射作为载体输送方法。此外，大多数慢病毒载体都是基于 HIV 的，这引起了额外的安全问题。总之，这些限制可能是迄今为止慢病毒载体尚未用于心血管基因治疗试验的原因。

用于心脏基因治疗的最有希望的载体基于腺相关病毒（AAV）。AAV 是非致病性的、无包膜的微小单链 DNA 病毒，是细小病毒科的成员。重组 AAV（rAAV）可以转导分裂和非分裂细胞。在有丝分裂后在没有基因组整合的情况下，rAAV 也会触发长期的转基因表达。rAAV 载体用于心肌细胞基因治疗的主要优点之一是许多 AAV 血清型显示出心肌细胞的天然趋向性。在心脏疾病的小动物模型中，这允许全身施用 rAAV 以有效地转导心肌。不幸的是，目前 AAV 血清型和变体的心脏趋向性并不完美。因此，在大型动物模型中（最重要的是在人类中）携带治疗基因的 rAAV 在区域内传递。输送方法大多是非侵入性技术，如冠状动脉顺行、冠状动脉内输注用于 rAAVs 的首次人体心脏基因治疗试验，即心脏病基因治疗经皮给药钙上调（CUPID）试验。rAAV 可以说是目前心脏基因治疗中最有前途的载体。

## 四、经腔内基因治疗在肿瘤治疗的应用

### （一）自杀基因治疗

自杀基因治疗的概念是给癌细胞一种自杀基因，将一种无毒的前药转化为杀死癌细胞的细胞毒性药物（Chang 和 He，2001）。常用的自杀基因是单纯疱疹病毒胸苷激酶（HSV-TK）和胞嘧啶脱氨酶（CD）。研究表明，当治疗神经胶质瘤细胞和前列腺癌细胞时，在 HSV-TK 存在下，全身给予更昔洛韦可转化为细胞毒性的三磷酸化合物（Culver 等，1992；Loimas 等，2001）。少量转导的肿瘤细胞也可导致未转导的周围肿瘤细胞的杀伤，这种现象被称为"旁观者效应"。研究表明，在干细胞中使用自杀基因疗法可以对周围的癌细胞产生影响（Huang 等，2005；Rath 等，2009）。其他自杀基因也正在开发中。例如，将工程化的人胸苷酸激酶（tmpk）与慢病毒载体一起引入细胞系中，以使转导的癌细胞对 3'- 叠氮基 -3'-脱氧胸苷（AZT）敏感。这导致 NOD/SCID 小鼠中肿瘤生长的抑制（Sato 等人，2007）（图 2-5-2-22）。

### （二）基因替换和基因沉默

致癌作用主要是由于肿瘤抑制基因的丧失和致癌基因的激活，但通过引入以正常水平表达的野生型肿瘤抑制基因，可以恢复细胞控制机制并且阻止癌症生长。已经在大量人类癌症中记录了 *P53* 基因家族的异常，并且研究表明在人肺癌细胞系中恢复野生型 *P53* 基因导致缺乏 *P53* 的癌细胞系中显著的生长停滞和凋亡。在另一项研究中，用野生型 *P53* 基因对 HCT116 结肠癌细胞进行稳定的慢病毒转导使转导的细胞对化学治疗剂敏感（Kaeser 等，2004）。除了引入肿瘤抑制基因外，另一种策略是使用基因转移载体敲低活化的癌基因。今天，RNAi 是一种广泛用于实验系统中转录后基因沉默的机制。与寡核苷酸 siRNA 相比，慢病毒载体可以有效地将短发夹 RNA（shRNA）递送至癌细胞，以稳定整合和移植表达转基因。当 shRNA 释放到细胞质中时，接头序列被 Dicer 降解形成 siRNA，其随后靶向适当的 mRNA 用于降解。*ras* 家族是人类癌症中激活最多的癌基因之一，因此是癌症治疗的天然靶标。Brummelkamp 等（2002）显示使用逆转录病毒在人肿瘤细胞中针对 K-RAS 等位基因稳定整合和表达 siRNA，可以导致其生长和致肿瘤性的丧失。然而，缺点是它还可能导致非特异性基因沉默。为了优化基因沉默的特异性，已经开发了靶向一种 mRNA 的多种 siRNA 序列的连接（Sumimoto 等人，2006a, b）。此外，组织特异性启动子可以通过定位效应进一步降低非特异性沉默的机会（Xia 等，2002）（图 2-5-2-23）。

### （三）抗血管生成基因

对于肿瘤生长，血管生成是必不可少的。肿瘤周围的新血管提供了输送营养的途径，也可以作为转移性癌细胞的移动血管（Folkman，1990）。血管生成的内源性抑制剂，包括血管抑制素和内皮抑素，已被证明可减少肿瘤大小和维持肿瘤休眠而不增加小鼠的耐药性（Bergers 等，1999；Boehm 等，1997；

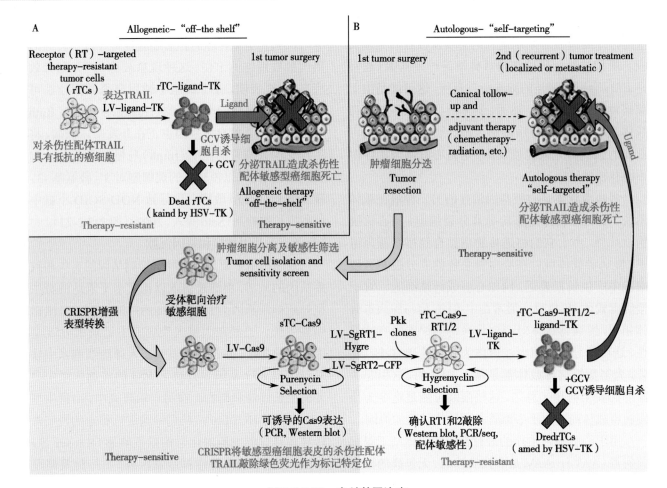

**图 2-5-2-22　自杀基因治疗**

A. 同种异体模型，筛选出对 TRAIL 有抗性的肿瘤细胞，并对其工程化设计，使其成为一种通用的治疗性肿瘤细胞（能够产生大量的 TRAIL），回输给对这种治疗敏感的癌症患者。另外，因为这种通用肿瘤细胞能够激活前体药物的自杀系统[单纯疱疹病毒胸苷激酶基因（*HSV-TK*)]共同工程化，所以使用更昔洛韦（GCV）治疗后，这种治疗性癌细胞即可消除；B. 自体移植，通过 CRISPR 技术在体外编辑患者的肿瘤细胞，使其对 TRAIL 产生抗性（敲除），同时导入表达 TRAIL 的基因。这类改造后的细胞进行自体回输后能够特异性杀死原位和转移的肿瘤

O'Reilly 等，1994，1997）。然而，长期给药的要求限制了这种潜在有效的治疗方法（Cao 1999）。慢病毒载体提供了一种解决方案，使细胞能够不断表达那些抗血管生成因子。Shichinohe 等是第一个测试直接在内皮细胞中表达血管抑制素或内皮抑素的第三代 HIV-1 衍生的慢病毒载体。然而效率很低，对细胞生长的抑制作用并不显著。在另一项研究中，含有内皮抑素的慢病毒载体已显示在慢病毒转导的膀胱肿瘤细胞中减少血管形成并抑制肿瘤生长（Kikuchi 等人，2004）（图 2-5-2-24）。

**（四）端粒酶基因**

端粒酶是一种核糖核蛋白酶复合物，其包括将 DNA 添加到染色体末端的细胞逆转录酶组分，在绝大多数人类晚期恶性肿瘤中被重新激活或上调，但在大多数正常人组织中不表达。由于端粒酶选择性在癌细胞中表达而非大多数正常细胞，许多科学家提出端粒酶是人类癌症的通用治疗靶点。大多数人类正常组织中端粒酶活性不存在，或者以较低水平存在，与肿瘤细胞端粒相比，其通常也具有更长的端粒。端粒酶的抑制对组织产生最小的毒性，并且端粒酶抑制剂的作用模式预测对可以表达端粒酶但具有更长端粒的正常干细胞具有最小副作用（图 2-5-2-25）。

端粒酶作为敏感生物标志物用于筛查、早期癌症检测、预后监测等的潜力已得到充分证明。研究者使用新鲜冷冻肿瘤活组织检查，体液和分泌物的研究测定来评估端粒酶活性，几乎所有研究都显示端粒酶活性的重新激活或上调，其模板与大多数其他癌症分子诊断测定相比，RNA（hTERC）和催化蛋白组分（hTERT）与所研究的所有癌症类型中的百分比相关。端粒酶筛选在组织侵入开始之前检测病变将是一个重要目标。

由于在几乎所有晚期肿瘤中均检测到端粒酶活性，因此端粒酶抑制剂的使用可为癌症治疗提供有

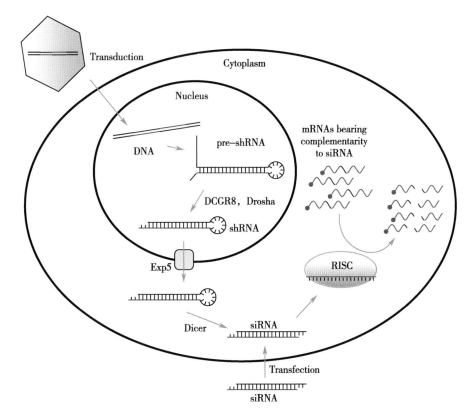

图 2-5-2-23  siRNA 和 shRNA 通过基因沉默抑制蛋白表达的工具

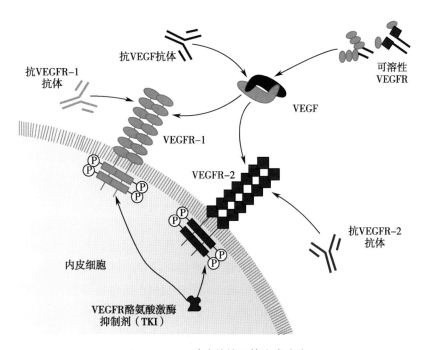

图 2-5-2-24  肿瘤的抗血管生成治疗

效且新颖的分子靶向方法。缺乏端粒酶表达的正常体细胞应该在很大程度上不受抗端粒酶治疗的影响。分裂表达端粒酶时的正常干细胞最初也不会受到影响，因为与癌细胞端粒相比，大多数干细胞都具有明显更长的端粒。因此可能存在治疗时间窗，其中可以诱导表达端粒酶的肿瘤细胞在正常表达端粒的细胞受到不利影响之前已经发生了细胞凋亡。

在肿瘤缩小手术后使用抗肿瘤组疗法并与其他标准疗法（如化学疗法和放射疗法）联合使用时可能最有效。此外，新型靶向治疗药物（如血管生成抑制剂和端粒酶抑制剂）的组合尤其具有吸引力。在这种情况下，血管生成抑制剂将使肿瘤尺寸保持较小且可分开，而端粒酶抑制剂将逐渐导致端粒缩短，每次细胞分裂导致细胞凋亡的诱导。端粒酶抑制剂

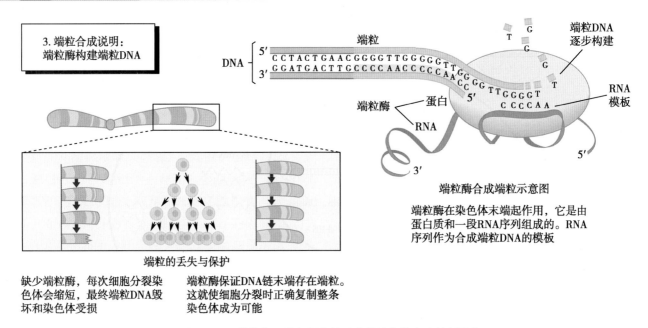

3. 端粒合成说明：端粒酶构建端粒DNA

端粒酶合成端粒示意图

端粒酶在染色体末端起作用，它是由蛋白质和一段RNA序列组成的。RNA序列作为合成端粒DNA的模板

端粒的丢失与保护

缺少端粒酶，每次细胞分裂染色体会缩短，最终端粒DNA毁坏和染色体受损

端粒酶保证DNA链末端存在端粒。这就使细胞分裂时正确复制整条染色体成为可能

图 2-5-2-25　能修复正常复制中被丢失的染色体末端的新蛋白

也可以有效地靶向端粒酶阳性的癌细胞，许多端粒酶抑制剂治疗已经进行到了临床试验各个阶段。

### （五）促凋亡基因

癌症标志之一是抑制程序性细胞死亡（细胞凋亡）。细胞凋亡领域的研究揭示了一个定义明确的基因网络，该基因网络可以诱导细胞凋亡并在癌症中失活或可以抑制细胞凋亡的基因，并且在人类恶性肿瘤中异常表达。使用病毒载体作为强效递送系统来递送促凋亡基因，例如可以促进凋亡反应的肿瘤抑制因子。在癌症基因治疗中使用病毒载体递送促凋亡基因的早期实例是使用腺病毒载体来表达 P53 基因。另一方面，溶瘤药似乎是更有效的递送系统，特别是当携带凋亡诱导基因时。癌症是一种多因素疾病，许多信号通路在其发生和发展过程中发生改变。一个很好的例子是使用 TNF 相关的凋亡诱导配体（TRAIL）。TRAIL 溶瘤基因治疗利用嵌合腺病毒 AD5/35，其能够在不使用受体的情况下转导癌细胞，在癌细胞中复制并允许 TRAIL 表达导致细胞凋亡。该载体的功效在体内白血病、胃癌和胰腺癌中获得验证。MDA7 或 NOXA 还利用肿瘤内递送的腺病毒递送系统并在癌症的异种移植模型中诱导细胞凋亡。大多数"抗癌基因"已被用于武装病毒，并已在体外和体内证明其功效。其中一些（HAMLET，TRAIL 或 MDA7）进入或正在进入临床试验。使用溶瘤病毒和肿瘤特异性凋亡基因的独特特征的新方法打开癌症治疗学的新窗口（图 2-5-2-26）。

### （六）癌症特异性蛋白酶和溶瘤效应激活

癌细胞具有失调的蛋白质组特征，并且蛋白质过度表达的事件非常常见。鉴定仅在癌细胞中过表达并且在正常细胞中具有最小表达或不表达的蛋白质引起了许多癌症生物学家的兴趣，因为这些蛋白质中的每一种都可能是癌症治疗的潜在靶标。病毒学家有效地利用癌细胞的这种特征来操纵病毒趋向性。他们利用对病毒的先天需要来使用宿主细胞的蛋白酶，以便被激活并在靶细胞中发挥作用。详细地说，病毒附着和活化需要切割病毒蛋白。病毒蛋白含有可被癌细胞中无处不在的蛋白酶切割的特定序列。带有包膜如 HIV-1、流感和副黏病毒识别靶细胞上的受体，但需要切割其病毒糖蛋白才能进入和激活。在病毒基因组中插入切割位点并破坏普遍表达的肽酶的天然识别位点是操作病毒向性的策略。在大多数类型的癌细胞中高度过表达的蛋白质中有基质金属蛋白酶蛋白（MMPs）。它们与高转移潜能和增强的细胞侵袭有关。基于这一原理开发了针对 MMP 具有特异性抑制剂的蛋白酶的疗法，但由于 MMP 超家族的广泛基质和未知的作用机制，结果令人失望。然而，在癌症基因治疗中，MMPs 的过表达被用于病毒靶向性重编程而不需要药理学抑制。基本上，有害的癌细胞特征被用来破坏肿瘤本身。逆转录病毒和麻疹病毒最近已通过使用 MMPs 用于癌症特异性重新靶向。操纵病毒 DNA 或 RNA，使得含有蛋白酶识别序列的基因被破坏并与含有被 MMP 识别的序列的接头融合。令人惊讶的是，修饰的病毒只能被激活并优先在表达 MMP 的细胞中进行溶瘤作用。从小鼠实验中获得了类似的结果，其中在 MMP 缺失的背景中注射修饰的病

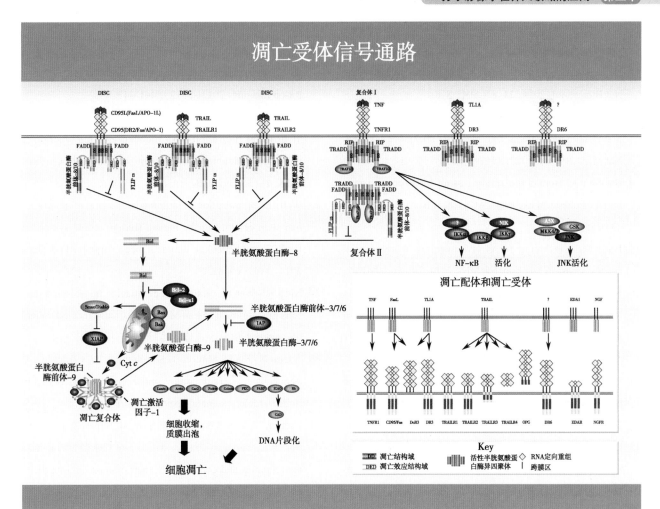

图 2-5-2-26　死亡受体介导的细胞凋亡信号通路

毒，因此在病毒分布后没有观察到损伤（细胞死亡）。与通过病毒趋向性重新靶向的野生型对应物相比，病毒的安全性明显增强。

（杨晓明　孙继红　吴　瑕）

## 参 考 文 献

1. Becker AJ，McCulloch EA，Till JE. Pillars article：Cytological demonstration of the clonal nature of spleen colonies derived from transplanted mouse marrow cells. Nature，1963，197：452-454.

2. Miyamura K. Introduction and the current status of unrelated peripheral blood stem cells transplantation in Japan. Rinsho Ketsueki，2018，59（10）：2323-2333.

3. Sutton MT，Bonfield TL. Stem cells：innovations in clinical applications. Stem Cells Int，2014，2014：516278.

4. Hoch AI，Leach JK. Concise review：optimizing expansion of bone marrow mesenchymal stem/stromal cells for clinical applications. Stem Cells Transl Med，2014，3（5）：643-652.

5. Cordeiro-Spinetti E. Human bone marrow mesenchymal progenitors：perspectives on an optimized in vitro manipulation. Front Cell Dev Biol，2014，2：7.

6. Traverse JH. One-year follow-up of intracoronary stem cell delivery on left ventricular function following ST-elevation myocardial infarction. JAMA，2014，311（3）：301-302.

7. Fox IJ. Stem cell therapy. Use of differentiated pluripotent stem cells as replacement therapy for treating disease. Science，2014，345（6199）：1247391.

8. Wang X. Human ESC-derived MSCs outperform bone marrow MSCs in the treatment of an EAE model of multiple sclerosis. Stem Cell Reports，2014，3（1）：115-130.

9. Kamao H. Characterization of human induced pluripotent stem cell-derived retinal pigment epithelium cell sheets aiming for clinical application. Stem Cell Reports，2014，2（2）：205-218.

10. Nakano-Okuno M，Borah IBR. Nakano. Ethics of iPSC-based clinical research for age-related macular degeneration：patient-centered risk-benefit analysis. Stem Cell Rev，2014，10（6）：743-752.

11. Ma H. Abnormalities in human pluripotent cells due to reprogramming mechanisms. Nature, 2014, 511(7508): 177-183.

12. Naumova AV. Clinical imaging in regenerative medicine. Nat Biotechnol, 2014, 32(8): 804-818.

13. Mezer A. Quantifying the local tissue volume and composition in individual brains with magnetic resonance imaging. Nat Med, 2013, 19(12): 1667-1672.

14. Bar-Shir A. Human protamine-1 as an MRI reporter gene based on chemical exchange. ACS Chem Biol, 2014, 9(1): 134-138.

15. Haris M. A technique for in vivo mapping of myocardial creatine kinase metabolism. Nat Med, 2014, 20(2): 209-214.

16. Naresh NK. Accelerated dual-contrast first-pass perfusion MRI of the mouse heart: development and application to diet-induced obese mice. Magn Reson Med, 2015, 73(3): 1237-1245.

17. Greil GF. Coronary magnetic resonance angiography in heterotopic heart transplant recipient. Circulation. Circulation, 2014, 129(13): 1453-1455.

18. Bizino MB. High spatial resolution coronary magnetic resonance angiography at 7T: comparison with low spatial resolution bright blood imaging. Invest Radiol, 2014, 49(5): 326-330.

19. Naumova AV. Magnetic resonance imaging tracking of graft survival in the infarcted heart: iron oxide particles versus ferritin overexpression approach. J Cardiovasc Pharmacol Ther, 2014, 19(4): 358-367.

20. Paproski RJ. Tyrosinase as a dual reporter gene for both photoacoustic and magnetic resonance imaging. Biomed Opt Express, 2011, 2(4): 771-780.

21. Qin C. Tyrosinase as a multifunctional reporter gene for Photoacoustic/MRI/PET triple modality molecular imaging. Sci Rep, 2013, 3: 1490.

22. Rolla GA. Responsive Mn(II)complexes for potential applications in diagnostic Magnetic Resonance Imaging. Bioorg Med Chem, 2011, 19(3): 1115-1122.

23. Chan KW. MRI-detectable pH nanosensors incorporated into hydrogels for in vivo sensing of transplanted-cell viability. Nat Mater, 2013, 12(3): 268-275.

24. Bar-Shir A. Synthesis of a probe for monitoring HSV1-tk reporter gene expression using chemical exchange saturation transfer MRI. Nat Protoc, 2013, 8(12): 2380-2391.

25. Baksi A J, Pennell DJ. T2* imaging of the heart: methods, applications, and outcomes. Top Magn Reson Imaging, 2014, 23(1): 13-20.

26. Taylor BA. Automated T2* measurements using supplementary field mapping to assess cardiac iron content. J Magn Reson Imaging, 2013, 38(2): 441-447.

27. Nicolau JC. Stem-cell therapy in ST-segment elevation myocardial infarction with reduced ejection fraction: a multicenter, double-blind randomized trial. Clin Cardiol, 2018, 41(3): 392-399.

28. Wolfs E. Optimization of multimodal imaging of mesenchymal stem cells using the human sodium iodide symporter for PET and Cerenkov luminescence imaging. PLoS One, 2014, 9(4): e94833.

29. Ngen EJ, Wang L, Kato Y, et al. Imaging transplanted stem cells in real time using an MRI dual-contrast method. Scientific reports 2015, 5: 13628.

30. Azene N, Fu Y, Maurer J, Kraitchman DL. Tracking of stem cells in vivo for cardiovascular applications. Journal of cardiovascular magnetic resonance, 2014, 16: 7.

31. Laurent S, Saei AA, Behzadi S, et al. Superparamagnetic iron oxide nanoparticles for delivery of therapeutic agents: opportunities and challenges. Expert opinion on drug delivery 2014, 11(9): 1449-1470.

32. Wang Z, Wang Y, Wang Z, et al. Polymeric nanovehicle regulated spatiotemporal real-time imaging of the differentiation dynamics of transplanted neural stem cells after traumatic brain injury. ACS nano, 2015, 9(7): 6683-6695.

33. Tang T, Valenzuela A, Petit F, et al. In vivo MRI of functionalized iron oxide nanoparticles for brain inflammation. Contrast media & molecular imaging, 2018, 2018: 3476476.

34. Stringari C, Wang H, Geyfman M, et al. In vivo single-cell detection of metabolic oscillations in stem cells. Cell reports, 2015, 10(1): 1-7.

35. Janowski M, Walczak P, Kropiwnicki T, et al. Long-term MRI cell tracking after intraventricular delivery in a patient with global cerebral ischemia and prospects for magnetic navigation of stem cells within the CSF. PLoS one, 2014, 9(2): e97631.

36. Emini Veseli B, Perrotta P, De Meyer GRA, et al. Animal models of atherosclerosis. European journal of pharmacology, 2017, 816: 3-13.

37. Chen J, Guo Y, Gui Y, et al. Physical exercise, gut, gut microbiota, and atherosclerotic cardiovascular diseases. Lipids in health and disease, 2018, 17(1): 17.

38. Salter B, Sehmi R. The role of bone marrow-derived endothelial progenitor cells and angiogenic responses in chronic obstructive pulmonary disease. Journal of thoracic disease, 2017, 9 (7): 2168-2177.

39. Wolfs E, Verfaillie CM, Van Laere K, et al. Radiolabeling strategies for radionuclide imaging of stem cells. Stem cell reviews, 2015, 11 (2): 254-274.

40. Logsdon AF, Lucke-Wold BP, Turner RC, et al. A mouse model of focal vascular injury induces astrocyte reactivity, tau oligomers, and aberrant behavior. Archives of neuroscience, 2017, 4 (2): e44254.

41. Shuangsong Hong, Gen Zheng, John W. Wiley, et al. Epigenetic Regulation of Genes that Modulate Chronic Stress-induced Visceral Pain in the Peripheral Nervous System. Gastroenterology. 2015 Jan; 148 (1): 148-157.e7

42. Giordano G, Febbraro A, Venditti M, et al. Targeting angiogenesis and tumor microenvironment in metastatic colorectal cancer: role of aflibercept. Gastroenterol Res Pract, 2014, 2014: 526178.

43. Dang CH1, 2, Aubert M1, De Silva, et al. In vivo dynamics of AAV-mediated gene delivery to sensory neurons of the trigeminal ganglia. Sci Rep, 2017, 7 (1): 927.

44. Emily, Anqi Dai, Jess Floro, et al. Identification of a novel gene fusion in ALT positive osteosarcoma Oncotarget, 2018, 9 (67): 32868-32880.

45. Halaby MJ1, Li Y1, Harris BR1, et al. Translational control protein 80 stimulates IRES-mediated translation of p53 mRNA in response to DNA damage. Biomed Res Int, 2015, 2015: 708158.

46. Stepanenko AA, Chekhonin VP. A compendium of adenovirus genetic modifications for enhanced replication, oncolysis, and tumor immunosurveillance in cancer therapy. Gene, 2018, 679: 11-18.

47. Tanaka T, Uchida H. Inhibition of survivin by adenovirus vector enhanced paclitaxel-induced apoptosis in breast cancer cells. Anticancer Res, 2018, 38 (7): 4281-4288.

48. Tarantal AF. Systemic and persistent mMuscle gene expression in rhesus monkeys with a liver De-targeted adeno-associated virus vector. Hum Gene Ther, 2017, 28 (5): 385-391.

49. Gruenert AK. Self-complementary adeno-associated virus vectors improve transduction efficiency of corneal endothelial cells. PLoS One, 2016, 11 (3): e0152589.

50. Marsden V. Herpes simplex virus type 2-infected dendritic cells produce TNF-alpha, which enhances CCR5 expression and stimulates HIV production from adjacent infected cells. J Immunol, 2015, 194 (9): 4438-4445.

51. Yue B. Survivin-TGFB3-TIMP1 gene therapy via lentivirus vector slows the course of intervertebral disc degeneration in an in vivo rabbit model. Spine (Phila Pa 1976), 2016, 41 (11): 926-934.

52. Yu J. Integrative proteomics and metabolomics analysis reveals the toxicity of cationic liposomes to human normal hepatocyte cell line L02. Mol Omics, 2018, 14 (5): 362-372.

53. Somiya M. Intracellular trafficking of bio-nanocapsule-liposome complex: identification of fusogenic activity in the pre-S1 region of hepatitis B virus surface antigen L protein. J Control Release, 2015, 212: 10-18.

54. Wu X. Up-regulation of P21 inhibits TRAIL-mediated extrinsic apoptosis, contributing resistance to SAHA in acute myeloid leukemia cells. Cell Physiol Biochem, 2014, 34 (2): 506-518.

55. Zhou W. Kurarinone synergizes TRAIL-induced apoptosis in gastric cancer cells. Cell Biochem Biophys, 2015, 72 (1): 241-249.

56. Han Z. Survivin silencing and TRAIL expression using oncolytic adenovirus increase anti-tumorigenic activity in gemcitabine-resistant pancreatic cancer cells. Apoptosis, 2016, 21 (3): 351-364.

57. Cao H. MDA7 combined with targeted attenuated Salmonella vector SL7207/pBud-VP3 inhibited growth of gastric cancer cells. Biomed Pharmacother, 2016, 83: 809-815.

# 第六章　分子影像学在外科手术导航中的应用

## 第一节　外科手术导航概述

### 一、外科手术导航的发展现状

随着医学理论体系的发展与不断进步，外科手术朝着越来越复杂、精细的方向发展。而传统的外科手术，无论是术前规划还是术中进程都高度依赖于医生的经验，如果术前没有对病灶部位进行准确的三维结构重建，那么术中则仅能观察到病灶表面暴露的区域，很难获取病灶的实际大小和解剖学位置信息，使术者在操作体内手术时存在较大的风险，可能造成手术切口大、术中出血量多、术后恢复时间长及并发症等问题。

随着分子成像、图像处理、计算机视觉等技术的高速发展，形成了一个新的研究和临床应用热点，即计算机辅助手术（computer aided surgery，CAS）。利用计算机技术，CAS 模拟指导手术的各个过程，包括术前规划、手术导航，辅助性治疗规划等。与传统外科手术相比，CAS 具有术前规划更准确、术中创伤小、快速、安全性高等优点，将外科手术干预转变为更安全和侵入性更小的治疗过程，已成为目前最可靠的代表性技术之一。手术导航系统（surgical navigation system，SNS）是 CAS 的一个不可或缺的重要组成部分（图 2-6-1-1）。

SNS 将患者术前或术中的影像数据与术中患者病灶的解剖结构准确对应，在术中为医生进行实时导航，譬如术中跟踪手术器械的位置并在患者影像上以虚拟探针的形式实时更新显示，使医生能够准确判定手术器械和患者病灶结构间的相对空间位置，以期达到外科手术更快速、精确、安全的目的。手术导航的意义可以定义为："我的（解剖学）目标在哪里？""我怎样才能安全到达我的目标？""（解剖学上）我在哪里？"或者"我该如何定位植入物？"等一系列重要的解剖定位问题，同时手术导航也被作为测量工具和信息中心，以便在关键的时刻为外科医生提供准确的信息。

医学成像是手术导航发展的重要前提。手术导航系统最早应用于神经外科领域，神经外科在面对人体最精细、复杂的器官——大脑时，其整个发展历史体现了一种极尽微创地实施脑外科手术的探索。主要原因在于大脑中含有丰富、敏感的功能区域，这些功能脑区直接关系着患者的精神和身体状态，并且大脑被限制在一个狭窄的空间里，重要的颅脑血管和神经穿行其中，使得手术视野和操作受限，缺乏特定的解剖学标志。因此，神经外科常为新技术的早期采用者。

近年来，随着手术导航技术的不断发展，其临床应用范围已经逐步扩展到功能神经外科、脊柱外科、耳鼻喉科、整形外科等。如神经外科颅内肿瘤的切除，特别是肉眼难以分辨或血管丰富的小病灶、脑深部病灶及脑内边界不清的病灶等，功能神经外科立体定向活检与运动性疾病的治疗，如帕金森病、脊柱外科椎弓根钉植入、畸形矫正、颈椎手术，最新开发的经皮穿刺、关节置换等复杂的骨科手术，耳鼻喉科前颅底、侧颅底、骨瘤切除、幼儿鼻腔鼻窦等手术、整形外科颌面手术、口腔植入手术等。

CT 成像是神经外科医生和初始患者评估的重要手段，但 20 世纪 80 年代 MRI 成像技术的引入，不仅使软组织成像更加清晰，而且使功能脑区（如语言区、运动区等）的成像成为可能，实现了危险结构有关的病变的可视化成像，从而能够指导术前规划最佳手术路径或放射治疗计划。而光学成像技术的发展及荧光示踪技术的不断革新，极大地促进了手术导航技术的发展和临床应用。吲哚菁绿（indocyanine green，ICG）是典型的近红外荧光显像剂，在 1959 年即被美国 FDA 批准用于心脏血管和肝功能试验诊断，现已应用于临床多种疾病。

手术导航技术始于西方发达国家，当前国内医

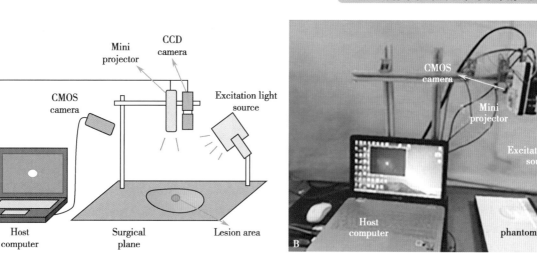

图 2-6-1-1　手术导航系统

A. 模式图；B. 实景图。Host computer：电脑主机；CMOS camera：CMOS 相机；Mini projector：微型投影仪；CCD camera：CCD 相机；Excitation light source：激发光源；Surgical plane：手术台；Lesion area：病变区域

（引自：Gan Q，Wang D，Ye J，et al. Benchtop and animal validation of a projective imaging system for potential use in intraoperative surgical guidance. PLoS One，2016，11（7）：e0157794.）

院使用的大多是国外导航系统，价格比较昂贵，医患双方负担较重，极大地限制了手术导航系统的使用范围，手术导航技术在国内普及率还相对较低。目前手术导航技术主要应用在东部沿海省份的大型神经外科中心，部分医院的外科医生对手术导航的概念及优势仍了解不足。另外，引进的手术导航设备操作比较复杂，改变了外科医师业已习惯的手术流程，对操作医师的计算机应用技巧、外语水平以及影像学知识提出了更高的要求，这也是制约手术导航技术应用和推广的因素之一。借助手术导航设备，医生可进行高精度的复杂手术操作，进一步提高了手术质量。

## 二、外科手术导航的常见方式

手术导航技术的目的是利用三维图像重构技术对患者的医学影像进行重建，实时生成三维模型来指导临床手术的实施。在手术进行时，当手术器械指向患者身体内部的任意部位时，它的位置坐标信息都会被导航系统实时捕捉并显示在由医学影像重构得到的三维模型中。即使不用给患者开刀，医生也能够实时了解手术器械和患者器官及肿瘤之间的相对关系来指导手术执行的过程。

手术导航系统发展到现在大概可分为三个阶段：①框架立体定向仪，即患者被局部麻醉后，把一个轻质的立体定向框架固定在患者头部，进行 CT 或 MRI 扫描，然后根据影像确定手术靶点的位置；②无框架机械臂定位系统，利用机械臂技术和计算

机技术结合来定位，术中依据计算机测量关节相对运动，模拟显示手术工具的运动进度，定位精度较差；③手术导航系统，最早采用超声测量跟踪技术，但超声波束的方向性较差，易受干扰，随后电磁定位、光学定位等方法克服上述缺点并发展迅速。

CAS 是导航工具与手术环境、医生间的交互操作，从而实现一定的空间位置关系，因此根据两者交互方式的不同，可将手术导航系统分为主动系统（即在手术实施过程中完全凭借机械手来进行操作）、被动系统（即导航系统在手术过程中仅控制手术工具的空间运动轨迹，手术操作由医生来完成）和半主动系统（即医生在机器人控制的安全范围内随意移动手术工具，既具备机器人的精确性，又具有人手的灵活性）三种。根据手术导航信号类型不同，外科手术导航系统可分为光学导航、机械导航、超声导航、电磁导航等。而根据手术导航有无影像以及影像建立方法，可再细分为基于 CT、MRI、超声等成像方式的导航系统。当然，还可根据手术对象、应用领域等对其进行分类。

**1. 机械导航系统**　机械导航系统是最早出现的手术导航系统（图 2-6-1-2）。早期的框架式立体定向仪，如瑞典 Leksell 立体定向系统，定位结果与扫描设备密切相关，但设备笨重，不能实时显示手术器械的位置，患者的舒适度较差。随后，在数字控制技术的基础上出现了无框架机械臂导航系统，利用计算机控制机械臂来控制手术器械的位置和旋转方向，以达到定位示踪的目的。虽然机械臂具有很

高的稳定性和定位精度，并能较长时间控制手术器械，但是机械臂存在体积大、不容易安装、制动和固定装置机械误差较大等缺点限制了其临床应用。近期，Jackson 团队使用神经导航联合术中 3D-C 臂技术，指导术者颅椎外科手术入路并成功切除颅椎交界处的病灶，此外，该团队还将神经导航技术应用于手术切口、骨切除、病灶切除等的评估，手术过程顺利，均未发生性发展，提示利用 BrainLab Vector Vision 和 3D-C 臂技术进行无框架立体定向是颅颈前交界区神经导航安全、有效的方法。

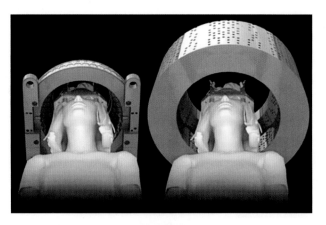

**图 2-6-1-2　机械导航系统模式图**

（引自：Nakazawa H，Tsugawa T，Mori Y，et al. Effective usage of a clearance check to avoid a collision in Gamma Knife Perfexion radiosurgery with the Leksell skull frame. J Radiat Res，2014，55（6）：1192-1198.）

2. **超声定位系统**　根据超声测距原理，分别将超声波发出和接收装置固定在手术器械和标志架上，持续记录超声发出和接收的时间间隔，来计算两种装置之间的距离，从而实时定位手术器械的空间位置，实现手术导航。利用超声具有方向性好、穿透深度强等特点可用于检测人体体内的情况，超声定位精度约为 2～5mm，受超声波物理特性的限制，成像分辨率有限，且超声探头所在的位置对成像结果及体内结构的判定影响极大，因此测量可重复性较差。近期，Perez 等研发了新的超声定位系统并优化了算法，使呈现的图像能配准示踪腹腔镜的手术操作过程，极大地缩短了手术时间，但该定位系统的算法高度依赖术者对相关参数的采样精度（图 2-6-1-3）。

3. **电磁导航系统**　电磁导航系统（electromagnetic navigation system）多针对介入手术的复杂性，该系统能够扩大介入手术的适应证、降低难度、精确定位、最大程度减少辐射等。因此，电磁导航具有明显有优势：①与光学导航系统相比，电磁导航术中无信号阻挡，可以自由地使用手术器械；②电磁导航系统多比较轻便，可自由移动，以利于术中接入，操作简单；③无射线辐射伤害；④定位精确，可以极大地缩短手术时间（图 2-6-1-4）。

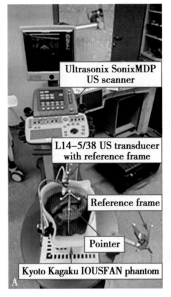
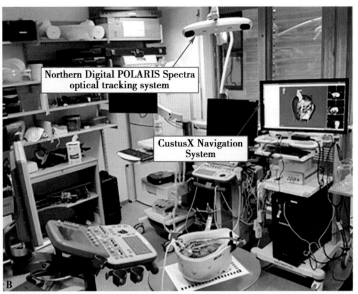

**图 2-6-1-3　手术导航系统**

A. SonixMDP 超声扫描仪，IOUSFAN 及带有光学标记的工具和框架；B. PolARIS 光学示踪系统和 CustusX 导航系统。Ultrasonix SonixMDP US scanner：SonixMDP 超声扫描仪；L14-5/38 US transducer with reference frame：L14-5/38 超声传感器及支架；Reference frame：支架；Pointer：指针；Kyoto Kagaku IOUSFAN phantom：IOUSFAN 腹部模型；Northern Digital POLARIS Spectra optical tracking system：POLARIS 光学示踪系统；CustusX Navigation System：CustusX 导航系统

（引自：Perez de Frutos J，Hofstad EF，Solberg OV，et al. Laboratory test of Single Landmark registration method for ultrasound-based navigation in laparoscopy using an open-source platform. Int J Comput Assist Radiol Surg，2018，13（12）：1927-1936.）

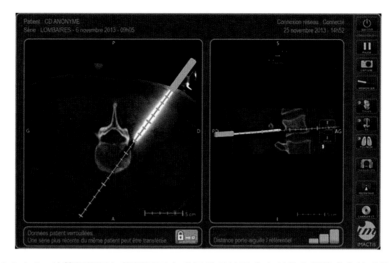

图 2-6-1-4　计算机断层扫描引导下电磁导航系统经皮穿刺检查脊柱病变的成像，套管针的估计位置( 蓝色 )与其实际位置( 白色 )是准确一致的

( 引自 Rouchy RC，Moreau-Gaudry A，Chipon E，et al. Evaluation of the clinical benefit of an electromagnetic navigation system for CT-guided interventional radiology procedures in the thoraco-abdominal region compared with conventional CT guidance( CTNAV II)：study protocol for a randomised controlled trial. Trials，2017，18( 1 )：306.)

2002 年，彭玉平等在国内率先将电磁导航技术应用于颅内肿瘤的手术治疗，除 1 例外，其余 11 例电磁导航的误差仅为( 1.9 ± 0.9 )mm，全部病灶均成功切除。2015 年 4 月，中山大学肿瘤防治中心率先引进美敦力公司的 Super D 电磁导航系统，在我国首次开展"ENB 定位下胸腔镜辅助肺结节切除术"( ENB-VATS Lobectomy)，为"精准外科治疗"提供了新的发展方向。同年 10 月，"中山大学肿瘤防治中心 - 美敦力电磁导航支气管镜大中华区临床应用培训中心"正式成立，旨在为电磁导航支气管镜这项革命性技术在国内的推广和研究树立标杆，让更多的医生熟练掌握这项技术，造福更多的肺癌患者。

4. **光学导航系统**　Heilbrun 等人利用双目和三目机器的视觉原理，使用可见光或近红外光成像，由计算机重建目标空间位置，以实现实时空间定位。该类系统精密度高、使用灵活方便、不易受手术环境干扰。光学导航系统是目前手术导航系统中的主流方法，是目前最具发展前景的导航系统。虽然光学导航系统具有较高的定位精度，但其光线易受术中物体遮挡、光线散射作用及周围光线及金属物体镜面反射也会对其产生影响，导致定位光束被遮挡后无法提供相应的定位信息，具有潜在造成手术风险的可能性( 图 2-6-1-5)。

光学导航系统根据目标物是否有发光源，可进一步分为主动式、被动式和混合式。在示踪目标物上附电源控制的发光二极管，利用成像系统采集发光信号并经过复杂的计算处理，实时定位目标物的

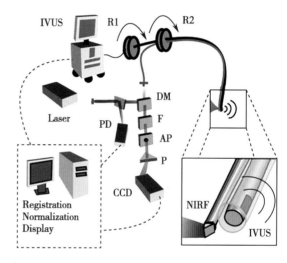

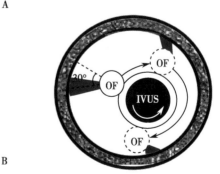

图 2-6-1-5　近红外光学示踪系统

A. 近红外荧光( NIRF) - 血管内超声( IVUS)成像系统示意图。IVUS 元件由旋转电机 R1 旋转。IVUS 护套和 NIRF 光纤由旋转电机 R2 旋转。光学元件缩写如下：PD，光电二极管；DM，二向色镜；F，滤光片；AP，光圈；P，棱镜。B. 当导管鞘被旋转电机 R2 旋转时，IVUS 元件绕其轴线旋转，光纤被推进到新的传感位置

( 引自：Dixon AJ, Hossack JA. Intravascular near-infrared fluorescence catheter with ultrasound guidance and blood attenuation correction. J Biomed，2013，18( 5 )：56009.)

空间位置的方法，称为主动式光学定位，又称有源光学定位，即定位终端需发射信号。被动式光学定位又称无源光学定位，定位终端不发射信号而仅接收信号即可定位，其特点是光源设置在相机上，系统通过捕获目标物的反射光源来追踪目标的空间位置。混合式光学定位结合了上述两种定位方式，既可以示踪附有发光二极管的目标物，又可以示踪无光源的目标物，更加方便医生术中操作。

## 三、外科手术导航的发展前景

在外科手术操作过程中，手术组织的形变或位移会造成医生所看到的术野与术前影像资料的匹配失真，增加手术难度，使手术精度下降，而且随着手术进程的推进，手术所造成的偏差也会越来越大。因此，实时影像引导对于手术安全、减少创伤、降低术中术后并发症具有极其重要的作用。

外科手术导航系统优点如下：①术前、术中配准患者的解剖定位和病灶部位三维重建后的数据，利用手术导航系统实时示踪手术器械的定位，使手术操作医生能够直观、实时、迅速掌握手术器械与病灶部位之间的相对位置，以期指导手术操作进程；②手术导航系统还可展示病灶部位内部或周围软组织结构，使手术创面减小、减少术中出血、降低手术操作所带来的损伤、减少术中术后并发症，从而促进患者术后恢复，减少术后康复期；③手术导航系统可以全程记录手术过程及术中各种数据，便于术后临床分析、手术操作教学指导、模拟手术操作等；④借助现阶段网络通信的高速发展，手术导航使异

地手术成为可能，使偏远地区的患者足不出户即可享受专家级的手术治疗；⑤手术导航系统的发展还极大地促进了各种手术方式的改革和创新，促进了外科手术向着更精细、创伤更小、术后恢复更好的目标前进。

虽然手术导航发展时间较短，但出于对安全和微创手术的需求而发展出来的外科手术导航技术，使得新的、更具挑战性的外科手术成为可能，这一现象又反过来提出了对更好、更有效技术工具的需求。因此，手术导航是一项重要的外科决策工具，是伴随着外科医生手术难度不断提升而同步发展的技术。

虽然手术导航所采用的信号有多种，但各有利弊。术中CT或术中MRI由于硬件投入过大和手术室空间的限制（图2-6-1-6），在临床的推广受到一定的限制；有限元仿真法无法完全复现不同软组织的个体差异，难以用于临床实践；相较而言，利用靶向性分子探针技术能够清晰显示病灶轮廓、操作相对简单易行，最大程度地满足了临床实际的需要。荧光探针是最早实现临床转化的手术导航技术，因其灵敏度高、安全性好、使用简便等优点，已广泛应用于活体成像研究，可监测疾病进展、药物代谢动力学、药物疗效等方面。

手术导航技术能够切实提高手术治疗的安全性和精准性，已成为提高手术疗效的关键技术之一，因此，发展新型的手术导航仪器设备、优化成像参数、研发新型探针技术等势在必行，对精准医疗具有深远的意义。

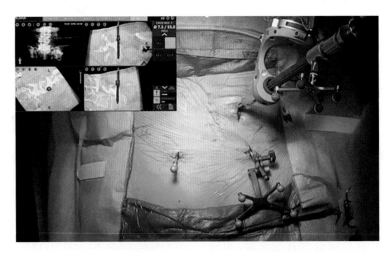

**图2-6-1-6　采用微创导航机器人辅助椎弓根螺钉定位系统引导下腰骶椎椎弓根螺钉的规划与放置**

（引自 Vardiman AB，Wallace DJ，Booher GA，et al. Does the accuracy of pedicle screw placement differ between the attending surgeon and resident in navigated robotic-assisted minimally invasive spine surgery? J Robot Surg，2019.doi：10.1007/s11701-019-01019-9.）

## （一）发展新型的手术导航仪器设备

在国内，有关 CAS 及手术导航系统的研究还处于起步阶段，且大多局限于神经外科领域。国内率先提出"数学医疗"概念的复旦大学数字医学研究中心，依托复旦大学的临床交叉学术实力，专注于导航产品的研发和生产，针对神经外科研发的 Excelim-04 手术导航系统，已获国家食品药品监督管理局（CFDA）批准，而脊柱导航模块目前正在研发当中。近期德国 Scopis 公司推出了一个全息导航平台（holographic navigation platform），该设备以 MRI、CT 等医学影像数据为基础，将 HoloLens 设备整合到 Scopois 图像导航系统中，并将医疗增强现实（AR）叠加层直接投影到患者身上，为外科医生提供更精确和快速的手术引导，以协助外科医生进行脊柱、神经、耳鼻喉等手术，同时，给叠加层添加额外的 3D 跟踪，进一步提供了导航的准确性（图 2-6-1-7）。

## （二）优化手术导航系统成像参数

手术导航系统的发展离不开计算机硬件的发展，同时计算机视觉、三维空间定位技术、计算机软件及成像参数、图像算法等方面也是医学成像技术发展的重要影响因素，将上述技术密切联系在一起，

以满足手术新的需求是手术导航技术的发展目标，以期保持该技术的在临床工作中的实用性。增强现实（AR）是一种能够将计算机数据准确融合到实际手术场景的可视化技术，如 Scopis 的全息导航平台，医生在操作时无需在图像显示器和实际操作区域进行视野切换，改善医生的手眼协调问题，提高图像引导手术的精准度。

## （三）研发新型探针技术

目前发展起来的有机小分子的荧光探针，具有成本低、安全性好、灵敏度高等优点，同时相应的成像设备发展成熟，在此基础上改造新型的荧光探针使其具有更高的特异性和靶向性，提高透过血-脑屏障的能力和病灶部位示踪的信噪比（signal-to-noise ratio，SNR）是目前研究的热点。多模态成像是现阶段发展的趋势，在保证材料生物安全性的前提下，整合多种影像优势，发展纳米探针材料，以提高肿瘤边缘的靶向性和成像准确率。同时，围绕"精准医学"的目标，开展大数据库建设，增加纳米探针材料库、不同疾病患者信息库、肿瘤样本库等，能够为后续研发新型探针技术提供基础。

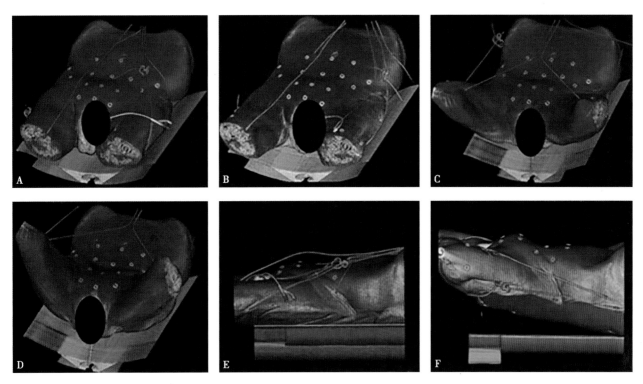

图 2-6-1-7　图像引导下的手术导航系统研究不同患者体位的影响

A. 仰卧，髋外展 60°；B. 髋屈 45°，髋外展 70°；C. 髋屈 90°，髋外展 80°；D. 无楔矢状面；E. 矢状面 10°楔形；F. 以气腹为变量，此图未展示气腹

（引自：Wijsmuller AR, Romagnolo LGC, Agnus V, et al. Advances in stereotactic navigation for pelvic surgery. Surg Endosc, 2008, 32（6）：2713-2720.）

（徐海波　王　良　张国君　刘　静）

## 第二节 光学成像与外科手术导航

现代成像技术的进步对改善临床诊断和手术计划有着重要影响。CT 和 MRI 广泛应用于确定患者的病变范围，设计最佳外科手术途径。然而，由于图像的静态性质和成像设备与手术室整合间的矛盾，上述横截面成像模式多用于术前测定。而术中决定手术成功的关键因素包括动态识别解剖标志（该因素在疾病状态中经常失真）、精确解剖组织平面、避免侧支损伤以将手术损伤最小化。虽然外科医生的临床敏锐性和技术能力仍然是手术中最重要的因素，但开发新的成像技术对外科手术也极为重要，因为该技术可以使外科医生看得更准并可影响外科技术和结果。

近年来，由于分子影像学技术的不断发展，继放射性核素显像、正电子发射断层成像、单光子发射计算机断层成像和磁共振成像之后，出现了高分辨率体内光学成像，其中近红外光成像备受关注，目前，前哨淋巴结成像、评价冠状动脉搭桥术后通畅度、术中识别肿瘤、医源性胆道损伤的诊断、淋巴管和血管的成像等都应用了近红外光学成像技术，逐步形成了近红外光学成像辅助外科手术导航的新的医疗技术、新的医疗设备和新的临床学科。

光学成像技术利用可见光、紫外光或红外光来检测感兴趣的组织部位。近年来，在设备小型化和外形优化等方面的进展使相应的成像平台能够从研究领域成功过渡到临床应用领域。光学成像的优势包括较高的空间和时间分辨率，以及相对容易整合到手术室环境和微创外科（minimally invasive surgery, MIS）手术器械中，如内镜、腹腔镜和机器人辅助外科。在许多外科学科中，MIS 已经逐渐取代传统的开放式外科，甚至成为复杂癌症和重建外科的标准方法。与传统的开放手术相比，MIS 减少了（或没有）触觉反馈，依赖于白光腹腔镜来照亮较小的操作区域。通过将诸如荧光成像的特征与标准白光相结合，可以区分病变组织和健康组织之间的生理病理学差异（即血管灌注、肿瘤转化等），以便于术中指导。此外，新兴的"光学活检"技术还可以提供病变组织微结构下、微米级的成像，其分辨率可达到细胞水平。

本节将着重介绍已进入临床领域的光学成像技术，其空间分辨率从宏观（即光动力学诊断、近红外荧光）到微观（即光学相干断层成像、激光共聚焦内

镜）不等。包括成像原理、图像采集技术、对比剂、临床应用、集成到 MIS 和开放手术中的显著特征，并讨论在临床前检测和未来临床应用前景具有广泛前景的技术。

## 一、光学成像设备

### （一）光学成像的基本原理

如前所述，用荧光染料或报告基因标记生物体内的细胞或某种大分子时，应用体外特定波长的激发光照射，激发这些荧光材料发射荧光，体外光学影像设备摄取这些发射出的荧光，形成光学分子影像，这种光学分子影像将真实反映体内某种基因的表达或大分子的生物学特性，并动态记录和显示分子事件及其动力学过程。

然而，人眼看不到近红外光，需要借助于特殊的光学成像系统，摄取发射的近红外光，精确定位近红外荧光团的位置，通过手术野中的近红外光就可以显示组织的结构和病变部位。目前将吲哚菁绿等作为近红外荧光显影剂用于近红外光成像已应用于乳腺癌、胃癌和结肠癌等多种疾病的临床治疗中。

### （二）光学成像系统的基本结构

光学成像系统主要包括近红外激发光源、近红外荧光对比剂（报告基因）、高灵敏近红外荧光摄像机、计算机硬件及图像处理软件等。

### （三）光学手术导航系统

2002 年美国波士顿 Beth Israel Deaconess 医学中心首次介绍了与佐治亚州立大学合作研制的第一代外科成像系统，荧光辅助切割和探测外科成像系统（fluorescence-assisted resection and exploration, FLARE™），可以实时摄取彩色和近红外荧光图像，所以既能拍摄近红外荧光，又可以看到术野中的解剖结构，该设备主要用于大型动物外科手术的研究，近年来正逐步进入临床研究。目前多家研究机构均从事相关设备的研发工作。虽然不同的成像系统在硬件和软件配置上有一定差异，可以分为开放手术系统、腹腔镜系统和显微成像系统三大类，但其工作原理基本一致。

1. FLARE™ 摄像系统 该类设备最早的就是 FLARE™ 摄像系统（图 2-6-2-1）。该系统的基本设计方案是在外科手术时，术者观察的显示器上既能显示外科手术的解剖结构，还可以显示肉眼看不到的近红外荧光并重叠在彩色图像上（图 2-6-2-2）。

2. Fluobeam® 手持式成像系统 Fluobeam® 手

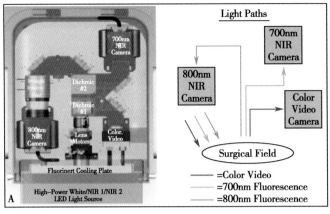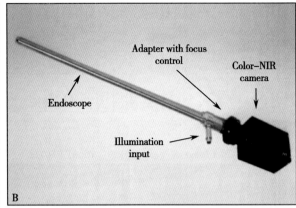

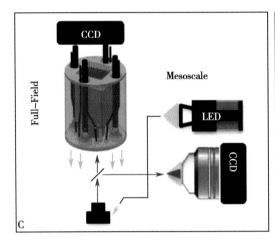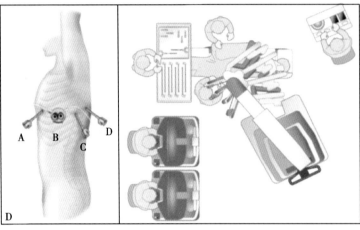

图 2-6-2-1　术中荧光成像系统

A. 双通道 FLARE 成像系统；B. 内镜成像系统；C. 多光谱成像系统；D. 达芬奇手术系统。Light paths：光路；NIR Camera：近红外相机；Color Video Camera：彩色摄像机；Surgical Field：手术区域；Endoscope：内镜；Adapter with focus control：可调焦的适配器；Illumination input：照明；Full-Field：全场；Mesoscale：中尺度

（引自：Das P，Santos S，Park GK，et al.Real-time fluorescence imaging in thoracic surgery. Korean J Thorac Cardiovasc Surg，2019，52（4）：205-220.）

持式成像系统，是法国 Grenoble 的 Fluoptics 公司研制的手持式成像系统，灵活、便携，可以摄取二维体外荧光。Fluobeam® 有一个花冠状 LED 发射近红外光，因此可以能够在白光下直接检测，开放式的成像设计，不受动物大小的限制。该系统成像速度快，实时成像，可指导外科手术的精准操作。根据发射波长不同，Fluobeam® 分为 Fluobeam® 700 和 Fluobeam® 800 两种型号（图 2-6-2-3）。Hirche 等利用该设备评估动物模型中淋巴造影和前哨淋巴结活检的应用价值，结果显示该系统可以经皮实时成像淋巴造影情况，并使荧光保留用于前哨淋巴结监测，提高了检测深度和分辨率。

3. Artemis™ 手持式成像系统　2000 年 Schurr 等设计了一个主从机械手系统（master-slave manipulator system）作为腹腔镜的原型。而 Artemis™ 手持式成像系统，则具有彩色和荧光双重摄像功能，且荧光成像区域具有 800nm 吲哚菁绿和 700nm 荧光

探针成像两种功能，能够实现全彩实时荧光成像。该系统定位在一个可移动的手推车上，不仅可以用于开放手术，当将显示器连接到手持摄像机上时，还可用于腹腔镜手术（图 2-6-2-4）。

4. 光动力眼系统　如图 2-6-2-5 所示，该系统是由日本滨松光电研制，主要功能为进行非损伤床旁定量评估组织灌注量，图像采用 CCD 采集，使用 LED 做为发射光源。Kato 等利用组织冲洗基细胞学检查和光动力眼技术对不能进行双侧前哨淋巴结检测的宫颈癌患者选择性地进行了光动力眼检查，显著地提高了前哨淋巴结的检出率，提示结合光动力眼检查和组织冲洗细胞病理学可能是更有价值的前哨淋巴结的检测方法。

5. SPY™ 术中成像系统　SPY 术中成像系统（novadaq's SPY imaging system），是非体外循环冠状动脉旁路移植术中评估移植血管通畅度的一种极具创新的术中成像系统，即加拿大 Novadaq 公司研

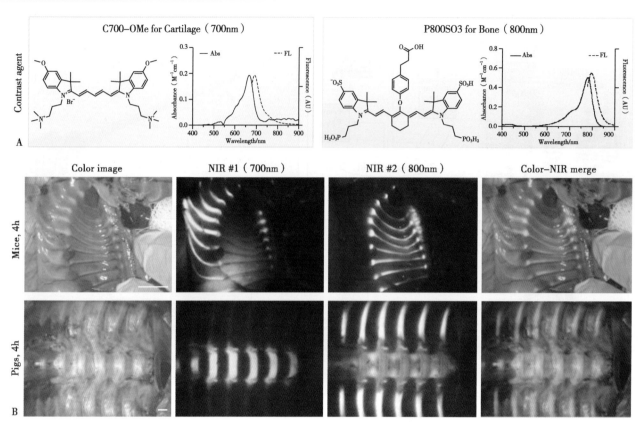

**图 2-6-2-2 术中软骨和骨骼的双通道成像**

A. C700-OMe 的化学结构，分别用于软骨和骨骼的特异性成像；B. 小鼠（上）和猪（下）的软骨和骨骼成像。从左至右依次为：彩图（Color image），700nm 近红外光下成像（NIR #1），800nm 近红外光下成像（NIR #2），融合图片（Color-NIR merge）
（引自：Das P，Santos S，Park GK，et al. Real-Time Fluorescence Imaging in Thoracic Surgery. Korean J Thorac Cardiovasc Surg，2019，52（4）：205-220.）

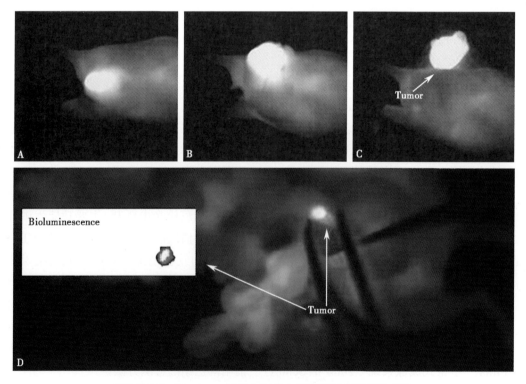

**图 2-6-2-3 Fluobeam® 800 在术中不同时间点的荧光成像**

A. 切除肿瘤前；B. 切开皮肤后；C. 完全切除肿瘤（tumor）；D. 使用 Fluobeam®800 记录术中小鼠腹腔的近红外荧光图像。插图代表识别所切除的肿瘤组织（2mm 大小）的生物发光图像（Bioluminescence）
（引自：Li X，Schumann C，Albarqi HA，et al. A tumor-activatable theranostic nanomedicine platform for NIR fluorescence-guided surgery and combinatorial phototherapy. Theranostics，2018，8（3）：767-784.）

制的第一个被 FDA 许可进行心脏冠状动脉搭桥术后评估血管通畅度的设备（图 2-6-2-6）。

非体外循环冠状动脉旁路移植术（off-pump coronary artery bypass grafting，CABG）因其创伤小、并发症少而发展迅速。然而，由于技术操作困难，移植物通畅率很大程度上取决于操作人员的熟练程度。基于 ICG 的 SPY™ 系统是一种具有创新性的装置，允许在手术中验证移植物通畅性。无需插管、X 射线或碘对比剂即可获得移植物实时图像。SPY 图像可实时监测移植物的通畅性，外科医生可及时发现不通畅的移植物并于术中修正，移植物通畅性的问题可以完全在手术过程中解决。

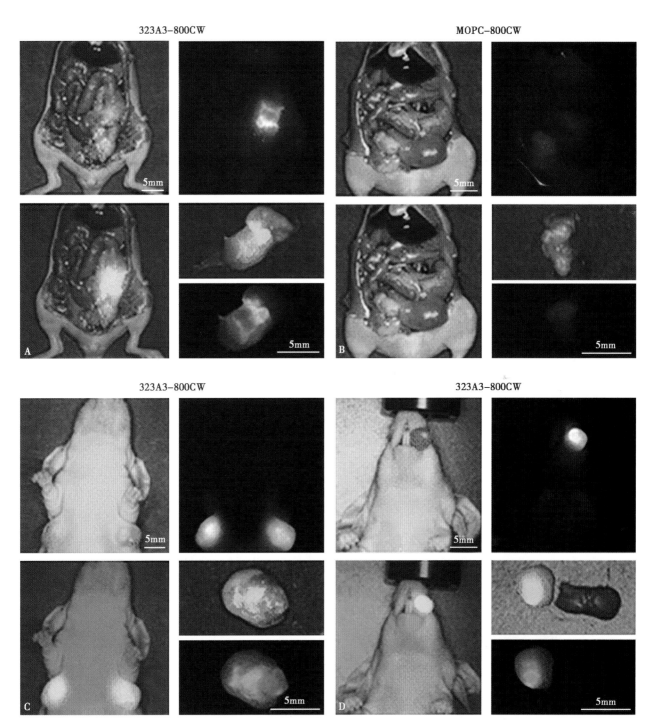

图 2-6-2-4　Artemis 成像系统示踪不同类型肿瘤

A 和 B．结肠癌；C．乳腺癌；D．头颈部肿瘤。静脉注射 EpCAM 特异性探针（323A3-800CW）或非特异性阴性对照（MOPC-800CW），72 小时后 NIR 荧光成像，包括荧光成像，白光成像，融合图像及离体成像

（引自：van Driel PB，Boonstra MC，Prevoo HA，et al. EpCAM as multi-tumour target for near-infrared fluorescence guided surgery. BMC Cancer, 2016, 16（1）：884.）

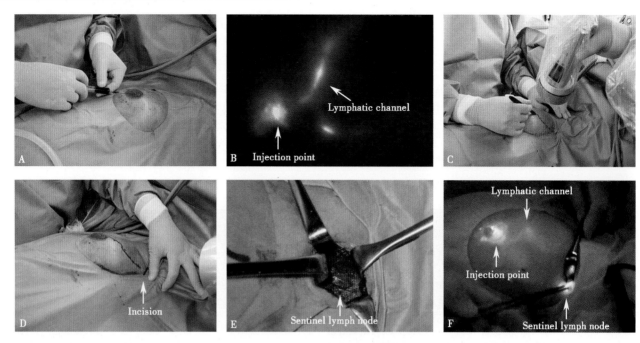

**图 2-6-2-5 光动力眼系统成像**

A. 向乳晕以下区域注入染料；B. 显示器上所显示的注射点（Injection point）和淋巴管（Lymphatic channel）成像；C. 使用光动力眼系统成像在皮肤上标记淋巴管；D. 皮肤切口（Incision）；E. 蓝染的前哨淋巴结（Sentinel lymph node）；F. 术野荧光成像
（引自：Takemoto N, Koyanagi A, Yasuda M, et al. Comparison of the indocyanine green dye method versus the combined method of indigo carmine blue dye with indocyanine green fluorescence imaging for sentinel lymph node biopsy in breast conservative therapy for stage Ⅰ or Ⅱ breast cancer. BMC Womens Health, 2018, 18（1）: 151.）

重建术后早期并发症的关键因素是组织灌注不足，准确可靠地术中组织灌注评价对减少并发症、改善临床预后至关重要，SPY 术中成像系统应用于整形外科手术评估游离皮瓣血运情况，可在术中指导外科医生进行临床决策，在器官移植、小儿外

科和泌尿外科等领域具有重要应用。Wang 等利用 SPY 成像系统评价乳头保留乳房切除术和术后重建乳房中的血液循环情况，为临床针对不同患者的个体化治疗提供更精准的治疗方案。

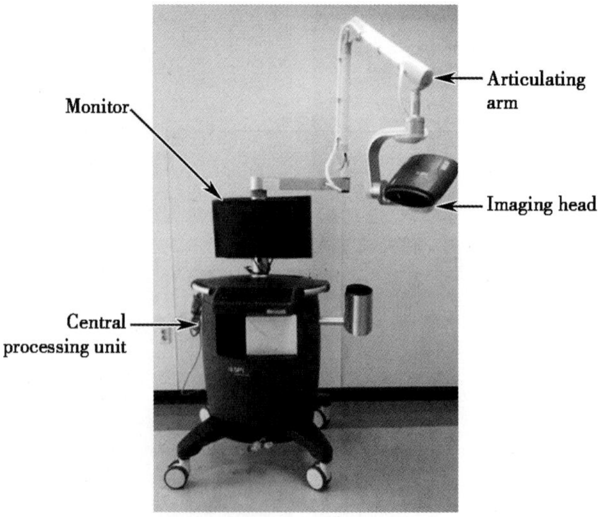

SPY 探测成像系统重要的特点之一，是能够在手术室中灵活使用，定量评定手术中的关键步骤。如图 2-6-2-3 所示，成像头附接到包含中央处理器、键盘、显示器和鼠标的移动车上的铰接臂上，整个成像系统可灵活移动，其激光发射器的输出功率是 2.0W，摄像机和激光输出伴行，如在进行心脏术中导航时，激光在心脏的照射面积为 $56.25cm^2$（$7.5cm \times 7.5cm$），手术时镜头距心脏 30cm。

6. PINPOINT 内窥镜荧光摄像系统 目前，该系统能在内窥镜手术中实现可见光下组织荧光显影的设备，且已在临床使用。10mm 高清晰度 PINPOINT 系统，可提供 0 度、30 度和 45 度的标准视角以及 75 度的视野，满足当今外科手术的需求。更重要的是，获得高分辨率图像的同时，也提供了三维组织成像所需的舒适景深，减少了在使用过程中相机调焦。当使用腹腔镜进行近红外荧光成像时，PINPOINT 内窥镜荧光摄像系统还具备激发光抑制滤光器，去除图像信号中反射的荧光激发光，并形成具有相同放大率的高清晰白光和 ICG 荧光图像，将两者投射

**图 2-6-2-6 SPY 荧光成像系统**

Monitor：显示器；Articulating arm：关节臂；Imaging head：成像头；Central processing unit：中央处理器
（引自：Joh JH, Park HC, Han SA, et al. Intraoperative indocyanine green angiography for the objective measurement of blood flow. Ann Surg Treat Res, 2016, 90（5）: 279-286.）

到相同的成像平面。

现已开展了多中心研究评估 PINPOINT 内窥镜荧光摄像系统在淋巴定位和前哨淋巴结活检中的使用。而从腹腔镜胆囊切除术中胆道可视化到肺癌的导航应用等各种探索性研究也扩展了该系统的应用潜力。

我国在手术导航系统的研究起步较晚，1999 年深圳安可公司开发了第一台国产手术导航系统，2006 年复旦大学数字医学研究中心研发了高精度神经外科手术导航系统并应用临床研究。现阶段，国产设备所使用的光学定位核心部件基本上依赖进口，尚缺乏自主知识产权，市场占有率有限；另一方面，手术导航系统价格昂贵，难以在基层医院推广。这些都限制了手术导航技术在我国的发展，因此为了研发出适合我国国情和性能优异的手术导航系统，国内很多企业和科研院校都在进行光学导航系统的自主研发工作。

## 二、光学标记与成像方法

荧光物质被激发后所发射的荧光信号强度在一定范围内是与荧光基团存在的量呈线性关系，这就是荧光成像系统应用于生物学研究的理论基础。在荧光成像系统研究领域，近红外荧光成像技术主要针对激发光波长在 700～900nm 的荧光对比剂进行成像，这种成像技术具有一定的潜在优势。主要原因在于：①在近红外光波范围内，大多数组织很少产生近红外荧光，减少背景噪声信号的影响，图像信噪比（SNR）相对较高；②生物组织对近红外光的吸收和散射效应小，与可见光相比较，可穿透更深的组织。因此在光学手术导航系统中，常使用近红外光学成像技术和近红外荧光对比剂，最常使用的近红外荧光团是聚甲炔类化合物（如 ICG），另一类是半导体纳米晶体或量子点。

### （一）吲哚菁绿

自 20 世纪 80 年代，随着录像和激光扫描检眼镜技术引入吲哚菁绿血管造影（indocyanine green angiography，ICGA），增加了图像的时间分辨率和空间分辨率，并与数字化计算机图像处理结合起来进行图像分析。这些技术的发展极大地提高了 ICG 的临床应用价值。

吲哚菁绿（indocyanine green，ICG）又称靛氰绿或福氏绿，是一种水溶性三碳吲哚染料，分子量 775Da，分子式是 $C_{43}H_{47}N_2NaO_6S_2$（图 2-6-2-7）。其特点是：①最大吸收光谱 805nm，最大发射波长为 835nm，均在近红外光范围内；②ICG 与血浆蛋白结合律高达 98%，其中主要与血浆中较大分子的高密度和低密度脂蛋白相结合，极少从毛细血管漏出；③ICG 具有亲脂和亲水双重特性；④ICG 注入体内后既不从消化道吸收，也不进入肝循环，而是由肝实质细胞从血浆中摄取后以整分子形式排泄至胆管，随粪排出体外；⑤ICG 的血浆清除有两个高峰，即注射后 3～4 分钟和 1 小时后。

ICG 为非靶向性荧光示踪剂，具有血管池效应，而不与肿瘤等组织细胞特异性结合，而是聚集于血管丰富的组织中。ICG 在 1959 年即被美国 FDA 批准用于心脏血管和肝功能诊断试验。近年来，ICG 造影除用于研究眼部血管尤其是脉络膜血管外，还被用于烧伤深度的检测、胃肠道血管缺损、脑动脉急性梗死患者灌注检测、恶性肿瘤诊断、微循环定量、脑部肿瘤边缘确定和肿瘤前哨淋巴结检测等。

Liu 等通过在早期乳腺癌患者中，分别使用亚甲蓝和 ICG 技术检测和收集前哨淋巴结并提交病理检查，发现 ICG 组前哨淋巴结检出率较高，且患者腋窝创面外观良好，无局限性肩关节外展和上肢水肿等并发症。Lee 等开创了一种新的技术，即第二窗口吲哚菁绿（second window indocyanine green，SWIG），该方法依赖于 ICG 染料在异常肿瘤组织中的被动累积、局部渗透性增强和保留效应，提供了较强的近红外光学对比度，允许术中通过正常脑实质和完整的硬脑膜实时显示颅内转移瘤，可用于硬膜开口前定位肿瘤在颅内的位置。

此外，可将 ICG 改造为靶向性荧光示踪剂，即通过化学结合等方法将微量吲哚菁绿与分子靶向标记物结合可以特异性地显示目标物，同时降低吲哚菁绿的使用量。Zhang 等通过将吲哚菁绿包封在脂质体（ICG-liposomal wedelolactone）中，建立了一种新型的光敏性纳米药物传递系统，可以显著提高药物的水溶性和生物利用度，且在近红外光照射 8 小时内药物释放量可达 96.74%，达到按需释放的要求。Yan 等采用叶酸耦联胶束包封 ICG，成功制备了具有良好尺寸和稳定性的近红外 ICG 负载胶束，可靶向标记肿瘤细胞，通过高分辨率近红外成像，在成像的同时，能有效地将吸收的近红外激光能量转换为热能，造成肿瘤损伤并抑制其增长，该新型胶束在肿瘤成像和治疗中显示出巨大的应用潜力。

### （二）"前染"显像剂——5-氨基酮戊酸

5-氨基酮戊酸（5-aminolevulinic acid，5-ALA）是非蛋白氨基酸，属于卟啉生物合成中的前体（图

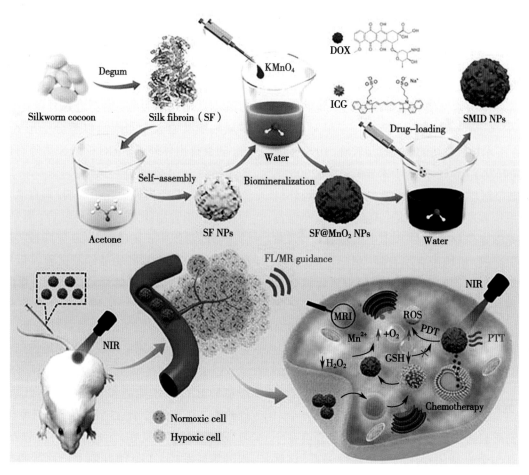

**图 2-6-2-7　ICG 分子结构及 SF@MnO₂/ICG/DOX 纳米颗粒的模式图**

Silkworm cocoon：蚕茧；Degum：脱胶；Silk fibroin（SF）：丝纤蛋白；Acetone：丙酮；Self-assembly：自组装；SF NPs：丝纤蛋白纳米粒子；Biomineralization：生物矿化；Water：水；KMnO₄：高锰酸钾；DOX：阿霉素；ICG：吲哚菁绿；Drug-loading：载药；SMID NPs：SF@MnO₂/ICG/DOX 纳米颗粒；Normoxic cell：常氧细胞；Hypoxic cell：乏氧细胞；ROS：活性氧自由基；GSH：谷胱甘肽；PDT：光动力治疗；PTT：光热治疗；Chemotherapy：化疗

（引自：Yang R，Hou M，Gao Y，et al. Biomineralization-inspired Crystallization of Manganese Oxide on Silk Fibroin Nanoparticles for in vivo MR/fluorescence Imaging-assisted Tri-modal Therapy of Cancer. Theranostics，2019，9（21）：6314-6333.）

2-6-2-8）。5-ALA 作为荧光剂是由于光敏原卟啉Ⅸ（protoporphyrin-Ⅸ，PpⅨ）的累积，当暴露于特定波长的光线时，PpⅨ即呈现出不同的荧光光谱。5-ALA 是一种经典的、利用肿瘤细胞代谢特点而在体产生的具有较高信噪比（SNR）和靶向性的光学显像剂。PpⅨ具有光敏感特性，吸收蓝光（375～440nm）并发射红色至粉红色荧光（约 635nm）。临床上，5-ALA 用于辅助原发性和转移性脑肿瘤的外科手术切除。由于肿瘤在正常脑组织内呈侵袭性生长，肿瘤边界在常规的白光手术显微镜下经常是难以区分的，这不仅造成了肿瘤切除困难，也无法保护周围正常的脑组织。与仅使用标准白光的手术相比，5-ALA 具有高度灵敏度和特异性，是确定颅内肿瘤切除范围和实现肿瘤全切除的有效工具。

近期，Ruschel 等报道了一例采用 5-ALA 荧光导向的脊髓黑色素瘤显微切除手术，发现，5-ALA 能够强化肿瘤病灶，使肿瘤被全部切除，这是首例报道髓内 5-ALA 阳性表达的非胶质瘤病例，利用 5-ALA 荧光可以协助脑肿瘤患者手术切除、诊断和鉴别诊断不同分型的髓质转移病例。在细胞质膜中，转运蛋白 ABCG2 在 PpⅨ转运过程中起着重要的作用。研究表明，5-ALA 刺激后，ABCG2 活性的增加会降低细胞内 PpⅨ水平，而 ABCG2 高表达的细胞系通常表现为 5-ALA-PpⅨ荧光减弱，因此 Robey 等指出，使用 ABCG2 转运抑制剂可增强 5-ALA-PpⅨ的荧光强度。

**（三）非靶向可激活有机荧光对比剂**

针对蛋白质水解酶的特性，设计含有两个以上的等同或不同的发色基团的荧光探针，使发色基团通过蛋白质水解酶特异性多肽接头彼此紧密相连。当水解酶发挥活性时，将多肽接头切除，释放出荧光色素团，荧光发射得以恢复，可以通过光学导航设备进行检测。

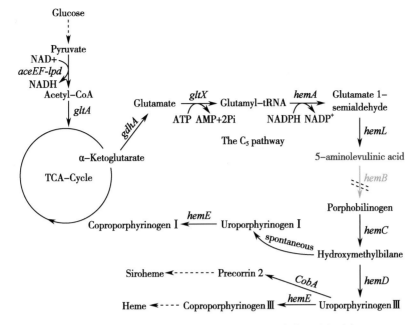

**图 2-6-2-8　5-ALA 在大肠埃希菌中的生物合成和降解途径**

Glucose：葡萄糖；Pyruvate：丙酮酸盐；Acetyl-CoA：乙酰辅酶 A；gdhA：谷氨酸脱氢酶；TCA-Cycle：三羧酸循环；gltX：谷氨酰 tRNA 合成酶；α-Ketoglutarate：α- 酮戊二酸；Glutamate：谷氨酸盐；hemA：谷氨酰 tRNA 还原酶；hemL：谷氨酰 tRNA 转氨酶；hemB：5- 氨基乙酰丙酸脱水酶（引自：Su T，Guo Q，Zheng Y，et al. Fine-Tuning of hemB Using CRISPRi for Increasing 5-Aminolevulinic Acid Production in Escherichia coli. Front Microbiol，2019，10：1731.）

研究认为肿瘤的无序生长与蛋白质水解酶活性上调有关，所以蛋白质水解酶在恶性肿瘤组织中表达增加，与肿瘤的浸润和转移有关。基于酶活性特点，酶靶点主要限于蛋白酶，包括组织蛋白酶、半胱氨酸天冬氨酸特异蛋白酶、基质金属蛋白酶、凝血酶、HIV 和 HSV 蛋白酶以及尿激酶类血纤维蛋白溶酶原激活剂（图 2-6-2-9）。

**（四）靶向有机荧光对比剂**

如前所述，利用物理 / 化学方法，将荧光团（如 ZW800、Cy5.5 等）与能结合某一特定分子靶点（活性探针，如 VEGF、整合素等）的配体相耦合，即为靶向有机荧光对比剂。该对比剂在体内能特异性的靶向目标物，结合并停留在靶点部位，未结合的荧光团则通过体循环被清除体外。由于在恶性肿瘤中某些表面受体超表达，使得该方法在肿瘤的成像中应用最为广泛。

科学家已经研制出许多靶向有机荧光对比剂，如基于抗体、纳米颗粒或包封于纳米材料中等，应用于不同肿瘤的分子成像对比。如基质成纤维细胞中成纤维细胞激活蛋白（fibroblast activation protein，FAP）表达水平增加与肿瘤的侵袭性密切相关，FAP 在多种肿瘤基质成纤维细胞中表达，而在健康组织中不表达。作为肿瘤标志物，Ruger 等针对 FAP 抗体片段的抗单链可变片段与淬灭脂质体相连，构建了一种新的荧光诊断对比染料，即抗 FAP-IL，该对比剂可用于小鼠异种移植瘤中 FAP 表达细胞和肿瘤肌肉成纤维细胞的特异性检测及荧光成像。

糖类抗原 CA19-9 是上皮性白细胞黏附分子的配体，在多种肿瘤中均发现 CA19-9 过表达的现象。使用 CA19-9 作为胰腺导管腺癌（pancreatic ductal adenocarcinoma，PDAC）的生物标记物，Hoton 等构建了三个靶向 CA19-9 的模块化工具，包括 89Zr-ssDFO-5B1、ssFL-5B1 和 89Zr-ssdual-5B1。结果表明，三种模块化工具在 CA19-9 阳性的 PDAC 动物模型中均显示出良好的摄取性，表明三种工具均有提高 PDAC 患者肿瘤检出率的潜能。

最常见的靶向荧光生物标记物是叶酸（FA）。在肺腺癌患者体内叶酸受体 FR-α 的表达与血清叶酸间的相关性明显高于正常肺上皮细胞，因此 FR-α 是肺腺癌诊断的有效分子靶点。两种对比剂 EC17 和 OTL38 可以通过叶酸配体靶向标记 FR-α 受体，De Jesus 等在临床前实验中发现 OTL38 比 EC17 具有更高的敏感性和亮度。

综上所述，荧光对比剂可以指导外科医生在手术过程中做出实时决策。其中，ICG 是美国 FDA 批准用于临床的近红外对比染料，是一种水溶性有机化

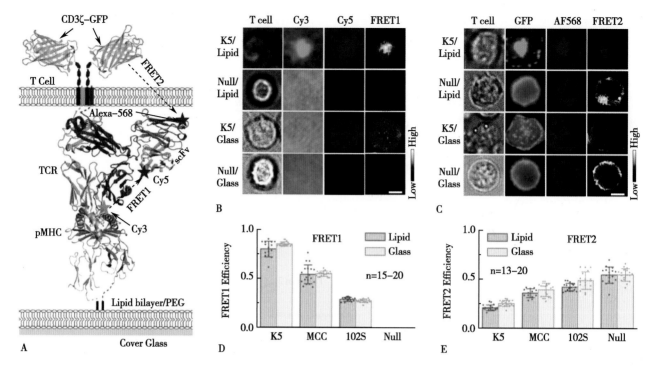

**图 2-6-2-9 用荧光共振能量转移（FRET）方法测量 T 细胞受体（TCR）构象动力学**

利用 Cy3/Cy5 FRET（FRET1）检测 TCR-pMHC 键构象动态，即 Cy5 通过 scFv J1 标记 TCR，用 Cy3 标记 c 末端。而利用 GFP/Alexa Fluor 568 FRET（FRET2）检测 TCR-CD3 核酸的构像变化，即 Alexa Fluor 568（Alexa568）通过 scFv J3 标记 TCR，CD3 的 c- 末端用 GFP 标记。

（引自：Sasmal DK，Feng W，Roy S, et al. TCR-pMHC bond conformation controls TCR ligand discrimination. Cell Mol Immunol，2020，17（3）：203-217.）

合物，易渗透组织和细胞，不良反应发生率＜0.1%。肿瘤局部血管的通透性增加和集聚效应的影响是 ICG 在实体肿瘤中积累的主要机制。ICG 是由胆道系统的排泄途径代谢的。5-ALA 是一种天然氨基酸，是一种天然的前体药物，代谢为血红素前体 PpIX。5-ALA 通过口服增加肿瘤组织中 PpIX 的积累，随后的光敏作用可用于临床指导肿瘤切除过程。已开发与抗体或纳米颗粒结合的荧光染料，在肿瘤切除术中通过增加与靶位点的结合，从而提供更准确的肿瘤结构和位置信息。当前，越来越多的研究集中在将上述优点合成一种染料，并进一步推动新的荧光对比剂研发进程。同时，将这些对比剂用于临床手术可提供更多治疗策略的选择，可显著提高患者手术效果、改善患者预后。

## 三、光学成像在外科手术导航的临床应用

手术过程中如何快速、准确、客观地定位肿瘤及其他病灶组织的边界一直是国际上的研究热点和挑战性问题。现有的医学影像技术在术前诊断与术后评估方面都发挥着重要的作用，然而适合外科医生进行术中定位成像的影像方法却少之又少。随着影像学技术的发展，光学分子影像手术导航为该问题的解决提供了可能。光学分子影像手术导航可以针对早期及微小病变帮助医生在术中对病灶区域实施准确切除手术。如何进行肿瘤的早期精确定位和准确切除，研发光学分子影像手术导航系统，开展了临床前及临床的应用验证，并在验证的过程中，对于如何进一步提高系统的安全性及可靠性，是摆在科学家面前的一系列亟待解决的问题，对此学者提出了系统的设计方法及构成，开展临床前动物实验，根据动物实验结果进一步设计相应的临床实验方案。

### （一）前哨淋巴结示踪

前哨淋巴结（sentinel lymph node，SLN）活检已成为检查乳腺癌区域淋巴结状态应用最广泛的方法。同时 SLN 活检也被应用于其他各种肿瘤，如头颈部癌、胃癌、黑色素瘤、膀胱癌、卵巢癌等。研究表明，区域淋巴结转移是头颈部癌最重要的预后影响因素。因潜在淋巴结转移的风险相对较高，针对 SLN 活检在头颈部癌，特别是早期口腔癌中的应用研究非常广泛。T₂ 舌癌淋巴结转移率为 30%，由于错综复杂的解剖结构，该区域的淋巴造影较其他部位更困难。外科医生主要依靠术前淋巴显像和术

中 γ 射线探测探头识别 SLN，但 SLN 识别率仍然较低，假阴性率高，亟须一种有效的术中检测方法来提高 SLN 识别率。Esposito 等通过 ICG 荧光联合一步核酸扩增法检测结直肠癌患者前哨淋巴结受累情况，发现其有更高的敏感性、阴性预测值和准确性，是一种切实有效的评估 SLN 状态的方法，为患者更精准分期、减少手术损伤和确定准确的辅助化疗方案提供了帮助（图 2-6-2-10）。

据相关研究报道，约有 20%～30% 膀胱癌患者为肌层浸润性膀胱癌，易发生淋巴结转移，而盆腔淋巴转移是膀胱癌最主要的转移途径。因此在进行膀胱全切术时需要进行淋巴结清扫。Polom 等在 50 例膀胱癌患者中分别采用 γ 射线检测探针检测放射性锝胶体（RadCol）和近红外荧光相机检测 ICG 指导下行 SLN 活检术，结果显示使用 RadCol 或 ICG 均可用于 SLN 活检评估膀胱癌的区域淋巴结，但具有近红外荧光系统的 ICG 荧光安全无辐射，能够实时查看程序结果，且不会产生额外的成本，因此优于放射性检测。

除 ICG 外，IRDye™ 800CW、HSA800、近红外荧光量子点等荧光团也被用于淋巴结示踪和 SLN 活检。其中 IRDye 800CW 是近红外一区荧光成像染料，其激发光峰值是 774nm，为了提高前哨淋巴结检出率，Heuveling 等构建纳米白蛋白结合的 IRDye 800CW，其量子产率与 ICG 相近，但在注射 24 小时后，纳米白蛋白 IRDye 800CW 的荧光信号未见减弱，而 ICG 荧光信号减弱或者完全消失，表明近红外荧光引导 SLN 活检可为肿瘤 SLN 提供高灵敏度、快速和准确地鉴定（图 2-6-2-11）。

## （二）输尿管示踪（intraoperative ureteral guidance）

ICG 荧光显像在泌尿外科领域的应用广泛，除了 SLN 活检外，应用于根治性前列腺切除术中识别前列腺边缘，在部分肾切除术中确定切除区域和选择性夹闭血管，以及术中判断输尿管狭窄的长度，评估膀胱重建术中吻合口的灌注和存活率。Morozov 等利用 SPY 荧光成像系统对泌尿外科手术进行初步研究，结果显示，与健康肾实质相比，在肾部分切除的患者中，所有病变部位都是恶性且低荧光的；在输尿管成形术的患者中，ICG 引导下的 SPY 荧光成像在术中可实时显示输尿管狭窄的位置和长度，且注射 ICG 没有发现过敏反应或并发症。

在输尿管损伤或某些外科手术时，寻找输尿管十分困难，Tanaka 等通过静脉注射近红外荧光团 CW800-CA，测定大鼠和猪的肾清除动力学和成像性能，临床上在腔内异物和损伤的情况下，还可用近红外荧光团 ICG 逆行注射到输尿管。研究发现仅注射 7.5μg/kg 的 CW800-CA 即可清楚地显示正常输尿管及腔内异物，最小显示直径为 2.5mm 的异物，而逆行注射 1.5μg/kg 的 ICG 能够精确定位输尿管的损伤漏尿点。

## （三）胆道造影（cholangiography）

术中无切口荧光胆道造影（intraoperative incisionless fluorescent cholangiography，IOIFC）可用于识别肝外胆管解剖结构。Dip 等在行腹腔镜胆囊切除术的患者中，术前给予单剂量 0.05mg/kg 的 ICG，术中使用 IOIFC。结果提示 IOIFC 是一种可行的、低成本的、快速的、有效的胆道造影成像方式，其安

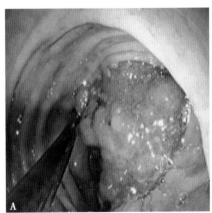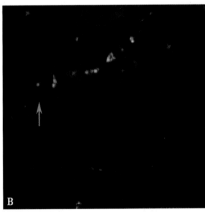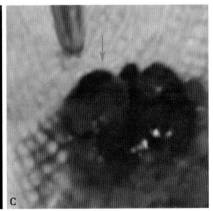

**图 2-6-2-10 术中实时前哨淋巴结造影**

A. 内镜引导下于肿瘤周围黏膜下注射 ICG；B. 蓝箭表示手术中近红外识别的 SLN；C. 蓝箭表示 SLN，并送病理检查

（引自：Esposito F, Noviello A, Moles N, et al. Sentinel lymph node analysis in colorectal cancer patients using one-step nucleic acid amplification in combination with fluorescence and indocyanine green. Ann Coloproctol, 2019, 35（4）: 174-180.）

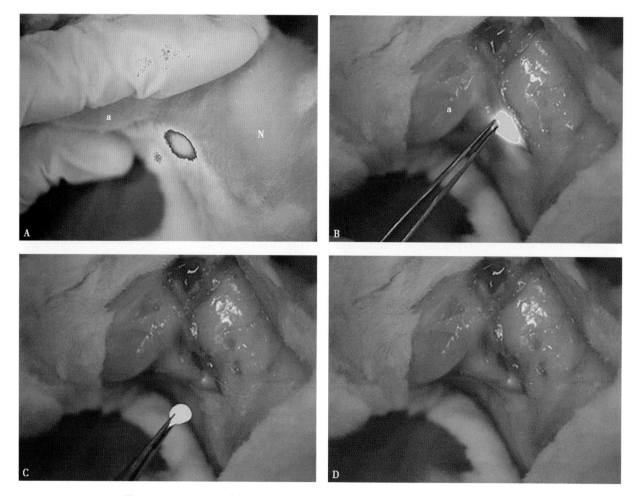

**图 2-6-2-11　近红外染料纳米白蛋白 IRDye 800CW 无创监测术中 SLN 的定位**

A. 术前纳米白蛋白 IRDye 800CW 注射后的图像；B. 准备好皮瓣后的术中图像（下颌角）；C. 切除淋巴结后图像；D. 表明含荧光组织完全切除

（引自：Heuveling DA, Visser GW, de Groot M, et al. Nanocolloidal albumin-IRDye 800CW: a near-infrared fluorescent tracer with optimal retention in the sentinel lymph node. Eur J Nucl Med Mol Imaging, 2012, 39（7）: 1161-1168.）

全、易操作和分析，且不需要学习曲线、无辐射，可用于肝外胆管结构的术中实时成像。（图 2-6-2-12）

Tanaka 等使用 IR-786、ICG 和 CW800-CA 三种 800nm 的近红外荧光团测量胆总管相对于肝脏和胰腺的信噪比（SNR）用以评判对比剂的剂量、注射部位、动力学参数等指标，发现静脉注射 CW800-CA 结合近红外荧光信号为肝外胆管解剖结构实时、可视化提供了强有力的技术支持，该方法无电离辐射，不改变手术视野，具有一定的应用前景。

**（四）荧光指导下肝叶分区及切除**

肝脏恶性肿瘤患者预后较差，解剖肝叶切除可提高患者生存率，并减少肝切除术后并发症。Aoki 等使用 Photo Dynamic Eye-2（PDE-2）成像系统，在门静脉注射 ICG 后 1 分钟即可明确区分肝脏的分段和亚分段，且注射荧光对比剂 10 分钟后，肝脏亚段仍保持荧光状态。共 35 例肝脏恶性肿瘤的患者在

行肝脏部分切除时使用的该检查手段，其中 33 例患者肝叶区分明显，该方法有效可靠安全。Kollmar 等检测巨噬细胞炎症蛋白 -2（macrophage inflammatory protein-2，MIP-2）在肝转移小鼠模型中切除肝脏后诱导肿瘤生长的作用，利用活体荧光显微镜可直观显示肝脏血管构造和微血管灌注（图 2-6-2-13）。

**（五）肝癌消融微创介入**

肝癌消融微创介入术是治疗肝癌最有效的方式之一，其中，肿瘤靶点的精准定位和穿刺对肝癌消融介入术疗效是至关重要的。手术导航系统在神经外科、骨科等领域的应用已经取得了瞩目的成果，但腹腔肝脏器官因呼吸、心跳等因素引起的大形变严重制约了手术导航系统在肝癌消融介入术中的应用。当前，肝癌消融介入术的定位穿刺主要依靠医生的临床经验和医学影像的引导，手术过程操作复杂、定位精度低、手术效率低、患者创伤大。林钦永

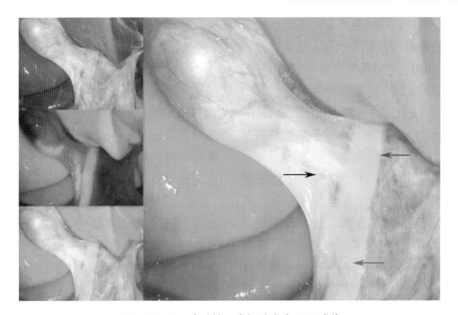

**图 2-6-2-12 腹腔镜胆囊切除术中 ICG 成像**

红箭：肝管；黑箭：胆囊管；蓝箭：胆总管

（引自：Ambe PC，Plambeck J，Fernandez-Jesberg V，et al. The role of indocyanine green fluoroscopy for intraoperative bile duct visualization during laparoscopic cholecystectomy: an observational cohort study in 70 patients. Patient Saf Surg，2019，13：2.）

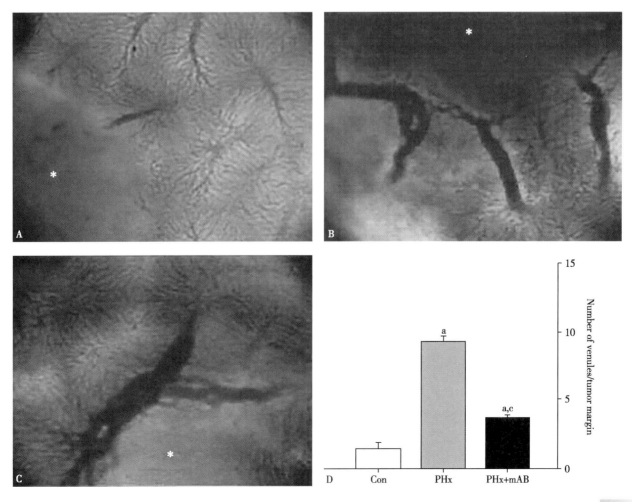

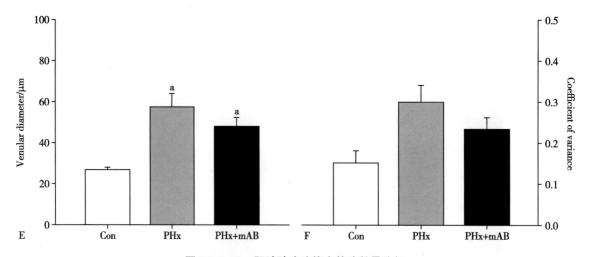

图 2-6-2-13 肝脏肿瘤边缘小静脉数量分析

A. 对照小鼠；B. 肝切除后；C. 肝切除后联合抗 MIP-2 治疗；D～F. 定量分析

（引自：Kollmar O，Menger MD，Schilling MK. Macrophage inflammatory protein-2 contributes to liver resection-induced acceleration of hepatic metastatic tumor growth. World J Gastroenterol，2006，12（6）：858-867.）

等设计了肝癌消融光学手术导航系统，在双目视觉定位技术和医学图像处理及可视化技术的基础上建立了手术导航中的全自动实时手术注册技术和肝癌消融的精准定位和穿刺技术，包括①构建了肝癌消融光学手术导航系统；②近红外光学导航仪及手术器械标定方法；③手术导航中的自动手术注册方法。此方法相对其他方法具有较高的精度，对患者创伤小，大幅减少患者的辐射伤害，具有临床可行性。

**（六）评估冠状动脉搭桥术效果**

移植物通畅性验证是冠状动脉旁路移植术的重要组成部分。实际上，移植物通畅性检测可以在短期内降低心源性死亡率和发病率，并在长期内改善临床结果。尽管传统的血管造影术仍然是评估移植物通畅性的"金标准"，但在手术实施过程中却很少使用，因此提倡使用其他侵入性较小的方法，常用的有术中荧光成像（intraoperative fluorescence imaging，IFI）和时差血流（transit-time flowmetry，TTFM）。这两种技术都能可靠地检测出其他未被怀疑的闭塞性移植物，这对于胸内动脉至关重要，其对患者预后影响重大。尽管两种技术均尚不能识别更小的非阻塞性异常，但术中荧光成像比 TTFM 更加敏感且假阳性率低（图 2-6-2-14）。

**（七）脑血管外科的应用**

纤维集成 ICG 引导下的血管造影在神经外科手术中应用广泛（图 2-6-2-15）。Ye 等纳入了脑动脉瘤、脑动静脉畸形、烟雾病等多例脑血管疾病患者，结合近红外荧光模块的外科显微镜用于确认残留动脉瘤和阻塞动脉穿孔。供血动脉和引流静脉

的最大荧光强度和 ICG 荧光曲线斜率均明显高于正常外周血管，动静脉畸形切除后，皮质动脉的斜率增加，脑血流增加。表明术中 ICG 血管造影成像结合相应的分析软件所获得的血流动力学参数分析对于术中监测脑血管疾病局部血流量非常有效。而 Woitzik 等使用近红外荧光手术显微镜，对 32 例患者在手术中进行近红外荧光血管成像，静脉注射 ICG 25mg/10ml。明确诊断 13 例脑动脉瘤、4 例脑动静脉畸形、8 例为颅内外旁路，结果显示在脑血管手术过程中，常规进行 ICG 近红外荧光血管成像是十分必要的。

**（八）术中识别肿瘤及确定手术边界**

如前所述，利用非靶向性的 ICG 在肿瘤局部的渗透性增加和局灶性累积效应，或改造肿瘤特异性的靶向性荧光探针，可用于术中识别肿瘤，包括开放手术 / 内镜手术下的肿瘤识别、肿瘤切除边缘的确定和转移淋巴结的鉴别，但目前多处于临床前期研究。后续需要进一步完善肿瘤特异性近红外荧光探针，研究肿瘤靶向抗体和无毒副作用的近红外荧光染料，开发高灵敏的近红外摄像系统。

总之，近红外光学成像理论和技术是近年来新取得的科学成就，但还有待于不断完善和改进。科学家们在研究过程中成功研制了"肿瘤外科术中荧光导航系统"，取得了具有自主知识产权的系列产品，为我国跻身于该领域的国际先进行列做了一定的贡献。相信随着研究的不断深入完善，近红外光学成像将会更加广泛应用于临床医学的各个领域，成为新的医疗技术、医疗设备和新的临床学科。

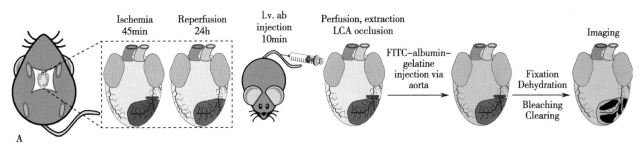

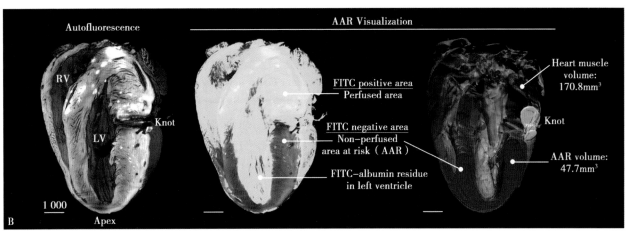

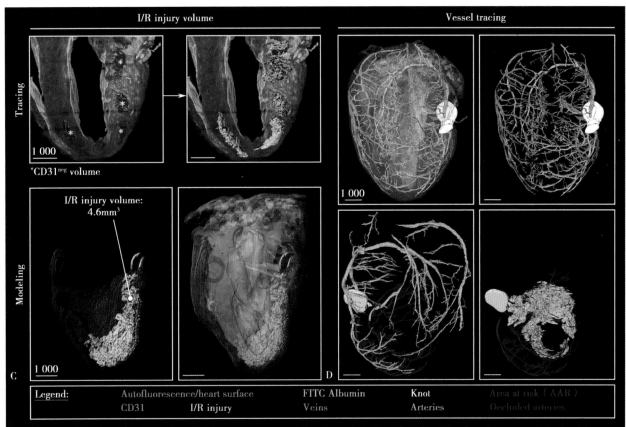

图 2-6-2-14　利用荧光显微镜对急慢性心肌缺血 / 再灌注损伤进行三维定量

A. LSFM 引导下的缺血 / 再灌注损伤三维成像的工作流程；B. 三维量化：(左) 基于自荧光的心脏模型定位(灰色)，(中) 灌注区为 FITC 阳性(FITC$^{pos}$，绿色)，非灌注区无 FITC 信号(FITC$^{neg}$)，(右) 示踪 FITC$^{neg}$ 区域，建立风险区域的体积模型；C. 缺血 / 再灌注损伤定量：(上) 逐层示踪 CD31 阴性区域(CD31$^{neg}$) 的基础上，重建缺血 / 再灌注损伤的体积模型(亮黄色)，(下) 三维模型，黄色：缺血 / 再灌注损伤，橙色：AAR，白色：心脏表面；D. 体内标记 CD31 示踪大动脉(暗黄色)和静脉(蓝色)，确认左冠状动脉闭塞，并识别闭塞的动脉(红色)

Ischemia：缺血；Reperfusion：再灌注；FITC-albumin-gelatine injection via aorta：主动脉注射 FITC 标记探针；Fixation：固定；Dehydration：脱水；Bleaching：漂白；Clearing：清洗；Imaging：成像

（引自：KSimon F Merz, Sebastian Korste, Lea Bornemann, et al. Contemporaneous 3D characterization of acute and chronic myocardial I/R injury and response. Nat Commun，2019，10(1)：2312.）

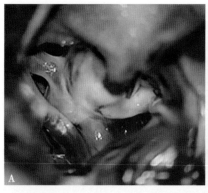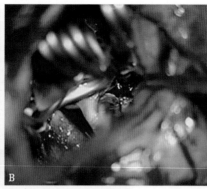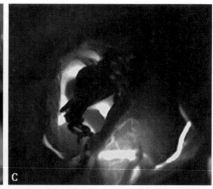

图 2-6-2-15　大脑中动脉动脉瘤荧光成像

（引自：Norat P，Soldozy S，Elsarrag M，et al. Application of Indocyanine Green Videoangiography in Aneurysm Surgery：Evidence，Techniques，Practical Tips. Front Surg，2019，6：34.）

（徐海波　王　良　张国君　刘　静）

# 第三节　MRI 与外科手术导航

## 一、设备

### （一）MRI 系统

MRI 系统为手术提供的影像引导平台，通常包括封闭式和开放式两种磁体结构的成像系统。封闭式通常为超导高场 MRI 系统，典型代表如 IMRIS 公司的可移动式 MRI 系统。如图 2-6-3-1 所示，磁体可沿手术室内上轨道移动，在进行神经外科手术时，患者不必移动就可以实现术中 MRI 成像、辅助诊断和评价，有效地提高了手术的精准性；但此系统并非实时引导手术的设计，只能预先扫描得到图像后才能进行介入手术或外科手术治疗，且造价昂贵，难以广泛推广。

开放式 MRI 系统分为开放式超导型和开放式永磁型。开放式超导 MRI 的场强一般介于 0.5～

1.5T，目前临床应用的有 1.0T 开放式超导 MRI 系统（图 2-6-3-2）和 0.7T 开放式超导 MRI 系统（图 2-6-3-3）。开放式超导磁体结构可为医生提供较大的空间，实现实时手术引导。和永磁型磁体相比，超导磁体的

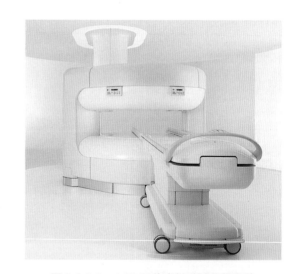

图 2-6-3-2　1.0T 开放式超导磁共振系统

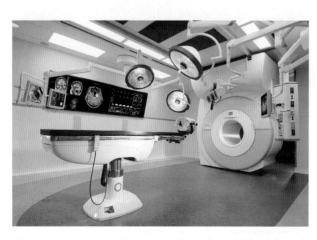

图 2-6-3-1　IMRIS 封闭式可移动超导术中磁共振成像系统

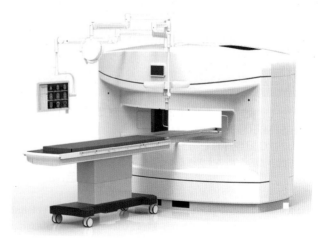

图 2-6-3-3　0.7T 开放式超导磁共振成像系统

磁场强度更高、更均匀和稳定，结合快速成像及光学导航技术，可做到实时引导穿刺、消融、冷冻治疗等，且价格适中，容易推广使用。

图2-6-3-4为介入型超导MRI系统，分立式超导磁体的间距为58cm，孔径为60cm，病床水平从中间孔进入，医生可以从两侧实施手术操作。

另外一种开放式结构为永磁型MRI系统，场强一般不高于0.5T，价格低，也可以用来做介入手术，但缺点是场强较低，磁场稳定性不如超导磁体（图2-6-3-5）。

### （二）治疗系统

当利用MR进行引导外科或介入手术时，器械的材料需要是弱磁或无磁性。常规的MR介入治疗设备有微波消融系统、射频消融系统、冷热刀系统等，以及活检、穿刺等配套的磁兼容器械等（图2-6-3-6）。

微波和射频消融技术具有安全、微创、恢复快、无毒副作用等优点，广泛用于肝癌、肺癌、子宫肌瘤、胰腺癌、前列腺癌、骨肿瘤、肾癌、甲状腺癌、乳腺癌等实体肿瘤的临床治疗。它们都是通过在病灶区域引入高频震荡电磁场，使组织内的电极性分子（尤其是水分子）剧烈振动，并在此过程中与周围的分子、离子摩擦碰撞产生大量的热量，从而促成目标区域温度升高，达到灭活病灶组织的目的。射频消融与微波消融技术主要区别在于两者的电磁场频率不同，前者频率一般为100kHz～100MHz，后者则高达2 450MHz。由于电磁场穿透深度与频率成反比，因此理论上射频消融相较于微波消融有更

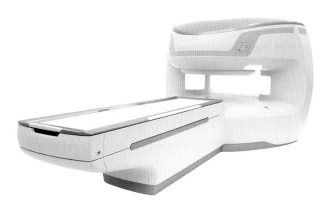

图2-6-3-5　0.35T PICA 永磁型 MRI 系统

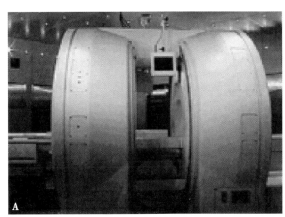
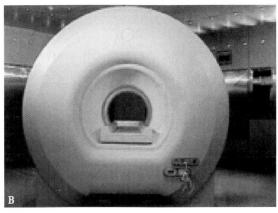
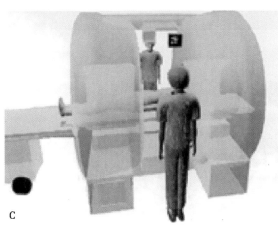
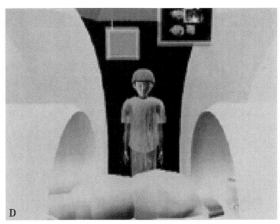

图2-6-3-4　0.5T 介入型超导磁共振系统

A. 侧面视图；B. 水平视图；C. 医生两侧实施手术，患者从中间孔水平进入；D. 磁体上方可悬挂 MR 兼容显示屏，实时监视手术过程

（引自：Abe H, Kurumi Y, Naka S, et al. Open-configuration MR-guided microwaveermocoagulation therapy for metastatic liver tumors from breast cancer. Breast Cancer, 2005, 12（1）: 26-31.）

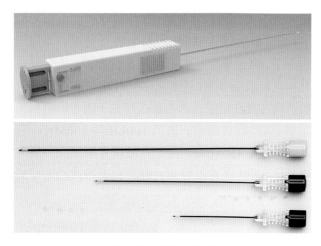

图 2-6-3-6　磁共振兼容半自动活检枪及穿刺针

大的消融区域覆盖范围。但临床中常见的微波消融仪消融功率要远大于射频消融仪（一般射频针尖温度在 50～80℃ 之间，而微波针尖温度可快速爬升到 200℃ 以上），所以实际临床手术中，对于直径 <1cm 的实体肿瘤、腰椎病的突出神经末梢、心律失常等微小病灶区域的治疗，多采用射频消融技术；对于直径 1～5cm 之间的中型实体瘤，常用微波消融治疗；而对于直径 >5cm 的大型实体瘤，大多进行传统外科开刀切除手术。

微波和射频消融治疗的核心问题在于病灶区域边界的界定。只有准确规划病灶区域，才能计算出合理的消融功率和治疗持续时间，保证彻底杀死病灶区域的同时，避免伤害周边正常组织细胞。MRI

技术具有高对比度、高分辨率、无辐射伤害、多参数成像等优点，用 MRI 引导消融治疗是目前介入治疗的热门方向 MRI 引导下的消融治疗（图 2-6-3-7）。

MR 兼容型冷热刀是通过极低温冷冻和高温消融的交替循环过程杀死肿瘤（图 2-6-3-8）。其原理为在医学影像 MRI 的引导下，以高压的常温氩气为制冷工质，高压的气体沿着位于刀尖的小孔进入膨胀空间，发生降温类节流效应，在几秒钟之内将肿瘤组织降至 -100℃ 以下，持续 15～20 分钟使周围组织迅速降温形成冰球。在 MRI 实时监控下，当整个病灶组织被冰球所包围，停止输送氩气，开启热疗，逐步消融冰球，使病变组织温度继续上升至 42℃ 以上，加热时间持续在半小时以上，彻底杀死病灶细胞。

（三）辅助系统

MRI 引导治疗手术室需要配备多钟辅助设备，如 MR 兼容的多参数生理监护系统（包括心电、血氧饱和度、无创血压、呼吸、脉搏、体温、双通道有创血压、呼吸末二氧化碳、麻醉气体等）。设备通常应符合相应的 MR 磁场强度使用要求，以及以下参数要求：①应具有 6～8 小时的电池使用时间，以适应手术时间的需求；②可实时采集测量多种参数生命体征信号，监测介入手术中患者的全面生命体征数据；③可以在磁场内正常工作的无线心电信号采集测量和无线传输模块，使用经过数字信号处理的增强心电信号，以消除磁场梯度对心电信号的干扰；④可

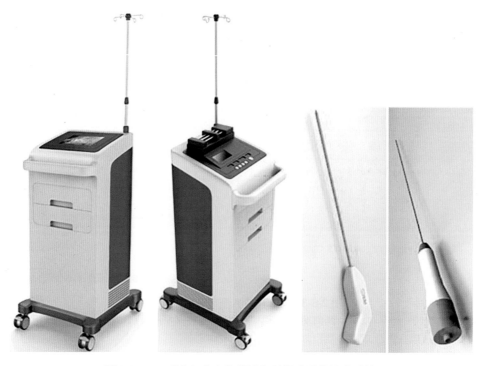

图 2-6-3-7　磁共振兼容的微波与射频消融仪及消融针

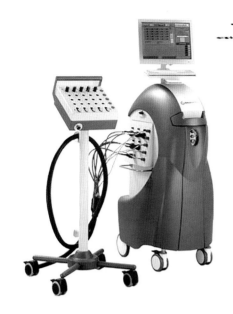

IceRod® 磁共振冷冻消融针
IceSeed® 磁共振冷冻消融针

图 2-6-3-8　氩氦冷热刀系统

以在磁孔内正常工作的无线无创血氧信号采集测量和无线传输模块；⑤可以在磁孔内正常工作的，由特殊防磁材料制造和具有防弯折设计的 MR 兼容心电导联线，血氧饱和度传感器及导联线，无创血压气路接口及管路，体温传感器光纤联线；⑥应使用 MR 兼容的心电电极片；⑦应具有含热敏打印机和数据输出接口的无线遥测监护仪放置在核磁扫描室，以便将监护数据打印和输出；⑧同时手术室内常需要配备磁兼容显示屏、磁兼容无影灯、室内无线控制设备（无线鼠标、键盘、串口光纤通信模块等），如图 2-6-3-9 所示。

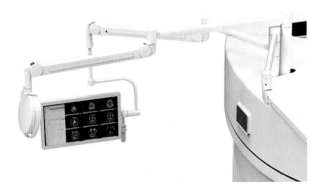

图 2-6-3-9　磁共振兼容的显示屏、无影灯

## 二、图像融合与图像引导方法

### （一）图像融合

目前常用的 CT 和 MRI 的分辨率较高，能清晰地提供人体器官的图像，但 CT 只有内部解剖结构信息，而 MRI 的生理功能成像技术推广度不高，同时扫描时间较长，所以目前临床上两者都难以反映器官的功能、代谢变化；而 SPECT 和 PET 可以提供器官的新陈代谢信息，但因其分辨率较低，无法显示器官或病灶部位的解剖细节。因此，临床常需将多种模态医学图像融合起来，利用各自的信息优势，在同一个组织影像内表达多种信息，使人体内部的结构、功能等多方面的状况通过影像反映出来，从而更直观地提供人体解剖、生理及病理等信息。这种结合多类影像数据综合显示的过程称为图像融合（image fusion）。

图像融合技术在医学影像领域有着广泛的应用，如介入手术规划、计算机辅助诊断和疾病随访、手术模拟、组织图谱的构建与比较、放射治疗、辅助引导治疗、解剖结构智能分割等。图像融合从 20 世纪 90 年代被提出以来，至今依然是医学图像处理的热门方向，每年都有大量的相关科研文章，但所有方法一般都包括三大主要步骤，分别是图像预处理、图像配准和融合图像的创建：

图像预处理是指对获取的各种图像数据，进行去噪声、对比度增强、感兴趣区域分割等处理，使不同图像数据拥有统一的格式、图像大小和分辨率，对于有条件的图像还可以进行重新断层分层，以确保图像在空间分辨率和空间方位上的大体接近。图像融合前好的图像预处理方法，可使融合算法更快地收敛，并且降低其收敛到局部最优的可能性。

图像配准是指对于一幅医学图像寻求一种或一系列空间变换，使它与另一幅医学图像上的对应点达到空间上的一致。这种一致是指人体上的同一解剖点在两幅匹配图像上有相同的空间位置，配准的结果应使两幅图像上所有的解剖点或至少是所有具有诊断意义的点及手术感兴趣的点都达到匹配。在整个过程中采用刚性变换和放射性变换的形式来展开，在局部特殊情况下，则采用相似性图像非线性变换来完成。图像配准是图像融合的先决条件与关键，图像配准精度的高低直接决定着融合结果的质量。

融合图像的创建，主要包括以像素为基础的方法和以图像特征为基础的方法，具体方法如下：

以像素为基础的方法，在严格配准的条件下，根据某个融合规则直接对各影像的像素进行融合。它保留了尽可能多的场景信息，精确度比较高，可用来提高信号的灵敏度与信噪比，以利于目标观测和特征提取，但是对原图像之间的配对精确度要求也比较高。所以，在像素级图像融合前，必须将待融合的各种影像进行精确的配对。像素级图像融合的数据量大，处理速度较慢，准确性较差。

以图像特征为基础的方法，从各个影像中找出特征信息（边缘、形状、轮廓、角、纹理、相似亮度区域等信息），并对其进行综合分析和处理。特征级图像融合在融合过程中，首先对各个影像进行特征提取，然后对影像在特征域中进行融合，最后在一张总的特征图上合并这些特征。特征图像融合保留了影像中足够的重要信息，又可以对信息进行压缩，有利于实际状况处理，并且由于所提取的特征直接与决策分析有关，因而融合结果能最大限度地给出决策分析所需要的特征信息，从而提高系统的检测能力，更利于系统的判别。但是相对于像素级图像融合，特征级图像融合的信息损失比较多。

在目前的临床影像诊断和介入治疗中，医学图像融合技术可主要应用于以下场景，如图 2-6-3-10 所示：

**1. MRI 与 CT 的融合**　在图像引导治疗的过程中，CT 的主要特点是对高密度的组织比较敏感且图形稳定不易发生变形，缺点在于对软组织的边界显示不清楚。MRI 优点则主要体现在组织对比度比较好，对浸润性肿瘤软组织较为明显，可以清晰地显示图像的边缘。将两种图像融合，则可以对特殊的部分进行靶区位置确定和更加有效的治疗。

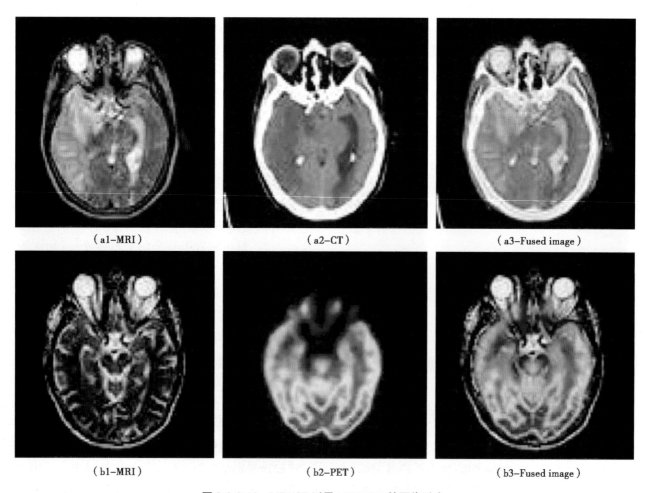

（a1–MRI）　　　　　（a2–CT）　　　　　（a3–Fused image）

（b1–MRI）　　　　　（b2–PET）　　　　　（b3–Fused image）

图 2-6-3-10　MRI/CT 以及 MRI/PET 的图像融合
（引自：罗火灵，贾富仓，胡庆茂. 图像引导外科的研究概况及进展. 先进技术研究通报，2010，4（11）：40-44.）

**2. MRI 与 PET 的融合** 肿瘤细胞具有速度快、代谢旺盛的特点，PET 可以根据示踪化合物在组织内的浓度来对肿瘤细胞的增殖和代谢水平进行判定。通过 MRI 与 PET 图像的融合，则可以提升图像对肿瘤病灶的敏感性和特异性，最终达到帮助确定肿瘤化疗区并相应确定化疗药物剂量控制的作用。

### （二）图像引导

图像引导是指医生在术前利用医学影像设备和计算机视觉的方法，对患者多模图像数据进行三维重建和可视化处理，获得组织结构与病灶的三维模型，并在此基础上完成规划计算，制订合理、量化的治疗计划，进行术前的计算机手术模拟；在术中，通过对影像数据与患者体位或解剖结构的注册操作，将所建立的三维模型与患者的实际体位、治疗器械在空间的实时位置等统一在同一个坐标系下，进而利用三维定位跟踪技术，对治疗器械在空间中的运动和轨迹进行实时采集，并与医学影像同时显示在二维或三维空间，医生通过观察治疗器械与患者的组织结构、病变部位的相对位置关系，对患者进行影像引导下的治疗。常见的图像引导系统如图 2-6-3-11 所示。

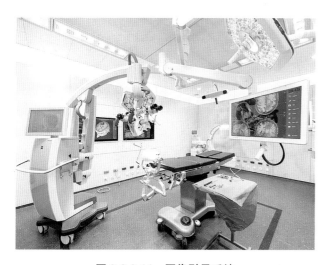

**图 2-6-3-11　图像引导系统**
系统由图像显示以及导航相机等组成，用于头颅外科手术的治疗

图像引导最早应用于神经外科领域，如神经外科颅内肿瘤的切除（特别是肉眼难以分辨或血管丰富的小病灶、脑深部的病灶、脑内边界不清的病灶如大型胶质瘤等）。近年来，随着图像引导技术的不断发展，其临床范围已逐步扩展到脊柱外科、耳鼻喉科、腹部外科等，如脊柱外科锥弓根钉植入、畸形矫正、颈椎手术、耳鼻喉科包括前颅底、骨瘤切除等，如图 2-6-3-12 所示的图像引导眼部手术。图像引导具有以下优点：①更好地规划和模拟手术步骤；②提高手术的准确性；③减少手术创伤，缩短住院时间，避免长期卧床，缩短术后康复时间，降低医疗费用；④减少并发症。

图像引导的关键技术包括有术中成像和图像的三维可视化。以往的图像引导外科系统采用的是术前成像，然而由于术中患者体位的变化或环境变化带来的解剖位置变化，导致术前图像不能够准确地引导甚至带来较大的误差，因此，需要进一步发展术中成像技术。通过术中成像技术，可以把术中图像与术前图像进行融合，以提供更多的辅助信息，或者直接省略掉术前图像，简化了图像引导的工作流程。目前，显微镜、内镜、神经电生理、腹腔镜等外部设备的实时成像都能通过接口输入到图像引导系统中，并与高分辨率解剖定位图像融合后显示。

影像数据的三维可视化也是影像引导治疗的一个关键技术。通过可视化技术，不单可以很好地展示人体的解剖结构、病变组织与周围器官的关系，还可以通过集成必要的模型和工具，使医生直观地观察到更多的信息，如治疗工具的位置和路径等，结合虚拟现实与增强现实技术，可以给医生更接近传统手术的感觉，如肝脏的三维重建和显示（图 2-6-3-13）。目前在治疗过程中，医生还主要是依赖对术中二维影像的观察，在脑子里形成三维解剖结构的设想来完成操作，因此在实际的影像引导治疗系统中除采用层片投影和重叠标注的方式外，三维信息的有效显示是研究的热点。其中，显示的主要技术包括面绘制（surface rendering）、体积剖（volume re-slicing）和直接体绘制（direct volume rendering，DVR）等。面绘制和结合分割技术的 DVR 可以显示精确的三维解剖结构，并可以进行任意旋转、切割等人机交互操作，精确地显示空间位置信息以及精确的配准信息，在影像引导治疗中发挥着重要的作用。

随着各种新的介入治疗手段的不断发展，对影像引导治疗的需求呈现出快速上升的趋势。影像引导的手术治疗已经成为现代临床医学中重要的研究领域，也不断对工程技术人员提出新的挑战。目前，国际上已经成立了若干学术组织，在部分国外一流大学开设了相关的课程，成立了相关的研究中心。图像引导的发展趋势包括：①基于术中成像技术的发展，图像引导外科中进行实时多模态图像融合和多信息的可视化，将有利于外科医生综合利用各种信息进行计划评估和手术操作；②定位跟踪技术也

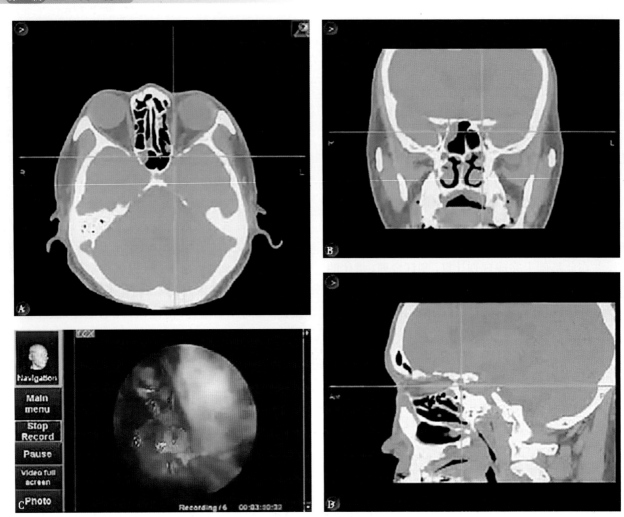

**图 2-6-3-12　图像引导眼部手术**
A、B、D. 头颅 3 个切面方向的视图, 绿色十字线的交点为病灶位置; C. 聚焦于内镜下的病灶图像

将不断得到改进, 定位跟踪设备将向小型化、微型化、器官内外表面跟踪方向发展; ③图像引导技术将和多功能感知机器人、虚拟现实技术方向一起发展, 在图像引导系统的辅助下, 机器人可以实现比人手更为精确、灵活、安全、精准的外科手术。

### 三、MRI 在神经外科手术导航的临床应用

大脑是结构和功能极为复杂而精细的器官, 因此神经外科手术需要精确地引导, 以减少手术过程中对正常神经组织的损伤。神经外科手术面临的挑战有: ①肿瘤边界问题。手术切除低级别脑胶质瘤可以降低复发率, 延长患者的生命周期, 肿瘤切除的大小以及残留的大小对患者术后的恢复情况相关。肿瘤切除时残留多了容易复发, 切除多了会增大神经功能区损伤的风险, 因为大脑遍布神经功能区, 如语言功能区、运动功能区等。②脑位移问题。通常的手术过程是首先经过术前规划, 术前规划需要进行 MRI 的扫描, 然而在手术过程中, 由于手术

体位的变化或者颅骨开孔后大脑内部压强的变化都会引起大脑内部结构与术前规划时扫描图像的位置偏移。

MRI 具有软组织对比度高、无电离辐射和多参数成像(如 fMRI、DTI、MRS)等优点, 因此在神经外科手术导航中具有重要作用。fMRI 技术可以定位患者的脑功能分区, 从而在手术的时候避开重要的脑功能区, 例如避免对大脑运动功能、语言功能等功能的损伤。DTI 可以对大脑神经纤维成像, 获取神经的走向及分布, 在手术过程中可以避开神经集中区域, 避免对神经通路造成严重损伤。MRS 可以获取组织的代谢物信息, 从而判断组织是否发生病变。MRI 实时成像技术, 可以快速地对患者扫描获取病灶位置的图像, 从而可以通过图像的方式引导手术器械, 避开对大脑特定区域的损伤, 避免脑位移带来的问题。

### (一) MRI 引导在颅内微创介入导航中的应用

MRI 引导的神经外科导航技术在颅内微创介入

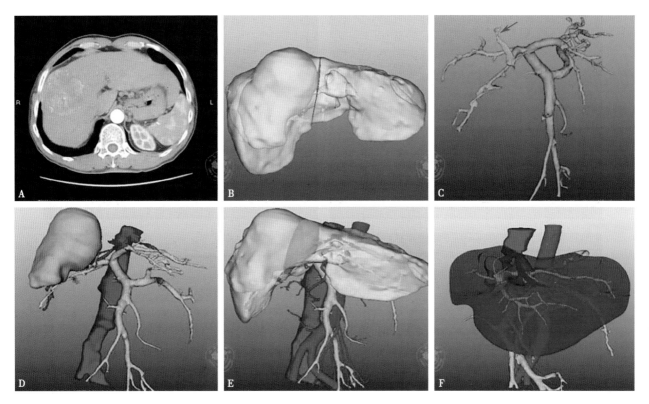

**图 2-6-3-13　肝右叶肝癌患者 CT 及肝脏三维重建**

A. CT 检查示肝右叶肝癌；B. 肝脏及肿瘤三维重建；C. 门静脉右前支受侵犯（箭头所示）；D. 重建肿瘤与血管的关系；E. 模拟右半肝切除；F. 术后 1 个月肝脏三维重建

（引自：马进，耿小平. 三维可视化技术在复杂型原发性肝癌术前规划中的应用. 中华肝脏外科手术学电子杂志，2016，5（02）：72-76.）

手术中应用广泛。颅内微创手术目前主要采用的是脑立体定向技术，根据是否需要头部立体定向支架分为有框架式的和无框架式的。

MRI 引导的立体定向手术的方案如下：首先利用磁兼容的立体定向头架将病人头部固定，然后进行 MRI 扫描成像，根据 MRI 图像进行手术路径规划，之后对颅骨钻孔并进行进针操作，完成进针后进行第二次 MRI 扫描，利用顺磁性介入器械（穿刺针、活检针等）的成像伪影，实现对针的被动追踪，对预先规划路径进行对比确保进针位置正确或者在接受的偏移之内，最后完成介入手术操作（如活检，穿刺，消融等）。传统的立体定向手术无法解决脑位移带来的误差问题，且经常需要多次进针扫描的操作（图 2-6-3-14）。

目前，研究者已开始使用 MRI 来实时引导神经外科手术，采用的主要技术有两种，一是神经导航增强功能，如 SLICER。该软件由麻省理工学院的 David Gering 开发，它可以在图像及患者间切换，从而可以在患者扫描时利用实时影像进行微创神经外科操作。该软件还可以处理多模态成像和建模。第二种是美国明尼苏达大学开发的前瞻性立体定向

技术。前瞻性立体定向手术是在颅骨钻孔后进行 MRI 扫描获取图像，实时成像本身是作为神经导航的工具，允许通过实时 MRI 进行路径校准；路径确定后，介入手术器械如穿刺针等可以直接在 MR 视角下被引导入大脑内。典型的产品有明尼苏达研究小组开发的 Navigus 路径导航装置（Medtronic-IGN，Melbourne，FL，USA），该装置包括一个 MR 可视的校准杆，可以通过实时 MRI 扫描确保进针的方向，在针的引导下，MR 扫描图像可以确保针在病变区域的精准位置。除了 Navigus，还有一种用于 GE 公司 Signal SP 的无框架立体定向导航系统（Magnetic Vision，Zurich，Switzerland），以及应用于低场 MR 扫描仪的 NeuroGate（Daum，Schwerin，Germany）导航系统，这三种系统都可以用于无框架神经导航。前瞻性立体定向技术可以实现在校准和进针过程中采集图像并用于实时导航，可以使神经外科医生看到针进入病变区域的过程（图 2-6-3-15）。

**（二）MRI 在引导颅内肿瘤切除的临床应用**

颅内肿瘤不同于其他器官组织的肿瘤。颅内神经组织复杂，每一部分神经组织都有相应的神经功能，因此颅内肿瘤要在手术切除过程中尽量不破

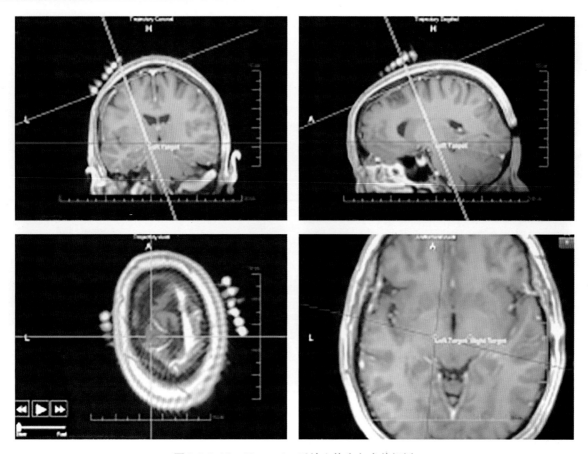

**图 2-6-3-14　Clearpoint 系统立体定向术前规划**
黄色线为入针方向辅助线,绿色为入针垂直方向辅助线,蓝色为目标点辅助线

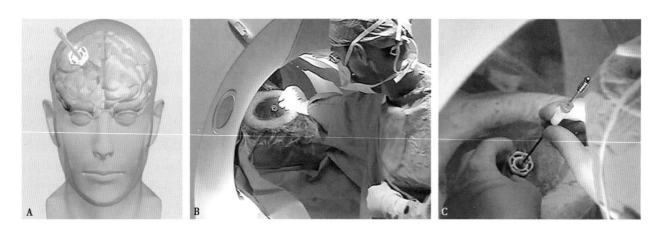

**图 2-6-3-15　磁共振引导活组织取样**
A. 电脑模型显示引导装置已就位;B. 实时 MRI 下将入针路径与目标点重合进行定位;C. 活检针缓慢插入
(引自:Hall W A,Liu H,Martin A J, et al. Brain biopsy sampling by using prospective stereotaxis and a trajectory guide. Journal of Neurosurgery,2001,94(1):67-71.)

坏正常功能的神经组织。术中 MRI 可以在获得肿瘤部位的图像,供医生进行手术的规划和手术中的实时跟踪。术中 MRI 获取的图像是实时的,如果有脑位移,可以实时微调手术的进程。研究表明术中 MRI 对肿瘤的手术切除有很大帮助,可以帮助医生减少肿瘤细胞的残留。神经导航在很多功能神经外科中都有使用,显微神经技术可以获取感兴趣区域的轮廓和周围复杂的结构信息,多种先进的成像方式可以集成在一起进行图像引导,多模态影像导航对神经外科手术具有重要的意义。

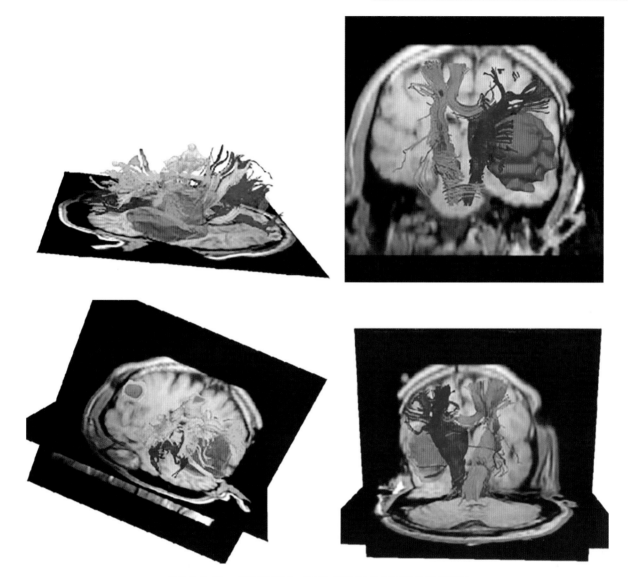

**图 2-6-3-16　术前图像 T$_1$、fMRI、DTI 与术中图像非刚性配准**

通过将术前图像与术中图像配准，手术期间显示 DTI、fMRI、T1 图像，有效避免对关键组织结构的损伤，同时实现对肿瘤的切除

（引自：Archip N, Clatz O, Whalen S, et al. Non-rigid alignment of pre-operative MRI, fMRI, and DT-MRI with intra-operative MRI for enhanced visualization and navigation in image-guided neurosurgery. Neuroimage, 2007, 35（2）: 609-624.）

回顾性研究证明，术中神经 MRI 有助于减少肿瘤的残留量。Schneider 和 Bohinski 等分别对 31 例和 40 例脑胶质瘤患者进行了评估，手术采用了低场 MRI 进行引导，结果显示该方法可有效切除肿瘤、保护正常组织。ArchipN 等采用 fMRI、DTI 与 MRI 融合技术，对 11 名神经胶质瘤患者就行了研究，术前采用 3T MR 获取 FMRI 和 DTI 图像，以及 MPRAGE T$_2$ 加权结构图像；在术中采用 0.5T MR 获取 SPGR T$_2$ 加权图像，对精度进行定量评估。由于大脑产生的形变不是简单的位移，因此他们采用一种非刚性的配准方法，将 fMRI、DTI 与术中 MRI 融合，所有患者都成功进行了术前与术中图像数据的配准。与刚性配准技术相比，非刚性配准技术对精度方面有显著的提高（图 2-6-3-16）。

Zhao Y 等采用弥散张量成像与显微成像技术，对 20 名脑胶质瘤患者进行研究，其中 9 名具有完全语言功能，11 名失语。手术过程中，DTI 纤维束图像与显微成像结合，医生操作更直观。结果显示，在术后 3~6 个月随访中，只有 2 名正常语言功能患者因肿瘤复发加剧了语言障碍，失语患者的语言功能得到了较好的保护（图 2-6-3-17）。

Prada F 等采用超声与 MRI 融合的方式，对 67

例脑部病变患者进行病变切除。术前使用 MRI 获取高质量的图像,手术期间用超声图像与术前 MRI 图像融合。手术在超声成像实时引导下进行,超声图像可以重新校正术前规划、调整由于脑位移和组织切除引起的图像变化,且超声成像速度快、可以获取清晰的边沿信息,MRI 图像为超声提供内部细节信息,两者图像融合实现精准的导航(图 2-6-3-18)。

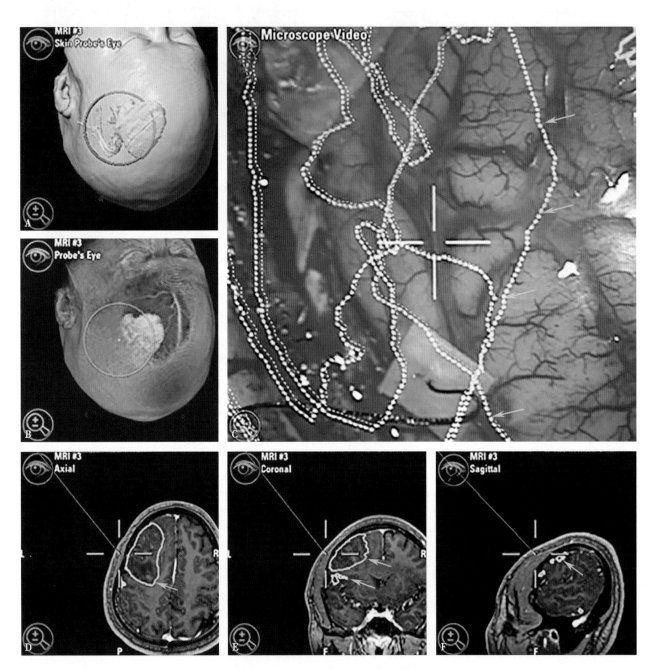

**图 2-6-3-17 可视化显示患者弓状束**

A、B. 肿瘤与弓状束位置的三维显示;C. 术中显示肿瘤与纤维束区域(绿色箭头和蓝色箭头分别指向肿瘤和弓状束,绿色线条区域和蓝色线条区域分别为肿瘤和弓状束投射至手术面的边界轮廓);D～F. 用于术中引导的轴状、冠状、矢状 $T_1$ 图像(引自: Zhao Y, Chen X, Wang F, et al. Integration of diffusion tensor-based arcuate fasciculus fibre navigation and intraoperative MRI into glioma surgery. Journal of Clinical Neuroscience, 2012, 19(2): 255-261.)

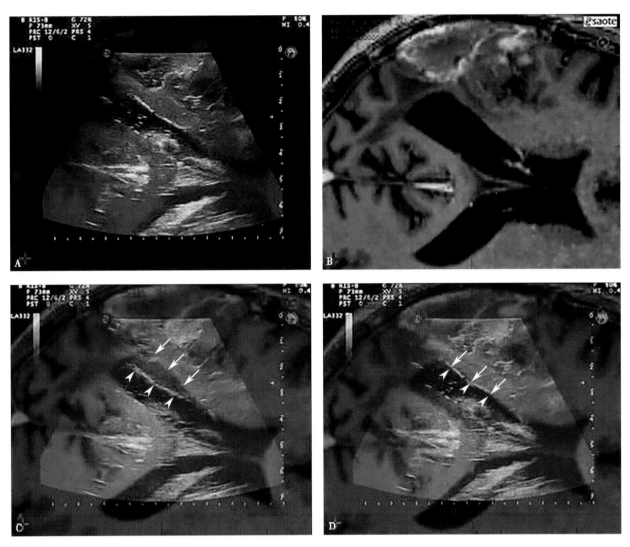

**图 2-6-3-18　术中超声与磁共振图像融合**

脑胶质瘤。A. 术中超声实时图像；B. 术前 MRI 高质量图像；C、D. 显示术中超声和术前 MRI 之间的融合图像，其中 C 中图像没有配准，两个方向的箭头间距显示两种模态图像上脑位移的偏差较大；D. 经过位置配准的融合图像，两个方向的箭头位置吻合体现出偏差已被正确校正

（引自：Prada F，Bene MD，Mattei L，et al. Fusion imaging for intra-operative ultrasound-based navigation in neurosurgery. Journal of Ultrasound，2014.）

（邱本胜　祁甫浪　张　晴　周玉福　智德波）

## 参 考 文 献

1. 彭玉平，漆松涛，郑刚，等. 电磁导航应用于颅内肿瘤手术 12 例临床分析. 南方医科大学学报，2002，22（7）：662-662.

2. 黎少灵. AME 专访 | 张兰军：电磁导航（ENB）成就精准外科. 临床与病理杂志，2015，35（12）：2031-2033.

3. 裴大婷，黄德群，陈军，等. 手术导航系统的研究现状与发展趋势. 临床医学工程，2017，24（9）：1326-1328.

4. 文峰. 吲哚青绿血管造影术及其临床应用. 眼科研究，2006，24（2）：113-118.

5. 林钦永. 光学手术导航引导的肝癌消融精准定位和穿刺方法研究. 华南理工大学，2016.

6. 程孝国. 基于 3D 轮廓表面的医学图像配准与融合方法研究. 山东大学，2006.

7. 王静云，李绍林. 医学影像图像融合技术的新进展. 第四军医大学学报，2004，20：1918-1920.

8. 罗火灵，贾富仓，胡庆茂. 图像引导外科的研究概况及进展. 先进技术研究通报，2010，4（11）：40-44.

9. 陈思平，贾富仓，陶笃纯. 图像引导神经外科研究进展. 中国医疗器械杂志，2007（01）：1-4.

10. 王秀芝. 医学超声的图像引导手术关键技术研究. 湘潭大学，2016.

11. 马进，耿小平. 三维可视化技术在复杂型原发性肝癌术前规划中的应用. 中华肝脏外科手术学电子杂志, 2016, 5 (02): 72-76.

12. Gan Q, Wang D, Ye J, et al. Benchtop and animal validation of a projective imaging system for potential use in intraoperative surgical guidance. PLoS One, 2016, 11 (7): e0157794.

13. Takiguchi S, Fujiwara Y, Yamasaki M, et al. Laparoscopic intraoperative navigation surgery for gastric cancer using real-time rendered 3D CT images. Surg Today, 2015, 45 (5): 618-624.

14. White T, Zavarella S, Jarchin L, et al. Combined brain mapping and compact intraoperative MRI for brain tumor resection. Stereotact Funct Neurosurg, 2018, 96 (3): 172-181.

15. Jackson G J, Sedney C L, Fancy T, et al. Intraoperative neuronavigation for transoral surgical approach: use of frameless stereotaxy with 3D rotational C-arm for image acquisition. W V Med J, 2015, 111 (3): 30-32, 34.

16. Perez de Frutos J, Hofstad E F, Solberg O V, et al. Laboratory test of single landmark registration method for ultrasound-based navigation in laparoscopy using an open-source platform. Int J Comput Assist Radiol Surg, 2018.

17. Lin Q, Cai K, Yang R, et al. Development and validation of a near-infrared optical system for tracking surgical instruments. J Med Syst, 2016, 40 (4): 107.

18. Chicchi Giglioli I A, Pallavicini F, Pedroli E, et al. Augmented Reality: a brand new challenge for the assessment and treatment of psychological disorders. Comput Math Methods Med, 2015, 2015: 862942.

19. Xu L, Cai K, Yang R, et al. Simulation of multi-probe radiofrequency ablation guided by optical surgery navigation system under different active modes. Comput Assist Surg (Abingdon), 2016, 21 (1): 107-116.

20. Doria C, Balsano M, Rampal V, et al. Minimally invasive far lateral lumbar interbody fusion: a prospective cohort study. Global Spine J, 2018, 8 (5): 512-516.

21. Antakia R, Gayet P, Guillermet S, et al. Near infrared fluorescence imaging of rabbit thyroid and parathyroid glands. J Surg Res, 2014, 192 (2): 480-486.

22. Kato H, Ohba Y, Yamazaki H, et al. Availability of tissue rinse liquid-based cytology for the rapid diagnosis of sentinel lymph node metastasis and improved bilateral detection by photodynamic eye camera. Jpn J ClinOncol, 2015, 45 (8): 727-731.

23. Wang C Y, Wang C H, Tzeng Y S, et al. Intraoperative assessment of the relationship between nipple circulation and incision site in nipple-sparing mastectomy with implant breast reconstruction using the SPY imaging system. Ann Plast Surg, 2018, 80 (2S Suppl 1): S59-S65.

24. Joh J H, Park H C, Han S A, et al. Intraoperative indocyanine green angiography for the objective measurement of blood flow. Ann Surg Treat Res, . 2016, 90 (5): 279-286.

25. Xiao Q, Chen T, Chen S. Fluorescent contrast agents for tumor surgery. ExpTher Med, 2018, 16 (3): 1577-1585.

26. Tummers Q R, Boogerd L S, de Steur W O, et al. Near-infrared fluorescence sentinel lymph node detection in gastric cancer: a pilot study. World J Gastroenterol, 2016, 22 (13): 3644-3651.

27. Liu J, Huang L, Wang N, Chen P. Indocyanine green detects sentinel lymph nodes in early breast cancer. J Int Med Res, 2017, 45 (2): 514-524.

28. Lee J Y K, Pierce J T, Zeh R, et al. Intraoperative near-infrared optical contrast can localize brain metastases. World Neurosurg, 2017, 106: 120-130.

29. Yan L, Qiu L. Indocyanine green targeted micelles with improved stability for near-infrared image-guided photothermal tumor therapy. Nanomedicine (Lond), 2015, 10 (3): 361-373.

30. Kitada M, Ohsaki Y, Matsuda Y, et al. Photodynamic diagnosis of pleural malignant lesions with a combination of 5-aminolevulinic acid and intrinsic fluorescence observation systems. BMC Cancer, 2015, 15: 174.

31. Ferraro N, Barbarite E, Albert T R, et al. The role of 5-aminolevulinic acid in brain tumor surgery: a systemati recview. Neurosurg Rev, 2016, 39 (4): 545-555.

32. Ruschel L G, Ramina R, da Silva E B, Jr., et al. 5-Aminolevulinic acid fluorescence-guided surgery for spinal cord melanoma metastasis: a technical note. ActaNeurochir (Wien), 2018, 160 (10): 1905-1908.

33. Robey R W, Steadman K, Polgar O, et al. ABCG2-mediated transport of photosensitizers: potential impact on photodynamic therapy. Cancer BiolTher, 2005, 4 (2): 187-194.

34. Jiang Y, Lu J, Wang Y, et al. Molecular-dynamics-simulation-driven design of a protease-responsive probe for in-vivo tumor imaging. Adv Mater, 2014, 26 (48): 8174-8178.

35. Ruger R, Tansi F L, Rabenhold M, et al. In vivo near-infrared fluorescence imaging of FAP-expressing tumors with activatable FAP-targeted, single-chain Fv-immunoliposomes. J Control Release, 2014, 186: 1-10.

36. Houghton JL, Zeglis B M, Abdel-Atti D, et al. Site-specifically labeled CA19-9-targeted immunoconjugates for the PET, NIRF, and multimodal PET/NIRF imaging of pancreatic cancer. ProcNatlAcadSci USA, 2015, 112(52): 15850-15855.

37. Srinivasarao M, Galliford CV, Low P S. Principles in the design of ligand-targeted cancer therapeutics and imaging agents. Nat Rev Drug Discov, 2015, 14(3): 203-219.

38. De Jesus E, Keating J J, Kularatne S A, et al. Comparison of folate receptor targeted optical contrast agents for intra-operative molecular imaging. Int J Mol Imaging, 2015, 2015: 469047.

39. Fujisawa Y, Nakamura Y, Kawachi Y, et al. Indocyanine green fluorescence-navigated sentinel node biopsy showed higher sensitivity than the radioisotope or blue dye method, which may help to reduce false-negative cases in skin cancer. J Surg Oncol, 2012, 106(1): 41-45.

40. Nakamura T, Kogashiwa Y, Nagafuji H, et al. Validity of sentinel lymph node biopsy by ICG fluorescence for early head and neck cancer. Anticancer Res, 2015, 35(3): 1669-1674.

41. Polom W, Markuszewski M, Cytawa W, et al. Fluorescent versus radioguided lymph mode mapping in bladder cancer. Clin Genitourin Cancer, 2017, 15(3): e405-e409.

42. Morozov A O, Alyaev Y G, Rapoport L M, t al. Near-infrared fluorescence with indocyanine green for diagnostics in urology: initial experience. Urologia, 2017, 84(3): 197-202.

43. Dip F, Roy M, Lo Menzo E, et al. Routine use of fluorescent incisionless cholangiography as a new imaging modality during laparoscopic cholecystectomy. Surg Endosc, 2015, 29(6): 1621-1626.

44. Schirmer T, Geoffroy Y, Koran S J, et al. Signa SP/2 -a MRI system for image guided surgery. Medical Laser Application, 2002, 17(2): 105-116.

45. Oliveira F P M, Tavares J M R S. Medical image registration: a review. Computer methods in biomechanics and biomedical engineering, 2014, 17(2): 73-93.

46. Du J, Li W, Lu K, et al. An overview of multi-modal medical image fusion. Neurocomputing, 2016, 215: 3-20.

47. Prada F, Bene M D, Mattei L, et al. Fusion imaging for intra-operative ultrasound-based navigation in neurosurgery. Journal of Ultrasound, 2014, 17(3): 243-251.

48. Zhao Y, Chen X, Wang F, et al. Integration of diffusion tensor-based arcuate fasciculus fibre navigation and intraoperative MRI into glioma surgery. Journal of Clinical Neuroscience, 2012, 19(2): 255-261.

49. Nabavi A, Gering D T, Kacher D F, et al. Surgical navigation in the open MRI. Acta Neurochirurgica Supplement, 2003, 85(85): 121-125.

50. Hall W A, Liu H, Martin A J, et al. Brain biopsy sampling by using prospective stereotaxis and a trajectory guide. Journal of Neurosurgery, 2001, 94(1): 67-71.

51. Schneider, Turczak, Przewlocki. A32 environmental enrichment reverses behavioral alterations in rats prenataly exposed to valproic acid. Behavioural Pharmacology, 2005, 16(Supplement 1): S33.

52. Bohinski R J, Warnick R E, Gaskillshipley M F, et al. Intraoperative magnetic resonance imaging to determine the extent of resection of pituitary macroadenomas during transsphenoidal microsurgery. Neurosurgery, 2001, 49(5): 1133-1143.

# 第七章　分子影像在新药研发中的应用

众所周知，新药研发具有高风险、高投入的特点，且研发周期较长。Willmann 等研究显示，每个新药从申请临床试验到正式上市一般需要约 10 年，至少耗费 10 亿美元。而且，从新药研发到进入三期临床试验所需的费用，在 1991—2001 年间增长了约 2.5 倍。尽管近些年对药物研发的投入大幅增加，但每年仅有 2～3 种新药最终能进入市场。在药物研发中，应用于患者的临床试验阶段是最耗时间和费用的阶段，一旦某种新药在临床试验阶段失败，就意味着浪费大量的时间与资金投入。所以，如果在临床前阶段能够准确地判定哪些药可以进入临床试验，哪些药不适合进入临床试验，将极大地提高药物研发的成功率，从而达到节省新药研发成本的目的。

生命科学的快速发展使分子影像学的诞生成为可能，其中分子生物学和现代医学影像学的不断进步又促使其快速地发展。与传统医学影像学相比，分子影像学着眼于基因、分子及蛋白质异常所导致的初始变化，而不是显示最终的形态学变化。另外，它是基于生命体内病理生理的特异性标志物成像，能够根据标记物的特性准确地对疾病做出判断，因此它对疾病具有准确诊断的作用；分子影像学还能够对相同的个体进行实时、连续地观察，检测疾病发展，评估治疗效果。分子影像的检测方法主要分为直接法和间接法，直接成像是利用探针与靶点（如受体、酶和中间体等）特异性地结合，通过对探针的成像来检测靶点的生理、病理变化；而间接成像则是通过间接的方式对靶点相关的分子或细胞成像，以此来判断靶点的活性和状态，报告基因成像即属于这一种。

分子影像学是一门多学科相互交叉、相互融合的学科，因此需要各学科的人才相互合作和支持，例如分子生物学等筛选疾病的特异性靶点，化学和材料学等开发新型靶向探针，生物医学工程优化信号放大策略，物理学研发出更精确敏感的图像采集设备等，只有这样才能促进分子影像学的迅速发展。

## 一、分子影像学可加快新药开发

目前，药物研究主要依靠大量的体内外实验模型，但是在活体内依然无法从分子水平上真实、完整地反映药物在疾病治疗过程中的实际作用。传统的先导化合物筛选主要依靠高通量筛选技术，其依赖于建立分子或细胞水平的药物筛选模型，由于采用的是体外实验模型，因此不能全面、充分地反映药理作用；这种体外实验模型与体内的给药方式也不同，故给药效果也可能存在显著差异。

因此，有许多研究人员建议使用生物标志物，可以在早期获得药物的安全性和有效性数据，该法有助于调整研究方向和审批策略，以便降低药物研发的成本和时间。该法是建立在化学和分子生物学发展的基础上，运用不干扰机体生物学过程但可参与生物代谢的标志物，通过分子影像学技术能够比较真实地反映生物体内发生的生理和病理过程：如基因的转录与表达、蛋白质间的相互作用以及肿瘤细胞的示踪等。这种方法是通过较小的技术改进，在临床试验中却可能节省数百万美元的开发成本，并能够以可信的数据支持加速新药审批上市。

## 二、分子影像技术可以产生大量丰富的数据库

许多生物标志物和分子影像学技术已经广泛应用于企业的新药研发，他们可以通过分析体外放射来检测生物标志物的亚型、密度及其活性，还可应用放射性同位素示踪技术检测活体内标志物的功能与分布，这也是目前在活体内能安全、无创地获得机体功能与信息的最好方法。当然，依靠单一的成像方式还不足以解决所有遇到的药物开发问题。当

前，分子影像技术应用于药物研发存在的一个重大的挑战就是针对具体问题如何选择适合的影像技术。

传统的影像学技术，如磁共振成像（magnetic resonance imaging，MRI）、计算机断层扫描（computed tomography，CT）、超声检查（ultrasonography，US）等，是基于物理学（如光吸收、散射等）和组织生理学（如血流等）的改变来检测疾病；分子影像学则是在此类基本成像技术基础上发展而来的，它是以特定分子为成像对比源，在分子水平或细胞水平上对体内生理或病理过程进行无损伤、实时成像。目前，最常用的分子影像学技术主要有：MR 技术，包括传统的 MRI 和 MR 波谱成像；光学成像技术，最受关注的是近红外光学体层成像技术；放射性核素成像技术，尤其以正电子发射断层成像（positron emission tomography，PET）的分子成像最为瞩目；超声成像技术，靶向性微泡超声对比剂应用于分子成像已经成为现实。与 MRI 及放射性核素成像等方法相比，光学分子影像技术具有高通量、分辨率高、灵敏度强、价格相对低廉、使用方便等优点，正在广泛应用于生物学、医学和药学等研究领域。

近年来，随着分子生物学的发展，高分辨小动物成像技术得到了巨大的发展。新型探针的发现和完善也使小分子影像技术有了更大的使用空间。但是各种影像技术使用不同的技术手段成像，它们在空间分辨率、敏感度和成像探针特点方面各有优缺点，如 MR 成像空间分辨率高，检测深度不受限制，但成像敏感性较差；SPECT 成像虽然敏感性高，但空间分辨率差；光学成像敏感性高，但最大的缺点是组织穿透力弱较（表 2-7-1-1）。

表 2-7-1-1　不同分子成像设备性能比较

| 成像技术 | 分辨率 | 检测深度 | 临床应用 | 价格 |
|---|---|---|---|---|
| MRI | 10～100μm | 无限制 | 能 | 高 |
| CT | 50μm | 无限制 | 能 | 中 |
| PET | 1～2mm | 无限制 | 能 | 高 |
| SPECT | 1～2mm | 无限制 | 能 | 中 |
| 超声 | 50μm | cm | 能 | 中 |
| 活体显微镜成像 | 1μm | <400～800 | 否 | 高 |
| 生物发光成像 | <3mm | cm | 否 | 中 |
| 荧光断层成像 | 1mm | <10cm | 否 | 中 |

目前，还没有一个单模式成像技术是完美的，为了弥补单一成像技术的不足，近年来该领域的一个创新是多模式成像，即将形态学和分析成像技术结合起来形成了多模式成像技术，如 PET/CT、PET/MRI 和

PET/SPECT 等，可以同时提供更精确、更便捷、高分辨率、高解析度的解剖、功能和代谢信息等。多模式成像技术通过将声、光、热、磁、核等技术的综合集成应用，将为分子成像开辟更广的研究和应用空间，目前已经成为分子影像学成像发展的主要趋势。

## 三、分子影像在针对不同疾病药物研发中的应用

分子影像技术在药物研发领域，尤其是抗肿瘤药物的研发中应用广泛，从初期的药物筛选，不仅可快速获得准确信息，到后期的临床试验，可实现活体监测药物代谢，分子影像技术都发挥了重要作用，带动了对各种疾病治疗新方法前期评价的迅速发展。

据不完全统计，大约 80% 的抗肿瘤新药都是因为没有通过临床前对于组织内药物安全性和有效性的评价，最终不能通过 FDA 的认证而无法进入临床，真正进入临床的抗肿瘤药物，大部分也只是进入临床三期实验。一种抗肿瘤新药想要进入市场，其研发费用至少需要 24 亿美金，耗时高达 10～15 年。因此，要确定一种抗肿瘤药物在临床上是否有效，遗传学上肿瘤的基因构成、生物信号转导的确切途径、新型药物的代谢方式等一些重要的临界参数，就需要通过一种高效经济的途径来进行评价，才能使开发的新型抗肿瘤药物尽快地进入市场，而分子影像技术正好能够满足药物研发的这种需求。

目前，肿瘤是分子影像学研究最深入、研究成果最多的一个领域，特别是研究肿瘤病灶的能量供给，肿瘤细胞的代谢、凋亡和增殖周期的检测以及肿瘤治疗效果的检测，这些都离不开分子影像技术对于肿瘤标志物的成像。例如：胃肠道间质瘤患者服用甲磺酸伊马替尼（Gleevec）后 24 小时内，利用 FDG/PET 可探测其体内药物反应。为了证实化学疗法对治疗局部肿瘤细胞的有效性，Belhocine 等在 I 期临床试验中用 99mTc 标记的重组膜联蛋白 V（Annexin V）验证了药物诱导细胞凋亡的安全性和可行性。另外，作为肿瘤增殖的标记物，胆碱也可用于对酪氨酸激酶受体 Ras-Raf1-MEK-ERK 信号转导通路的级联反应成像。在肿瘤研究过程中，分子影像学使人们对肿瘤的认识达到了前所未有的高度，它是在传统的诊断基础上，将肿瘤细胞发生、发展的过程进行直观、实时、动态地成像，而且还能对肿瘤进行定性、定量的研究，这些都极大促进了抗肿瘤药物的研发进程。

分子影像学不仅可以应用于抗肿瘤药物的研

发,还可以应用于其他疾病的药物开发,如中枢神经系统疾病、心血管疾病和糖尿病等药物的开发。

分子影像学应用于中枢神经系统的历史已经相当久远,而医学影像学中取得的许多重大突破(如CT、MRI、PET)也都起始于在神经系统中的应用。当前,一些对人类健康损害最严重的疾病(如帕金森病、阿尔茨海默病、脑胶质瘤和各种退行性疾病等)大都起源于神经系统,而分子影像学在帮助人们认识和治疗这些疾病中发挥着极为重要的作用。程妍等制备了一种正电子发射断层显像(PET)显像剂[$^{18}$F]FB-2用于研究脑内β-淀粉样斑块(Aβ斑块),PET成像脑放射自显影图中的黑点与硫黄素S染色的Aβ斑块位置一致,该结果显示[$^{18}$F]FB-2有望成为用于临床阿尔茨海默病早期诊断的新型PET显像剂。中枢神经系统的分子影像学不仅有助于神经系统疾病的诊断,对于药物研发人员研究脑部靶向药物和基因治疗药物等也具有举足轻重的作用。吴等采用$^{18}$F-AIF-NOTA-PRGD2作为一种新型PET受体靶向显像剂,将其经尾静脉注入胶质瘤裸鼠模型中,研究其体内放射性生物学分布和PET/CT显像,结果显示$^{18}$F-AIF-NOTA-PRGD2能靶向肿瘤病灶。

充血性心力衰竭、心律失常和心肌缺血等很多疾病都会引起心脏神经支配异常,而治疗心血管疾病面临的关键问题,是预测哪些动脉粥样硬化损伤易于破裂、可导致心肌梗死或脑卒中的发生。心肌神经受体成像可以帮助人们更加深刻地理解这些疾病的病理生理过程。心血管分子成像研究的主要目的是监测动脉粥样硬化斑块的解剖和结构特点,进一步加深对心血管疾病发病机制的理解。由于炎症在动脉粥样硬化发生过程中起着重要作用,若能合成可以检测破裂斑块及血栓炎症过程的光学探针,就可以评估动脉粥样硬化斑块破裂的可能性。国外有报道显示可以采用血管内超声(IVUS)加造影探测评估冠状动脉粥样硬化(atherosclerosis, AS)斑块内血管滋养管的密度,进行定性和定量分析后,发现该对比剂能显著增强动脉内中膜和血管外膜的灰阶强度,对于提高IVUS检测AS斑块的易损表征具有潜在价值,这也为易损斑块的检测提供了一种新的思路。Chang等应用荧光分子成像技术,在鼠科动物动脉粥样硬化模型中发现吡格列酮可以抑制体内的炎症反应。

利用分子影像技术对胰腺进行成像是阐明糖尿病的病理变化过程、评价药物治疗效果的关键。因此,开发特异性的探针,利用光学分子影像技术对

胰岛或β细胞进行无创评价,已成为当前研究糖尿病药物治疗的重点。据有关研究报道了一种转基因小鼠,这种小鼠具有正常的葡萄糖耐性和胰岛结构,可以在小鼠Ⅰ型胰岛素启动子(mouse insulin Ⅰ promoter, MIP)的调控下表达荧光素蛋白,故可以在活体内检测胰岛β细胞的功能及其大体结构的改变,同时可以检测药物作用下胰岛β细胞代谢状态的改变。另一项研究则在动物模型中用绿色荧光蛋白(green fluorescent protein, GFP)标记胰岛β细胞,检测后者的活性和代谢状态的变化。

当前,分子影像技术已经被广泛应用于临床前药物开发的各个阶段(图2-7-1-1),成为了药物研发领域最有力的技术工具。从靶点确定与靶向表达,到药物先导化合物的筛选,再到临床前实验和临床实验,分子影像学在药物研发的各个阶段都发挥了重要作用,不但加快了药物先导化合物的筛选进程,还可以提供定量动力学、体内药代动力学和药效学数据,而且还能检测药物的治疗效果,加速了药物的开发和研究进程,极大地缩短了新药开发的周期,从而推动了新药研制的步伐。

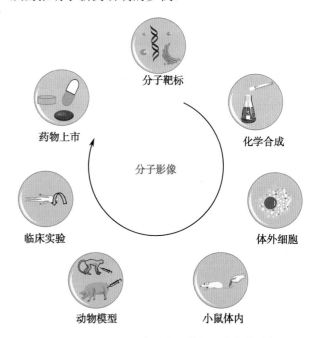

图2-7-1-1 分子影像贯穿于药物研发各个阶段

(曹 崇 李 聪)

## 第二节 新药研发不同过程与分子成像

### 一、靶点表达物的确认

药物作用靶点是活性药物能够与之特异性结合,产生药理学作用并达到疾病治疗和预防目的特

殊位点,是药物发挥药效的基础,在新药筛选中具有十分重要的意义。药物作用靶点是由生物大分子组成,种类包括:酶、受体、载体蛋白、结构蛋白、核酸、类脂、糖类等。靶点表达物的确认是要确证寻靶分子是否到达并准确识别了特异性靶点,验证相关药物调控病变的作用,了解毒副作用产生的机制。在药物研发的初始阶段,首先必须确定具有研发价值的作用靶点,先导化合物作用靶点的确定是其进一步结构修饰及作用机制研究的关键。分子成像技术是理想的靶点表达物筛选平台,它可以在细胞和分子层面上对活体动物、模型系统和人体的生物学过程进行定征和测量,实现对药物作用靶部位的受体、蛋白、生物因子、基因等分子层面的直接成像。

**(一)放射性核素分子成像技术**

作为最早应用于分子成像技术的放射性核素成像具有灵敏度高、可定量、检测方便的特点,目前已经广泛应用于药物研发的各个阶段。放射性核素成像可以对动物和人体的血流灌注、氧耗量、葡萄糖、氨基酸、蛋白质和脂肪代谢成像,获取生物体内物质定性、定量和定位的规律,还能通过受体显像确定受体的结合位点和生化特征。

(1)帕金森病(Parkinson disease,PD):PD 是由于中脑黑质多巴胺(dopamine,DA)能神经元变性或丢失,引起纹状体 DA 含量显著降低,导致胆碱系统功能相对亢进,产生相应的临床症状。PD 诊断以往多采用 CT、MRI 等传统影像学检查方法,敏感度和特异度较差,效果不理想。相对而言,核医学显像技术在 PD 早期诊断等方面具有明显优势,其敏感度和特异度得到显著提高。针对多巴胺转运体(dopamine transporter,DAT)的 $^{99m}$Tc-TRODAT-1、$^{123}$I-FP-CIT、$^{11}$C-CFT,作用于多巴胺受体(Dopamine receptor,DAR)的 $^{11}$C-Raclopride、$^{123}$I-IBZM、$^{18}$F-DMFP 等显像剂在 PD 的早期诊断、病程监测、疗效评价和随访等方面应用较多。与 17 号染色体(FTDP-17)相关的帕金森病的额颞叶痴呆是一种罕见的常染色体显性遗传性神经退行性疾病。大多数 FTDP-17 患者携带微管相关蛋白 tau(*MAPT*)基因的突变,纹状体主要受早期影响。研究表明 $^{11}$C-CFT- 正电子发射断层扫描可能是 FTDP-17 预先症状阶段预测疾病发作的潜在生物标志物(图 2-7-2-1)。

(2)前列腺特异性膜抗原(prostate specific membrane antigen,PSMA):SMA 是由前列腺上皮细胞分泌的一种分子量 100kDa 的Ⅱ型转膜糖蛋白,特异性地表达于正常前列腺上皮细胞,前列腺上皮内肿瘤,以及前列腺癌细胞。在前列腺癌组织中,几乎所有的癌细胞都高表达 PSMA。PSMA 是目前较明确的定位于细胞膜的前列腺特异性肿瘤相关抗原,其表达强度和阳性细胞百分数均随前列腺上皮细胞异形性的加重而呈增高趋势。PSMA 的表达受雄激素的影响,睾酮和二氢睾酮使 PSMA 表达明显降低。通过分子影像探针 $^{64}$Cu-J591 放射性标记抗体的成像研究表明,用雄激素受体拮抗剂恩杂鲁胺(enzalutamide)进行雄激素剥脱疗法处理激素敏感性 PCa 细胞系(LNCaP 和 22Rv1)荷瘤小鼠。$^{64}$Cu-J591 的 PET 成像结果显示雄性小鼠左大腿的 LNCaP 异种移植物和右大腿的 22Rv1 异种移植物中 PSMA 表达水平的增加(图 2-7-2-2)。而将其暴露于二氢睾酮中则 PSMA 表达降低。该研究证实了 PSMA 是观察前列腺癌复发及基因或免疫治疗效果的较好肿瘤标志物。

(3)整合素 $\alpha_v\beta_3$ 受体:在肿瘤新生血管研究中,整合素 $\alpha_v\beta_3$ 受体参与了多条信号传导通路的活化,在肿瘤血管生成,肿瘤生长及肿瘤转移、浸润方面起着重要的作用,是具有代表性的药物作用靶点。学者们用放射性核素标记 RGD 肽制备了 $^{125}$I-c(RGDfV)、$^{131}$I-c(RGD)$_2$、$^{99m}$Tc-3PRGD$_2$、$^{18}$F-Galacto-RGD 等进行肿瘤新生血管的显像与治疗的研究。Schnell 等对 12 名疑似或治疗后复发的恶性脑胶质瘤患者行 $^{18}$F-Galacto-RGD PET 显像(图 2-7-2-3),结合活检发现 $^{18}$F-Galacto-RGD 在肿瘤高度增殖的浸润部位浓集,但在坏死部位摄取不显著。

**(二)光学分子成像技术**

光学技术在靶点表达物确认方面应用较为广泛,特别是在荧光蛋白及其标记物、萤光素酶报告基因的出现。在高灵敏度的光学检测仪器荧光共聚焦扫描显微镜、制冷 CCD 镜头,以及流式细胞仪等先进仪器的支持下,光学技术在新药的研发中得到了更广泛的应用。基于蛋白质相互作用(protein-protein interactions,PPI)构建蛋白关系网络和生物学通路,可识别导致功能紊乱、疾病发生的异常表达蛋白,揭示疾病的分子作用机制,从而确定药物干预靶点。PPI 的研究方法中,在小分子探针与靶标生物大分子紧密结合作用下,利用小分子化合物上连接的荧光基团、放射性同位素、生物素、光亲和基团以及固相载体的作用,有效地标记识别或分离出结合的靶标生物大分子,进而通过分子影像学手段确认并分析靶标蛋白或丰度变化。

(1)噬菌体展示技术(phage display technology,

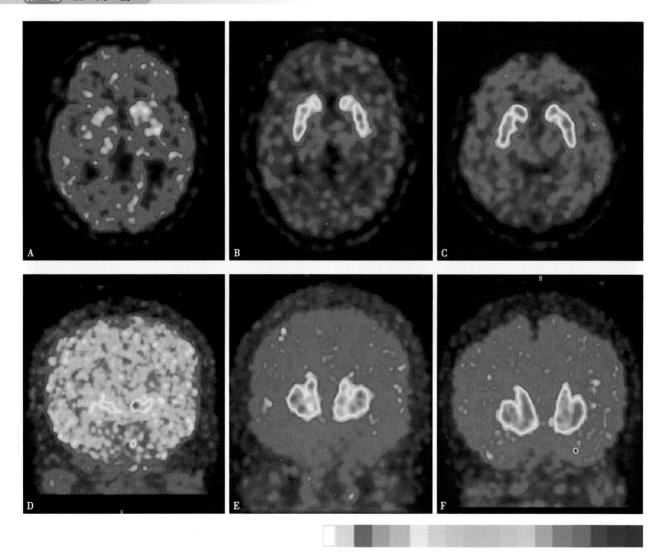

图 2-7-2-1 携带 *MAPT* 基因突变 FTDP-17 患者 ¹¹C-CFT 成像图

A、D. 有 N279K 突变的有症状的 MAPT 患者；B、E. 症状前 N279K 突变携带者；C、F. 正常对照组

有症状患者纹状体 ¹¹C-CFT 摄取显著降低，症状前患者纹状体 ¹¹C-CFT 不对称低摄取，正常对照组 ¹¹C-CFT 摄取显著且左右纹状体对称

图 2-7-2-2 恩杂鲁胺治疗动物模型 ⁶⁴Cu-J591 成像图

A. 对照组；B. 恩杂鲁胺治疗组，图中左侧箭头所指为接种 LNCaP 肿瘤细胞，右侧箭头所指为接种 22Rv1 肿瘤细胞

经恩杂鲁胺治疗后，对雄激素剥夺疗法敏感的 LNCaP 肿瘤的体积减小，肿瘤细胞 PSMA 表达水平提高，⁶⁴Cu-J591 摄取相应增加，对雄激素剥夺疗法不敏感的 22Rv1 肿瘤的 ⁶⁴Cu-J591 摄取变化不明显

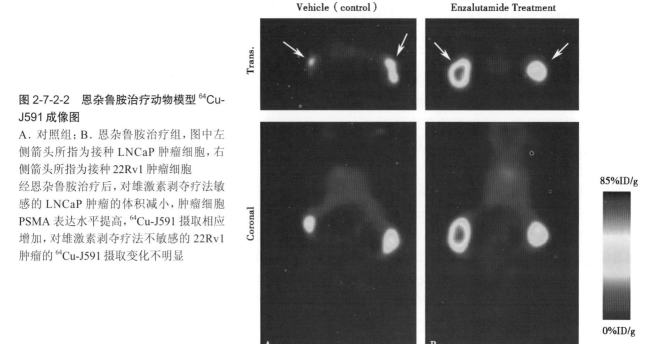

PDT）：PDT 主要用于相互作用蛋白的筛选，配体和受体结合位点的研究，随机肽库、抗体库和蛋白文库的构建以及新型多肽药物、疫苗和抗体的研发等。利用酵母双杂交系统（yeast two-hybrid system，Y2H）能真实反映体内蛋白间相互作用情况，将表面展示血凝素抗原和酵母增强绿色荧光蛋白同时导入Y2H 系统，将两种经典 PPI 研究技术联用使该系统克服了传统 Y2H 无法提供蛋白相互作用的密切程度而易出现假阳性的情况，实现了高通量分析，也提高了分析的专一性。PDT 和 Y2H 系统的联用具有高度的灵敏性，在研究微弱 PPI 中具有明显优势。Yi Mu 等利用该联合技术已确认了与 PSD-95/Dlg/ZO-1（PDZ）蛋白结构域发生微弱作用的若干蛋白，

从而为阿尔茨海默病的药物治疗提供新靶点。

（2）荧光能量转移（fluorescence energy transfer，FRET）：以 FRET 技术为代表的新兴生物传感器技术已成为研究 PPI 的新手段。FRET 利用非放射能量共振转移，从"时间、空间、动态、连续"上对活细胞中 PPI 进行检测，可研究膜系统 PPI，用于识别蛋白靶点，如确认 G 蛋白偶联受体、血小板膜药物靶点等；还可用于信号转导途径的分析，尤其是 G 蛋白偶联受体和相关靶分子相互作用研究，完成高通量的药物筛选。FRET 常联合生物发光共振能量转移技术（bioluminescence resonance energy transfer，BRET）广泛用于蛋白靶点如葡萄球菌毒素 B 结合蛋白、磺酰脲类药物作用靶点 Epac2A 蛋白等的确

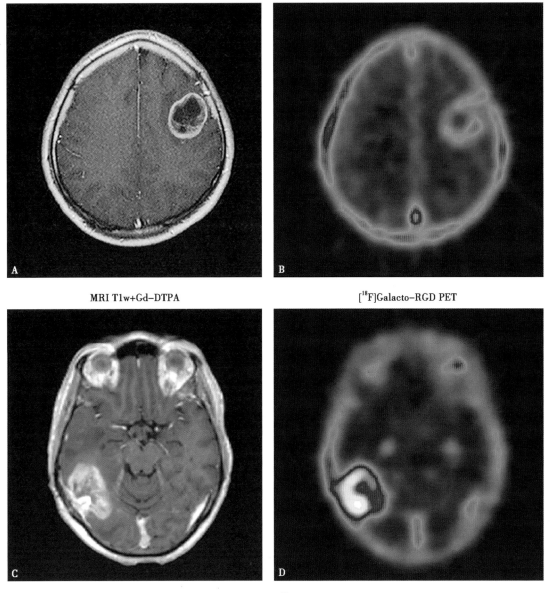

MRI T1w+Gd–DTPA  ['¹⁸F]Galacto–RGD PET

**图 2-7-2-3 恶性脑胶质瘤患者 ¹⁸F-Galacto-RGD PET 成像图**

A、B. 左额叶的多形性胶质母细胞瘤；C、D. 右侧枕叶的多形性胶质母细胞瘤；A、C. 钆 -DTPA 增强 MRI 扫描；B、D. ¹⁸F-Galacto-RGD PET 扫描

多形性胶质母细胞瘤对 ¹⁸F-Galacto-RGD 的摄取呈现异质性，主要集中于肿瘤的周围，在肿瘤的坏死中心没有摄取

认。近年来,PDT 技术与生物传感器技术的联用也在靶点确认中显示出良好的应用前景。

(3)双分子荧光互补(bimolecular fluorescence-complementation,BiFC):BiFC 技术将荧光蛋白在合适的位点分割为两个不发光的肽段,并被分别融合于两个目的蛋白上,借助其融合蛋白的驱动重新结合形成活性荧光蛋白,直接作为报告基因的可视化关键性技术。该技术的优势在于不仅可检测 PPI 情况,还可探测 PPI 位点,判断蛋白质基团之间相互作用的强弱关系,检测受体之间自身交联反应,从而有助于阐明这些受体的功能和作用机制,提供更准确的药物靶向信息。Tarafdar 等利用 BiFC 技术发现,1 型人免疫缺陷病毒(human immunodeficiency virus 1 type,HIV-1)辅助因子 Nef 结合至 SH3 结构域后,通过与定位于细胞质膜上的酪氨酸激酶 Tec 家族相互作用而激活激酶活性,进而促进 HIV-1 的复制和传染性。同时,研究利用该技术首次发现 HIV1 在病毒周期中与酪氨酸激酶家族相互作用的分子机制,揭示通过该 Nef-Itk 信号机制激活的酪氨酸激酶对病毒抑制剂敏感性高,从而为抗 HIV-1 病毒治疗提供新的有效靶点。

## 二、药物先导化合物的筛选

药物先导化合物的筛选是对可能具有药用价值的物质进行相关药学检测和试验,以初步发现和证明其药理活性和临床用途,为后续系统研究新药提供最初始的资料和依据。目前最常用的先导化合物筛选方法是高通量筛选(high throughput screening,HTS),HTS 以酶、受体、离子通道和基因等为筛选靶点,以分子或细胞水平的实验方法为基础,结合组合化学技术、自动化技术、微电子技术和数据库系统等技术,通过程序控制实现一物多筛和多物一筛,同一时间对数以千万的样品进行检测,评价其活性,从中发现针对某一靶点具有活性的样品。HTS 通常以单一的筛选模型对大量样品的活性进行评价,具有快速、高效、微量等特点,目前已在全世界很多新药研究机构、大型医药公司的创新药物发现过程中广泛应用(图 2-7-2-4)。

HTS 技术大多是以光学检测为基础而建立的分子水平或细胞水平的分析检测方法,包括光吸收检测、荧光检测、化学发光检测等。由于多数荧光基团的荧光寿命短暂(纳秒数量级),适度激发即可获得高排放的光子流,这一固有敏感性使荧光检测法十分适合高通量筛选。目前常用的技术包括荧光共振能量转移检测(FRET)、荧光偏振(fluorescence polarization,FP)、均相时间分辨荧光(homogeneous time resolved fluorescence,HTRF)和荧光相关光谱(fluorescence correlation spectroscopy,FCS)。

### (一)荧光共振能量转移检测

FRET 是指供体受激发后不发射出光子而将激发能量转移到受体的现象,是能量在合适的供受体分子间的非放射性转移。这种方法可检测生理状态下相互作用分子间的距离。有效转移需满足光谱和空间上的多个标准,包括供体荧光发射频谱与受体吸收频谱间的有效重叠,供受体跃迁偶极矩的排列以及合适的分子间距(1~10nm),后者的微小变化即可导致能量转移率的巨大变化。一般荧光素和四甲基罗丹明之间发生 50% 有效能量转移所需距离

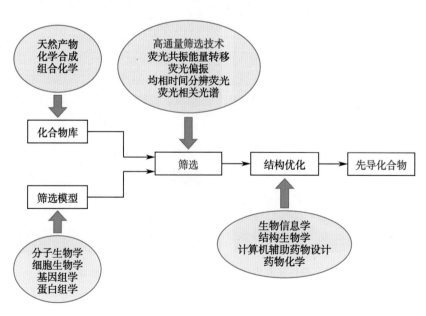

图 2-7-2-4 高通量筛选模式图

为 5.5nm，1- 氨基萘 -8- 羧酸（EDANS）和二甲氨基偶氮苯甲酰（DABSYL）之间为 3.3nm，EDANS 和荧光素之间为 4.6nm。将 FRET 与时间分辨技术结合（time-resolved fluorescence resonance energy transfer，TR-FRET），能显著减小试剂和容器的干扰，使终信号与产物量呈比例。涉及多种心血管疾病的重要靶标 Rho 激酶（ROCK）的抑制剂研究中，使用基于磷酸化学（IMAP）的 TR-FRET 测定的固定化金属亲和力进行高通量筛选，从 15 040 种化合物中筛选出了 4 种有潜力治疗心血管疾病的 Rho 激酶抑制剂活性成分。

### （二）荧光偏振

FP 在样品被偏振光激发时，通过测定发射光中平行和垂直偏振的成分来计算标记于大分子上的微小探针的旋转扩散系数改变，由此对受配体结合反应、酶促水解反应以及蛋白间作用等进行快速分析。与蛋白质和核酸结合的传统研究方法相比，FP 的检测限更低，可达亚纳摩尔级范围，且 FP 是真正均相的检测，允许实时进行动力学检测，对浓度不敏感。在对前列腺癌和神经系统疾病的治疗和诊断干预的重要靶标谷氨酸羧肽酶 II（GCP II）的抑制剂研究中，基于 FP 方法，Alquicer 等利用自行设计合成的荧光探针对约 20 000 种化合物进行了高通量筛选，建立了一个价格低廉、适用于自动化、针对 GCP II 的小分子文库的 HTS 筛选平台。

### （三）均相时间分辨荧光

HTRF 是近年发展起来的用于检测均相体系中受体配体结合的一种最常用的方法。HTRF 利用镧系元素铕和铽等的长荧光寿命和显著斯托克斯位移（荧光基团激发光谱波长与发射光谱波长之间的差异），以及脉冲激发源与门控检测或相位调制技术，使背景荧光在样品荧光信号产生之前衰减，对高通量筛选分析、竞争性结合试验以及传统滴定试验均有很好的适用性。HTRF 结合了时间分辨荧光（time-resolved fluorescence，TRF）与 FRET 两种技术，将 TRF 的低背景特点和 FRET 的均相实验方法相融合，使其实验方式更加灵活、可靠，具有更高的灵敏度、稳定性，实验结果的假阳性率较低。在针对炎症、自身免疫疾病和癌症中表达上调的 TWEAK-Fn14 小分子治疗剂筛选中，Benicchi 等以 HTRF 为基础从 60 000 种化合物中筛选 TWEAK-Fn14 蛋白相互作用抑制剂，结合抗聚集测定和氧化还原测定等相关筛选级联，有效地过滤掉潜在的假阳性化合物。

### （四）荧光相关光谱

FCS 多使用共焦镜片来提供单分子检测所需的

高聚焦激发光和背景抑制，由于该系统的输出信号取决于检测容积（通常为毫微升）与荧光探针浓度，而非总试验容积，故有利于试验微型化。分子进入或离开信号收集区域时引起暂时的信号波动，不同大小的分子具有不同的扩散系数，在检测容积中的停留时间不同，即产生不同的荧光脉冲（与分子大小呈正相关）。对该时间依赖性荧光信号的自动校正分析提供了关于荧光粒子扩散特性的信息，荧光探针与另一分子的结合导致其有效扩散系数发生改变，由此即可监控结合反应及其他分子事件。

Tsuganezawa 等报道了寻找 MdmX-p53（及其他蛋白 - 蛋白）相互作用抑制剂的高通量筛选试验（p53 为肿瘤抑制蛋白家族，Mdm2 和 MdmX 是两种参与 p53 泛素化降解而抑制 p53 依赖性转录的 p53 结合蛋白）。试验以 Nutlin-3 为阳性对照，利用 FCS 测定 p53 的 τD 和化合物的半抑制浓度（IC50），以及基于表面等离子共振（surface plasmon resonance，SPR）的竞争性结合进一步验证所得化合物的可靠性，证实筛选所得活性化合物能在细胞水平上提高 p53 及其下游 p21 的含量，且能引发培养基中白血病细胞的凋亡。

### （五）临近闪烁分析法

放射性技术在药物先导化合物筛选中的应用主要是起源于放射性免疫分析的临近闪烁分析法（scintillation proximity assay，SPA）。SPA 是一种均相、灵敏、快速和简便的基于闪烁载体的分析平台。因为无需分离，易于固定药物靶点和检测其活性，因而 SPA 简化了分析程序，加快了分析过程，提高了检测的灵敏性和分析结果的可靠性，而且放射性标记分子和亲和标签分子的多样化和商业化、液闪计数器和液相操作等技术的发展，SPA 已经广泛用于受体结合、高通量药物筛选、酶分析、放射性免疫分析、蛋白质 - 蛋白质相互作用和细胞水平分析等方面。

SPA 筛选药物先导化合物的原理如图 2-7-2-5 所示，先将标记配体与表面固定了受体的微球作用，标记配体与受体结合后，激发闪烁剂产生信号。待测化合物加入后，若该化合物与受体亲和力大于配体与受体亲和力，则将取代配体，放射性信号减少，该化合物将作为潜在药物进入下一步筛选。目前，SPA 技术多用于筛选一些受体 / 酶等生物分子的抑制剂、激动剂、拮抗剂和抗菌剂等。相对其他高通量筛选方法，SPA 技术的放射性标记技术和检测方法都相对成熟可靠，且放射性检测信号好、灵敏性高和特异性强。但 SPA 技术在评价体系的准确性

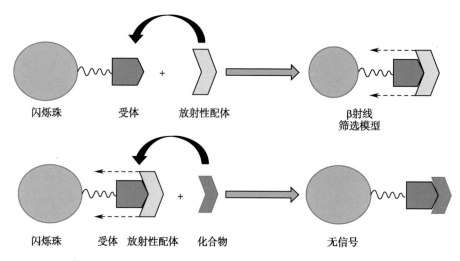

闪烁珠　　　受体　　　放射性配体　　　　　β射线
　　　　　　　　　　　　　　　　　　　　　筛选模型

闪烁珠　　受体　放射性配体　化合物　　　　　无信号

图 2-7-2-5　基于 SPA 法的药物先导化合物筛选原理

和充分程度（一般是亲和性和选择性的评价）、降低检测下限浓度、结合计算机辅助药物筛选及作用机制问题、提高筛选结果的精确性和可信度等方面还有待提高。

### 三、临床前研究

药物临床前研究作为新药研发的重要阶段，主要是对药物的有效性和安全性进行系统研究和评价，以保证药物研发的成功率，降低临床研究风险。该阶段研究主要是使用实验动物或其他非人类模式生物进行的研究，通过不同的动物模型和实验方法，评价药物的药理作用，研究其作用机制，观察其毒性反应，评价其动物体内的药学特征等。

分子成像技术可以实现在活体实验动物上连续、无创地观察药物的动态分布规律和代谢情况，获得更多实时的实验数据，从而提升了新药临床前药理、药动、药代评价的可靠性和科学性。在新药毒性研究方面，分子成像技术通过连续动态记录药物的毒性反应及其发生过程，从而可以实现对药物潜在毒性的早期发现，使药物安全性评价研究获得更多更科学的数据，提升新药评价的效率和水平。同时，分子成像技术的应用可极大缩短药物非临床评价阶段的研究时间，更早地发现新开发药物代谢方面的问题。

#### （一）研究方法

分子影像技术在该阶段研究的应用主要分为直接法和间接法。

1. **直接法**　直接成像是指使用放射性核素直接标记药物，通过观察标记药物与特异性的靶点（如受体、酶和中间体等）结合，考察药物在正常状态或病理状态下的动物体内分布和代谢规律。但是，受

到药物活性结构的限制，不是每一个药物都可以进行放射性核素的标记，而且药物的标记方法学研究需要花费大量的人力、财力和时间。

2. **间接法**　间接成像是在药物标记困难或价格昂贵时，选择与其具有相同作用靶点的特异性分子影像探针，通过观察药物对该探针的分布和代谢的影响，间接推断药物的作用，包括药物对受体密度和与探针的亲和力的改变影响，对靶组织或靶器官的血流量、pH、糖代谢、脂肪酸代谢、神经递质合成和转运等的影响。

#### （二）应用范围

分子影像技术在新药临床前研究的应用范围主要集中在药效学和药代动力学方面。

1. **药效学评价**　分子影像技术通过活体状态下动态监测与疾病特异性相关的病变因子，如特异性的受体或酶、血管生长因子、肿瘤细胞标记物、基因等，来评价药物的药效，进行药物的筛选，并为临床提供最佳的治疗方案。细胞增殖成像剂 3'- 脱氧 -3'-$^{18}$F- 氟化胸苷（$^{18}$F-FLT）能通过载体介导扩散进入细胞。当在 TK1 等胸苷激酶（thymidinekinase，TK）的作用下 FLT 磷酸化成为磷酸 - 氟化胸苷时不能进一步参与代谢，示踪剂可被捕获。$^{18}$F-FLT PET 能提供细胞增殖速度的图像，评估核酸合成中核苷的摄取和代谢，这种评估细胞增殖活性的特性使其成为肿瘤治疗应答的理想示踪剂，特别是使用抑制细胞增殖的细胞生长抑制剂时。如 FLT-PET 可用于监测组蛋白去乙酰化酶抑制剂（histone deacetylase inhibitors，HADCI）的临床前试验。在结肠癌动物模型中，Leyton 等报道，肿瘤中 FLT 摄取的减少与一种新的组蛋白去乙酰化酶抑制剂 LAQ824 剂量的增加呈正相关，并且 FLT 的摄取量与胸苷激酶 1 表达的减

少相关(图 2-7-2-6)。目前,FLT 在检测核酸的合成和代谢状况的应用,为抑制肿瘤细胞增殖的相关药物检测并监控此类药物代谢状况提供了有效的方法。

**2. 药物代谢动力学**　评价药物代谢动力学主要是研究药物在动物体内吸收、分布、代谢和排泄随时间变化的过程及规律,评价药物的代谢速率、组织分布情况、剂量依赖性、器官特异性等。很多临床前候选药物在向人类受试者转化时成功率较低,大部分是由于对人类的病理生理动物模型的设计不恰当所致。分子成像技术在临床前阶段的有效应用可最大限度地减少由于实验对象的变化而使模型不适用的情况发生,进而提高从动物模型到人类受试者的转化效率。

小动物 PET 有极高的灵敏度,可以测定正电子核素标记示踪分子在同一活体实验动物体内的空间分布及其时间分布,是进行动物模型研究的强有力工具,可提供生物分布、药代动力学等多方面的丰富信息,准确反映药物在动物体内吸收、分布、代谢、排泄等动态过程。小动物 PET 显像可在同一只动物身上进行连续的纵向研究,监控药物作用下动物的生理、生化过程变化,以及各种治疗方法干预疾病进程的效果,因此可排除传统研究方法中由于动物个体差异造成的实验误差。小动物 PET 能在药物开发的早期就完成活体动物实验,有助于尽早地掌握药物的体内药代动力学和药效学特征。小动物 PET 在临床前动物模型研究和临床研究之间架起了一座桥梁,为动物和人体上进行同一试验提供了机会,便于直接比较或统一基础研究与临床研究。

PD1/PD-L1 途径通过抑制 T 细胞的炎症活性帮助肿瘤细胞逃避免疫系统的作用,采用抗体阻断该免疫检查点则可以恢复 T 细胞的正常识别和防御攻击功能,诱导肿瘤的凋亡,但该治疗方法必需在 PD-L1 表达阳性的患者才能有效。免疫组织化学是确定肿瘤中 PD-L1 表达水平的"金标准",但这种传

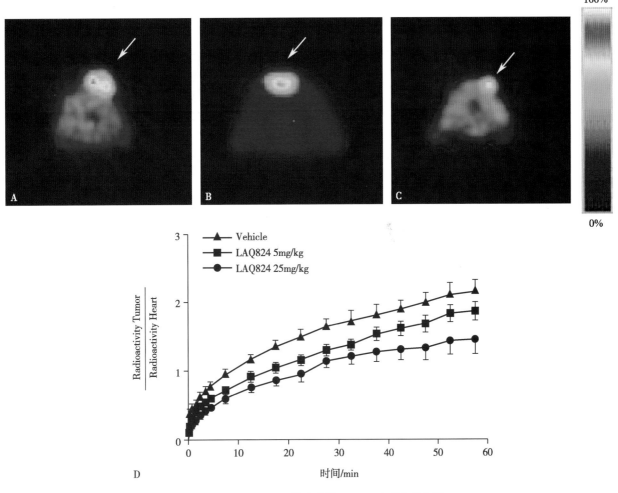

**图 2-7-2-6　HCT116 荷瘤小鼠 18F-FLT-PET 成像图**

A. 载体空白对照组;B. 5mg/kg LAQ824 剂量组;C. 25mg/kg LAQ824 剂量组,A~C 均是给药后 30~60min PET 成像图,
D. 肿瘤和心脏每单位体积平均放射性的比值随扫描时间的变化图
采用肿瘤区域放射性的心脏归一化法定量比较 LAQ824 治疗效果,所有肿瘤的 $^{18}$F-FLT 归一化摄取值均随时间增加,LAQ824 导致 $^{18}$F-FLT 肿瘤动力学呈现剂量依赖性降低

统方法对患者有侵入性伤害，且在肿瘤病灶中 PD-L1 的表达水平具有异质性。采用 $^{64}$Cu 标记抗 PD-L1 抗体 MX001 制得的显像剂 $^{64}$Cu-NOTA-MX001，在 PD-L1 阳性的 MC38 荷瘤小鼠的生物分布和 PET 活体成像研究均表明，$^{64}$Cu-NOTA-MX001 在肿瘤部位随时间不断蓄积，而在肝脏、肌肉等其他脏器组织则呈不断降低的趋势，显示出对 PD-L1 高表达肿瘤良好的靶向性。随后的免疫治疗研究结果表明MX001 能够有效地抑制肿瘤生长（图 2-7-2-7）。

## 四、临床实验

新药的临床实验研究是新药开发过程中最为重要的环节，药品的最基本属性——有效性和安全性最终都是要通过这个阶段的研究来检验的。新药的临床试验通过系统监测药物治疗的全过程及其吸收、分布、代谢和排泄的规律，以证实药物的药理作用和不良反应，从而确定药物的疗效及安全性。

由于分子影像技术具有很高的灵敏度、可定量、无创伤、空间分辨率高等优点，且目前 PET、SPECT、MRI、CT、超声成像等设备仪器在临床上使用已较为成熟和普遍，因此分子成像技术在新药临床试验中具有非常广阔的应用前景。

### （一）新药临床试验的药效和副作用评价

分子影像技术应用于新药临床试验时，有助于及时、准确地监测药物作用部位、作用效果以及可能存在的副作用。MRI 成像具有较高的空间分辨率和软组织对比度，其原生三维断面成像无需重建就可以获得多角度、多方位、多序列的图像，可为临床提供更大量的机体组织信息，为明确病变性质提供了更有力的诊断依据，适用于神经系统、脊髓脊柱、心血管、关节软组织病变，以及腹部盆腔脏器检查。在采用凝固酶 Condoliase 的化学溶解作用治疗腰椎间盘突出症（LDH）的临床试验中，MRI 结合功能障碍指数（ODI）、健康调查表（SF-36）和神经系统检查

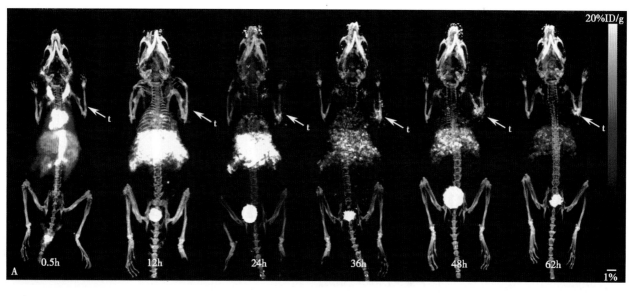

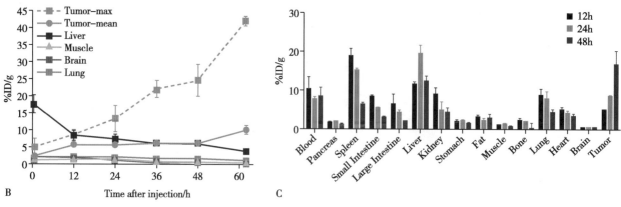

**图 2-7-2-7 MC38 荷瘤小鼠 $^{64}$Cu-NOTA-MX001 PET/CT 成像和生物分布**

A. 不同时间点 PET/CT 扫描；B. 脏器中放射性活度时间曲线图；C. 生物分布图。Tumor-max：肿瘤 - 最大值；Tumor-mean：肿瘤 - 平均值；Liver：肝；Muscle：肌肉；Brain：脑；Lung：肺；Time after injection：注射后时间；Blood：血液；Pancreas：胰腺；Spleen：脾；Small Intestine：小肠；Large Intestine：大肠；Liver：肝；Kidney：肾；Stomach：胃；Fat：脂肪；Muscle：肌肉；Bone：骨骼；Heart：心；Tumor：肿瘤

对 Condoliase 的治疗效果和安全性进行了评价。研究表明 Condoliase 能显著改善 LDH 患者的临床症状，并且耐受性良好。试验中所使用的 3 个剂量具有相似的功效，但是药物不良反应的发生率和 MRI 监测到的椎间盘高度的降低呈现剂量依赖性，从而表明低剂量（1.25U）是建议推荐的凝固酶临床剂量（图 2-7-2-8）。

PET 成像利用 $^{18}F$、$^{11}C$ 等正电子放射性核素标记的葡萄糖、氨基酸、胆碱、胸腺嘧啶类示踪剂或靶向药物示踪剂，从分子水平显示机体和病灶组织的代谢、功能、血流、细胞增殖和受体分布状况，为临床提供更多的生理和病理方面的诊断信息，适用于神经系统疾病、心脏疾病、肿瘤等方面的检查。阿尔茨海默病（AD）的新药研究中，Gantenerumab 是一种完全人抗 Aβ 单克隆抗体，其临床试验表明 Gantenerumab 治疗时可通过效应细胞介导的作用机制，引起脑部淀粉样蛋白水平的剂量依赖性降低，从而缓解和改善 AD 症状。以匹茨堡化合物 $^{11}C$-PIB 作为显像剂，PET 扫描显示：60mg 组的皮

质脑淀粉样蛋白水平相对于安慰剂的基线差异的平均值（95% 置信区间）变化为 -15.6%（95% 置信区间，-42.7～11.6），200mg 组为 -35.7%（95% 置信区间，-63.5～-7.9），表明 Gantenerumab 对于 Aβ 淀粉样蛋白水平的治疗效果和剂量依赖性（图 2-7-2-9），同时，MRI 的扫描结果也发现了 200mg 组中的两名患者在淀粉样蛋白减少最高水平的部位出现炎症或血管源性水肿的短暂和局灶性区域（图 2-7-2-10），它们在停止给药后自发消退。两名患者均出现微出血，其中一例出现头痛、头晕、步态不稳和震颤等轻度症状。所有其他患者的 MRI 变化显示无症状。该研究表明分子影像技术在证实药物治疗效果、预测和判断毒副作用方面具有很高的实践价值。

**（二）药物临床试验终点的辅助判断**

分子影像技术在临床试验中的另一个应用就是辅助判断药物临床试验的终点。疾病对健康状况的不良影响被称作结局（outcome），临床试验中对结局的测量称作终点（endpoint）。临床试验最大的挑战之一是确定终点是否能精确的代表结局，以

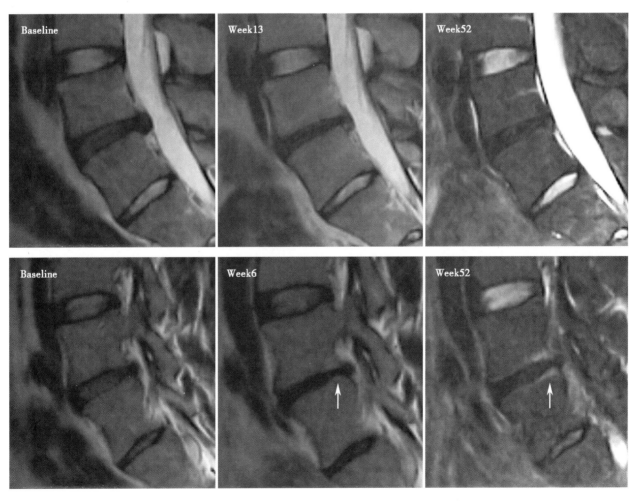

**图 2-7-2-8　Condoliase 治疗后脊柱部位 MRI T$_2$ 加权矢状位图像**

图上部：29 岁男性患者 L5-6 椎间盘突出，压缩神经根，伴有右腿疼痛；图下部：患者接受 2.5U Condoliase 椎间盘内注射治疗，6～52 周发生 Modic 1 型改变，注射后疝气减少，腿痛和背痛消失；箭头所指位置为椎体 Modic 1 型改变部位

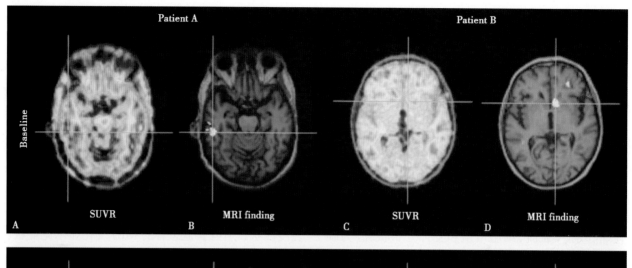

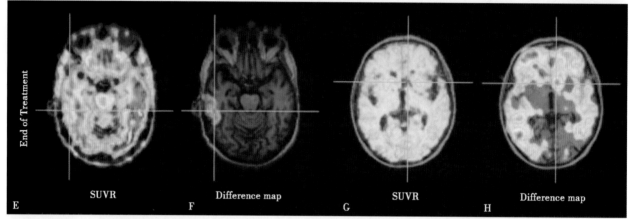

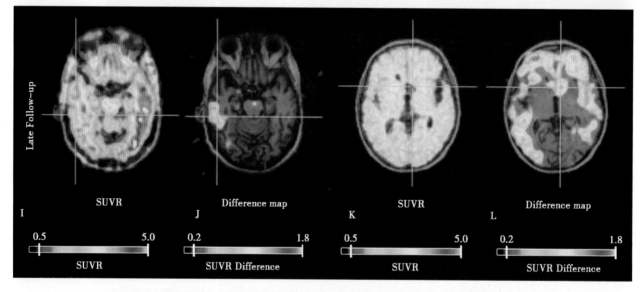

图 2-7-2-9 两位患者 $^{11}$C-PIB 脑淀粉样蛋白 PET 和 MRI 扫描图

从上到下,第一排为基线信号扫描图,第二排为治疗后 PET、MRI 扫描图,第三排为术后晚期随访 PET、MRI 扫描图;从左到右,第一列为患者 A PET/MRI 叠加图,第二列为患者 A MRI 扫描图,第三列为患者 B PET/MRI 叠加图,第四列为患者 B MRI 扫描图

及对精确性进行评价。任何阶段的临床试验的成功或失败,主要取决于选择合适的主要终点。终点必须对研究中的治疗效果敏感,能够明确可靠地测量,并且具有高度临床相关性。人群选择、样本大小、药物治疗的关联性、临床实践原理及成本获益都取决于主要终点。理想的肿瘤治疗应该是让患者活的更长、更好,肿瘤临床试验终点应显示患者生存或生活质量有临床意义的改善。可选择的终点,如无进展生存期(progression-free survival,PFS)、无疾病生存期(disease-free survival,DFS)和客观反应率(objective response rate,ORR),已经用于识别临床试验的早期获益。分子成像技术的非侵入性或

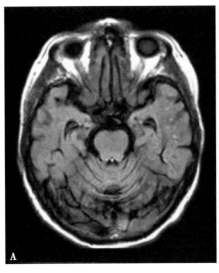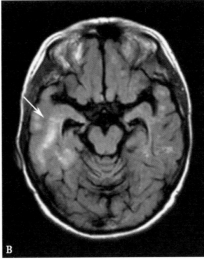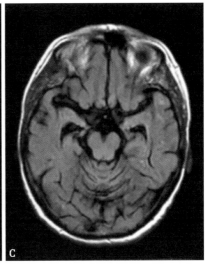

**图 2-7-2-10 APOEε4 患者 MRI 扫描图**
A. 基线信号扫描图；B. 治疗前扫描图，箭示右颞叶炎症或血管源性水肿区；C. 治疗后扫描图

微创性使得肿瘤生物学信息在每个疾病部位加以整合，包括在整个身体的多个转移部位中整合，同时还有助于在复发疾病的监测和评估过程中进行连续评估。随着分子和功能成像的进步，不仅能够评估原发肿瘤及其转移的形态，还能评估病变的代谢、缺氧、增殖和受体状态，这使得分子成像技术的作用进一步增加。PET 和动态对比增强 MRI（DCE-MRI）目前已在 Ⅱ 期和 Ⅲ 期癌症临床试验中加以应用。

自 2000 年以来，实体瘤疗效评价标准计划（RECIST）确定了评估实体肿瘤癌症临床试验中与分子成像相关终点的标准，这些标准规定了使用标准化成像模式（如 CT 和 MRI）的数据的方式定义临床试验终点。由于治疗诱导的纤维化或坏死致活性肿瘤组织变异在传统的 CT 上很难看出，目前对 18F-FDG-PET 的兴趣越来越多。恶性肿瘤细胞的代谢特点之一是高葡萄糖代谢，18F-FDG 为葡萄糖代谢示踪剂。细胞对 18F-FDG 的摄取量与其葡萄糖代谢率成正比，故体内葡萄糖代谢率越高的细胞，摄取聚集 18F-FDG 越多。一般认为经过 1~2 个周期的化疗后再行 PET 扫描能够比 RECIST 更好的显示预测的淋巴瘤反应，并且更好的作为一些靶向治疗的肿瘤反应标志。例如，NSCLC 住院患者对吉非替尼的反应（不是化疗）在 PET 上的显示与治疗后的解剖反应、PFS、尤其是 OS 相关。因为，18F-FDG 的摄取与肿瘤的细胞数量相关，通常对肿瘤治疗反应要比肿瘤大小减少更快。胃肠道间质瘤病人用甲磺酸伊马替尼时，18F-FDG-PET 可在首次后的 24 小时内检测到反应。由于在伊马替尼治疗后第 8 天可表现出预期效果（图 2-7-2-11、图 2-7-2-12），针对胃肠间质瘤的新疗法，可使用治疗后的 18F-FDG-PET 扫描结果作为试验的替代终止点。此外，18F-FDG-PET 影像技术可能比患者存活时间数据更早地应用于药效信息的收集，从而加快新药的临床试验进程。

并非所有的疾病对 18F-FDG PET 都具有高反应，并且肿瘤细胞早期的葡萄糖摄取增加并非是所有靶向治疗反应的必要预测。结合 PET 作为前线方法去评估肿瘤对治疗反应的试验仍需要认证。因为进行 18F-FDG-PET 扫描和评估 FDG 代谢和摄取的方法存在明显的不同，在 PET 成像测定来评估肿瘤特征的变化时，需要进行变化分析，必须确定成像技术的准确性、方差和可重复性，以确保具有生物学意义的定量或半定量指标，这包括指定图像采集的所有方面，包括扫描频率、模态，相对于注射对比剂或放射性标记示踪剂的图像采集定时，以及脉冲序列参数或其他成像参数。还必须建立用于解释图像（定性或定量）的标准化协议，同时考虑到测量度量的特定模态参数和再现性。技术的标准化也将有助于限制患者之间的可变性，尽管即使在产生定量测试结果的方式中，这种可变性也不太可能消失。例如，PET 研究中的 SUV 测量受到与测试解释器确定感兴趣区域（ROI）相关的变化。跨患者的变异性评估特别适用于成像，并且仍然是成像标记评估研究中的重要考虑因素。因此，应进行评估成像再现性和记录重复采集和解释的正常值范围的研究。此类研究应包括对评级系统的评估，以建立响应或进展的类别，最佳地基于生物学相关的切割值。此外，应明确界定适当的患者群体，同时了解该技术在某些疾病或疾病亚型中的任何限制。

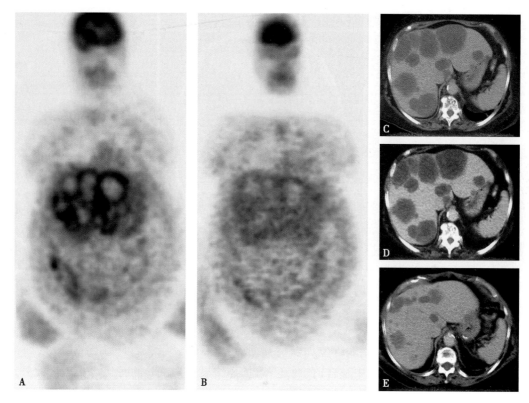

**图2-7-2-11  胃肠道间质肿瘤患者 PET/CT 扫描图**

A. 治疗前 PET 扫描图；B. 伊马替尼治疗 8 天后 PET 扫描图；C. 治疗前 CT 扫描图（可见多处肝脏和腹膜转移）；D. 伊马替尼治疗后 4 周 CT 扫描图（未见肿瘤主要体积变化）；E. 伊马替尼治疗后 24 周 CT 扫描图（可见肿瘤体积缩小）

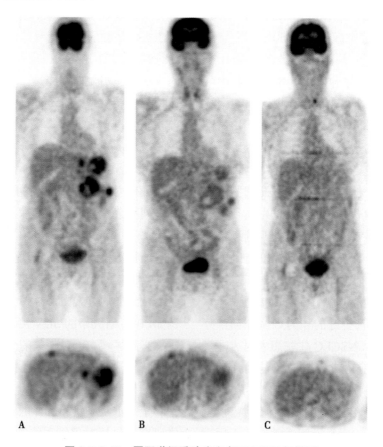

**图2-7-2-12  胃肠道间质肿瘤患者 PET/CT 扫描图**

A. 治疗前扫描图像；B. 伊马替尼治疗后 8h 扫描图像；C. 伊马替尼治疗后 8 天扫描图像

（陈　键　李　聪）

## 第三节 放射性核素分子成像与新药研发

放射性核素分子成像的发展主要依赖于现代分子生物学技术、示踪技术和放射性核素检测仪器的发展与进步。近年来,放射性核素分子成像技术在药物研究方面已取得了很大发展。如放射性核素示踪技术在基因工程药物(主要是多肽蛋白质类药物)药代动力学研究,稳定性放射性核素示踪结合气相色谱 - 质谱(GC-MS)技术在药物代谢、药代动力学研究中得到广泛的应用。广义来说,受体、抗体、多肽、放射性药物等都是放射性核素分子成像的重要研究对象。标记、仪器、计算机、防护、超微量分析、放射自显影、PET 等都是放射性核素分子成像所需要的技术手段和研究创新药物必不可少的工具。

### 一、基本原理

放射性核素分子成像技术即放射性核素示踪技术,包括放射性核素示踪技术和稳定性放射性核素示踪技术。放射性核素示踪技术是利用放射性核素及其标记化合物作为对比剂,研究对比剂在生物体系或外界环境中运动规律的核技术。以放射性核素为对比剂的示踪技术称为放射性核素示踪技术,以稳定性放射性核素为对比剂的示踪技术称为稳定性放射性核素示踪技术。两者原理相同只是检测方法不同,各有利弊,但放射性核素示踪技术有检测简便和灵敏度高的优点,在放射性核素示踪技术中应用较多。在药物研究中,放射性核素示踪技术主要用于药物浓度和药物代谢动力学研究,也可用于药物药效的评价。

放射性核素分子成像技术用于药物研究,最重要的是标记药物的制备,常用的放射性核素为 $^3H$、$^{14}C$、$^{35}S$、$^{11}C$ 及 $^{18}F$ 等,常用的稳定性放射性核素为 $^2H$、$^{13}C$ 及 $^{15}N$ 等,所用的标记方法分为放射性核素标记法和非放射性核素标记法。放射性核素标记法主要有放射性核素交换法、化学合成法及生物合成法,该法所获得的标记物分子结构及其化学性质均不发生变化,大多数放射性核素标记药物均采用该法。$^3H$ 和 $^2H$ 标记化合物常用放射性核素交换法,该法操作简便,但不易获得定位标记;化学合成法是制备定位标记化合物最常用的方法,$^{14}C$、$^{35}S$、$^{11}C$、$^{13}C$ 及 $^{15}N$ 等常采用该法标记,在药物代谢动力学特别是代谢产物的鉴定研究方面非常重要;生物合成

法可以获得化学合成法难以制备的活性标记化合物,但该法不能定位标记。非放射性核素标记法所获得的标记物分子结构发生了变化,但其化学性质一般不会发生明显的变化,$^{125}I$ 标记的多肽蛋白质药物和 $^{18}F$ 标记的正电子药物常采用该法,该法易获得定位标记。放射性核素示踪技术在药物研究中,常用的放射性核素示踪技术有体内放射性核素标记示踪技术、体外放射分析技术、放射自显影技术及放射性核素成像技术等。近年来,体内放射性核素标记示踪技术和体外放射免疫分析技术已成为研究多肽蛋白质类药物较常用的方法。研究多肽蛋白质类药物药代动力学的方法主要有生物检定法、免疫学方法和放射性核素标记示踪法。生物检定法因能鉴定母药及其活性代谢物,反映药物生物活性,应为首选方法。但该法不能鉴定全部代谢物,特异性较差,灵敏度不高,数据变异较大,操作较复杂费时,应用受到限制,故需选用其他方法作为补充。免疫学方法主要有酶联免疫吸附分析法(ELISA)和放射免疫分析法(RIA),ELISA 有重复性好、自动化程度高及无放射性损伤等优点,应用相当广泛,但其灵敏度不如 RIA 法,所以 RIA 仍广泛应用于化学药物和多肽蛋白质类药物药代动力学研究。

### 二、常用技术

#### (一)体外放射分析技术

体外放射分析技术是指在体外实验条件下,以特异性结合反应为共同的生物学基础,以结合反应动力学规律为共同的方法学基础,并以放射性测量技术为共同的定量手段,对生物活性物质进行超微量分析的总称。它具有灵敏度高、特异性强、精密度高、应用面广、方法简便等优点,是放射性核素分子成像中重要技术之一。应用于药物研究的体外放射分析技术主要有 RIA、免疫放射分析法(IRMA)、放射受体分析法(RRA)与受体放射分析法(RBA)。RIA 和 IRMA 是以抗原与抗体间的免疫反应为基础的分析技术。其中以 RIA 最为常用,是一种迅速、灵敏、经济和适于批处理的方法,是研究药物特别是多肽蛋白质类药物药代动力学的重要方法,尤其适用于人体药代动力学研究。RIA 用于化学药物药代动力学研究时,对比剂必须制成标记人工免疫原,即标记药物以共价键形式和载体蛋白质结合形成人工免疫原。RIA 已广泛用于药物血药浓度和药代动力学参数的测定,例如用 $^{125}I$ 地高辛放射免疫试剂盒可方便地测定正常人体内药代动力学参数;用 $^3H$

标记山梨糖化多肽建立的RIA法可以进行药代动力学和体内分布研究。近来，Kurosaki等采用$^{125}I$标记重组人类似胰岛素生长因子建立了RIA法进行药代动力学研究，取得了较好结果。RIA的主要缺点是：存在放射生物效应；不能同时测定原型药物和代谢产物；易受内源性物质的干扰；对于多肽蛋白质药物，尚不能准确分析多肽蛋白质的结构，不能区别蛋白质的活性形式与无活性形式，蛋白质部分降解后也有可能使蛋白质与抗体相互作用发生变化甚至使之消失。RRA和RBA是以配体与受体间结合反应为基础的分析技术。RBA主要用于检测受体本身的最大可结合容量、解离常数值及激动剂与拮抗剂对结合反应的影响；RRA主要用于受体抗体的检测及激动剂和拮抗剂对受体功能的影响，已很少用于配体本身的检测。在药物研究中心RBA应用较多，主要用于阐明药物作用机制、设计筛选新药、测定血药浓度及指导临床合理用药，是研究新药和寻找天然或合成新药的最重要手段之一，已成为体外筛选活性药物特别是神经精神性活性药物的一种重要工具。RBA的主要缺点是受体标本结构易发生变化；标记配体中的放射性核素脱落和衰变易造成配体结构改变；灵敏度不如放射免疫分析法。

### （二）体内放射性核素标记示踪技术

体内放射性核素标记示踪技术是指在整体条件下进行体内示踪实验，追踪药物在体内的转运过程的动态规律，已广泛应用于化学合成药物与天然药物（中草药有效成分）的药代动力学及药效学研究，如用氚气曝射法制成标记红古豆醇，可以用来研究红古豆醇在小鼠体内血药浓度动力学、组织分布及排泄等。特别引人注目的是其近年来体内放射性核素标记示踪技术在多肽蛋白质药物药代动力学研究方面的应用，它是通过在目标多肽蛋白质药物上标记放射性核素，从而鉴别目标蛋白质和内源性多肽蛋白质，进行药代动力学研究，但它必须结合色谱或电泳等法才能识别原型与降解代谢物。本法灵敏度高，是研究药物特别是活性多肽蛋白质药物临床前药代动力学的主要手段之一，可获得血药浓度变化动力学、分布、代谢和排泄等的全面资料，但不能进行人体药代动力学研究。体内放射性核素标记示踪技术应用于多肽蛋白质药物研究，通常有两种方法。一种是内标法，即将含有$^3H$、$^{14}C$或$^{35}S$等的氨基酸，加入生产细胞或合成体系标记在目标蛋白质上，包括生物合成法和半合成法，该法相对复杂，限制了其应用，另一种是外标法，常用化学法将$^{125}I$连

接于多肽蛋白质分子上，该法常用的标记方法有氯胺T法和Iodogen法，后一方法由于操作简单、标记率高、反应温和、对多肽蛋白质生物活性和免疫原性影响较小，是较为理想的方法。比活度、放射化学纯度及生物活性是衡量标记是否成功的3个主要因素，高纯度的标记蛋白质是研究药代动力学的前提，放化纯度必须高于95%，常用的测定方法有电泳法、柱色谱法、三氯醋酸（TCA）法和高效液相色谱法（HPLC）等。$^{125}I$标记多肽蛋白质的生物活性是碘标记法令人担忧和受到批评的主要问题之一，引入非蛋白质结构的碘原子很可能会影响蛋白质的三级结构、生物活性乃至代谢过程，因此用放射性碘标记法进行药代动力学研究时应尽可能提供标记蛋白质生物活性的资料，生物活性的测定方法有生物检定法和受体分析法等。原型药物的鉴定是放射性核素标记法中要解决的关键问题。多肽蛋白质药物在体内会发生降解或被机体利用，总放射性的测定不能代表原型药物，因此必须结合其他方法来解决。酸沉淀（TCA）是一种粗略的解决方法，TCA法可将含标记蛋白质的血浆或尿液分为含标记蛋白质的沉淀部分（主要为原型药物）和降解代谢物的酸可溶部分，测定沉淀部分的放射性可以反映多肽蛋白质药物的含量，可靠地发现生物降解的程度，明显优于总放射性的测定。该法操作简单，灵敏度、重现性和精密度高，是值得采用的辅助方法。Zioncheck等用本法研究了重组人转移生长因子的药代动力学，并与ELISA法进行了比较，两者结果基本一致。唐刚华等用TCA法测定NGF和EGF的血药浓度，以进一步研究其药代动力学。此法最大的缺点是TCA有可能将多肽蛋白质类药物降解代谢物中的较大分子片段沉淀出，影响本法的可靠性。聚丙烯酰胺凝胶电泳法（SDS-PAGE）是分离定量分析蛋白质的常用方法，有较高的分辨率和灵敏度，此法设备简单、成本低廉、操作简单，可用来分离和鉴定原型药及其代谢物，提高了方法的可靠性，是值得推广的较好方法，它的缺点是不能检测到小分子水溶性降解代谢物。近来，国内研究者应用此法研究了NGF的药代动力学。高效液相色谱法（HPLC）是分离纯化分析蛋白质有效方法之一，此法特异性高、分辨率好，可以同时测定原型药及其代谢物，大大地提高了方法的可靠性，是值得采用的方法。但此法灵敏度不如单纯放射性核素法，重复性较差、价格昂贵、操作也较麻烦。Liu等用本法研究了重组人粒细胞集落刺激因子（rhG CSF）药代动力学，

分布相半衰期为 0.25～0.33 小时,消除相半衰期为 3.2～4.6 小时,达峰时间为(0.59±0.25)小时,生物利用度为 1.0。由于上述各法均不完善,实际应用时应选择两种方法做对照。

### (三)放射自显影技术

放射自显影(ARG)技术是根据放射性核素示踪原理和射线能使感光材料感光的特性,探测放射性核素或其标记化合物在生物组织中分布状态的一种显影技术。ARG 技术有定位准确、灵敏度和分辨率高、操作简便、可供定量和双放射性核素示踪研究等优点,已广泛应用于近代生物医药学研究中。此法最大缺点是有放射性,需要防护。ARG 技术在药理学中的应用占有十分重要的地位。ARG 技术将要追踪的药物用放射性核素标记后,经不同途径将示踪物引入体内或作离体掺入等方法,探求其体内吸收、分布、代谢及排泄等动态过程中的规律,阐明药物的作用机制,为合理用药提供实验数据,并可使其研究达到亚细胞水平及分子水平,以图像形式表达其生理功能。受体放射自显影技术为药物研究提供了一种重要手段,是放射自显影技术的新进展,它是采用放射性核素标记受体的特异性配体作为探针,用自显影技术来显示受体分布部位(精确定位)和分布量(定量研究)的技术,广泛用于研究受体理论、中枢神经结构与功能关系、某些疾病的病因、某些药物作用部位和机制以及新药的合成设计和筛选等领域。例如,苯甲酰胺类化合物 AIBZM 是多巴胺受体的配体,用 $^{125}$I-AIBZM 进行大鼠脑放射自显影,结果发现,$^{125}$I-AIBZM 浓集在纹状体和嗅结节,显影结果与体内分布实验结果相符合。近年来,受体放射自显影技术应用于神经受体的研究和配有计算机定量放射自显影仪的研制成功,为 ARG 技术在药物研究方面展现了更广阔的前景。

### (四)放射性核素成像技术

放射性核素成像技术的基本原理是放射性核素的示踪作用,放射性核素成像技术包括照相机成像技术和发射型计算机断层成像(ECT)技术,后者又分为单光子发射计算机断层成像(SPECT)技术和正电子发射断层成像(PET)技术两类,ECT 是放射性核素成像仪器的进一步发展,它继承了照相机的优点和功能,并赋予了 X 线 CT 的断层原理,因而受到核医学界的重视。

### (五)PET 技术

随着 PET 技术的迅速发展。其空间分辨率和定量能力远高于 SPECT,在药物研究及开发的价值正越来越受到重视。正电子放射性核素可以动态、连续、无创伤地观察药物在体内的吸收、分布、排泄、代谢、靶器官浓集、生理及生化反应、药效和毒性作用等一系列事件,及时发现问题。这是常规技术难以做到的利用 PET 技术。能在体外直接定量测定发射正电子放射性核素所标记的药物或化合物在活体内的分布和变化,直接定量获取药物在人体或实验动物体的分布、变化、生物利用度、疗效和不良反应等重要信息,因此,可用于研究药物的药理学和药代动力学。在新药研究开发领域,利用 PET 技术可获取许多重要信息,具有重要的利用价值。PET 技术是一种新的研究药物的生物学行为、疗效和毒性的强有力的科学工具,在药物的发现及开发过程中的各阶段,PET 都有潜在的应用价值。近年来,在临床 PET 基础上发展起来的小动物专用微型 PET(micro-PET),除了具有 PET 共有的特性外,又有结构紧凑、体积小、空间分辨率更高的特点,使得在新药研究开发早期,就可利用 micro-PET 技术进行活体动物实验研究、从而对药物筛选节省经费有重要意义。另外,随着新一代高分辨率小动物专用 micro-PET 的出现,也使得纵向动物研究和转基因动物研究成为可能。PET 已用于动物和人体药代动力学研究,特别是用于中枢神经系统药物和肿瘤药物的药代动力学研究,如抗癌药物 5-氟尿嘧啶(5-FU)的药代动力学研究。此外,PET 技术不但是评价抗肿瘤药物、抗神经精神病药物、抗心血管病药物、药物毒性与副作用的重要手段,而且 PET 也是研究药物作用机制和评价药物疗效的重要工具。此外,PET 还可直接用于正在使用的临床药物,研究它们的生物利用度、了解它们的作用机制,甚至可改变它们的用途,因此,PET 技术在临床药物的研究和开发中具有广阔的应用前景。鉴于此,美国 FDA 已正式推荐将药物在人体中的 PET 信息作为新药开发的一项研究内容。随着现代生物学、分子遗传学的发展,药物研究也进入以基因为基础的药物发现和开发时期,放射性核素分子成像技术是分子生物学的最基本、最重要的手段,它为我们提供基因的存在、表达、分布、正常与异常分子组成的信息,使基因药物发现与开发变得更加快捷和方便。放射性核素示踪技术虽有辐射生物效应的缺点,但其灵敏度极高,因此,仍广泛应用于药物特别是基因工程类药物的药代动力研究,可以说,当前是核医学即将突飞猛进的关键时期,放射性核素分子成像技术的发展必将加速创新药物研究的步伐。

## 三、应用概况

### （一）质谱联用技术在药物研究中的应用

色谱质谱联用（GC-MS）技术将气相色谱（GC）极强的分辨能力与质谱（MS）高灵敏度特异检测结合起来，只要化合物本身或经合适的衍生化后能气化且稳定地通过柱子即能使用本法测定，它在药物代谢研究中起着极重要的作用，若将稳定放射性核素示踪技术与 GC-MS 技术结合，应用稳定放射性核素标记药物在体内代谢转化为含稳定放射性核素标记的代谢物，根据其在质谱图上出现的特征性核素峰群或"质量漂移"现象很容易识别和鉴定原型药及其复杂的代谢物，两者结合如虎添翼，在代谢产物鉴定和药代动力学参数研究中得到广泛应用，在天然产物有效成分的转运代谢研究中也发挥越来越大的作用。稳定性放射性核素示踪结合 GC-MS 不仅可以应用于临床前研究，而且可以应用临床研究。

#### 1. 药物代谢动力学研究

（1）体内示踪法：将稳定放射性核素标记和非标记药物引入体内，应用稳定放射性核素稀释结合 GC-MS 技术测定经给药一定时间后的血药浓度，进行药代动力学研究。本法根据其给药途径可分为4类：①经两种方法同时给药，进行药代动力学及生物利用度的比较；②经同一途径给予两种或更多种配方的药物后作生物利用度比较；③稳态脉冲标记，即连续数天给非标记药物后，一次给标记药物，测定标记和非标记药物的浓度；④交叉给药后进行生物利用度比较。前两类方法属于同时给药法。第3类方法属于分次给药法，这3类给药法受试者本身在任何一方面都能作为自身对照，不需像第4类方法在几周内再完成交叉试验，同时也可达到测定药物浓度，分析工作量减半。第4类方法为交叉给药法，能在同一化合物的其他异构体存在的情况下定量测定该物质各种异构体浓度，给研究体内的代谢和分布现象提供了宽广的应用机会，在这4类方法中，第1类方法应用最为广泛。

（2）体外示踪法：应用于药代动力学研究的体外示踪法分两种：以标记药物作内标，测定非标记药物含量的放射性核素正稀释法和以非标记药物为内标，测定标记药物含量的放射性核素反稀释法。体外放射性核素稀释示踪法常规分析步骤为取一定量的待测样品，如血浆、尿液或组织等，准确加入一定量的已知丰度的内标，测非标记药物时用标记内标，测标记药物时用非标记内标或另一标记内标，采用合适方法使内标与标本混匀，达到稀释平衡，将待测成分从混合物中提取分离出，用 GC-MS 测离子强度，建立标准曲线，由标准曲线求待测药物浓度。Palmer 等用氘标托特罗定作内标，用 GC-MS 测定血浆、血清和尿中托特罗定及其代谢物的浓度，本法测定浓度范围为 0.5～50mg/ml，批内、批间 RSD 为 87%～110%，精密度大于 90%，适于药代动力学研究；胡雅儿等用放射性核素反稀释法结合 GC-MS 测定了人血清中 $^{13}$C-美沙西含量；唐刚华等分别以 $^{13}$N 和氘标记中药川芎有效成分川芎哚为内标，用放射性核素正稀释法结合 GC-MS 测定了川芎哚在大鼠体内药代动力学参数。

#### 2. 药物代谢产物的识别与鉴定
稳定性放射性核素示踪结合 GC-MS 技术可以方便地寻找出体液中药物的代谢产物。放射性核素峰群技术是识别体内药物及其代谢产物常用的测试手段。放射性核素峰群技术是由 Knapp 等 70 年代提出的，其基本原理是将标记药物与相应的非标记药物以一定比例混匀，该混合物在体内经代谢转化为代谢物时，也将包括标记代谢物与非标记代谢物，其比例与原型药基本一致。因此，在分析代谢产物时，应着重寻找标记代谢物与非标记代谢物的比例与原药基本相同的成分。标记代谢物与非标记代谢物分子的质子数/电荷数（mass-to-charge ratio，m/z）有一定差别，在质谱图上表现为两个相邻的分子离子峰或碎片离子峰（各带 M+1；M+2），其离子强度接近，容易鉴别，这些峰的组合称为放射性核素峰群。若标记药物质量数比相应的非标记药物质量数只增加1，就会在质谱图上出现质量呈一定规律向上"漂移"现象，即"质量漂移"技术，这样可以很方便地鉴别代谢物，也可以将非标记药物与标记药物分别引入体内，标记代谢产物在质谱图上同样可表现为放射性核素峰群或质量漂移现象，比较其质谱图即可鉴别代谢产物。近来，Tang 等应用放射性核素峰群技术和质量漂移技术测定了大鼠尿中川芎哚的代谢产物，得到了同样的代谢物。

#### 3. 其他稳定放射性核素示踪结合 GC-MS 技术
还可以用于药物代谢途径及放射性核素效应等方面的研究，如用氘标记方法结合 GC-MS 可以阐明环磷酰胺的代谢途径；用氘标记非那西汀，由于放射性核素效应的存在，可使非那西汀按不同途径进行代谢，从而可解释其产生毒性反应的原因，又如 Benehekroun 等研究了氘放射性核素效应对咖啡因代谢的影响；姜国辉等研究了氘代川芎嗪对川芎嗪药理作用的影响。

### （二）稳定性放射性核素示踪结合高效液相色谱

质谱联用或高效液相色谱、串联质谱联用在药物研究中的应用 GC-MS 技术不适于分析不易气化、定性的大分子化合物，在此基础上发展出一种高效液相色谱质谱联用（HPLC-MS）或高效液相谱联用（HPLC-MS-MS）分析技术。高效液相色谱（HPLC）是液相样品，样品不受挥发性的影响，特别适用于分析不易气化、容易分解的大分子样品，这是 GC-MS 技术无法胜任的。因而，其优点是对样品的适用范围更为广泛，对于生物医药学等方面的应用有着更为广阔的前景。近来，HPLC-MS-MS 不仅兼有 HPLC-MS 技术的优点，而且加速样品分析速度，特别适合对分析速度要求高的生物样品及临床药物样品的测定。利用 HPLC 的分辨能力、MS 的定性和放射性核素定量技术，可以简便、灵敏、特异地进行药物学研究。但是 HPLC 与质谱仪的接口较复杂，有些技术问题尚需进一步研究。

HPLC-MS 或 HPLC-MS-MS 技术应用于药物研究的原理与 GC-MS 技术类似，近几年来，已用于药物代谢动力学、药物代谢产物的识别与鉴定及药物代谢途径等方面的应用研究。

放射性核素示踪技术虽有辐射生物效应的缺点，但其灵敏度极高，所以仍广泛应用于药物特别是多肽蛋白质类药物药代动力学研究，RIA 仍继续应用于临床药代动力学研究，近年来，SPECT 和 PET 等核医学成像技术得到飞速发展，特别是 PET 和组成人体元素短半衰期放射性核素标记技术的发展，PET 技术在新药（包括中药）设计与研究及药物药效动力学与药代动力学研究方面，显示出独特的优越性，使直接在人体进行药物药效动力学与药代动力学研究成为可能。此外，随着现代分析技术、放射性核素比率质谱仪、HPLC-MS 及 HPLC-MS-MS 的发展，稳定性核素示踪与放射性核素比率质谱仪联用技术为临床前和临床药代动力学研究提供了简便、快速、价廉的方法；稳定性放射性核素示踪与 HPLC-MS 或 HPLC-MS-MS 技术结合，将进一步拓宽稳定性核素示踪技术应用范围；近年来，随着表面线圈技术的发展，稳定性放射性核素示踪与磁共振波谱成像（MRS）技术结合将成为可能，这样，为研究药物代谢提供了非放射性的成像技术。目前，国外研究者认为稳定放射性核素示踪技术将有可能减少临床 Ⅰ 和 Ⅱ 期药物研究费用和受试者的人数，稳定放射性核素示踪技术有望成为药物研究极其重要的工具。

（左长京　夏　伟）

## 第四节　MRI 分子成像与新药研发

利用 MRI 分子成像的方法找出具有药效潜能的先导化合物是在药物研发过程中一个关键的步骤。筛选出的先导化合物，可作为下一步以药理化学及结构为基础的理性药物设计法最佳化的根据。MRS 作为 MRI 分子成像技术之一，是高通量（high throughput）药物筛检（drug screening）的一个重要工具。自从 1996 年 Abbott 实验室发表"利用 MRI 法探讨结构及活性相关性"（structure-activity relationship，SAR by MR）方法来开发先导化合物后，其他多种新的 MR 药物筛检方法陆续地被提出。本节介绍几种常用的 MR 成像筛检方法。

### 一、基本原理

蛋白质分子是处于不断"运动"状态中的，正是因为"运动"，才会暴露出关键的催化位点，在配体结合反应中，蛋白质分子暴露出配体结合位点，在分子识别过程中，蛋白质从无序状态调整到有序状态。在水溶液中的蛋白质，翻转慢（slow tumbling）、弛豫（relaxation）快，核子欧豪效应，又称核欧沃豪斯效应（nuclear overhauser effect，NOE）为负值（绝对值大），扩散慢。而小配体，翻转快、弛豫慢，NOE 为正值（绝对值小），扩散快。当配体（ligand）短暂地结合至蛋白质上时，它拥有复合物的动作特性（与蛋白质类似），这些特性在配体从复合物上脱附后，经由化学交换过程转而传到游离的配体上，因而造成游离态配体的 MR 性质的改变。这些 MR 性质的改变，是 MR 筛检配体是否与蛋白质有交互作用的辨识依据。此外蛋白质与配体有交互作用的部位（活性部位），也会有 MR 性质的改变（例如化学位移），这也是 MR 筛检上的另一重要辨识依据。以下简介数种 MR 在药物筛检上常用的方法。

### 二、大分子的 MRS 筛检法

这一类的筛检方法，主要是检测蛋白质 MR 波谱在加入配体后的改变，来筛检出与蛋白质有交互作用的配体。

#### （一）利用 MRI 法探讨结构及活性关联性

利用 MRI 法探讨结构及活性关联性（SAR by

MR)是利用蛋白质化学位移的改变来筛检低亲和力的配体片段，另外再由结构上的信息利用片段 - 连接法（linked fragment approach）将片段连接在一起成单一配体分子，以增强配体结合的亲和力。步骤一：从有机小分子药品库中筛选出可以与蛋白质结合的配体。结合与否则看蛋白质（标有 $^{15}N$ 放射性核素）二维 $^1H$-$^{15}N$ HSQC 波谱在加配体的前后有无改变。如果有两个以上共振线的 $^1H$-$^{15}N$ 均值化学位移变化 $\Delta\delta > 0.1ppm$，则视为改变。配体与蛋白质的结合常数（binding constant），则可自加入不同配体浓度所造成化学位移的改变来求出。一旦早期的先导化合物被筛检出，其与蛋白质的结合常数也会被求出，以用来进一步增强对此结合部分亲和力的依据（步骤二）。接下来（步骤三），第二个具亲和力的配体，则在第一个改良后配体的存在下筛检出。步骤四则是测试第二个先导化合物的类似物，以找出亲和力更高的配体。步骤五：一旦这两个先导物片段（lead fragment）被鉴定出，他们在与蛋白质的三元复合物（ternary complex）上的位置及方向，则由 MR（isotope-filtered NOESY）或 X 线方法解出。最后，基于此结构信息，将两片段以化学合成法连接起来，以合成出最后的高亲和力配体。利用此方法，Abbott 实验室成功的连接两个各自离合常数（kd）只有 $2\mu mol/L$ 及 $100\mu mol/L$ 的配体，而开发一个对 FKBP 离合常数只有 19nmol/L 高亲和力的配体。

在筛检速度上，在一根样品管内，他们一次加 10 个化合物与蛋白质混合（最终浓度：蛋白质 0.3mmol/L，化合物各 1mmol/L），所以每一个 $^{15}N$-HSQC 波谱筛检 10 个化合物，如果蛋白质的 $^{15}N$-HSQC 上没有变化，表示这十个化合物都不与蛋白质起交互作用，如果 HSQC 上有足够的变化，这 10 个化合物则会被进一步的筛检。在 500MHz MR 上，此样品浓度，每一个二维 $^{15}N$-HSQC 图谱约需 10 分钟搜集，在自动样品更换器（automatic sample changer）的操作下，一天可以筛检 1 000 个化合物。目前在低温探头（cryogenic probe）研发出来后（灵敏度可增加 2～4 倍，检测时间为 1/16～1/4），所需要蛋白质与化合物混合物的浓度降低了数倍。如在每一样品管中，加入 100 个化合物与蛋白质混合（最终浓度：蛋白质 0.05mmol/L，化合物各 0.05mmol/L，Abbott 实验室在一天内可筛检 10 000 个化合物。在 0.05mmol/L 蛋白质的浓度下，离合常数高于 0.15mmol/L 的配体方可被检测到，如此降低了检测率（hit rate），也降低混合物分辨（deconvolution of mixtures）的需求。

利用 SAR by MR，Abbott 实验室开发出多种其他传统快速筛检法无法鉴定出的先导化合物：溶血素（stromelysin，IC50 15nM、E2. 人乳头状瘤病毒（human papilloma viruses，HPVs，IC50 10μmol/L μIC50）、甲基转移酶（Erm methyltransferase，Ki < 10μM）、尿激酶（urokinase，IC50 10μmol/L μC50 1）、腺苷激酶（adenosine kinase，IC50 10nmol/L）、淋巴细胞功能相关抗原 -1/ 细胞间粘附分子 -1（LFA-1/ICAM-1，40nmol/L）。

此方法的优点是：小分子的背景信号会因 $^{15}N$ 的编辑（editing）而被消除，配体结合到蛋白质的部位可以同时在筛检过程中得知；且结合强度测量（binding assay）简易，不需要另外发展功能性的检测或是知道蛋白质的功能。其缺点为：需要准备 $^{15}N$ 标注的蛋白质，需要知道蛋白质骨架上的个别残基（residue）上 $^1H$ 及 $^{15}N$ 的 MR 化学位移，也需要知道蛋白质的结构；除此之外，检测灵敏度相对较低。

## （二）灵敏度的改进

横向弛豫优化谱（transverse relaxation-optimized spectroscopy，TROSY）的技术开发，高磁场 MR 波谱仪的开发（现今已有 900MHz 的波谱仪），残余耦合（residual dipolar coupling）以及放射性核素标注技术的进步，突破了分子量在蛋白质骨架循序判定以及结构上的限制。现在已经可以循序判定一个 82kD 的蛋白质以及其总体性的折叠结构（global fold）。在高磁场以及巨分子量的条件下，TROSY 的灵敏度以及解析度都较 HSQC 高，TROSY 对其碳上标注有 $^2H$ 的蛋白质的效果更大。例如，一个 70kD 的蛋白质（SARS-CoV Nucleocapsid 核壳蛋白质二聚体）（80%-$^2H$，$^{15}N$ 标记）在 4℃（相当于 130kD），800MHz $^1H$，$^{15}N$-HSQC 及 $^1H$，$^{15}N$-TROSY 的谱线有所不同。在 4℃下，因温度的降低以及水的黏滞度提高，使得一个 70kD 的巨分子翻转速度类似一个在 25℃ 的 130kD 巨分子。两波谱相互比较下，可以清楚看到 TROSY 比 HSQC 灵敏度高很多。TROSY 也改进了波谱的解析度。

此外，利用 $^1H$、$^{13}C$-HSQC 可以放宽蛋白质分子量大小在信号检测上的限制。尤其应用在只有 Val、Leu、Ile-$^{15}N$、$^{13}C$、$^2H$- 标注甲基质子化（methyl-protonated）的蛋白质上（而其余残基则无 $^{15}N$、$^{13}C$ 标注）。这主要是利用甲基（methyl）上 $^{13}C$ 优异的弛豫特性。蛋白质上如只有缬氨酸（valine）、亮氨酸（leucine）和异亮氨酸（isoleucine）三个残基的甲基是 -$^{13}CH_3$ 标注，其他的碳都是碳 -12 且其上的氢原子以氘取代(-$^{12}C^2H$, -$^{12}C^2H_2$, -$^{12}C^2H_3$),这将显著地简化波谱的复杂度。另外因为甲基上有三个质子,并且无单键 $^{13}C$-$^{13}C$ 耦合作用,故此特殊标注蛋白质的 $^1H$, $^{13}C$-HSQC 灵敏度原则上是 $^1H$, $^{15}N$-HSQC 的三倍。$^{13}C$(methyl)/U-$^{15}N$, $^2H$-麦芽糖结合蛋白(maltose binding protein)(50μm)在 800MHz 上的 $^1H$、$^{13}C$-HSQC 及 $^1H$, $^{15}N$-TROSY 波谱相比较,可以得出:基于 $^{13}C$ 方法的灵敏度比用 $^{15}N$ 的方法高出很多。

## 三、小分子的 MRS 筛检法

### (一)一般原理

交换现象(exchange phenomena):配体与受体的结合是动态的,配体可交替存在于束缚态及游离态而呈现化学交换的现象。从下面的化学平衡式(1)来看,如果交换速率比两配体态化学位移的差值(频率单位)慢,就会观测到两个不同的信号(各来自束缚态的配体及游离态的配体),此为"缓慢交换过程"(slow exchange)。如果交换速率比两各自化学位移的差值快,就会观测到单一的信号,其化学位移则是束缚态配体化学位移与游离态配体化学位移的加权平均值,此为"快速交换过程"(fast exchange)。

$$[E]+[L] \xrightarrow{Kon} [EL] \text{ 或者 } [E]+[L] \xleftarrow{Koff} [EL]$$
（式1）

配体的解离常数越小,表示其亲和力越高。如果 $Kd > 10^{-5}M$,配体的交换过程通常是在所谓的"快速交换范围"(fast exchange limit),如果 $Kd < 10^{-8}M$,配体的交换过程通常是在所谓的"缓慢交换范围"(slow exchange limit),如果 Kd 在 $10^{-6} \sim 10^{-7}M$,配体的交换过程是在所谓的"中速交换范围"(intermediate exchange limit)。

观测配体信号的 MR 筛检方法,其设计方法都是基于配体在"快速交换过程"的限制下考量。在信号检测上,

$$Qobs = Q_{bound} \times [EL]/[L_{total}] + Q_{free} \times (1 - [EL]/[L_{total}])$$
（式2）

其中 Qobs 为所检测到的物理化学量值,$Q_{bound}$ 为束缚态配体的物理化学量值,$Q_{free}$ 为游离态配体的物理化学量值,$[EL]/[L_{total}]$ 为束缚态配体的浓度分率,$(1 - [EL]/[L_{total}])$ 则为游离态配体的浓度分率。从观测配体信号来筛检药物的方法,不受蛋白质分子量大小的限制,也不需要放射性核素标定的蛋白质。以下简介数种常用的方法。

### (二)横向弛豫筛检法

小分子在水溶液中转动快速(fast tumbling),其转动关联时间 τm 短(rotational correlation time, τm 是同一点转动一圈所需要的时间),横向弛豫(transverse relaxation)速度 $R_2$ 慢。而大分子在水溶液中转动慢,其 τm 长,因此造成横向弛豫速度 $R_2$ 增快。由于 MR 信号的线宽等于 $R_2/\pi$,因此大分子的 MR 信号线较小分子为宽。与蛋白质有交互作用的配体,因其部分时间是巨分子复合体的一部分,使得其平均横向弛豫速度增快,造成其信号线加宽(蛋白质的分子量越大,此加宽的程度越大)。与蛋白质没有交互作用的配体其信号线宽不受影响。在"配体混合物"波谱与"配体混合物 + 蛋白质"波谱相减后的差异波谱(difference spectrum)上,与蛋白质有交互作用的配体波谱线,在差异波谱上会有差异信号出现,而与蛋白质没有交互作用的配体波谱线则无差异信号。

### (三)横向弛豫搭配电子自旋标注筛检法

横向弛豫搭配电子自旋标注(transverse relaxation with spin labels)筛检法的提出者专称此方法为附着于蛋白侧链上的自旋标记鉴定相互作用化合物(SLAPSTIC, Spin Labels Attached to Protein Side chains as a Tool to identify Interaction Compound)。此方法除利用上述原理外,再利用未配对电子来增加横向弛豫的速度。基本上在靠近蛋白质活性带的某些残基(例 lysine)的支链上以共价键的方式连上含有未配对的电子自旋标注(spin label)分子(例如 TEMPO)。因为自旋 - 自旋弛豫速度(spin-spin relaxation rate)与两自旋的磁旋比 γ(gyromagnetic ratio)乘积成正比,而未配对电子的磁旋比是质子磁旋比的 658 倍,因此靠近(<15~20Å)未配对电子的质子,其横向弛豫会明显加快,信号线宽会明显变宽(信号变弱)。在稀释的水溶液中,因只有分子间有交互作用才能将相互间的距离缩短至此范围内(<1.5~2.0nm)。当配体结合在带有未配对电子自旋标注的蛋白质时,配体的 MR 共振线会变宽及变弱。因此本方法可用来筛检与蛋白质有交互作用的配体。如果在信号检测前加上一段旋转锁(spin lock),弱信号则会变得更弱,或是消失,因而提高筛检上的辨认度。此方法的灵敏度相当高,只需要 1~50μmol/L 的蛋白质浓度(纯 T1ρ 法需要量的 1/10 至 1/100,SAR-MR $^1H$, $^{15}N$-HSQC 法需要量的 1/1 000~1/100)及 50μmol/L 的低配体浓度。低配体浓度的需求使得此法可筛检更广泛的配体。

## （四）移动性扩散筛检法

移动性扩散（translational diffusion）也可以被用来检测复合物的形成。对于一半径为 r 的圆球，在黏滞系数为 η 的溶液中，其移动性扩散系数为 D，可由 Stokes-Einstein 公式求出：

$$D = KT/6\pi\eta r$$

其中 K 是 Boltzmann 常数，T 是绝对温度。

小分子在溶液中移动扩散快，其 D 值大约是巨大分子 D 值的 10 倍左右。在快速交换的限制下，所观察到的移动性扩散系数 Dobs 是束缚态及游离态的莫耳（mole）移动性扩散系数几何平均总和：

$$Dobs = D_{bound}*[EL]/[L_{total}] + D_{free}*(1-[EL]/[L_{total}])$$

其中 $D_{bound}$ 及 $D_{free}$ 是束缚态配体及游离态配体的移动性扩散系数。

在配体筛检上，并不定量地求出移动性扩散系数的值，而只做定性上的分析。与蛋白质有交互作用的配体，将较无交互作用的配体扩散慢，因此在扩散编辑（diffusion editing）的实验下损失较多的信号强度。在细心的实验设计下，可在差异波谱上只看到与蛋白质有交互作用的配体信号。然而此方法在 MR 筛检上有相当大的限制，其灵敏度较低，且移动性扩散系数的差并不大（一个 65kD 的蛋白质，其 D 值只有 sucrose D 值的 1/7）。

## （五）传输核子欧豪效应（TRNOE）筛检法

核子欧豪效应（核 Overhauser 效应）系利用磁偶交互作用，经由空间短距离传递能量。小分子配体在溶液中翻转快（τm 小），交互弛豫速率（交叉弛豫率）慢，其未受到观察的值小或近于零，而且是正值。而大分子翻转缓慢，交互弛豫速度快，其未受到观察的绝对值大，但是为负值。当小分子配体结合到大蛋白质上后，受束缚的配体具有大的反作用力。在快速交换下（快速交换作用），此大的未受到观察在自蛋白质上解离后，会传到游离配体上。因此蛋白质和配体混合物的核子欧豪效应波谱（Nuclear Overhauser Enhancement Spectroscopy，NOESY）和游离配体单独 NOESY 会有很大差异，因此可在游离配体的波谱上研究蛋白质 - 束缚态配体的结构。

"传输核子欧豪效应"所观测到配体分子内的 NOE（NOEobs）可由下式表示：

$$NOEobs = NOEbound*([EL]/[L]tol)*+NOEfree*(1-[EL]/[L]tol)$$

其中 NOEbound 是束缚配体的 NOE，[EL]/[L]tol 是束缚配体的莫耳分比，NOEfree 是游离配体的未受到观察（NOE，(1-[EL]/[L]tol) 是游离配体的莫耳分比。在游离配体与束缚配体的交换成平衡状态下，与蛋白质有交互作用的配体，NOEs 大部分是来自束缚的配体。而与蛋白质无交互作用的配体，NOEs 纯粹是游离配体等 NOEs 的总和。在筛检上，与蛋白质有交互作用的配体，在 NOESY 波谱上 NOEs 会变大，而且改变符号，而与蛋白质无交互作用的配体，NOEs 则依旧小，符号也不改变。因此传输核子欧豪效应可用来筛检药物。

## （六）核子欧豪效应抽取筛检法

核子欧豪效应抽取（NOE Pumping）筛检法将 NOE 从受体（receptor）转移至束缚配体（bound ligand）上，再经由化学交换转移到游离配体（free ligand）上。首先，它使用扩散过滤器（diffusion filter）将配体的信号消减，然后再接上一个 NOE 的混合时段（NOE mixing period）。在 NOE 混合时段，NOEs 首先由受体传到相互作用的配体上，然后再经由化学交换的过程转移到游离的配体上。使用长的未受到观察混合时段，可以一方面减弱无交互作用的配体信号（因为弛豫的缘故），另一方面与蛋白质有相互作用的配体，其信号将因等 NOEs 从蛋白质方面抽取过来（NOE pumping）而增强。此法的优点为没有分子量大小的限制，而且蛋白质不需要以放射性核素标定，假信号（false positive）可以被消灭。其缺点则是灵敏度低。

## （七）反向核子欧豪效应抽取筛检法

反向核子欧豪效应抽取（reverse NOE pumping）筛检法主要是来改良上述方法的低灵敏度。上述方法是将等 NOE 从蛋白质转到束缚配体上，而本方法是将等 NOE 从束缚配体转到蛋白质上。蛋白质的信号首先以一 $T_2$ 的过滤器消除，由束缚配体传来的 NOE 则在接下来的 NOE 混合期（mixing time，τm）衍生出来。基准波谱（reference spectrum）则是纯粹测量弛豫的量。配体的信号可能会因弛豫（没有作用的配体）或弛豫及 NOE pumping 而衰退。这些损失掉的信号可以用基准波谱测量出。两个图谱相减则可以看出和蛋白质有相互作用的配体的信号。与蛋白质没有相互作用的配体信号则不会在差异图谱差异（difference spectrum）部分中出现。

## （八）磁性饱和传输（saturation transfer）筛检法

选择性地将蛋白质的某些信号以无线电波照射，使得局部磁性饱和后，这些磁性饱和作用将因自旋扩散（spin diffusion）而传输到整个蛋白质以及结合在蛋白质上的配体，而在束缚配体上的"磁性饱和作用"(saturation effect)起,也会因为化学交换而转移到游离的配体上,因此造成游离配体信号的削减。与蛋白质越靠近的质子因饱和转移所受到的削减越大,因此本方法除了筛检有作用的配体外,还可以知道束缚配体的哪一部位较靠近蛋白质的活性中心,这样的信息可以用来改善配体结构,以增加它与蛋白质交互作用的强度。

在图谱中选择性饱和位置是在没有信号处,因此没有任何饱和效应磁性饱和传输差异磁共振波谱(saturation transfer difference magnetic resonance spectroscopy, STD MRS)是磁性饱和照射选在 −2ppm(整个蛋白质都因自旋扩散而达磁性饱和)及 30ppm 处两波谱(无饱和效果)相减的结果。而杂质不会与蛋白质相互作用。加一个 30ms 的 T1ρ 过滤器(filter)所得的波谱,所有宽广的蛋白质信号都因此 T1ρ 过滤器而不见,只剩下狭窄的杂质信号。40μmol/L 的蛋白质 RCA120 加上 1.2mmol/L 的 β-GalOMe(没有 T1ρ 过滤器)。T1ρ 过滤器以去掉蛋白质的背景信号,剩下的只有与蛋白质有交互作用的配体而来的。此方法的限制性是只能运用在配体快速交换的系统上,其优点是可以提供束缚配体的交互作用细节。

### (九)梯度波谱观察水配体筛检法

梯度波谱观察水配体(water-ligand observed via gradient spectroscopy Water, LOGSY)是由选择性扰动水的磁性(magnetization)而间接地来标注复合体,而磁性饱和传输实验的标注则是直接扰动受体的磁性。WaterLOGSY 所要的磁性转移路径为水→蛋白质受体→配体,且利用束缚配体及游离配体与水交互弛豫(cross relaxation)相反的速度符号(一负一正)作为筛检的判断依据。可以利用所谓的锁眼,ePHOGSY 实验:选择性地将水的磁性反相(将水的磁性逆转 180°),之后再接以一长时间的混合期,让水的反相磁性传递。水的反向磁性可经由以下三个不同的方式传递到束缚的配体上:①活性区的束缚水与束缚配体间直接的交互弛豫,因为束缚水停在蛋白质上的时间比蛋白质转动关联时间(rotational correlation time)还长,所以束缚水 - 束缚配体时间的交互弛豫是负的;②蛋白质活性区的可交换的(exchangeable)经由与水之间的化学交换而取得水的反向磁性,继而与束缚配体产生负的交互弛豫;③远处被反转的 NH/ OH 的磁性(其反向磁性由水交换得来)经由快速自旋扩散,将反向磁性传到蛋白质活性区的质子上,继而与束缚配体产生负的交互弛豫。这些负的交互弛豫会在束缚配体自蛋白质

上脱落后,继而传递到游离配体上。另一方面,与蛋白质没有交互作用的配体也会与水有交互弛豫,继而与游离配体产生交互弛豫,不过因为小分子配体翻转快速,所以与水的交互弛豫是正的。与蛋白质有交互作用的配体,其游离配体除此正交互弛豫外,另外再自束缚配体上取得量值大很多的负交互弛豫,所以最终的交互弛豫为负。与水交互弛豫符号的不同(一负一正),造成与蛋白质有交互作用的配体和无交互作用的配体,在 WaterLOGSY 波谱上的信号相反,所以在筛检上易于分辨。

因为复合物上可交换的质子及可交换的束缚水很多,故由水传来的磁性很大,因此本方法的优点是灵敏度很高。此方法的另一优点是背景噪音低,其背景噪音借脉冲性磁场梯度(pulsed field gradient)而消除。此方法的缺点是当全部配体与全部蛋白质相比的比例高时,它无法检测亲和力很低的配体,不过药物筛检的重点是检测高亲和力配体,故此缺点并不造成筛检上的问题。以 MRI 检测配体的方法,来筛检药物的弱点是,它无法检测高亲和力的配体(解离速度慢)。解决此问题的方法是,做竞争性结合实验(competition binding):对蛋白质的亲和力比基准配体(已知亲和力)更高的配体来取代束缚的基准配体,而使束缚的基准配体的信号消失。竞争性的 WaterLOGSY(competition WaterLOGSY, c-WaterLOGSY)便可用来检测高亲和力的配体。

竞争性的 WaterLOGSY 可以用非常低的配体浓度(2~10μmol/L),因此能够用于鉴定仅微溶的潜在强抑制剂。该技术也可用于快速筛选血液混合物和植物或真菌提取物。

竞争结合水的 LOGSY 实验,适当设计,可用于筛选检测感兴趣的蛋白质强配体的化学混合物。一种参考化合物 WaterLOGSY 实验提供的质子 i 的信号强度 $I_{WL}$ 的表达式如下:

$$I_{WL} - [L]\left(\sum_j \sigma_{ij}^{free} + \sum_w \sigma_{iw}^{free}\right) \propto [EL]$$
$$\left(\sum_j \sigma_{ij}^{bound} + \sum_k \sigma_{ik} + \sum_w \sigma_{iw}^{bound}\right)$$

（式1）

参数 σ 是指质子 i 在束缚态和自由态中的不同交叉弛豫率。指数 j 表示配体可交换质子,k 表示配体附近的蛋白质质子,w 表示配体附近的水分子。量[L]和[EL]分别对应于游离和结合配体的浓度。这两个浓度通过方程[L]=[L$_{TOT}$]−[EL]相互关联,其中[L$_{TOT}$]是总配体浓度。实验中 L$_{TOT}$ 远大于 E$_{TOT}$,所以式1中的 L 可以用 L$_{TOT}$ 代替。

$$[L_{TOT}]\left(\sum_j \sigma_{ij}^{free} + \sum_w \sigma_{iw}^{free}\right)$$

其中在没有蛋白质的情况下，参照化合物水和状态的氢质子 i。$I_{WLOGSY}$ 是测量的 WaterLOGSY 信号强度 $I_{WL}$。参照化合物在竞争剂存在和不存在时的 WaterLOGSY 信号强度比由式 2 给出，其中 IWLOGSY（+）和 IWLOGSY（-）分别是参照化合物在竞争剂存在和不存在时的强度。式 2 如下：

$$\frac{I_{WLOGSY}(+)}{I_{WLOGSY}(-)} = \frac{[E_{TOT}]+[L_{TOT}]+K_D\left(1+\dfrac{[I]}{K_1}\right)-\sqrt{\left\{[E_{TOT}]+[L_{TOT}]+K_D\left(1+\dfrac{[I]}{K_1}\right)\right\}^2-4[E_{TOT}][L_{TOT}]}}{[E_{TOT}]+[L_{TOT}]+K_D-\sqrt{\{[E_{TOT}]+[L_{TOT}]+K_D\}^2-4[[E_{TOT}][L_{TOT}]]}} \tag{式2}$$

$[E_{TOT}]$，$[L_{TOT}]$ 和 $[I_{TOT}]$ 分别是蛋白质、参照化合物和竞争剂浓度量。量 $K_D$ 和 $K_1$ 分别是参照化合物和竞争剂的解离结合常数。在导出式 2 时，是假设没有正或负协同效应。

图 2-7-4-1 显示作为竞争剂的一种 $K_1$ 应变量的参照化合物的 WaterLOGSY 模拟信号。为了模拟，假设参考化合物和蛋白质浓度分别为 50μmol/L 和 2μmol/L。竞争剂浓度为 5μmol/L 和 10μmol/L。从模拟看出，当竞争剂存在时参照化合物的信号强度依赖于 $K_D$，$K_1$ 和 $[I_{TOT}]$。因此，通过监测参考化合物的 WaterLOGSY 信号，可以间接地检测化学混合物中强抑制剂的存在。通过根据式 2 适当选择参照化合物（即不同的 $K_D$）和 / 或不同的 $[I_{TOT}]/[L_{TOT}]$ 比，可以调节用于检测亲和强度的下限。

这种途径获得的第一手鉴定是用 NMR 或靶向感兴趣蛋白质的弱亲和配体的其他技术。该化合物的结合常数应该根据式 2 和图 2-7-4-1 适当的设计实验。在可能的情况下，应选择具有甲基基团的化合物，以使实验的灵敏度最大化，这将减少蛋白质消耗。

为证明 c-WaterLOGSY 的应用，选择了一种具有良好特性的蛋白质——人血清白蛋白（HSA）作为实验案例。已知药物如萘普生、安定、布洛芬在第二位点与 HSA 结合，内源性氨基酸色氨酸也在 HSA 位点Ⅱ上结合，因此，为了鉴定潜在的参照分子，我们选择了三种甲基色氨酸衍生物，即 5-CH₃、6-CH₃- 和 7-CH₃Trp。如图 2-7-4-2 所示，三种衍生物的光谱鉴定了 6CH₃Trp 作为 HSA 的配体。其他两个衍生物 5-CH₃ 和 7CH₃Trp 不与蛋白质相互作用，如图 2-7-4-2 中的负信号所示。在环上的位置 5 或 7 的甲基与质子的简单替换完全废除了与 HSA 的结合。ITC 测量证实了这些发现，如图 2-7-4-3 所示。此外，该技术为我们选择的参照化合物（即 6-CH₃Trp）提供了结合常数（$K_B$），其测定为 $(2.7\pm0.2)\times10^4$/mol）。

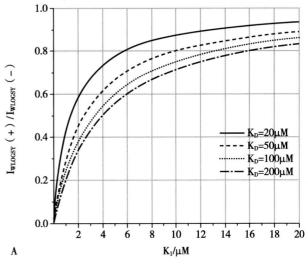

**A**

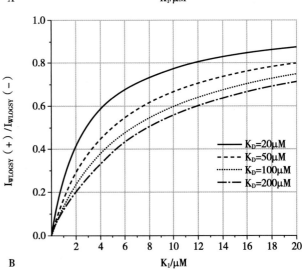

**B**

图 2-7-4-1　竞争剂的解离结合常数 $K_1$ 变量的参照化合物的 WaterLOGSY 信号强度

使用式 2 和竞争剂浓度 5μmol/L（A）和 10μmol/L（B）进行模拟，蛋白质和对照化合物的浓度分别为 2μmol/L 和 50μmol/L。在存在和不存在竞争剂的情况下，参考化合物 WaterLOGSY 信号的比率显示在 $y$ 轴，竞争剂的解离结合常数（微摩尔）显示在 $x$ 轴上。$y$ 轴上的值 1 对应于没有竞争剂的情况下观察到的参照化合物的信号，加上自由配体的水合引起的偏移。在参照化合物的只有一个蛋白结合位点的近似值中，$y$ 轴上的值 0 对应于没有蛋白质的情况下化合物的 WaterLOGSY 信号。对参照化合物四个不同的结合常数 $K_D$（图上所示的值）进行模拟

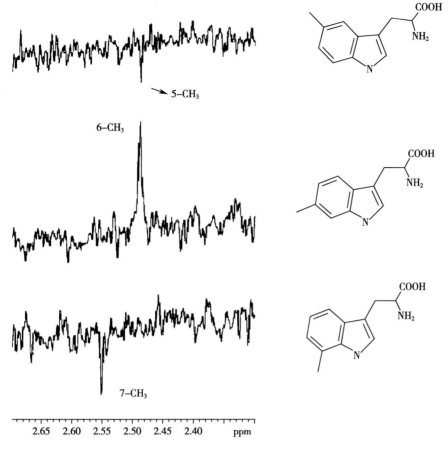

**图 2-7-4-2　人血清白蛋白（HSA）溶液的一维 WaterLOGSY 谱**

在 50μmol/L 5-CH$_3$-D，L-Trp（最上一排）、50μmol/L 6-CH$_3$-D，L-Trp（中间一排）和 50μmol/L7-CH$_3$-D，L-Trp（最下一排）存在下，记录了 5μmol/L 人血清白蛋白（HSA）溶液的一维 WaterLOGSY 谱。所显示的扩展谱区域包含甲基群信号。用 2 048 次扫描、2.6s 重复时间和 1.5s 混合时间记录波谱。正信号和负信号分别识别 HSA 结合和非结合分子

稀释热收集在空白滴定中，并从数据中减去。5-CH$_3$-D、L-Trp 和 7-CH$_3$-D、L-Trp 分别没有观察到净结合热效应，表明这些化合物不与 HSA 相互作用，而用 6-CH$_3$-D、L-Trp 负结合热观察到。实线表示使用通过非线性最小二乘法拟合测量数据获得的最佳拟合参数计算的曲线。

在蛋白质存在下获得参照化合物的相同波谱，这两个波谱仅获得一次，然后用于所有筛选的化学混合物的分析。图 2-7-4-4 的光谱 A 和 B 分别显示了在不存在和存在 HSA 下含有 6-CH$_3$Trp 的甲基的小波谱区域。在参照化合物存在下进行的化学混合物去卷积反应在图 2-7-4-5 中。在蔗糖和 7-CH3Trp 存在时没有观察到 6-CH$_3$Trp 的信号强度变化，而在地西泮存在时观察到信号急剧减少（图 2-7-4-5D）。这种去卷积能够识别地西泮作为混合物中存在的高亲和力配体。

**（十）MRS 研究蛋白质三维结构及功能**

MRS 技术能够在原子分辨率下测定溶液中生物大分子三维结构的唯一方法。由于 MRS 技术以及标记方法的发展，MRS 可以测定的蛋白质的分子量，从原理上将不受限制。目前可以测量 40～50kD 分子量的蛋白质。而且这个限制正被突破，用 MRS 方法测定的最大单链蛋白质分子量已达到 82kD。不仅能研究蛋白质三维结构，而且可以研究蛋白质的功能，在研究生物大分子之间以及与配基的相互作用、生物大分子的动态行为、细胞膜蛋白的结构与功能、蛋白质的折叠动力学、药物筛选与设计、代谢组学以及细胞中的蛋白质与蛋白质相互作用等方面发挥着巨大的作用。

细胞中蛋白质相互作用是动态的，低亲和力的（解离常数 Kd 常大于 10$^{-4}$M），许多复合物瞬时存在，不稳定，对于这种动态的复合物，很难解出晶体结构，而 MRS 技术特别适合研究瞬时存在，动态的复合物。通过滴定实验，对化学位移扰动、可以在接近生理条件下确定蛋白质相互作用界面。该方法十分灵敏，Kd 为 10$^{-2}$M 的非常弱的蛋白质与蛋白质相互作用也能被检测。是以下两种蛋白质与蛋白质相互作用的研究基础：①真核基因表达调控相关蛋

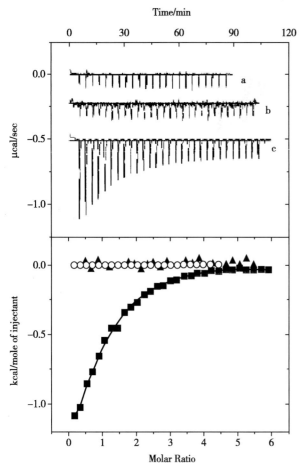

**图 2-7-4-3 等温量热（ITC）数据测量色氨酸类似物与 HSA 的结合**

上部方框显示了一系列注射 7-CH₃Trp（a）、5-CH₃-D，L-Trp（b）和 6-CH₃-D，L-Trp（c）到 HSA 中得到的原始热数据。图中上部方框中显示的整合热信号产生标准化的结合等温线，在下部方框显示 7-CH₃-D，L-Trp（空心圆）、6-CH₃-D，L-Trp（实心方）、5-CH₃-D，L-Trp（实心三角）

［Molar Ratio：克分子比率；kcal/mole of injectant：每摩尔注射剂的千卡数；μcal/sec：微卡／秒；Time/min：时间／分钟］

白质的三维结构与功能，以及分子相互识别的蛋白质三维结构；②细胞紧密连接于黏性连接处蛋白质的结构功能，以及分子相互识别的蛋白质三维结构。可以研究蛋白质动力学；可以研究蛋白质的折叠与去折叠；计算机虚拟的蛋白质三维机构与 MRS 检测结合筛选先导化合物的小分子配基，并研究其功能。

## 四、¹³C MRS 检测药物

¹³CMRS 早已被用于体内静态代谢过程的研究。随着动态核极化（DNP）技术的出现，¹³C MR 波谱和成像可以测量体内代谢转化的动力学。DNP 可使 ¹³C-MRS 敏感性提高 10 000 倍以上，允许在体内实时检测 ¹³C 标记化合物及其下游代谢产物。在 DNP 中，电子自旋的超大极化被转移到核自旋上，增强了后续 NMR 波谱和成像的信号强度。DNP 的主要缺点是短自旋晶格弛豫时间（T₁），导致极化衰减。例如，［¹³C］丙酮酸的 T₁ 在体内约为 30～40 秒，足以测量代谢相互转化，5 倍 T₁ 时间的 MR 信号可以被察觉到，这意味着这些材料必须在 2～3 分钟内注射和成像。MR 信号几个数量级的增强，加之长 T₁ 弛豫时间，使这种有潜力的超极化示踪技术在医学成像中的应用不断发展。可以用来检测抗肿瘤药物抑制肿瘤代谢的环节，利于从植物提取成分中筛选抗肿瘤的有效成分、早期监测抗肿瘤药物在个体中的疗效。

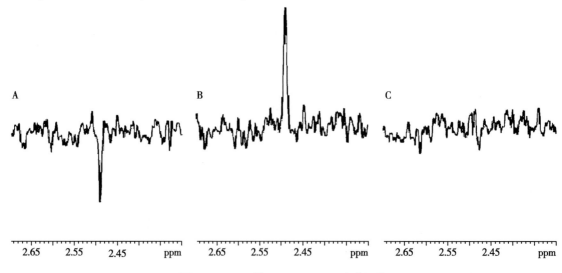

**图 2-7-4-4 一维 WaterLOGSY 波谱记录**

50μmol/L 6-CH₃-D，L-Trp（A）和 5μmol/L HAS 中不存在（B）和存在（C）三种混合物（10μmol/L 蔗糖，10μmol/L 7-CH₃-D，L-Trp 和 10μmol/L 地西泮）的 50μmol/L 6-CH3-D，L-Trp。所显示的波谱区域包含色氨酸衍生物的 6-CH₃ 信号。用 4 096 次扫描、2.6s 的重复时间和 1.5s 混合时间获得波谱。双自旋回波的长度为 25.2ms，以便破坏大部分蛋白质信号，从而获得平坦的基线

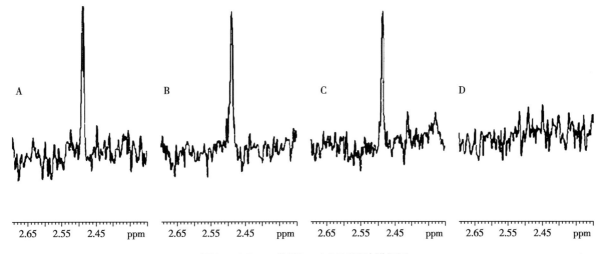

图 2-7-4-5　一维 WaterLOGSY 波谱记录

5μmol/L HSA 溶液，该溶液中有 50μmol/L 6-CH₃-D，L-Trp 在无（A）蔗糖和有（B）10μmol/L 蔗糖，10μmol/L 7-CH₃-D、L-Trp（C）或 10μmol/L 地西泮（D）存在下。所显示的波谱区域包含色氨酸衍生物的 6-CH₃ 信号，其他实验条件与图 7-4-4 相同

### （一）超极化 ¹³C- 丙酮酸评价 LDH-A 抑制剂对癌症的疗效

用 ¹³C-MRS 监测超极化 ¹³C- 丙酮酸转化为乳酸的过程，从而评价 LDH-A 抑制剂（FX11）对恶性肿瘤的体内疗效。用荷 P493 人 B 细胞淋巴瘤异种移植小鼠，当肿瘤体积达到约 700mm³（3～4 周内）时，每天通过腹腔注射（i.p.）2%（vol/vol）DMSO 或 42μg FX11（2.1mg/kg 体重）和 200μg（10mg/kg 体重）BPTES，以监测治疗反应。用 30μL ¹³C 标记的含有 15mmol/L 三羟甲基自由基 OX63 的丙酮酸监测治疗反应，Gd²⁺- 葡甲胺在 1.4° 和 3.35T 场强以及 94.082GHz 微波下（牛津仪器）DNP 偏振片超极化 1 小时。在注入小鼠之前，极化底物在 37° 下快速溶解在 Tris/ETDA 和 NaOH 中，在生理 pH 下产生 80mmol/L 的丙酮酸。在每个动态 ¹³C-MRS 扫描开始时，在 12～15 秒的时间内注射 350μl 超极化丙酮酸盐。注射后立即用 100μl 生理盐水冲洗，以清除管中丙酮酸盐溶液。所有 ¹³C 波谱都是使用 7T，31cm 孔径磁体（Agilent Palo Alto，CA）获得的，该磁铁用 35mm 双调谐 ¹H-¹³C 体积线圈。在超极化丙酮酸注射前立即开始 MR 数据采集，重复时间（TR）是 1 秒，翻转角为 9°，每隔 150 秒采集 1 次单瞬态谱，采集肿瘤的层厚为 6mm。经过 6 天的 FX11 治疗，丙酮酸乳酸在肿瘤内的转化率明显减少（图 2-7-4-6）。

超极化底物的 T₁ 弛豫导致信号整体衰减，图 2-7-4-7A、B 记录了分别在 DMSO 处理和 FX11 处理的小鼠 4 天内乳酸和丙酮酸峰值强度随时间的变化。在 FX11 治疗的肿瘤中，乳酸量明显减少。肿瘤乳酸和丙酮酸盐（lac/pyr）的浓度比被认为是药物治疗反应的标志。Lac/Pry 浓度比是根据动态扫描的代谢曲线下面积（被视为"无模型"方法）计算得出的。图 2-7-4-7C 示 DMSO 处理的动物中，Lac/Pyr 比率随时间增加而增加，而在 FX11 处理的动物中，Lac/Pyr 比率逐渐降低。图 2-7-4-7D 用 MRI T₂W 像评估示各组肿瘤体积无明显变化。

为了检测超极化[1-¹³C]- 丙酮酸盐在体内对 LDH-A 抑制作用评估中的特异性，使用一种谷氨酰胺酶抑制剂 BPTES 来确定过极化[1-¹³C]- 丙酮酸转化为丙氨酸是否会被 BPTE 减弱。与对照组相比，BPTES 处理的动物丙酮酸转化为丙氨酸的转化率降低，见图 2-7-4-8，A 说明 BPTES 在重复实验中丙氨酸与丙酮酸浓度比（Ala/Pyr）的显著降低（P＜0.001），然而，B 显示 Ala/Pyr 浓度比没有被 FX11 显著降低（P＝0.112），图 2-7-4-8 表现的数据是丙酮酸 - 丙氨酸转换浓度比的首次使用，记录了 BPTES 在体内的作用。

### （二）¹H-[¹³C]-NMR 波谱测定氯胺酮对氨基酸神经递质代谢的影响

用体外 ¹H-[¹³C]-NMR 方法研究了氯胺酮对大鼠前额叶内侧皮质（mPFC）和海马谷氨酸释放和再循环至胶质谷氨酸循环及神经元和神经胶质能量代谢的影响。¹³C 标记的葡萄糖主要代谢在神经元三羧酸循环（TCA）周期中，并标记神经元谷氨酸和 γ- 氨基丁酸（GABA），它们被星形胶质细胞释放和摄取，随后是谷氨酰胺的转化。¹³C 标记的乙酸酯被星形胶质细胞标记谷氨酰胺代谢，谷氨酰胺被释放并被神经元吸收以合成谷氨酸和 GABA。¹³C 标记的葡萄糖和乙酸盐研究一起提供了关于谷氨酸和

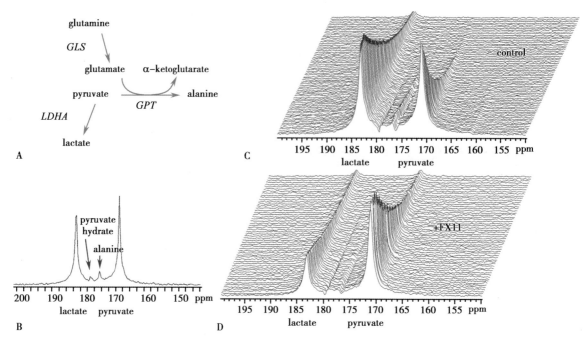

**图 2-7-4-6 $^{13}$C- 丙酮酸 MRS 谱相关代谢途径示意图**

A. 与 $^{13}$C- 丙酮酸 MRS 谱（GLS、谷氨酰胺酶；GPT、谷氨酸 - 丙酮酸转氨酶；LDH-A、乳酸脱氢酶 A）相关的代谢途径；B. 在丙酮酸静脉注射进入小鼠 20 秒后，从横跨肿瘤的 6mm 厚切片获得超极化 $^{13}$C MRS。C. DMSO 处理后控制丙酮酸超极化后的动态 $^{13}$C MRS 作为对照组以及 D. FX11 处理小鼠 6 天，每秒获得的波谱

[glutamine：谷氨酰胺；glutamate：谷氨酸盐；pyruvate：丙酮酸盐；α-ketoglutarate：α- 酮戊二酸；alanine：丙氨酸；lactate：乳酸；hydrate：水合]

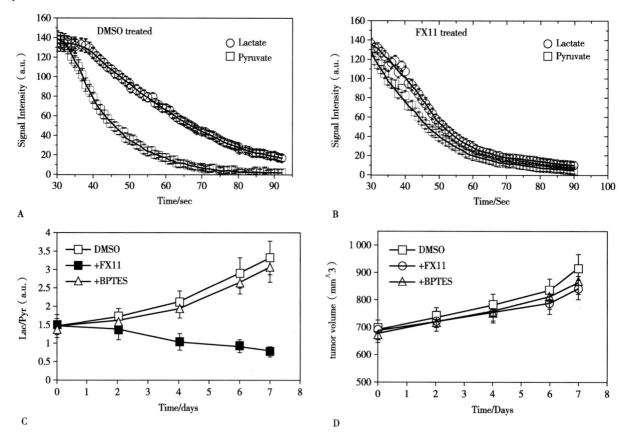

**图 2-7-4-7 DMSO 处理和 FX11 处理肿瘤的乳酸 - 丙酮酸流量及肿瘤体积变化**

肿瘤 [1-$^{13}$C] 乳酸和 [1-$^{13}$C] 丙酮酸峰值强度在静脉注射超极化 [1-$^{13}$C] 丙酮酸后，A、B. DMSO 处理（对照）和 FX11 处理肿瘤 4 天。最初的 30 秒（数据没有显示出来）为丙酮酸递送和肿瘤吸收所花费的时间。数据还拟合到两个站点交换模型来估计速率常数 $K_P$ 和 $K_L$。C. DMSO 和 BPTES 处理小鼠的乳酸 - 丙酮酸流量比（Lac/Pyr）随处理天数增加而增加，FX11 处理小鼠的乳酸 - 丙酮酸流量比则降低。D. 肿瘤体积轻微增加（由 $T_2$ 加权 MRI 测量），各组之间无显著差异。误差线是平均值的标准偏差（S.D），每组小鼠的 $n = 8$

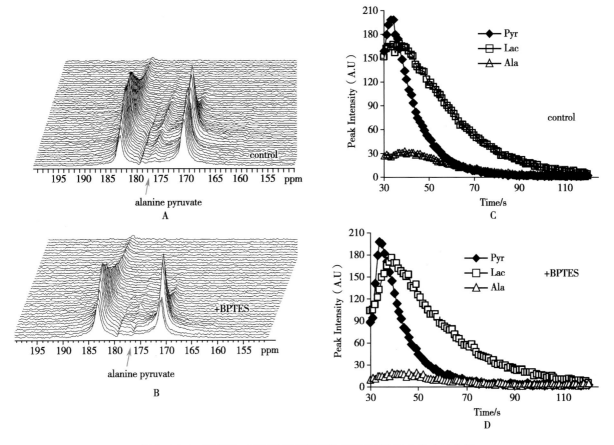

**图 2-7-4-8 丙酮酸 - 丙氨酸转换浓度比记录 BPTES 在体内的作用**

在（A）DMSO 处理（对照）和（B）BPTES 处理 6 天小鼠中传递超极化丙酮酸后的代表性动态 $^{13}$C MR 谱；丙酮酸、乳酸和丙氨酸在（C）DMSO 处理和（D）BPTES 处理的小鼠中峰值强度分布随时间的变化

[alanine pyruvate：丙酮酸盐；Peak Intensity：峰值强度]

GABA 神经递质循环以及神经元和胶质细胞代谢的信息，反映了神经递质的活性。氯胺酮对几种神经递质受体有作用，大部分氯胺酮的药理作用通过 N-甲基 -D- 天冬氨酸受体（NMDAR）介导的。其中它作为开放通道、非竞争性拮抗剂、结合到离子通道内的苯环啶（PCP）位点并阻断离子流入。然而，微透析研究表明，氯胺酮和其他 NMDAR 拮抗剂也能够暂时提高细胞外谷氨酸水平，表明前脑谷氨酸释放增加。

研究显示：氯胺酮在亚麻醉剂量下，从[1-$^{13}$C]葡萄糖和[2-$^{13}$C]乙酸酯中均可显著增加 mPFC 谷氨酸、谷氨酰胺和 GABA 的标记，提示该药物可急性诱导 Glu/Gln 和 GABA/Gln 循环以及氧化代谢。

## 五、$^{19}$F-NMR 在蛋白质结构和动力学研究中的应用现状

氟原子核是自旋元素，以 100% 的自然丰度存在，其磁学比是质子的 83%。大的磁学比转化为 1D $^{19}$F NMR 谱的高灵敏度和强偶极耦合，允许测量 $^{19}$F-$^{19}$F

和 $^{19}$F-$^1$H NOEs 的距离限制以及拓扑结构与溶剂接触的研究。高灵敏度加上背景氟信号的虚拟缺失在蛋白质复合物的研究或体内应用中是有利的，其中信号强度可严重衰减。也许 $^{19}$F NMR 最有用的属性是氟化学位移对其局部环境的固有敏感性。氟的化学位移主要受一个大的顺磁性项的影响，使得它对局部范德华相互作用和静电场非常敏感。$^{19}$F 共振相对于相应的变性化学位移的位置与蛋白质的埋藏有很好的相关性，甚至 $H_2O$ 和 $D_2O$ 的介电性质的细微差异表现为暴露于水的 $^{19}$F 探针的不同的 $^{19}$F 化学位移。因此，氟脂肪族和氟芳香族探针的蛋白质随环境的变化范围比相应的 $^1$H 核大 100 倍，为研究构象变化提供了灵敏的方法。化学位移分散体增加 100 倍在动力学研究中具有另一个优点，因为频率可能被更大程度地调制，使得更容易监测弱结合、折叠、酶动力学和构象交换以及相关的物理和热动态特性。此外，在某些情况下，顺磁性添加剂的掺入使得氟的化学位移对局部环境更加敏感。例如，可添加水溶性或疏水性顺磁位移试剂以确定拓扑信

息,例如溶剂暴露表面积和疏水性。

氟探针以多种方式结合到蛋白质中,一般来说,用氟化变体取代天然氨基酸,或使用氟化标记进行化学修饰,对蛋白质的全局结构和功能的干扰是微弱的。虽然氟原子的范德华氏半径仅大于氢的20%,氟 - 氟相互作用通过氟稳定效应得到增强,并且引入多个氟原子可以充分干扰水的相互作用。虽然这些效应通常可以通过减少氟的含量而得到改善,但有些例子甚至单氟化变体也会改变天然蛋白质特性。$^{19}$F 在蛋白质结构和功能检测研究方面的应用叙述如下:

**(一)化学位移的内在性质**

氟代芳烃和氟标记蛋白中广泛的化学位移分散的分子起源一直是许多计算和从头研究的焦点。在展开态和折叠态的蛋白质中,氟化学位移的差异很可能在 15ppm 的量级,这是由于溶剂和蛋白质环境的影响,包括电子效应、屏蔽和氢键;然而,这些因素对观察到的位移的相对贡献是高度争论的。大肠埃希菌 5- 氟色氨酸富集半乳糖结合蛋白 $^{19}$F NMR 谱的计算,确立了弱或长范围电子相互作用在氟核屏蔽中的优势。所有预测的位移,甚至那些由富含5- 氟色氨酸的五肽引起的位移,都来自变性化学位移的下场,证实了以前用 3- 氟酪氨酸进行的实验观察。预计氟芳烃主要受电子性质的影响,因为它们由于与 p- 电子的轨道重叠而具有高度极化性;仅这些效应就可能容易地产生 5ppm 位移。虽然人们普遍认为,短程相互作用,如范德华接触,只发挥了边际作用,但研究计算已确立了局部磁各向异性的重要贡献。在这个阶段,氟化学位移的起源还不完全清楚,并且 $^{19}$F NMR 谱的预测仍然很困难,特别是在具有高构象迁移率的蛋白质中,尽管已经取得了显著的进展。

**(二)溶剂暴露**

对氟化残渣溶剂暴露的测量已经用于确认共振分配,建立结合界面,以及检查构象变化和折叠过程。有几种建立溶剂可及性的方法,包括 $^{19}$F 光化学诱导动态核极化(Photochemically induced dynamic nuclear polarisation,photo-CIDNP)、溶剂诱导的同位素位移、顺磁效应,包括位移、线宽和自旋晶格弛豫增强。此外,这些测量中的一些组合提供了暴露表面积和疏水性的详细描述。下面将重点介绍每种技术的原理和应用,以及一些示例。

**1. 光化学诱导动态核极化** 使用 CIDNP 作为对组氨酸、酪氨酸和色氨酸残基的溶剂可及性的探针是在 20 世纪 70 年代后期建立的。并已用于固态和液态 NMR 方法来监测蛋白质折叠、构象变化与约束。CIDNP- 光效应的振幅与超精细耦合常数的大小成正比,在氟化芳基情况下耦合常数很大,使得这些探针在这些研究中特别有用。用 $^{19}$F CIDNP- 光法检测 3- 氟酪氨酸标记的绿色荧光蛋白的天然状态和变性状态(图 2-7-4-9)。观察到的信号增强与自然状态下酪氨酸残基的 HOMO 可及性密切相关,而仔细观察 CIDNP- 光效应的征兆和振幅表明在 pH 2.9 变性状态下的构象异质性。

**2. 溶剂诱导同位素位移** 已知溶剂从主要为水($H_2O$)到氧化氘($D_2O$)的交换导致 $^{19}$F 共振从 $H_2O$ 中的相应化学位移向上场移动,这种现象要求溶剂中的同位素与氟原子核接触,因此这种影响的大小反映了氟原子暴露的程度。在两个不同溶剂暴露部位之间存在化学交换时,测量的同位素位移将取决于交换时间尺度。例如,快速交换将导致两个位点中溶剂同位素位移的平均测量。在实践中,上场和下场位移都经常观测到高达 0.2ppm,并且位移与 $D_2O$ 的摩尔分数呈线性关系。根据惯例,这种位移被报告为 $\Delta\delta = \delta(D_2O) - \delta(H_2O)$,需要收集水和氧化氘样品条件下的 1D $^{19}$F MRS,而其他参数保持不变。此外,可以包括内部标准,以允许观察的效果与完全。

暴露物种($\Delta\delta^* = [\delta(D_2O)_{蛋白} - \delta(H_2O)_{蛋白}]/[\delta(D_2O)_{标准} - \delta(H_2O)_{标准}]$)效果的规范化。理想情况下,该标准应具有类似的化学性质,例如 4- 氟苯丙氨酸可用于 3- 氟苯丙氨酸或 3- 氟酪氨酸标记蛋白的研究。在以前用 3- 氟酪氨酸均匀标记的 Fyn SH$_3$ 的溶剂暴露和肽结合研究中,通过增加 $D_2O$ 分数来评估溶剂同位素移位,以解决移位并在 $H_2O$ 缓冲条件下保留配位;5 个试验中的 4 个被高度暴露,导致在90% 的 $D_2O$ 存在下发生较大的移位(图 2-7-4-10)。此外,对于 Fyn 酪氨酸激酶的 SH$_3$ 结构域中所有的 3- 氟酪氨酸残基,$D_2O$ 中的自旋晶格弛豫速率与 $H_2O$ 条件相比较小,这与高溶剂暴露是一致的,因为偶极弛豫只产生于蛋白质本身在这种条件下的相互作用。

**3. 顺磁位移** 顺磁性物质可以容易地以可溶性添加剂、膜结合物或残基特异性标记的形式引入,可以影响观察到的化学位移,并导致自旋 - 晶格和自旋 - 自旋弛豫增强。

由于氟核的大磁比和高极化率,顺磁效应在 $^{19}$F NMR 应用中是显著的。在利用自由溶解的研究中,

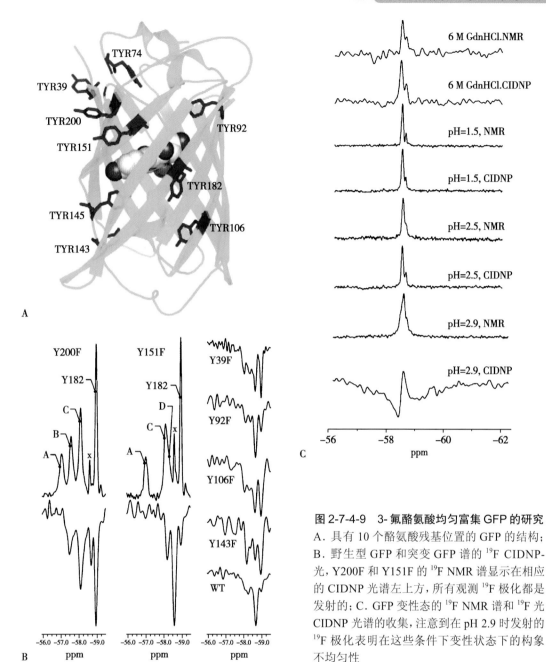

图 2-7-4-9　3- 氟酪氨酸均匀富集 GFP 的研究

A. 具有 10 个酪氨酸残基位置的 GFP 的结构；
B. 野生型 GFP 和突变 GFP 谱的 [19]F CIDNP-光，Y200F 和 Y151F 的 [19]F NMR 谱显示在相应的 CIDNP 光谱左上方，所有观测 [19]F 极化都是发射的；C. GFP 变性态的 [19]F NMR 谱和 [19]F 光 CIDNP 光谱的收集，注意到在 pH 2.9 时发射的 [19]F 极化表明在这些条件下变性状态下的构象不均匀性

位移主要通过费密接触相互作用产生，而弛豫增强是偶极的。常用的顺磁性添加剂包括分子氧、一氧化氮变体，如 TEMPO 和 TEMPOL，以及镍和镧系螯合物。顺磁性物质的所需浓度取决于所使用的试剂而变化。例如，中性 Gd（Ⅲ）螯合物的 4mm 将在溶液中施加类似于 25mm TEMPOL 的弛豫速率增强。采用溶解氧作为变换试剂的实验需要能够承受压力的 NMR 管。采用壁厚 1mm 的蓝宝石管，它们与斯瓦格洛克煤气管相连，能够承受 2 700 牛顿 / 厘米 [2] 的压力。[19]F 核的敏感特性通常只需要 10～200 牛顿 / 厘米 [2] 的分压，这可以由廉价和商业上可获得的 NMR 管调节。按照惯例，接触位移表示为 $\Delta\delta = \delta(O_2)_{10-20bar} - \delta(O_2)_{0.2bar}$，并且可以通过在缓冲液中

包括适当选择的标准来标准化，如溶剂引起的同位素位移的情况。分子氧在尺寸上类似于水分子，已知有利于疏水性环境的划分。因此，来自溶解氧的顺磁效应可用于评估蛋白质空隙体积和填充、溶剂暴露表面积、膜浸没深度和疏水性，特别是当与溶剂诱导的同位素移动结合使用时。有几篇文献报道利用线加宽效应以及接触位移和自旋晶格弛豫增强的可溶性蛋白质的 [19]F NMR 研究中顺磁物质的应用。在检测膜蛋白时，氧的浓度梯度朝向胶束和脂质双层的疏水无序中心增加，从而可以精确测量浸泡深度、二级结构元素和蛋白质拓扑，见图 2-7-4-11A。在二酰甘油激酶（DAGK）的研究中，放置在第一跨膜螺旋的单个半胱氨酸突变体被 BTFA 标记并暴露

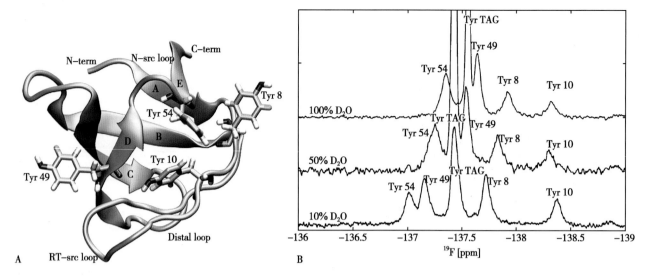

图 2-7-4-10　以 3- 氟酪氨酸为探针，研究 Fyn 酪氨酸激酶 SH₃ 结构域的肽结合和溶剂暴露

A. Fyn SH₃ 的结构与酪氨酸残基的位置有关；B. 564.3 兆赫 ¹⁹F NMR 谱，随着氧化氘分数的增加，对所有残基都观察到溶剂诱导的同位素位移，并且与存在的氧化氘的摩尔分数成正比

于 100 个氧气分子环境中，见图 2-7-4-11（B），所得到的残基特异性位移根据二级结构和浸没深度，以及与胶束接触的程度相对于其他跨膜结构域进行解释。利用水溶性（钆（Ⅲ）- 二乙烯三胺苯乙酸）和膜结合的（16- 十二烷基磺酸钠）顺磁性物质的组合，也研究了 DAGK 的氟化半胱氨酸突变体的拓扑结构，这些物质有助于从蛋白质 N- 末端连接环处划定跨膜片段。最后，利用 350 牛顿 / 厘米² 的分压溶解氧，根据化学位移扰动、谱线展宽和弛豫增强，将膜浸没的 5- 氟色氨酸残基与 18kDa 桶形酶 PagP 的环区残基区分开。氟原子核的敏感性与可用顺磁物质的多样性相结合，为拓扑、结构和动力学的研究提供了丰富的信息来源。

**4. 位移测量**　组合氧衍生顺磁效应和溶剂诱导同位素位移经常作为溶剂暴露的补充措施。然而，氧的区别在于具有更大的疏水性。因此，溶剂同位素位移和顺磁位移的组合提供了区分拓扑或暴露表面积和相对疏水性的可能性。在 NMR 研究中，由溶解氧产生的接触位移，$\Delta\delta_{O_2}$ 以表示为：

$$\Delta\delta_{O_2} = k(\Omega)\alpha([O_2])_{local} \qquad （式 1）$$

其中 k 是比例常数，$(\Omega)$ 是碰撞可达表面积，$\alpha$ 极化或自旋离域项，以及 $([O_2])$ 是局部氧浓度。如果我们考虑接触位移的归一化当量，$\Delta\delta_{O_2}^*$，剩下的项包括可接触表面积的比率，以及局部氧浓度的比率，等式如下：

$$\Delta\delta_{O_2}^* = \frac{\Delta\delta_{O_2(protein)}}{\Delta\delta_{O_2(standard)}} = \frac{\langle\Omega\rangle_{O_2(protein)}[O_2]_{local}}{\langle\Omega\rangle_{O_2(standard)}[O_2]_{bulk}} \qquad （式 2）$$

由于溶剂同位素效应，同样可以定义化学位移扰动如下式：

$$\Delta\delta_{H_2O}^* = \frac{\Delta\delta_{D_2O-H_2O(protein)}}{\Delta\delta_{D_2O-H_2O(standard)}} = \frac{\langle\Omega\rangle_{H_2O(protein)}[H_2O]_{local}}{\langle\Omega\rangle_{H_2O(standard)}[H_2O]_{bulk}} \qquad （式 3）$$

虽然不是顺磁性的起源，我们预期由 D₂O 取代 H₂O 引起的扰动取决于比率的相似乘积。如果我们假设水和氧的碰撞可及性相似，我们可以考虑归一化位移的比率，它提供了氧和水的分配势的估计，因此提供了疏水性的度量，表示为：

$$\frac{\Delta\delta_{O_2}^*}{\Delta\delta_{H_2O}^*} = \frac{[O_2]_{local}/[O_2]_{bulk}}{[H_2O]_{local}/[H_2O]_{bulk}} \qquad （式 4）$$

采用上述方法研究了色氨酸残基在 SH₃ 结构域的折叠和展开状态下的溶剂暴露和局部环境。在最近的应用中，钙调素（Y99 和 Y138）中两个 3- 氟酪氨酸残基在无钙和载钙状态下的疏水性指数显示出每种状态下探针之间的可测量差异。

图 2-7-4-12 示出了 H₂O、D₂O 和 35 个氧气分子环境下的 ¹⁹F NMR 谱。发现酪氨酸 -99 在两种状态下都处于更疏水的环境中，而与 Y138（Y138m）在无钙状态下相关的次级构象似乎位于其疏水性介于载钙状态和无钙状态之间的残留量（Y138M）环境中。虽然两个测量参数的比值提供了疏水性的估计，但归一化的氧接触位移（$\Delta\delta^*(O_2)$）和归一化的溶剂同位素位移（$\Delta\delta^*_{H_2O}$）的几何平均值由式 5 得出。

$$\sqrt{|\Delta\delta^*(O_2)\times\Delta\delta^*(D_2O-H_2O)|} \qquad （式 5）$$

当与疏水区相关的分配效应被考虑进去时，从

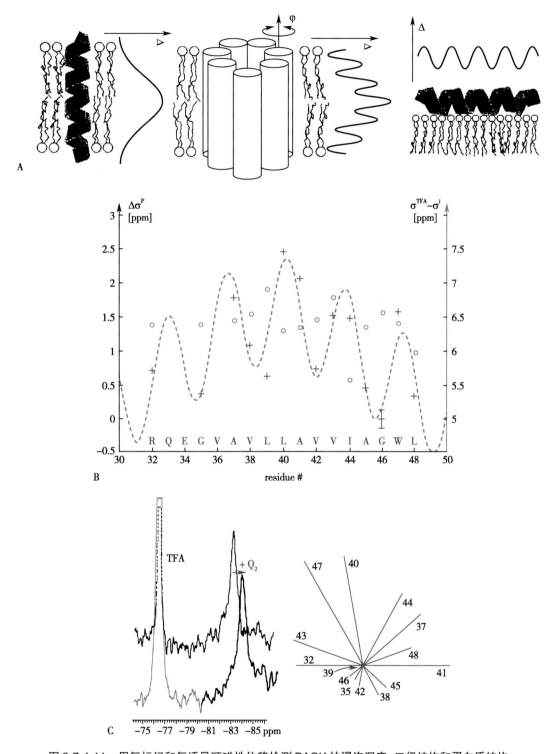

图2-7-4-11　用氟标记和氧诱导顺磁性位移检测DAGK的浸泡深度、二级结构和蛋白质结构

单半胱氨酸突变体被设计成DAGK的第一跨膜段并用BTFA标记。A. 从三种膜蛋白环境中溶解氧的顺磁效应调制的预期趋势。B. 氧气引起的化学位移变化，在100个氧气氛下测量（$\Delta\delta^P$，交叉），以及给定探针（$\delta^{TFA}-\delta^i$）与TFA的绝对化学位移差，如图圆点所示。虚线表示多跨膜蛋白的单个跨膜螺旋段的预期顺磁位移模式，并且显示出与观察到的顺磁位移很好地对应。C. 在100 ATM $O_2$和100 ATM $N_2$的位置39突变体的代表性470.3MHz $^{19}$F NMR谱。一个螺旋轮显示在右边，通过从绘制的剖面中减去拟合的深度相关的化学位移剖面来确定。通过添加1ppm的值，使所有载体的大小为正

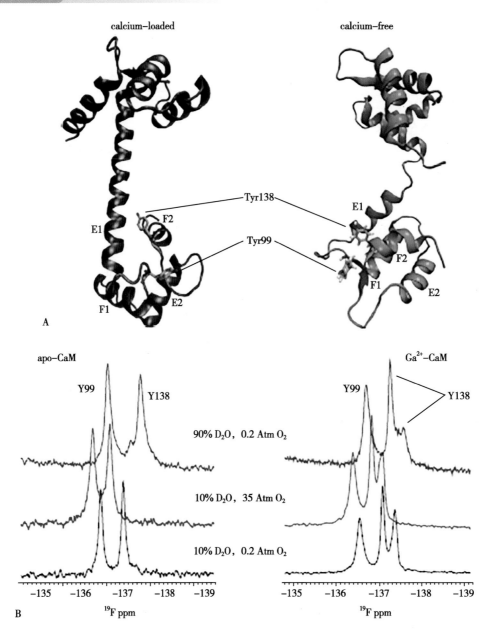

**图 2-7-4-12　3- 氟酪氨酸探针在钙负载钙调素( Ca²⁺-CaM )和无钙调素( apo-CaM )中的溶剂暴露检查**
A. 具有所示酪氨酸残基（Y99 和 Y138）位置的 Ca²⁺-CaM 和 apo-CaM 的结构；B. 3- 氟酪氨酸标记的 Ca²⁺-CaM 和 APO-CAM 的 564.3MHz¹⁹F NMR 谱，使用上述每个迹线所示的条件。在钙负载态和自由态中，Y138 表现出较大的位移扰动，因此得出的结论是暴露于更多的溶剂

静态结构计算的溶剂可及表面积与显示出最佳关联。因此，溶剂同位素位移和溶解氧顺磁位移的结合是研究蛋白质拓扑结构的有效方法，这是氟核所特有的。

**（三）异核 NOEs**

质子和氟原子核之间的异核 NOE 可用于建立溶剂接触、分子内距离限制接触以及氟化蛋白质和配体、或氟化配体和蛋白质之间的分子间相互作用。已经使用了各种 1D 和 2D 实验协议，它们采用质子或氟检测、梯度相干选择以及选择性或宽带饱和。在这些研究中，特别令人关注的是，在慢翻转系统和高磁场强度下，¹H-¹⁹F NOE 相对微弱的幅度，特别是涉及具有大 CSA 的探针。反转或饱和氟磁化并检测剩余质子磁化的 1D 或 2D 实验方法遭受显著降低 ¹H-¹⁹F 交叉弛豫的弛豫过程，包括 CSA 机制和化学交换。如果只考虑 ¹H-¹⁹F 偶极弛豫，¹⁹F NOE 对 ¹H 自旋饱和影响的大小是：

$$NOE = \frac{I_0 - I}{I} = \frac{\sigma_{HF}}{\rho_{HF}} = \frac{\gamma_H}{\gamma_F} \frac{6J(\omega_H + \omega_F) - J(\omega_H - \omega_F)}{J(\omega_H - \omega_F) + 3J(\omega_F) + 6J(\omega_H + \omega_F)} \tag{式6}$$

其中 $\gamma_F$ 和 $\gamma_H$ 是 $^{19}F$ 和 $^1H$ 核的旋磁比，rHF 和 qHF 分别是交叉弛豫项和自弛豫项。j(x) 项对应于所给出的熟悉的谱密度函数。

$$J(\omega) = \frac{2}{5} \frac{\tau c}{(1+\omega^2 \tau c^2)^*} \qquad (式7)$$

在大型蛋白质中，同核和异核情况下交叉弛豫（$\sigma_{HF}$）的主要谱密度项分别为 $J(0)$ 和 $J(\omega_H - \omega_F)$。如果考虑一个中等大小的蛋白质，相关时间为 9ns，则相关光谱密度变为 $J(\omega_H - \omega_F) = 0.72$ns/rad，$J(0) = 3.60$ns/rad，使得异核交叉弛豫项的效率是同核等效项的 1/5。如前人对 3- 氟酪氨酸标记碱性磷酸酶的研究表明，在高磁场下 CSA 弛豫和内运动将进一步降低 NOE。除了与 $^1H$ 和 $^{19}F$ 自旋对相关的固有困难之外，实验细节还影响异核 NOE 数据的成功获取。质子检测通常需要使用复杂的水抑制方案。脉冲场梯度法已经发展出来，它提供了比简单的预饱和更有效的溶剂信号抑制途径，它可以产生明显的 NOE。在 2D 应用中，直接检测氟的缺点是，质子轴的分辨率受到在给定实验时间内可以收集的 t1 增量的限制。理想的情况包括使用 1D，质子检测实验在具有少量或良好分辨的氟信号的系统中，其中实验时间用于优化信噪比。典型的实验时间从 12 小时到 60 小时及以上，这种方法对于稀释的样品浓度和大的蛋白质可能不实用。尽管有这些限制，几个 $^1H$ 和 $^{19}F$ NOESY 实验的例子已经被用来阐明配

体蛋白相互作用或比较三级结构。一个这样的例子涉及通过 2D $^{19}F$-$^1H$ HOESY NMR 比较未标记的蛋白质（使用芳香族 $^{13}C$ 编辑的 NOESY NMR）与 5- 氟色氨酸标记的变体的 NOE 接触，以建立两者之间的结构相似性。在对富含 5- 氟色氨酸的链球菌蛋白 G（GB1）免疫球蛋白结合域 B1 的类似研究中，$^{19}F$-$^1H$ HOESY NMR 被用于评估三维结构和填充。如图 2-7-4-13 所示，作为混合时间的函数收集的光谱导致交叉峰强度的线性增加，正如在初始建立阶段所预期的相干性。由于自旋扩散，直到 2 秒的混合时间的交叉峰的缺乏，允许量化的距离，与那些从可用的结构进行比较，以确认标记和未标记的蛋白质之间的结构相似性。可以利用 $^{19}F$ 检测的 2D HOESY 实验来检测人 RNA 结合域的酪氨酸残基在结合研究中的作用。在 RNA 存在和不存在下进行的实验建立了蛋白质 -RNA 接触，以及结合后感兴趣的残基埋藏的变化。

$^1H$-$^{19}F$ 交叉弛豫速率也可以用来评估溶剂暴露或特定氟化位点的埋葬，假设 $^{19}F$ 与水之间的交叉弛豫速率可以与 $^{19}F$ 与蛋白质内部的交叉弛豫速率区分开来。这一要求是通过收集两个数据集来实现的；在一种情况下，与水共振相关的质子信号在直接获取氟之前饱和，并且在随后的模拟实验中，脂肪质子信号饱和。这个策略被用于评估酪氨酸残基在 3- 氟酪氨酸标记的钙调素在无钙状态和钙负载

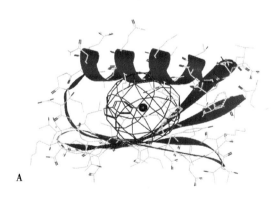

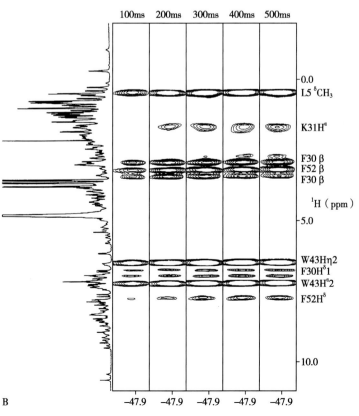

图 2-7-4-13　Trp43 对 5- 氟色氨酸在 Gb1 中的结构和稳定性的影响

A. 突出了 Trp43 的 GB1 结构。在氟原子周围有一个直径为 6μm 的球体，呈蓝色；B. 5-FTRP 标记的 GB1 的 2D-$^1H$-$^{19}F$HOESY 光谱作为混合时间的函数。所有 NOE 交叉峰的分配由面板右侧的残留类型、数目和原子标识符指示。使用累积曲线来确定氟原子与邻近残基的接近度，并且通过与已知结构的比较，氟化氨基酸的取代被显示为相对于结构而言是无干扰的

状态下的相对埋葬。$^{19}$F 核与水或脂肪族相关的质子之间的 NOE 效应的相对大小可以通过一维 NOE 差实验容易测量，并且 Y99 与蛋白质内部的接触明显大于 Y138（图 2-7-4-14）。

最后，利用 $^{1}$H 后 $^{19}$F 异核 NOE 实验评价氟探针之间的相对动力学，应用于 5- 氟色氨酸标记的 D- 乳酸脱氢酶。监测到 $^{19}$F NOE 增强作为变性剂浓度的函数的变化，以获得随着蛋白质展开的氟色氨酸探针之间的相对迁移率的测量。当变性剂浓度增加时，观察到流动性的普遍增加。C 端探针在低变性剂浓度（1.75mol/L）下表现出高迁移率，表明存在早期展开。具有高度变性的 C- 末端的中间体。

## （四）动力学功能研究

$^{19}$F NMR 自旋弛豫在蛋白质动力学研究中的应用不具有不想要的偶联和弛豫途径的并发症，这些途径可能掩盖对更常见的 $^{1}$H、$^{13}$C 和 $^{15}$N 核的分析，同时提供对骨架信息的侧链补充。与其他自旋核一样，$^{19}$F 弛豫时间常数 $T_1$ 和 $T_2$ 与熟悉的谱密度方程有关。

$$\frac{1}{T_1} = d^2 \times \left[ J(\omega_H - \omega_F) + 3J(\omega_F) + 6J(\omega_H + \omega_F) \right] + c^2 \times J(\omega_F) \qquad （式 8）$$

$$\frac{1}{T_2} = \frac{1}{2} d^2 \times \left[ 4J(0) + J(\omega_H - \omega_F) + 3J(\omega_F) + 6J(\omega_H) + 6J(\omega_H + \omega_F) \right] + \frac{1}{6} c^2 \times \left[ 3J(\omega_F) + 4J(0) \right] \qquad （式 9）$$

D2 $= 1/10 \times \gamma_H^2 \gamma_F^2 / 42^2 (1/r_{HF}^3)^2$ 和 $c^2 = 6/40 \gamma_F^2 B_O^2 \delta_Z^2 (1 + 4^2/3)$。在方程（8）和（9）中，$\gamma_H$ 和 $\gamma_F$ 分别是质子和氟的磁学比，$h$ 是普朗克常数，$\gamma_{HF}$ 是核间 $^{1}$H-$^{19}$F 距离，$B_O$ 是磁场，$\delta x$；$\delta y$；$\delta z$ 是无迹化学位移张量的主要成分，$\eta$ 是这个张量的不对称性，定义为 $\eta = (\delta x - \delta y)/\delta z$，除非另有说明，J（除非 x 是指方程（7）中给出的谱密度。自旋 - 晶格弛豫（$T_1$）可用一维饱和恢复实验或反转恢复实验来测量，而自旋 - 晶格弛豫（$T_2$）可用 90°-τ-180°-τ-acq 实验定量，或简单地从线宽估算。松弛时间常数可以用来估计蛋白质的整体相关时间，假设侧链被严格地保持在蛋白质内。例如，使用测得的 $^{19}$F T1 值和从共振线宽度估算的 T2，在酿酒酵母细胞中和纯化形式中测定了用 5- 氟色氨酸标记的己糖激酶、磷酸甘油酸激酶和丙酮酸

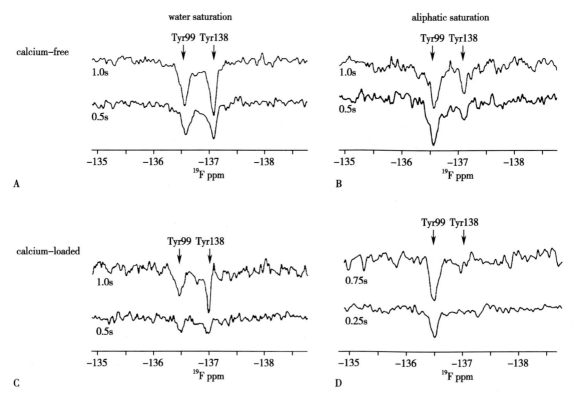

图 2-7-4-14　3- 氟酪氨酸标记的无钙钙调蛋白和钙负载钙调蛋白的 $^{1}$H-$^{19}$F 1D 差异 NOE 谱

NOE 由水（A 和 B）或脂肪族质子（C 和 D）的饱和引发，混合时间显示在每个光谱的左边缘。所观察到的增强对于 Y138 在两种蛋白质状态下的水共振饱和后更大，表明它更易暴露于溶剂

［calcium-free：无钙；calcium-loaded：钙负载；water saturation：含水饱和度；aliphatic saturation：脂肪饱和］

激酶的相关时间。该研究估计细胞中的翻转时间约为水中己糖激酶和磷酸甘油酸激酶翻转时间的两倍，而丙酮酸激酶的信号在细胞中没有检测到。氟共振线宽还提供了构象不均匀性的度量，假设宽线源于氟探针经历不同化学环境的状态之间的缓慢或中间波动，从而产生略微不同的化学位移。当交换缓慢，且状态之间的化学位移差很大时，可以观察到多个峰，它们的积分反映了两个贡献构象的相对布局。在最近用 4- 氟苯丙氨酸标记的肠脂肪酸结合域的研究中，在脂质结合状态下观察到更宽的线宽，表明在结合状态下运动增加。从组氨酸结合蛋白 J 中与 L- 组氨酸复合的单个 5- 氟色氨酸残基中进行了类似的观察。在用 3- 氟酪氨酸标记的 GFP 的研究中，采用了更为定量的方法（图 2-7-4-14A）。这里，使用 Lipari 和 Szabo 给出的无模型光谱密度函数，使用两个场处的线宽来计算序参数 S2 如下：

$$J(\omega) = \frac{2}{5}\left(\frac{S^2\tau c}{1+\omega^2\tau c^2} + \frac{(1-S^2)\tau e}{1+\omega^2\tau e^2}\right) \quad (式 10)$$

和

$$\tau_e = \left(\frac{1}{\tau_c} + \frac{1}{\tau_i}\right)^{-1} \quad (式 11)$$

序参量 $S^2$ 的范围从 0 到 0 为完全各向同性运动，到 1 为完全受限运动，并且 $\tau_i$ 是所考虑的残差的内部相关时间。在 3- 氟酪氨酸标记的 GFP 中，九种氟探针的顺序参数分别在 $0.21 \geq S^2 \geq 0.41$ 和 $S^2 \geq 0.44$ 两个范围内。在 $0.21 \sim 0.41$ 范围内的有序参数也被发现具有最高的计算 HOMO（最高占据分子轨道）可达性，而 $S^2 \geq 0.44$ 具有可忽略的 HOMO 可达性。增加的运动动力学与溶剂可及性之间的相关性是合理的，因为表面残留物的运动可能较少受到相邻蛋白质片段的抑制。芳香环翻转是大规模运动的一个迷人例子，最初由 $^1$H NMR 在基本胰蛋白酶抑制剂（BPTI）中观察到。不对称单氟芳烃的使用提供了一种直接从 1D $^{19}$F NMR 谱观察和定量蛋白质中芳香环翻转的方法。在上述 GFP 的研究中，两个 3- 氟酪氨酸残基 Y92 和 Y143 分别与两个氟共振相关联，假设它们代表芳香侧链的两个翻环构象（图 2-7-4-14B）。假设环翻转运动足够慢以避免线展宽，则使用化学位移将发现的交换速率限制在 160~960/s 之间（图 2-7-4-15）。

一般来说，T$_2$ 弛豫研究，特别是 $^{19}$F CPMG 研究具有在广泛的时间尺度上灵敏地探测运动的潜力，这在许多情况下延伸到微秒范围。鉴于给定氟化探针的 15ppm 化学位移分散在 $^{19}$F NMR 中并非史无

前例，因此期望构象不同的状态之间的 10ppm 位移并非不合理。

在快速交换极限中，交换对 T$_2$ 弛豫速率的贡献与 $p1p2\Delta\omega^2/k_{ex}$ 近似成正比，其中 $p1$ 和 $p2$ 表示每个构象的相对布局数，$\Delta\omega$ 是两个构象之间径向频率单位的差，$k_{ex} = k_{-1}/p1 = k_1/p2$。在 $^{19}$F NMR 研究中，在 9.4T 下，$\Delta\omega$ 可能容易达到 $3.5 \times 10^3 rad\ s^{-1}$，我们看到，原则上比 $^{15}$N CPMG 分散体所观察到的快得多的交换过程（更高的 $k_{ex}$）应该可以通过 $^{19}$F NMR T$_2$ 或 CPMG 研究来检测，假设 CSA 和低信噪比的影响不存在，以防止观察感兴趣的动态过程。$^{19}$F NMR 可以利用 $^{19}$F T$_2$ 和 CPMG 实验来获得微秒到毫秒的运动。同核 $^{19}$F-$^{19}$F NOESY 实验也可用于监测氟探针的动力学。通过单相灵敏的 $^{19}$F-$^{19}$F NOESY 光谱与 pH 的关系，可以观察到在酸性条件下几个探针的交换现象增加（图 2-7-4-16）。对于给定的探针和交换频率，主要和次要构象的相对种群定量揭示了苯丙氨酸侧链的毫秒时间尺度运动。

除了动态信息之外，$^{19}$F-$^{19}$F NOE 可用于建立探针之间的接近度，并将其与二级或三级结构相关。$^{19}$F-$^{19}$F NOESY 光谱显示出相当数量的三级结构，这是在 pH 2.8 下不同 β 链之间 NOE 接触的证据。在 pH 7.3~2.8 之间，位于同一结构域内的探针之间的残留物接触保持完整，这表明扩散实验中观察到的流体动力学半径随 pH 的增加源于结构域间分离的 pH 依赖性的增加。

尽管 HCN 蛋白质 MRS 技术已经取得了巨大的进步，但是相当数量的蛋白质还没有达到我们的水平，或者因为它们不能用 $^{13}$C、$^{15}$N 和 $^2$H 富集来充分表达，或者因为中间时间尺度运动掩盖了主干顺序分配。尽管如此，$^{19}$F NMR 光谱可以回答具体的问题，如激活功能的上场位移。1D $^{19}$F NMR 是理想的，因为需要相对少量的蛋白质来获取数据。加入反向激动剂卡拉唑，可以看到将平衡向非活性状态（构象移动性较小）转移，导致更多的下场共振。近年来进行的实验表明可以提高标记效率并获得毫秒动力学信息。$^{19}$F NMR 的潜力，提供洞察生物现象，如蛋白质折叠。疏水性指数被定义为由溶解氧引起的顺磁位移除以与水暴露有关的溶剂同位素位移，这两种位移在沿着展开路径的每个温度点分别针对每个 $^{19}$F 共振进行测量。因此，对于给定的探针而言，大的疏水性指数值意味着溶解氧相对于水的量。随着温度的升高，我们观察到蛋白质内部的疏水性通常增加，正如计算机模拟所预测的那样。

| residue | chemical shift[b] ppm | $S^2$ | SASA[c]% | SASA[d]% | HOMO accessibility[9] |
|---|---|---|---|---|---|
| Tyr92（Ⅰ） | −51.65 ± 0.04 | 0.58 ± 0.03 | 0.6 | 0.0 | 0.0 |
| Tyr106 | −52.40 ± 0.08 | 0.61 ± 0.04 | 0.0 | 0.0 | 0.0 |
| Tyr92（Ⅱ） | −53.36 ± 0.04 | 0.51 ± 0.03 | 0.6 | 0.0 | 0.0 |
| Tyr66/74 | −54.86 ± 0.10 | 1.00/ | 0.5/1.9 | 0.0 | 0.0 |
| Tyr145 | −57.06 ± 0.04 | 0.49 ± 0.04 | 6.4 | 2.6 | 0.0 |
| Tyr151 | −57.41±0.06 | 0.40±0.03 | 35.3 | 21.8 | 12.8 |
| Tyr39 | −58.11±0.04 | 0.38±0.03 | 45.0 | 35.1 | 21.7 |
| Tyr200 | −58.36±0.02 | 0.41±0.06 | 21.2 | 12.8 | 9.9 |
| Tyr182 | −58.98±0.02 | 0.21±0.02 | 31.4 | 17.3 | 11.8 |
| Tyr143（Ⅰ） | −60.08 ± 0.06 | 0.44 ± 0.04 | 22.8 | 10.6 | 1.0 |
| Tyr143（Ⅱ） | −60.37 ± 0.06 | 0.44 ± 0.04 | 22.8 | 10.6 | 1.0 |

A

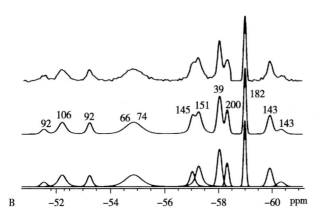

B

**图 2-7-4-15　3- 氟酪氨酸富集 GFP 的动力学**

A. 化学位移表、计算序参量 $S^2$、使用 0.14nm 探针和 0.30nm 探针计算的溶剂可及表面积（SASA）和（最高占据分子轨）HOMO 可及性。B. 分配 3- 氟酪氨酸标记的 GFP 的 564MHz $^{19}$F 光谱。给出了实验谱（顶迹线）、线拟合（中迹线）和拟合（底迹线）中的个别线。与 Y92 和 Y143 相关的两个橡皮代表了 180° 环翻转构象的相应位移

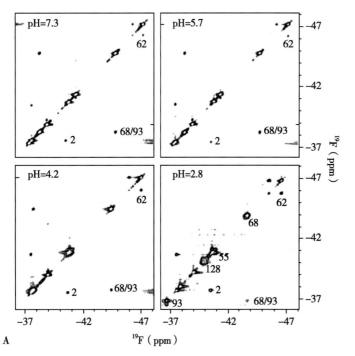

A

**图 2-7-4-16　4- 氟苯丙氨酸标记的 holo- 和 apo-IFAB 的毫秒级动力学定量**

A. 在指定 pH 下 470.3MHz 的全息 IFAB 的相位敏感 $^{19}$F-$^{19}$F NOESY 光谱。250 毫秒的混合时间被用于所有的实验。B. 在 APO 和 holo IFAB 的 pH 2.8 下观察到的两种构象的交换率之比

| residue no. | apo–IFABP | | holo–IFABP | |
|---|---|---|---|---|
| | ratio[b] | $k$/s$^{-1}$ | ratio[b] | $k$/s$^{-1}$ |
| 62 | 22/78 | 20.4 ± 1.1[e] | 22/78 | 15.4 ± 0.4 |
| 68 | 28/72 | 15.8 ± 2.6 | | |
| 93 | 22/78 | 21.5 ± 1.6 | 32/68 | 9.7 ± 1.4 |
| 2 | 73/27 | 7.6 ± 1.5 | 70/30 | 9.8 ± 0.9 |
| 17 | | | 92/8 | 0.95 ± 0.03 |
| 128 | 72/28 | 8.7 ± 2.0 | | |
| 55 | 64/36 | 19.5 ± 4.5 | | |

B

$^{19}$F NMR 通过提供拓扑结构、蛋白质构象和动力学的位点特异信息来填补重要的生态位。由于 $^{19}$F NMR 对环境的敏感性，$^{19}$F NMR 仍然是研究配体和蛋白质结合、酶动力学和功能动力学的一种供选择的方法。新技术、更灵敏的 MR 探针和更广泛的标记方案的出现将进一步加速 $^{19}$F NMR 在蛋白质复合物或膜蛋白的研究中，或在诸如细胞 MRS 学中的应用。

## 六、前景展望

先导化合物的筛检是药物研发关键的一步。MRI 已被证明为最有效及高流量的药物筛检法。它能提供最完整及深入的化学及结构信息，是理性药物设计的基础。目前 NMRS 进行药物代谢的研究已经成为常规的研究方法，在我国新药研究中发挥出重要作用的三维 NMR、固相 NMR 和气相 NMR 以及碳 - 碳偶合、碳 - 氢偶合常数计算机辅助数据处理等技术已经应用到结构鉴定中，对于一些结构特别复杂的天然产物的结构鉴定，还有一些比较特殊的 MRI 技术的应用。低温超导探头的应用也将 NMR 的灵敏度明显提高，可以使原来需要几天的实验缩短为几小时。800MHz 以上的超高场超导 MRI 仪将在生命科学领域特别是蛋白质的结构测定中发挥越来越重要的作用，在天然产物的结构鉴定水平也会迈上新台阶。

（单秀红）

## 第五节　光学分子成像与新药研发

光学分子成像技术主要通过生物发光或激发荧光，观测活体内肿瘤细胞的生长转移和特定基因的表达等生物学行为。光学成像技术因为检测灵敏度高，没有放射性，可记录同一实验对象在不同时间点的数据变化，广泛应用于药物的研发和检测。利用灵敏的光学成像仪器，可实时观测动物体内药物与肿瘤靶点的作用、药物对肿瘤的生长干预、对肿瘤转移的抑制和对特定基因的影响等。

传统的动物实验方法，需要在不同时间点或时间窗处死不同的实验动物个体获取数据。而采用光学分子成像技术则不需处死动物，通过对同一实验对象在不同时间点成像，能够连续跟踪同一观察目标（标记细胞及基因）的移动及变化，所得的数据更加真实可信，大大地节约了新药开发的成本，缩短了新药研发周期。

## 一、基本原理

### （一）标记原理

哺乳动物生物发光，是将 *Fluc* 基因整合到细胞染色体 DNA 上以表达萤光素酶，当外源（腹腔或静脉注射）给予其底物荧光素（luciferin），即可在几分钟内产生发光现象。这种萤光素酶在 ATP 及氧气存在条件下，催化荧光素的氧化反应才可以发光，因此只有在活细胞内才会产生发光现象，并且光的强度与标记细胞的数目线性相关。对于细菌，lux 操纵子由编码萤光素酶的基因和编码萤光素酶底物合成酶的基因组成，带有这种操纵子的细菌会持续发光，不需要外源性底物。

基因、细胞和活体动物都可被萤光素酶基因标记。标记细胞的方法基本上是通过分子生物学克隆技术，将萤光素酶的基因插到预期观察细胞的染色体内，通过单克隆细胞技术的筛选，培养出能稳定表达萤光素酶的细胞株。目前，常用的细胞株基本上都已标记好，在药物开发中应用非常简便、实用，大大缩减了建模周期。将标记好的细胞注入小鼠体内后，观测前需要注射萤光素酶的底物——荧光素，为约 280Da 的小分子。荧光素脂溶性非常好，很容易透过血 - 脑屏障。注射一次荧光素能保持小鼠体内萤光素酶标记的细胞发光 30～45 分钟。每次萤光素酶催化反应只产生一个光子，这是肉眼无法观察到的，需要应用高度灵敏的制冷 CCD 相机及特别设计的成像暗箱和成像软件，可观测并记录到这些光子以进行定量分析。

### （二）光学成像原理

光在哺乳动物组织内传播时会被散射和吸收，光子遇到细胞膜和细胞质时会发生折射现象，而且不同类型的细胞和组织吸收光子的特性并不一样。在偏红光区域，大量的光可以穿过组织和皮肤而被检测到。利用灵敏的活体成像系统最少可以看到皮下的 500 个细胞，当然，由于发光源在老鼠体内深度的不同可看到的最少细胞数是不同的。在相同的深度情况下，检测到的发光强度和细胞的数量具有非常好的线性关系。可见光在体生物发光成像技术的基本原理在于光可以穿透实验动物的组织并且可由仪器量化检测到光强度，同时反映出细胞的数量和分布特性。

### （三）荧光成像

荧光发光是通过特定波长的激发光使荧光发色基团到达高能量激发态，而后产生发射荧光。常用在体标记的荧光蛋白有绿色荧光蛋白及其变种如 GFP、YFP、红色荧光蛋白及衍生系列如 DsRed、mCherry 及其他荧光报告基团，标记方法与体外荧光成像相似。荧光成像具有费用低廉和操作简单等优点，主要的限制在于上述荧光蛋白的发射谱介于 420～655nm 之间，荧光较难透过厚的组织，即便是采用双光子荧光显微镜也只能透过 1 000μm 厚的组织观测到标记的细胞。近年来快速发展的活体光透明成像技术，通过对光透明化试剂的不断改进，已实现了对上述荧光标记的局部皮下血管和细胞的观测。由于光在偏红光区域的穿透性在体内比蓝绿光的穿透性要好得多，波长在 700～1 000nm 范围内的近红外荧光，具有较低的组织背景干扰，较强的组织穿透深度，能够实现对活体动物更深的组织或器官进行成像。近年发展起来的近红外荧光染料如花菁类染料、方酸菁、酞菁、卟啉衍生物等，具有一定的光和化学稳定性、较高的荧光强度和较长荧光寿命，已广泛用于动物肿瘤分子成像研究。因此，近红外荧光为观测生理指标的最佳选择。

虽然荧光信号标记强度远远强于生物发光，但是活体组织较强的自发荧光和荧光透过生物组织的散射作用产生的背景噪音使得所获得的图像信噪比远远低于生物发光。即便是采用不同的技术分离背景光，由于受到荧光特性的限制，很难完全消除背景噪音。这些背景噪音会降低荧光成像的灵敏度。虽然目前大部分药物开发还是应用生物发光的方法来研究活体动物在体成像。但是，荧光成像有其方便、便宜、直观、标记靶点多样和易于被大多数研究人员接受的优点，在一些植物分子生物学研究和观察小分子体内代谢方面也得到应用。对于具体的研究而言，可根据成像技术的特点以及实验要求，选择合适的方法。近期在许多文献报道的实验中，利用绿色荧光蛋白和萤光素酶对细胞或动物进行双重标记，采用成熟的荧光成像技术对组织样本进行体外检测和药物靶向性研究，同时利用生物发光技术对动物进行在体成像，进行活体动物体内定量研究，已取得了较好的效果。

## 二、应用概况

通过活体动物在体成像系统，可以观测到癌症的发展进程以及药物治疗所产生的反应，并可用于构建转基因动物疾病模型，观测治疗对目的基因的影响。具体应用如下：

### （一）药物作用疗效观察

应用活体动物在体光学成像技术可以直接快速地检测各种肿瘤模型中肿瘤细胞的生长、分化和转移，并可对肿瘤治疗中癌细胞的变化进行实时观测和评估。此外，在体生物发光成像能够无创地对小鼠整体的原位瘤、转移瘤及自发瘤进行精确的定量检测。在体生物发光成像技术提高了检测的灵敏度，即使微小的转移灶也能被检测到（可以检测到体内 $10^2$ 个细胞的微转移）。

为研究目的基因是在何时、何种刺激下表达，将萤光素酶基因插入目的基因启动子的下游，并稳定整合于实验动物染色体中，形成转基因动物模型。利用其表达产生的萤光素酶与底物作用产生生物发光，反映目的基因的表达情况，从而实现对目的基因的研究。可用于观察中药诱导特定基因表达或关闭。

研究者根据研究目的，将靶基因、靶细胞、病毒及细菌进行萤光素酶标记，同时转入动物体内形成所需的疾病模型，包括肿瘤、免疫系统疾病、感染疾病等。可提供靶基因在体内的实时表达和对候选药物的准确反映，还可以用来评估候选药物和其他化合物的毒性。为药物在疾病中的作用机制及效用提供研究方法。

### （二）应用活体成像技术进行中药的疗效观察的优势

①从动物水平进行了疗效观察，避免由于体内微环境不同而导致的疗效差别；②通过定量分析的结果直接、快速地判定疗效，有利于剂量的及时调整；③适于药代动力学模型的探索；④治疗药物配伍的优化，通过给予不同的配伍，利用活体成像的优势，方便地观察不同配伍复方的疗效差别；⑤剂量、服药时间、剂型的优化。

（黄 涛）

## 参 考 文 献

1. 程妍, 蔡华伟, 张志荣. β-淀粉样斑块显像剂 [$^{18}$F]FB-2 的小鼠 PET 成像. 中国科技论文, 2017（24）: 2799-2802.

2. 吴湖炳, 王全师, 韩彦江, 等. PET 显像剂 $^{18}$F-AlF-NOTA-PRGD2 的肿瘤靶向性. 南方医科大学学报, 2014（01）: 51-55.

3. Dienstmann R, Rodon J, Tabernero J. Biomarker-driven patient selection for early clinical trials. CurrOpin Oncol, 2013, 25（3）: 305-312.

4. Roda D, Jimenez B, Banerji U. Are doses and schedules of

small-molecule targeted anticancer drugs recommended by phase Ⅰ studies realistic?. Clin Cancer Res, 2016, 22（9）: 2127-2132.

5. Van den Abbeele AD, Badawi RD. Use of positron emission tomography in oncology and its potential role to assess response to imatinib mesylate therapy in gastrointestinal stromal tumors（GISTs）. Eur J Cancer, 2002, 38（Suppl 5）: S60-S65.

6. Belhocine T, Steinmetz N, Green A, et al. In vivo imaging of chemotherapy-induced apoptosis in human cancers. Ann N Y Acad Sci, 2003, 1010: 525-529.

7. Belhocine T, Steinmetz N, Hustinx R, et al. Increased uptake of the apoptosis-imaging agent（99m）Tc recombinant human Annexin V in human tumors after one course of chemotherapy as a predictor of tumor response and patient prognosis. Clin Cancer Res, 2002, 8（9）: 2766-2774.

8. Katz-Brull R, Seger D, Rivenson-Segal D, et al. Metabolic markers of breast cancer: enhanced choline metabolism and reduced choline-ether-phospholipid synthesis. Cancer Res, 2002, 62（7）: 1966-1970.

9. Vavuranakis M, Kakadiaris I A, O'Malley S M, et al. A new method for assessment of plaque vulnerability based on vasa vasorum imaging, by using contrast-enhanced intravascular ultrasound and differential image analysis. Int J Cardiol, 2008, 130: 23-29.

10. Staub D, Schinkel A F, Coll B, et al. Contrast-enhanced ultrasound imaging of the vasa vasorum from early atherosclerosis to the identification of unstable plaques. JACC Cardiovasc Imaging, 2010, 3: 761-771.

11. Chang K, Francis SA, Aikawa E, et al. Pioglitazone suppresses inflammation in vivo in murine carotid atherosclerosis: Novel detection by dual-target fluorescence molecular imaging. Biol, 2010, 30（10）: 1933-1939.

12. Wu L, Liu J, Feng X, et al. 11C-CFT-PET in Presymptomatic FTDP-17: A Potential Biomarker Predicting Onset. J Alzheimers Dis, 2018, 61（2）: 613-618.

13. Bakht MK, Oh SW, Youn H, et al. Influence of Androgen Deprivation Therapy on the Uptake of PSMA-Targeted Agents: Emerging Opportunities and Challenges. Nucl Med Mol Imaging, 2017, 51（3）: 202-211.

14. Takahashi T, Shibasaki T, Takahashi H, et al. Antidiabetic sulfonylureas and cAMP cooperatively activate Epac2A. Sci Signal, 2013, 6（298）: ra94.

15. Zilian E, Maiss E. An optimized mRFP-based bimolecular fluorescence complementation system for the detection of proteinprotein interactions in planta. J Virol Methods, 2011, 174（1-2）: 158-165.

16. Tarafdar S, Poe JA, Smithgall TE. The accessory factor Nef links HIV-1 to Tec/Btk kinases in an Src homology 3 domain-dependent manner. J Biol Chem, 2014, 289（22）: 15718-15728.

17. Oh KS, Mun J, Cho JE, et al. Discovery of Novel Scaffolds for Rho Kinase 2 Inhibitor Through TRFRET-Based High Throughput Screening Assay. Comb Chem High Throughput Screen, 2013, 16（1）: 37-46.

18. Alquicer G, Sedlák D, Byun Y, et al. Development of a high-throughput fluorescence polarization assay to identify novel ligands of glutamate carboxypeptidase II. J Biomol Screen, 2012, 17（8）: 1030-1040.

19. Yu W, Eram MS, Hajian T, et al. A scintillation proximity assay for histone demethylases. Anal Biochem, 2014, 463: 54-60.

20. Xu M, Han Y, Liu G, et al. Preclinical study of a fully human Anti-PD-L1 antibody as a theranostic agent for cancer immunotherapy. Mol Pharm, 2018, 10, 1; 15（10）: 4426-4433.

21. Matsuyama Y, Chiba K, Iwata H, et al. A multicenter, randomized, double-blind, dose-finding study of condoliase in patients with lumbar disc herniation. J Neurosurg Spine, 2018, 28（5）: 499-511.

22. Ostrowitzki S, Deptula D, Thurfjell L, et al. Mechanism of amyloid removal in patients with alzheimer disease treated with gantenerumab. Arch Neurol, 2012, 69（2）: 198-207.

23. Everett JR. NMR-based pharmacometabonomics: A new paradigm for personalised or precision medicine. Prog Nucl Magn Reson Spectrosc, 2017, 102-103: 1-14.

24. Dutta P, Le A, Vander Jagt DL, et al. Evaluation of LDH-A and glutaminase inhibition in vivo by hyperpolarized 13C-pyruvate magnetic resonance spectroscopy of tumors. Cancer Res, 2013, 73（14）: 4190-4195.

25. Rodrigues TB, Serrao EM, Kennedy BW, et al. Magnetic resonance imaging of tumor glycolysis using hyperpolarized 13C-labeled glucose. Nat Med, 2014, 20（1）: 93-97.

26. Zhuravleva A, Korzhnev DM. Protein folding by NMR. Prog Nucl Magn Reson Spectrosc, 2017, 100: 52-77.

27. Roche J, Royer CA, Roumestand C. Monitoring protein folding through high pressure NMR spectroscopy. Prog Nucl Magn Reson Spectrosc, 2017, 102-103: 15-31.

# 第八章　分子影像学的应用前景与展望

## 第一节　分子成像检查方法的规范化与标准化

分子影像学是一门多种模式的成像技术,涉及物理学与化学、分子生物学、基础与临床医学、信息技术、医学影像技术与医学影像诊断和介入治疗、其他相关学科等领域(图2-8-1-1),并涉及不同学科的交叉融合。分子成像彻底改变了我们对成像的看法,有学者曾将此领域称为新世界的新领域,这一领域正在寻找对几乎所有疾病的理解,检测和治疗的变革性应用。在肿瘤、神经、心血管、炎症、代谢和传染病等诸多领域毫无疑问分子成像将会在未来有非常广阔的应用前景(图2-8-1-2)。但是,在分子成像的日益普及和临床转化应用之前,对分子成像检查方法的规范化和标准化至关重要。本节将对分子成像的规范与标准化策略进行简要地介绍。

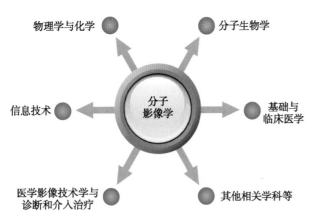

图2-8-1-1　分子影像学的学科交叉

## 一、分子成像探针的规范化和标准化

对于分子成像来说,目前面临的挑战性问题主要包括分子探针技术、成像技术、数据分析和处理。因此无论何种分子成像模式,其要解决的关键问题是分子探针的开发,对分子探针的开发需要经过严格的审批。分子探针的制作与高效的成像系统是成就特异性标记与活体细胞分子成像的关键。其中制备运用于人体的特异性探针是重中之重。探针的制备需要具有相关资质的多个单位合作进行,国内已经有诸多科研院所和综合性大学,借助多学科合作的优势开发出一系列的分子探针。然而在合成临床分子成像探针时,相关研究者仍需做诸多工作:分子探针的较好构型和结构稳定,对特异细胞与组织有较好的亲和力,在分子成像敏感性及特异性上明显优于目前使用的常规方法,所有的分子探针需经过严格的临床前研究及临床研究(图2-8-1-3)。

### (一)临床前实验研究

严谨的临床前研究是分子探针能否走向临床应用的关键,对临床前研究而言,首先,按照我国新药研究指导原则和新药审评办法的要求,参照Ⅰ类新药标准,完成相关分子探针的临床前的毒理学研究、药代动力学研究和生物诱变性和组织相容性研究。

**1. 毒理学研究**　包括啮齿类动物单次给药的毒性实验、非啮齿类动物的急性毒性实验和长期毒性实验。根据不同的实验要求选择合适的实验动物,

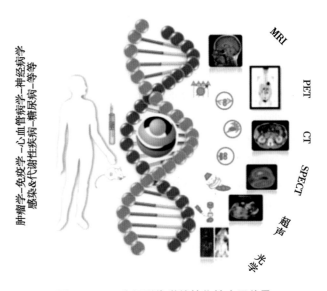

图2-8-1-2　分子影像学的转化性应用前景

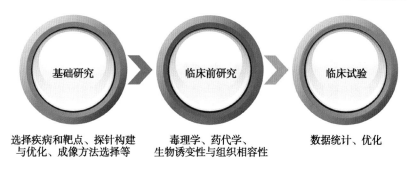

图 2-8-1-3　分子影像探针的转化性研发步骤

如小鼠、狗、大鼠、兔等。按照标准的实验设计观察不同的剂量、给药方法的毒性。对每只动物均应仔细观察和详细记录各种毒性反应出现和消失的时间。所有动物包括死亡或处死的动物均应进行尸检，尸检异常的器官应作病理组织学检查。观察实验前后动物的行为活动、饮食、体重、精神状况、有关血液学及血液生化学等功能指标；系统解剖和病理组织学检查和恢复性观察。最终得出毒理学评价。

**2. 药代动力学研究**　按照我国新药研究指导原则和新药审评办法的要求，参照 I 类新药标准，完成相关分子探针临床前药代动力学研究。

（1）药代动力学研究：一般采用大型实验动物。每种相关分子探针设不同剂量组，其中一个剂量应相当于药效学实验有效剂量，高剂量一般接近于最大耐受量（maximal tolerable dose，MTD），以了解药物在体内的动力学过程是线性动力学还是非线性动力学；如为非线性动力学，要研究剂量的影响。测定生物样本的药物浓度。采用放射性核素标记物，研究吸收、分布或排泄试验。取样点的设计兼顾到分布相和消除相，整个采样时间持续到 3～5 个半衰期或到峰浓度（peak concentration，Cmax）的 1/20～1/10。根据血药浓度 - 时间数据，提供 t1/2、Vd、AUC、CL 等参数值。提供血管外给药（灌胃）的绝对生物利用度。

（2）组织分布实验：一般选用小鼠，有效剂量给药后，在不同时相各选一个时间点取样测定。测定心、肝、肾、脾、肺、脑、胃、肠、子宫或睾丸和肌肉等重要组织中的浓度，以了解相关分子探针在体内的主要分布组织。若某组织的相关分子探针浓度较高，则进一步研究消除的情况。

（3）血浆蛋白结合实验：采用平衡透析法每种分子探针进行不同浓度（应包括有效浓度在内）的血浆蛋白结合率实验，每个浓度重复实验 3 次以上，以了解血浆蛋白结合率是否有浓度依赖性。

（4）排泄实验：一般选用大鼠进行排泄实验。选

定一个有效剂量，给药后按一定的时间间隔分段收集尿液、粪便和大鼠的胆汁，记录每一时间间隔内的尿液，粪便和胆汁的体积或重量，测定相关分子探针在其中的排泄量，以确定相关分子探针的排泄途经，排泄速率和每个途经的排泄量。

（5）生物转化实验：采用体外实验方法和体内药动学方法研究相关分子探针的生物转化。阐明主要代谢物的可能代谢途径及其结构，并研究其转化量；对主要活性代谢物作动力学分析。

**3. 生物诱变性研究**

（1）将实验动物随机分组后，各组动物观察不同的研究时间后处死，取肝脏、心脏、肾脏、淋巴结和肺、脑组织做病理检查。

（2）免疫组织化学法、分子生物学方法检测各组动物相关组织标本的重要基因的表达情况，通过图像分析、DNA 印迹（Southern blot）法、RNA 印迹（Northern blot）法和 PCR 法等方法对比研究重要基因的激活、失活、表达变化情况。

**4. 组织相容性研究**　运用血清学方法与分子生物学方法研究相关分子探针在生物体主要组织器官的组织相容性问题，特别注重其在靶组织相容性。了解靶组织纤维化情况，了解组织内有无炎性细胞聚集。了解靶组织细胞有无凋亡表达增强，有无过度纤维增生或炎性细胞局部浸润的表现。

**（二）临床试验研究**

一种分子探针从最初的实验室研究到最终临床应用需要较长的时间，有统计平均需要花费数十年的时间。其临床运用也应严格按照新药标准进行。新的分子探针开发也应按照新药开发流程进行，研究步骤及进程主要包括实验室和动物研究观察化合物针对目标疾病的生物活性，同时对分子探针进行安全性评估。这些实验大概需要数年的时间。

**（三）临床用探针的审批程序**

**1. 申请**

（1）研发中分子探针申请：在临床前实验完成

后，要向国家药物管理部门提请一份申请，之后才能开始进行分子探针的人体试验。如果30天内分子探针没有发出不予批准的申明，此申请即为有效。提出的申请需包括以下内容：先期的实验结果，后续研究的方式、地点以及研究对象；分子探针的结构；在体内的作用机制；动物研究中发现的任何毒副作用以及分子探针的生产工艺。另外，申请必须得到制度审核部门的审核和批准。同时，后续的临床研究需至少每年向国家药物管理部门提交一份进展报告并得到准许。

1）临床试验，I期：此阶段大概需要1年时间，由20～80例正常健康志愿者参加。这些试验研究了分子探针的安全性方面，包括安全剂量范围。此阶段的研究同时确定了分子探针在体内的吸收、分布、代谢和排泄，以及分子探针的作用持续时间等项目。

2）临床试验，II期：此阶段需要约100～300名志愿患者参与进行一些控制研究，以评价分子探针的效果。这个阶段大约需要2年时间。

3）临床研究，III期：此阶段持续约3年时间，通常需要诊所和医院的100～300名患者参与。医师通过对患者的监测以确定诊疗效果和不良反应。

（2）新分子探针申请：通过三个阶段的临床试验，研究机构将分析所有的试验数据。如果数据能够成功证明分子探针的安全性和有效性，研究机构将向中国药管部门提出新分子探针临床广泛应用的申请。申请必须包括研究机构所掌握的一切相关科学信息。

**2. 批准前检查** 国家药品监督管理总局（National Medical Products Administration）在批准前要核实申报资料中数据的真实性和可靠性，并报告研究单位在分子探针生产过程中任何可能偏离GMP法规的情况，确保研究单位生产的分子探针符合GMP要求。批准前检查主要检查以下几个问题：①研究单位实施CGMP的水平；②分子探针工艺验证；③数据的准确性及完整性；④关键批次分子探针的检测；⑤检验方法的验证。

**3. 批准** 国家药管部门批准新分子探针申请后，此种新分子探针方可以处方应用。研发机构必须继续向中国药管部门提交阶段性报告，包括所有的不良反应报告和一些质量控制记录。中国药管部门还可能对一些新分子探针要求做进一步的研究（IV期），以评价分子探针的长期效果。

## 二、分子成像检查方法及参数的规范和标准化

目前，分子成像应用的技术包括：放射性示踪剂成像/核医学（PET-CT/SPECT）、磁共振成像（magnetic resonance imaging，MRI）及磁共振波谱成像（MR spectroscopy，MRS）、光学成像（荧光/生物发光）、超声成像（ultrasound，US）及多模态融合成像。对于这些分子成像检查方法及参数的确定、规范和标准化是推动相关研究进展和开展临床应用的关键，需要研究者、相关学术团体和各级管理部门的全力协作和协调，才能最终达到分子成像检查方法及参数的规范和标准化，促进分子成像的发展和拓展其应用。

不同的分子成像具有本身固有的属性。放射性核素成像（PET、SPECT），以$^{18}$F-FDG等作示踪剂，显示高放射性物质的聚集情况。MR成像有较高空间分辨率，能观测多个成像参数。对磁体的场强、扫描序列的设计和优化要求高。以超顺磁性探针（如超顺磁性四氧化三铁颗粒，USPIO）为基础，MR对比剂与物理、化学和生物学放大技术等融合可提高MR成像的靶向性、敏感性。光学成像包括荧光成像、弥散光学断层术、表面加权成像（反射弥散断层图像）、相控阵列探测、光学相干断层成像、共焦激光断层扫描、多光子成像或活体显微镜成像等不同光学成像方法，以荧光、吸收、反射或生物荧光为基础，可用于体内成像。CT可提供非常好的空间和时间分辨率，对扫描的速度、探测器的数目、重建的算法等具有不同的要求。超声成像具有实时、方便等优点，超声微泡对比剂不仅应用于评价血流动力学及微血管改变，还使靶向诊断与治疗的活体示踪成为可能，但易受操作者的主观影响等。分子成像技术的快速发展，还呈现出多种图像技术融合和多种靶向标记并用的趋势，如PET/CT、SPECT/CT、FMT/CT、FMT/MRI、PET/光学成像、PET/MRI等，在检测的灵敏度、空间分辨率、图像重建技术、定量化程度、探针的多样性等各方面都有很大程度的提高。因此，针对这些成像的固有属性和特点，需对其设备的基本要求、扫描参数的设置、图像的判读和解释、操作者的培训都逐渐的标准化和一致化。

此外，各种分子成像方法中，其敏感性及特异性存在很大差别，如PET敏感性高但空间分辨率低，而MR空间分辨率高但敏感性低，而目前的光学活体成像探测的深度较浅，但敏感性高，各种检测方法各有优缺点。然而，分子成像需要敏感性、分辨率和

特异性高的要求，决定了成像方法的改进或新成像方法的应用，设计必须科学、合理，有可行性、可比性和高重复性。需要综合不同机构的数据，在此基础上制订可行的规范化和标准化的方案或政策。进而向卫生行政主管部门制订应用规范，按照循证医学的原则制订相关的适应证标准和质量控制指标。

总之，尽管我国分子影像学的起步较国际上稍晚，但目前已追赶上国际分子影像学的发展，进入国际同步化和快速发展化时期。无论设备的硬件和人才等软件都已达到一定的高度，分子成像技术将从实验室逐步走向临床，推动和发展分子成像检查方法及参数的规范和标准化非常重要，需要我们大家共同的不懈努力，任重而道远，共同推动分子成像的发展与繁荣。

（王培军　王　悍　郑林丰）

## 第二节　分子成像临床应用的前景与展望

分子影像学是在医学影像学和分子生物学、化学、物理学、材料学、生物工程学等学科发展的基础上，相互结合而形成的一门新兴学科。通过发展新的工具、试剂及方法，探查疾病过程中细胞和分子水平的异常，在疾病尚未出现解剖改变之前就检测出异常，为探索疾病的发生、发展和转归，新药的开发及疗效的评价提供了新的途径和方法，将会对现代和未来医学产生深远影响，是医学影像学近年来最大的进步和未来医学影像学发展的方向。

分子成像可无创、重复、动态、实时地提供活体内分子或基因的可视化信息，并可同时进行定量研究等优点，其独特的优势主要体现在：①可将复杂的生物过程（如生物信号转导、基因表达）变成直观的可视化图像，从而使我们能够更好地在分子水平理解疾病的机制及其特征；②能够发现疾病（如神经退变性疾病、肿瘤等）早期的分子变异及病理改变过程；③可在活体上早期、连续地观察药物治疗及基因治疗的机制和效果；④实时地监视多个分子事件；⑤评估疾病分子病理水平上的进程。

近年来，随着基因组学、蛋白质组学及芯片技术等高通量筛选技术的发展，开发出越来越多的成像靶点，小动物成像设备的成功研发以及转基因动物模型的建立和新的高度特异性的成像探针的使用，高场强 MRI 设备及序列的不断研发和应用以及多排螺旋 CT 的普及和应用，多模态融合成像设备

的研发和实践等，促进了分子成像的迅速发展，使其在疾病的早期诊断、基因显像、药物筛选、疗效评估、血管生成和细胞凋亡等领域取得一定的成果。这些分子成像成果将使临床疾病的诊断更早期、特异、准确，治疗（例如手术）更精准，使疾病个体化医学这一未来医学模式成为可能。肿瘤个体化治疗的目标就是提高肿瘤治疗的安全性并降低副作用，此外根据新发现的肿瘤靶点，既可合成诊断的分子成像探针，又可作为治疗的靶点，将分子成像与影像引导治疗系统相结合，在识别疾病的同时进行直接治疗，从而实现诊断治疗一体化。基于纳米技术的分子成像在"诊断治疗一体化"（theranostics）中的应用、近红外荧光成像系统在前哨淋巴结检测中应用、以及具有光学活检（optical biopsy）属性的光学相干断层成像对病变接近组织学检查的观察在内镜中的应用等，这些都使我们看到了分子影像学光明的前景。目前，分子影像学不仅是分子医学的重要组成部分，而且成为研究分子医学的有力工具。分子成像的技术 PET/CT、PET/MRI、SPECT、MRI 和 MRS、荧光和生物发光成像、超声成像和多模式融合成像技术，不仅是基础研究中具有诸多优势的重要技术手段，而且日益成为基础研究转化到临床应用的重要桥梁。

### 一、分子成像在基因治疗中的应用和前景展望

基因治疗是一种非常有前景的、新的治疗手段，目前，已有诸多治疗遗传性疾病和多种获得性疾病的治疗方案，一些基因治疗的临床试验已获得初步成功。现代医学分子成像技术提供了非常科学与有效的方法来监控和引导基因治疗。分子成像无创、动态地获知转基因表达的部位、幅度和时间，实时评估基因在体内的过程及有效性，检测体内基因表达情况及疗效等，对特定治疗基因的方案优化提供了重要手段。随着分子成像研究的不断深入，我们可以通过各种非侵入性、实时、高分辨率的影像设备来监测、引导和增强基因在活体的传递及表达。目前分子成像在基因治疗中应用于基因表达检测、基因载体构建、基因表达调控成像和靶向转录基因表达成像、RNA 干扰（RNAi）传递和疗效的分子成像等（图 2-8-2-1、图 2-8-2-2）。近年来，随着非编码 RNA（non-coding RNA）生物学属性和功能不断揭示，分子成像在微小 RNA（microRNA，miRNA）和长链非编码 RNA（long non-coding RNA，LncRNA）

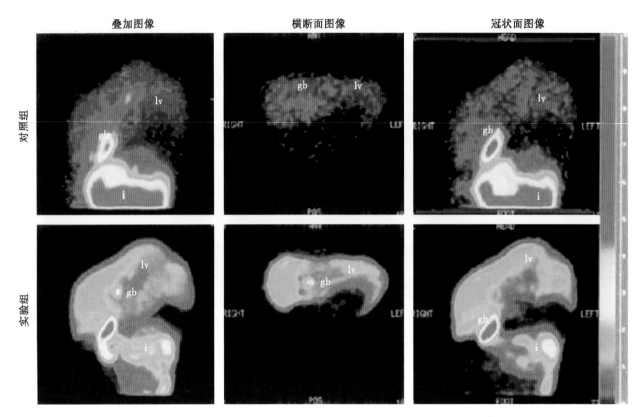

**图 2-8-2-1 非人灵长类动物肝脏中胸苷激酶基因表达的 PET 放射性核素成像**

应用活体正电子发射断层成像（positron emission tomography, PET）观察猴肝脏胸苷激酶基因转基因表达。上排为对照组，下排为经静脉注射 AdCMV HSV1-tk 和 [$^{18}$F]FHBG 对比剂 48 小时表现，可以观察到肝脏部位放射性浓聚，提示 *HSV1-tk* 基因表达。胆囊和肠道内观察到的放射性浓聚是由于示踪剂的生理性消除所致（lv 肝实质，gb 胆囊，i 小肠）

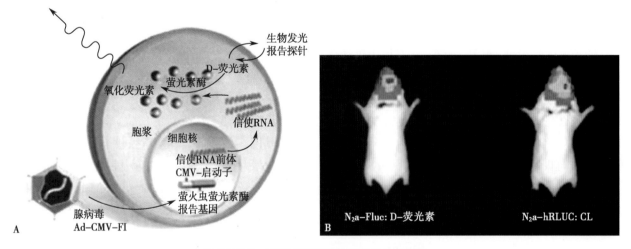

**图 2-8-2-2 萤光素酶报告基因光学分子成像**

A. 应用萤火虫萤光素酶报告基因成像的原理示意图。细胞被含有成像基因的病毒载体转染后，启动子启动成像报告基因（Fluc）的转录，mRNA 翻译 Fluc 并产生可以与成像报告（D- 荧光素）探针反应的萤火虫萤光素酶。这种化学发光反应可以使 D- 荧光素在 ATP、$Mg^{2+}$ 和 $O_2$ 的作用下转化为氧化荧光素并发光，可以被敏感的光学成像系统检测。其他一些基因 / 底物系统也可以成像，如 *hRluc* 基因和底物 CL。B. 小鼠神经系统生物发光成像。Balb/c 小鼠颅内注射 $10^5$ 转染 CMV-Fluc（左）和 CMV-hRluc（右）24 小时后的 N2a 细胞，随后经腹腔注射底物 D- 荧光素（1.5mg）或 CL（5μg），注射 5～7 分钟后行光学成像

的研究中作为一种新的不可或缺的检测手段，主要通过采用绿色荧光蛋白（green fluorescent protein，GFP）、萤光素酶或荧光纳米颗粒作为报告基因，检测活体状态下 miRNA 和 LncRNA 的功能。基于荧光蛋白表达的分子成像技术、萤光素酶报告基因的分子成像技术、分子信标的分子成像技术和多模式分子成像技术在研究 miRNA 和 LncRNA 细胞定位、生物发生过程和功能中，提供了一种强有力的工具。加深和加快了对 miRNA 和 LncRNA 调节网络的理解和认识，为利用 miRNA 和 LncRNA 进行诊断和治疗打下了坚实的理论基础。

## 二、分子成像在细胞示踪技术的应用和前景展望

细胞示踪技术已经成为临床前研究生物医学影像的重要手段。细胞示踪能够对干 / 祖细胞、肿瘤细胞、炎症细胞等的生物学特性进行深入的认识，而这些细胞与许多正常组织退行性疾病的发生具有很大的相关性。因此，细胞示踪技术对研究肿瘤细胞播散及肿瘤细胞与基质、内皮循环细胞的相互作用的尤为适合。无创的细胞示踪作为监测以细胞为基础的肿瘤防御手段表现出巨大的潜力。

细胞疗法在许多疾病治疗中发挥重要的作用，包括恶性肿瘤、免疫性疾病、神经退行性疾病等。用非侵袭性分子成像细胞示踪的方法来定位移植细胞，检测移植细胞的迁移和体内过程，可以促进对细胞治疗潜在机制的基础研究、评估和预测细胞治疗的效果，促进临床转化。与目前在动物模型上的应用不同，在给患者引入治疗细胞时，需要有能够

非侵袭性地监控细胞在组织物中生物分布状态的技术。在众多不同的成像手段中，MRI 分子成像不仅具有较高的分辨率，兼有整体成像的能力和技术相对成熟等特点，所以目前用 MRI 示踪技术检测细胞治疗为应用的热点。MRI 细胞示踪技术通常采用具有高 $T_2$ 弛豫率的超顺磁性氧化铁纳米颗粒进行标记（图 2-8-2-3、图 2-8-2-4），目的在于检测细胞治疗的有效性和移植细胞在体内的迁移过程。高场强是产生高对比和高空间分辨率的保证。另外，在细胞治疗中，治疗细胞准确的靶向递送和细胞量是决定成功关键因素之一，磁共振引导的靶向递送和交付将在细胞治疗中发挥重要作用。通过影像导向下的直接注射技术（图 2-8-2-5）或供血血管内注射技术（图 2-8-2-6），标记细胞可以准确地递送到靶区且可在注射后一定时间内一追踪标记细胞。MR 的高空间分辨率可以定位到亚器官水平，虽然体外细胞的分化并不影响细胞标记，但在人体实验前，尚需有实验证明特定的标记方法不影响其清除率或者不会是标记细胞在体内受到破坏。在临床中实现 MRI 细胞示踪可能需要移植更大数量标记细胞以合适的方式进行移植。但是，这些工作在 3T 或更低的场强下得出的结果是否可信和可重复性尚存在一定争议。另外，体外标记细胞需要严格的清洁实验室，从而使得操作更加复杂和昂贵。总之，至今应用核医学、光学或磁标记细胞来示踪细胞仍被认为是临床前及基础实验中极有价值的手段，并且有可能转化为临床应用。此外，核酸适配子（aptamer）为基础的成像探针在体外细胞检测和体内成像已取得令人满意的效果，有望用于体内外临床诊断。

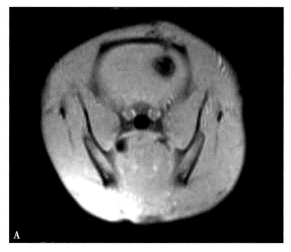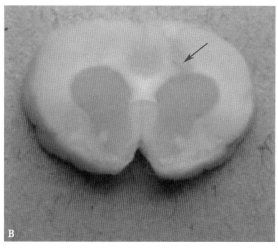

**图 2-8-2-3　大鼠脑内接种超小超顺磁性氧化铁标记的 C6 脑胶质瘤细胞的 MRI 成像**

A. 梯度回波序列（GRE）的 MRI 图像，大鼠左侧脑内的肿瘤细胞呈低信号；B. 大体病理标本，红箭示注射的标记肿瘤细胞部位

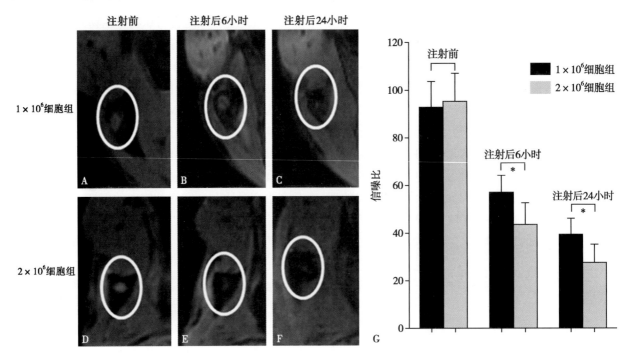

注射前　　　　　注射后6小时　　　　注射后24小时

**图2-8-2-4　MRI分子成像铁标记的树突状细胞向引流淋巴结(白色线圈)的迁移**

A~C. C57BL/6 小鼠足垫注射一百万个氧化铁纳米粒标记的树突状细胞的小鼠腘淋巴结的 $T_2$ 加权 MR 图像(A 注射之前、B 注射后 6 小时、C 注射后 24 小时)。D~F. C57BL/6 小鼠足垫注射一百万个氧化铁纳米粒标记的树突状细胞的小鼠腘窝淋巴结的 $T_2$ 加权 MR 图像(D 注射之前、E 注射后 6 小时、F 注射后 24 小时)。G 条形图显示腘淋巴结的 $T_2$ 加权 SNR 测量值($P<0.05$)

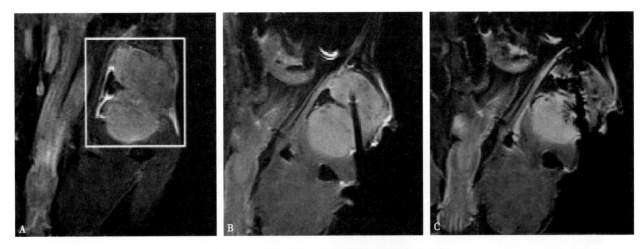

**图2-8-2-5　MRI 引导下 C57BL/6 小鼠肿瘤内注射**

A. C57BL/6 小鼠移植瘤 $T_2$ 加权 MR 图像(白色方框显示肿瘤区域呈高信号);B. MRI 引导下导管肿瘤内置入后的 $T_2$ 加权 MR 图像(导管呈低信号管状影);C. MRI 引导下肿瘤内注射后的 $T_2$ 加权 MR 图像(导管头端肿瘤区域内纳米铁标记的细胞呈低信号)

### 三、分子成像在新药研发的应用和前景展望

　　分子成像已经开始用于药物研发的各个方面,如先导化合物的筛检、监测药物的体内分布、药物的特异性(药物与靶点的结合情况)和药代动力学特征、临床试验研究等(图2-8-2-7)。

　　先导化合物的筛检是药物研发关键的一步。磁共振药物筛检法具有有效及高流量、能提供最完整及深入的化学及结构信息、MRS 法不需预处理样品、不需放射性核素标记、所有代谢物可同时被测得以及可跟踪药物的体内转化、有准确和可重复等特点。然而磁共振筛检法并未作为目前药物筛检最普遍的应用方法。主要的障碍在于:①分辨率不够

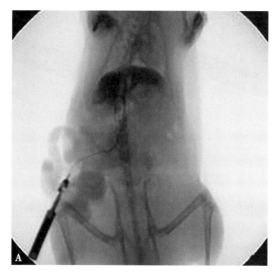

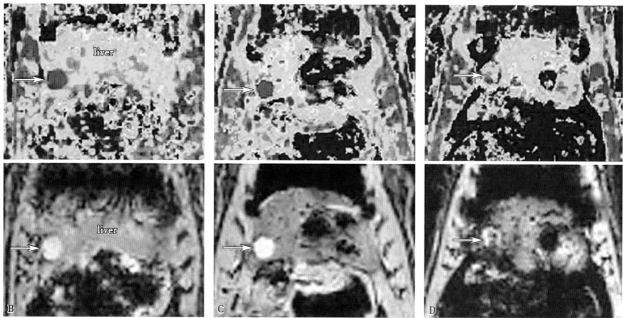

图 2-8-2-6　大鼠肝肿瘤模型像引导下经门静脉注射纳米铁标记的自然杀伤细胞( NK )MRI 分子成像

A. 大鼠门静脉插管的 DSA 图像；B～D. 大鼠肝肿瘤模型、经门静脉注射纳米铁标记的自然杀伤细胞后 0.5 小时、12 小时的 $T_2$ 加权图像的伪彩图（上）和 $T_2$ 加权 MR 原始图像（下），影像引导下注射的标记 NK 细胞在肿瘤内聚集后呈低信号

高，信号变宽或重叠，造成结构类似的化合物不易识别；②灵敏度不够高，对体内的药物浓度要求较高，另外为获得较好的信噪比，虽可将表面线圈加大，但这可使观察的信号特异性削弱；③准确的定量测定比较困难，目前进行体内定量研究的药物还只限于含氟和锂的化合物。

传统的药代动力学的研究主要先通过活检或尸检取得标本，利用 PCR、原位杂交、免疫细胞和 / 或组织化学、组织病理学等方法，依靠大量离体实验结果进行分析。分子成像能从分子水平真实、完整地反映药物在疾病治疗过程中的作用，不需要大批量、不同时间点处死实验动物来测定血药浓度，节约了时间和费用；活体检测药物与作用靶点的亲和

力，提供了定量数据；监测药物体内的代谢活动等，从而加速药物的开放和研制过程。在新药研究的临床试验阶段，例如利用分子成像的不同成像方式，研究肿瘤治疗前后的大小、代谢等情况的变化，可实时、连续地检测疗效，对于临床药物疗效的判定具有重大的意义。随着分子影像学的迅速发展，分子影像学在新药研究中的应用也必将日益广泛。

## 四、分子成像在神经系统疾病的应用和前景展望

脑是目前已知最为复杂的细胞网络，中枢神经系统的分子影像学能够对明确脑功能的多种机制提供帮助，并可进一步了解各种神经递质的作用方式

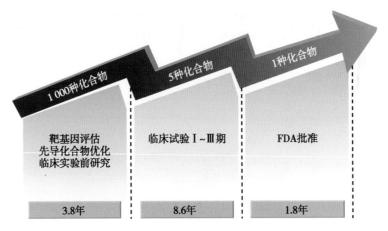

图 2-8-2-7 分子影像与药物开发过程

和各种神经系统疾病是如何影响脑功能的。然而，由于血 - 脑屏障的存在，与其他器官相比，分子探针进入脑组织较为困难。目前，分子影像利用放射性核素分子成像和 MRI 脑功能定位成像方法，用于诊断神经退行性变（如阿尔茨海默病、帕金森病、亨廷顿病等）、肿瘤性疾病和炎症性疾病。扩散加权成像（diffusion weighted imaging，DWI）通过检测人体组织中水分子扩散运动受限的方向和程度，间接反映组织微观结构的变化，是从细胞及分子水平研究疾病病理生理状态的一种技术，已广泛应用于神经系统疾病的临床（图 2-8-2-8、图 2-8-2-9）。弥散张量成像（DTI）是在 DWI 基础上发展起来的新的 MRI 技术，利用弥散张量数据，在活体上三维显示脑白质纤维束的弥散张量纤维束成像（diffusion tensor tractography，DTT）（图 2-8-2-10）。灌注加权成像（perfusion weighted imaging，PWI）通过测量局部脑血容积（relative cerebral volume，rCBV）、脑血流量（relative cerebral blood flow，rCBF）、血液通过组织的平均通过时间（mean transit time，MTT）和局部灌注达峰时间（time to peak，TTP）等反映组织的血流动力学状态及功能（图 2-8-2-11）。这些新的功能成像技术对于理解正常脑功能、评估神经系统疾病的病理过程及对脑功能的影响具有重要意义。MRS 是测定活体内特定组织化学成分的无创性技术，¹H MRS 对在神经系统疾病的诊断与鉴别诊断、病理生理变化及预后和疗效评价等都具有非常重要的意义（图 2-8-2-12～图 2-8-2-14），特别是在颅内常见肿瘤如胶质瘤、转移瘤、淋巴瘤、脑膜瘤和其他颅内肿瘤的诊治中起着重要的作用。未来神经分子影像学在进一步理解和治疗神经疾病中发挥更重要的作用，具有很大的临床应用潜力。

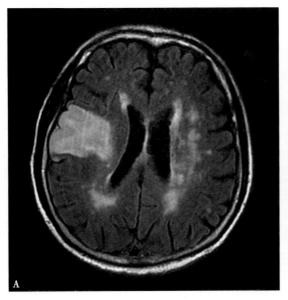
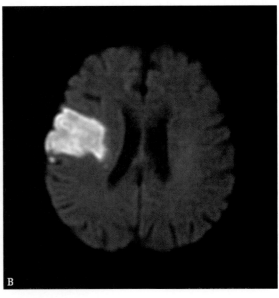

图 2-8-2-8 DWI 在脑缺血性脑血管中的应用
A、B. FLAIR、DWI 图示右额叶急性脑缺血性梗死，显示为高信号

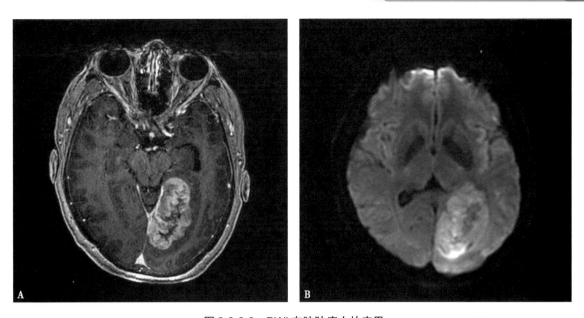

**图 2-8-2-9　DWI 在脑肿瘤中的应用**

左侧枕叶胶质母细胞瘤 WHO Ⅳ级，A. T₁WI 增强显示肿瘤不均匀强化；B. DWI 图显示肿瘤为不均匀高信号

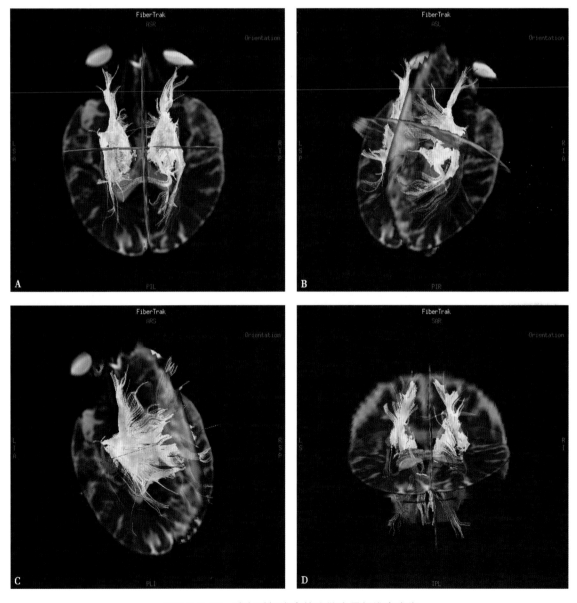

**图 2-8-2-10　脑白质纤维束的弥散张量纤维束成像**

A～D. 1 例正常人不同方位旋转后显示的脑纤维束图像，图周边的红色字母显示图像的方位

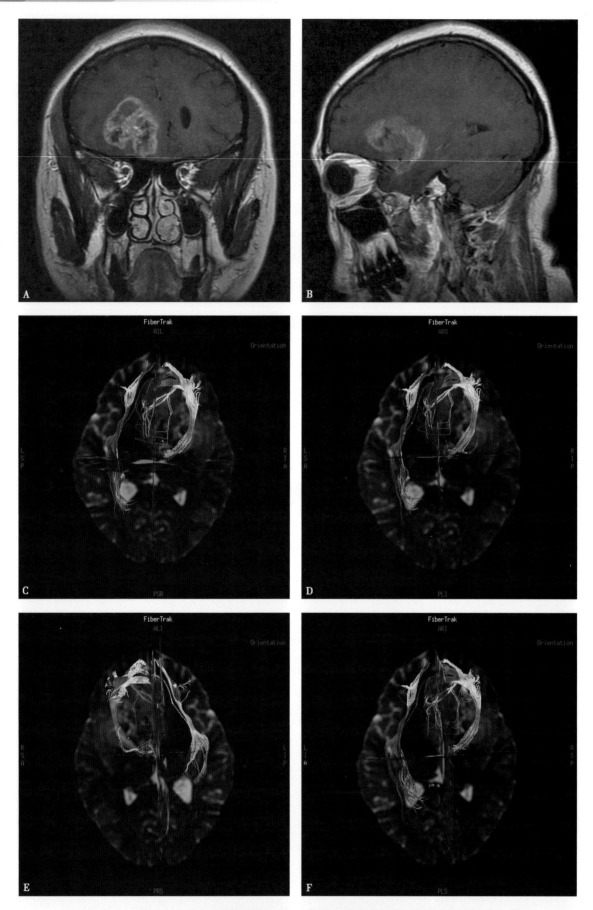

**图 2-8-2-11　1 例 47 岁女性胶质母细胞瘤 WHO Ⅳ级的脑白质纤维束的弥散张量纤维束成像**
冠状位（A）和矢状位 T₁WI 增强（B）显示右侧额叶肿瘤的不均匀强化和范围；C～F. 不同范围脑白质纤维束的弥散张量纤维束成像图显示右额叶神经纤维束受压向外移位，部分纤维束受累断裂（图周边的红色字母显示图像的方位）

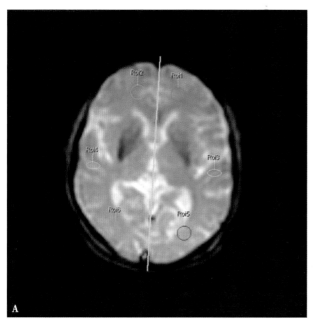

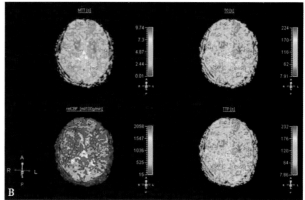

| | Roi1 | Roi2 | Roi3 | Roi4 | Roi5 | Roi6 |
|---|---|---|---|---|---|---|
| relCBF (ml/100g/min): | 4.78 | 10.95 | 12.35 | 20.72 | 3.69 | 8.42 |
| relCBV (ml/100g): | 0.09 | 1.05 | 0.36 | 1.73 | 0.01 | 0.15 |
| MTT(s): | 1.07 | 5.75 | 1.77 | 5.00 | 0.11 | 1.04 |
| TTP (s): | 136.08 | 96.06 | 176.11 | 216.13 | 144.09 | 136.08 |
| T0 (s) : | 112.07 | 56.03 | 152.09 | 160.10 | 128.08 | 120.07 |
| Delay(s) : | 24.02 | 48.03 | 120.07 | 104.06 | -176.11 | -56.03 |
| Roi Area (mm²): | 98.95 | 98.95 | 47.90 | 47.90 | 96.63 | 96.63 |

| | Roi1 / Roi2 | Roi3 / Roi4 | Roi5 / Roi6 |
|---|---|---|---|
| relCBF Ratio (%): | 43.66 | 59.61 | 43.86 |
| relCBV Ratio (%): | 8.13 | 21.11 | 4.49 |

图 2-8-2-12　脑灌注加权成像图

A. T₂WI 定位图上画出的感兴趣区；B. 脑灌注参数的代表性图像左上、右上、左下、右下分别为 MTT、TO、relCBF、MTT 和 TTP 图；C. 画出的感兴趣区输出的脑灌注参数图

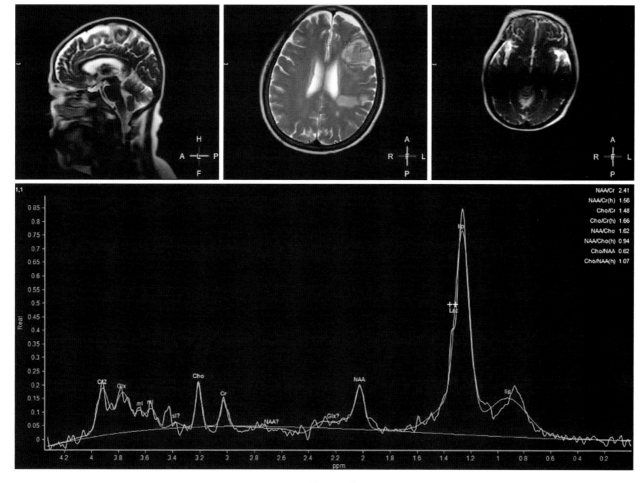

图 2-8-2-13　脑梗死的 ¹H MRS 波谱

左侧额叶（上）急性脑梗死的 ¹H MRS（下）示：Cho、Cr、NAA 峰降低，lip 峰增高

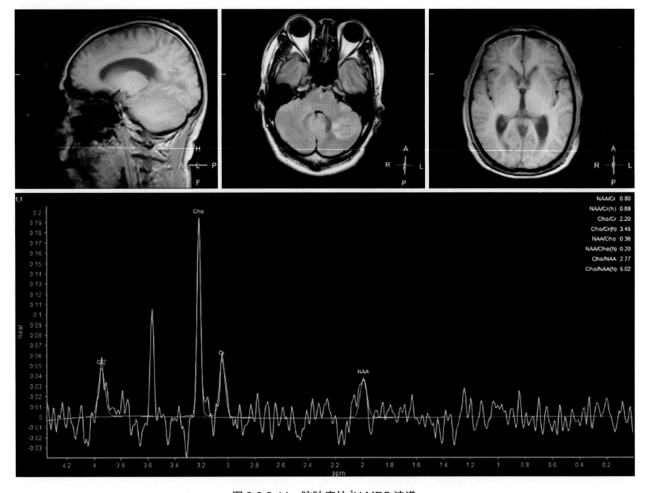

图 2-8-2-14  脑肿瘤的 $^1$H MRS 波谱

左侧小脑半球髓母细胞瘤（上）的 $^1$H MRS（下）示：NAA 峰下降，Cho 峰增高，Cho/Cr 比率增高

## 五、超声分子成像的应用和前景展望

尽管目前超声分子成像技术还存在许多难题，但已取得的研究进展已显示出诱人的前景。目前超声分子影像学在疾病诊断中的研究和应用日益增多。超声分子成像应用涉及肿瘤血管生成（图 2-8-2-15）、炎症、动脉粥样硬化（图 2-8-2-16）、心肌缺血、血管内超声（intravenous ultrasound，IVUS）、评估血管新生和示踪干细胞、器官移植如心脏和肾脏移植的术后检测、淋巴系统超声分子成像等领域并展示出独特的优势。随着分子生物学和超声医学的发展，超声分子成像技术将取得突破性进展，为人类疾病提供一种新的诊断途径和治疗方法。未来超声分子成像的发展方向有：①目标疾病领域的扩展；②配体与微泡结合技术的改进；③靶向性对比剂的回声特征化；④靶向性超声物质成像方法的进一步发展。

在超声治疗方面，超声对比剂介导的靶向基因治疗方法，不同于常用的病毒载体、脂质体等，是一种新型、安全、高效、无创性的基因转移技术。对比剂微气泡可促进裸质粒 DNA 在细胞内的转染和表达，不会引起机体的免疫反应和病毒载体产生的突变，安全性大而危险性小，患者乐于接受。此种技术既可增强治疗基因在靶细胞内的转染和表达，又能提高基因治疗的靶向性，减少了全身副作用。超声介导的对比剂微气泡破裂引起的微血管破坏，可用于血管发生和改建；供应肿瘤的微血管破裂，可引起肿瘤退变；携带血栓形成物的对比剂在肿瘤内被超声破坏，可形成血栓阻塞血管，使肿瘤坏死。利用声学对比剂进行靶向治疗的研究目前尚处于基础阶段，存在许多尚未解决的问题。要使分子成像真正广泛应用于临床还需要从声学对比剂、载体、安全性等许多技术上的重大突破。

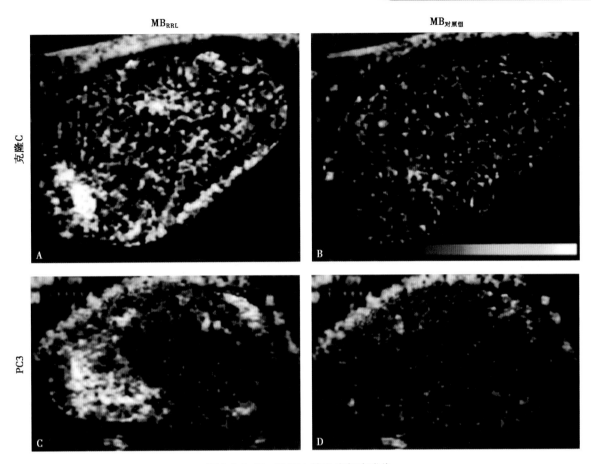

图 2-8-2-15　肿瘤血管生成超声成像

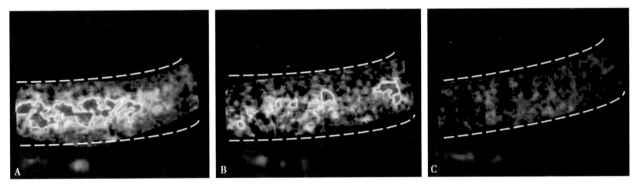

图 2-8-2-16　小鼠动脉粥样硬化模型的 VCAM-1 靶向磁性微泡超声分子成像

APOE 缺陷型小鼠高胆固醇饮食所致动脉粥样硬化的对比增强超声分子成像。A～C. 静脉注射 VCAM-1 靶向磁性微泡、VCAM-1 靶向非磁性微泡和非靶向无活性（inactive）磁性微泡 10 分钟后获得背景扣除的对比度增强的彩色编码的腹主动脉超声图像，VCAM-1 靶向磁性微泡的超声信号最大。证明磁性靶向微泡对动脉粥样硬化斑块的诊断能力高于非磁性靶向微泡

## 六、光学分子成像的应用和前景展望

光学分子成像具有灵敏度高、价格低等优点，特别是近红外荧光成像分辨率 1～2mm，可以穿透厚 8cm 的组织，荧光成像信号强，可直接发出明亮的光信号，这些特点使光学分子影像学的应用领域日益扩大。光学分子成像领域的荧光报告基因技术已在基因表达和调控中获得成功应用。GFP 和生物发光法在生物发育和细胞活性测定方面的应用日益增多如通过生物发光测定检测胃黏膜中的幽门螺杆菌，Ashkenazi 等利用化学发光法区分人巨噬细胞系中 DMSO 分化的 PLB 985 细胞和 HL 60 细胞等，Xie 等利用光学分子成像技术实时观察造血干细胞确实与成骨细胞、血管微环境的相互关系。利用化学发光成像技术可以测定脂质过氧化相关物质如单线态氧、自由基和活性氧族等，随着技术的发展，化

学发光成像更逐渐向临床应用化发展。基于萤光素酶报告基因、化学发光及激光调制荧光成像等技术，光学分子成像在药物发现、筛选、评估等方面应用逐渐增多。光学分子成像技术在研究肿瘤的发生发展变化的基因、分子、细胞、器官、整体的梯级研究中的应用越来越广泛，在肿瘤的早期诊断、治疗及临床前后的应用中，相关的临床研究、疗效评估的报道日益增多。此外，光学分子成像技术在神经认知领域、心血管领域、微生物及 ATP 检测方面的应用领域不断取得认可和推广。相信，未来的光学分子影像技术将会得到更加广泛的应用。今后，光学分子影像将继续适应分子影像的发展策略，从微观到宏观、从离体到在体、从平面到断层、从单一到多模态、从研究到应用的路线进一步发展、提高。

## 七、纳米材料在分子成像的应用和前景展望

纳米材料具有尺寸可控、独特的性质和物理化学特性、相对的无毒性、良好可修饰性和高效负载率等特点，目前基于纳米材料的新型对比剂与探针正在发挥着越来越重要的作用。纳米材料易于修饰、功能化和改性，这些特性在设计分子探针时具有明显的优势；同时粒径小，在体内较少受到生物屏障的影像，易于进行分子成像。基于纳米的分子成像探针展示出广阔的应用前景（图 2-8-2-17）。SPIO 曾经作为商品化的 MR 分子对比剂应用于临床。以纳米材料为基础的分子成像对比剂有可能为实现多模式分子成像提供更为有效的新途径。此外，将诊断和治疗结合到一起的"诊治一体化"分子成像纳米颗粒（图 2-8-2-18），将为未来的精准医学、肿瘤的个体化诊治提供新的思路和方法。

## 八、分子成像与转化医学

转化医学是一门使体外研究和实验动物研究能够更好地应用于临床、直接服务于患者的交叉学科，其实质是为了使基础医学的研究成果能够有效地应用于临床实践，成为临床切实可行的理论、技术和方法等，从而使更多的患者受益于现代生物医学技术的进步；并将临床实践发现的问题及时引入基础研究，构成以临床问题为研究导向、成果应用为研究目标的研究过程。因此，转化医学是一个"双向通路"。为了加速从实验室到临床应用的转化过程，现阶段的关键是加强基础与临床科学家之间的交流，并寻找便利有效的新工具，以推动研究成果从实验室走向临床应用。分子影像学的特点和优势决定了可以直接联系基础研究和临床应用。例如分子影像专业人员可以在实验室以动物模型研制出新型的对比剂或探针，之后把同样的对比剂或探针转化为人体研究所用的类型，并转化于临床试验之中。

总之，作为一门新兴前沿综合交叉学科，分子影像学显然已经在疾病的早期诊断、基因显像、疗效评估、肿瘤生物学和治疗学等领域取得了一定的成果。分子影像学的成像手段和领域在不断拓展，应用也日益增加。随着影像组学研究的兴起和人工智能在影像中的应用日益成熟，将会对未来分子影像学带来突破性的进展。可以预见，今天的分子影像学研究将会在未来数年内对现代和未来医学模式产生革命性的影响。但在理论、技术和系统方面都存在着尚未解决的关键科学技术问题，如分子成像探针的研发、优化和标准化，分子成像成果从临床前期向临床研究的转化，分子成像成果的临床试验、推广和应用，分子成像人才的培养和学科发展等，

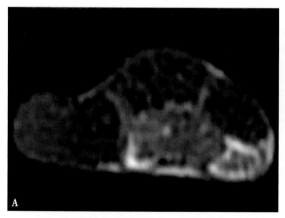
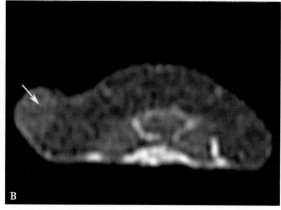

图 2-8-2-17　基于 PEG 合成的缩短 T1 靶向分子探针 PEG-Fe3O4-RGD 作为磁共振 T1 成像靶向分子探针对实 U87 细胞移植瘤模型的 MR 分子成像

A、B. 分别为注射探针前、注射探针后 45 分钟的 $T_1$ 加权 MR 图像，显示肿瘤（白箭）信号增高

T₂*WI                                    T₂*WI伪彩图

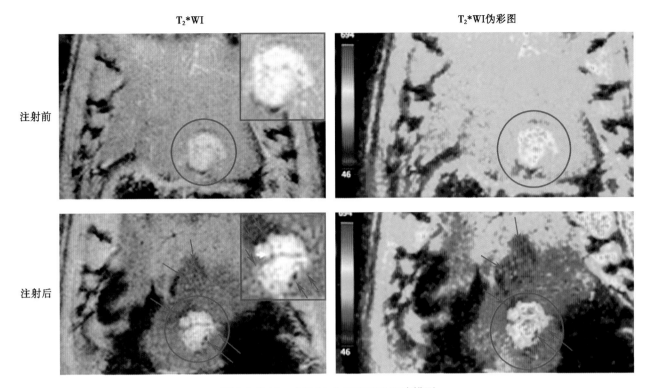

注射前

注射后

图 2-8-2-18　大鼠 McA-RH7777 肝癌模型

经肝动脉插管注射含 amonafide 纳米铁微球灌注化疗后的 $T_2^*$ 加权 MR 成像,左、右侧分别为注射前、后的图像,注射后沉积在肿瘤内的治疗性纳米颗粒呈低信号

仍然面临着诸多的挑战。随着分子影像学的发展以及对疾病发病机制研究的进一步深入,分子成像技术和方法的不断推陈出新,分子成像新知识的不断推广,相信不久的将来,分子影像学的基础研究和临床试验均将取得更大的成果,分子影像学的学科平台将会不断提高,专业人员队伍将不断扩大,专业的分子影像中心将会建立。无论在基础研究、临床转化和临床应用中均有广阔的前景。

(王培军　王　悍　郑林丰)

## 参 考 文 献

1. 陈智毅,罗良平,张金山. 分子影像学—基础与应用. 广州:广东高等教育出版社,2013.

2. 申宝忠. 分子影像学. 第 2 版. 北京:人民卫生出版社,2010.

3. 田捷,杨鑫,秦承虎,等. 光学分子影像技术及其应用. 北京:科学出版社,2010.

4. Zhang Z, Li W, Procissi D, et al. Antigen-loaded dendritic cell migration: MR imaging in a pancreatic carcinoma model. Radiology, 2015, 274(1): 192-200.

5. Li K, Gordon AC, Zheng L, et al. Clinically applicable magnetic-labeling of natural killer cells for MRI of tran-

scatheter delivery to liver tumors: preclinical validation for clinical translation. Nanomedicine(Lond), 2015, 10(11): 1761-1774.

6. Ashkenazi A, Marks RS. Luminol-dependent chemiluminescence of human phagocyte cell lines: comparison between DMSO differentiated PLB 985 and HL 60 cells. Luminescence, 2009, 24(3): 171-177.

7. Bakerman I, Wardak M, Nguyen PK. Molecular imaging of inflammation in ischemic heart disease. Curr Cardiovasc Imaging Rep, 2018, 11(6): 13.

8. Choi D, Jeon S, You DG, et al. Iodinated echogenic glycol chitosan nanoparticles for X-ray CT/US dual imaging of tumor. Nanotheranostics, 2018, 2(2): 117-127.

9. Hsieh V, Okada S, Wei H, et al. Neurotransmitter-responsive nanosensors for T2-weighted magnetic resonance imaging. J Am Chem Soc, 2019, 141(40): 15751-15754.

10. Du Y, Qi Y, Jin Z, et al. Noninvasive imaging in cancer immunotherapy: the way to precision medicine. Cancer Lett, 2019.

11. Vegliante G, Tolomeo D, Drieu A, et al. Longitudinal molecular magnetic resonance imaging of endothelial activation after severe traumatic brain injury. J Clin Med, 2019, 8(8): E1134.

# 中英文名词对照索引